人类癫痫大脑的有创性研究
原理与实践

Invasive Studies of the Human Epileptic Brain
Principles and Practice

主　　编 Samden D. Lhatoo　Philippe Kahane　Hans O. Lüders

主　　审 吴　逊　北京大学第一医院
张建国　首都医科大学附属北京天坛医院

主　　译 邵晓秋　张　凯

副 主 译 陈述花　张　弨

译者名单（按姓氏笔画排序）
王　秀　首都医科大学附属北京天坛医院
王　爽　北京大学第一医院
王海祥　清华大学玉泉医院
卢　强　中国医学科学院北京协和医院
刘　畅　首都医科大学附属北京儿童医院
张　凯　首都医科大学附属北京天坛医院
张　弨　首都医科大学附属北京天坛医院
陈　超　首都医科大学附属北京天坛医院
陈述花　首都医科大学附属北京儿童医院
邵晓秋　首都医科大学附属北京天坛医院
孟祥红　深圳大学总医院

人民卫生出版社
·北　京·

图书在版编目（CIP）数据

人类癫痫大脑的有创性研究：原理与实践 /（美）萨姆登·D. 拉图，（法）菲利普·卡恩，（美）汉斯·O. 吕德斯主编；邵晓秋，张凯主译. -- 北京：人民卫生出版社，2025. 1. -- ISBN 978-7-117-37488-0

Ⅰ. R742.1

中国国家版本馆 CIP 数据核字第 2025DE3513 号

人卫智网	www.ipmph.com	医学教育、学术、考试、健康，购书智慧智能综合服务平台
人卫官网	www.pmph.com	人卫官方资讯发布平台

图字：01-2021-0801 号

人类癫痫大脑的有创性研究：原理与实践

Renlei Dianxian Da'nao de Youchuangxing Yanjiu: Yuanli yu Shijian

---

主　　译：邵晓秋　张　凯
出版发行：人民卫生出版社（中继线 010-59780011）
地　　址：北京市朝阳区潘家园南里 19 号
邮　　编：100021
E - mail：pmph @ pmph.com
购书热线：010-59787592　010-59787584　010-65264830
印　　刷：天津市光明印务有限公司
经　　销：新华书店
开　　本：889 × 1194　1/16　　印张：32
字　　数：946 千字
版　　次：2025 年 1 月第 1 版
印　　次：2025 年 4 月第 1 次印刷
标准书号：ISBN 978-7-117-37488-0
定　　价：280.00 元
打击盗版举报电话：010-59787491　E-mail：WQ @ pmph.com
质量问题联系电话：010-59787234　E-mail：zhiliang @ pmph.com
数字融合服务电话：4001118166　E-mail：zengzhi @ pmph.com

中文版序

人类大脑约有 850 亿神经元，每个神经元平均有 7 000 个触点与其他神经元联系。这意味着人类大脑约有 600 万亿个结点，并形成网络，其复杂性人类自身均难以想象。从简单的动手指到难度极高的舞蹈，从简单的感知到思考深奥的哲理，无不在大脑的掌控之中。同一场景没有两个人的想法完全相同者。这是研究大脑的难点，也是引人入胜之处。

癫痫是大脑网络功能异常，表现为正常功能的歪曲、夸大，甚至抑制。因此癫痫的发作性症状也极其复杂，没有两个人的发作表现完全相同。同一脑区可以出现多种症状，同一症状可出现于多个脑区。这就造成癫痫症状定位非常困难。由于癫痫症状的复杂多样，以致至今还没有一个全球学者均认可的分类标准。

用外科方法治疗癫痫始于 19 世纪末。确定癫痫发作在大脑的起源部位一直困扰我们至今。20 世纪 60 年代开始应用颅内电极长程记录，以后又结合同步录像、影像学、功能影像学、神经心理学等。今天虽然我们尚未完全解决"定位"的难题，但与 50 多年前相比已有很大进步。我国癫痫外科虽然起步较晚，但通过努力用 20 年的时间走完国外经历的 50 多年的历程。现在国内有条件的医院对癫痫定位的理念与方法已与国外顶级癫痫中心相同。

颅内电极记录始于 20 世纪 60 年代，当时既无 SPECT 又无 MRI 及 PET。北美主要用硬膜下电极，在欧洲法国 Talairach 和 Bancaud 研究立体脑电图（SEEG）。当时没有现代影像学，所以他们称之为立体脑电图（stereoelectro-encephalography），而不叫立体定向脑电图（stereotactic electroencephalography）。逐渐 SEEG 显示出优点，尤其是与 MRI 及 PET 结合后。很多过去我们概念模糊的起源于大脑内侧（如扣带回、辅助运动区）、底面（如眶额区、颞叶底面）以及深部（如岛叶）的发作有了深入的了解。SEEG 的优点在于其为三维、多靶点、动态记录大脑各层面的电活动。但对于大脑凸面起源的发作定位，尤其是确定功能区范围，硬膜下电极优于 SEEG。

近十多年国内广泛应用 SEEG 作为外科治疗前定位的主要方法，但由于对 SEEG 的理解有差异，影响其临床效果。国内尚无有关 SEEG 的专著或有指导意义的文献，因此以北京为主的一些在癫痫定位或对 SEEG 应用有丰富经验的专家，邵晓秋主任作为主译，翻译 Lhatoo、Kahane 及 Lüders 三位世界知名专家组织编写，于 2019 年出版的 *Invasive studies of the human epileptic brain*：*Principles and practice*。

本书不仅重点介绍不同部位，不同病因癫痫的颅内电极应用原理及方法，也包括症状学及病理解剖学。虽然重点介绍 SEEG，但也客观强调硬膜下电极的优点，并且没有忽略头皮脑电图的价值。最后还涉及一些癫痫定位的新方向。因此本书有助于规范及正确了解 SEEG 以及癫痫的定位理念，定会对国内癫痫外科的发展起到有利的促进作用。

吴 逊

中文版序

人类大脑约有850亿神经元，每个神经元平均有7000个触点与其他神经元联系。这意味人类大脑约有600万亿个结点，并形成网络，其复杂性人类自身均难以想像。从简单的动手指到难度极高的舞蹈，从简单的感知到思考深奥的哲理，无不在大脑的掌控之中。同一场景没有两个人的想法完全相同者。这是研究大脑的难点，也是引人入胜之处。

癫痫是大脑网络功能异常，表现为正常功能的歪曲、夸大、甚至抑制。因此癫痫的发作性症状也极其复杂，没有两个人的发作表现完全相同。同一脑区可以出现多种症状，同一症状可出现于多个脑区。这就造成癫痫症状定位非常困难。由于癫痫症状的复杂多样以致至今还没有一个全球学者均认可的分类标准。

用外科方法治疗癫痫始于19世纪末。确定癫痫发作在大脑的起源部位一直困扰我们至今。上世纪60年代开始应用颅内电极长程记录，以后又结合同步录象、影象学、功能影象学、神经心理学等。今天虽然我们尚未完全解决"定位"的难题，但与50多年前比已有很大进步。我国癫痫外科虽然起步较晚，通过努力用20年的时间走完国外经历的50多年的历程。现在国内有条件的医院在癫痫定位的理念与方法已与国外顶级癫痫中心相同。

颅内电极记录始于上世纪60年代，当时既无SPECT又无MRI及PET。北美用主要用硬膜下电极，在欧洲法国Talarach和Baneaud研究立体脑电图(SEEG)。当时没有现代影象学，所以他们称之为立体脑电图(stereoelectro-encephalography)，而不叫立体定向脑电图(stereotactic eletroencephalography)。逐渐SEEG显示出优点，尤其是与MRI及PET结合后。很多过去我们概念模糊的起源于大脑内侧(如扣带回、辅助运动区)、底面(如眶额区、颞叶底面)以及深部(如岛叶)的发作有了深入的了解。SEEG的优点在于其为三维、多靶点、动态记录大脑各层面的电活动。但对于大脑表面起源的发作定位，尤其是确定功能区范围硬膜下电极优于SEEG。

近十多年国内广泛应用SEEG做为外科治疗前定位的主要方法，但由于对SEEG的理解有差异，影响其临床效果。国内尚无有关SEEG的专著或有指导意义的文献。因此以北京为主的一些在癫痫定位或对SEEG应用有丰富经验的专家，邵晓秋主任作为主译，翻译Lhatoo, Kahane及Lüders三位世界知名专家组织编写自于2019年出版的"Invasive Studies of the Humen Epileptic Brain. Principles and Practice."

本书不仅重点介绍不同部位、不同病因癫痫的颅内电极应用原理及方法，也包括症状学及病理解剖学。虽然重点介绍SEEG，但也客观强调硬膜下电极的优点，并且没有忽略头皮脑电图的价值。最后还涉及一些癫痫定位的新方向。因此本书有助于规范及正确了解SEEG以及癫痫的定位理念，定会对国内癫痫外科的发展起到有利的促进作用。

吴逊

吴逊教授亲笔书写中文版序

原版序

与许多神经系统疾病一样，癫痫的临床进展几乎总是取决于新技术的应用。20 世纪 30 年代中期出现的临床脑电图记录就是这样一种技术。

1935 年在伦敦举行的第二届国际神经病学大会上，Lennox 在一个重要论坛上首次展示了临床病例，引起轰动。随后，一系列重要发现迅速涌现，脑电图的发现使癫痫发作的分类、诊断和手术治疗发生了翻天覆地的变化。Lennox 写道："现在，全世界的癫痫患者可以在活动的纸上看到的不是恶魔的脚印，而是他们自己大脑中描述内部电紊乱的文字。"脑电图似乎首次提供了实际观察和测量构成癫痫发作的电化学紊乱的机会。1947 年，国际脑电图学会联合会（International Federation of EEG Societies）成立，在促进和推动脑电图工作方面又向前迈进了一步。

脑电图的引入是癫痫和神经学发展史上的里程碑，这一点毋庸置疑。然而，人们很早就意识到，头皮脑电图记录在癫痫的检测、定位和特征描述方面存在局限性，这限制了它的应用，遏制了它的潜力。于是，人们将注意力转向"有创脑电图"——直接从大脑表面或大脑内部记录脑电图，以提高其灵敏度和特异性。本书精彩的第 1 章详细介绍了它的早期历史。

人们很早就知道可以对大脑进行电刺激。第一个在人身上进行电刺激的是 Victor Horsley 爵士，他在 1886 年的手术笔记中描述了在癫痫术中对大脑表面进行术中低电压法拉第电流刺激的方法。随着灵敏记录仪的发展，在手术过程中记录脑表面的脑电图才成为可能。20 世纪 30 年代中期，Otfrid Foester 首次描述了这项技术，并将其命名为"皮质电图"。Wilder Penfield 曾与 Foester 共事过一段时间，20 世纪 40 年代末，他与 Herbert Jasper 一起开始通过颅内硬膜外条状电极进行记录，并使用皮质脑电图和脑刺激来辅助定位。Spiegel 和 Wycis 可能是第一个尝试深部记录（即在脑组织内放置电极）的人。随后，Bickford 和他的同事在 20 世纪 50 年代进行了一系列颅内深部研究（Bickford 称该技术为深部电图），在进一步的技术帮助下，有创脑电图的使用尤其在北美和欧洲得到推广。这些经验为今天的颅内脑电图记录奠定了基础。

与此同时，新的电子方法和用于数据存储（最初是磁带）和分析的计算机也被引入。这些技术的发展使得记录时间更长、更灵敏、更持久，同时还可以与视频"锁时"，从而将可观察到的临床表现与当时的脑电图模式联系起来（视频 - 脑电图监测）。人们认识到，发作期而非发作间期的记录尤为重要。20 世纪 60 年代，Crandall 在洛杉矶推广使用深部和硬膜外电极的有创性脑电图进行视频脑电图监测。因此，到了 20 世纪 70 年代，世界上许多地方都开展了通过深部硬膜下和硬膜外电极进行有创脑电图记录的癫痫手术。新的电极技术和分析技术使手术更加安全，信息量更大。

外科医生面临的一大挑战当然是电极的准确放置和定位。这取决于在大脑的三维空间内定位目标，"立体定向"方法就是为此而开发的。

最初是通过使用立体定向框架（Victor Horsley 爵士也是现代神经外科许多方面的奠基人，他于 1906 年率先制作了"立体定向框架"）和使用图谱设置三维坐标来实现这一目的。这一领域的先驱是巴黎的 Talairach 和 Bancaud，他们在 20 世纪 50 年代末使用新设计的框架开发了立体定向系统，并创造了"立体脑电图"（SEEG）这一术语。他们根据 Talairach 的《人脑图谱》中确定的三维目标，正交放置电极。这为立体定向带来了新的准确性，与血管造影术相结合，还降低了电极刺穿大血管导致颅内出血的风险。磁共振成像是下一个重要发展。20 世纪 80 年代末和 90 年代初，磁共振成像被应用于癫痫领域，有了磁共振成像，使用者可在扫描中看到内部或头骨靶标进行无框架立体定向成为可能。脑电图和磁共振成像“配准”的潜力显而易见，这为手术的精确性带来了新的提升。如今，磁共振成像技术已经发展到可以在三维空间中对目标进行精确和个性化定位的程度，人们将注意力集中在制作多媒体机器人程序上，该程序结合了结构和功能成像、血管造影术和脑电图，可将记录电极安全、精确地置入预定目标。结合更新的电极技术，研发工作仍在快速进行。

这些技术被应用于癫痫外科领域。Horsley 又是第一个切除癫痫脑组织（癫痫灶）以抑制癫痫发作的人。他根据在灵长类动物脑刺激实验中获得的知识，将癫痫发作的临床特征与他的神经解剖学知识（解剖 - 临床相关性）联系起来，决定切除哪些组织。通过有创脑电图，可以增加脑电图信息，产生脑电图 - 解剖 - 临床的相关性。通过磁共振成像和脑电图的配准，可以精确定位产生临床症状和脑电图异常的解剖结构。

进步如此之快，甚至可以说，我们现在已经到了这样一个阶段：限制这些技术价值的因素与癫痫理论相关，而非技术本身。具有讽刺意味的是，进行精确记录的能力引发了一些问题，如癫痫中“癫痫灶”概念的有效性，毕竟在许多情况下，癫痫是一种定位不清的系统性疾病，以及不确定的“临床 - 解剖 - 脑电图”相关性的可靠程度。手术切除须在多大程度上基于这种精确的措施，这也引发了问题。还有与技术评估有关的卫生经济问题，以及新方法在结果方面的附加值是什么。毋庸置疑，这些技术使癫痫手术更加安全，并扩大了癫痫外科医生的工作范围，但癫痫手术的结果和益处往往仍然不尽如人意。

这些都是复杂的问题，本书总结了目前有创性脑电图领域的知识。这是一次非常详尽的综述，以一种特别有趣的方式将英美和法意癫痫学传统的不同观点和贡献结合在一起。很难想象还有比这更合适的编者了，他们都是在这一学术领域享有盛誉的顶尖人物，从这些不同的传统中带来了专家的观点。本书的作者都经过精心挑选，各章节的质量普遍很高。本书是临床有创性脑电图技术的权威性著作，从技术和实用的角度，介绍了在多种不同的癫痫环境中记录有创脑电图的方法；描述了深部和硬膜下栅格状以及条状电极记录的相对价值、急性皮质电图和慢性记录的价值、风险和技术方面、大脑功能的多模态映射以及这些技术在不同病理和不同部位癫痫中的应用；探讨了使用立体定向置入技术的可能性，该技术不仅可用于确定手术切除区域，还可用于治疗，以及正在考虑的各种研究工具，包括使用微电极和计算机建模的可能性。这是一本独特的专著，是对编者以前在该领域和癫痫外科领域著作的补充，对所有从事癫痫领域工作的人来说都是一本最有价值的汇编。

Simon Shorvon FRCP
Professor of Clinical Neurology
London，2018
（邵晓秋 译）

原版前言

癫痫的切除性手术无疑是治疗和缓解难治性局灶性癫痫最有效的方法之一。它为数以千计的患者带来了实质性的改善，而作为手术的前奏，记录癫痫发作和绘制大脑皮质图谱的有创性技术也极大地增进了我们对癫痫患者大脑的了解。数字化脑电图（EEG）、采集硬件和软件的进步，以及癫痫易发脑区新的脑电图特征的发现，现在都与复杂的成像技术相结合。因此，对于经过精心挑选的患者，通过切除脑部手术摆脱癫痫发作的概率远远高于单纯的药物治疗。另一方面，三级转诊癫痫中心的典型癫痫手术患者的情况也在发生变化，这意味着现在许多潜在的手术候选者比 10 年前复杂得多。磁共振成像（MRI）阴性患者、再次手术的患者、多致痫灶或多病变的候选者都很常见。这种日益增加的复杂性是撰写本书的主要动力之一，目前很少有出版物为临床实践提供关于最终癫痫手术的有创性方法的具体信息。

在这本书中，我们汇集了世界上众多杰出的临床医生、研究人员和科学家的专业知识，编写了一本关于人脑有创性研究的最新出版物。每一章都旨在加深对一般和特定临床情况的理解。第一部分介绍了有创性记录的原理、技术和实践，随后的章节专门描述了有创性记录的生理特征和伪迹。介绍了高频和超慢波记录及其对确定致痫区的作用。有几章专门讨论了手术群体中占主导地位的脑部病理；还有几章详细介绍了特定临床情况下的有创性记录。此外，还讨论了使用有创性电极进行的绘制脑功能皮质图谱和连接性研究。虽然本书并非专门讨论外科技术，但有时也会自然而然地涉及治疗干预。立体脑电图研究已经发展到使用相同电极进行热凝治疗，或使用有计划放置的电极进行脑深部刺激。本文将对这两种方法进行讨论。最后几章介绍了几项令人振奋的新进展，这些进展让人们看到了未来的曙光，其中一些可能会对该领域产生重大影响。

我们希望这部著作将为癫痫手术患者的有创性脑电图准备工作提供一个单一、全面的实质性和权威性的信息来源，为人类癫痫大脑有创性研究的知识和进展提供一个不断扩大的资源基础。特别要感谢各章的撰稿人，他们利用宝贵的时间参与了这项工作。

Samden D. Lhatoo
Philippe Kahane
Hans O. Lüders
（邵晓秋 译）

谨将此书献给登山家 Dorjee Lhatoo，
他致力于教授人们攀登高峰的技艺

缩略语

AC	alternating current 交流电； anterior commissure 前连合； arcuate fasciculus 弓状束
ACC	anterior cingulate cortex 前扣带回皮质
AD	afterdischarge 后放电
AED	antiepileptic drug 抗癫痫药物
A/H	amygdala/hippocampus 杏仁核 / 海马
AL	anterior language area 前语言区
ALA	anterior language area 前语言区
AP	anteroposterior 前后；action potential 动作电位
4-AP	4-aminopuridine 4- 氨基尿嘧啶
atDCS	anodal transcranial direct current stimulation 阳极经颅直流电刺激
BiTLE	bitemporal/non-ateralized temporal lobe epilepsy 双侧颞叶或未能定侧的颞叶癫痫
BOLD	blood oxygen level dependent 血氧水平依赖
BP	Bereitschaftspotential 准备电位
BRAIN	Brain Research for Advancement of Innovative Neurotechnologies 创新性神经技术发展的脑研究
BTLA	basal temporal language area 颞叶底面语言区
CCEP	cortico-cortical evoked potential 皮质 - 皮质诱发电位
CCM	cerebral cavernous malformation 脑海绵状血管畸形
CMA	cingulate motor area 扣带回运动区
CMRR	common mode rejection ratio 共模抑制比
CNS	central nervous system 中枢神经系统
CNV	contingent negative variation 关联负变化
CPS	complex partial seizure 复杂部分性发作
CS	cortical stimulation 皮质刺激
CSF	cerebrospinal fluid 脑脊液
CT	computed tomography 计算机断层扫描
CTA	computed tomographic angiography 计算机断层血管造影
ctDCS	cathodal transcranial direct current stimulation 阴极经颅直流电刺激
DBS	deep brain stimulation 脑深部刺激
DC	direct current 直流电
DCR	direct cortical response 直接皮质反应
DMN	default-mode network 默认 - 模式网络
DNET	dysembrioplastic neuroepithelial tumour 胚胎发育不良性神经上皮肿瘤
DNT	dysembrioplastic neuroepithelial tumour 胚胎发育不良性神经上皮肿瘤
DOPAC	3,4-dihyroxyphenylacetic acid 3,4- 二羟基苯乙酸
DSI	dynamical spectral imaging 动态光谱成像
DTI	diffusion tensor imaging 弥散张量成像
EC	entorhinal cortex 内嗅皮质
ECG	electrocardiography 心电图
ECM	electrical cortical stimulation mapping 皮质电刺激分布图
ECoG	electrocorticography 皮质脑电图
ECS	electrocortical stimulation 皮质电刺激
ED	epileptiform discharge 癫痫样放电
EEG	electroencephalography 脑电图
EF	epileptogenic focus 致痫灶
efMRI	event-related functional magnetic resonance imaging 事件相关功能磁共振成像
EI	epileptogenicity index 致痫指数
EM	epileptogenicity maps 致痫定位图
EMG	electromyography 肌电图

EMU　epilepsy monitoring unit 癫痫监测单元

EPC　epilepsia partialis continua 部分性癫痫发作持续状态

EPSP　excitatory postsynaptic potential 兴奋性突触后电位

ER　energy ratio 能量比

ERD　event-related desynchronization 事件相关去同步化

ERN　error-related negativity 错误相关负电位

ERP　event-related potential 事件相关电位

ERPW　event-related power 事件相关功率

ERS　event-related synchronization 事件相关同步化

ES　electrical stimulation 电刺激；epileptic spike（s）癫痫性棘波

ESES　electrical status epilepticus during sleep 睡眠中癫痫性电持续状态

ESI　electrical source imaging 电溯源成像

ETLE　extratemporal lobe epilepsy 颞叶外癫痫

EZ　epileptogenic zone 致痫区

FA　fractional anisotropy 各向异性

FCD　focal cortical dysplasia 局灶性皮质发育不良

FDG　[^{18}F]fluorodeoxyglucose [^{18}F]氟脱氧葡萄糖

FLAIR　fluid-attenuated inversion recovery 液体衰减反转恢复

FLE　frontal lobe epilepsy 额叶癫痫

FLS　frontal lobe seizure 额叶发作

fMRI　functional magnetic resonance imaging 功能磁共振成像

FMW　frontomedian wall 额叶内侧面

FSI　fast somatic inhibition 快速体细胞抑制

GABA　γ-aminobutyric acid γ- 氨基丁酸

GMH　grey matter heterotopia 灰质异位

GTCS　generalized tonic-clonic seizure 全面强直 - 阵挛发作

HBP　Human Brain Project 人类脑计划

HFA　high-frequency activity 高频活动

HFES　high-frequency electrical stimulation 高频电刺激

HFF　high-frequency filter 高频滤波

HFO　high-frequency oscillations 高频振荡

HFS　high-frequency stimulation 高频刺激

HH　hippocampal head 海马头部

HNF　high-performance neurofeedback 高性能神经反馈

HRF　haemodynamic response function 血流动力学响应函数

HS　hippocampal sclerosis 海马硬化

HVA　homovanillic acid 高香草酸

HYP　hypersynchronous 超同步化

IAPS　International Affective Pictures System 国际情绪图片系统

icEEG　intracranial electroencephalography 颅内脑电图

ICH　intracerebral haemorrhage 脑出血

ICP　intracranial pressure 颅内压

IEA　interictal epileptiform activity 发作间期癫痫样活动

IED　interictal epileptic（or epileptiform）Discharge 发作间期癫痫放性电（或癫痫样放电）

iEEG　intracranial electroencephalography 颅内脑电图

iEEG　intracranial electroencephalography 颅内脑电图；invasive electroencephalography 有创性脑电图

iERP　intracranial event-related potential 颅内事件相关电位

IFA　infraslow activity 超低频活动

IFG　inferior frontal gyrus 额下回

ILAE　International League Against Epilepsy 国际抗癫痫联盟

ILS　intermittent light stimulation 间断光刺激

IN　interneuron 中间神经元

IOZ　ictal onset zone 发作起始区

IPSC　inhibitory postsynaptic current 抑制性突触后电流

IPSP　inhibitory postsynaptic potential 抑制性突触后电位

ITG　inferior temporal gyrus 颞下回

IVH　intraventricular haemorrhage 脑室内出血

IZ　irritative zone 激惹区

L-RFTC　lesion-guided radiofrequency thermocoagulation 病变引导的射频热凝术

LEAT　long-term epilepsy-associated brain tumour 长期癫痫相关脑肿瘤

LFES　low-frequency electrical stimulation 低频电刺激

LFF　low-frequency filter 低频滤波

LFP　local（or localized）field potential 局部场电位

LFS low-frequency stimulation 低频刺激

LOC loss of consciousness, loss of contact 意识丧失，交流丧失

LOD limit of detection 检出限度

LS localization stimulation 定位刺激

LVF low-voltage fast 低电压快波

LVFA low-voltage fast activity 低电压快活动

LVRD low-voltage rapid discharge 低电压快放电

LZ lesional zone 病变区

M1 primary motor area 初级运动区；

primary motor cortex 初级运动皮质

MAP movement-accompanying potential 运动伴随电位

MCD malformation of cortical development 皮质发育畸形

MCSM motor cortex stimulation mode 运动皮质刺激模式

MEA microelectrode array 微电极阵列

MEG magnetoencephalography 脑磁图

MI primary motor area 初级运动区；

primary motor cortex 初级运动皮质

MMDE macro-micro depth electrode 宏微深部电极

MMT mammillothalamic tract 乳头丘脑束

MNI Montreal Neurological Institute 蒙特利尔神经病学研究所

MPRAGE magnetization-prepared rapid gradient-echo 磁化强度预备梯度回波序列

MRA magnetic resonance angiography 磁共振血管成像

MRCP movement-related cortical potential 运动相关皮质电位

MRgLITT magnetic resonance-guided laser interstitial thermal therapy 磁共振引导下激光间质热疗

MRI magnetic resonance imaging 磁共振成像

MRV magnetic resonance venography 磁共振静脉成像

MSI magnetic source imaging 磁源成像

MST multiple subpial transection 多软膜下横切术

MSTC multiple stereotactic thermocoagulation 多点立体定向热凝

MTL mesial temporal lobe 内侧颞叶

mTLE mesial temporal lobe epilepsy 内侧颞叶癫痫

MTS mesial temporal structures 内侧颞叶结构

NMA negative motor area 负性运动区

NS negative slope 负斜率

OLM oriens lacunosum moleculare 方位腔隙分子

PC posterior commissure 后连合；

pyramidal cell 锥体细胞

PCA patient-controlled analgesia 病人自控镇痛

PCE posterior cortex epilepsy 后部皮质癫痫

PDS paroxysmal depolarization shift 阵发性去极化漂移

PET positron emission tomography 正电子发射断层成像

pHFO pathological high-frequency oscillations 病理性高频振荡

PL posterior language area 后部语言区

PMG polymicrogyria 多小脑回

PNH periventricular neuronal heterotopia 脑室周围神经元异位

PNMA primary negative motor area 初级负性运动区

qiEEG quantitative intracranial electroencephalography 定量颅内脑电图

QoL quality of life 生活质量

RAP reafferent potential 再传入电位

RC resistive-capacitive 电阻 - 电容

RCT randomized controlled trial 随机对照研究

REM rapid eye movement 快速眼动

RET relevant epileptogenic tissue 相关致痫组织

RFTC radiofrequency thermocoagulation 射频热凝

RNS responsive neurostimulation 反应性神经刺激

RP readiness potential 准备电位

rTMS repetitive transcranial magnetic stimulation 重复经颅磁刺激

S1 primary somatosensory area 初级躯体感觉区；

primary somatosensory cortex 初级躯体感觉皮质

SCEP subcortico-cortical evoked potential 皮质下 - 皮质诱发电位

SCH subcortical heterotopia 皮质下灰质异位

SCZ schizencephaly 脑裂畸形

SDE subdural electrode 硬膜下电极

SDI slow dendritic inhibition 缓慢树突抑制

SEEG stereo (or stereotactic) electroencephalography 立体(或立体定向)脑电图

SEP somatosensory evoked potential 体感诱发电位

SGNE specific glioneuronal element 特异性胶质神经元

SI spike frequency index 棘波频率指数

SISCOM subtraction ictal SPECT co-registered to MRI 发作期 SPECT 减影与磁共振融合

SMA supplemental (or supplementary) motor area 辅助运动区

SMC sensorimotor cortex 感觉运动皮质

SNMA supplemental (or supplementary) negative motor area 辅助负性运动区

SOZ seizure onset zone 发作起始区

SP signal processing 信号处理

SPECT single photon emission computed tomography 单光子发射计算机断层显像

SPES single-pulse electrical stimulation 单脉冲电刺激

SPM statistical parametric mapping 统计参数图

SPS simple partial seizure 简单部分发作

SSEP somatosensory evoked potential 体感诱发电位

SSMA supplemental (or supplementary) sensory and motor (or sensorimotor) area 辅助感觉运动区

SSS small sharp spikes 小棘波;
start-stop-start 开始 - 停止 - 开始

STCP short-term cortical plasticity 短时程皮质可塑性

TC time constant 时间常数

tDCS transcranial direct current stimulation 经颅直流电刺激

THC thermocoagulation 热凝

TLE temporal lobe epilepsy 颞叶癫痫

TLS temporal lobe seizure 颞叶发作

TMS transcranial magnetic stimulation 经颅磁刺激

TPE temporal ‘plus’ epilepsy 颞叶癫痫附加症

TS tuberous sclerosis 结节性硬化

TSC tuberous sclerosis complex 结节性硬化症

TTX tetrodotoxin 河鲀毒素

VAC vertical anterior commissure 前连合垂直线

VAMP2 vesicle-associated membrane protein 2 囊泡相关膜蛋白 2

VEEG video electroencephalography 视频脑电图

VIM ventral intermediate nucleus 腹中间核

WDS wet dog shakes 湿狗样抖动

编者名录

Fabrice Bartolomei, Department of Clinical Neurophysiology, Timone Hospital, Marseille, France

Sebastian Bauer, Department of Neurology and Epilepsy Center Frankfurt Rhine-Main, Goethe University, Frankfurt, Germany

Pascal Benquet, INSERM, Rennes University, Rennes, France

B. Michael Berry, Department of Neurology and Division of Epilepsy, Mayo Clinic, Rochester, MN, USA

Paul Boon, Department of Neurology, Ghent University Hospital, Ghent, Belgium

Pierre Bourdillon, Department of Functional Neurosurgery, P. Wertheimer Hospital, Lyon, France

Milan Brázdil, Department of Neurology, Faculty of Medicine, Masaryk University, St Anne's University Hospital, Brno, Czech Republic

Francesco Cardinale, 'Claudio Munari' Epilepsy Surgery Centre, Neuroscience Department, Niguarda Ca' Granda Hospital, Milan, Italy

Sofie Carrette, Department of Neurology, Ghent University Hospital, Ghent, Belgium

Francine Chassoux, Department of Neurosurgery, Sainte-Anne Hospital, Paris, France

Patrick Chauvel, Aix-Marseille University, Medical School, Marseille, France

Olivier David, Grenoble Institute of Neuroscience, Inserm U1216, Grenoble, France

Bertrand Devaux, Department of Neurosurgery, Sainte-Anne Hospital, Paris, France

Beate Diehl, University College London, Institute of Neurology, London, UK

François Dubeau, Montreal Neurological Institute and Hospital, McGill University, Montreal, QC, Canada

Jonathan Edwards, Medical University of South Carolina, Department of Neurology, Charleston, SC, USA

Jerome Engel, Jr, Departments of Neurology, Neurobiology, and Psychiatry & Biobehavioral Sciences and the Brain Research Institute, David Geffen School of Medicine at UCLA, Los Angeles, CA, USA

Stefano Francione, 'Claudio Munari' Epilepsy Surgery Centre, Niguarda Hospital, Milan, Italy

Birgit Frauscher, Montreal Neurological Institute and Hospital, McGill University, Montreal, QC, Canada

Itzhak Fried, Department of Neurosurgery, David Geffen School of Medicine at UCLA, Los Angeles, CA, USA

Greg A. Gerhardt, Department of Neuroscience, University of Kentucky College of Medicine, Lexington, KY, USA

Stephanie Gollwitzer, Epilepsy Center, Department of Neurology, University Hospital Erlangen, Erlangen, Germany

Jorge Gonzalez-Martinez, Epilepsy Center, The Cleveland Clinic Foundation, Cleveland, OH, USA

Jean Gotman, Montreal Neurological Institute, McGill University, Montreal, QC, Canada

Marc Guénot, Department of Functional Neurosurgery, P. Wertheimer Hospital, Lyon, France

Hajo M. Hamer, Epilepsy Center, Department of Neurology, University Hospital Erlangen, Erlangen, Germany

A. Simon Harvey, Department of Neurology, Royal Children's Hospital (Melbourne), Parkville, VIC, Australia

Edouard Hirsch, Medical and Surgical Epilepsy Unit, Hautepierre Hospital, University of Strasbourg, Strasbourg, France

Dominique Hoffmann, Neurology and Psychiatry Department, Grenoble University Hospital, Grenoble, France

Michelle L. Humeiden, Center for Microelectrode Technology, University of Kentucky College of Medicine, Lexington, KY, USA

Akio Ikeda, Department of Epilepsy, Movement Disorders and Physiology, Kyoto University Graduate School of Medicine, Kyoto, Japan

Julia Jacobs, Department of Neuropediatrics and Muscular Disease, Epilepsy Center, University Medical Center Freiburg, Germany

Anne-Sophie Job-Chapron, Neurology and Psychiatry Department, Grenoble University Hospital, Grenoble, France

Pavel Jurák, Institute of Scientific Instruments, Academy of Sciences of the Czech Republic, Brno, Czech Republic

Philippe Kahane, Neurology and Psychiatry Department, Grenoble University Hospital, Grenoble, France

Michal T. Kucewicz, Department of Neurology, Mayo Clinic, Rochester, MN, USA; Multimedia Systems Department, Faculty of Electronics, Telecommunications and Informatics, Gdansk University of Technology, Gdansk, Poland

Takeharu Kunieda, Department of Neurosurgery, Graduate School of Medicine, Ehime University, Toon, Japan

Ekrem Kutluay, Medical University of South Carolina, Department of Neurology, Charleston, SC, USA

Jean-Philippe Lachaux, Lyon Neuroscience Research Center, Lyon, France

Nuria Lacuey, Department of Neurology, UH Cleveland Medical Center, Cleveland OH, USA

Patrick Landazuri, Department of Neurology, University of Kansas Medical Center, Kansas City, KS, USA

Elisabeth Landré, Department of Neurosurgery, Sainte-Anne Hospital, Paris, France

Ronald P. Lesser, Departments of Neurology and Neurosurgery, Johns Hopkins University School of Medicine, Baltimore, MD, USA.

Samden D. Lhatoo, Department of Neurology, McGovern Medical School at the University of Texas Health Sciences Center, TX, USA

Alexandra Liava, Neuroscience Department, University of Milan-Bicocca, Milan, Italy

Hans O. Luders, Department of Neurology, UH Cleveland Medical Center, Cleveland, OH, USA

Roberto Mai, 'Claudio Munari' Epilepsy Surgery Centre, Niguarda Hospital, Milan, Italy

Louis Maillard, Department of Neurology, University Hospital of Nancy, Nancy, France

Riki Matsumoto, Department of Neurology, Kyoto University Graduate School of Medicine, Kyoto, Japan

Aileen McGonigal, Department of Clinical Neurophysiology, Timone Hospital, Marseille, France

Robert A. McGovern, Department of Neurological Surgery, The Neurological Institute, Columbia University Medical Center, New York, NY, USA

Guy M. McKhann II, Department of Neurological Surgery, The Neurological Institute, Columbia University Medical Center, New York, NY, USA

Jonathan P. Miller, Department of Neurological Surgery, UH Case Medical Center, Cleveland, OH, USA

Lorella Minotti, Neurology and Psychiatry Department, Grenoble University Hospital, Grenoble, France

Gholam K. Motamedi, Department of Neurology, Georgetown University Medical Center, Washington, DC, USA

Thomas Ostergard, Department of Neurological Surgery, UH Case Medical Center, Cleveland, OH, USA

Eliseu Paglioli, Neurosurgery Service, São Lucas Hospital, Porto Alegre, RS, Brazil

André Palmini, Neurology Service, São Lucas Hospital, Porto Alegre, RS, Brazil

Fabienne Picard, Department of Clinical Neurosciences, University Hospitals and Medical School of Geneva, Switzerland

Jorge E. Quintero, Department of Neuroscience, University of Kentucky College of Medicine, Lexington, KY, USA

Georgia Ramantani, Department of Child Neurology, University Children's Hospital, Zurich, Switzerland

Ivan Rektor, Masaryk University, Central European Institute of Technology—CEITEC, Neuroscience Centre and Movement Disorders Centre, Brno, Czech Republic

Felix Rosenow, Department of Neurology and Epilepsy Center Frankfurt Rhine-Main, Goethe University, Frankfurt, Germany

Philippe Ryvlin, Department of Clinical Neurosciences, Lausanne University Hospital, Lausanne, Switzerland

Americo C. Sakamoto, Epilepsy Center, Ribeirão Preto School of Medicine, University of São Paulo, Ribeirão Preto-SP, Brazil

Julia Scholly, Medical and Surgical Epilepsy Unit, Hautepierre Hospital, University of Strasbourg, Strasbourg, France

Stephan U. Schuele, Northwestern University, Feinberg School of Medicine, Department of Neurology, Chicago, IL, USA

Catherine A. Scott, University College London, Institute of Neurology, London, UK

John T. Slevin, Departments of Neurology and Molecular and Biomedical Pharmacology, University of Kentucky College of Medicine, Lexington, KY, USA

Mathieu Sprengers, Department of Neurology, Ghent University Hospital, Ghent, Belgium

Richard Staba, Department of Neurology, David Geffen School of Medicine at UCLA, Los Angeles, CA, USA

Laura Tassi, 'Claudio Munari' Epilepsy Surgery Centre, Niguarda Hospital, Milan, Italy

Vernon L. Towle, Department of Neurology, University of Chicago Medical Center, Chicago, IL, USA

Baris Turak, Department of Neurosurgery, Sainte-Anne Hospital, Paris, France

William A. Vandergrift III, Medical University of South Carolina, Department of Neurosurgery, Charleston, SC, USA

Tonicarlo R. Velasco, Epilepsy Center, Ribeirão Preto School of Medicine, University of São Paulo, Ribeirão Preto-SP, Brazil

Kristl Vonck, Department of Neurology, Ghent University Hospital, Ghent, Belgium

Fabrice Wendling, INSERM, Rennes University, Rennes, France

Gregory A. Worrell, Department of Neurology and Division of Epilepsy, Mayo Clinic, Rochester, MN, USA

Shasha Wu, Department of Neurology, University of Chicago Medical Center, Chicago, IL, USA

目 录

第一篇 概 述

第二篇 识别和定位癫痫性和非癫痫性活动

第三篇　特定临床情况下的有创性脑电图方法

第四篇　人类脑功能定位

第五篇　使用有创性脑电图的治疗方法

第六篇　特殊技术与未来前景

第一篇 1

概 述

第 1 章

有创性脑电图的历史回顾

Hans O. Lüders，著

一、动物的第一份脑电图记录

Richard Caton（图 1-1）是一位医学生，在爱丁堡师从于苏格兰神经病学先驱及科学家 David Ferrier。他试图通过神经生理学实验来验证 Ferrier 的皮质电刺激与切除研究。1875 年 7 月，他报道通过置于温血动物头颅外表的两个电极，在电流计上记录到了电流流动。他同时注意到，“光线是改变皮质某一脑区电活动的一种非常有效的刺激”。这份报道成了历史上第一份有关动物脑电图的描述。

然而，Ernst Fleischl von Marxov（图 1-2）和 Adolf Beck（图 1-3，图 1-4）完全忽略了以上报道，他们声称各自在维也纳（1883 年）和克拉科夫（1890 年）发现了动物中的脑电（Fleischl von Marxov，1890；Beck，1890）。1891 年，Caton 写信给《生理学杂志》（*Centralblatt für Physiologie*）的编辑，并作如下申诉：“本人于 1875 年曾在英国医学会生理学分会作报道，期间已展示过温血动物中记录到的大脑电流活动”（Caton，1891）。有趣的是，在 1907 年发布 Caton 的讣告时，《柳叶刀》和《英国医学杂志》都没有提及他在神经电生理方面所获得的突破性成就，而仅仅称他是“成了利物浦市长大人的那位阁下”。

二、在动物中第一次记录到的脑电图发作

众所周知，Hughlings Jackson 在 1873 年就已经推测癫痫发作是“大脑中某些部位的灰质突然、过度、快速放电”的结果（Taylor et al.，1958）。这使得一位莫斯科医生的儿子，Yurevich Kaufman（1877—1951），考虑癫痫发作时应该伴有脑电图异常。他试图通过电刺激动物皮质来尝试诱导癫痫发作，并记录发作同期的电活动来验证自己的假设。然而实验并没有得到预想的结论，因为癫痫发作中肌肉与运动带来的伪差完全掩盖了脑电活动（图 1-5）。直到 1914 年，生于立陶宛的俄罗斯学者 Napoleon Nicodemus Cybulski（图 1-6a），才成功证实癫痫发作时伴有脑电图上巨大的异常波动（Cybulski & Jeleńska-Macieszyna，1914）（图 1-6b）。

三、对人类脑电图的探索

高中时期，Hans Berger（图 1-7）阅读了荷兰精神病学奠基人 Jacobus Schroeder van der Kolk 的著作《身体与灵魂》。这一经历使他试图寻找一种能够测量大脑活动的生理参数（他称之为“精神能量”）。早期科学家们尝试记录动物脑波（1902—1910）也可能出于类似的动机。然而最终，这方面的所有努力都化作徒劳。

1924 年的 6 月 2 日，在经历了长达 14 年动物实验的失败后，Berger 于当天的日记中写下了一个大胆的决定——从颅骨缺损患者那里直接记录脑波（图 1-8）。此后不久，他将自己的一个颅骨缺损患者 Zedel 请来了他的实验室。在随后的周末（1924 年 6 月 8 日，星期日），他完成了第一次记录人类脑电的尝试。此后一段时间里，他又陆续获取了 Zedel 的一些结果，并于 1924 年 7 月 6 日，首次报道观察到了推测因“大脑电流”而引起的电流计上的“颤动”（“...am 6.7.1924 zuerst am kleinen Edelmannschen Saitengalvanometer ein Zittern der Saite，das durch Hirnströme verursacht sein konnte”）。因此，我们有理由认为，1924 年 7 月 6 日，Hans Berger 首次发现了人类脑电活动的存在。图 1-9 展示的就是 Berger 早期记录到的人类脑电结果之一。

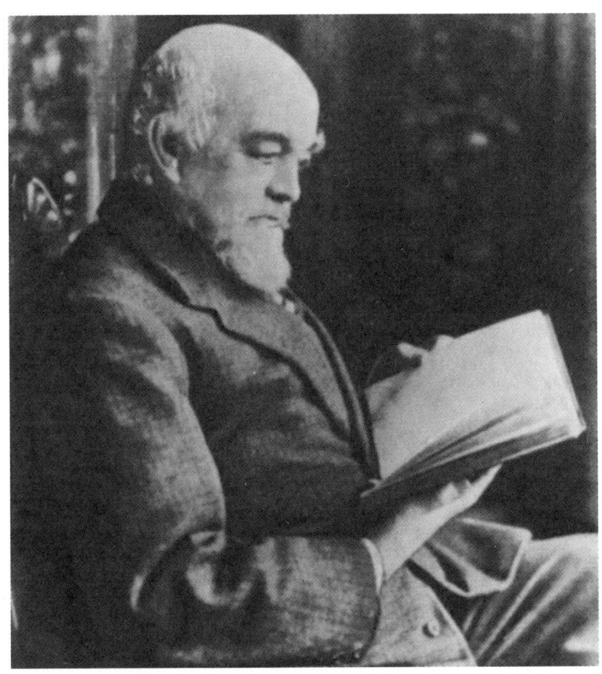

图 1-1　Richard Caton(1842—1926),英国科学家,描述哺乳动物脑电图的第一人。*Reproduced from Finger S,Origins of Neuroscience:A History of Explorations into Brain Function,Copyright(1994),with permission from Oxford University Press*

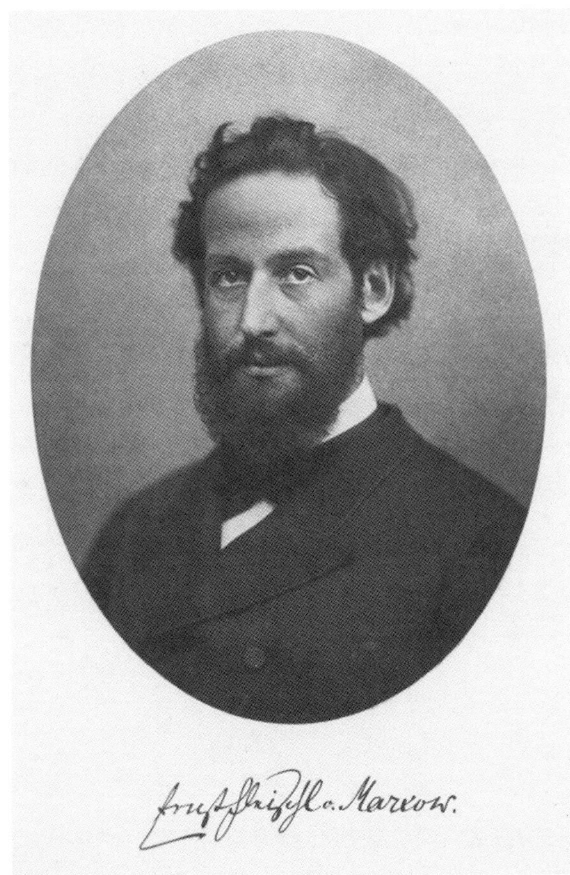

图 1-2　Ernst Fleischl von Marxov(1846—1891),奥地利神经生理学家

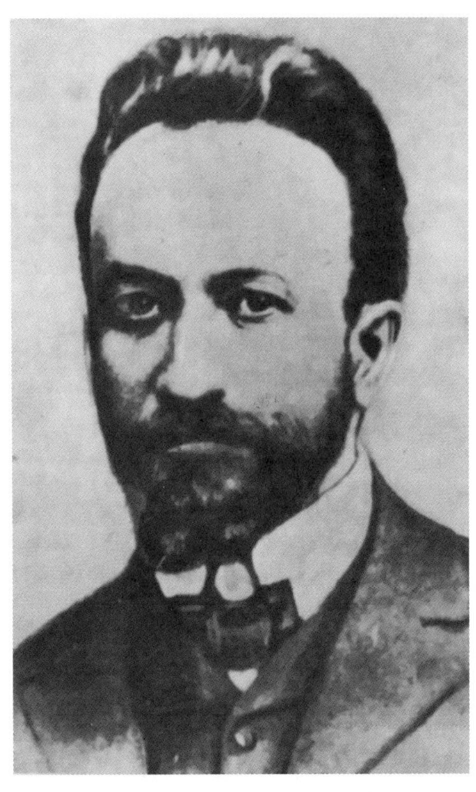

图 1-3　Adolf Beck(1863—1942),波兰神经生理学家,于 19 世纪末记录了脑电图和视觉诱发电位。*Reproduced from Finger S,Origins of Neuroscience:A History of Explorations into Brain Function,Copyright(1994),with permission from Oxford University Press*

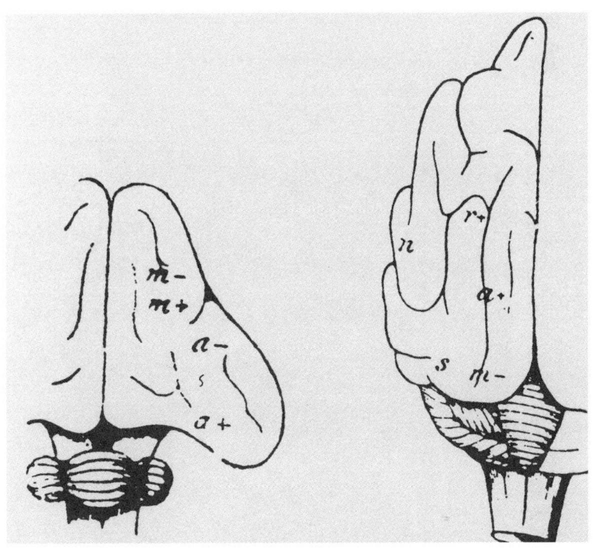

图 1-4　Adolf Beck 在其 1891 年发表的博士论文中的配图。光线影响了兔子大脑中 a- 和 a+ 处的电活动(左图),以及犬类大脑中 m- 和 m+ 处的电活动(右图)。*Reproduced from Finger S,Origins of Neuroscience:A History of Explorations into Brain Function,Copyright(1994),with permission from Oxford University Press*

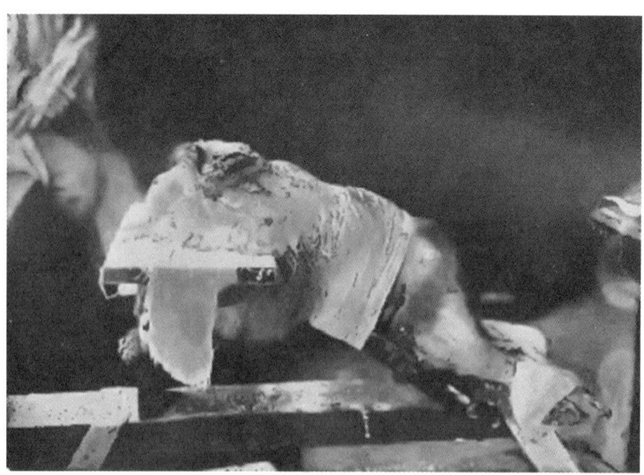

图 1-5　用石膏固定住清醒的猴子，以尽可能减少运动和肌电伪差。*Reproduced from Bulletin International de l'Académie des Sciences de Cracovie, Classe des Sciences Mathématiques et Naturelles, Cybulski N, Jelenska-Macieszyna, Aktionströme der Grosshirnrinde, pp.776-781, Copyright (1914), Cracovie: Imprimerie de l'Université*

Berger没有接受过正规的临床神经生理学培训，因此他同时代的大部分德国同道对其发表的内容持怀疑态度。但是在英国和法国，Berger的论文因其科学价值而被很多后来最负盛名的生理学家们所肯定，包括Adrian，Dusser de Barenne和Bremer。这种认可致使当时美国和欧洲一些领军的临床癫痫病学家(Lennox，Gibbs，Davis，Jasper，Walter)开始探究脑电图作为癫痫诊断工具的可能性。

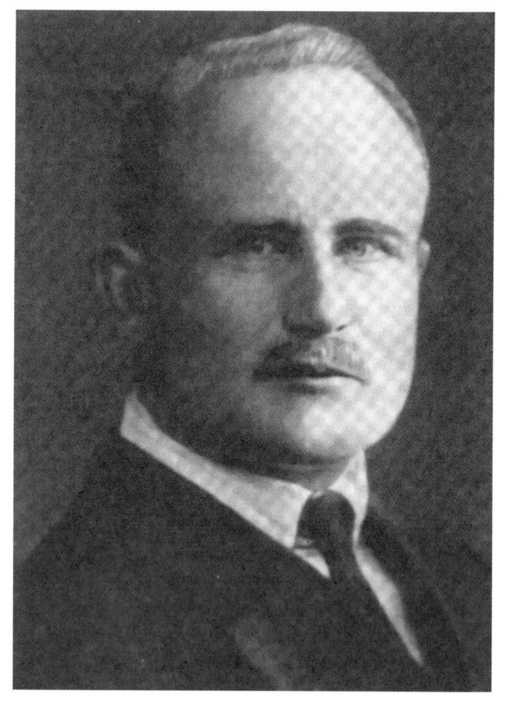

图 1-7　**Hans Berger (1873—1941)**，德国科学家和精神病学家，记录了人类的第一份脑电图。此照片拍摄于**1924**年第一例脑电图记录期间。*Reproduced from Archiv f. Psychiatrie, 87 (1), Berger H, Über das Elekenkephalogramm des Menschen, pp.527-570, Copyright (1929), with permission from Springer*

Berger是一位非常细致而严谨的学者，他会在提交发表之前一遍又一遍地检查自己的实验结果。1929年4月22日至1938年4月12日期间，

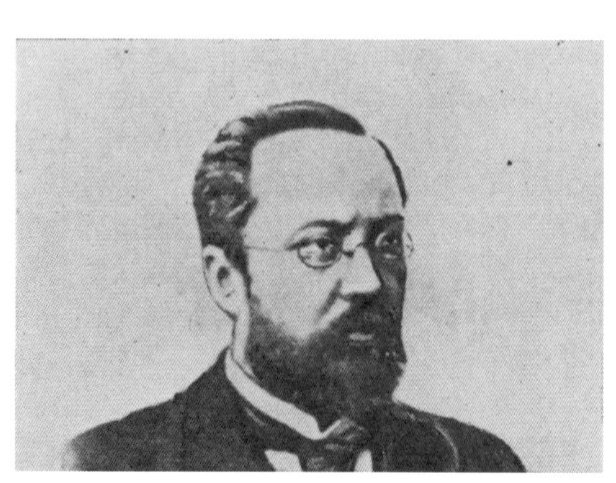

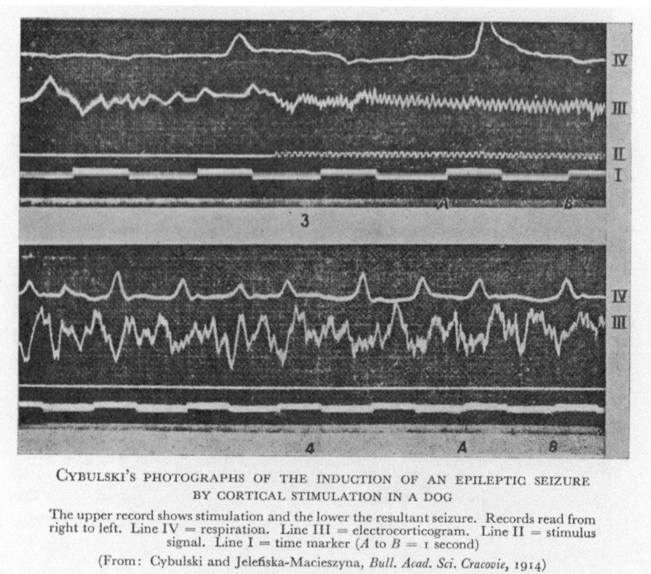

图 1-6　(a) **Napoleon Nicodemus Cybulski (1854—1919)**，首次成功证明了发作期脑电变化的俄罗斯科学家。(b) 第一次发作期脑电图记录自一只狗的大脑。*Reproduced from Bulletin International de l'Académie des Sciences de Cracovie, Classe des Sciences Mathématiques et Naturelles, Cybulski N, Jelenska-Macieszyna, Aktionströme der Grosshirnrinde, pp.776-781, Copyright (1914), Cracovie: Imprimerie de l'Universit*

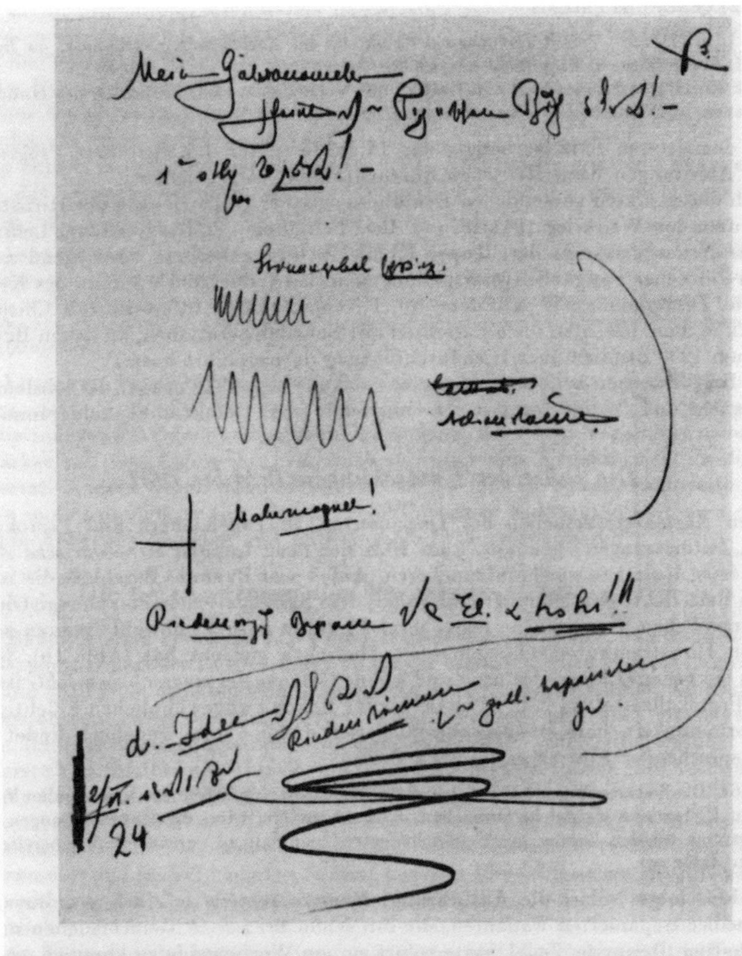

Abb. 4. Protokollnotizen Bergers vom 2. 6. 24 mit dem ersten Gedanken zur Wiederaufnahme der Hirnstromuntersuchungen beim Menschen (P.)
Der Text lautet: „Mein Galvanometer scheint nach dem Piperschen Buch auszureichen! — Ich will es jedenfalls mal versuchen! Stimmgabelschwingungen.
Actionsströme. Markiermagnet!
Rindenreizung. Begonnen mit der El. von Wiens Diener!!"
2. VI. 24 „d. Idee nachzusehen nach Rindenströmen bei den pall. trepanierten Menschen."
[z. Teil stenographisch]

图 1-8 **Hans Berger** 于 **1924** 年 **6** 月 **2** 日所记的日记，其中表示他决定尝试在人体上记录脑波。文字翻译过来的意思是：参考 **Piper** 的书，我的电流计应当足够灵敏。无论如何我都要去尝试。**1925** 年 **6** 月 **2** 日：我决定在颅骨缺损的病人身上尝试记录皮质电流。***Reproduced from Archiv f. Psychiatrie, 87(1), Berger H, Über das Elekenkephalogramm des Menschen, pp.527-570, Copyright (1929), with permission from Springer***

Augen offen
Augen geschlossen
Lid bewegungen
1 sec

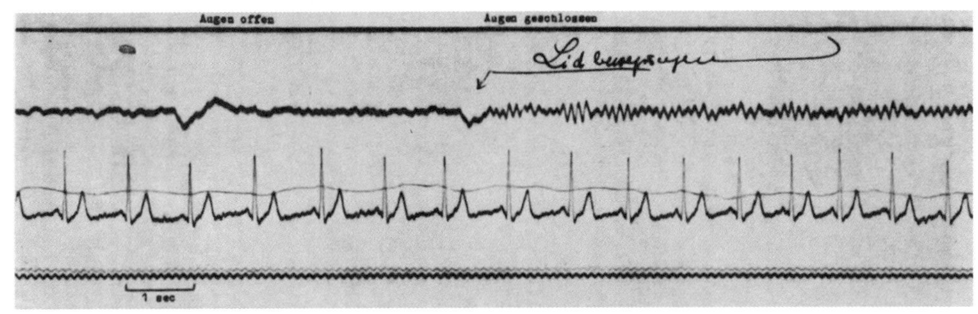

图 1-9 **1928** 年获取的人类脑电图记录。记录开始的部分是在睁眼时所记录的（图中所标 **Augen offen** 即德语“睁眼”），第二部分是在闭眼时所记录的（图中所标 **Augen geschlossen** 即德语“闭眼”）。上方通道记录的是脑电图：注意闭眼时 α 波（**Berger** 节律）的出现。中间通道记录的是患者的心电图，下方通道为时间轴。带有手写注释的箭头表示眨眼（图中手写的 **Lid bewegungen** 即德语“眨眼”）。***Reproduced from Archiv f. Psychiatrie, 87(1), Berger H, Über das Elekenkephalogramm des Menschen, pp.527-570, Copyright (1929), with permission from Springer***

在 Berger 所发表的 14 篇论文中(Berger,2004),他不仅首次证明可以在人类记录到脑电图,同时还提供了有关脑电图记录的开创性信息。

1. Berger 是首位直接从人类皮质表面记录到脑电的人。在 20 世纪 20 年代,为疑似脑肿瘤患者行大脑穿刺以进行诊断是神经外科的常规操作。1930 年 12 月 16 日,Berger 利用这种穿刺过程对皮质表面及深部的白质同时进行了电记录。这是目前已知的第一例有创性脑电图记录(图 1-10)。Berger 应用此信息,认为头皮记录到的脑电其实是人类皮质电活动表达的结果。

2. 1933 年 4 月,Berger 从一名右侧肌阵挛性抽动患者那里观察到了对侧半球锁时的高波幅放电,从而使他成为第一个记录到人类痫性电活动的人(图 1-11)。他推测这些放电起源于左侧半球的初级运动区皮质。

3. Berger 也是第一个证明全面性强直阵挛发作后通常有大脑皮质活动极度抑制的人(图 1-12)。1931 年的 12 月,他观察到了全面性强直阵挛发作后,脑电图立即变为静息状态,直到数分钟后才恢复。患者的意识在脑电图恢复的同时也在临床上得到了恢复。

此后 Hans Berger 一直继续从事人类脑电的研究,直到 1938 年因某种不为人知的原因迫使他退休,人们对此猜测纷纷。Niedermeyer 和 Lopez da Silva 在他们的著作《脑电图学》中,提及 Berger 虽然不是犹太人,但对纳粹运动持异议,导致纳粹迫使他退休。然而德国记者 Ernst Klee 最近发现有证据表明 Berger 是党卫军成员,甚至曾效力于“遗传健康法庭”。

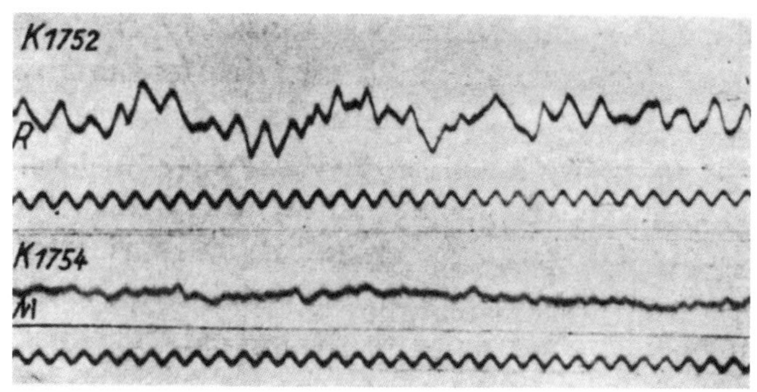

图 1-10　同步记录到的灰质及白质信号。“K1752”是通过皮质表面相距 9cm 的两个电极获取的,“K1754”是通过皮质深部 4cm 处相距 7cm 的两个电极获取的。Hans Berger 由此得出结论,白质不会产生任何脑电波,从而支持了头皮脑电记录到的是灰质活动的观点。*Reproduced from Archiv f. Psychiatrie,87(1),Berger H,Über das Elekenkephalogramm des Menschen,pp.527-570,Copyright(1929),with permission from Springer*

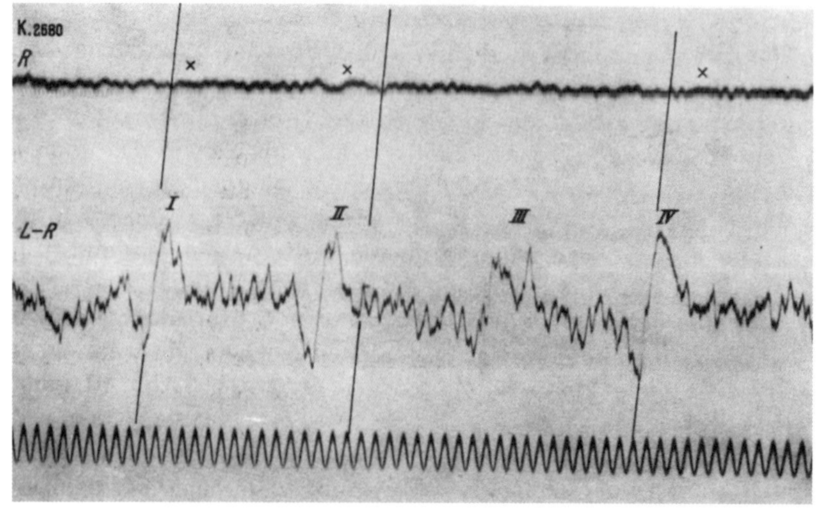

图 1-11　从一例左侧肌阵挛性抽动患者那里同步记录到的左右侧半球脑电结果。上面的图线来自右侧电极(右额枕导联),中间的图线反映的是左侧及右侧中央区记录的结果,下面的图线显示 0.1 秒的时间标记。垂直的线示意脑电图记录的同步性。*Reproduced from Archiv f.Psychiatrie,87(1),Berger H,Über das Elekenkephalogramm des Menschen,pp.527-570,Copyright(1929),with permission from Springer*

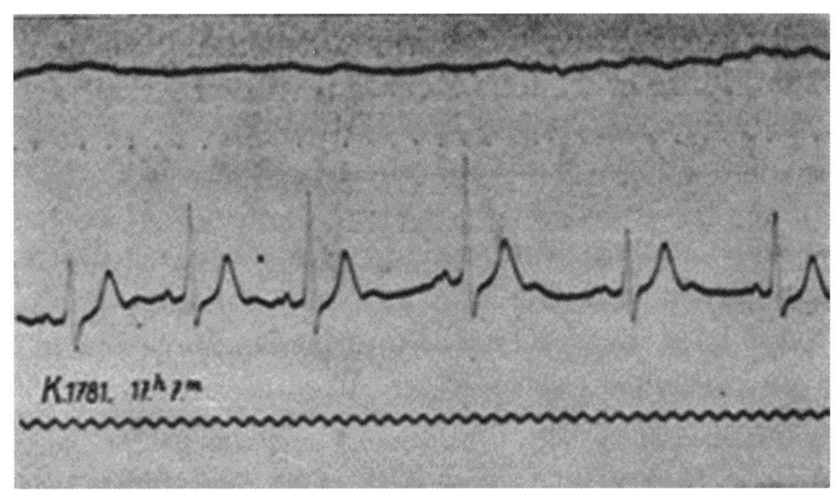

图 1-12 在全面性强直阵挛发作后约 7 分钟的脑电图描记。上面的图线显示高度抑制的脑电图,中间的图线是心电图,下面的图线显示 0.1 秒的时间标记。脑电图获取自一对位于头皮上额叶和枕叶位置的电极。Hans Berger 的报道还展示了全面运动性发作 10 分钟、15 分钟甚至 26 分钟后的记录结果。这些结果显示了 EEG 缓慢恢复过程中 α 波的出现及其波幅逐渐升高的过程。*Reproduced from Archiv f. Psychiatrie,87(1),Berger H,Über das Elekenkephalogramm des Menschen,pp.527-570,Copyright(1929),with permission from Springe*

Berger 生命中的最后 3 年颇为悲惨。从大学被迫退休后,他失去了进入神经生理实验室的权限,也无法再继续他的实验。他也很难在大学之外找到工作。他只得继续回顾有关人类脑电的文献,并花费时间研究超心理学方面的内容。1941 年的 5 月,他因严重抑郁而不得不住院治疗,并在 6 月 1 日结束了自己的生命。

四、皮质脑电图

20 世纪 30 年代中期,神经外科医生通过术中暴露的皮质进行脑电图记录(electrocorticography,ECoG),以此作为主要研究手段的同时也用于明确肿瘤切除的范围。这些先驱者中就包括 Otfrid Foerster(图 1-13)和他的同事们。他证实了许多肿瘤都是电静息的(图 1-14),并印证了 Hans Berger 关于癫痫发作伴有脑电图上高波幅放电的观察结果(图 1-15)。

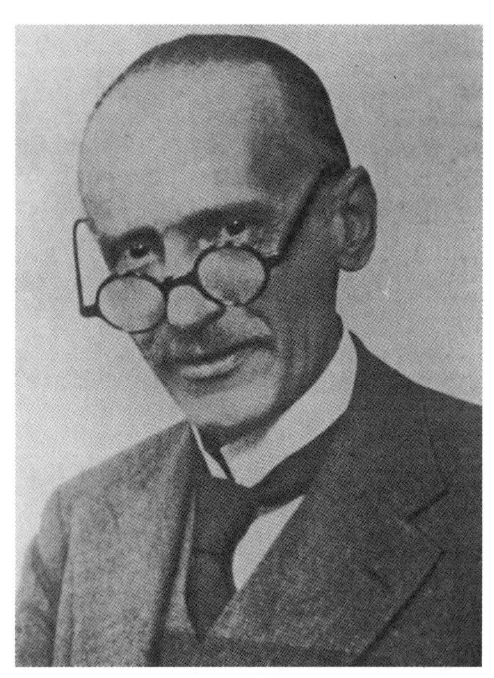

图 1-13 Otfrid Foerster(1873—1941),德国神经病学家和神经外科医生,为术中皮质脑电图做了开创性的工作。*Reproduced from Lüders JC,Lüders HO,Contributions of Fedor Krause and Otfrid Foerster to Epilepsy Surgery,In:Lüders HO,Comair YG [eds],Epilepsy Surgery,2nd Edition,pp.23-33,Copyright(2001),with permission from Wolters Kluwer*

五、利用脑电图确定致痫区的位置及范围

20 世纪 30 年代早期,Margaret 和 William Lennox(图 1-16)与 Erna 和 Frederic Gibbs(图 1-17)合作,提出不同类型的癫痫与典型的脑电图发作模式有关(Lennox & Lennox,1960)。他们还观察到,一些癫痫与局灶性癫痫样放电有关。这导致了基于癫痫样放电进行定位的癫痫手术。第一个病例是一名额叶癫痫患者,由波士顿外科医生 Jason

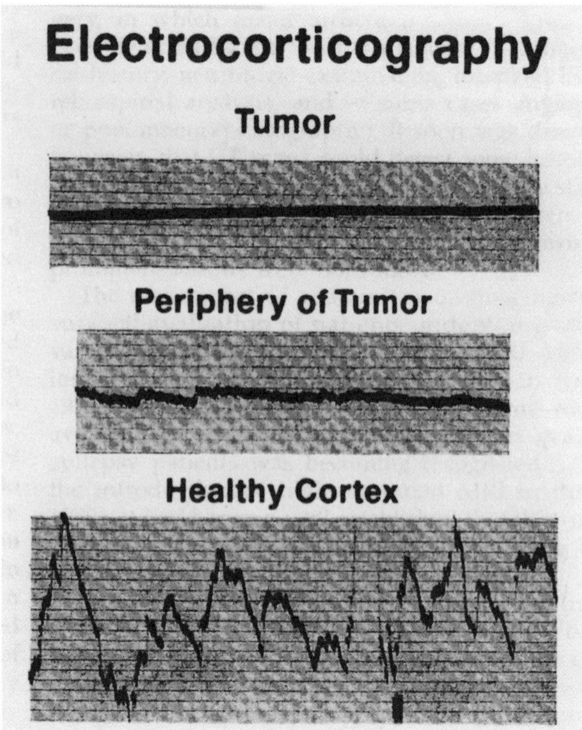

图 1-14 脑电图记录到的肿瘤内、肿瘤邻近区以及远隔的正常皮质电信号，显示肿瘤的电静息性。*Reproduced from Deutsche Zeitschrift f. Nervenheilkunde, 135 (5-6), Foerster O, Altenburger H, Elektrobiologische Vorgänge an der menschlichen Hirnrinde, pp.277-288, Copyright (1934), with permission from Springer*

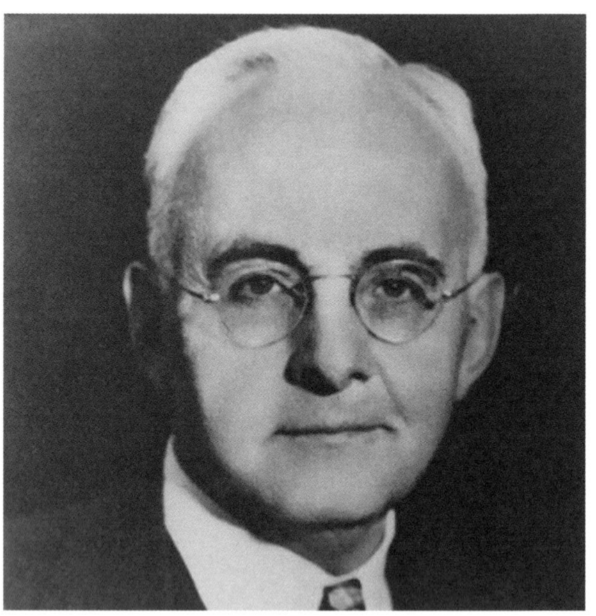

图 1-16 **William Lennox**。*Reproduced from Lanska DJ, Lennox, William Gordon. In: Aminoff MJ, Daroff RB [Eds], Encyclopedia of the Neurological Sciences, Second Edition, Volume 2, pp.859, Copyright (2014), with permission from Elsevier*

Mixter 进行了手术。

Wilder Penfield 最初对脑电图定位致痫区的价值持怀疑态度。然而他很快改变了主意，并于 1938 年成功说服 Herbert Jasper 加入他在蒙特利尔的团队（即著名的蒙特利尔神经病学研究所 Montreal Neurological Institute，译者注）。20 世纪 40 年代初期，Jasper 同 John Kershman 一道，强调脑电图中的棘波在癫痫定位中的重要性（Jasper & Kershman, 1941）。与此同时，在 Penfield 与 Jasper 领导下的蒙特利尔癫痫学派（图 1-18），引入并广泛使用暴露大脑皮质的皮质脑电图（ECoG）（同时也在邻近脑区使用硬膜下电极），同时结合脑部电刺激，共同作为癫痫性大脑病灶（epileptic brain foci，当时所使用的概念，译者注）定位的主要手段（图 1-19）。需要强调的是，Penfield 和 Jasper 最初只关注发作间期的资料，并没有或很少尝试记录发作期脑电。

六、长程有创性脑电记录

直到 20 世纪 40 年代后期，Penfield 与 Jasper 才开始利用置入硬膜外条状导线对患者进行长程

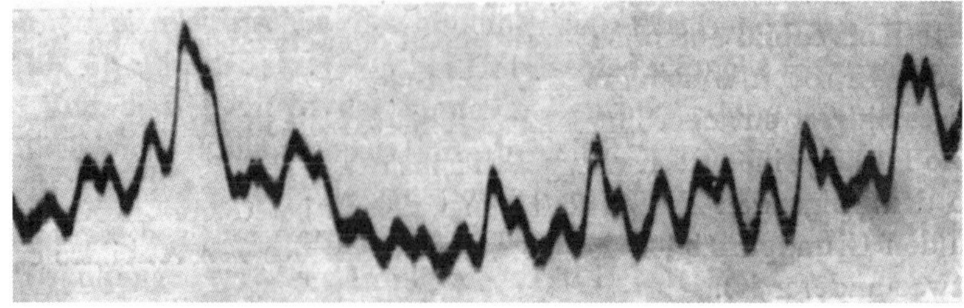

图 1-15 脑电图示高波幅放电。记录自初级运动区的一次足阵挛性发作。*Reproduced from Deutsche Zeitschrift f. Nervenheilkunde, 135 (5-6), Foerster O, Altenburger H, Elektrobiologische Vorgänge an der menschlichen Hirnrinde, pp.277-288, Copyright (1934), with permission from Springer*

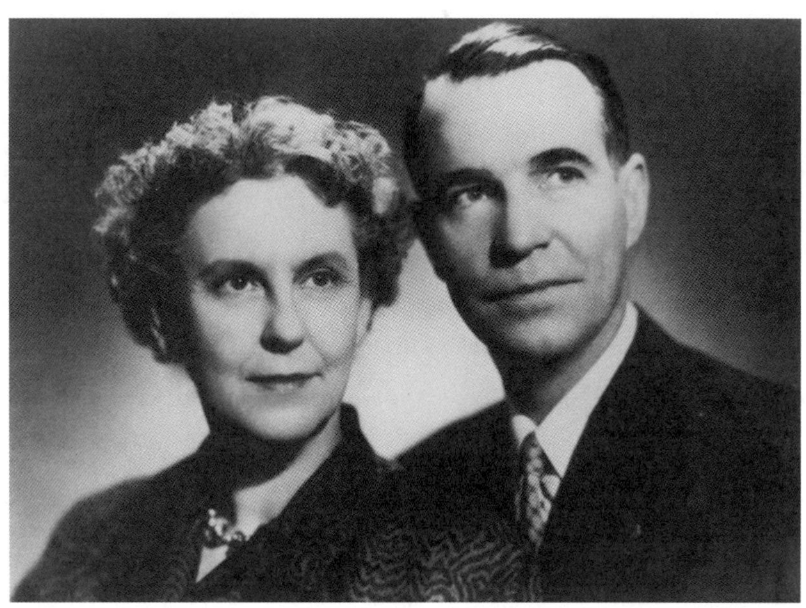

图 1-17 **Gibbs 伉俪——Erna 与 Frederic。*Reproduced from Lüders HO, Epilepsy Surgery, Copyright (1992), with permission from Wolters Kluwer***

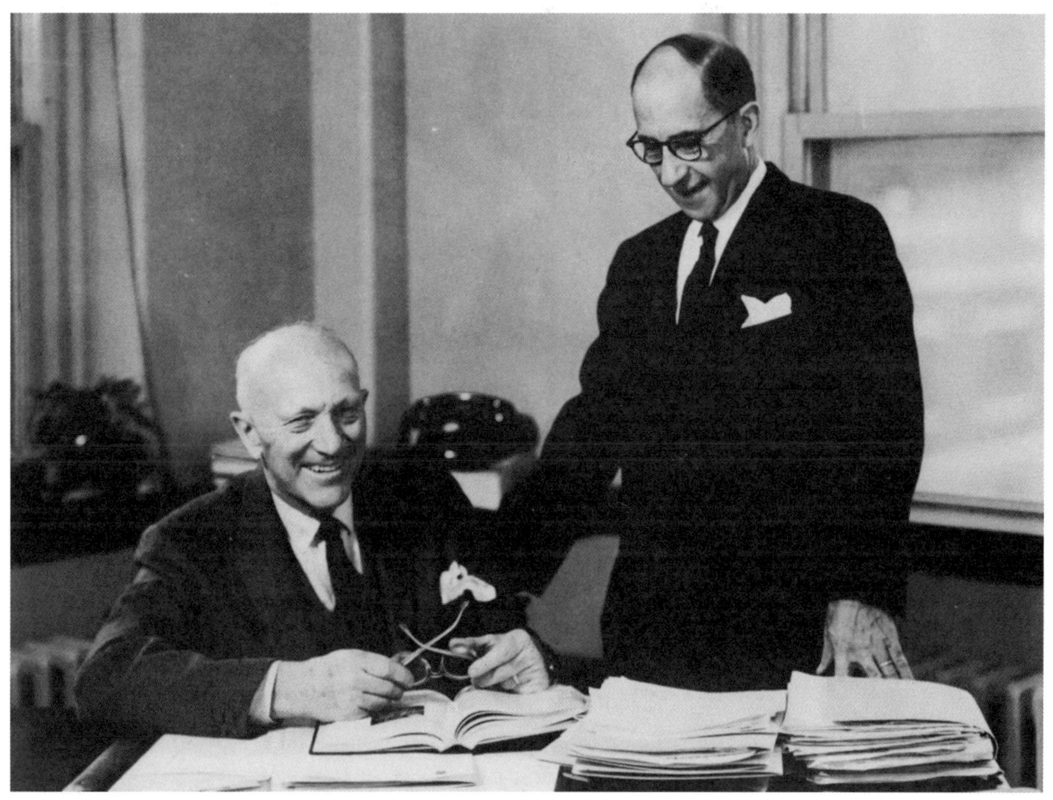

图 1-18 **Wilder Penfield 与 Herbert Jasper。*Reproduced from Lüders HO, Epilepsy Surgery, Copyright (1992), with permission from Wolters Kluwer***

监测，从而开始除了发作间期脑电外真正意义上的发作期脑电记录。与此同时，梅奥诊所的 Reginald Bickford 通过一例接受脑叶切断术的精神病患者，发表了第一例记录自额叶深部结构的脑电图结果。这些起步于 1944 年的研究，为麻醉状态下脑深部电活动记录的广泛研究打开了大门。

1953 年，Bickford 报道了对皮质下深部结构长达 21 天的长程有创性脑电图记录（Bickford et al., 1953a, c）。不久后的 1955 年，Heath 又报道了长达 15 个月的脑电记录（Heath et al., 1955）。1953 年，

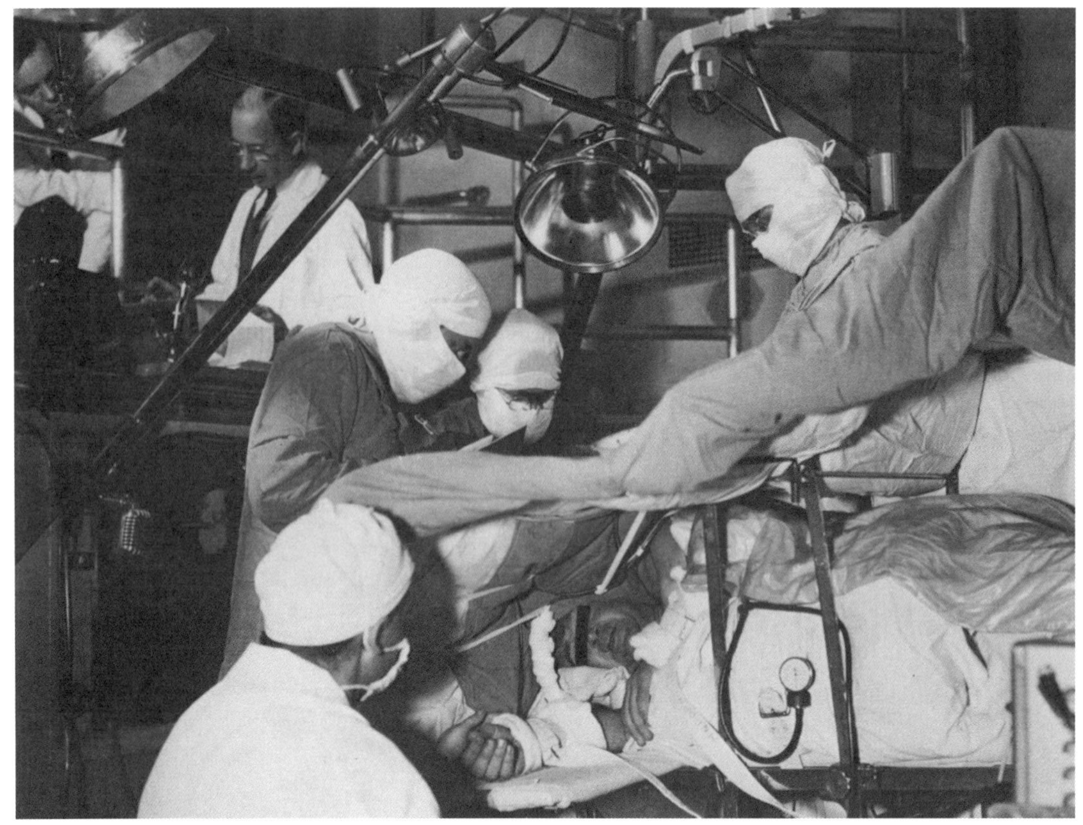

图 1-19　Wilder Penfield 教授对一名唤醒患者行癫痫手术，请注意照片上方的 Herbert Jasper 医生正在进行 ECoG。Jasper 医生实际处于一个与手术室毗连的房间中，两者被窗户隔开，以便与外科医生交流。
Reproduced from Lüders HO, Epilepsy Surgery, Copyright (1992), with permission from Wolters Kluwer

Bickford 还分析了癫痫患者中深部电极的记录，得出的结论是致痫灶可以位于深部（皮质表面以下2~3cm），从表面记录到的痫性电活动可能只是真正的起始点在发作时的扩散所致（Bickford et al., 1953b）。

在 20 世纪 50 年代，许多学者在人体置入深部电极，并延长记录时间，以达到如下研究目的。

1. 确定癫痫病人的皮质切除范围（Bickford et al., 1953a, b）。

2. 电凝大脑中较小的区域（替代范围较之更大的脑叶切除）（Bickford et al., 1953c）。

3. 慢性电刺激治疗的应用（Heath et al., 1955）。

4. 研究麻醉、镇静药物和精神压力对脑深部活动的影响（Brazier, 1954）。

5. 阐明精神分裂症的病因（Sem-Jacobsen et al., 1955）。

七、深部电极置入技术

早在 1947 年，立体定向外科的先驱 Ernest Spiegel 与 Henry Wycis 就已经报道了一种可用于人脑手术的立体定向装置（Spiegel et al., 1947）。此后不久，他们报道了通过立体定向技术向患者脑内置入深部电极，进而记录到发作放电的情况（Spiegel & Wycis, 1950, 1951）。其他的研究者利用专门设计的系统来置入深部电极：Hayne 与合作者开发了 Horsley-Clark 型立体定向仪（图 1-20）（Hayne et al., 1949），Bickford 及合作者则应用一种定制的头颅定位仪（Bickford et al., 1953c）。

20 世纪 50 年代早期，多位研究者发表了数十篇关注于深部电极记录脑电的报道，包括 Reginald Bickford（Bickford et al., 1953a-c）（图 1-21），P. Kellaway（Kellaway, 1956）以及 Jose Delgado（Delgado, 1952; Delgado & Hamlin, 1958）。从这些研究中的描述来看，并没有刻意追求电极放置的精准性。例如，Delgado 和 Hamlin（Delgado & Hamlin, 1958）对定位过程做了如下描述："7 根触点间隔为 8mm 的铅银质探针通过双侧颞部所钻 3/4 英寸颅孔置入，X 线显示右侧电极前端位于颞叶尖端，而左侧电极更偏内偏上，部分在颞叶，部分在额叶。"

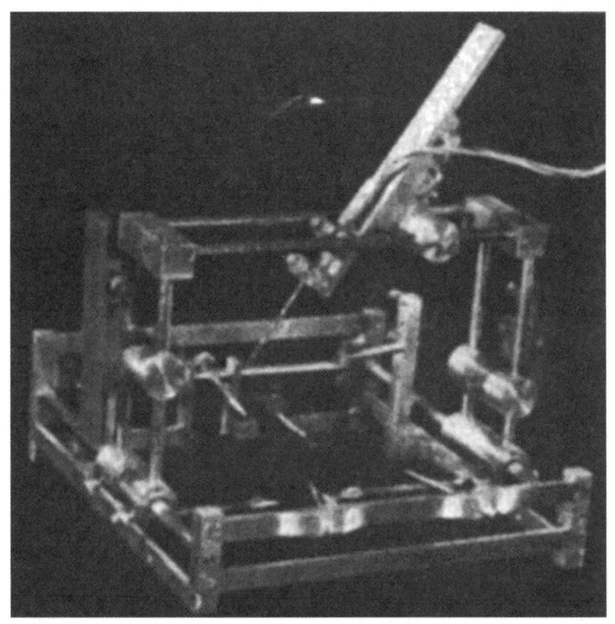

图 1-20　Horsley-Clarke 人体立体定向仪。*Reproduced from EEG and Clin.Neurophysiol.,1(1-4),Hayne RA,Belinson L,Gibbs FA,Electrical activity of subcortical areas in epilepsy,pp.437-445,Copyright(1949),with permission from Elsevier*

然而,到了 20 世纪 50 年代后期,Jean Bancaud 与 Jean Talairach(图 1-22)设计了一种新的立体定向技术,能够非常显著地增加深部电极放置于靶点的精确性。Talairach 的立体定向系统基于一个前连合(anterior commissure,AC)与后连合(posterior commissure,PC)之间连线所建立起的坐标轴(图 1-22~ 图 1-27)(Talairach et al.,1957)。

随着立体定向图谱的不断发展,Talairach 成功得到了巴黎圣安妮医院(Sainte-Anne Hospital,Paris)的支持而建立了一个“立体定向手术室”(图 1-28)。建造这样一个手术室的先决条件就是空间要足够大,以便使用平行 X 光束来进行远距摄像,从而避免因颅骨、血管、脑室以及用于引导颅内电极的立体定向框架和栅格造成的显影变形。常规的立体定向脑血管造影术也是不可或缺的,它能够保证电极置入过程中避开易损伤的血管。立体脑电图主要职责之一就是记录发作间期及发作期的痫性放电,及其与临床发作症状间的密切关系(即“解剖 - 电 - 临床”分析法)。

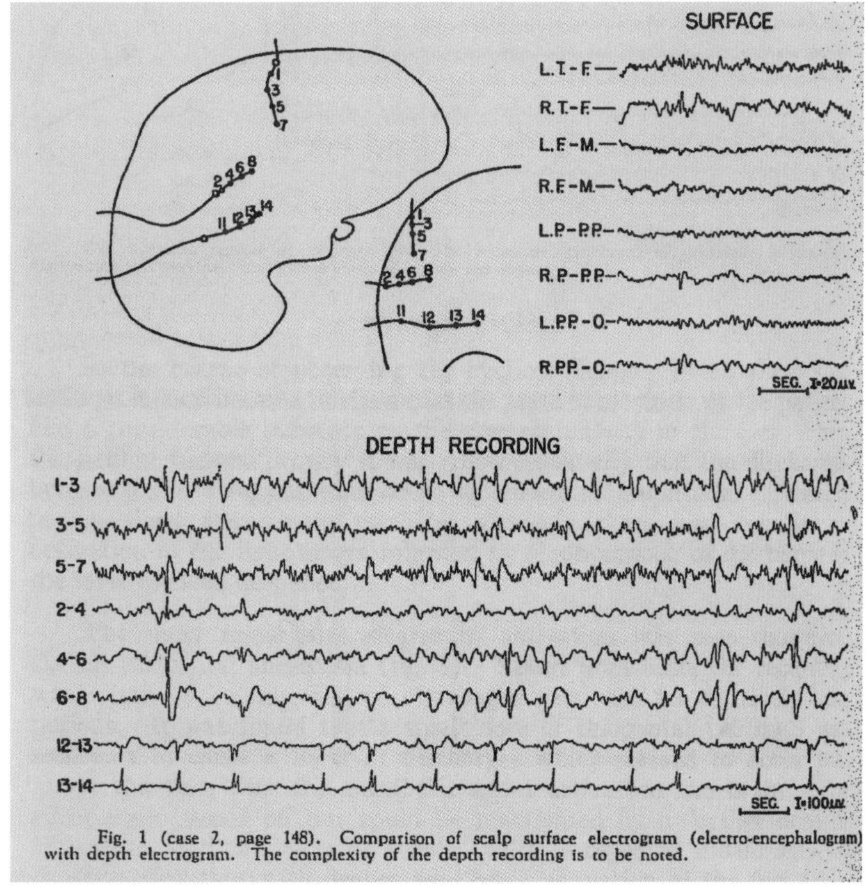

图 1-21　局灶性癫痫患者脑表面和脑深部的电记录。图中显示的是记录电极的大致位置。*Reproduced from EEG and Clin.Neurophysiol.,5(3),Bickford RG,Dodge HW,Sem Jacobsen CW,et al.,A new method of recording of subcortical regions of the human brain,pp.464,Copyright(1953),with permission from Elsevier*

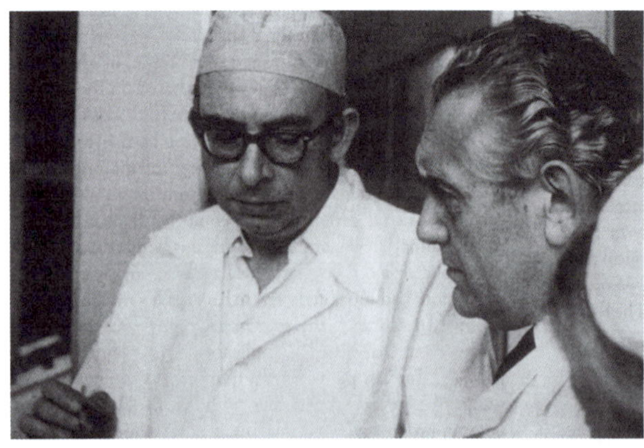

图 1-22　Jean Bancaud 与 Jean Talairach，立体脑电图的先驱。***Reproduced from Chauvel C，Contributions of Jean Talairach and Jean Bancaud to Epilepsy Surgery，In：Lüders HO，Comair YG［eds］，Epilepsy Surgery，2nd Edition，pp.35-41，Copyright（2001），with permission from Wolters Kluwer***

最初，Talairach 与 Bancaud 团队只进行短程记录，即对患者只进行几个小时的发作间期脑电图监测，并通过注射戊四氮（metrazol）或贝美格（bemegride）来诱发发作。在 1970—1973 年，立体脑电图记录时间逐渐延长，最终变成常规的持续数日的长程监测。随着记录时间的延长，捕捉自发性发作也成了金标准。

1963 年，来自加州大学洛杉矶分校的 Paul Crandall 及同事就已经引进 Talairach 和 Bancaud 的技术，并以此完成了颞叶内侧电极的长程脑电图记录（Crandall et al，1963）。随后，在与 Thomas Babb 的合作下，他们开创性地通过微电极直接记录海马、杏仁核及海马旁回（Babb et al，1987）。其他一些加拿大和美国的中心也引进了 Talairach 和 Bancaud 的方法来对局灶性癫痫患者进行有创性研究，包括 van Buren 所带领的位于巴尔的摩的美国国立卫生研究院（National Institute of Health，NIH）团队（Van Buren，1987）以及蒙特利尔的 Andre Olivier 团队（Olivier et al，1982）。

从 20 世纪 70 年代后期到 80 年代早期，Sidney Goldring 及合作者利用置入大面积硬膜外电极（而非深部电极）来评估难治性癫痫患者（图 1-29）（Goldring and Gregorie，1984）。

然而，研究人员意识到，硬膜外电极的记录与直接从大脑表面记录的质量不同。此外，由于硬膜上痛觉纤维的存在，通过硬膜外电极进行电刺激根本无法实现。这最终导致了大片硬脑膜下电极长程置入方式的产生（通常为一个 8cm × 8cm 的片状电极加至少一个小的条状电极）（图 1-30）。这项技术直到现在，都特别适用于致痫灶表浅且邻近功能区的病人，他们必须凭借这项技术接受细致的皮质电刺激以绘出皮质分布图，比如感觉运动区或语言区的癫痫。

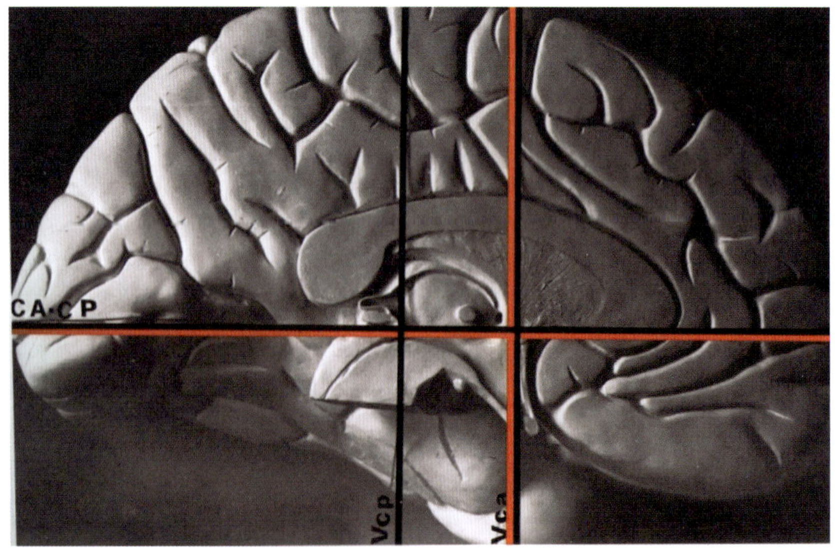

图 1-23　Talairach 立体定向技术的基准参考系：CA-CP 线 = 水平面，垂直线 Vca（vertical line）= 经额冠状面，中线（midline）= 矢状面。***Reproduced from Talairach J，Tournoux P，Co-Planar Stereotaxic Atlas of the Human Brain，Copyright（1988），with permission from Thieme Medical Publishers，Inc***

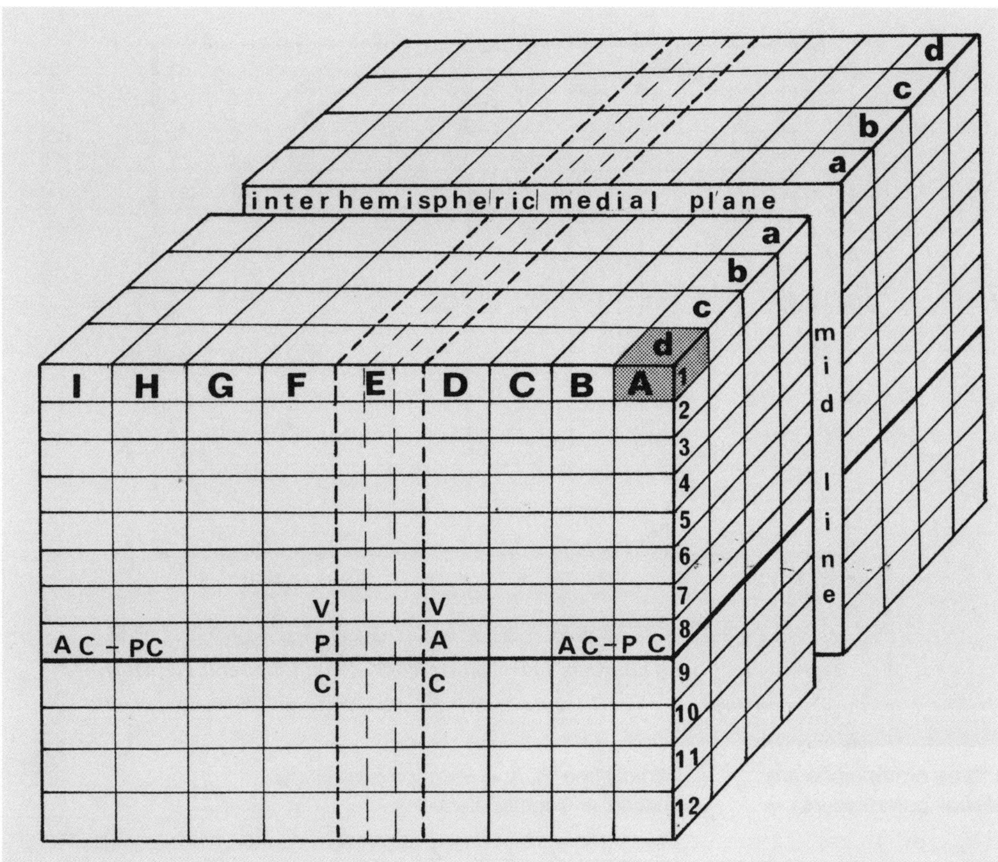

图 1-24　在 Talairach 立体定向系统中，大脑被分割成正交的平行四边形，其尺寸随大脑的主轴而变化（图 1-25）。被分割而成的每一部分都由其三个维度来命名（用大写字母，小写字母和数字共同表示，如图中的阴影区域即 A-d-1）。*Reproduced from Talairach J, Tournoux P, Co-Planar Stereotaxic Atlas of the Human Brain, Copyright (1988), with permission from Thieme Medical Publishers, Inc*

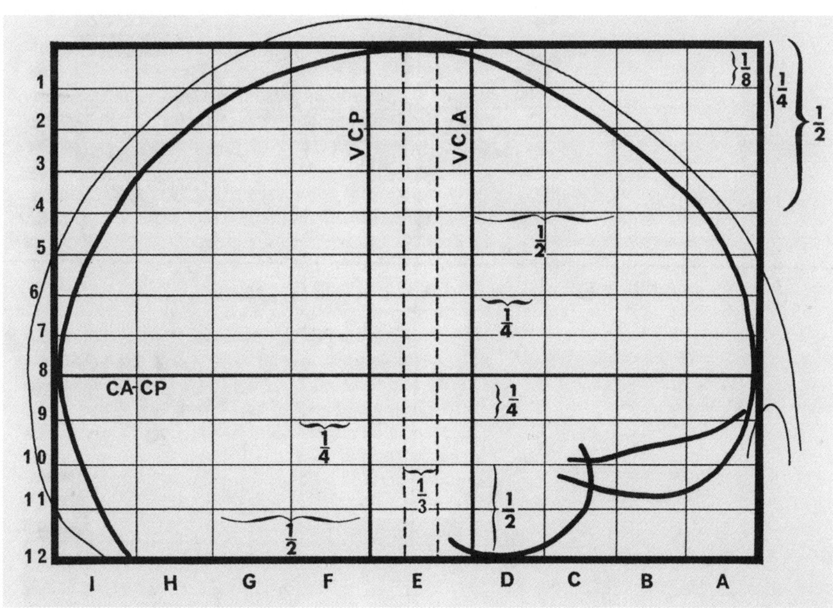

图 1-25　Talairach 比例网格系统。*Reproduced from Talairach J, Tournoux P, Co-Planar Stereotaxic Atlas of the Human Brain, Copyright (1988), with permission from Thieme Medical Publishers, Inc*

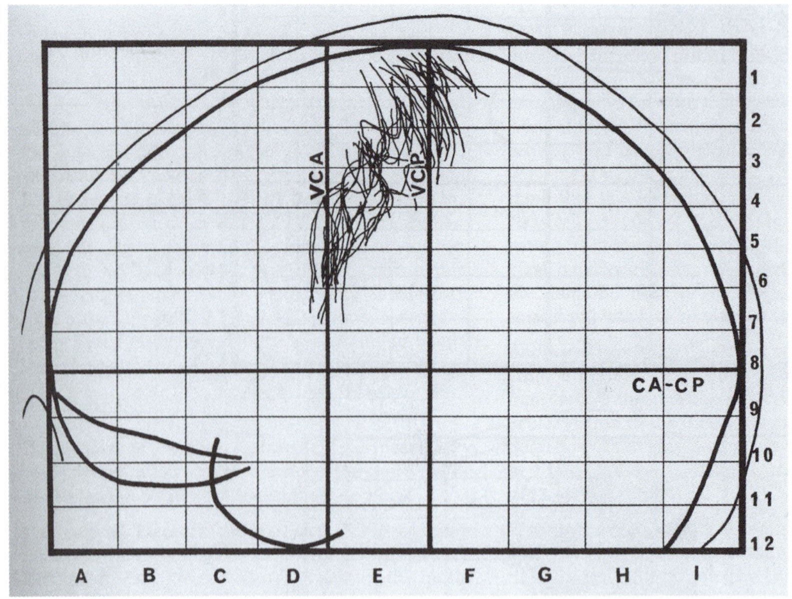

图 1-26　根据 20 例大脑样本确定的 Rolandic 裂(译者注:中央沟)的位置。*Reproduced from Talairach J, Tournoux P, Co-Planar Stereotaxic Atlas of the Human Brain, Copyright(1988), with permission from Thieme Medical Publishers, Inc*

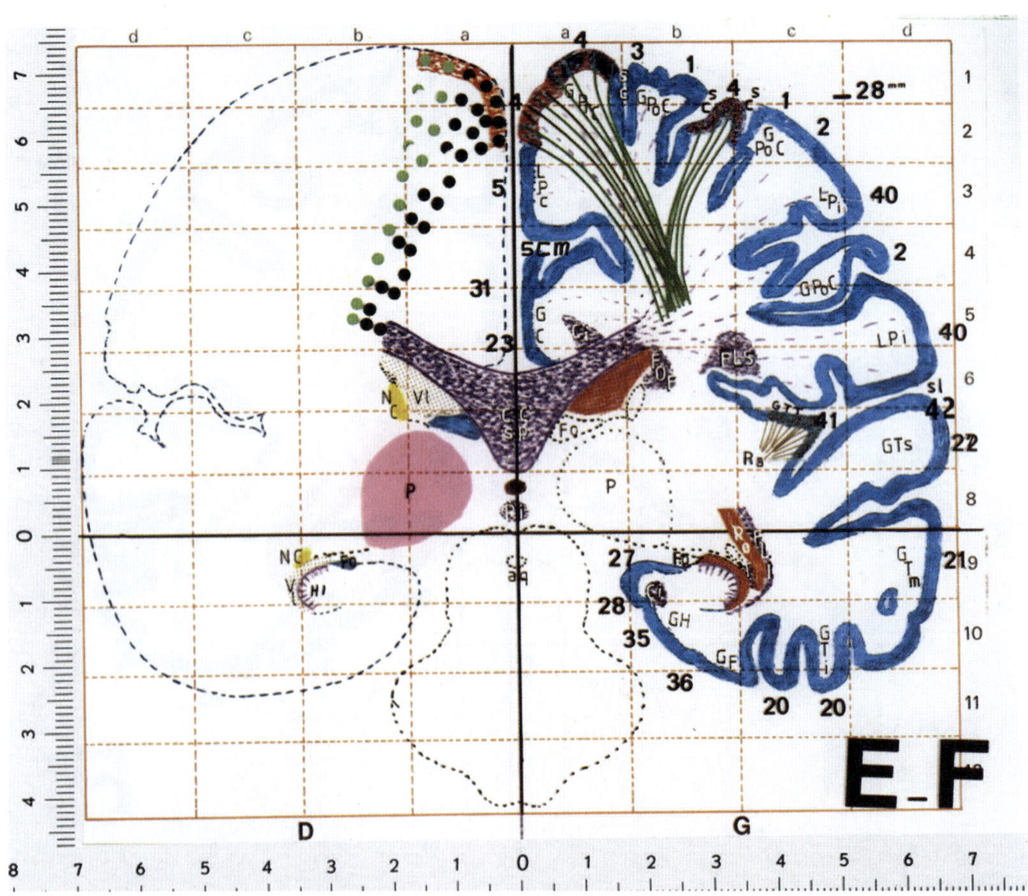

图 1-27　Talairach 的立体定向图谱对精细定位的追求使深部电极准确置入到脑深部结构成为可能。*Reproduced from Talairach J, Tournoux P, Co-Planar Stereotaxic Atlas of the Human Brain, Copyright (1988), with permission from Thieme Medical Publishers, Inc*

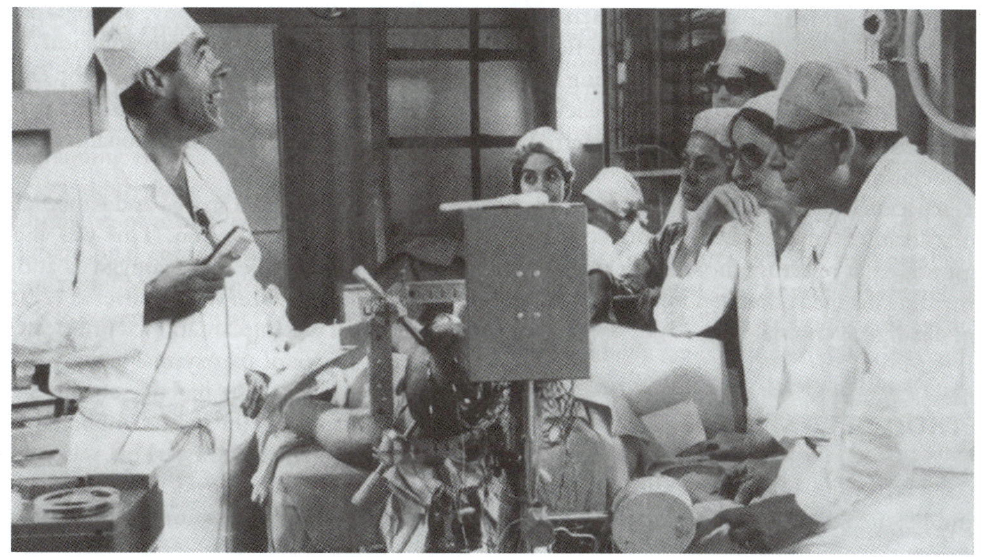

图 1-28　圣安妮医院立体定向手术室中，学者们在立体脑电图过程中完成“解剖 - 电 - 临床相关性”的研究（1974 年）。**Alain Bonis**（左）和 **Jean Bancaud**（右）位于患者床旁，正在口头描述临床发作表现，位于手术室上层的技术人员们将这些描述直接抄写在同步的立体脑电图记录上。*Reproduced from Chauvel C, Contributions of Jean Talairach and Jean Bancaud to Epilepsy Surgery, In: Lüders HO, Comair YG [eds], Epilepsy Surgery, 2nd Edition, pp.35-41, Copyright (2001), with permission from Wolters Kluwer*

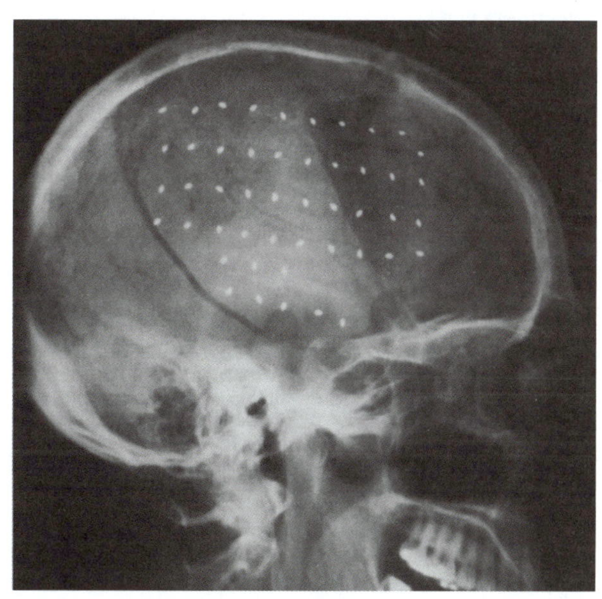

图 1-29　头颅 X 线片示一位埋藏了大片硬膜外电极的患者。*Reproduced from J Neurosurg., 60(3), Goldring S, Gregorie EM, Surgical management of epilepsy using epidural recordings to localize the seizure focus. Review of 100 cases, pp.457-466, Copyright (1984), with permission from the American Association of Neurological Surgeons*

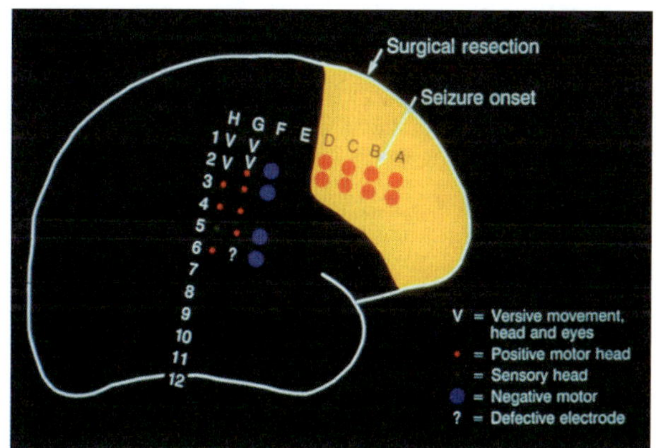

图 1-30　覆盖于右侧额颞区的硬膜下电极。大红点代表发作起始区，此外也标注出了硬膜下电极的电刺激结果（V= 向对侧扭转运动，小红点 = 头部正性运动反应，小绿点 = 头部感觉反应，蓝点 = 负性运动反应）。没有通过电刺激诱导出症状或体征的电极未展示

八、结论

有创性脑电图在超过一个世纪的发展历程中，其精准性、适用性及安全性得到不断的完善（表 1-1）。如今它已经成为药物难治性癫痫患者接受术前评估的常规手段。此外，这项技术也有可能在未来成为治疗手段，如目前正在评价中的脑深部电刺激术（deep brain stimulation，DBS）。

表 1-1　有创性脑电的发展与成果时间表

年份	研究者	主要贡献
1875	Richard Caton	记录到动物的发作间期脑电
1914	Napoleon Cybulski	记录到动物的发作期脑电
1924	Hans Berger	记录到人类的发作间期脑电
1930	Hans Berger	实现术中皮质与皮质下电信号的记录
1933	Hans Berger	首次在人体上记录到了(发作期的)痫性放电
1935	Otfrid Foerster	实现术中大范围皮质脑电图记录
1935	Erna & Frederic Gibbs Margaret & William Lennox	将脑电图用作致痫灶定位工具
20 世纪 30 年代后期	Wilder Penfield 与 Herbert Jasper	利用术中皮质脑电图与电刺激来定位致痫灶及功能区
1944	Reginald Bickford	实现人体长程深部电极记录
1949	Ernest Spiegel 与 Henry Wycis	发明立体定向深部电极置入技术
1957	Jean Talairach 与 Jean Bancaud	利用 CA-CP 线所建立的坐标系完成了立体脑电图与立体定向图谱
1963	Paul Crandall	实现对海马的深部电极立体定向长程置入
1978	Paul Crandall	实现长程硬膜外电极记录
20 世纪 80 年代早期		发展出长程硬膜下电极

(邵晓秋　刘畅 译,吴逊 审校)

参考文献

Babb TL, Wilson CL, Isokawa-Akesson M. (1987). Firing patterns of human limbic neurons during stereoencephalography (SEEG) and clinical temporal lobe seizures. *Electroencephalogr Clin Neurophysiol.* 66:467–482.

Beck A. (1890). Die Bestimmung der Lokalisation der Gehirn- und Rückenmarkfunktionen vermittels der elektrischen Erscheinung. *Centralbl Physiol.* 4:473–476.

Berger H. (2004). *Über das Elektrenkephalogramm des Menschen. Die vierzehn Originalarbeiten von 1929–1938.* Deutsche Gesellschaft für Klinische Neurophysiologie.

Bickford RG, Dodge HW, Sem-Jacobsen CW, Petersen MC. (1953a). A new method of recording of subcortical regions of the human brain. *EEG Clin Neurophysiol.* (5):464.

Bickford RG, Dodge HW, Sem-Jacobsen CW, Petersen MC. (1953b). Studies in the electrical structures and activation of an epileptogenic focus. *Proc Staff Meet Mayo Clin..* 28:175–180.

Bickford RG, Uihlein A, Petersen MC. (1953c). Electric rhythms recorded from the depth of the frontal lobes during operations on psychotic patients. *Proc Staff Meet Mayo Clin.* 28:135–143.

Brazier MA. (1954). Studies on the electrical activity of the brain in relation to anesthesia. *Transactions of the First Conference on Neuropharmacology*: 163–199.

Caton R. (1891). Die Ströme des Centralnervensystems. *Centralbl Physiol.* 4:758–786.

Chauvel P. (2001). Contributions of Jean Talairach and Jean Bancaud to Epilepsy Surgery. In: Lüders HO, Comair YG, eds. *Epilepsy Surgery.* Philadelphia: Lippincott Williams & Wilkins: 35–41.

Crandall PH, Walter RD, Rand RW. (1963). Clinical Applications of studies on stereotactically implanted electrodes in temporal-lobe epilepsy. *J Neurosurg.* 20:827–840.

Cybulski N, Jeleńska-Macieszyna S. (1914). Aktionströme der Grosshirnrinde. *Bull Int Acad Sci Cracovie. Classe Sci Mathe Nat. Ser B: Sci Nat.* 776–781.

Delgado JMR. (1952). Permanent implantations of multilead electrodes in the brain. *Yale J Biol Med.* 24:351–358.

Delgado JMR, Hamlin H. (1958). Direct recording of spontaneous and evoked seizures in epileptics. *EEG Clin Neurophysiol.* 10:463–486.

Finger S. (1994). *Origins of Neuroscience. A History of Explorations into Brain Function.* Oxford: Oxford University Press.

Fleischl Von Marxov E. (1890). Mitteheilung betreffend die Physiologie der Hirnrinde. *Centralbl Physiol.* 4:538.

Foerster O, Altenburger H. (1934). Elektrobiologische Vorgänge an der menschlichen Hirnrinde. *Dtsch Z Nervenheilkd.* 135: 277–288.

Goldring S, Gregorie EM. (1984). Surgical management of epilepsy using epidural recordings to localize the seizure focus. Review of 100 cases. *J Neurosurg.* 60:457–466.

Hayne RA, Belinson L, Gibbs FA. (1949). Electrical activity of subcortical areas in epilepsy. *EEG Clin Neurophysiol.* 1:437–445.

Heath RG, Monroe RR, Mickle WA. (1955). Stimulation of the amygdaloid nucleus in a schizophrenic patient. *Am J Psychiatry.* 111:862–863.

Jasper HH, Kershman J. (1941). Electroencephalographic classification of the epilepsies. *Arch Neurol Psychiatry.* 45:903–943.

Kellaway P. (1956). Depth recording in focal epilepsy. *EEG Clin Neurophysiol.* 8:527–528.

Lennox WG, Lennox MA. (1960). *Epilepsy and Related Disorders.* London: J &A Churchill .

Lüders HO. (1992). *Epilepsy Surgery.* New York: Raven Press.

Lüders JC, Lüders HO. (2001). Contributions of Fedor Krause and Otfrid Foerster to Epilepsy Surgery. In: Lüders HO, Comair YG, eds. *Epilepsy Surgery.* 2nd ed. Philadelphia: Lippincott, Williams & Wilkins: 23–33.

Olivier A, Gloor P, Andermann F, Ives J. (1982). Occipitotemporal epilepsy studied with stereotaxically implanted depth electrodes and successfully treated by temporal resection. *Ann Neurol.* 11:428–432.

Sem-Jacobsen CW, Petersen MC, Lazarte JA, Dodge HW Jr, Holman

CB. (1955). Intracerebral recordings from psychotic patients during hallucinations and agitation. *Am J Psychiatry* 112:278–288.
Spiegel EA, Wycis HT. (1950). Thalamic recordings in man with special reference to seizure discharges. *EEG Clin Neurophysiol.* 2:23–29.
Spiegel EA, Wycis HT.. (1951). Diencephalic mechanisms in petit-mal epilepsy. *EEG Clin Neurophyiol.* 3:473–475.
Spiegel EA, Wycis HT, Marks M, Lee AJ (1947). Stereotaxic apparatus for operations on the human brain. *Science.* 106:349–350.
Talairach J, David M, Rournoux PEA. (1957). *Atlas d'anatomie stéréotaxique des noyaux gris centraux.* Paris: Masson.
Talairach J, Tournoux P. (1988). *Co-Planar Stereotaxic Atlas of the Human Brain.* Stuttgart: Georg Thieme.
Taylor J, Holmes G, Walshe FMR. (1958). *Selected Writings of John Hughlings Jackson.* New York: Basic Books.
Van Buren JM. (1987). Complications of surgical procedures in the diagnosis and treatment of epilepsy. In: Engel JJ, ed. *Surgical Treatment of the Epilepsies.* New York: Raven Press: 465–475.

第 2 章

有创性脑电图的一般原则

Samden D. Lhatoo，Nuria Lacuey，Philippe Ryvlin，著

一、前言

切除性癫痫手术往往是难治性局灶性癫痫最有效的治疗手段，令很多被癫痫长久困扰的患者有了完全治愈的希望（Ryvlin et al.，2014）。如第 1 章中所述，针对人类癫痫性大脑的有创性研究，作为切除性手术的前奏，对癫痫性人脑进行有创性研究的方法已经发展起来，以适应病例的复杂性。20 世纪 80—90 年代，磁共振成像技术（magnetic resonance imaging，MRI）的迅猛发展及有效利用，增强了对癫痫性病变的识别，也因此暂时撼动了有创性脑电图的必要性。然而，在资源充沛的工业化国家，癫痫外科病例中典型患者比例的变化（Kaiboriboon et al.，2015），使颅内电极埋藏受到格外关注。既往典型的外科病例，表现为一种易于识别的病变（如海马硬化或Ⅱ型局灶性皮质发育不良），发作期和发作间期 EEG 和功能影像学（正电子断层扫描—PET）及发作期单光子断层计算机成像（SPECT）能提供一致性的信息，如今已经被 MRI 阴性、不能定位、不能定侧或头皮脑电图所见不一致以及功能性或溯源影像学信息无帮助的患者所取代。有创性脑电图的置入目前主要有两种方式，即硬膜下脑电图（subdural EEG）与立体脑电图（stereotactic EEG，SEEG）。尽管两者存在巨大差异，但进行埋藏的基本原则却相同。

二、癫痫外科中的相关脑区概念

有创性脑电图探索的最终目的，是要尽可能准确地推定致痫区（epileptogenic zone），并进行有效的外科切除或干预，从而在术后最大限度地控制发作。尽管这是最主要目的，但也不可违反“首先不伤害”的原则（“*primum non nocere*”），要求确定功能皮质，当切除方案包含或是邻近该功能皮质时，要在患者知情并参与的情况下，共同分析将来的获益与风险，对进一步手术的优点和风险进行深思熟虑地计算。这一切都基于对皮质区（图 2-1）的深入理解，Rosenow 和 Lüders 首次将其系统化，所有有创性研究都应以此为基础（Rosenow and Lüders，2001）。此外，如下文所述，癫痫发作扩散区也值得考虑。

（一）致痫区（the epileptogenic zone）

Rosenow 和 Lüders 在 2001 年将其定义为“在癫痫发作的产生过程中不可或缺的脑区”。只有在切除特定皮质区域并且癫痫发作完全和持久地消失，才能确定该皮质区域为致痫区。术前评估的挑战在于明确几个相关脑区能否与推定的致痫区位置一致（图 2-1）。若一致，则预示术后发作可完全控制（图 2-2），若各脑区不一致或一致性较差，则手术预后将不理想。除非有一个极佳的埋藏方案，否则最好避免有创性检查和手术。

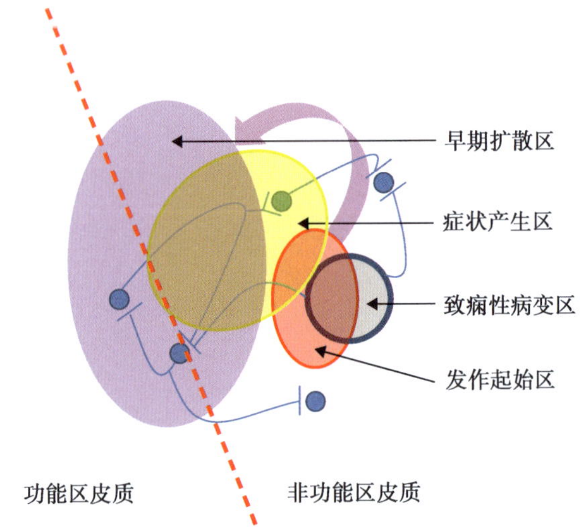

图 2-1　不同皮质区之间的关系图，在进行有创性脑电图规划以确定可能的致痫区和随后的癫痫手术时需要考虑这些关系

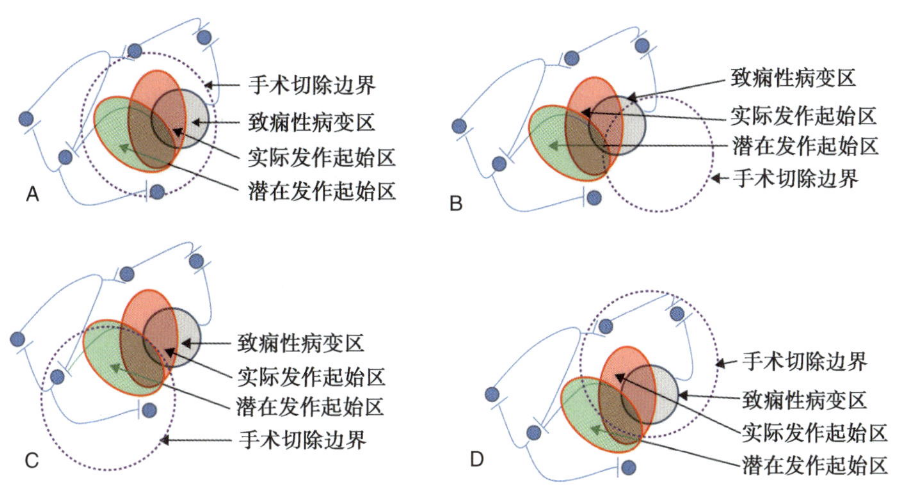

图 2-2 手术切除边界、致痫性病变区、实际发作起始区、潜在发作起始区与无发作概率之间的关系。(A)将实际发作起始区与潜在发作起始区一并完整切除，很可能发作彻底消失，形成对比的是(B)两者均未完整切除，则很难使癫痫发作得到完全控制。(C)只是切除潜在发作起始区而不是实际发作起始区，也不会获得理想的预后，而(D)只切除实际发作起始区，不切除潜在发作起始区，结局可能是在术后发作消失的情况下复发

(二) 症状产生区(the symptomatogenic zone)

此脑区通常位于皮质，是产生临床发作症状的责任脑区，大部分情况下与致痫区不一致。这种不一致在于，发作期的放电从致痫灶(临床上通常是安静的)传播到某一脑区才会产生相应的临床表达。这使得仔细分析临床发作特点变得尤为重要，因为最早出现的先兆或发作特征就来自于距离发作灶或发作起始区最近的皮质。颅内电极置入策略应包括根据症状学确定的早期症状产生区。症状产生区的切除对于达到术后无发作而言通常并不是必要的，除非其与发作起始区重合。

(三) 发作起始区(the ictal onset zone)

这一脑区的确定依靠脑电图(头皮或颅内脑电图)的最初发作模式、发作期的 SPECT 或脑磁图(magnetoencephalography，MEG)。头皮脑电图会将其定位得过大，而颅内脑电则会将其定位得过小，因为前者记录到的是 6~10cm^2 皮质的激活，而后者仅采样于很小的皮质区域。颅内电极置入需要参考头皮脑电图的发作起始区。除了为数不多的例外情况(如依赖性的继发致痫区)，发作起始区通常全部或部分位于致痫区内。发作起始区的确认，对于完成有创性研究以及随后的外科手术成功与否都至关重要。发作起始区可进一步分为实际发作起始区和潜在发作起始区，两者中任何一个切除不完全，都可能无法实现最终的发作消失。

(四) 致痫性病变区(the epileptic lesion zone)

尽管越来越多的有创性研究病例存在 MRI 上无法看到的病灶，但高分辨率 MRI 仍是确定痫性病变的最有效手段。需要明确的是，并不是所有 MRI 显示的病变都具有致痫性。由于发作起始区常位于病变的半暗带内，因此有创性电极设计也相应地兼顾此处。病变区一般非常接近致痫区，手术时也通常将其完整切除(若位于功能皮质则应视情况允许而定)。

(五) 激惹区(the irritative zone)

此区的定义依据 EEG 发作间期痫样放电或脑磁图结果。它与致痫区之间可能相邻，也可能远隔。头皮脑电上频繁出现单个棘波可以指导电极放置，随着棘波区数量的增加这一策略与外科预后的关联也会相应降低。

(六) 功能缺失区(functional deficit zone)

在发作间期确定的功能障碍脑区，由于局灶性癫痫导致的结构性或功能性异常所致，则称其为功能缺失区。功能缺失区常通过神经科查体、发作间期 PET、功能磁共振以及神经心理评估来判定。虽然并不总是如此，但功能缺失区范围通常较大且邻近致痫区，因此能够在电极放置策略上提供定侧甚至定位的参考，如 PET 上所显示的局灶性低代谢脑区。

（七）发作传播区（seizure spread zone）

大多数临床发作会传播到局部和/或远处的大脑区域，在极端情况下，可能导致继发性全面性发作。局灶性癫痫的网络假说指出，特定发作类型可能涉及特定的脑结构（节点/边缘），尽管这些结构尚未被一致明确。通过仔细分析发作期头皮脑电的传播模式来确定电极置入方案，以此定位患者特定发作类型对应的潜在发作网络。然而，在切除手术规划中，尤其是关于发作早期传播网络的解读，目前尚未达成普遍共识，如下文所述。

三、有创性脑电图的选择原则

（一）有创性脑电图的适应证

对于有创性脑电图的需求，过去是为了弥补精细脑成像技术的缺乏，现在是受到了近年来癫痫外科病例复杂性增加的驱动。如今这些病例中很多都为磁共振阴性，仿佛需求又回到了过去，不同的是有创性脑电图实际上已经发展到了一个新的高度。有创性脑电图适用的一般指征以及复杂病例情况列于框 2-1。在发达国家，在癫痫监测单元入院率的增加并没有与癫痫手术数量的相应增加同步。颞叶外癫痫手术的数量已经超过了治疗颞叶内侧硬化的前颞叶切除术，同时接受有创性脑电图的患者其比例也越来越大（Kaiboriboon et al., 2015）。接受 SEEG 的患者中有 50% 的都是磁共振阴性（通常为 1 型或 2 型局灶性皮质发育不良），有 1/3 是切除性或姑息性手术失败后准备再次手术的（Serletis et al., 2014）。因此，复杂的病例需要严格把握外科适应证并尽量精确假设，避免因模糊、欠考虑的方案而导致手术成功率降低的同时还增加了并发症和死亡的风险。

如果症状学、影像学（结构影像与功能影像）、头皮脑电及神经心理结果高度一致，会推荐直接考虑切除性手术。主要的例外便在于需要对假设致痫区相关的功能皮质进行定位，这种情况下就需要有创性脑电图。不过，有创性脑电图可以通过很多种方法实现（框 2-1）。硬膜下栅格电极、术中皮质脑电图和（或）术中唤醒切除之间就有很大的差异。为了在上述功能皮质中确定切除边界，还可利用 SEEG 的“三维栅格”方式进行操作（Munyon et al., 2015），尽管这与下文及以后章节中说到的经典 SEEG 不同。

框 2-1 难治性癫痫行有创性脑电的指征

1. 磁共振阴性（尤其是颞叶外）的局灶性癫痫
2. 双重或多重致痫性病理
3. 怀疑是颞叶附加癫痫
4. 既往切除手术后复发的病例
5. 推定的致痫区邻近功能区皮质
6. 复杂的皮质发育畸形
7. 术前无创性评估资料结果不一致
8. 拟实施超选择性手术（如海马横切术、激光消融术）
9. 指导切除方案（术中皮质脑电图）

（二）有创性脑电图的患者组

下面是接受有创性脑电图的三组主要患者。

1. 怀疑为颞叶内侧癫痫或颞叶 - 边缘系统癫痫　这类患者通常伴有高度提示性的电临床特点以及 FDG-PET 结果。但是，双侧颞叶癫痫、假性颞叶癫痫（实际起源于后扣带回、岛叶、眶额回等处）或者颞叶附加癫痫（temporal plus epilepsies）都可以有类似典型的单侧颞叶内侧癫痫（mesial temporal lobe epilepsy, mTLE）的表现（Ryvlin and Kahane, 2005; Barba et al., 2016）。这些情况下，除了需要对颞叶内侧结构进行探查外，还需要在必要时选择性地考量“附加”的岛叶、眶额回、扣带回和（或）颞枕内侧或颞顶交界。另外，尤其是在那些功能较好的优势侧癫痫，把发作起始区精确定位于非常小且界限清晰的范围内，能够有机会行高选择性切除或横切，从而不必切除形态正常的海马，以减少术后记忆力下降的风险（Guenot et al., 2001; Patil et al., 2016）。

2. 怀疑为磁共振阴性的新皮质癫痫　这类病人都存在隐匿的 1 型或 2 型局灶性皮质发育不良（focal cortical dysplasia, FCD）。1 型 FCD 常常较为广泛，不以脑叶之间的边界为限，切除后完全无发作的可能性较小。另一方面，2 型 FCD 的分布更为局限，尤其是位于脑沟的沟底（bottom of the sulcus）时。而且其更倾向于出现在特定的脑区，如额上沟深部（Chassoux et al., 2012）。这两种亚型，都需要格外仔细地分析早期发作症状、发作起始期脑电图以及早期的传播范围，并结合脑电图或脑磁图、PET 和发作期 SPECT，来设计 SEEG 方案以探查致痫网络中最重要的节点（起始区及早期扩散区)。

3. 怀疑邻近功能皮质的新皮质癫痫　无论是磁共振阳性还是阴性,当假定致痫区临近功能区时,需要对这些关键脑区仔细进行功能定位,如Broca区、Wernicke区、运动皮质、感觉皮质以及视觉皮质。

(三)有创性脑电图的方法选择

硬膜下栅格电极已被很多中心有效应用。以术中皮质脑电图作为主要有创性研究手段则没那么普遍。近来深部电极记录的普遍崛起,尤其是在颞叶外癫痫中的应用,主要还是因为皮质表面脑电图记录的不足。得益于可靠的脑图谱尤其是Talairach图谱的发展及使用(Bancaud et al.,1965;Bancaud and Talairach,1973),立体定向的概念被引入癫痫外科并应用于深部电极记录,也因此将SEEG这门学科发展了起来。利用这种解剖学的方法,结合激惹区与发作起始区的电临床概念,通过不断加深发作时症状学的精细分析,使"解剖-电-临床"相关性得以建立,SEEG置入的手术假设和关于致痫网络的假设正是基于这种相关性。

SEEG的基本特征就是构建解剖-电-临床体系不同于仅仅依靠立体定向技术放置的深部电极。后者旨在回答与手术假设有关的广泛问题,比如致痫源位于左侧颞叶还是右侧颞叶,是位于额叶还是颞叶,以及哪里必须要切除。这种情况下的埋藏策略和入路设计更像是一个公式化、数学化的标准过程,比如通过两侧颞叶置入来回答这种类似的问题。

有几个关键问题在电极置入方法的选择上需要考量,以最终决定选择SEEG更好,还是硬膜下电极更好。这些考量包括发作起始区的可及和与发作间期范围的划定,能否尽可能准确勾勒出功能皮质的范围,当然,还包括是否安全。对于大部分患者而言,两种方法都可以满足上述考量,只是哪种方式更容易实现。

1. 脑沟区域的探查　2/3的皮质通过折叠形成了一定深度的脑沟,硬膜下栅格电极也因此处于劣势,因为它最适宜从暴露的灰质表面获取信号,对于远离皮质表面的真正起源,信号可能随着距离的增加而呈指数级递减。这是MRI阴性患者的一个重要考虑因素,因为这些患者的致痫性位于"脑沟底部"。在一项研究中,32例最初认为磁共振阴性的患者最终确定有22%为2B型FCD(Harvey et al.,2015)。在这种病例中,从硬膜下电极记录到的结果,有可能是误导性的发作起始模式或是"扩散"的模式,这些模式或是错误定位真正的发作起始,或是因为表现为如此广泛的节律而妨碍发作起始的准确定位。SEEG在这类病例中具有采样优势。

2. 皮质深部区域的探查　硬膜下栅格状或条状电极都无法准确放置到外科假设中难免会涉及的脑深部结构上。这些结构包括大脑内侧面(额、顶、枕叶的内侧面及前后扣带回)、脑极(额极、颞极、枕极)、脑叶底部或是隐藏的脑区(岛叶、侧裂周围、颞横回、颞极水平面以及扣带沟两侧)。这种病例就不适合选择硬膜下电极。

3. 大范围脑区的探查　癫痫外科需要有一个术前假设,"钓鱼式探查(fishing expeditions)"是不明智的,因为这种策略总会导致预后不良以及并发症的发生。尽管如此,诸如较大的病变、复杂的皮质发育畸形、头皮脑电图无法定侧、信息不一致或多灶性病理等情况,还是需要多脑区、整个半球或双侧半球的有创性电极覆盖。SEEG在这样的病人中就显示出了明显的优势,尤其是安全性与采样有效性上。对于颞叶附加癫痫来说,扩大埋藏范围对于术后无发作至关重要,因为致痫性组织可能超过标准的解剖边界而延伸至相邻脑叶(Kahane et al.,2015;Barba et al.,2016)。

4. 定位功能皮质区　利用硬膜下栅格电极直接对功能皮质行电刺激定位既精确又详尽。与SEEG相比,硬膜下电极直径较大的圆盘电极的间距为0.5~1cm,能够更好地精细勾绘出连续的躯体感觉的功能分布,而SEEG则需要多个置入路径才能实现相同的结果。例如,考虑在语言区附近进行广泛的前运动或运动区和优势半球切除的情况下,准确绘制这些区域的分布对于避免永久性的术后功能障碍至关重要。SEEG电极也可以进行脑功能定位,甚至可能在从功能区脑沟或深部灰质引出反应方面更有优势(Kaiboriboon et al.,2012),但对大范围脑区进行系统的定位则不如硬膜下电极详细。将在随后的章节中讨论使用这两种方法进行脑功能定位的详细考虑因素。

5. 定位发作起始区　通过对发作起始区直接进行电刺激以诱发惯常的先兆或发作,进而验证致痫区已成惯例(Chauvel et al.,1993;Schulz et al.,1997)。基于之前对大脑深部灰质和脑沟可及性的讨论,利用硬膜下电极精确抵达靶点并用足够低的电流阈值来产生可信的发作症状，这本身是值得怀疑的。

6. 外科的安全性　硬膜下栅格电极的置入经常需要开大骨瓣，增加了感染、出血、众多症状性后果的风险，偶发死亡率与埋藏区的大小成正比（Wong et al.，2009）。双侧半球间栅格状或条状电极的放置都很具挑战性，最需要担心的就是皮质桥静脉的破裂引发大量出血。在一项关于有创性的研究中，纳入了242例癫痫外科手术和18例脑肿瘤患者，23%出现了并发症，需要二次手术的有9%。与（非SEEG）深部电极相比，栅格状电极埋藏和栅格状或条状电极联合埋藏的置入风险性更高（Wellmer et al.，2012）。尽管没有系统的随机对照研究，但因为与SEEG技术相关的并发症较少，这种安全性差异可能更大。在SEEG患者的大宗回顾性研究（Guenot et al.，2001；De Almeida et al.，2006；Cardinale et al.，2013）和前瞻性研究（Serletis et al.，2014）中，主要并发症发生率为2.4%~4.5%。然而与硬膜下电极一样，死亡也是SEEG的潜在并发症，其中三项研究（Guenot et al.，2001；Cardinale et al.，2013；Serletis et al.，2014）报道了电极放置出血（两项）和脑水肿（一项）导致的死亡。在床旁长程监测阶段，SEEG的患者较少出现不适、头痛、颅内压增高表现或短暂性的神经功能缺失。

四、电极置入的原则

（一）置入计划的设计

目标脑区的确定依据患者的症状学特点、头皮脑电图发作期起始和发作间期异常，以及任何影像学上的异常。在磁共振阴性患者中，功能影像及溯源成像所提供的额外信息可能至关重要。头皮脑电图所提供的扩散模式脑电活动也可能影响电极置入的计划。置入的电极总数应控制在15根（即150~200个记录/刺激触点）以下，因此必须采取务实的方法。这需要围绕中心假设仔细理解致痫区和发作起始区、发作扩散区、激惹区、症状产生区、功能皮质区这些脑区之间的假定关系。随后应根据这些关系来设计电极置入方案（图2-3和图2-4）。

有关记录和刺激的技术层面细节将在第3章中讨论。硬膜下栅格和条状电极有多种规格，从1×4记录或刺激触点的条状电极，到8×8总计64个触点的栅格状电极。电极触点尺寸2~5mm，间

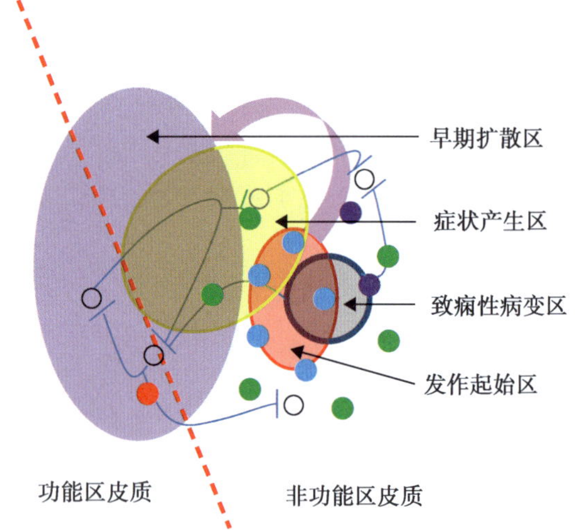

图2-3　典型的SEEG置入方案。蓝色圆圈代表发作起始区电极，绿色圆圈代表发作扩散区电极，紫色圆圈代表发作起始区或扩散区的电极，红色代表切除边界与功能区皮质的关系。通过蓝色和绿色电极能勾勒出发作起始区及手术切除的范围

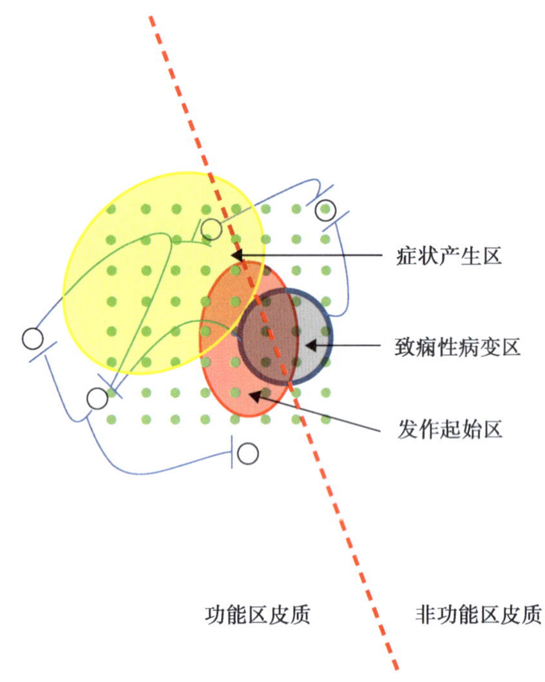

图2-4　典型的8×8硬膜下栅格状电极置入模式。功能区皮质及其与病变和发作起始区的关系需要重点考虑。在推定假设中很少考虑扩散区

隔为5~10mm。SEEG电极的触点数量为5~18个，每个触点直径约0.8mm，长度2mm，触点间隔根据制造商的不同为1.5~3.5mm。有创性脑电图都存在固有的采样误差，没有任何一种能够避免。我们只能看到有电极植入脑区的电活动，并且研究范围总是受到限制的，对于3.5mm的空间分辨率

而言，如果想要对整个大脑进行采样则需要超过10 000个记录触点(Halgren et al.,1998)。因此，除了严格的假设外，还需对目标脑区进行充分覆盖，并制定电极置入策略以使空间采样最大化。例如，单独针对额叶的策略，就可以把电极放置到初级运动皮质、脑沟深部的额眼区、辅助感觉运动区。针对中央区的探查，利用一根电极就可以用外侧的触点探查腿部感觉区的同时，再通过内侧的触点探查足部运动区。同样地，杏仁核与海马的电极可策略性地通过外侧的颞叶新皮质入路，即使电极间距离2~3cm也可以有效地探查这些区域。如果想要覆盖同样的范围，硬膜下电极就必须广泛。

(二) 解读

无论何种有创性脑电图手段，对背景、发作间期及发作期活动都必须仔细分析，其中最重要的永远是发作起始的放电(参见第8~10章)。各种发作起始模式已做描述，随后的章节还会讨论不同病理的特殊情况。一项深部电极研究从33名患者共53次发作中识别出了七种发作起始模式(Perucca et al.,2014)，包括低电压快活动(43%)、低频高波幅周期性棘波(21%)、不超过13Hz的尖波节律(15%)、棘慢复合波活动(9%)、高波幅爆发性多棘波(6%)、爆发抑制(4%)以及δ刷(4%)。在这一样本相对较少的研究中，周期性棘波仅见于颞叶内侧硬化，δ刷仅见于局灶性皮质发育不良，其他模式则不具有病理特异性。所有起始模式都合并高频振荡的增多，四种模式(不超过13Hz的尖波活动、低电压快活动、棘慢复合波活动、周期性棘波)同样存在于发作扩散区。然而，许多人通常认为SEEG中的强直性低电压快速放电最能代表发作起始区(David et al.,2011年)。对发作期基线的直流电偏移(第12章)和高频振荡(第11章)的分析可能会提供真正发作期起始区的其他证据，甚至在较快的发作期放电变得明显之前就可能已经发生了(Wu et al.,2014)。重要的是，在有创脑电图中分析癫痫样脑电图发现的基础上，需要理解在这些记录中遇到的生理活动和伪差(第6章和第7章)。

发作期放电早期扩散的价值及其与最终无发作的关系一直存在争议。一些中心提倡切除范围包括早期扩散区域(Kahane et al.,2004)，另一些中心则不作为常规，除非这些区域也表现为强直性低电压快速放电，还有一些中心则忽略扩散。这在很大程度上是由于缺乏系统性的比较证据、早期扩散的确定方式以及脑区取样不完整导致的偏差。如果扩散区切除确实会带来无发作概率的增加，那么这可能只是反映了对致痫区进行较大切除的效果，而与早期扩散无关。这也可能与所涉及的脑区有关，因为高度选择性的内侧颞叶切除或横断也会导致完全无发作，同样与区域“网络”早期扩散无关。

有创性脑电研究对于很多患者而言确实是癫痫术前不可或缺的一环。硬膜下电极、有创性脑电图、术中皮质脑电图各有不同，也都有明显的优势和劣势。在结合症状学、影像学、电生理学及神经心理学等所有可获得的资料后，提出合理的手术假设对于避免无结果或有风险的评估非常重要。对于癫痫性大脑的有创性采样固然存在固有偏倚，需要慎重对待，但在磁共振阴性病例越来越多甚至占据癫痫外科病例主体的今时今日，有创性手段还是可能为发作的完全控制提供有效途径。它们还提供了独一无二的研究机遇，包括高频振荡在内的颅内电生理学的最新进展在癫痫手术决策中正变得越来越重要。

(邵晓秋　刘畅　译，吴逊　审校)

参考文献

Bancaud J, Talairach J, Bonis A. (1965). *La stéréoencéphalographie dans l'épilepsie. Informations neuro-physio-pathologiques apportées par l'investigation fonctionnelle stéréotaxique*. Paris: Masson.

Bancaud J, Talairach J. (1973). [Methodology of stereo EEG exploration and surgical intervention in epilepsy]. Rev Otoneuroophtalmol. 1973; 45(4):315–328.

Barba C, Rheims S, Minotti L, et al. (2016) Temporal plus epilepsy is a major determinant of temporal lobe surgery failures. *Brain*. 139(2):444–451.

Cardinale F, Cossu M, Castana L, et al. (2013). Stereoelectroencephalography: surgical methodology, safety, and stereotactic application accuracy in 500 procedures. *Neurosurgery*. 72(3):353–366; discussion 66.

Chassoux F, Landre E, Mellerio C, et al. (2012). Type II focal cortical dysplasia: electroclinical phenotype and surgical outcome related to imaging. *Epilepsia*. 53(2):349–358.

Chauvel P, Landre E, Trottier S, et al. (1993). Electrical stimulation with intracerebral electrodes to evoke seizures. *Adv Neurol*. 63: 115–121.

David O, Blauwblomme T, Job AS, et al. (2011). Imaging the seizure onset zone with stereo-electroencephalography. *Brain*. 134(10):2898–2911.

De Almeida AN, Olivier A, Quesney F, Dubeau F, Savard G, Andermann F. (2006). Efficacy of and morbidity associated with stereoelectroencephalography using computerized tomography- or magnetic resonance imaging-guided electrode implantation. *J Neurosurg*. 104(4):483–487.

Guenot M, Isnard J, Ryvlin P, et al. (2001). Neurophysiological monitoring for epilepsy surgery: the Talairach SEEG method. StereoElectroEncephaloGraphy. Indications, results, complications and therapeutic applications in a series of 100 consecutive cases. *Stereotact Funct Neurosurg*. 77(1–4):29–32.

Halgren E, Marinkovic K, Chauvel P. (1998). Generators of the late cognitive potentials in auditory and visual oddball tasks. *Electroencephalogr Clin Neurophysiol*. 106(2):156–164.

Harvey AS, Mandelstam SA, Maixner WJ, et al. (2015). The surgically remediable syndrome of epilepsy associated with bottom-of-sulcus dysplasia. *Neurology*. 84(20):2021–2028.

Kahane P, Barba C, Rheims S, Job-Chapron AS, Minotti L, Ryvlin P. (2015). The concept of temporal 'plus' epilepsy. *Rev Neurol (Paris)*. 171(3):267–272.

Kahane P, Minotti L, Hoffman D, Lachaux JP, Ryvlin P. (2004). Invasive EEG in the definition of the seizure onset zone: depth electrodes. In: Rosenow F, Luders HO, eds. *Presurgical Assessment of the Epilepsies with Clinical Neurophysiology and Functional Imaging*. Amsterdam: Elsevier.

Kaiboriboon K, Luders HO, Miller JP, Leigh RJ. (2012). Upward gaze and head deviation with frontal eye field stimulation. *Epileptic Disord*. 14(1):64–68.

Kaiboriboon K, Malkhachroum AM, Zrik A, et al. (2015). Epilepsy surgery in the United States: analysis of data from the National Association of Epilepsy Centers. *Epilepsy Res*. 116:105–109.

Munyon C, Sweet J, Luders H, Lhatoo S, Miller J. (2015). The 3-dimensional grid: a novel approach to stereoelectroencephalography. *Neurosurgery*. 11(suppl 2):127–133; discussion 33–34.

Patil AA, Chamczuk AJ, Andrews RV. (2016). Hippocampal transections for epilepsy. *Neurosurg Clin N Am*. 27(1):19–25.

Perucca P, Dubeau F, Gotman J. (2014). Intracranial electroencephalographic seizure-onset patterns: effect of underlying pathology. *Brain*. 137(1):183–196.

Rosenow F, , Luders H. (2001). Presurgical evaluation of epilepsy. *Brain* 124:1683–700.

Ryvlin P, Kahane P. (2015). The hidden causes of surgery-resistant temporal lobe epilepsy: extratemporal or temporal plus? *Curr Opin Neurol*. 18(2):125–127.

Ryvlin P, Cross JH, Rheims S. (2014). Epilepsy surgery in children and adults. *Lancet Neurol*. 13(11):1114–1126.

Schulz R, Luders HO, Tuxhorn I, et al. (1997). Localization of epileptic auras induced on stimulation by subdural electrodes. *Epilepsia*. 38(12):1321–1329.

Serletis D, Bulacio J, Bingaman W, Najm I, Gonzalez-Martinez J. (2014). The stereotactic approach for mapping epileptic networks: a prospective study of 200 patients. *J Neurosurg*. 121(5):1239–1246.

Wellmer J, von der Groeben F, Klarmann U, et al. (2012). Risks and benefits of invasive epilepsy surgery workup with implanted subdural and depth electrodes. *Epilepsia*. 53(8):1322–1332.

Wong CH, Birkett J, Byth K, et al. (2009). Risk factors for complications during intracranial electrode recording in presurgical evaluation of drug resistant partial epilepsy. *Acta Neurochir (Wien)*. 151(1):37–50.

Wu S, Kunhi Veedu HP, Lhatoo SD, Koubeissi MZ, Miller JP, Luders HO. (2014). Role of ictal baseline shifts and ictal high-frequency oscillations in stereo-electroencephalography analysis of mesial temporal lobe seizures. Epilepsia. 55(5):690–698.

第 3 章

有创性记录与脑区电刺激的相关技术及实际应用

Gholam K,Motamedi,Jean Gotman,Ronald P. Lesser,著

一、概述

为了制订一个安全有效的皮质切除计划,重要的不仅仅是要准确定位癫痫起源的部位(致痫区),也要划定癫痫灶可能扩散到的周围重要功能皮质区。本章中我们将回顾脑电信号如何发生、为何有时需要在颅内放置电极以及这些电极如何工作,并着重讨论如何利用颅内电极进行电刺激。皮质电刺激可以通过诱发发作或观察其对单次电击的反应来确定致痫区(Valentin et al.,2005a),但主要目的还是为了划定功能分布范围。皮质电刺激描绘功能区的基本原理是对皮质的一小块区域施加电流,以干扰其正常功能。根据电流输送方式和电极表面区域确定的电荷密度(charge density)是描述电极表面所输送电流量的最佳指标。尽管立体脑电图(stereo EEG,SEEG)的出现使深部电极得到了越来越广泛的应用,但目前硬膜下电极还是实现皮质电刺激的最常用手段。

二、皮质场电位

头皮电极、硬膜下电极或脑内电极所记录的电活动,反映的是皮质产生的兴奋性及抑制性突触后场电位的总和。在这种突触活动时,细胞充当一个小偶极子,在树突和细胞体之间具有不同的电位。主要的大型皮质神经元垂直于脑回表面排列,其高度蔓生的树突朝向表面伸展,而轴突则向反方向运动。这种几何形式排列使得许多同步放电的电位叠加。当产生高度同步化放电的细胞群正位于电极下方时,头皮电极就可进行非常精确的信号源定位。但是,如果发作区远离颅骨表面或位于脑回折叠内,皮质发生器的定位就会因发生器区域与头皮之间的距离而变得复杂,更重要的是,还会因发生器表面与电极之间的立体角度而变得复杂(Gloor,1985; Speckmann et al.,2010)。除外距离因素,皮质信号的衰减还与颅骨的高阻抗有关。但需要注意的是,颅骨并不会过滤掉这些电位:高频和低频一样可以被记录下来(Oostendorp et al.,2000),这与有时所说的情况相反。高频信号的振幅通常低于低频信号,这是因为它们的发生器区域较小,而不是因为它们被过滤了。

三、为何需要颅内电极?

通常认为皮质的痫性放电的范围至少需 $10cm^2$ 才会被头皮脑电记录到(Tao et al.,2007),但近来发现在某些情况下范围更小的皮质发生器也可以在头皮脑电图上观察到(von Ellenrieder et al.,2014)。当考虑异常放电源过于深在或过于微弱而导致无法在头皮上记录到,或者认为头皮上的电活动是深部结构放电源传导所致时,则使用硬膜下电极或深部电极将会更为精确地勾勒出发作起始区。

高密度脑电(high-density EEG)或脑磁图(magnetoencephalography,MEG)等提供的溯源分析方法有时能够分析出致痫起源是否来自深部。可能有人会疑问,如果这些手段能够明确深部起源,为何还需要颅内脑电。那是因为即使用 EEG/MEG 信号,甚至用最精细的分析技术,都无法探查到绝大部分深部起源的信号,只能发现一小部分邻近脑表面的电活动。这是因为电位会随着距离的平方而减少,且因颅骨的存在而衰减。比如目前已经证实,起源于颞叶内侧结构的痫性放电就不能从头皮脑电图或脑磁图上看到(Wennberg et al.,2011)。当颞叶内侧结构及颞叶新皮质同时产生棘波或发作期活动时,若新皮质起源范围足够大,则其电活动就可以在头皮上记录到。而海马产生的电信号可能在其抵达头皮之前会减少为 1/200,因

此，会在颅骨附近产生的持续脑电图中消失。"信号"（深部棘波）在"噪声"（正在进行的脑电图）中消失，因为它的振幅要小得多，信噪比太低。

在何种情况下EEG/MEG溯源分析能够提供脑深部结构的精确定位？这需要深部结构所产生的信号，其信噪比高到可在头皮记录到。如我们所见，深部来源的信号在抵达头皮的时候已经非常微弱，因此，唯一能够使信噪比足够高的方法就是使噪声非常低。假设这个噪声是背景脑电图，那么获得一个非常低幅度的背景脑电图的唯一方法就是通过"平均"。因通过大量的平均获得扣带回或甚至丘脑的诱发电位，能够实现基本消除背景节律的目的。而痫性电活动就不会被消除，因为虽然其是自发的，不会被平均。

细胞外电极记录到的原始电生理信号反映的是不同频率的群体信号，基础为其频率的组成，即所记录活动的发生、时间特点以及其附近情况。对于γ频段或更高频段的信号而言，记录到的电信号被认为位于细胞外微电极周围250μm范围内，宏电极（macroelectrode）则反映了数cm^3范围内的结果（Berens et al.，2008；Katzner et al.，2009；Crepon et al.，2010；Mattia et al.，2010）。

四、一般原理

数字脑电图应该设置足够高的采样率以记录感兴趣的电活动。理论上讲，200Hz采样率可能记录到100Hz（Nyquist frequency，奈奎斯特频率），但实际操作中，根据所使用的滤波器的特点，大约70Hz更现实。然而越来越明确的是，高达500~600Hz的电活动能够提供非常重要的信息（Jacobs et al.，2012），临床上应该用一个700Hz左右的低通硬件抗差异滤波器（anti-aliasing filter）和2 000Hz的采样率进行记录。商业系统已经可以通过256通道甚至更多的通道并且采样率达到10 000Hz。滤除低频通常需要一个0.3或0.1Hz的硬件高通滤波器。然而已有证据显示，非常低的频率（低到0.01Hz）能够用于确定发作起始的部位（Ikeda et al.，1999）。

通过硬膜下电极进行的皮质电刺激可以确定是否以及哪里存在功能改变（如运动、感觉、认知或语言）。这一过程能够通过多种方式得以实现，但无论哪种方法，皮质电刺激所基于的基本电子学原理都是相同的。

以安培（ampere，A）为单位来测定电流，用于皮质电刺激的电流范围为1~15mA。作为参考，11W的紧凑型荧光灯消耗的电流约为120mA，液晶显示器消耗电流为1~2A，加热设备（如微波炉和烤面包机）消耗的电流则为10~20A。施加在大脑特定区域的电流必须足够有效地刺激神经元，但又要足够低，以保护脑组织免受电流的损害。输送的电流可以通过电荷密度（charge density）来计算，即刺激电极单位表面积上的电流量。现代临床应用的硬膜下和深部电极其表面积十分相似，因此对于给定的电流传递，电荷密度通常相似，但不相同（Motamedi et al.，2007；Lesser et al.，2010）。对于硬膜下电极而言，采用脉宽为0.3ms的脉冲，每个时相电荷密度范围在52~57$\mu C/cm^2$，不会因电刺激而产生脑部的组织学异常（Gordon et al.，1990）。重要的是要认识到，电荷等于电流乘以时间（即脉冲宽度），因此，如果改变脉冲宽度，对大脑的影响可能会改变。例如，如果脉冲宽度非常大，特别是如果脉冲宽度远远大于刚才引用研究中使用的0.3ms，那么"安全"电流可能会造成损害（如通过金属沉积或气体产生）。

鉴于脑区所接受的电荷密度随着与电极实际位置距离的增加而较快下降，且当应用硬膜下电极时电流有7/8会被脑脊液分流，因此，大部分刺激仅能影响与刺激电极紧邻的区域（Nathan et al.，1993a，b）。因此，诱发出来的功能变化更可能反映的只是紧邻电极附近的反应。另一方面，有限元建模还显示，利用一对相邻电极进行电刺激，除非两电极间距离很近，否则结果并不能反映两者之间的真实情况。对于常用的硬膜下电极，两电极间的电流密度要明显低于电极边缘。这种情况下电流密度会骤降得更明显，以至于两个电极间无法刺激出功能改变。解决这一问题的方法之一是使单个电极片更小且排列得更为紧密。

按照定义，每个交流电刺激脉冲（AC）都有一个正相和一个负相。因此，一些设备用的术语"恒定电流（constant current）"不应该被误读，其指的是电流的幅度而不是相位。在市场上销售的刺激器中，设置指定"峰值"电流，即刺激脉冲的每个相位的峰值电流强度。虽然将此值确定为"峰至峰（peak-to-peak）"将导致该值数字上是每个相位的2倍，重要的是要理解整个双相脉冲期间所传递的任何时间最大绝对电流不会超过峰值。如任何刺激器上显示的转换开关5mA电流表示电流的真实幅度，尽管其会有两个峰值，每个峰值均为5mA大小，但是一个是正相的5mA另一个是负相的5mA（图3-1）。

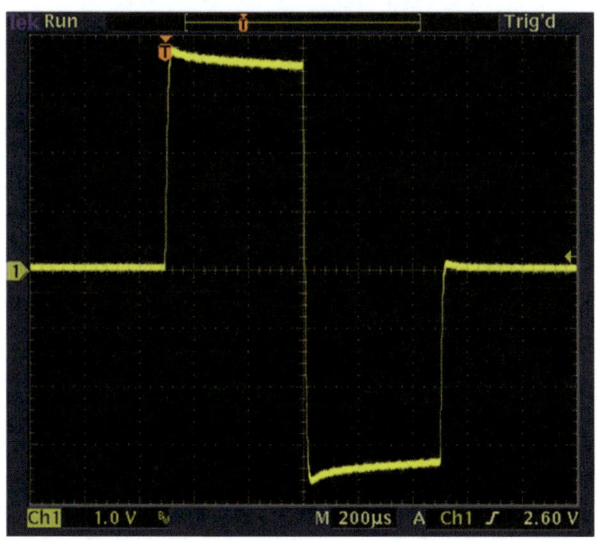

图3-1 用于皮质电刺激的单脉冲极性交替性方波。交流电（alternating current，AC）的定义为周期性电流，该周期的平均值为零，即在规律间期内AC会在正负值之间循环切换。这是双向刺激脉冲的示例（Nicolet Cortical Stimulator，2013）

五、用于有创性脑电记录的电极

颅内电极和导线通常由不锈钢或铂制成，并在其中添加铱以改善其机械性能。铂的优点在于电极存在的情况下仍可以进行MRI扫描，从而验证其位置。

使用铂电极进行的磁共振成像扫描通常在1.5特斯拉（T）而非3T下进行，尽管大多数电极在3T时被认为具备“磁共振条件”，即在某些条件下可以安全使用。电极制造商应提供有关安全性的信息。除了安全以外，电极还会在影像上产生一个不可忽视的磁化伪差，使其看上去要比实际尺寸大很多。这种伪差在3T磁共振上会更明显。当使用不锈钢电极时，尽管置入电极后仍可行CT扫描，但却无法接受MRI检查。

置入的电极可以根据他们与神经发生源的邻近关系而概括地分为三类：硬膜外电极、硬膜下电极、脑内电极。硬膜外电极显然是有创性最小的。最初由Goldring（Goldring et al.，1989；Goldring，1991）将电极排布在硬膜上并大量使用，但据我们所能了解到的，他的这种方法目前已经不常应用了。单独的硬膜外电极可以通过颅骨上钻一个小孔来置入，与脑内电极的置入方法一样，但前者在硬膜上只有一个触点（Barnett et al.，1990）。这种方法的优势在于避免颅骨衰减作用的同时还能将有创性降到最低，但局限性在于只能记录位于皮质表面的脑区。

至于硬膜下电极，其电极圆片与细导丝位于硅胶膜（硅与塑胶的混合物）薄片上，在一侧有一小片区域暴露（接触侧）。商业用硬膜下电极可以记录发作和进行皮质电刺激，其通常由2~3mm直径的圆形电极片组成，电极片的中心距为0.5~1cm，也有其他的规格。栅格状电极通常为触点8×8或4×5的规格，或者有更小的条状电极，单排4~10个触点（图3-2）。这种电极通常只有单面触点，但也有特殊的栅格状电极为双面触点，可以放置在大脑内侧面或大脑镰旁来记录双侧半球（Lesser et al.，1999，1998），其他尺寸和规格也曾被使用。硬膜下栅格状和条状电极通过开颅来放置，条状电极也可以通过一个骨孔滑到硬膜下。开骨瓣和打开硬膜存在明显的风险。如从硬膜下置入的电极延伸到脑外的导线，就有感染的风险。已经在猿类中成功使用的无线脑电记录和皮质刺激系统有望解决这个问题（Piangerelli et al.，2014）。电极片最常放置在皮质的凸面，但也可以放到颞叶或额叶的底部（图3-2），还可以放到双侧半球间（图3-3）。但已经证实的是，半球间的电极记录到的是双侧半球的电信号，并且不容易区分来自哪侧半球，即便采用绝缘膜以阻断来自对侧半球的电信号也无济于事（Nune et al.，2011）。

脑内电极则通常为柔性或半刚性的电极线，有6~18个触点，间隔5mm，每个触点长度1~3mm。电极的直径通常为0.8~1.2mm，但与最终电荷密度相关的是暴露在电极外面的表面积（π×电极线直径×暴露触点长度）。电极的置入方法包括向脑组织首先插入一个空心硬套管，然后线性的电极通过这一硬套管穿入，随后移除套管，将柔性或半刚性的线留在脑内，并固定在颅骨上。

对于术中皮质脑电记录，很多中心使用最初用来进行硬膜下记录的栅状电极。其他中心则将圆形电极端放置在半刚性导线末端，并将其连接在一个关节杆上，可将碳精头放置在暴露皮质的任何地方。

微电极有时与脑内或硬膜下电极同时使用，特别是用于记录高频（80~500Hz）振荡。最常用

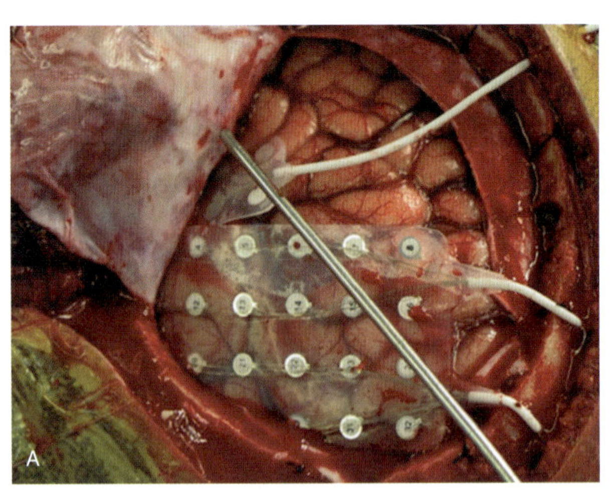

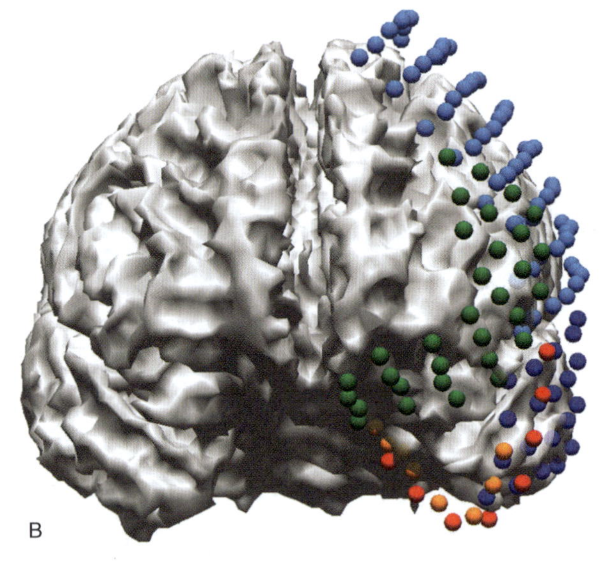

图 3-2 （A）一个 4×8 的硬膜下栅格状电极被放置在左侧颞叶的外侧面，并插入一个 2×8 的条状电极向前绕到颞极前方从而覆盖其底面及内侧面。可见电极编号及电极片的非触点侧。硅胶片另一面上的一个 2~3mm 开口为电极和脑部之间提供了一个直接接触区（电极来自 Ad-Tech 医疗设备公司，美国威斯康星州）。（B）三维重建结果可见硬膜下栅格状及条状电极覆盖在左颞外侧面、额顶部 Rolandic 区前后、额极、眶额区，以及两个 1×8 的条状电极插入到颞叶内侧面。通过发作期电活动将发作起始定位在了前颞内侧面，随后传导至额区（Curry 软件，Compumedics Neuroscan 公司，美国北卡罗来纳州夏洛特市）

的规格是从脑内电极前端突出数毫米的微电极束（Bragin et al.，1999，2002），但是也有将传统电极与微电极混合使用的（Van Gompel et al.，2008；Waziri et al.，2009；Le Van Quyen et al.，2010）。微电极也可被放置在紧贴脑内电极表面的位置，或是硬膜下电极触点之间的硅胶片上。一些学者认为这种电极在记录高频方面不如突出型微电极效果好（Worrell et al.，2008）。考虑到微电极的直径 3~4μm，突出型微电极对大脑的损害非常小，特别是当植入的电极直径为 1mm 时。

六、皮质电刺激的程序

电刺激皮质定位的基本前提是对皮质施以足够大的电流来干扰局部网络的正常电活动。根据对患者反应的临床观察做出判断，刺激电极下方的脑区被认为具有与该反应相关的功能表征。电流可影响神经元及轴突或树突，两者通过兴奋或抑制改变局部或远隔的功能（Ranck，1975）。通常的假设为刺激电极下方的皮质“控制”这个功能，但是始终应考虑远隔影响的可能性，下面就讨论这个问题。

通过微电极对大脑进行电刺激可以引起各种细胞层面的改变，包括胞体肿胀、细胞外钾离子浓度的增加和局部代谢物浓度的改变等。一项经颅磁刺激的功能磁共振（functional MRI，fMRI）研究显示了神经和血流动力学反应的协同性（Allen et al.，2007）。在电微刺激时的血氧水平依赖（blood oxygen level dependent，BOLD）功能磁共振检查显示，受刺激区的预期投射部位被激活（Tolias et al.，2005）。尽管这一研究的测试环境与临床使用的电极不尽相同，但效果很可能相似。

皮质电刺激定位每天可能需要数小时，甚至几天的时间来完成，这取决于患者的配合程度以及是否有诱发的发作出现。利用一个标准的视频脑电监测系统可以对临床表现及脑电反应同时进行评估，结果显示的是刺激电极及邻近电极上所记录到的连续的患者临床表现及脑电反应。这一操作过程及可能的不良反应需要向患者一一阐明，如可能会诱发出癫痫发作，并且根据机构审查委员会批准的方案对任何研究用的测试都需要获取患者的知情同意。

电刺激可以通过很多种方法实现，但最常使用极性交替的重复脉冲序列（square-wave AC，方波交流）（见图 3-1），以平衡刺激电荷，从而避免电极极化导致金属沉积或积气而产生并发症。电流直接通过刺激器传送至一对触点（图 3-4A），可以是相邻的也可以是远隔的两个触点，这取决于临床

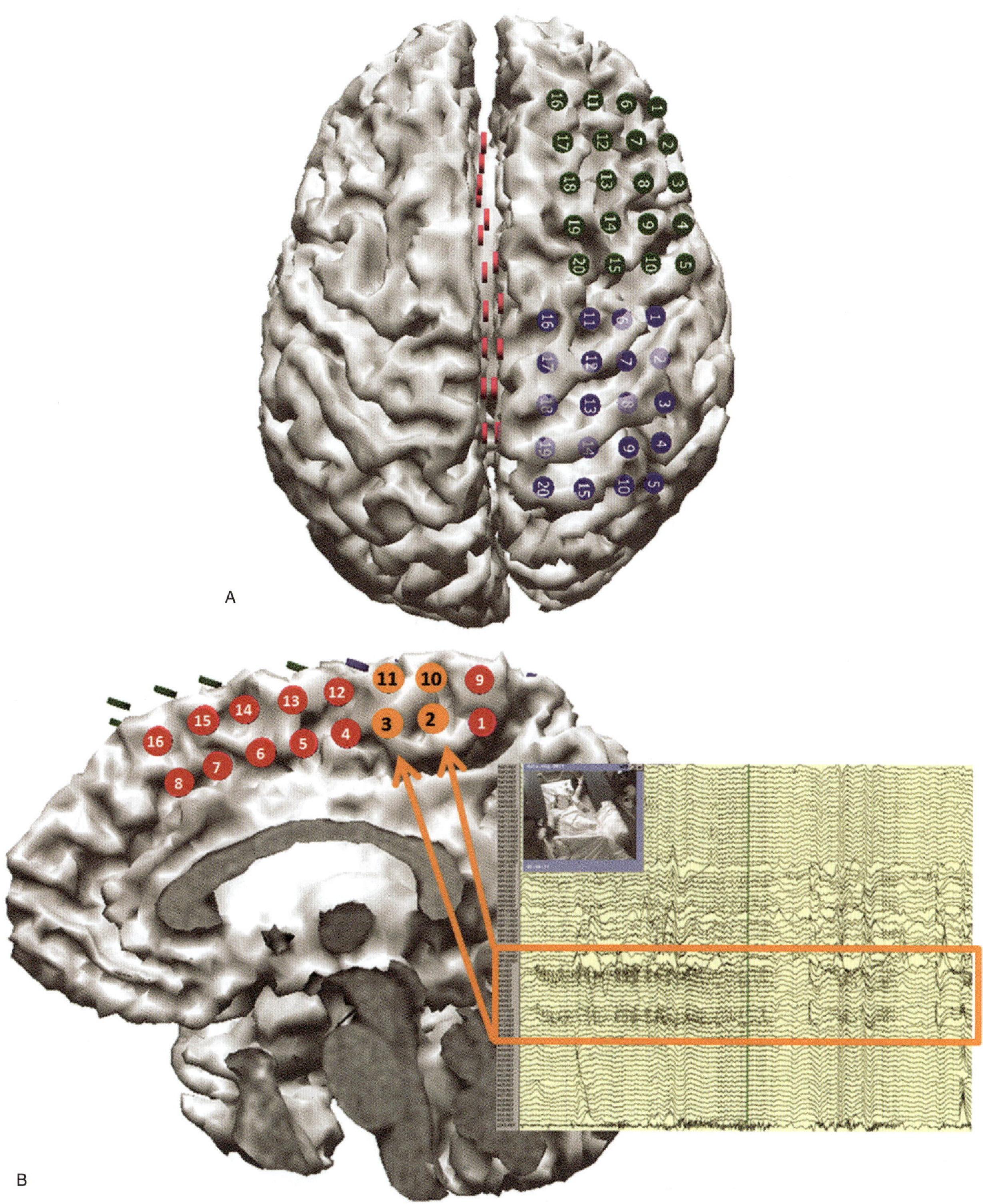

图 3-3 （A）这是一例右额局灶性皮质发育不良的难治性癫痫患者，提示辅助运动区（supplementary motor area，SMA）发作。硬膜下栅格状电极覆盖在右额叶前后，半球间放置了一个 2×8 的双面触点条状电极并紧贴右侧半球，用以定位致痫区并行皮质功能电刺激。（B）半球内侧面观示覆盖在初级运动皮质，SMA 前区以及 SMA 本区的 2×8 的条状电极，发作期记录结果，包括高频（γ 频段）震荡，将发作起始区定位于运动前区与 SMA 交界

情况。此外，通常选择另一个远离主要感兴趣区域的电极作为接地。电刺激还可以通过手术室里的一根刺激探针传递。刺激参数各不相同，我们利用持续时间为 0.3ms 的交替极性方波脉冲，频率为 50Hz（每秒的脉冲数），一串脉冲持续 2~5s（Lesser et al.，1994）。商业刺激器脉宽范围在 0.1~1ms，电流强度范围在1~17.5mA，频率在1~100Hz（Lesser et al.，1984b；Jayakar and Lesser，2007；Motamedi et al.，2007；Lucas et al.，2008；Zangaladze et al.，2008）。定位电刺激（localization stimulation，LS）的常用方法是从1~2mA的低强度电流开始，每次增加0.5~1.0mA，直到：①达到最大电流；②产生了神经功能改变；或③后放电开始（after discharges，ADs）。我们强调，结果的可靠性依赖于电刺激的强度。过低的刺激强度可能产生假阴性的解释，过高的强度又可能引起AD，而AD传播到其他脑区则会产生假阳性结果。诱发神经功能改变所需要的电流强度不尽相同。虽然我们使用的商业刺激器可达到的最大电流强度在15~17.5mA，但调整其他参数，尤其是脉宽，也可能会改变刺激的效果（Motamedi et al.，2007）。使用的最大电流应部分地根据通过所用电极输送的电荷密度来确定（参看前文关于最大可承受电荷密度的讨论）。

在目前可用的商业设备中，可以从内置于刺激器中的刺激控制单元来调整输送给患者的刺激。一些厂商提供了将刺激强度控制与刺激切换相配对的单元，这提供了一种选择电极配对刺激患者的电子方法。如果设计得当，这种模式还可以在实际刺激时暂时地将被刺激电极从放大器的连接断开，以减少刺激后信号恢复所需的时间。

七、功能电刺激中的后放电现象

后放电（after discharges，ADs）是节律性的，通常为重复性的、尖波形状的放电，反映的是同步化的神经元活动。发生于施加的电荷密度达到临界水平时，类似自发性临床电发作时的放电。AD最常在电极下或邻近电极的脑区被触发，也可发生于其他部位，并传播演变成一次临床发作。一种方法是等到AD消退后，继续以相同或略低的电流强度继续刺激，如果AD不再发生的话，再像以前一样逐步增加电流。很多情况下，这种方式能够避免再次出现AD（Lesser et al.，1984b）。当AD频繁或持续存在时，可能无法充分增加电流以完成电刺激测试。这种情况下，可以尝试静脉注射劳拉西泮（lorazepam）来减少AD。

有学者提出AD的发生主要是因为重复的电刺激导致抑制性神经元去极化和暂时性失活，从而使预先存在的局部场电位同步化（Motamedi et al.，2002；Kalamangalam et al.，2014）。有证据表明，如果AD出现后不久，通过刺激产生AD的相同电极并使用相同的脉冲宽度和频率，施加持续时间为0.3~2s的短暂脉冲刺激，则可能使AD中止（图3-4B）（Lesser et al.，1999；Motamedi et al.，2002）。减少电刺激的频率或脉宽也可能减少AD的发生（Motamedi et al.，2007；Zangaladze et al.，2008）。

需要注意的是，AD阈值和发生率可能因试验而异，出现AD的电极分布也可能不一样（Lesser et al.，2008），因此在整个电刺激过程中都要观察有无AD。在一项研究中，AD或功能改变的强度在受刺激电极部位和刺激试验中有所不同，从2~15mA不等，15mA是刺激设备的极限。这项研究中，非术

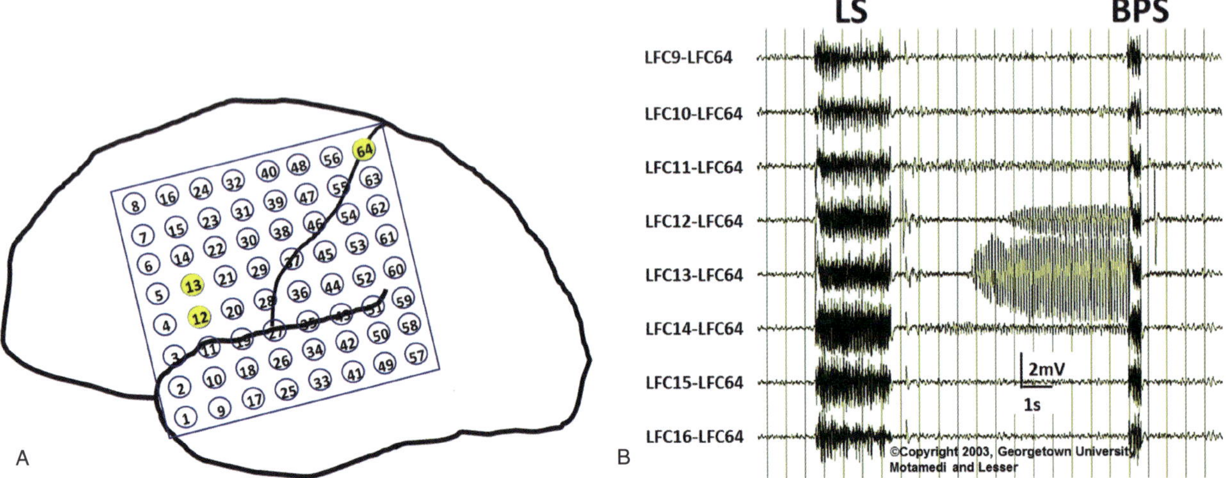

图3-4 （A）在目标区（可能要切除）通过相邻的一对触点进行电刺激，刺激触点12和13，远隔相对沉默的脑区的触点（64）作为参考电极以避免参考活化。（B）对触点12、13（LF12、13）进行4s的电刺激，同触点在4-6s内记录到了后放电；一个短暂的0.5s脉冲刺激有效终止了AD

中电刺激的 AD 阈值在相邻的电极之间差值变化很大，这种差值在额叶为 9.5mA，在顶叶为 8mA，在颞叶为 12mA。而引起神经功能改变的阈值在相邻电极间也有较大差异，在额叶为 10.5mA，在顶叶和颞叶为 5.5mA。术中电刺激的结果也有类似发现。在一个样本量更大的术中电刺激研究中，AD 阈值在相邻电极间的差值高达 11.5mA，而神经功能改变阈值的差值则高达 12.3mA（Pouratian et al.，2004）。因此，建议如前文所说的那样，建议在每个新部位以低强度刺激开始并逐步增加。

如果 AD 在神经功能出现变化的同时发生，则测试会受到干扰，因为这种情况下无法确定神经功能改变是因为刺激区域的调控，还是因为 AD，特别是因 AD 传导到更广泛的脑区所产生的。另一方面，无论是否表现出 AD，电刺激所产生的影响都可能传播到别的脑区。尽管皮质电刺激的结果都是准确的（Sanes and Donoghue，2000），但这种刺激测试中产生的定位都是模糊的，当出现 AD 时更是如此。根据电刺激结果来进行临床决策的时候均应充分考虑到这点。

八、功能定位

通过皮质电刺激来定位对运动、感觉、认知或语言功能很重要的皮质，是基于这样一个前提，所施加的放电会短暂改变大脑活动，产生可观察到的行为学改变。临床上，有两种方式能够实现这种功能定位。一种方式是通过改变大脑功能，例如皮质电刺激，来评估改变过程中发生的行为。例如，通过刺激 M1 区（初级运动皮质，译者注）来观察是否出现手部或其他部位的运动。第二种方式是进行一项任务，在电刺激时看任务是否中止。例如，可以要求患者开始一项任务，如摆动手指或眼睛的重复水平运动（Lüders et al.，1988），检查者观察这些活动是否在电刺激时能够继续（图 3-5）。无论哪种方式，如果随着电刺激而出现任何症状或体征，或

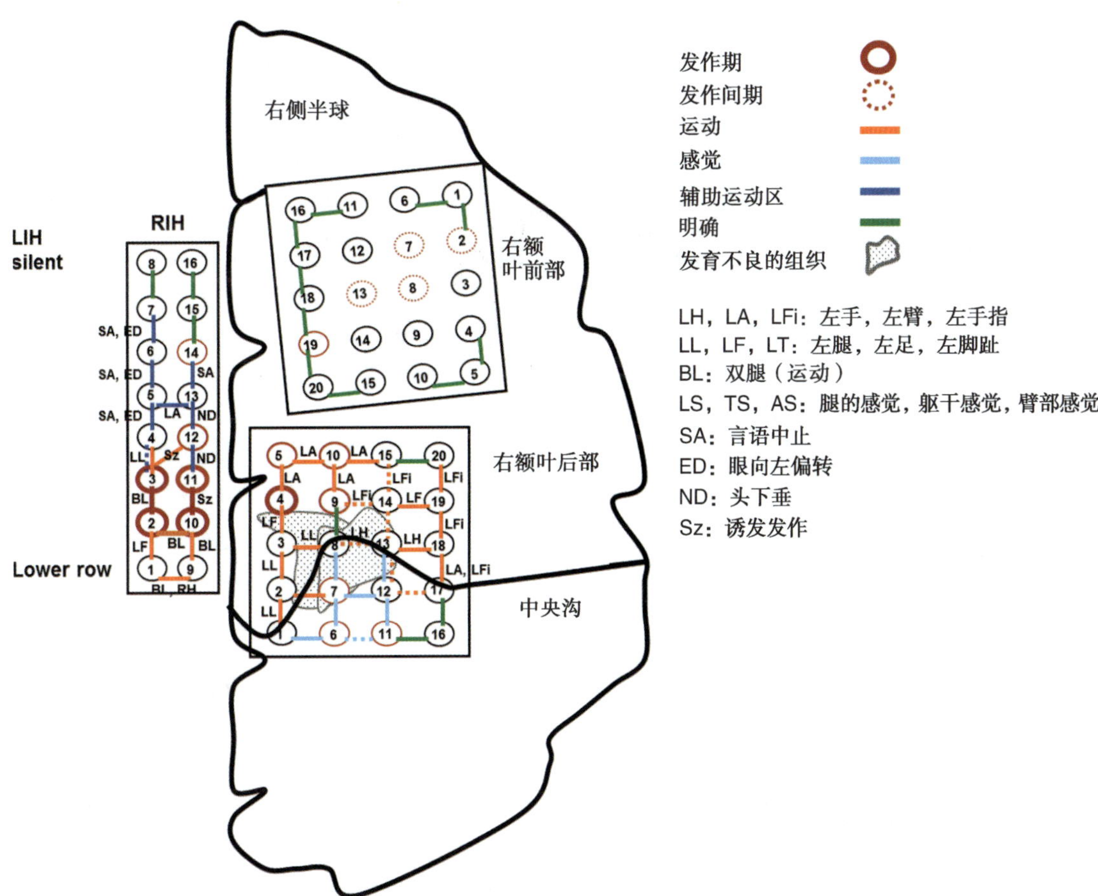

图 3-5　与图 3-4 为同一个病人，示皮质电刺激的结果，数日前已经通过发作将致病灶定位到了 SMA 区。功能定位确定了运动皮质（左趾、左脚、左腿）与致病区混在一起。注意由刺激 SMA 引起的非典型表现，包括言语中止，左眼偏转，头下垂。外科切除局限于 SMA（触点 4 与 12 的远端），没有切除位于运动前区的初级运动皮质。随后的六年里患者发作减少 90%，术后短期的左侧力弱完全恢复

是任何活动中止，则推断受刺激区域在控制或调节该活动方面很重要。这种测试方法从19世纪就已经开始应用，但在20世纪的蒙特利尔神经科学研究所得以发扬光大(Penfield and Jasper，1954)。尽管经典的教材认为，支配身体不同部位的相应脑区沿着中央区周围有序排布，但临床及基础神经科学的研究均证实个体的这种排布不仅与总结的分布图存在差异，而且还会随着时间产生变化(Penfield and Jasper，1954；Uematsu et al.，1992；Buonomano and Merzenich，1998；Sanes and Donoghue，2000；Schott，2007)。

语言功能的测试应用多种任务，包括阅读、书写、命名、理解、自发言语及复述。有些情况下，比如命名，刺激进行时检查者会给受试者展示物品，或物品的图片，让患者说出物品的名称，或者检查者问一个问题，看患者是否能够回答(Penfield and Jasper，1954；Ojemann，1979；Lesser et al.，1984a，b，1994)。另外一些情况，比如测试自发性言语，患者开始说话，检查者会在电刺激时观察患者的言语是否会中止(Lesser et al.，1984a，1994)。另一种方法中，患者在接受刺激时会被要求读一个单词，随后重复刺激，再要求患者朗读句子，第三次刺激后，要求患者回忆方才所读的单词(Ojemann and Dodrill，1985)。这样既可以测试命名，又可以测试短期的言语记忆，并且这些功能可能会受到传统语言区以外脑区的干扰。利用这种方法，有争论认为切除范围如果离依此确定的脑区过近(2cm以内)则更可能会影响术后记忆功能(Ojemann and Mateer，1979；Ojemann and Dodrill，1985)。然而，虽然视觉和言语记忆任务均可应用(Lesser et al.，1986；Lesser and Kaplan，1994)，但是另一个团队认为，听觉命名任务可能会更好地界定外侧皮质，这部分皮质在切除后会导致记忆受损(Hamberger et al.，2005)，而切除颞叶前内侧面会损害视觉命名功能(Hamberger et al.，2010)。

初级语言功能区通常接近传统解剖定位，如Broca区和Wernicke区(图3-6)，但语言功能相关

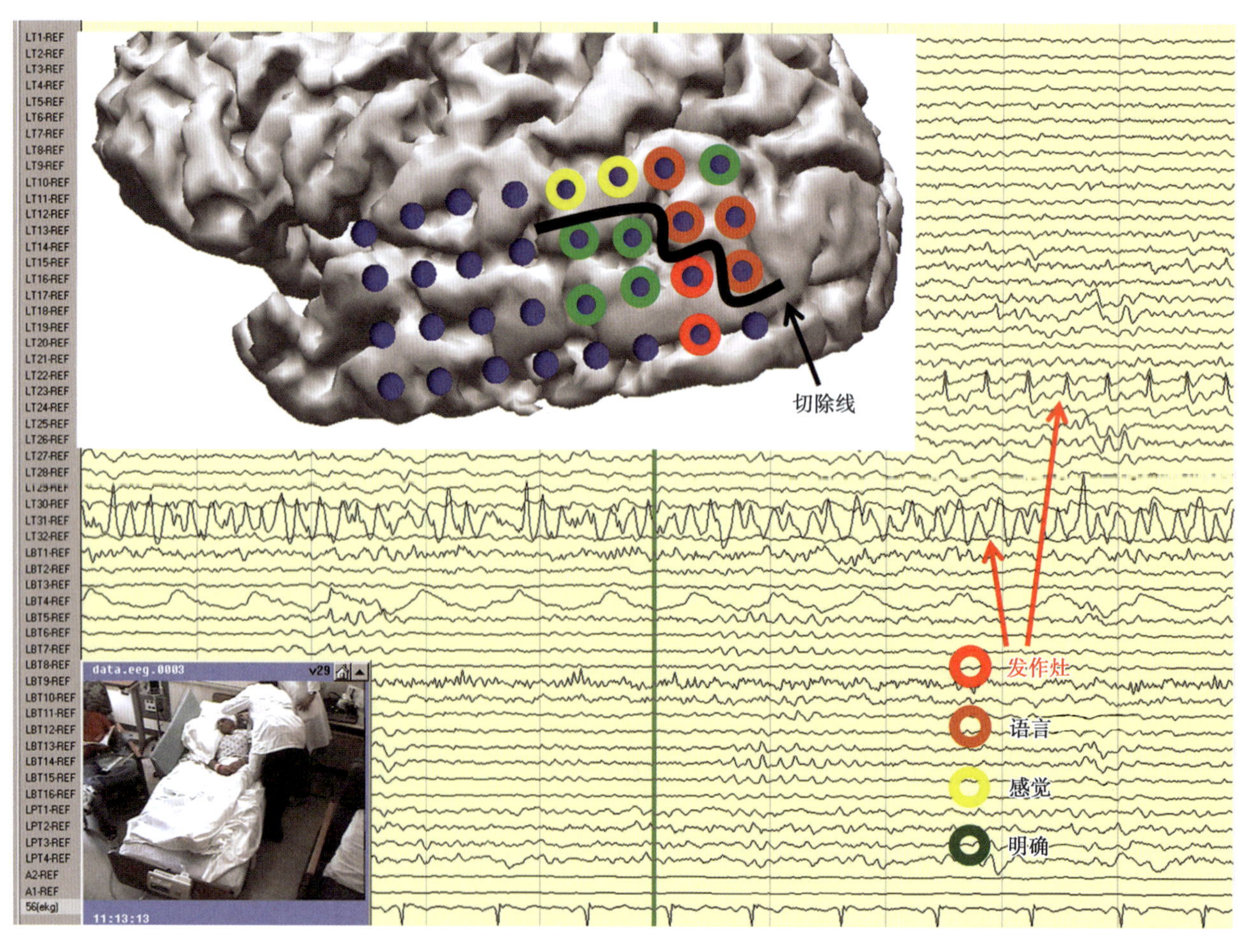

图3-6　颞叶外侧面栅格状电极定位的发作起始区如箭头所示(触点LT23和LT31)，皮质电刺激结果显示语言区紧邻发作起始灶。图中的切除线勾勒了切除边界以保护语言及感觉区，患者术后发作完全消失，无功能缺失，语言能力在术后有提升(随访8年)

的区域可能存在于其他皮质区，如颞叶底部语言区。因皮质病变引起失语的患者其语言区可以重塑，但在没有病变的无失语患者中则不然（Lucas et al.，2008），有报道一例无失语的难治性癫痫患者间隔两年做了两次切除手术，未发现语言能力得以重塑（Lee et al.，2009）。

Penfield 和 Roberts（Penfield and Roberts，1959）以及更近的研究（Lüders et al.，1986）描述了另一个颞底语言区。这个脑区包括颞下回、梭状回以及海马旁回，并且可能位于颞叶外侧言语区之前（Burnstine et al.，1990）。Penfield 和 Roberts（Penfield and Roberts，1959）描述了一个患者在切除颞底中后部后出现了暂时性的失语。在另一个报道中，一名患者在接受颞叶切除术时丧失了上述部分的颞底语言区，导致患者术后一年内出现了阅读困难（Burnstine et al.，1990）。在行标准颞叶切除术后若出现记忆或语言功能缺失，可能要归因于这一功能区的切除。语言功能还可能在刺激辅助运动区（supplementary motor area，SMA）时受到抑制（图 3-5），但未有切除该区域造成永久性语言功能缺失的报道。

九、通过刺激定位发作起始区

电刺激长期以来被用以诱发先兆及发作，特别是用以确定哪些脑区能够产生类似于自发性发作的临床症状（Penfield and Jasper，1954；Bancaud et al.，1974）。这可作为确凿的证据证实某一脑区可产生病人叙述的发作类型。在早期一个 133 例双侧颞叶癫痫埋藏的报道中，自发性发作与电刺激诱导发作的定侧有 77% 的重合率（Wieser et al.，1979）。另一项包含 126 例患者的研究（Bernier et al.，1990）显示 63% 的患者在刺激后会产生阳性反应。在单个一侧致痫灶患者中，自发性与诱导出的先兆或发作间有着极高的一致性（超过 90%），但是多灶患者中较少。作者写道“刺激结果可以在单侧及双侧颞叶癫痫中可靠地预测切除区，但在其他类型的癫痫中则不然。AD 的阈值不能准确地预测自发性发作灶。”Kovac 等于 2016 年发表的文章（Kovac et al.，2016）中对此进行了更详尽的回顾，讨论了刺激诱发发作的不同要求：高频（50Hz）和低频（1Hz），电极相邻（双极）和电极远隔（单极），是否诱发出惯常发作，是否诱发出 AD。大多数文献中采用的都是脑内电极，但也有少数用的是硬膜下电极（Schulz et al.，1997）。尽管很多中心把诱发出的先兆和发作作为术前评估的一部分，但并没有客观的证据证实其能够带来额外获益。当然很多其他术前评估手段也同样如此。

此外，通过单脉冲刺激所得到的皮质反应已经被用于确定人类致痫区（Valentin et al.，2002）。对致痫区应用单脉冲电刺激（脉宽 1ms，电流 4~8mA，频率 0.1Hz）能够得到早期（100ms 内）及晚期（100ms 后 1s 内）结果。延迟反应区明显与发作起始区有关联（Valentin et al.，2005b）。切除记录到延迟反应的区域，更有可能使发作消失。这种方法特别适用于评估影像学表现正常或表现为额叶发作的起源广泛或多灶起源的患者（Valentin et al.，2005a）。最近有关于单脉冲电刺激用于触发高频振荡的报道，而且显示这些振荡主要见于发作起始区（van't Klooster et al.，2011）。

十、其他方法

事件相关电位和事件相关频率分析用以在特定行为中记录和评估脑活动。事件相关的方法平均记录时域中的电位或电场，而频谱分析方法同时评估时域和频域中的大脑变化，但后者的时间分辨率要低于事件相关方法。在完成简单任务时如活动舌头、握拳或摆动脚趾，脑活动可能显示某种局部性变化，能够提示参与了这一动作的脑区。这种分析结果与皮质电刺激结果之间存在合理的相关性，但两者略有不同，因此，通过其中一种方式确定的脑区与另一种的结果可能存在差异，而实际上可能确实有所不同（Crone et al.，1998a，b）。

十一、神经损伤

皮质电刺激，如果用之安妥，则能够用于评估切除手术的安全性（图 3-5 和图 3-6）。皮质功能定位过程中进行反复的电刺激，其安全性已经得到证实。在一项研究中，所有的刺激发生于需要提供功能信息的脑区内的电极，另有一个则位于前颞叶，所处的位置在刺激时已经设计为计划切除的皮质边界，尽管最终切除的范围不得而知（Gordon et al.，1990）。这一部位，所受刺激的次数要比通常情况下多得多，而在其柔脑膜（pia arachnoid，蛛网膜、软脑膜及其间蛛网膜下腔的统称，译者注）可见炎性细胞的聚集，这也在意料之中，因为硬膜下栅格状电极以异物的形式存在，但没有慢性的改变证实由于刺激造成神经损伤。

这种刺激会产生“点燃”作用吗，即在急性或亚急性皮质刺激时诱发出自发性发作，如同啮齿类及哺乳类动物实验中大量证实的那样？AD阈值可以在单个测试期间或测试后数日增加或减少(Lesser et al.,1987)。AD可以在单一电极上单独出现而不累及比邻脑区(Lesser et al.,2008)。在皮质功能电刺激期间，刺激一对电极，数秒或数分钟后可以重复。与之相反，在“点燃”模型，刺激通常有更长间歇，例如一天一次，并且AD的阈值会在之后的数天内逐渐降低(Racine,1978)。灵长类动物通常会比其他动物更难以被“点燃”(Wada et al.,1978)。所有这些观察结果共同表明，对癫痫监测单元中的患者行功能测试的电刺激方法，非常不可能导致脑兴奋性阈值的永久性改变。目前没有患者在电刺激后出现“点燃”现象的相关报道(Berg and Shinnar,1997)。

(邵晓秋　刘畅 译，吴逊 审校)

参考文献

Allen EA, Pasley BN, Duong T, Freeman RD. (2007). Transcranial magnetic stimulation elicits coupled neural and hemodynamic consequences. *Science.* 317:1918–1921.

Bancaud J, Talairach J, Morel P, et al. (1974). 'Generalized' epileptic seizures elicited by electrical stimulation of the frontal lobe in man. *Electroencephalogr Clin Neurophysiol.* 37:275–282.

Barnett GH., Burgess RC, Awad IA, Skipper GJ, Edwards CR, Lüders H. (1990). Epidural peg electrodes for the presurgical evaluation of intractable epilepsy. *Neurosurgery.* 27:113–115.

Berg AT, Shinnar S. (1997). Do seizures beget seizures? An assessment of the clinical evidence in humans. *J Clin Neurophysiol.* 14:102–110.

Berens P, Keliris GA, Ecker AS, Logothetis NK, Tolias AS. (2008). Feature selectivity of the gamma-band of the local field potential in primate primary visual cortex. *Front Neurosci.* 2:199–207.

Bernier GP, Richer F, Giard N, Bouvier G, Mercier M, Turmel A, Saint-Hilaire JM. 1990. Electrical stimulation of the human brain in epilepsy. Epilepsia 31: 513–520.

Bragin, A., Engel J Jr, Wilson CL, Fried I, Mathern GW. (1999). Hippocampal and entorhinal cortex high-frequency oscillations (100–500 Hz) in human epileptic brain and in kainic acid-treated rats with chronic seizures. *Epilepsia.* 40:127–137.

Bragin A, Wilson CL, Engel J. (2002). Rate of interictal events and spontaneous seizures in epileptic rats after electrical stimulation of hippocampus and its afferents. *Epilepsia.* 43(suppl 5):81–85.

Buonomano DV, Merzenich MM, (1998). Cortical plasticity: from synapses to maps. *Annu Rev Neurosci.* 21:149–186.

Burnstine TH, Lesser RP, Har J, et al. 1990. Characterization of the basal temporal language area in patients with left temporal lobe epilepsy. *Neurology.* 40:966–970.

Crepon B, Navarro V, Hasboun D, et al. (2010). Mapping interictal oscillations greater than 200 Hz recorded with intracranial macroelectrodes in human epilepsy. *Brain.* 133:33–45.

Crone NE, Miglioretti DL, Gordon B, Lesser RP. (1998a). Functional mapping of human sensorimotor cortex with electrocorticographic spectral analysis. II. Event-related synchronization in the gamma band. *Brain.* 121:2301–2315.

Crone NE, Miglioretti DL, Gordon B, et al. (1998b). Functional mapping of human sensorimotor cortex with electrocorticographic spectral analysis. I. Alpha and beta event-related desynchronization. *Brain* 121:2271–2299.

Gloor P. (1985). Neuronal generators and the problem of localization in electroencephalography: application of volume conductor theory to electroencephalography. *J Clin Neurophysiol.* 2:327–354.

Goldring S. (1991). Surgical treatment of epilepsy in the pediatric patient. In: Apuzzo MLJ., ed. *Neurological Aspects of Epilepsy*. American Association of Neurological Surgeons: 199–216.

Goldring S, Gregorie EM, Tempelhoff R. (1989). Surgery of epilepsy. In: Dudley H, Carter D, Russell RCG, eds. *Operative Surgery.* London: Butterworth: 427–442.

Gordon B, Lesser RP, Rance NE, et al. (1990). Parameters for direct cortical electrical stimulation in the human: histopathologic confirmation. *Electroencephalogr Clin Neurophysiol.* 75:371–377.

Hamberger MJ, Seidel WT, Goodman RR, McKhann GM. (2010). Does cortical mapping protect naming if surgery includes hippocampal resection? *Ann Neurol* 67:345–352.

Hamberger MJ, Seidel WT, McKhann GM, Perrine K, Goodman RR. (2005). Brain stimulation reveals critical auditory naming cortex. *Brain.* 128:2742–2749.

Ikeda A, Taki W, Kunieda T, et al. (1999). Focal ictal direct current shifts in human epilepsy as studied by subdural and scalp recording. *Brain.* 122:827–838.

Jacobs J, Staba R, Asano E, et al. (2012). High-frequency oscillations (HFOs) in clinical epilepsy. *Prog Neurobiol.* 98:302–315.

Jayakar P, Lesser RP. (2007). Extraoperative functional mapping. In: Engel J, Pedley TA, eds. *Epilepsy. A Comprehensive Textbook.* Philadelphia: Lippincott Williams & Wilkins: 1850–1859.

Kalamangalam GP. Tandon N, Slater JD. (2014). Dynamic mechanisms underlying afterdischarge: a human subdural recording study. *Clin Neurophysiol.* 125:1324–1338.

Katzner S, Nauhaus I, Benucci A, Bonin V, Ringach DL, Carandini M. (2009). Local origin of field potentials in visual cortex. *Neuron.* 61:35–41.

Kovac S, Kahane P, Diehl B. (2016). Seizures induced by direct electrical cortical stimulation—mechanisms and clinical considerations. *Clin Neurophysiol.* 127:31–39.

Le Van QM, Staba R, Bragin A, et al. (2010). Large-scale microelectrode recordings of high-frequency gamma oscillations in human cortex during sleep. *J Neurosci.* 30:7770–7782.

Lee HW, Shin JS, Webber WR, Crone NE, Gingis L, Lesser RP. (2009). Reorganization of cortical motor and language distribution in human brain. *J Neurol Neurosurg Psychiatry.* 80:285–290.

Lesser RP, Kaplan PW. (1994). Long-term monitoring with digital technology for epilepsy. [Review]. *J Child Neurol* 9(suppl 1):S64–70.

Lesser RP, Lüders H, Dinner DS, Hahn JF, Cohen L. (1984a). The location of speech and writing functions in the frontal language area. Results of extraoperative cortical stimulation. *Brain.* 107:275–291.

Lesser RP, Lüders H, Klem G, Dinner DS, Morris HH, Hahn JF. (1984b). Cortical afterdischarge and functional response thresholds: results of extraoperative testing. *Epilepsia.* 25, 615–621.

Lesser RP, Lüders H, Dinner DS, Klem G, Hahn JF, Harrison M. (1986). Electrical stimulation of Wernicke's area interferes with comprehension. *Neurology.* 36:658–663.

Lesser RP, Lüders H, Klem G, et al. (1987). Extraoperative cortical functional localization in patients with epilepsy. *J Clin Neurophysiol.* 4:27–53.

Lesser R, Gordon B, Uematsu S. (1994). Electrical stimulation and language. *J Clin Neurophysiol* 11:191–204.

Lesser RP, Arroyo S, Crone N, Gordon B. (1998). Motor and sensory mapping of the frontal and occipital lobes. *Epilepsia* 39(suppl 4):S69–S80.

Lesser RP, Kim SH, Beyderman L, et al. (1999). Brief bursts of pulse stimulation terminate afterdischarges caused by cortical stimulation. *Neurology.* 53, 2073–2081.

Lesser RP, Lee HW, Webber WR, Prince B, Crone NE, Miglioretti DL. (2008). Short-term variations in response distribution to cortical stimulation. *Brain.* 131:1528–1539.

Lesser RP, Crone NE, Webber WR. (2010). Subdural electrodes. *Clin Neurophysiol.* 121:1376–1392.

Lucas TH, Drane DL, Dodrill CB, Ojemann GA. (2008). Language reorganization in aphasics: an electrical stimulation mapping investiga-

tion. *Neurosurgery.* 63:487–497.
Lüders H, Dinner DS, Lesser RP, Morris HH. (1986). Evoked potentials in cortical localization. *J Clin Neurophysiol.* 3:75–84.
Lüders H, Lesser RP, Dinner DS, Morris HH, Wyllie E, Godoy J. (1988). Localization of cortical function: new information from extraoperative monitoring of patients with epilepsy. *Epilepsia.* 29(suppl 2):S56–S65.
Lüders H, Lesser RP, Hahn J, et al. (1986). Basal temporal language area demonstrated by electrical stimulation. *Neurology.* 36:505–510.
Mattia M, Ferraina S, Del GP. (2010). Dissociated multi-unit activity and local field potentials: a theory inspired analysis of a motor decision task. *Neuroimage.* 52:812–823.
Motamedi GK, Lesser RP, Miglioretti DL, et al. (2002). Optimizing parameters for terminating cortical afterdischarges with pulse stimulation. *Epilepsia.* 43:836–846.
Motamedi GK, Okunola O, Kalhorn CG, et al. (2007). Afterdischarges during cortical stimulation at different frequencies and intensities. *Epilepsy Res.* 77:65–69.
Nathan SS, Lesser RP, Gordon B, Thakor NV. (1993a). Electrical stimulation of the human cerebral cortex. Theoretical approach. [Review]. *Adv Neurol.* 63:61–85.
Nathan SS, Sinha S, Gordon B, Lesser R, Thakor N. (1993b). Determination of current density distributions generated by electrical stimulation of the human cerebral cortex. *Electroencephalogr Clin Neurophysiol.* 86:183–192.
Nune G. Winawer J, Rauschecker AM, et al. (2011). Problem of signal contamination in interhemispheric dual-sided subdural electrodes. *Epilepsia.* 52:e176–e180.
Ojemann GA. (1979). Individual variability in cortical localization of language. *J Neurosurg.* 50:164–169.
Ojemann GA, Dodrill CB. (1985). Verbal deficits after left temporal lobectomy for epilepsy. *J Neurosurg* 62:101–107.
Ojemann GA, Mateer C. (1979). Human language cortex: localization of memory, syntax, and sequential motor-phoneme identification systems. *Science.* 205:1401–1403.
Oostendorp TF, Delbeke J, Stegeman DF (2000). The conductivity of the human skull: results of in vivo and in vitro measurements. *IEEE Trans Biomed Eng.* 47:1487–1492.
Penfield W, Jasper H. (1954). *Epilepsy and the Functional Anatomy of the Human Brain.* Boston: Little Brown.
Penfield W, Roberts L. (1959). *Speech and Brain Mechanisms.* Princeton, NJ: Princeton University Press.
Piangerelli M, Ciavarro M, Paris A, et al. (2014). A fully integrated wireless system for intracranial direct cortical stimulation, real-time electrocorticography data transmission, and smart cage for wireless battery recharge. *Front Neurol.* 5:156.
Pouratian N, Cannestra AF, Bookheimer SY, Martin NA, Toga AW. (2004). Variability of intraoperative electrocortical stimulation mapping parameters across and within individuals. *J Neurosurg.* 101:458–466.
Racine RJ. (1978). Kindling: the first decade. *Neurosurgery.* 3:234–252.
Ranck JB Jr. (1975). Which elements are excited in electrical stimulation of mammalian central nervous system: A review. *Brain Res.* 98:417–440.
Sanes JN, Donoghue JP. (2000). Plasticity and primary motor cortex. *Annu Rev Neurosci.* 23:393–415.
Schott GD. (2007). Mirror writing: neurological reflections on an unusual phenomenon. *J Neurol Neurosurg Psychiatry.* 78:5–13.
Schulz R, Lüders HO, Tuxhorn I, et al. (1997). Localization of epileptic auras induced on stimulation by subdural electrodes. *Epilepsia.* 38:1321–1329.
Speckmann EJ, Elger CE, Altrup U. (2010). Neurophysiologic basis of the electroencephalogram. In: Wyllie E, ed. *Wyllie's Treatment of Epilepsy: Principles and Practice.* 5th ed. Philadelphia: Lippincott Williams & Wilkins.
Tao JX, Baldwin M, Hawes-Ebersole S, Ebersole JS. (2007). Cortical substrates of scalp EEG epileptiform discharges. *J Clin Neurophysiol.* 24:96–100.
Tolias AS, Sultan F, Augath M, et al. (2005). Mapping cortical activity elicited with electrical microstimulation using FMRI in the macaque. *Neuron.* 48:901–911.
Uematsu S, Lesser RP, Gordon B. (1992). Localization of sensorimotor cortex: the influence of Sherrington and Cushing on the modern concept. *Neurosurgery.* 30:904–912; discussion 912–913.
Valentin A, Alarcon G, Garcia-Seoane JJ, et al. (2005a). Single-pulse electrical stimulation identifies epileptogenic frontal cortex in the human brain. *Neurology.* 65:426–435.
Valentin A, Alarcon G, Honavar M, et al. (2005b). Single pulse electrical stimulation for identification of structural abnormalities and prediction of seizure outcome after epilepsy surgery: a prospective study. *Lancet Neurol.* 4:718–726.
Valentin A, Anderson M, Alarcon G, et al. (2002). Responses to single pulse electrical stimulation identify epileptogenesis in the human brain in vivo. *Brain.* 125:1709–1718.
van 't Klooster MA, Zijlmans M, Leijten FS, Ferrier CH, van Putten MJ, Huiskamp GJ. (2011). Time–frequency analysis of single pulse electrical stimulation to assist delineation of epileptogenic cortex. *Brain.* 134:2855–2866.
Van Gompel JJ, Stead SM, Giannini C, et al. (2008). Phase I trial: safety and feasibility of intracranial electroencephalography using hybrid subdural electrodes containing macro- and microelectrode arrays. *Neurosurg Focus.* 25:E23.
von Ellenrieder N, Beltrachini L, Perucca P, Gotman J. (2014). Size of cortical generators of epileptic interictal events and visibility on scalp EEG. *Neuroimage.* 94:47–54.
Wada JA, Mizuguchi T, Osawa T. (1978). Secondarily generalized convulsive seizures by daily amygdaloid stimulation in rhesus monkeys. *Neurology.* 28:1026–1036.
Waziri A, Schevon CA, Cappell J, Emerson RG, McKhann GM, Goodman RR. (2009). Initial surgical experience with a dense cortical microarray in epileptic patients undergoing craniotomy for subdural electrode implantation. *Neurosurgery.* 64: 540–545.
Wennberg R, Valiante T, Cheyne D. (2011). EEG and MEG in mesial temporal lobe epilepsy: Where do the spikes really come from? *Clin Neurophysiol.* 122:1295–1313.
Wieser HG, Bancaud J, Talairach J, Bonis A, Szikla G. (1979). Comparative value of spontaneous and electrically induced seizures in establishing the lateralization of temporal seizures. *Epilepsia.* 20:47–59.
Worrell GA, Gardner AB, Stead SM, et al. (2008). High-frequency oscillations in human temporal lobe: simultaneous microwire and clinical macroelectrode recordings. *Brain.* 131:928–937.
Zangaladze A, Sharan A, Evans J. et al. (2008). The effectiveness of low-frequency stimulation for mapping cortical function. *Epilepsia.* 49:481–487.

第 4 章

硬膜下电极：手术方法与并发症

Robert A. McGovern，Guy M. McKhann Ⅱ，著

一、硬膜下栅状电极作为有创性监测手段的基本原理

（一）癫痫的药物难治性

在世界范围内的 5 000 万~6 000 万罹患癫痫的患者中，有 20%~30% 无法通过抗癫痫药物（antiepileptic drugs，AEDs）控制住发作（Hauser and Hesdorffer，1990；Berg，2004）。这些药物难治性患者消耗了大部分的癫痫相关投入（Begley et al.，2000）。此外，两种抗癫痫药物联用仍无法控制发作的患者，继续尝试药物治疗也很难获益。对于这些患者，大多数研究表明 12 个月时的缓解率为每年 5%，随后的复发率为 40%~50%（Kwan and Brodie，2000；Callaghan et al.，2007；Luciano and Shorvon，2007；Choi et al.，2008；Callaghan et al.，2011；Choi et al.，2011）。因此，这些患者是外科切除治疗的适用人群。

（二）初选检查的不一致性

决定进行外科治疗之前，先要定位致痫灶，这是制定手术计划的前提。首先要通过无创性检查尝试定位致痫灶。但是无创性检查的结果往往不一致，很难最后确认致痫灶。在这种情况下，可使用有创性皮质脑电图（ECoG）来定位致痫灶并指导手术治疗（Zumsteg and Wieser，2000）。通过手术将硬膜下栅状或条状电极置入到假设的发作起始区，然后监测发作时的电活动、发作期放电的传播及发作间期的棘波。与头皮脑电图相比，这项技术的优势在于可以将电极直接放置在假设致痫区的皮质表面并增加电极密度，从而明显提升了空间分辨率。此外，还可以通过硬膜下电极对相关脑区进行电刺激以确定功能区。

（三）手术对预后的改善

关于药物难治性癫痫的外科治疗效果，通常集中在接受前颞叶切除术的颞叶内侧型癫痫（mesial temporal lobe epilepsy，mTLE）患者。通过严格的随机对照试验（randomized，controlled trials，RCT）证实对于这部分患者而言，手术治疗比继续药物治疗更为有效（Wiebe et al.，2001；Engel et al.，2012）。目前没有 RCT 研究能证实硬膜下电极置入是否会影响预后。这类患者的异质性相当大，而且病例本身就更为复杂，达到无发作的可能性更低（Tonini et al.，2004）。此外，几乎没有关于预后的前瞻性研究，很多文献都是单中心的回顾性研究，随访差别也很大。这就导致了 Engel Ⅰ级无发作的结果差别也很大。整体而言，大多数研究显示术后 1~2 年无发作率为 50%~70%（Kim et al.，2000；Lee et al.，2000；Cukiert et al.，2001；Siegel et al.，2001；Onal et al.，2003；Tonini et al.，2004；Elsharkawy et al.，2008；Jayakar et al.，2008；Van Gompel et al.，2008；Placantonakis et al.，2010；Bulacio et al.，2012；See et al.，2013；Vadera et al.，2013），而术后 5 年和 10 年随访结果显示这一比例会下降到 30%~60%（Asano et al.，2008；Elsharkawy et al.，2008；Jayakar et al.，2008；Carrette et al.，2010；Dorward et al.，2011；Bulacio et al.，2012；Wellmer et al.，2012）。不过，考虑到药物难治性癫痫患者的长期预后，这一水平的无发作率可能仍然比持续药物治疗有了显著改善。

（四）影响预后的因素

由于这一组群患者的异质性如此之大，无发作率也要低于内侧颞叶癫痫（mTLE）患者，因此，必须努力找出能够预测无发作的因素，以改善手术治疗效果。虽然大多数研究都是回顾性的，但已发表的文献中有一些共同的主题。

1. 术前检查方面，大多数研究显示在MRI上存在结构性异常（Tonini et al.，2004；Elsharkawy et al.，2008；Carrette et al.，2010）或者肿瘤（Tonini et al.，2004；Bulacio et al.，2012）的患者术后完全缓解率较高。这一结论并不意外，因为肿瘤或结构性异常经常为孤立的致痫性病变，切除后有望获得很好的预后。

2. 尽管没有在荟萃分析中得以验证或证实，一些研究还是表明在患病早期手术是一个积极的预测因素（Pomata et al.，2000；Elsharkawy et al.，2008；Ansari et al.，2010）。

3. EEG与正电子发射断层成像（positron emission tomography，PET）结果一致，而且EEG为局灶性发作起始（See et al.，2013）也被确定为积极的预测因素。术前EEG发作间期棘波的存在被认为与良好预后有关（Jayakar et al.，2008），但是荟萃分析没有得到类似结论（Tonini et al.，2004）。

4. 另一方面，一些研究表明既往有手术史（Elsharkawy et al.，2008；Bulacio et al.，2012）以及术前缺乏特异性诊断（Bulacio et al.，2012）都是预后较差的相关因素。

5. 发作起始区的切除范围是单一的最重要的手术变量，通常被认为与Engel Ⅰ级预后直接相关（Tonini et al.，2004；Dorward et al.，2011；See et al.，2013）。

6. 次全脑叶切除被认为与发作预后呈负相关（Bulacio et al.，2012）。

7. 一个有争议的变量就是有创性脑电监测本身。2004年的一项荟萃分析认为有创性监测与癫痫发作结果呈负相关（Tonini et al.，2004），而最近的研究则发现两者呈正相关（Elsharkawy et al.，2008）或不相关（Wellmer et al.，2012；Yang et al.，2014）。这种结论的不一致可能是由于所研究患者群体的差异所致，因为荟萃分析包含了所有类型的癫痫患者，而后者仅研究了接受硬膜下脑电监测的患者。如之前所讨论过的，颞叶内侧硬化型癫痫患者与低级别肿瘤相关癫痫患者本身就是术后预后最好的类型，跟他们相比接受硬膜下电极置入的患者预后更差显然也在情理之中。

8. 术后方面，一个多变量分析证实无急性术后发作与发作完全缓解密切相关（See et al.，2013）。

9. 荟萃分析同样显示术后EEG仍有放电与发作完全缓解呈负相关（Tonini et al.，2004）。

10. 最近的研究显示，术中皮质脑电图记录到的高频γ频段振荡能够用来区分致痫皮质的核心区及其周围的过渡带（Weiss et al.，2013）。在未来，这一电生理表现可能会更好地帮助我们确定需要切除的致痫区。

因此，尽管外科切除的方案可能受到功能区组织的影响，但各种研究证实外科医生还是应在条件允许的情况下，遵循致痫区最大化切除的原则。虽然与硬膜下电极置入这一过程本身没有直接联系，但是其必然结果应该尽量使电极覆盖最大化。为了最大限度地切除致痫灶，癫痫团队的首要任务要确定致痫灶的位置，而这正是取决于硬膜下电极的覆盖范围。如果这些患者发作复发，通常会出现在术后早期。大约50%发生在术后2个月内（Bulacio et al.，2012），75%发生在术后6个月内（See et al.，2013），87%发生在术后2年内（Elsharkawy et al.，2008），但须注意的是，所有结果都来自回顾性研究。

二、患者的选择

一旦转诊进行手术切除，就必须选择适当的患者进行有创性监测，从而保证最佳效果。如前所述，患者必须为药物难治性的。尽管随着时间的推移，研究以许多不同的方式对此进行了定义，但普遍接受的药物难治的定义是，已经尝试了至少两种AED，其中一种必须具有单药治疗指征，在1~2年内，平均每个月或每2个月出现癫痫发作（Wiebe et al.，2001；Engel et al.，2003，2010，2012）。

为了确定发作起源，详尽的病史采集与查体是必不可少的。发作症状学或因痫性电活动导致的躯体表现，通常有助于确定癫痫患者的致痫区（Rosenow 2001）。视频脑电图和MRI是最常用的无创性手段，它们作为对发作起始进行定侧和定位的首选，还能将临床发作类型与发作期EEG表现联系起来。如果头皮脑电图显示发作期活动难以定位，弥漫或双侧性，可能涉及多个脑区，则提示有进行有创性检查的必要。MRI用来发现不同的病变如海马硬化（hippocampal sclerosis，HS）、肿瘤、血管畸形或发育性病理如局灶性皮质发育不良（focal cortical dysplasia，FCD）或结节性硬化（tuberous sclerosis，TS）。最后，对于每个可能要接受外科评估的患者，都还应完善神经心理学检查。这项检查能够诊断出任何术前存在的认知损害，评估不同个体的术后认知预后，并可能作为预测哪些患者最适合手术的工具。

这一整套综合信息有助于指导患者选择合适的治疗方式。如某一患者有复杂部分性发作，MRI上为非优势侧的海马硬化，视频脑电监测可见发作期起始于右颞叶内侧，神经心理学评估显示部分认知损害，这样可以无须进一步评估就选择右侧前颞叶切除。反之，如果一个患者磁共振阴性，发作期起始为弥漫或双侧，神经心理评估结果为混合性所见，则需要有创性监测来更好地定侧或定位发作起源。同样，如果一个患者有着多处病变如FCD或皮质结节，但只有一个明显的致痫区，或在MRI上可见一个病变但有多个可能的发作起始位置，这些情况就可能从有创性硬膜下电极监测中获益。病变位于功能区是另一组能够从硬膜下电极中获益的病人，既能定位发作起始区，还能通过电刺激进行皮质功能区定位。

三、手术流程

（一）术前计划

硬膜下有创性监测因人而异。利用硬膜下电极进行有创性监测的两个目标：

1. 确定引起癫痫发作的皮质组织的体积。

2. 确定可能受癫痫灶切除影响的功能组织区域。

虽然在某些情况下，显示发作间期棘波的皮质区域会被纳入计划的手术切除范围，但更常见的情况是，手术切除仅限于发作起始区（Asano et al., 2008）。术前，由癫痫内科、神经心理科、神经影像科及神经外科所组成的多学科团队，会依据发作症状学、MRI所见、头皮视频脑电图监测发作的结果以及神经心理评估结果，来讨论电极置入方案（图4-1）。一旦确定了电极置入的最后方案，术前影像就会用来设计构成立体的电极放置计划。大多数情况下，利用T2序列及对比增强的T1序列就足以进行手术计划。

为了实施硬膜下监测电极的置入手术，要有必需的硬件及设备。硬膜下栅状及条状电极是将铂金或不锈钢材质的电极片以不同的间距嵌入到柔韧性良好的硅胶材料中。临床常用的电极片排列间隔1cm，而用于癫痫发作监测和研究的高密度阵列的间距通常更紧密。硬膜下栅状及条状电极可以从诸如AdTech或PMT这类公司预定，有各种不同形状和尺寸，可以根据患者的监测计划定制（图4-1）。手术置入后癫痫监测单元必须配备必要的连接电缆和记录设备。

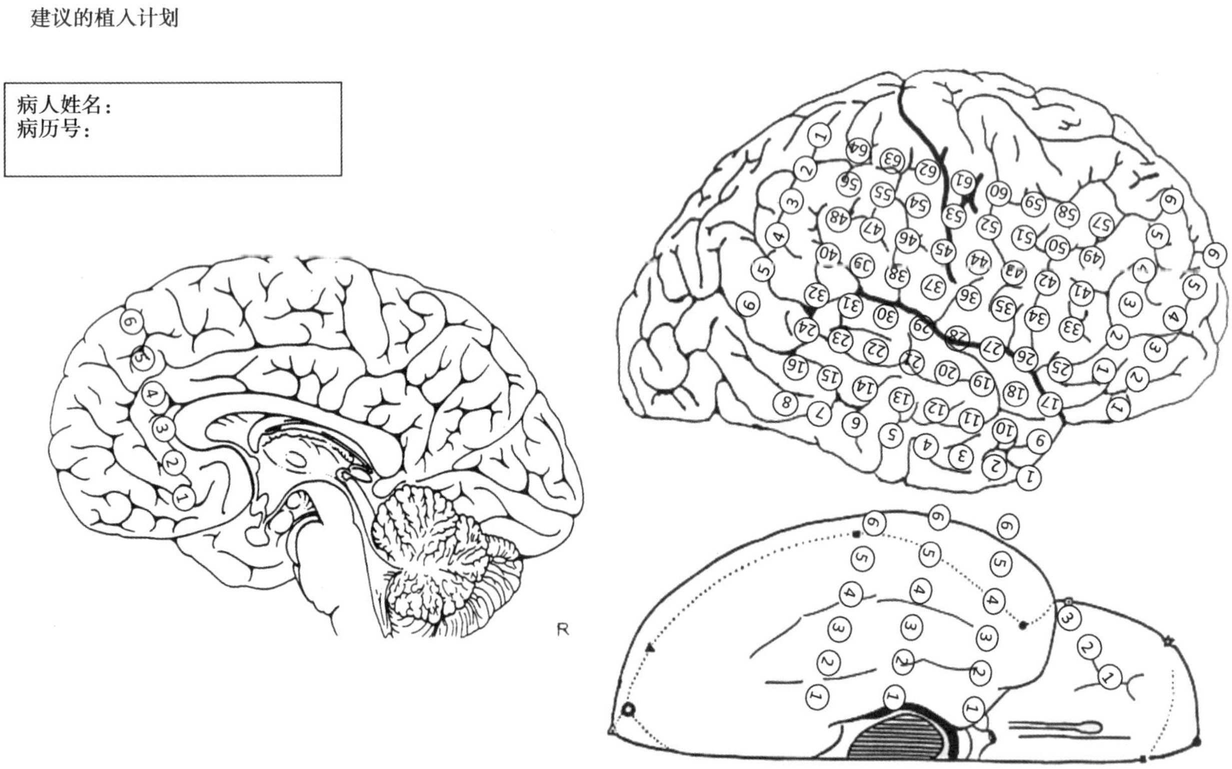

建议的植入计划

病人姓名：
病历号：

R

图4-1　术前计划阶段的硬膜下栅状电极放置方案，展示右额颞的广泛覆盖，包括外侧凸面以及底面和内侧面

(二) 外科技术

1. 准备工作　手术当日,确认所有要置入的电极都准备就绪后,将患者带入手术室。然后在全身麻醉情况下开始手术。切开前要使用抗生素和类固醇,并使用 Foley 导尿管和静脉压迫袜。手术辅助如甘露醇或腰大池引流管的使用依医生或中心习惯的不同而异。将患者头部用头钉固定在 Mayfield 头架中,他们的颅骨解剖结构使用立体定向导航软件与容积 MRI 进行配准。我们使用 Brainlab 或 Medtronic Stealth 系统来实现这一目的。并非所有硬膜下电极置入病例都绝对需要无框架立体定向。不过,这种技术非常普遍,有助于确定硬膜下电极阵列所需的颅骨暴露极限。它还有助于将电极定向放置在可视性较差的位置,如颞下部、枕下部、额叶基底和大脑半球间隙。此外,我们经常将深部电极与硬膜下电极联合放置,并且利用无框架立体定向技术来实现这一操作。

2. 切口　切口设计取决于术前栅状电极的放置计划。对于涉及额叶、颞叶和顶叶前部的常用电极放置方案,沿着从颧骨根部延伸至发际线后方和中线外侧的大反向问号切口线剃掉一条头发。对于矢状窦旁或半球间、顶叶上部,或后头部或枕叶入路而言,经常用矩形头皮瓣。标记切口应朝向头皮剃除部分的下部,以便在上部为隧道式电极导线留出空间。之后对头部进行常规消毒及铺巾。将头皮以及其下方的肌肉(如果有的话)切开至颅骨表面。必要时可用 Raney 夹(头皮夹,译者注)和电刀对头皮出血进行止血。尽可能保留颞浅动脉。然后用第二把手术刀切开颞肌,利用双极电凝刀进行止血。用 Penfield 1 号剥离子或者骨膜剥离子将皮瓣剥离颅骨。利用橡皮筋悬吊住皮瓣,并在皮瓣下放置一个纱垫使手术过程中血管的损伤降到最小。

3. 开颅术　然后根据术前的栅状电极放置计划进行开颅手术。通常情况下,开颅手术应尽可能大,以最大限度地暴露皮质,以满足电极置入方案的需要。如果要在颞叶上覆盖电极,则必须确保开颅手术尽可能靠近颅中窝底,以暴露颞叶下外侧,便于放置颞叶底面的电极。向前方暴露蝶骨小翼有助于沿颞外侧裂放置内侧条状电极,以记录颞叶内侧结构(Spencer,1990)。对于大脑半球间电极的放置,开颅手术必须足够接近中线,以便在桥静脉周围和之间进行分离和电极放置。对于后 1/4 头部的电极放置,颞枕结合部分可以从后外侧入路,枕下和后头部半球间可从枕叶下面入路。枕叶内侧面可以在枕极处暴露,利用其窦汇上方枕叶内侧面到矢状窦的桥静脉不多的特点。

4. 电极放置　如果计划联合使用深部电极,则需要首先利用无框架立体定向技术将电极通过硬膜的小切口置入,以免硬膜打开后造成任何可能的脑组织移动。然后就可以打开硬脑膜,从其下面的脑组织而言最安全的点开始,开成一个瓣,遗留一定的边缘以利于硬膜缝合或修补。如果患者之前接受过手术,硬膜打开的过程将会因为脑部的瘢痕而格外繁琐,需要细致地显微剥离并且避免其下方的动静脉血管受到损伤。一旦暴露了大脑表面,就使用正中神经刺激的体感诱发电位(SSEP)记录的相位倒置(phase reversal)位置来确定栅状电极所处的皮质方位。随后在与癫痫内科医师与神经电生理监测团队讨论后,利用无框架立体定向导航将硬膜下栅状及条状电极放置在计划位置(图 4-2)。我们一般先把所有条状电极放置完毕,然后再放置栅状电极。而后在每个电极的尾端进行记录来确认其功能是否正常,并查看间期痫样电活动。如果间期痫样电活动出现在置入电极的边缘,则需要增加电极以覆盖边缘以外的区域。将所有电极片的尾端缝合至硬膜边缘以防止移位。最后拍照留档所有电极的位置(图 4-3)。

5. 关颅　对于关闭硬膜,我们倾向于使用硬脑膜替代补片(如 Durepair)以扩大硬膜面积缓解硬膜下电极带来的占位效应。既往我们用硬膜替代材料作为原始硬膜的补充。然而过去几年里,我们会在放置电极后将硬脑膜瓣直接移除,并用新的合成材料完全替代。合成材料用 4-0 或 5-0 的普理灵缝线(Prolene suture)缝到原始硬膜上,严丝合缝,在放置电极时或是随后的手术中不会附着到下面的脑表面上。我们没有发现利用合成材料后感染的风险有何不同。

多重硬膜外悬吊缝合有助于防止术后硬膜外积液的发生。利用两三个钛钉通过钛片或钛板,把经过抗生素灌洗的骨瓣以松动的方式固定,因为不久后患者还会返回手术室再次接受手术。一些中心提倡此时不将骨瓣复位,以防术后出现症状性硬膜下积液或脑水肿而需要二次手术(Shah et al.,2007; Van Gompel et al.,2008)。尽管这种担忧确实存在,但根据我们的经验,术后积液很常见,却很少需要进行抽出处理(Mocco et al.,2006),尤其是

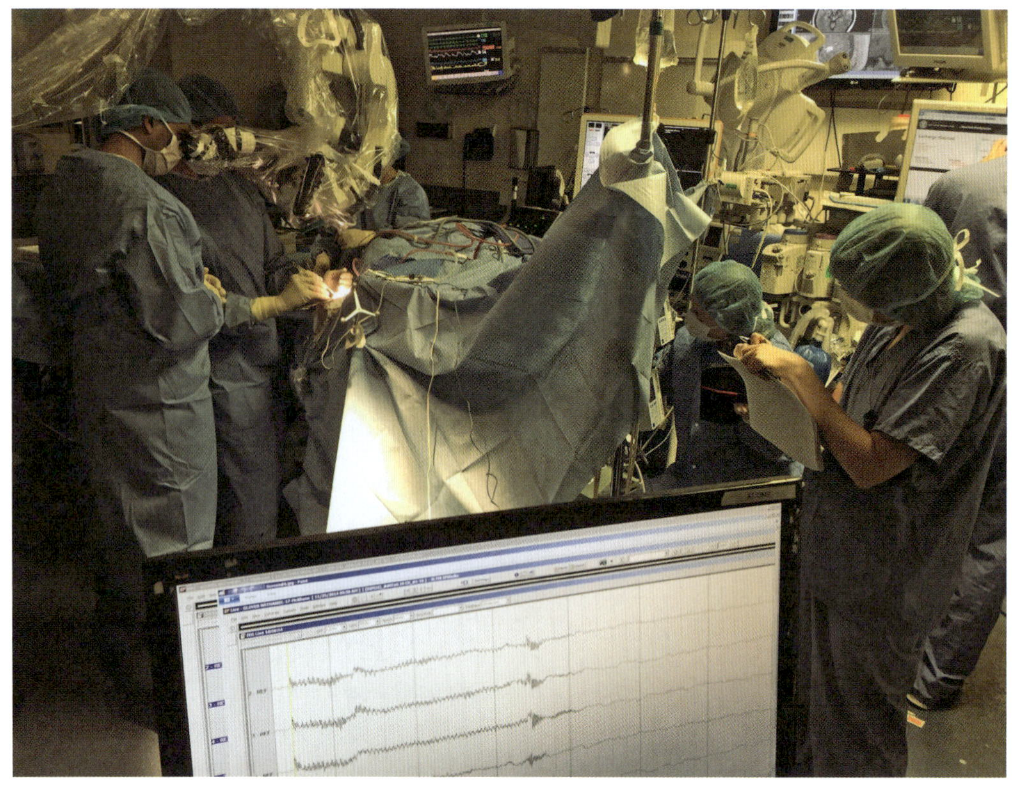

图 4-2 手术室中的环境，展示了外科团队、癫痫内科医师，以及神经电生理监测团队，通过皮质脑电图进行电信号采集以及皮质功能刺激定位来确定中央沟的位置

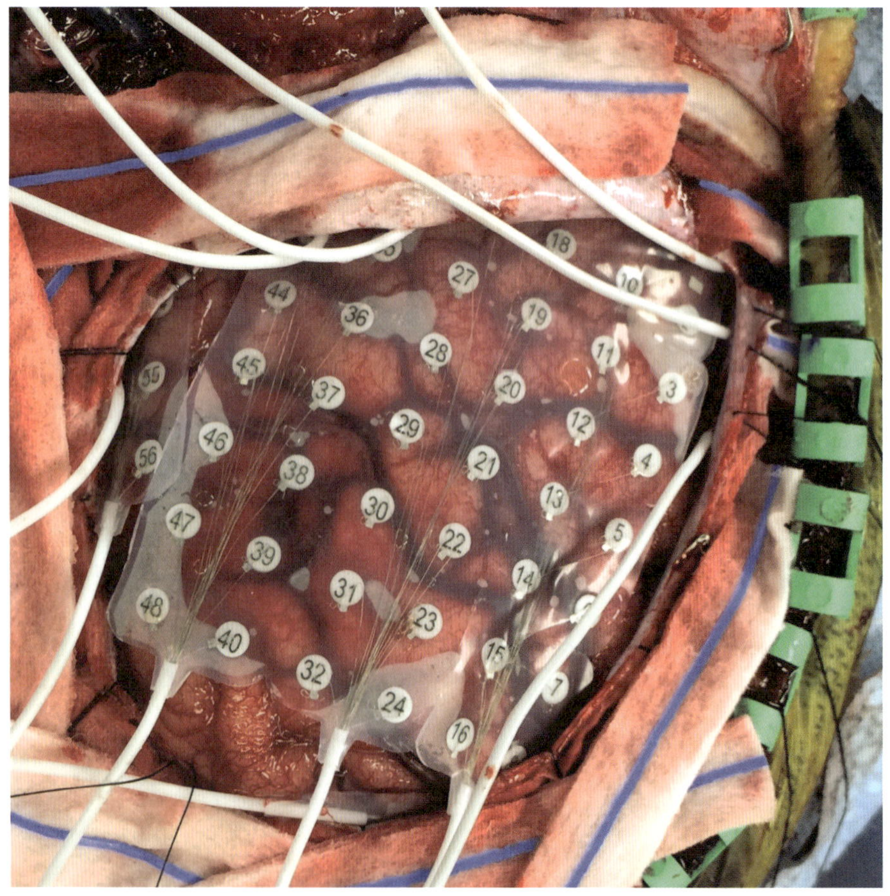

图 4-3 硬膜下栅状电极的拍照留档

当我们移除了硬脑膜减少硬膜下电极的占位效应时。是否需要对术后硬膜下积液采取措施，取决于患者的临床状态而不是 CT 或 MRI 上是否存在占位效应。

6. 电极固定　使用硬膜穿刺针作为管道将电极从距离切口线至少 2cm 的头皮处引出来，并确保固定在颞肌外。但也不能够太浅表，以易于头皮的愈合。利用 3-0 薇乔缝线（Vicryl suture）缝合颞肌，利用 2-0 薇乔缝线和皮肤吻合器缝合头皮。利用 2-0 丝线通过荷包缝合将每个电极固定到头皮上。当清洗切口使之干洁后，用敷料覆盖切口并用无菌绷带包扎，电极线从包扎的上端缺口处顺出。

（三）术后护理

术后，患者会在神经科 ICU 或者麻醉恢复室进行苏醒恢复。我们经常使用病人自控镇痛泵（patient-controlled analgesia pump，PCA 泵）帮助患者缓解手术带来的疼痛。通过便携 X 射线机行正侧位头颅片来确定栅状电极或条状电极的位置。通常，我们会等到患者次日转移到癫痫监测单元（epilepsy monitoring unit，EMU）后将其连接到临床脑电系统。离开并转往 EMU 之前，会先行术后立体定向 CT，在确定电极位置的同时还会与术前 MRI 融合，并查看是否存在硬膜外积液或其他没有相关临床表现的颅内异常。进入 EMU 后，将所有电极连到 128 通道记录系统（如 XLTek）。这些信号放大后传送至癫痫科工作人员能够访问的服务器以读取 EEG 结果。不同外科医生抗生素的使用差异很大，使用时间从围术期到整个监测期不等（见下文）。

（四）发作起始区的定位

一旦患者出现典型发作，癫痫专科医师就会查看 EEG 数据以确定发作起始区（图 4-4）。一般而言，需要确认患者至少 3~4 次典型的发作症状以证实假设的发作起始区。癫痫专业团队会逐渐减

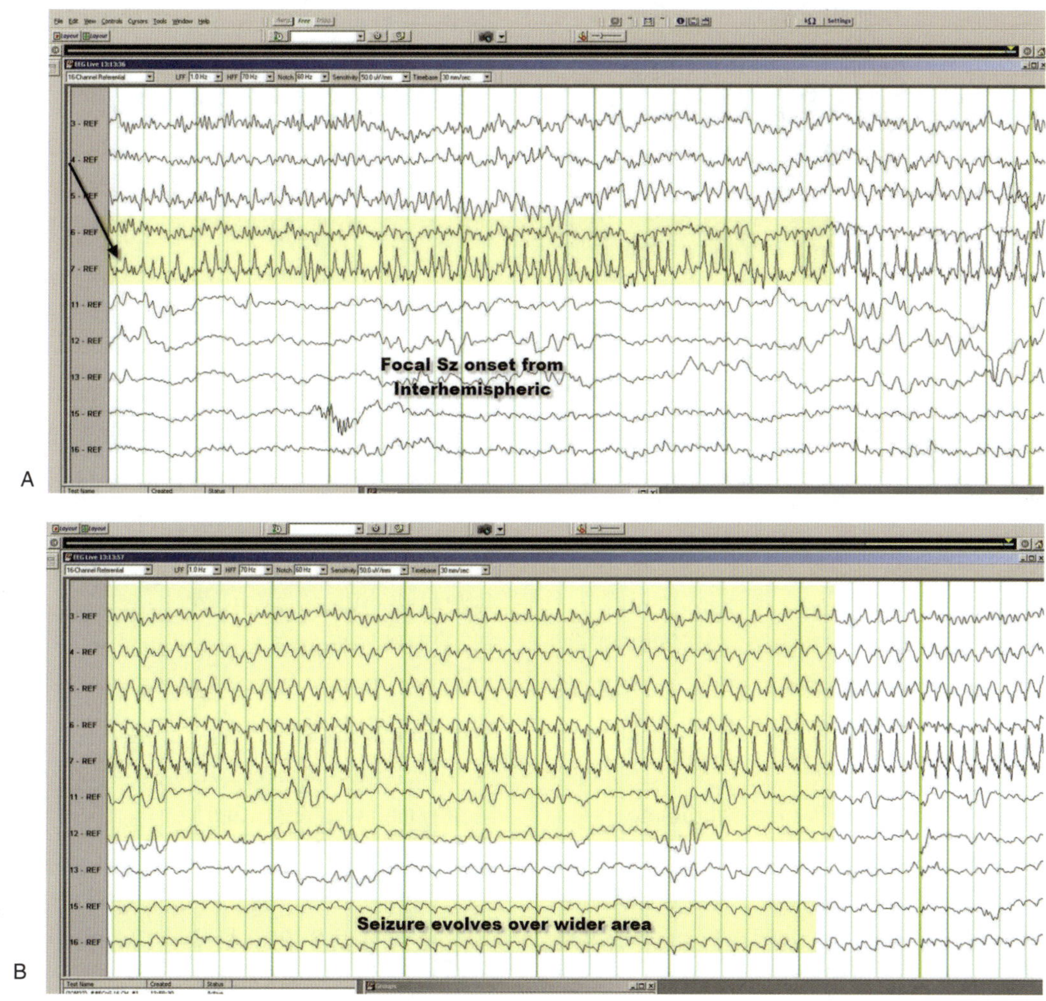

图 4-4　长程床旁皮质脑电图监测显示非常局限的发作起始（A），并且随后演变并扩布至周围脑区（B）

少抗癫痫药物的用量来促使发作，其他手段包括运动、睡眠剥夺、饮酒等可能有助于诱发发作。一旦致痫区被确定，患者的抗癫痫药物就要恢复。癫痫灶附近潜在的功能区可通过不同部位的电极行皮质电刺激来探查功能，包括语言的6个主要方面、运动活动及感觉的各个方面。如果发作起始区能很好地被确定且不位于功能区，患者可以到手术室移除电极，并随后按计划切除致痫区（图4-5）。如果致痫区部分位于功能组织内，则只能计划次全切除，在此之前需要就风险-获益比与患者及家属充分讨论。

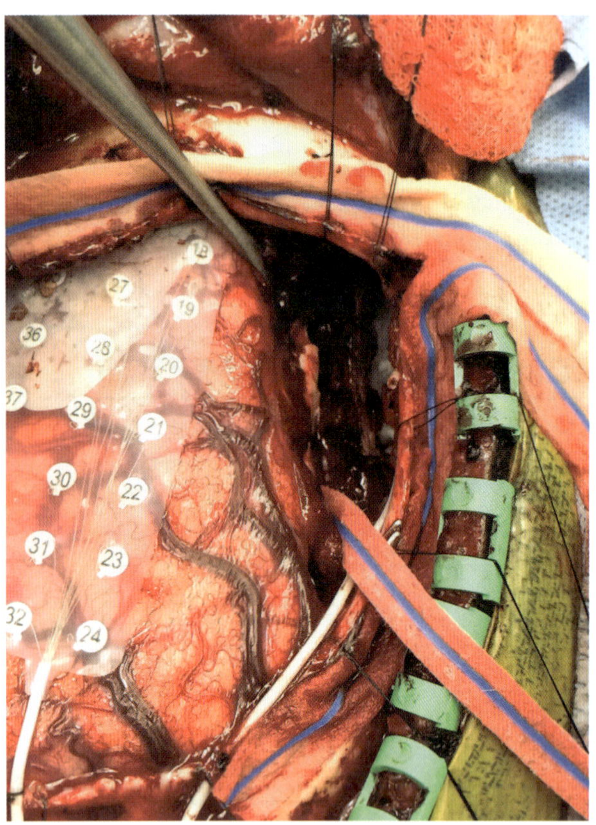

图4-5 根据床旁长程皮质脑电图监测及对功能区的皮质电刺激定位制定手术切除计划

在皮质电刺激定位的过程中，可能会发现电极覆盖得不充分。确实，大多数研究报道5%~15%的患者无法明确定位癫痫灶（Lee et al，2000；Johnston et al.，2006；Fountas 与 Smith，2007；MacDougall et al.，2009；Carrette et al.，2010；Blauwblomme et al.，2011；Dorward et al.，2011；Bulacio et al.，2012），从而需要额外增加栅状或条状电极以进一步确定病灶部位。在这些病例中，由于电极覆盖不足而导致的采样错误可能是定位失败的最主要原因。如前所述，最大范围地覆盖假定的致痫灶仍然是最重要的原则。在其他情况下，硬膜下电极置入的结果可能确认为多个或双侧起始区，或是起始区完全位于功能区内，或是未能发现任何发作活动。对这些情况，通常不会考虑进一步的切除手术。

四、硬膜下电极置入的相关并发症

硬膜下电极置入有一系列并发症。与上文所述寻找预后相关因素一样，如果外科医生能够很好地预测哪些患者易于出现术后并发症、什么类型的措施能够防止这种并发症，则置入硬膜下电极的过程可以变得更为安全。因此，许多研究试图在患者群中预测哪些因素与并发症有关。遗憾的是，几乎所有的研究都是单中心回顾性的。即便如此，同发作预后一样，这些文献也是值得研究的。

术后并发症最常见也是最有争议的预测因素之一是放置的电极数量。相应的，这种考量就扩展至所置入栅状电极的尺寸与数量（Hamer et al.，2002），或者栅状电极相对于条状电极本身的差异。促使考虑这个因素的原因在于电极以异物的形式存在，因而随着电极数量的增加（以及头皮出口的增加）感染的倾向也会增加。这也与脑表面放置电极所产生的占位效应以及可能的静脉压迫和脑肿胀有关。由此，很多研究认为电极数量与感染率呈正相关（Wiggins et al.，1999；Hamer et al.，2002；Wong et al.，2009；Wellmer et al.，2012），以及与其他任何并发症也呈正相关（通常与脑肿胀有关）（Hamer et al.，2002；Wong et al.，2009；Wellmer et al.，2012；Hedegärd et al.，2014），尽管其他研究并未得出同样结论（Burneo et al.，2006；Johnston et al.，2006；Blauwblomme et al.，2011）。有趣的是，大多数未能得到同样结论的研究，要么大部分使用的是条状电极（Burneo et al.，2006），要么电极的数量得到了限制（Blauwblomme et al.，2011）。事实上是，荟萃分析发现了电极数量与不良事件的发生存在明显的相关性，当电极触点总量达到67或更多时，风险加倍（Arya et al.，2013），尤其是在感染与颅内出血方面（Arya et al.，2013）。

（一）感染

感染可发生在外科操作中的任何一个步骤，包括表皮切口的感染、骨瓣引起的骨髓炎或神经系统本身内部的脑膜炎或脑实质内脓肿。根据系统回顾(Hader et al.,2013)及荟萃分析(Arya et al.,2013)的结果,上述每种感染的发生率为2%~3%,不同研究中这一数字范围在1%~15%(Hamer et al.,2002; Onal et al.,2003; Johnston et al.,2006; Musleh et al.,2006; Fountas and Smith,2007)。

尽管所有单位在报道中都提及了术前抗生素的用量,但使用的时长从单纯的术前预防(Blauwblomme et al.,2011),到使用持续24小时(Burneo et al.,2006),再到整个监测期(Wiggins et al.,1999; Onal et al.,2003; Johnston et al.,2006; Musleh et al.,2006; Ozlen et al.,2010)不等。尽管大多数研究显示单纯术前预防性应用抗生素与整个监测期使用抗生素并无差异(Wyler et al.,1991; Wiggins et al.,1999; Hamer et al.,2002; Simon et al.,2003; Fountas and Smith,2007),但目前尚无对两者进行直接比较的研究。另一方面,近期有研究显示在整个监测期都使用抗生素能够比之前报道过的感染率更低(Onal et al.,2003; Johnston et al.,2006; Musleh et al.,2006)。此外,一项无法证明抗生素使用时间效果的研究指出,一旦研究人员在整个监测期间开始使用抗生素,就没有感染(Wiggins et al.,1999)。荟萃分析指出,电极触点数量相对较多(>67)的时候,使用抗生素可预防感染趋势(Arya et al.,2013)。因此,外科医生必须在使用抗生素可能带来的并发症,与延长抗生素所能带来的相对不确定的感染率下降之间进行权衡。

与此相关的是,监测时长也被认为与感染有关(Hamer et al.,2002),尽管一项研究发现,将这一单变量分析变为逐步回归分析时,这一因素的影响便消失了(Wellmer et al.,2012),而另一项研究认为仅在监测时长超过14天时才有差异(Wiggins et al.,1999)。同样,其他研究也未发现监测持续时间与任何并发症之间存在任何关系(Burneo et al.,2006; Blauwblomme et al.,2011; Roth et al.,2014)。然而,荟萃分析显示监测时长超过8天后,出现不良反应的风险会开始增加(每天增加4%)(Arya et al.,2013)。

(二) 颅内血肿

不幸的是,出血是硬膜下电极置入的另一个公认风险。硬膜下血肿最常发生,硬膜外血肿及脑实质血肿较之则少见些。整体上来说,出血的发生率估计在2%~4%(Arya et al.,2013; Hader et al.,2013),大多数文献报道1%~17%(Kim et al.,2000; Lee et al.,2000; Hamer et al.,2002; Onal et al.,2003; Johnston et al.,2006; Fountas and Smith,2007; Ozlen et al.,2010; Arya et al.,2013)。硬膜外血肿在很多情况下都需要再次手术以进行清除,而这一比例在硬膜下血肿中接近1/3~1/2(Fountas and Smith,2007; Blauwblomme et al.,2011; Hedegärd et al.,2014),尽管这种比例取决于患者术后复查影像的频率,也取决于患者的临床状态。一些中心试图通过放置硬膜下或硬膜外引流来避免这种情况的发生(Lee et al.,2000),尽管理论上讲这样反而会增加感染的概率。就我们的经验而言,每个硬膜下电极置入的患者在术后复查CT的时候都会或多或少出现硬膜外积液,很少需要进行外科干预(Mocco et al.,2006)。

(三) 脑脊液漏

脑脊液漏是硬膜下电极置入中的一种熟知的、常见的并发症,因为认为发生在预期的术后过程中,因此,在关于检查并发症发生率的研究中经常未被报道。如果将报道脑脊液渗漏的研究包括在内,其发生率为8%~12%,0~33%(Blauwblomme et al.,2011; Arya et al.,2013; Yang et al.,2014)。有趣的是,大多数研究都没有发现与感染有关(Hamer et al.,2002; Simon et al.,2003; Blauwblomme et al.,2011),并且能够通过在硬膜关闭处的部位放置胶原基质(collagen matrix)(Blauwblomme et al.,2011),或者围绕漏口行双重荷包缝合(Johnston et al.,2006; Musleh et al.,2006),或联用胶合剂,达到降低脑脊液漏的发生率。当我们在自己的患者中发现脑脊液漏时,我们首先选用胶合剂(collodion)来阻塞漏口,如果仍有渗漏,则用8字缝合来加固。

(四) 颅内压增高

一些研究报道了硬膜下电极置入后,因半球肿胀导致颅内压增高所产生的严重后果。尽管相对少见(出现率为2.5%,Arya et al.,2013),但严重的脑水肿能够产生毁灭性的后果,包括神经功能缺失、需要紧急开颅处理的脑疝,甚至死亡(Spencer,1990; Lee et al.,2000; Hamer et al.,2002; Onal et al.,2003; Fountas 与 Smith,2007; Wong et al.,2009)。结果是,尽管在这方面实际情况差异很大,但据报道大多数中心会在围手术期使用类固醇皮质激素,并通常在1~2周逐渐减少。一些中心发现有症状的脑水肿发生率很低,因此并不对患者在围手术期常规使用类固醇，仅在临床上水肿非常明显时才会使用（Blauwblomme et al.，2011；Vale et al.，2013）。其他学者则建议在小心避免对皮质静脉及窦压迫的情况下复位骨瓣，并在出现症状时使用类固醇（Onal et al.，2003）。与此截然相反的是，一些中心常规把骨瓣移除，在监测期暂不归位，以避免脑肿胀所可能带来的任何并发症（Shah et al.，2007；Van Gompel et al.，2008）。如前所述，我们常规移除硬膜将电极的空间占位效应降到最低，用两到三个钛板钛片松动地固定骨瓣，并给予患者一周的地塞米松。

一个中心回顾性分析了他们使用地塞米松的情况，发现使用类固醇会降低术后癫痫的发作频率，于是决定不再常规使用（Araki et al.，2006）。他们有两组类似的患者，差别在于是否术后接受了地塞米松治疗。结果显示术后不常规使用类固醇的患者影像学上出现脑水肿的比例增加，尽管大部分人临床上无症状，而且仅静脉使用地塞米松就能够控制。他们同样还证实了自己的观点，即类固醇确实会减少术后的发作频率，因为接受类固醇的那组患者监测期明显延长（Araki et al.，2006）。尽管如此，目前没有研究直接验证这一假说，尽管回顾性研究都相似地指出，常规使用类固醇能够降低水肿相关并发症（Hamer et al.，2002），并且均未发现感染率有何不同（Johnston et al.，2006；Van Gompel et al.，2008）。

最后，一项研究通过放置硬膜下颅内压（ICP）监测仪检查接受硬膜下电极放置的儿科患者的颅内压（Shah et al.，2007）。他们研究的动机源于某个不幸死亡的患者，这例患者的姿势被误以为是癫痫发作，但其实是小脑幕切迹疝的部分表现。通过常规颅内压监测，作者发现年龄较大的患儿有着更高的基础颅内压，继发全面强直 - 阵挛发作的患者会有瞬时的颅内压明显增高。尽管与栅状电极的大小和置入的数量无关，但与发作时脑电图波及的电极数以及发作扩展的范围有关。因此，作者建议在 EMU 中监测时，在那些可能频繁出现全面强直 - 阵挛发作的年龄较大的患儿中使用颅内压监测。

（五）一过性神经功能缺损

许多研究并没有报道神经功能缺损，因为通常很难将切除手术相关的缺损与初始监测过程的缺损区分开来。在所有报道的并发症中，一过性轻偏瘫是最常见的神经功能缺损（Onal et al.，2003；Arya et al.，2013）。大多数情况下，使用类固醇皮质激素可以改善这种情况（Hamer et al.，2002），尽管偶尔需要移除电极（Wong et al.，2009；Ozlen et al.，2010）。无论哪种情况，永久性的神经功能缺损都极为少见，通常与脑水肿造成的颅内压升高有关，但也有明显的病例是在放置电极后出现神经功能缺损，并在术后持续存在（Van Gompel et al.，2008）。与永久性神经功能缺损类似，死亡也很少发生，通常与弥漫性脑水肿所引起的颅内压无法控制的增高有关。

（六）其他并发症

电极本身的问题不常被报道，尽管电极可能因为各种原因而发生故障。电极的机械性问题经常表现为折断和移位（Arya et al.，2013）。也很少有患者自己拔除电极的报道（Johnston et al.，2006；Tanriverdi et al.，2009）。还有一些来自回顾性研究的可能的预测因素，但是在系统回顾和荟萃分析中尚未证实。一些研究发现随着年龄的增长，无论是儿童（Hamer et al.，2002；Blauwblomme et al.，2011）还是成人（Hedegärd et al.，2014），都会伴随并发症出现概率的增加，主要是因为脑水肿，但其他研究并未发现这种趋势（Van Gompel et al.，2008；Ozlen et al.，2010）。此外，枕叶或顶枕的电极置入出现并发症的概率更高（Wellmer et al.，2012），但其他研究中未得到同样结论。

五、结论

对于无创性证据不一致的患者而言，放置硬膜下电极是一种通常安全有效的定位致痫灶的技术。虽然并发症是该手术公认的一个方面，但可以通过本文概述的技术和方法将并发症降至最低。

缜密的手术技巧、大面积硬膜外成形术以及术后严格的无菌操作都有助于将硬膜下电极置入的感染和占位效应相关并发症降至最低。由于已发表文献的异质性，我们提倡标准化和基于数据登记的预后及并发症评估，以便将来这些数据能够更方便地整合与分析。

（邵晓秋　刘畅 译，吴逊 审校）

参考文献

Ansari SF, Maher CO, Tubbs RS, Terry CL, Cohen-Gadol AA. (2010). Surgery for extratemporal nonlesional epilepsy in children: a meta-analysis. *Childs Nerv Syst.* 26(7):945–951.

Araki T, Otsubo H, Makino Y, et al. (2006). Efficacy of dexamathasone on cerebral swelling and seizures during subdural grid EEG recording in children. *Epilepsia.* 47(1):176–180.

Arya R, Mangano FT, Horn PS, Holland KD, Rose DF, Glauser TA. (2013). Adverse events related to extraoperative invasive EEG monitoring with subdural grid electrodes: a systematic review and meta-analysis. *Epilepsia.* 54(5):828–839.

Asano E, Juhász C, Shah A, Soud S, Chugani HT. (2008). Role of subdural electrocorticography in prediction of long-term seizure outcome in epilepsy surgery. *Brain.* 132(4):1038–1047.

Begley CE, Famulari M, Annegers JF, et al. (2000). The cost of epilepsy in the United States: an estimate from population-based clinical and survey data. *Epilepsia.* 41(3):342–351.

Berg AT (2004). Understanding the delay before epilepsy surgery: Who develops intractable focal epilepsy and when? *CNS Spectr.* 9(2):136–144.

Blauwblomme T, Ternier J, Romero C, et al. (2011). Adverse events occurring during invasive EEG recordings in children. *Operative Neurosurg.* 69(issue suppl 2):ons169–ons175.

Bulacio JC, Jehi L, Wong C, et al. (2012). Long-term seizure outcome after resective surgery in patients evaluated with intracranial electrodes. *Epilepsia.* 53(10):1722–1730.

Burneo JG, Steven DA, McLachlan RS, Parrent AG. (2006). Morbidity associated with the use of intracranial electrodes for epilepsy surgery. *Can J Neurol Sci.* 33(2):223–227.

Callaghan BC, Anand K, Hesdorffer D, Hauser WA, French JA. (2007). Likelihood of seizure remission in an adult population with refractory epilepsy. *Ann Neurol.* 62(4):382–389.

Callaghan B, Schlesinger M, Rodemer W, et al. (2011). Remission and relapse in a drug-resistant epilepsy population followed prospectively. *Epilepsia.* 52(3):619–626.

Carrette E, Vonck K, De Herdt V, et al. (2010). Predictive factors for outcome of invasive video-EEG monitoring and subsequent resective surgery in patients with refractory epilepsy. *Clin Neurol Neurosurg.* 112(2):118–126.

Choi H, Heiman G, Pandis D, et al. (2008). Seizure remission and relapse in adults with intractable epilepsy: a cohort study. *Epilepsia.* 49(8):1440–1445.

Choi H, Heiman GA, Munger Clary H, Etienne M, Resor SR, Hauser WA. (2011). Seizure remission in adults with long-standing intractable epilepsy: an extended follow-up. *Epilepsy Res.* 93(2–3):115–119.

Cukiert A, Buratini JA, Machado E, et al. (2001). Results of surgery in patients with refractory extratemporal epilepsy with normal or nonlocalizing magnetic resonance findings investigated with subdural grids. *Epilepsia.* 42(7):889–894.

Dorward IG, Titus JB, Limbrick DD, Johnston JM, Bertrand ME, Smyth MD. (2011). Extratemporal, nonlesional epilepsy in children: postsurgical clinical and neurocognitive outcomes. *J. Neurosurg: Pediatr.* 7(2):179–188.

Elsharkawy AE, Behne F, Oppel F, et al. (2008). Long-term outcome of extratemporal epilepsy surgery among 154 adult patients. *J Neurosurg.* 108(4):676–686.

Engel J, Wiebe S, French J, et al. (2003). Practice parameter: temporal lobe and localized neocortical resections for epilepsy. *Epilepsia.* 44(6):741–751.

Engel J, McDermott MP, Wiebe S, et al; Early Randomized Surgical Epilepsy Trial (ERSET) Study Group. (2010). Design considerations for a multicenter randomized controlled trial of early surgery for mesial temporal lobe epilepsy. *Epilepsia.* 51(10):1978–1986.

Engel J, McDermott MP, Wiebe S, et al; Early Randomized Surgical Epilepsy Trial (ERSET) Study Group. (2012). Early surgical therapy for drug-resistant temporal lobe epilepsy: a randomized trial. *JAMA.* 307(9):922–930.

Fountas KN, Smith JR. (2007). Subdural electrode-associated complications: a 20-year experience. *Stereotact Funct Neurosurg.* 85(6):264–272.

Hader WJ, Tellez-Zenteno J, Metcalfe A, et al. (2013). Complications of epilepsy surgery: a systematic review of focal surgical resections and invasive EEG monitoring. *Epilepsia.* 54(5):840–847.

Hamer HM, Morris HH, Mascha EJ, et al. (2002). Complications of invasive video-EEG monitoring with subdural grid electrodes. *Neurology.* 58(1):97–103.

Hauser WA, Hesdorffer DC. (1990). *Epilepsy: Frequency, Causes and Consequences*. New York: Demos.

Hedegärd E, Bjellvi J, Edelvik A, Flink R, Malgren K. (2014). Complications to invasive epilepsy surgery workup with subdural and depth electrodes: a prospective population-based observational study. *J Neurol Neurosurg Psychiatr.* 85(7):716–720.

Jayakar P, Dunoyer C, Dean P, et al. (2008). Epilepsy surgery in patients with normal or nonfocal MRI scans: Integrative strategies offer long-term seizure relief. *Epilepsia.* 49(5):758–764.

Johnston JM, Mangano FT, Ojemann JG, Park TS, Trevathan E, Smyth MD. (2006). Complications of invasive subdural electrode monitoring at St. Louis Children's Hospital, 1994–2005. *J Neurosurg.* 105(5 Suppl):343–347.

Kim SK, Wang KC, Hwang YS, et al. (2000). Pediatric intractable epilepsy: the role of presurgical evaluation and seizure outcome. *Childs Nerv Syst.* 16(5):278–285; discussion 286.

Kwan P, Brodie MJ. (2000). Early identification of refractory epilepsy. *N Engl J Med.* 342(5):314–319.

Lee WS, Lee JK, Lee SA, Kang JK, Ko TS. (2000). Complications and results of subdural grid electrode implantation in epilepsy surgery. *Surg Neurol.* 54(5):346–351.

Luciano AL, Shorvon SD. (2007). Results of treatment changes in patients with apparently drug-resistant chronic epilepsy. *Ann Neurol.* 62(4):375–381.

MacDougall KW, Steven DA, Parrent AG, Burneo JG. (2009). Supplementary implantation of intracranial electrodes in the evaluation for epilepsy surgery. *Epilepsy Res.* 87(1):95–101.

Mocco J, Komotar RJ, Ladouceur AK, Zacharia BE, Goodman RR, McKhann GM 2nd. (2006). Radiographic characteristics fail to predict clinical course after subdural electrode placement. *Neurosurgery* 58(1):120–125.

Musleh W, Yassari R, Hecox K, Kohrman M, Chico M, Frim D. (2006). Low incidence of subdural grid-related complications in prolonged pediatric EEG monitoring. *Pediatr Neurosurg.* 42(5):284–287.

Onal C, Otsubo,H, Araki T, et al. (2003). Complications of invasive subdural grid monitoring in children with epilepsy. *J Neurosurg.* 98(5):1017–1026.

Ozlen F, Asan Z, Tanriverdi T, et al. (2010). Surgical morbidity of invasive monitoring in epilepsy surgery: an experience from a single institution. *Turk Neurosurg.* 20(3):364–372.

Placantonakis DG, Shariff S, Lafaille F, et al. (2010). Bilateral intracranial electrodes for lateralizing intractable epilepsy. *Neurosurgery.* 66(2):274–283.

Pomata HB, González R, Bartuluchi M, et al. (2000). Extratemporal epilepsy in children: candidate selection and surgical treatment. *Childs Nerv Syst.* 16(12):842–850.

Rosenow F. (2001). Presurgical evaluation of epilepsy. *Brain.* 124(9):1683–1700.

Roth J, Carlson C, Devinsky O, Harter DH, Macallister WS, Weiner HL. (2014). Safety of staged epilepsy surgery in children. *Neurosurgery.* 74(2):154–162.

See SJ, Jehi LE, Vadera S, Bulacio J, Najm I, Bingaman W. (2013). Surgical outcomes in patients with extratemporal epilepsy and subtle or normal magnetic resonance imaging findings. *Neurosurgery.* 73(1):68–77.

Shah AK, Fuerst D, Sood S, et al. (2007). Seizures lead to elevation of intracranial pressure in children undergoing invasive EEG monitoring. *Epilepsia.* 48(6):1097–1103.

Siegel AM, Jobst BC, Thadani VM, et al. (2001). Medically intractable, localization-related epilepsy with normal MRI: presurgical evaluation and surgical outcome in 43 patients. *Epilepsia.* 42(7):883–888.

Simon SL, Telfeian A, Duhaime AC. (2003). Complications of invasive monitoring used in intractable pediatric epilepsy. *Pediatr Neurosurg.* 38(1):47–52.

Spencer SS. (1990). Combined depth and subdural electrode investigation in uncontrolled epilepsy. *Neurology.* 40(1):74–79.

Tanriverdi T, Ajlan A, Poulin N, Olivier A. (2009). Morbidity in epilepsy surgery: an experience based on 2449 epilepsy surgery procedures from a single institution. *J Neurosurg.* 110(6):1111–1123.

Tonini C, Beghi E, Berg AT, et al. (2004). Predictors of epilepsy surgery outcome: a meta-analysis. *Epilepsy Res.* 62(1):75–87.

Vadera S, Jehi L, Gonzalez-Martinez J, Bingaman W. (2013). Safety and long-term seizure-free outcomes of subdural grid placement in patients with a history of prior craniotomy. *Neurosurgery.* 73(3):395–400.

Vale FL, Pollock G, Dionisio J, Benbadis SR, Tatum WO. (2013). Outcome and complications of chronically implanted subdural electrodes for the treatment of medically resistant epilepsy. *Clin Neurol Neurosurg.* 115(7):985–990.

Van Gompel JJ, Worrell GA, Bell ML, et al. (2008). Intracranial electroencephalography with subdural grid electrodes. *Neurosurgery.* 63(3):498–506.

Weiss SA, Banks GP, McKhann GM Jr, et al. (2013). Ictal high frequency oscillations distinguish two types of seizure territories in humans. *Brain.* 136(12):3796–3808.

Wellmer J, von der Groeben F, Klarmann U, et al. (2012). Risks and benefits of invasive epilepsy surgery workup with implanted subdural and depth electrodes. *Epilepsia.* 53(8):1322–1332.

Wiebe S, Blume WT, Girvin JP, Eliasziw M; Effectiveness and Efficiency of Surgery for Temporal Lobe Epilepsy Study Group. (2001). A randomized, controlled trial of surgery for temporal-lobe epilepsy. *N Engl J Med.* 345(5):311–318.

Wiggins GC, Elisevich K, Smith BJ. (1999). Morbidity and infection in combined subdural grid and strip electrode investigation for intractable epilepsy. *Epilepsy Res.* 37(1):73–80.

Wong CH, Birkett J, Byth K, et al. (2009). Risk factors for complications during intracranial electrode recording in presurgical evaluation of drug resistant partial epilepsy. *Acta Neurochir (Wien).* 151(1):37–50.

Wyler AR, Walker G, Somes G. (1991). The morbidity of long-term seizure monitoring using subdural strip electrodes. *J Neurosurg.* 74(5):734–737.

Yang PF, Zhang HJ, Pei JS, et al. (2014). Intracranial electroencephalography with subdural and/or depth electrodes in children with epilepsy: techniques, complications, and outcomes. *Epilepsy Res.* 108(9):1662–1670.

Zumsteg D, Wieser HG. (2000). Presurgical evaluation: current role of invasive EEG. *Epilepsia.* 41(suppl 3):S55–S60.

第 5 章

脑深部电极：手术方法与并发症

Thomas Ostergard，Jonathan P. Miller，著

一、深部电极置入的历史与技术演变

立体定向原理有关临床应用的首次描述可追溯到 20 世纪 40 年代末期。Ernst Spiegel 与 Henry Wycis 于 1947 年（Spiegel et al.，1947）率先提出，随后 Jean Talairach 在 1949 年也进行了描述（Talairach et al.，1949）。Talairach 特别感兴趣的是将这一概念用于精确放置电极，以便从大脑结构中进行记录。很多深部电极置入的原始理论与技术都能够追溯到 Talairach（Mazoyer，2008）。Talairach 在很多方面改进了立体定向技术，包括提出将前联合和后联合作为参考点，最终发展出了一种全面的癫痫监测理念，他将其称之为立体脑电图（stereo electroencephalography，SEEG）。

Talairach 的方法（Talairach and Bancaud，1973）独创性地解决了电极置入所涉及的两大挑战：准确定位和避开血管结构。为了解决第一个问题，他开发了一个由脑矢状位平面构成的完整脑坐标图谱，而且应用脑室造影技术所获取的侧位 X 线与之融合。避开血管结构同样通过单平面血管造影来确保无血管轨迹而得以解决。由于通常只用侧位片，这个技术开始时仅限于与矢状面成垂直地置入电极。不过，考虑到当时的技术水平，这是一种非常稳健的方法。在讨论有创性电生理检查的历史时，该团队在理论和技术上的贡献的重要性怎样强调都不为过。

不断的发展与进步使立体脑电图置入技术日臻完善。与此同时，Talairach 及其继任者的工作又得益于计算机技术的发展。也因此，临床工作者如今获取了大量空前的数据用于癫痫性放电的神经电生理分析。此外，计算机技术的进步也极大地改善了对不断增加的记录数据的加工处理和可视化。

二、有创性电生理记录的指征

部分内容已经在第 2 章中详尽讨论。有创性电生理检查的安全性及精准性的提高使受益于癫痫手术的患者数量显著增加，尤其是那些之前尝试切除癫痫性病灶而未获成功的患者（Serletis et al.，2014）。以下情况应考虑行有创性电生理监测：脑电图所见呈弥散性或难以定位者，MRI 不伴有局灶性影像学异常者，临床发作症状学与头皮脑电结果不一致者，或者表现为颞叶癫痫但怀疑可能为颞叶外起源者。Talairach 通过描述一例颞枕脑室旁致痫性病灶的患者，总结了有创性电生理学检查的重要性（Talairach and Bancaud，1973）。由于直接连接三个不同的脑叶，其临床症状学表现多样，而且在不同时期可能有所不同。鉴于其位置，使用无创性电生理技术很难准确定位该区域的可手术病灶。

三、深部电极置入技术

Talairach 立体定向技术的方法学原理

Talairach 率先提出的立体定向技术彻底改变了临床实践，这主要是因为采用了深思熟虑的方法来实现精确和可重复的定位。因此，无论使用哪种技术方法进行立体定向，都必须了解 Talairach 方法背后的原理（Talairach and Bancaud，1973）。

这些原则中的第一项就是该系统的可重复性。立体定向系统中各个部分的空间位置关系在很大程度上影响可重复性。头架因此而被设计得沉重且牢固，以防止在操纵其他组件时引起变形移位。不同于其他很多头架的设计，Talairach 头架用四枚头钉固定，是通过全颅骨厚度钻孔的引导孔（pilot holes）置入的，因此，利用同样的引导孔，头架

可以在再应用时再次被安装到与之前同样的位置。加之利用发明于 17 世纪法国的游标卡尺(vernier scales)技术,又使得头架的精确性上升了一个高度。在利用患者颅骨重新将头架安置在与先前基本相同的空间位置后,利用头架中不透射线的元件,可以在照射射线后将结果与先前的结果套叠比对,从而重现之前头架和放射图像设备之间的空间相关性。

这个系统所需要的第二项原理便是 X 线前后束(正位)和侧向束(侧位)间严格的正交关系。如果没有合适的正交性,无法察觉的视差将导致明显的变形,从而限制该方法的精准性。使用下面将要讨论到的栅格时,需要将上述的差异降到最小的程度。当这种变形降到最低程度时,就能保持垂直面(Z 轴)同时通过正位及侧位的 X 线。

这个系统的最后一个原理就是需要外科医生建立立体定向空间时有效、精准和安全地操作。高效地操作,至少对于绝大多数外科医生而言,需要减少复杂的数学计算。通过上文所提到的周密设计使精确性得以提高。立体定向技术的安全性则依赖于神经外科知识、对影像结果的研究及准确的配准。这套系统是在微处理技术尚未普及到手术室的时代开发的。为了避免复杂的计算,栅格被垂直于头架安装,与 X 线平行。这样就可以与血管造影术或脑室造影术等放射技术进行共同配准。使用这些数据,就可以分析和调整计划的电极轨迹,从而避开某些解剖结构,尤其是血管。然后通过栅格以正交方式导入器械,从而能够监控器械位置并确保放置的准确性。

处理器的飞速发展使得最初的设计可以进行一些修改。Talairach 系统的大部分原始设计工作旨在最大限度地提高刚性并保持正交关系,以避免需要大量计算。计算机工程的改进现在允许对两个 X 线束的正交关系的变化进行快速补偿。然而,Talairach 的基本原理仍然适用于所有立体定向系统,并且对用户在概念上的理解很重要。

四、应用 Talairach 系统的深部电极立体定向置入

立体定向头架安置在患者头部,并且牢牢固定于两个 X 线的焦点处(图 5-6)。栅格置于头架上,垂直于射线轨迹。随后这两个射线就用于确定感兴趣区的解剖结构部位。通常情况下,还须包括血管造影及脑室造影。由于在放射学检查中头架组件及头骨外观一致,因此可以很容易地将它们叠加起来,提供多种模式的数据。叠加后的图像可用于规划电极轨迹。

现代成像技术的发展以及计算机视觉和三维处理技术的进步,使传统的射线照片叠加方法得到了改进。

通过将头架与解剖图谱配准,外科医生能够在融合图上定位电极位置。通过将轨迹定位在与射线照相数据相同的坐标空间中,外科医生可以决定解剖结构是否需要非正交轨迹来安全放置。如果没有,则电极会通过栅格正交置入,通过透视来监视电极位置是否如期抵达靶点。斜插入路可以通过非正交 X 线路径实现。相反地,利用弧度立体定向头架或机器人手臂,则能够从任何角度置入电极。

(一) 内镜下经脑室内海马电极置入

尽管最初由 Blume 等提出(Blume et al.,1997),但该技术的完整描述来自 Song 等(Song et al.,2003)。徒手放置脑室内电极由 Polkey 等提出(Polkey et al.,1989),他在术中进行切除前执行该操作。简言之,这项技术将神经内镜置于侧脑室房部。随后电极通过工作通道进入侧脑室,并沿侧脑室颞角内海马的长轴放置电极。

这项技术的优势在于电极置入对海马的微创性。如果神经内镜检查经验丰富者,利用这项技术似乎最适合于表现为颞叶症状学但是无法定侧于一侧半球的患者。这项技术还可用于双侧海马硬化严重的患者,目的是最大程度减少切除后对海马造成的损伤。

这项技术相对而言较为新颖,仅有少量病例报道。鉴于大多数神经外科医生都有长期使用脑室内置管的经验,因此,没有出现电极移位的报道也就不足为奇。学者们确实在放置过程中遇到了一些困难,其中 1 例电极误入额角,并且由于内镜可视性差而不得不放弃操作。没有并发出血的报道。然而,同样根据脑室内置管的经验,由于过于靠近脉络丛,这种技术也可能出现并发症。

(二) 电极置入策略

在规划深部电极放置时,采用三种主要的策略。

1. 第一种是 Talairach 方法的现代置入方式,该方法允许从多个不同起源放置 SEEG 电极,以对

可能有助于癫痫表现的“网络”的解剖区域进行采样。这种传统方法包括选择分布在整个癫痫发作网络中的目标，并规划插入位置，以最大限度地记录数据，同时避免不必要地穿过功能区或血管结构(图 5-1)。

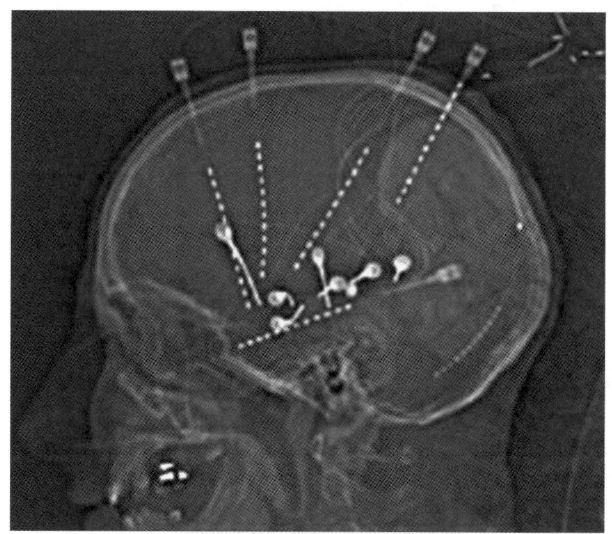

图 5-1　术后 X 射线侧位片显示 1 例颞叶癫痫患者复杂的颅内电极组合。可见与脑凸面相对垂直的电极分布，这些电极可以在广泛的解剖区域内对特定靶点进行采样。其他的电极则平行于疑为致痫区的传出网络。这种组合可以对致痫区进行精确的空间定位和时间特征描述

2. 第二种是主要应用于北美的策略，即集中于双侧电极置入以对起源不明的颞叶癫痫患者进行定侧。

3. 第三种是通过平行置入深部电极，来构建一个探查致痫灶的三维电生理网格(称为 3D-SEEG)(Munyon et al.，2015)(图 5-2)。这一策略利用相对常规间隔的多个平行电极来创建基于解剖学的电生理空间和时间数据，这些数据可以很容易地进行解读。本质上来讲，就是通过二维栅格中的每一个触点，构建一个三维的网格。

以上的每种技术都可以有效地用于指导外科治疗，尽管每种都代表着对癫痫本质的独特理解，他们各自在解剖排布上还是趋于不同。然而，策略之间并不相互排斥，用一个 3D-SEEG 来包绕可疑病灶可以联合额外几个探查不同解剖结构的多向电极，以提供更多的重要信息。

对于任何策略，合理的计划都是术中最关键的部分。最基本的决定包括确定电极靶点、电极密度，以及用于最佳监测的解剖限制。对于以上每条策略，都需要遵循两个关键原则。首先，特定的电极应能提供所需的数据，以便就手术治疗的可能性和最佳手术方法作出决定。其次，外科医生应考虑每个电极的轨迹将如何帮助或阻碍未来的开颅手术。

电极靶点的选择必须基于对致痫灶可能位置的审慎假设。这一目标是基于患者的症状学以及神经影像学和非有创性电生理学研究的数据。需要注意的是，这个目标并不是一个单一的点。外科医生应考虑电极接触点的矢量以及如何放置这一矢量，以最大限度地获得有关患者发作的空间和时间性质的数据。

血管结构的影像对于各种类型的 SEEG 都非常重要。传统的做法是利用导管血管造影，但也可以通过术前给予造影剂后的容积 MRI 获取，从而可以在规划轨迹时评估血管结构。

所有 SEEG 方法的一个缺点就是当与颅骨的交角过大时很难置入电极。由于颅骨曲度的存在，电极置入的精准度会随着角度的增加而降低。然而，平行置入还是有很多优点。除了提供更直观的数据外，还提高了触点之间的空间分辨率，从而使致痫灶的边缘更易于识别。同样，由于电极可以在切除手术时仍留在原处，故而可用作指导切除边缘的重要标记。这对于皮质发育不良和曾接受过手术的患者尤为重要，因为在这些患者中，使用传统的解剖标志进行术中导航要困难得多。

如果使用 3D 栅格，那么电极安置的密度就要仔细考虑。栅格中电极的数量随着电极密度平方的增加而增加。因此，显然选择较高的电极密度将会显著增加电极总数。这种决定应该在有一个清晰的手术边界与每增加置入一个电极其合并症的独立危险因素也会增加之间取得平衡。同样地，也应该计划栅格的边界。这一边界应包含一些与致痫灶相邻的电生理正常的皮质，以避免“栅格边界(edge of grid)”的现象发生。

必须强调的是，这些技术不应用于定位未知的致痫区。所有这些均基于获取有关致痫区更多信息的想法，以及更好地确定相关正常及异常脑组织的功能特点。与此同时，这些技术能够提供有关功能组织的重要信息，尤其是利用三维 SEEG 电极列阵来获得的空间分辨率。由此，我们可以确定功能皮质确实是致痫灶的一部分，或者只是受到发作早期放电的影响。在功能区放置电极还能实现对其进行发作间期电刺激及非术中皮质功能定位。这对那些既往接受过手术但是现在仍有发作的患者

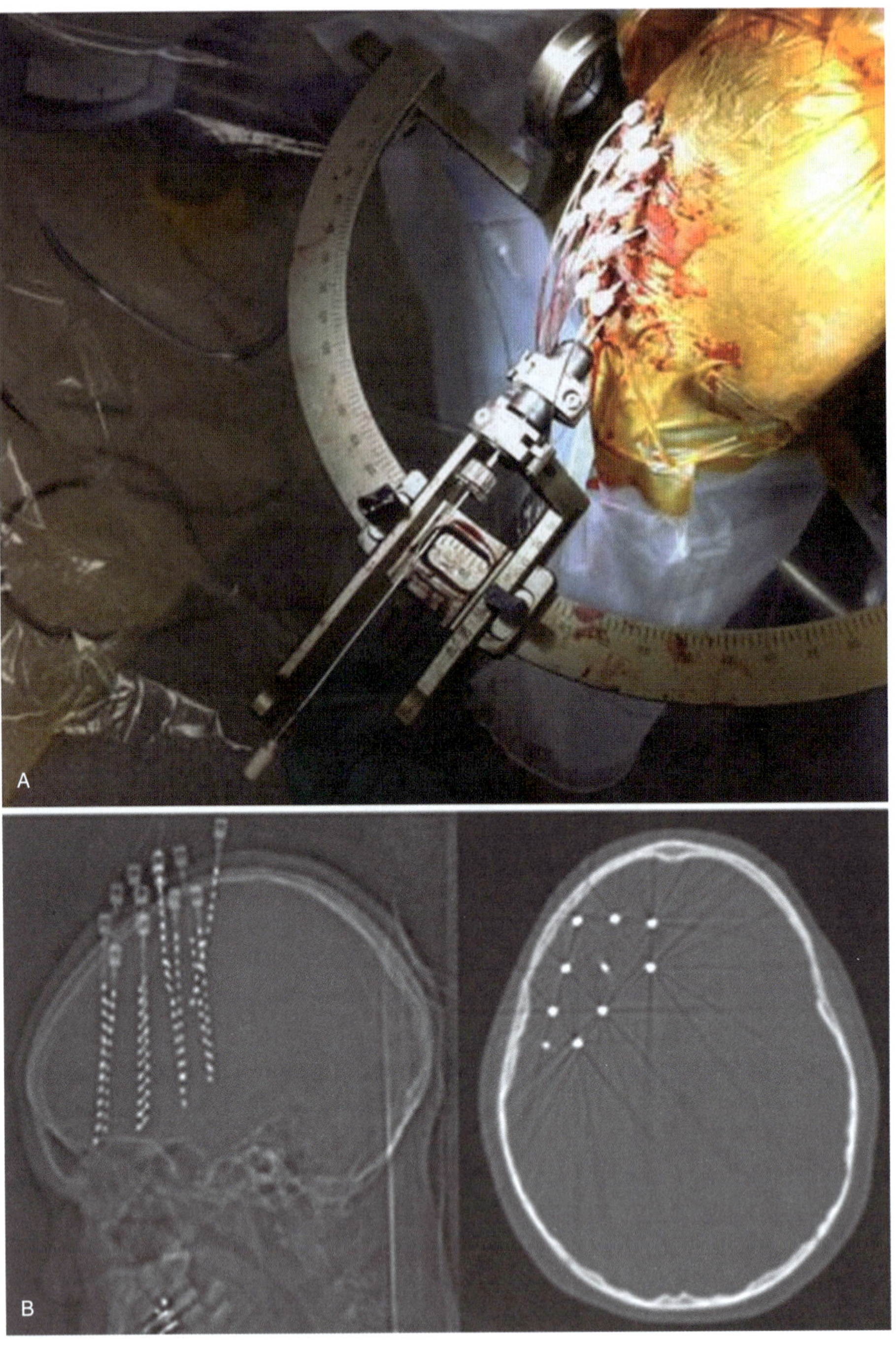

图 5-2　A. 利用框架立体定向装置为一例额叶癫痫患者进行立体 SEEG 电极置入的术中照片；**B.** 术后 CT 和 X 线片显示电极位置。可以观察到每根电极一致的置入间距及深度。这种置入技术可以在三个维度上非常可靠地定位致痫区。这些数据可以与来自其他模态的数据相结合，为外科医生在切除术中提供解剖标志（图 5-5）

而言尤其重要。除了如运动区皮质定位这种传统技术外，这项强大的技术还可以定位先兆产生区，对语言优势半球进行定侧（电“WADA”试验），以及通过对致痫灶的电刺激再现患者的症状学。与术中清醒状态下的皮质功能定位形成对比，这种方式允许患者在更符合生理条件的情况下进行多重测试。电刺激不但能够预测切除术后可能产生的功能缺失，还能让患者在术前可逆地体验到这些影响。最重要的是，就未来癫痫的神经调节治疗而言，它可以创建刺激参数，从电生理上控制患者的癫痫发作。

将 SEEG 与硬膜下电极联合使用的方法已有描述，不会降低 SEEG 放置的准确性（Munyon et al.，2013）（图 5-3）。在开颅术前（从预计开颅的骨瓣外的部位）或开颅手术后（通过栅格）植入 SEEG 电极都是可能的，但前者更准确，因为它能防止脑脊液(CSF)流失导致的脑偏移。值得注意的是，这项技术是利用有框架立体定向技术放置电极，以及利用无框架立体定向技术放置硬膜下栅格状电极。

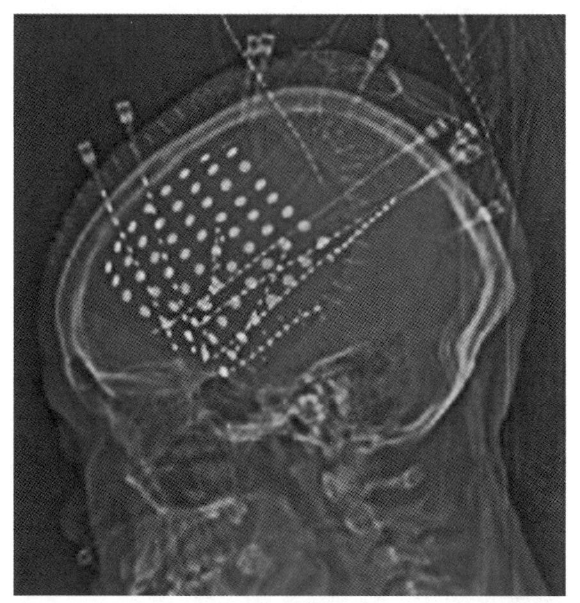

图 5-3 术后侧位 X 线片，来自 1 例因电生理特征复杂而接受 SEEG 电极与硬膜下栅格电极联合置入的癫痫患者。SEEG 电极依靠立体定向框架置入，然后利用无框架立体定向方式将硬膜下电极置入

电生理活动非常复杂的患者情况尤其困难。这些患者包括多个致痫灶、存在多种或罕见的癫痫发作类型等。这类患者有时需要有计划地分两个阶段进行有创监测。第一个置入阶段用于提供足够的数据，以便粗略定位致痫灶。第二阶段则采用上述策略，以更好地定位致痫灶及其边缘。这种方法的主要缺点是存在感染风险。这些患者置入硬件的时间往往较长，而且还要再次进入手术室。

(三) 基于框架的立体定向技术

立体定向头架要在术前为患者安装，过程中一般联合应用利多卡因、布比卡因及碳酸氢钠来减轻患者的不适。之后要完成一个高分辨率 CT 扫描，并将其导入导航系统中与 MRI 图像融合以进行路径规划。在计划置入多个电极时，正确的规划对减少并发症至关重要，同时还能获得足够的数据来决定手术治疗是否合适。

利用 MRI 数据，能够确认并规避一些重要结构。我们团队更倾向于先从最简单的靶点开始安排电极置入的顺序。这种策略的目的是可以允许在置入过程中有电极位置的偏差。最后置入的是那些靶点比较小的或者距离血管结构比较近的目标。即使真的出现了血管损伤，则这种策略理论上能允许意外出现前已经有多根电极完成置入。更重要的是，它能最大限度地缩短从置入风险最高的电极到患者从麻醉中苏醒之间的时间，因为此时并发症最容易识别。

计划完成后，每个电极会获取一个坐标，并被清晰记录到手术室的白板上。对于诸如此类的所有步骤，外科医生和助手都应该反复确认每个数值，以防发生灾难性的错误。C 臂机准备好并就位。准备好手术区域，并用碘伏浸过的抗菌单覆盖，包括 C 臂机。考虑到操作时无菌单的覆盖，加之流程时间的长短以及置入器械的存在，使得手术的无菌性就显得至关重要。

一些外科医生选择传统的钻骨孔，电凝并切开硬脑膜，然后在立体定向框架的辅助下将电极置入。然而，三维 -SEEG 需要将数量更多的电极排布在更为紧凑的体系中。因此，可以用 15 号刀片划开一个小口，令其大小刚好足以通过电极。然后，将手钻通过立体定向框架上缩小的套管来对准靶点操作。必要时，可以通过单极电刀对探针烧灼以热凝硬脑膜。随后利用同一个轨道将电极置入。同样，可用荷包缝合的方式通过单丝线将电极仔细地固定到头皮上，或者利用锚定螺栓来固定电极，后者的优点在于能够使其与颅骨严丝合缝地衔接。对于通过较大的钻孔置入的栅格或深部电极，推荐为电极造瘘以降低感染率，但深部电极直接置入的感染率本身就很低。

这种微创技术的好处是多方面的。它允许使用更小的切口、更小的骨孔和更高的电极密度。非常重要的是，能允许医生在未来开颅手术部位自由放置电极，不必担心损害血供的风险。由于没有较大的硬膜或颅骨开口，外科医生在计划切除手术的开颅方案时，几乎可以忽略电极置入的影响。由于开口较小，很少或没有脑脊液流失，因此，减少了脑组织的移位及与术前配准不一致的情况。这种技术本身较小的创伤性，也使得置入每根电极的时间大为缩短。随着三维 SEEG 中电极数量的增加，这种更快的置入技术不会使患者的全身麻醉时间过长。此外，监测完成后拔除电极也非常简单，只需一针缝合每个切口即可。但是，因为不能看到硬脑膜及皮质表面，因此，需要仔细规划电极置入的部位，以防伤及皮质或硬膜的血管结构。

在床旁严密监测的情况下，可以通过局部麻醉拔除电极，之后行术后CT扫描来确认没有出血。全身麻醉并不会增加电极移除的安全性，反而对于一个能够配合的患者，增加不必要的相关风险。即使在拔除电极之后的数年，旧的电极处也只有少许的硬膜粘连。完整的钻孔会留下更明显的瘢痕，必须在未来通过手术解决。

(四) 无框架立体定向技术

深部电极的放置还可以利用无框架的立体定向技术(Olivier et al.,1994; Murphy et al.,2002; Mehta et al.,2005; Nowell et al.,2014; Serletis et al.,2014)。随着无框架立体定向技术精准度的不断提高，这项技术可能会在深度电极的放置中发挥更大作用。该技术已与机器人辅助技术相结合，以提高准确性(Spire et al.,2008; Abhinav et al.,2013; Cardinale et al.,2013; Serletis et al.,2014)。从所引用的连续病例报道来看，使用无框架技术时误差范围在3mm左右。一项研究(Ortler et al.,2011)直接比较了有框架及无框架技术，并未发现两者间存在统计学差异。

值得注意的是，无框架置入需要专门的硬件或机器人辅助。使用无框架立体定向进行活检和单通道置入的传统技术需要足够大的切口，以容纳引导电极的装置。考虑到置入点较多时会经常导致彼此距离很近，因此，通过骨孔来加固电极的技术就不再适用于置入多根SEEG电极的情况。

与北美相比，欧洲在SEEG置入方面有着更多经验，也因此应用得更为广泛。北美的癫痫外科医生更常使用硬膜下栅格电极而不是SEEG电极。有人认为(Gonzalez-Martinez et al.,2014)这种差异可能与两个因素有关。使用Talairach装备需要大量专门的硬件，利用其他比较常见的立体定向系统能够减轻这种负担，但仍需要大量的专业技术知识。无框架立体定向SEEG置入的不断发展有望降低进入这一领域所需的知识和经济门槛。反之，如果这些技术得以不断成熟，预计北美的SEEG使用会明显增加。硬膜下电极的局限性在本书已有很好的描述，本章不再赘述。如前所述，掌握多种不同监测技术，能够使外科医生最大程度地减少每种技术的局限性。

(五) 影像模态在SEEG置入中的应用

现代计算机硬件及软件的发展使得多种影像模态能够快速而准确地配准(图5-4，图5-5)。通过不同模态在同一配准空间下的展示，外科医生可以有更多的选择来规划电极路径和(或)术中评估。我们的团队在行术前MRI时使用双倍剂量的钆对比剂以更清楚地显示小血管的结构。放置框架后，需要行1mm厚度的CT，并与术前MRI配准。术中X线透视检查用以确定电极与靶点的位置关系。术后，须再次行1mm厚度的CT扫描并再次与术前MRI配准来确定电极位置的准确性。

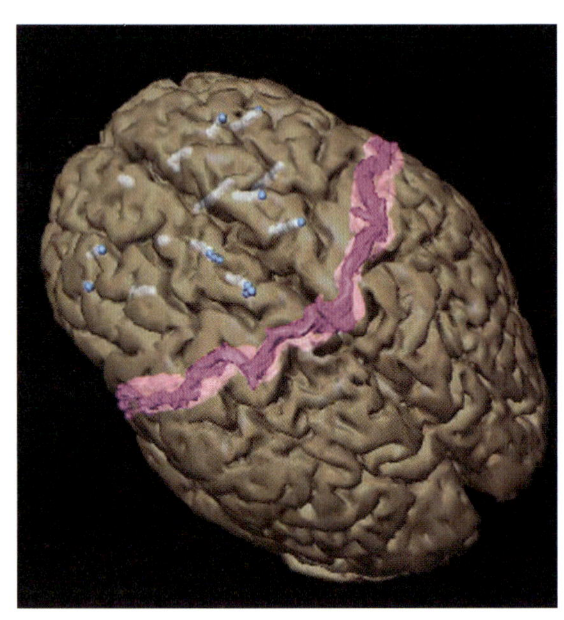

图5-4 三维显示1例患者的磁共振成像数据，融合SEEG置入术后的CT以及根据功能磁共振成像数据分割的中央沟。这组数据可在致病区切除术中使用，让外科医生在使用无框架立体定向导航时快速整合电生理数据和解剖数据

如前所述，传统Talairach方法使用术中导管血管造影。使用相对于立体定向框架固定的刚性透视装置，可以将重复图像与血管造影进行物理组合和比较，以评估轨迹与血管结构之间的冲突。这种技术简洁优雅，但由于无法整合三维成像研究而受到限制(图5-6)。

立体定向框架以及患者可以固定在手术台上，然后在框架就位的情况下进行导管血管造影(Gonzalez-Martinez et al.,2014)。这项技术通过回旋造影(Gonzalez-Martinez et al.,2014)及CT血管造影(Cardinale et al.,2013)得以提高，然后将其融合到术前影像上。回旋造影在逻辑上相对容易，但是由于转速更低，更容易产生运动伪影。方便的是，这些模态中的任何一种都可以在置入电极后重复(无须应用对比剂)以在术中评估电极位置。

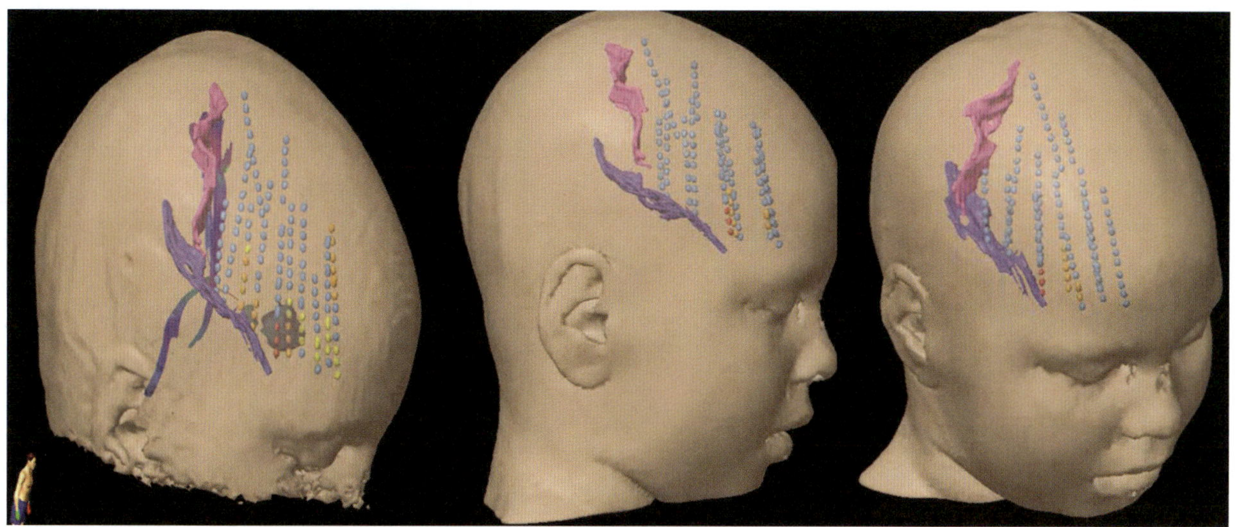

图 5-5　结合结构及功能神经影像后的患者电极位置的三维可视化显示

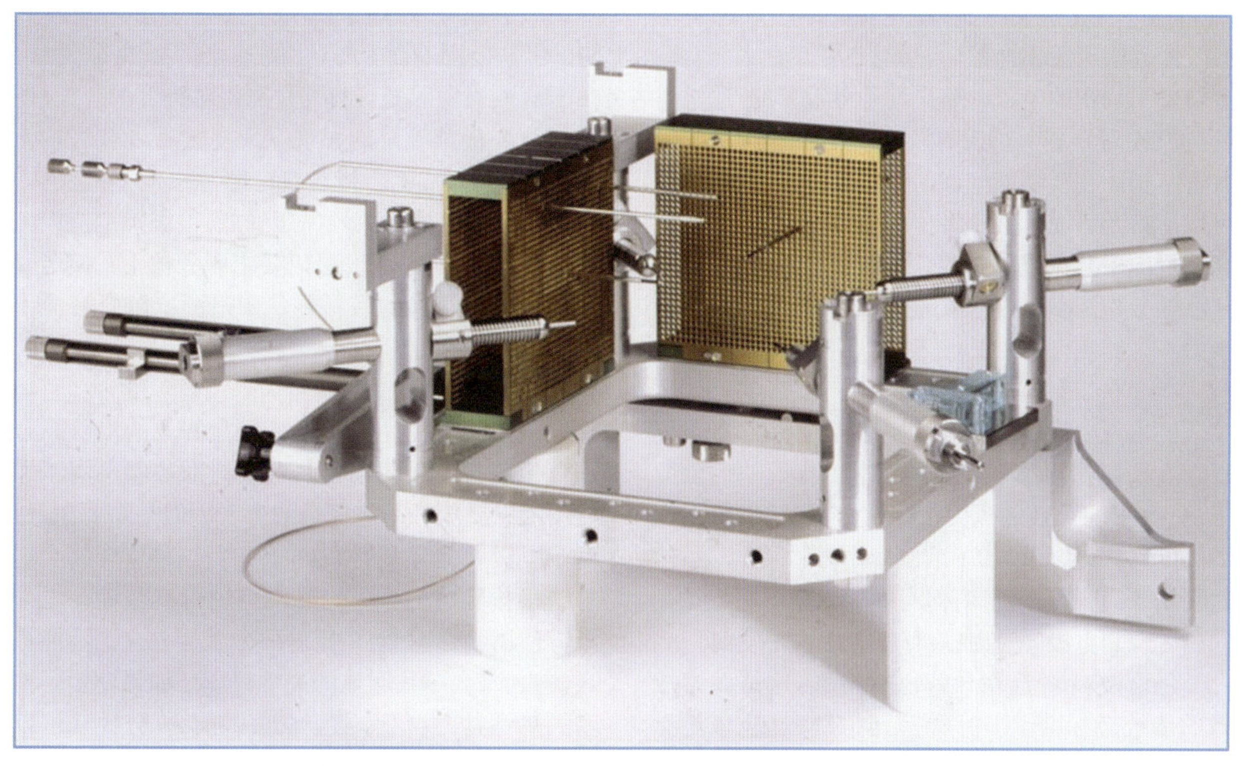

图 5-6　Talairach 头架的现代版本，可见附加的栅格中以正交方式通过的电极。图像由法国 Chaudefontaine 的 Dixi 医疗公司提供

五、电极放置的并发症和管理

(一) 电极相关的颅内血肿

与放置 SEEG 电极有关、最常见并发症是颅内出血。尽管有报道说 SEEG 置入能够引起硬膜下血肿，但大多数血肿都在脑实质内。在最大的系列报道中（Cossu et al.，2005；De Almeida et al.，2006；Cardinale et al.，2013；Gonzalez-Martinez et al.，2014；Serletis et al.，2014），颅内血肿的发生率为 0.5%~4.2%。根据这一系列报道所提供的数据可以推算出每根电极置入时的血肿发生率为 0.075%~0.45%。大多数学者都同意以下假设，即每根电极置入都是独立事件，是在规划 SEEG 置入时需要考虑的因素。

神经外科医生对各种形式颅内出血的处理都很熟悉，但与电极置入相关的出血有一些独特的注意事项。通过对有关脑内出血（intrcerebral haemorrhhages，ICH）手术治疗的文献进行回顾，可以发现与电极相关的出血患者很可能具有与手术治疗有利的血肿相关的所有特征。从解剖学的观点来看，大部分血肿都是局限于某一脑叶的，在术中顺着电极就可以简单而快速地定位。手术探查还能让外科医生检查是否有直径足够大的血管损伤，从而需要进行手术修复或结扎。在分析一系列接受手术清除的自发性ICH患者后（Mendelow et al.，2005）发现，年轻、脑叶血肿不累及脑室内、尽早手术的患者能获得最好的预后。尽管具有这些有利特征，文献中所报道的大部分病例都会导致中重度的长期功能障碍。

预防电极相关出血，首先要详尽了解患者本人及家族中有无出血倾向，同时还要筛查术前实验室检查。周密的电极入路设计是最重要的，通过血管造影或高分辨率对比增强MRI容积影像来躲避血管结构。在肾功能允许的情况下，双倍剂量的钆可以更好地评估小血管结构。这项技术需要结合高质量的磁共振成像技术，以及在放置框架后对所获取的CT图像的数据集进行准确的、共同配准的能力。

De Almeida等（De Almeida et al.，2006）回顾了3例出现电极相关脑内出血患者的术前影像，发现3人均存在硬膜下间隙的明显增大。他们由此推测，由于脑脊液的流失，这些患者的脑组织出现了过度移位，从而增加了脑血管损伤的风险。虽然这一结果尚未得到证实，但是在为硬膜下间隙扩大的患者规划电极轨迹时，应仔细考虑这个发现。

仍有支持者选用导管血管造影，这是血管成像的传统金标准。乍一看，无创的MRI应该更有优势。但是，很多临床工作者对可疑有血管疾病的患者行导管造影的风险非常了解。一项大系列的研究（Cardinale et al.，2013）报道了1例动脉夹层。另一研究（De Almeida et al.，2006）报道了2例术中造影造成的术后偏瘫。最值得注意的是，在他们所报道的224例患者共计置入3 022根电极，这两种血管造影并发症中的一种导致了整个病例系列中唯一的长期后遗症。

文献中有关其他部位出现电极相关颅内出血的报道则相对要少。硬膜下血肿曾有报道（Gonzalez-Martinez，Mullin et al.，2014），但发生率要明显小于脑内出血。1例病人在放置头架后出现了硬膜外血肿（Cardinale et al.，2013）。电极置入（Cossu et al.，2005）和电极移除时（Cardinale et al.，2013）造成的脑室内出血（intraventricular haemorrhage，IVH）也有报道。值得注意的是，其中一项报道（Cossu et al.，2005）的作者指出，他们的电极相关脑室内出血的病例正在服用丙戊酸。丙戊酸是一种抗癫痫药物，但其抗血小板作用还是应时刻牢记，它可能通过抗体介导而引起血小板减少。更需要令人关注的是使用丙戊酸会导致血小板聚集障碍。重要的是，这些患者虽然存在血小板功能障碍，但出血时间却是正常的，这很容易造成误导（Proulle et al.，2000）。

（二）脑脊液漏

SEEG电极，无论采用何种安全措施，都会在蛛网膜下腔与外界之间形成一个持续存在的空间。SEEG电极固有的脆弱性使这个问题变得复杂。由于病人头发的掩盖和外科医生对头部的包扎，使脑脊液漏很难被早期发现。大多数患者在医护人员观察到以前，就会报告自己感觉头皮上有液体。由于脑脊液流出导致颅内压降低，很难确定造成脑脊液漏的电极。因此，可以要求床旁护士在换药时保留所有被替换的敷料并从中追溯出脑脊液流出的部位。

对于脑脊液漏的预防，需要用荷包缝合严密处理电极出颅部位。氰基丙烯酸盐制成的皮肤黏合剂可用于帮助封闭出口。这一附加步骤可用于那些不能忍受床旁荷包缝合的患者。但是需要注意，对于电极周围有大量头发的患者，这种聚合物会增加电极拔除时的难度。在没有进行荷包缝合之前不应使用黏合剂，因为氰基丙烯酸盐黏合剂不能被人体吸收，会导致明显的炎症反应。如果使用了氰基丙烯酸盐黏合剂，则应在去除前30分钟使用以凡士林为基质的软膏以使黏合剂松解。在手术室中，经常便捷地使用三联抗生素软膏，其基本成分也是以凡士林为基质配制而成的。

（三）感染

硬件相关感染可分为早期及晚期2种。置入电极后的1~2周，患者可出现脑膜炎的临床表现，使用类固醇以及拔除硬件可以得到很好控制。较大的病例系列报道显示感染率大约为1%。其严重程度从表皮切口感染（Cardinale et al.，2013）到脑内脓肿（Cossu et al.，2005）。由于患者在住院期间能够得到密切的观察,这些感染可以得到早期诊断并不会造成太严重的并发症。值得注意的是,脑内脓肿通常在电极置入后4~6周出现,这段时间通常不会进行常规影像学检查,因此,均在脑内脓肿出现症状时才被发现。目前没有脓肿严重到需要外科介入的报道,少数病例报道均对抗生素反应良好,不会遗留长期后遗症。

(四) 症状性损伤

在没有任何明显病变(如电极相关出血)的情况下,深度电极穿过神经组织会导致神经功能障碍(Cossu et al.,2005年)。这是一种相对罕见的并发症,这些功能障碍通常是暂时的,无须干预即可改善。这一临床问题的机制是根据脑深部刺激器导线置入的经验推断出来的。在刺激器开启前,患者通常会报告这种"微毁损效应"(microlesioning effect)带来的临床益处。在功能皮质,同样情况显然会导致功能障碍。在对神经功能障碍的其他原因进行适当评估后,外科医生可以考虑这种情况并为患者提供一定程度的保证。

(五) 电极断裂

电极的断裂通常会出现在电极固定部位与未固定部位的交界处。在SEEG电极中,这种交界处位于电极出入颅骨的地方或者锚定螺栓处。电极断裂通常会出现在围手术期的监测阶段。大多数人认为这是癫痫发作时剧烈的动作使电极受到了牵拉,从而出现故障。

由于这方面病例报道较少(Cossu et al.,2005;Cardinale et al.,2013),很难明确出现这种并发症的相关因素。关于电极的位置,大多数电极都是组合成一束并连接在一个接口上,因此,离该接口最远的导线长度相对最短,并且在离开头骨时角度更大。根据我们的经验,这些电极最容易断裂或移位,可能就是因为这些因素。

电极断裂常因相关通道内电生理数据缺失而发现。通过薄扫CT能够发现断裂处,但如果用了锚定螺栓那么伪影就有可能遮盖断裂处。如果没有找到电极移位的证据,电极断裂的处理应根据每位患者的具体情况而定。如果患者将要接受致痫区的切除手术,而且开颅部位能够涵盖疑似断裂的电极,则可以在那时进行移除。否则,可以用类似于抬高凹陷颅骨骨折的方式将其移除。在电极位置附近钻孔,并以此围绕电极移除这部分骨头。如果电极断端完全位于硬膜内,但仍与颅骨瓣相连,则可在骨瓣下方电极周围放置丝线缝合,以便在抬高颅骨瓣时使其保持不动。

(六) 电极相关的脑水肿

与脑深部电刺激术相关文献的报道一样,电极相关的脑水肿也可发生于SEEG电极置入后(Cossu et al.,2005)。尽管一系列的可能因素都得到了彻底的调查,但仍然不清楚发生这种奇怪临床事件的原因(Deogaonkar et al.,2011)。这些因素包括术中暴露或对电极的反应造成的感染、炎症,以及静脉梗死、微出血和脑脊液外渗入间质等。与脑深部电刺激术的电极所引起的整体功能障碍相比,这种临床表现更多的为暂时的局灶性神经功能障碍。同样根据脑深部电刺激术的经验推断,这些患者通常使用低剂量糖皮质激素便可以成功治疗。与脑深部电刺激术相反,深部电极并非永久性置入的。

(七) 电极靶点偏离

电极精准度的定义有些难以捉摸。最能说明这一数据的两个系列(Cardinale et al.,2013;Gonzalez-Martinez et al.,2014)报道了2%~3.7%的位置错误率,其中位置错误的定义为偏离计划轨道大于2mm。一组报道认为其中15%是有临床意义的,需要重置电极。

Cardinale等(Cardinale et al.,2013)在一项利用机器人辅助置入电极的研究中强调了导致误差的因素。他们分析了影响计划靶点与实际靶点之间欧氏距离(Euclidean distance)的相关因素。他们能够通过定量的方式确认许多外科医生临床上的经验。随着电极与颅骨交角更锐以及颅骨表面软组织的增多,入针点的精度会相应降低。而靶点精度会因入针点偏离、颅内电极变形、电极颅内部分长度增加而相应降低。

自从立体定向技术被引入神经外科,人们一直在努力提高其准确性。技术与硬件方面的改进可能会不断减少这类误差。但是与此同时,以上资料在设计电极轨迹时有助于调整决策,即当某一些电极有望提供关键性影响决策的电生理信息时,其路径在设计时就会尽可能地从颅外软组织较少的区域进入,并避免极端的进针角度和尽量减少颅内长度。同样,当某一电极因其周围结构的存在而需要把轨迹误差范围控制在很小的范围内时,也应考虑上述这些原则。

（八）致痫灶无法定位

幸运的是，鉴于 SEEG 技术的强大特性，无法确定致痫灶这种情况并不多见。如前所述，置入电极后术后 CT 会与计划影像配准以确定电极位置。如果出现意外的数据记录或无法定位致痫灶的情况，这个配准影像需要重新评估，以确定电极入针点与靶点的位置是否符合计划的轨迹。

现代大型系列研究表明，SEEG 具有出色的疗效。在这种情况下，疗效可以有多种定义。不过，最常见的定义是能够定位致痫区，或者相对少见的情况是为外科医生提供足够的电生理数据以做出治疗决定。这些比例为 77%~96%（Cossu et al.，2005；De Almeida et al.，2006；Gonzalez-Martinez et al.，2014；Serletis et al.，2014）。当讨论这一结果时，必须牢记，需要有创性电生理监测的患者往往非常复杂。这其中包括大量曾经接受过手术治疗无效或是很难通过无创检查来确定致痫灶的患者。

如果在足够时间的有创性监测并且电极位置适当而仍不能确定致痫区，则此时外科医生将面临很困难的抉择。如前所述，放置 SEEG 电极需要对患者的发作起源有一些基本的了解。这种情况下，一种可能性就是患者的发作起源于一个未采样区域，并迅速扩散到产生临床症状的皮质。这在空间及时间上的进展会很明显，并应为外科医生提供指向致痫病灶的矢量。另一个重要的考虑因素是所选监测模式的局限性。如前所述，每种模式在可监测的组织深度和位置方面都有局限性。在这种情况下，SEEG 的好处是无须进行全开颅手术，从而简化了放置补充电极或其他类型有创性监测设备的二次手术。

（邵晓秋　刘畅 译，吴逊 审校）

参考文献

Abhinav K, Prakash S, Sandeman DR. (2013). Use of robot-guided stereotactic placement of intracerebral electrodes for investigation of focal epilepsy: initial experience in the UK. *Br J Neurosurg.* 27(5):704–705.

Blume WT, Parrent AG, Kaibara M. (1997). Stereotactic amygdalohippocampotomy and mesial temporal spikes. *Epilepsia.* 38(8):930–936.

Cossu M, Cardinale F, Castana L, et al. (2005). Stereoelectroencephalography in the presurgical evaluation of focal epilepsy: a retrospective analysis of 215 procedures. *Neurosurgery.* 706–718.

Cardinale F, Cossu M, Castana L, et al. (2013). Stereoelectroencephalography: surgical methodology, safety, and stereotactic application accuracy in 500 procedures. *Neurosurgery.* 72(3):353–366; discussion 366.

De Almeida AN, Olivier A, Quesney F, Dubeau F, Savard G, Andermann F. (2006). Efficacy of and morbidity associated with stereoelectroencephalography using computerized tomography-or magnetic resonance imaging-guided electrode implantation. *J. Neurosurg.* 104(4):483–487.

Deogaonkar M, Nazzaro JM, Machado A, Rezai A. (2011). Transient, symptomatic, post-operative, non-infectious hypodensity around the deep brain stimulation (DBS) electrode. *J Clin Neurosci.* 18(7):910–915.

Gonzalez-Martinez J, Mullin J, Vadera S, et al. (2014). Stereotactic placement of depth electrodes in medically intractable epilepsy. *J Neurosurg* 120(3):639–644.

Mazoyer, B. (2008). In memoriam: Jean Talairach (1911–2007): a life in stereotaxy. *Hum Brain Mapp.* 29(2):250–252.

Mehta AD, Labar D, Dean A, et al. (2005). Frameless stereotactic placement of depth electrodes in epilepsy surgery. *J Neurosurg* 102(6):1040–1045.

Mendelow AD, Gregson BA, Fernandes HM, et al; STICH investigators. (2005). Early surgery versus initial conservative treatment in patients with spontaneous supratentorial intracerebral haematomas in the International Surgical Trial in Intracerebral Haemorrhage (STICH): a randomised trial. *Lancet* 365:387–397.

Munyon CN, Koubeissi MZ, Syed TU, Lüders HO, Miller JP. (2013). Accuracy of frame-based stereotactic depth electrode implantation during craniotomy for subdural grid placement. *Stereotact Funct Neurosurg.* 91(6):399–403.

Munyon C, Sweet J, Luders H, Lhatoo S, Miller J. (2015). The 3-dimensional grid: a novel approach to stereoelectroencephalography. *Neurosurgery*. 11(suppl 2):127–133; discussion 133–134.

Murphy MA, O'Brien, TJ, Cook MJ. (2002). Insertion of depth electrodes with or without subdural grids using frameless stereotactic guidance systems—technique and outcome. *Br J Neurosurg.* 16(2):119–125.

Nowell M, Rodionov R, Diehl B, et al. (2014). A novel method for implementation of frameless StereoEEG in epilepsy surgery. *Neurosurgery.* 10(suppl 4):525–533; discussion 533–524.

Olivier A, Germano IM, Cukiert A, Peters T. (1994). Frameless stereotaxy for surgery of the epilepsies: preliminary experience. Technical note. *J Neurosurg.* 81(4):629–633.

Ortler M, Sohm F, Eisner W, et al. (2011). Frame-based vs frameless placement of intrahippocampal depth electrodes in patients with refractory epilepsy: a comparative in vivo (application) study. *Neurosurgery.* 68(4):881–887; discussion 887.

Polkey CE, Binnie CD, et al. (1989). Acute hippocampal recording and pathology at temporal lobe resection and amygdalo-hippocampectomy for epilepsy. *J Neurol Neurosurg Psychiatry.* 52(9):1050–1057.

Proulle V, Masnou P, Cartron J, et al. (2000). GPIaIIa as a candidate target for anti-platelet autoantibody occurring during valproate therapy and associated with peroperative bleeding. *Thromb Haemost.* 83(1):175–176.

Serletis D, Bulacio J, Bingaman W, Najm I, Gonzáles-Martínez J. (2014). The stereotactic approach for mapping epileptic networks: a prospective study of 200 patients. *J Neurosurg.* 121(5):1239–1246.

Song JK, Abou-Khalil B, Konrad PE. (2003). Intraventricular monitoring for temporal lobe epilepsy: report on technique and initial results in eight patients. *J Neurol Neurosurg Psychiatry.* 74(5):561–565.

Spiegel EA, Wycis HT, Marks M, Lee AJ. (1947). Stereotaxic apparatus for operations on the human brain.' *Science.* 106:349–350.

Spire WJ, Jobst BC, Thadani VM, Williamson PD, Darcey TM, Roberts DW. (2008). Robotic image-guided depth electrode implantation in the evaluation of medically intractable epilepsy. *Neurosurg Focus.* 25(3):E19.

Talairach J, Bancaud J. (1973). Stereotaxic approach to epilepsy. Methodology of anatomo-functional stereotaxic investigations. *Prog Neurol Surg.* 5:297–354.

Talairach J, Hecaen H, et al. (1949). Recherches sur la coagulation thérapeutique des structures sous-corticales chez l'homme. *Rev Neurol.* 81(1):4–24.

第二篇 2

识别和定位癫痫性和非癫痫性活动

第 6 章

人类癫痫大脑的生理活动和伪差的脑内深部电极脑电图研究

Birgit Frauscher, François Dubeau, 著

一、前言

脑内深部电极脑电图记录是一种对药物难治性局灶性癫痫患者进行癫痫术前评估行之有效的方法。这是一种用于癫痫发作发生源定位和研究发作期放电传播的极好方法(Kahane and Dubeau, 2014)。与使用皮质栅格或条状电极颅内脑电图(intracranial electroencephalography, iEEG)记录相比,脑内 EEG 是用细长深部电极记录的,该电极直接接触或紧邻生理和癫痫发生源。与头皮上的记录条件相反,脑内电极的空间分布变化很大,没有遵循标准化的电极定位,如国际 10-20 或 10-10 系统(Jasper, 1958; Nuwer et al., 1998)。为了进行个体间的比较,可以将结果在一个通用的立体定向空间中标准化。与从不同颅内部位记录的皮质栅格或条状电极 iEEG 相比,脑内 EEG 的明显优势在于,它不仅可以记录脑回顶部,还可以记录沿脑沟、白质以及位于大脑深处的结构(如杏仁核,海马,岛叶,深部脑沟和近中线新皮质等),可获得大脑神经生理学的三维图形(Frauscher et al., 2018a)。

脑内电极比头皮脑电图更靠近皮质,并且更有可能检测到小的发生源(产生微弱的信号)。还可以检测到位于脑表面深处的发生源,生物性伪差尤其是肌肉活动产生的伪差小。与 δ 和 θ 范围内的高电压慢频率脑电活动相比,头皮电极更不容易记录到低电压快频率活动(β、γ、发作间期和发作期电活动的快速成分)。皮质发生源的大小及其与头皮导联的距离可以解释这一点(von Ellenrieder et al., 2014)。但是,与头皮电极相比,仅一小部分脑组织可以用脑内电极采样,因此,如果将电极放置在错误部位、静区或电极数量不足,则该方法可能会"失明"(Halgren et al., 1998)。如前所述,与头皮电极相反,脑内电极直接接触或非常靠近皮质发生源,即使是小的和局部的起源,也能以非常大的可能性"看到"它们。脑内电极发现发生源的能力取决于电场的大小以及电极与发生源之间的距离。另一方面,与"立体角"理论保持一致,如果皮质区域相对于记录导联的立体角过小,即使距离很近,脑内电极也会错过发生源(Gloor, 1985)。此外,电极与皮质的位置和电极间距离方面并不标准化,因此,信号的波幅对了解癫痫发生源或任何生理电位并无显著帮助。最后,脑电信号的极性无助于理解发生源:与头皮脑电图或皮质脑电图不同,其电极或导线均位于皮质上方,而脑内脑电图中的电极触点可置于皮质表层、深部皮质或皮质外,极性会根据记录触点相对于癫痫发生源的不同位置而改变。根据经验,重要的是要记住,正如 Gloor(Gloor, 1985)所指出的那样,"脑内电极会受到一定程度的隧道视觉影响,尽管它们通过隧道看到的东西非常清晰和精确"。

脑内电极和触点的位置是为每位患者量身定制的,其位置取决于癫痫发作发生部位和发作期放电传播的临床假设。在这种情况下,一些电极和电极触点位于正常皮质并表现出非癫痫性的生理活动。为了正确解读脑内 EEG 信号,有必要了解大脑不同部位正常生理 EEG 活动的各种表现形式。最好是在非癫痫发作起始区内、无癫痫放电、无任何慢波异常且不在病变区内的电极接触点(这些假定正常的接触点是脑内脑电图记录中最接近"正常"的地方,因为通常不在正常大脑中放置电极)。另一个重要方面是正确识别脑内脑电图电极可能出现的伪差。与头皮脑电图记录相比,伪差(尤其是生物伪差)出现的频率较低,这一点在 20 世纪 50 年代的早期脑内脑电图研究中就已有所体现(Sem-Jacobsen et al., 1953)。尽管如此,它们仍具有相当的挑战性。在本章中,我们将概述使用脑内脑电图电极研究人类癫痫大脑的生理活动和伪差。

二、识别生理性脑电活动和脑电伪差的设置

在蒙特利尔神经病学研究所和医院(MNI),为每位患者应用常规的脑内脑电图记录流程,以确定基础期大脑活动,并帮助识别通常在个体患者中发现的脑电伪差(框 6-1)。

框 6-1 MNI 脑内脑电图常规流程,用于评估记录质量以及觉醒期生理节律(持续时间总计 30min)

1. 睁眼 1min,闭眼 1min,睁眼 1min,闭眼 1min。
2. 扫视。向右、向左、向上、向下注视各 1min。
3. 握紧左拳 5~10s,握紧右拳 5~10s,重复几次。
4. 咬紧牙关 5~10s,几次。
5. 过度换气 3min,放松 3min。
6. 间断闪光刺激:2、4、6、8、10、12、14、16、18、20、30、40 和 50Hz。
7. 注意力:(a) 连续减 7(100-7、93-7、86-7 等),1min;(b)向前和向后数一年中的月份,1min。
8. 阅读,1min。
9. 书写,1min
10. 不同的睡眠分期,如果可能,每一个阶段至少有 1min。

在放置电极时,也在 Fz,Cz,Pz,F3,C3,P3 和 F4,C4,P4 放置皮下电极。这些皮下电极在整个监测期间提供了良好的记录质量,而无需进行任何修改(Ives,2005)。它们可以对颅顶区进行良好的 EEG 采样,这对于记录睡眠活动特别有用。在评估过程中,开始和结束时进行两次常规 EEG 记录。第一次通常在电极置入后 2~4d 进行,此时由于电极插入而引起的皮质创伤将减轻,并且患者发生多次癫痫发作的可能性较小。在最后一次癫痫发作后至少 12h,最好是 24h 后进行第二次研究。对于每项研究,都要记录最后一次发作的时间和药物。为了测试电极的可靠性,我们在首次例行研究期间对所有触点进行了验证,并在两次例行评估中均测量每个记录触点的阻抗(第一次和第二次研究间隔期间,它们通常从 1~5kΩ 增加到 5~10kΩ,有时在 10kΩ 以上)。应根据电极的阻抗(应与其他记录触点相同)及其位置(理想情况下,在没有或几乎没有电场源的区域中)选择参考电极。如良好的参考电极可能是在白质中,没有伪差的任一无活性触点,硬膜外电极固定在颅骨中并且远离致痫区域。至于头皮脑电图,重要的是要意识到没有“无活性的参考”。

为了评估睡眠,我们对所有接受脑内脑电图检查的患者进行全夜睡眠记录和分期。当天晚上,除了皮下电极,还增加了用于记录眼电图和颏或颏下肌肉肌电图的电极。通常在电极置入后 72h 进行睡眠记录,以避免麻醉药对睡眠的影响以及电极置入的急性影响。根据 AASM 标准(Berry et al.,2012)使用双极导联(Fz-Cz,Cz-Pz,F3-C3,C3-P3 和 F4-C4,C4-P4)进行睡眠分期。我们不使用传统的乳突参考,因为对于大多数患者来说这是不可行的,因为邻近一些脑内电极、有感染的风险以及颞叶癫痫病灶的患者(乳突参考电极活化)所占的比例很高(Frauscher et al.,2015a-d)。所有记录设置为采样率 2 000Hz,高通滤波 0.1Hz,低通滤波 500Hz。

三、脑内脑电图记录解读的技术注意事项和陷阱

在本节中,我们将简要介绍脑内记录的一些技术考虑因素,这些对于解释 EEG 的生理活动和伪差很重要;如需更全面的评论,可以参阅本书第 3 章。

我们使用自制多触点不锈钢电极(Olivier et al.,1994)或商用铂铱电极(DixiMédical,贝桑松,法国)。通常,每个电极包含沿电极长度以规则间隔放置的数个触点。每个触点均位于大脑的灰质或白质中(电极包含 10 到 15 个触点,每个触点的表面根据电极的类型而变化:自制 MNI 电极的触点为 0.8 和 0.85mm^2,而商用电极的触点为 3-5mm^2)。术前用立体定向磁共振成像(MRI)扫描评估解剖学目标。电极置入是在相同的立体定向条件下进行,使用横向正交轨迹,或斜插或旁矢状路径(计算机驱动的机器人克服了有关轨迹选择的机械限制)。置入电极后做 MRI 或用置入前 CT 在计算机帮助下与置入前 MRI 配准,可直接观察到脑组织内电极的触点和部位。有时使用切除术后的脑部 MRI 来确定电极和触点的位置,但是这种方法的准确性可能不如电极完全置入的扫描。通常,最远端的电极触点位于内侧皮质结构或附近,中间的触点位于白质或脑沟中,而表面的触点位于外侧皮质灰质中或附近。

与使用脑内脑电图有关的一个基本问题是,新皮质的很大一部分区域仍未被研究(Halgren et al.,

1998)，一些电极触点位于白质中。虽然不能完全克服这个限制，但记录体积的优化可以通过自动而不是手动的电极轨迹规划来实现（Zelmann et al.，2015）。从白质获得的脑电图显示的是低波幅信号或邻近皮质发生源产生的传播活动。在图 6-1 中对此进行了说明，其中一个电极穿过额下回的三角部，并以眶额皮质为目标。如果在从白质记录的通道中将灵敏度从 15μV/mm 增加到 5μV/mm，则会获得与从相邻皮质记录的信号相似的信号。为了更容易地对不同的脑电图通道进行视觉比较，我们经常均衡所有脑电图通道的波幅。

使用脑内 EEG 解释正常神经元活动的另一个可能的陷阱是电极插入对脑组织的创伤效应：可以观察到由于电极插入引起的暂时性慢波异常，通常在几天后消失。在插入时引起更大创伤（如电极周围的水肿），则在整个记录过程中会持续存在。在这种情况下，仔细检查每一个电极置入后的影像对于区别这种手术相关异常与已有的大脑神经生理学异常至关重要（图 6-2 A 和 B）。

药物对脑神经生理学的影响值得简要评论。由于麻醉药对神经元生理活动的影响，我们仅在麻醉作用消失后的 48~72h 后执行第一个基础期常规程序和睡眠记录。抗癫痫药物，尤其是苯二氮草类，通常会导致头皮和脑内脑电图记录发生变化，总体上快活动增加。在所有脑内 EEG 通道中都可见到这种快活动增加，有助于与额叶新皮质中经常遇到的生理性快活动相区别，例如 β 或低波幅 γ 活动（图 6-2 C）。注射苯二氮草类药物后，β 节律没有增加，有助于确定最具致痫性的大脑区域（Brazier et al.，1976；Gotman et al.，1982）。

四、觉醒和睡眠期脑内脑电图的生理性活动

在脑内脑电图中，很容易观察到常规频带（0.5~70Hz），正常的 α、β 和 γ 节律的活动，以及在 θ 和 δ 范围内的慢波活动，并且取决于所使用的采样率，超低频活动（<0.5Hz）和高频振荡（>80Hz）也可以记录下来。对于常规频段，与头皮脑电图相比，可能显示出信号的波幅（通常更高）和形态（电位通常更陡峭）的差异。最好的解释是脑内脑电图的信号与神经元发生源之间的联系更紧密（Gloor，1985），因为负责信号尖锐程度的高频信号往往比低频信号的发生源更小；因此，由于各自发生源的大小，与较低频率相比，头皮脑电图快频率信号减少更为明显。正常的脑电活动，如清醒时的 μ 节律和 λ 波、睡眠时枕区一过性正相尖波（POSTS）、顶尖波、睡眠纺锤和睡眠期 K- 复合波也经常记录到。

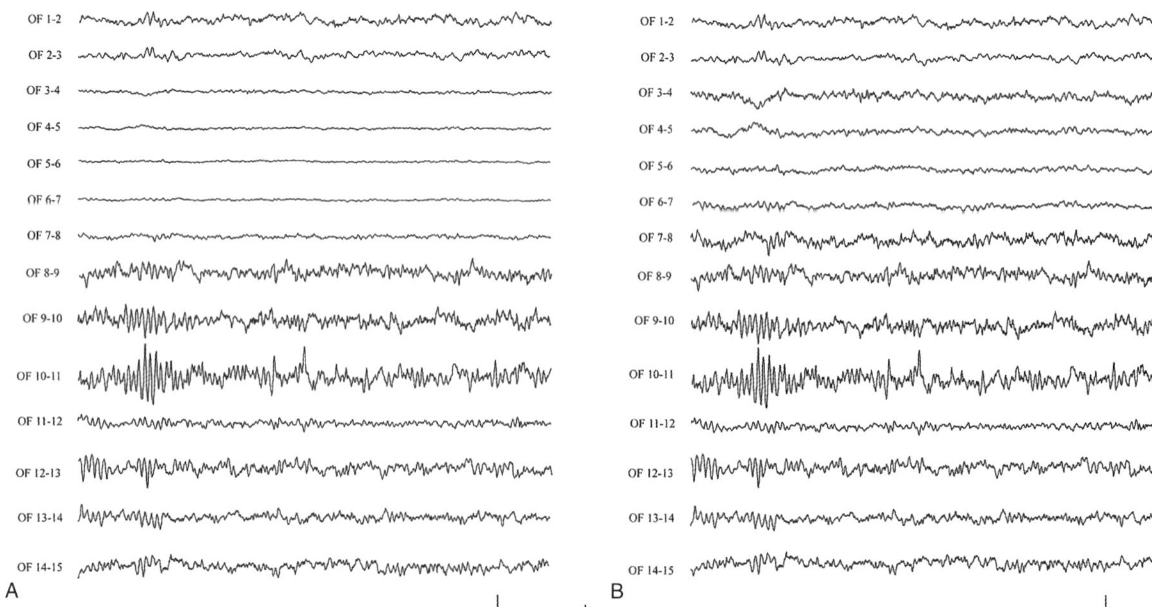

图 6-1　从白质记录时观察到的活动。OF 电极穿过额下回三角部。通道 3-4、4-5、5-6、6-7 和 7-8 位于白质中。（A）灵敏度为 15μV/mm 时，电极 OF 的所有白质内通道均显示为“平坦”。（B）在相同的 OF 通道中，灵敏度从 15μV/mm 增加到 5μV/mm，记录到与来自相邻皮质的信号相似的信号。在白质通道中看到的这种 EEG 信号可以通过容积传导来解释（Gloor，1985）

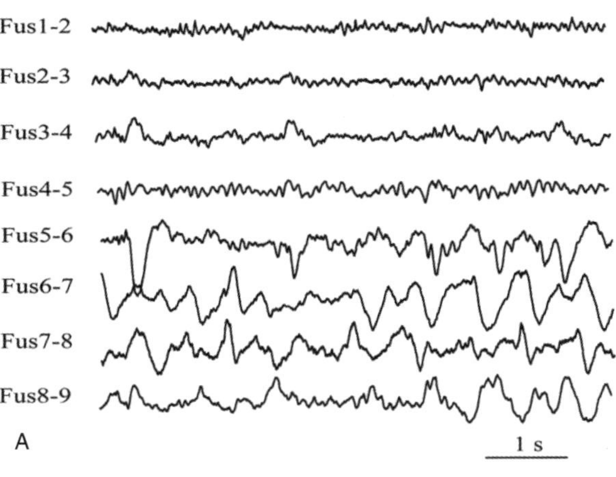

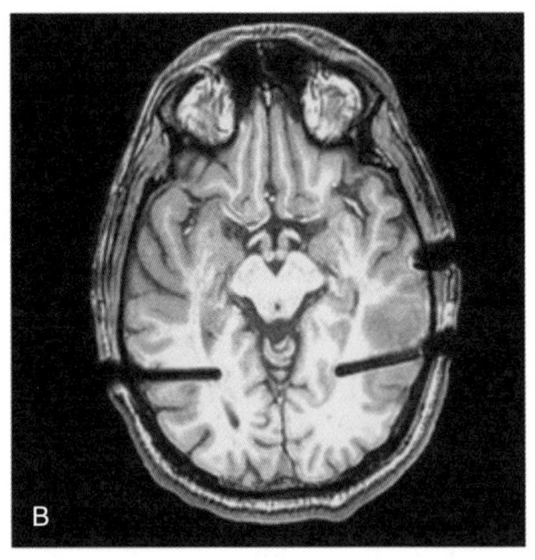

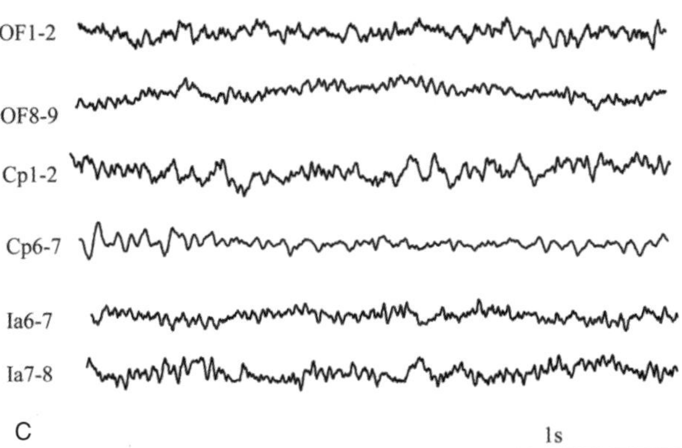

图 6-2 脑内脑电图解释中的陷阱

A. 插入左颞叶底部的电极 Fus 的外侧触点显示慢波异常，该异常在整个 19d 的记录时间内一直持续存在；B. 相应的置入后 MRI 显示存在慢波异常的外侧电极触点周围出现水肿，在 4 个月后的 MRI 复查，水肿已完全消除；C. 接受抗癫痫药物治疗的患者示例，包括每天 30mg 的氯巴占。请注意，不仅在额叶（OF 和 Ia 电极），在顶叶（电极 Cp）也有大量的快活动。（C）中的时间标尺与（A）中的时间标尺不同

（一）觉醒期脑内脑电的生理活动

在本节中，我们将主要关注从正常皮质获得的 0.5~70Hz 的常规 EEG 频带中的频率和瞬时变化。对于每一种模式，我们将先讨论现有的文献，然后介绍正常生理颅内脑电活动脑电图图谱的定量结果（Frauscher et al., 2018a）。该图谱是 MNI、格勒诺布尔大学医院和蒙特利尔大学医院中心多中心合作的成果。

1. α 节律　这是在清醒状态下经常遇到的 EEG 振荡，定义为头皮 EEG 后头部区域的 8~13Hz 的节律，被睁眼抑制（Tatum et al., 2006）。α 节律是由后部皮质的几个发生源产生的，并由皮质内和丘脑皮质环路调节（Lopes da Silva et al., 1980; Tyvaert et al., 2008; Chang et al., 2011）。皮质脑电图和脑内脑电图研究显示 α 活动位于枕叶、中央后回正后方的顶叶和后颞新皮质。在枕叶，α 节律可以达到 16Hz（Perez-Borja et al., 1962），并且，如头皮脑电图所描述的，它在闭眼时出现，睁眼时被抑制（Gastaut, 1949; Jasper and Penfiel, 1949; Sem-Jacobsen et al., 1953, 1956; Chatrian et al., 1960a; Perez-Borja et al., 1962）。在额叶外侧新皮质的布罗德曼（Brodmann）9、10、45 和 46 区中也可以发现 α 活动，但对睁闭眼没有反应（Jasper and Penfield, 1949）。应该注意的是，α 振荡对睁眼或闭眼的反应性主要存在于枕叶（图 6-3A 和 B），而在所有其他部位，α 反应性并不常见。

图 6-4 提供了枕外区域的 α 活动的示例。

2. Lambda（λ）波　在清醒受试者的头皮脑电图中，在视觉探索过程中，出现的小于 200ms 的一过性尖波（从皮质表面记录时具有正相极性），枕叶区域最显著（Chatrian et al., 1976; Alvarez et al., 2011; Brigo, 2011）。它们被认为是与视觉系统相关的（Billings, 1989）。以前脑内脑电图研究显示，在胼胝体附近或胼胝体区域（布罗德曼 17 区，或初级视觉皮质）或更靠近枕叶最外侧面记录到 λ 波（Chatrian et al., 1960a, b; Perez-Borja et al., 1962）。正如头皮脑电图，当患者扫视物体时会观察到 λ 波（图 6-3 C）。根据我们的经验，λ 波在我们常规操作流程的阅读任务中频繁出现，枕叶内侧面的旁距状区最显著。在我们观察到 λ 波的相同触点，我们也常常观察到了良好的光驱动反应（图 6-3D）。在一些患者中，光驱动反应扩展到枕叶外侧新皮质。

3. β 节律　β 节律是另一种经常遇到的神经生理性脑电图模式。定义为频率 13~30Hz 之间的节律，但是与 α 节律相反，它最常见于前头部区域。大约 25Hz 的快 β 节律见于中央区（Chang et

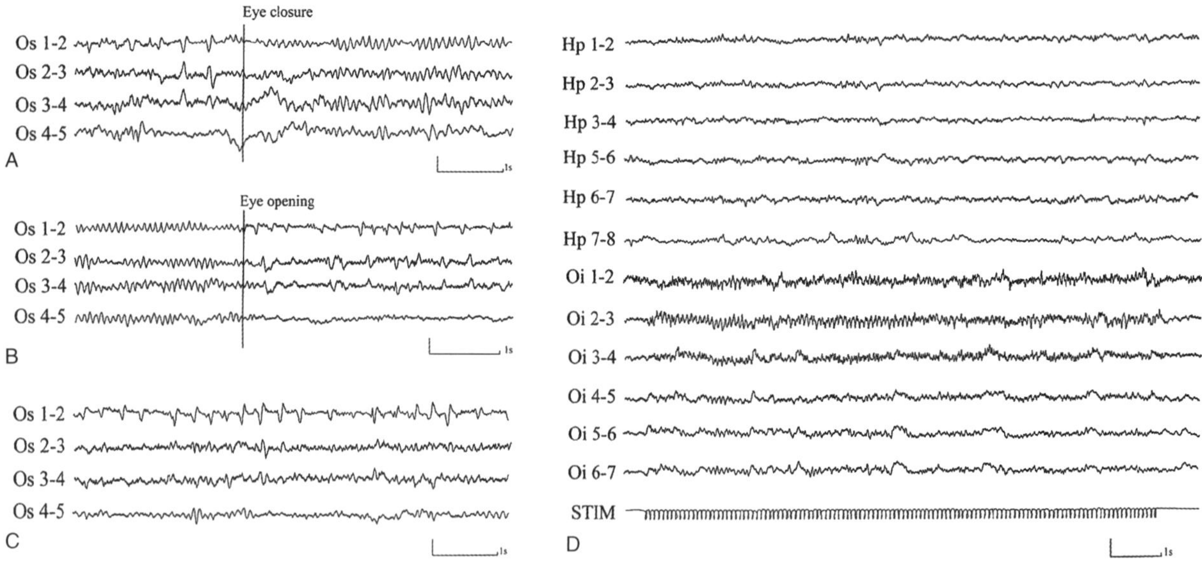

图 6-3　枕叶的 α 节律和 λ 波

A. 闭眼后，观察到清晰的 10Hz α 节律；B. 睁眼抑制；C. 此例是在睁眼期间获取的；在眼球追踪过程中，显示了在楔叶周围区域的内侧触点 Os 1-2 的 λ 波；D. 闪光刺激时，位于舌回的枕叶内侧触点（Oi 1-2，oi 2-3）有良好的光反应性（12hz 刺激）

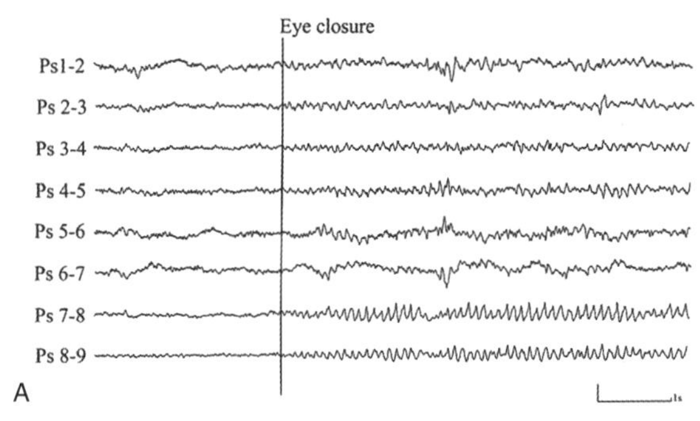

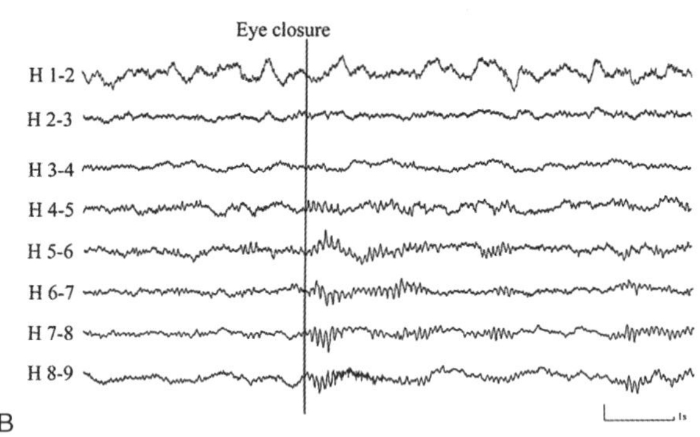

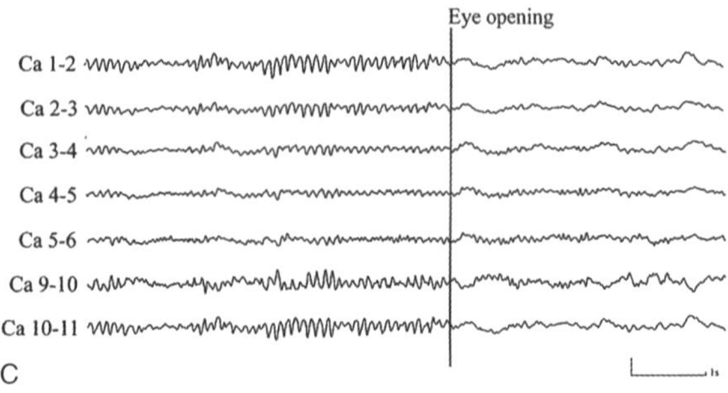

图 6-4　各种分布定位的 α 频带活动（A，B）。除枕叶外，在顶叶内侧和外侧（电极 Ps 的深部和表面触点）和颞叶新皮质（穿过第二颞回以海马为目标的电极 H 的外侧触点）中也观察到了 α 活动。C. 此时在前扣带回（电极 Ca 的深部触点）和第二额回（电极 Ca 的表面触点）中发现了 α 活动

al.,2011)。在运动系统中,有人提出β频段内的振荡在感觉运动整合中发挥作用(Baker,2007)。在ECOG中,Jasper和Penfield(1949)已经描述了在中央前回(布罗德曼4区)和中央后回(布罗德曼3、1和2区)中有显著的25Hz快β节律,在中央后回混有10~12Hz的较低频率活动。Sem-Jacobsen等(1955)在患有严重精神疾病(多数患有精神分裂症)的患者中应用了慢性颅内脑电图,目的是确定其精神外科手术的范围。在额叶中,他们描述了四种不同的EEG模式:在颅顶区和旁矢状区域的8~12Hz的α样活动,外侧额叶的快速β活动(25Hz),额叶腹内侧部分的δ活动(2~4Hz),嗅球的节律性26~38Hz低波幅γ活动。在接受慢性皮质脑电图检查的癫痫患者中,另一组描述了在清醒期间前扣带回和眶额回的θ功率峰值(Nishida et al.,2004)。β频率节律的示例如图6-5 A和B所示。

4. Gamma(γ)活动　γ活动的特征是频率30~80Hz,在感觉、认知和运动加工过程中出现(Jerbi et al.,2009a)。它在感觉运动的整合中起一定的作用,因为γ频带中的振荡似乎适合介导快速耦合或同步空间上分离的细胞组件(Singer,1993)。从头皮脑电图的目测分析中无法很好地了解γ活动(对此已经提出了几种解释,包括小的皮质发生源、颅骨造成的衰减、低信噪比和肌电伪差等),但在脑内脑电图记录中很容易检测到。如在主动运动过程中,主要在初级感觉运动区观察到了与事件相关同步的40~60Hz范围的γ活动(Sem-Jacobsen et al.,1956; Pfurtscheller and Lopes da Silva,1999; Szurhaj and Derambure,2006)。在我们的常规脑内脑电图记录中,有时在额叶中发现自发的γ活动(40Hz左右)混杂于β活动中。

5. μ节律　Gastaut等(1952)描述了这种位于中央前区的节律:典型μ节律由5~12Hz频率的拱形波组成,对睁眼没有反应,而对同侧或更可能是对侧的主动或被动运动以及体感刺激有反应。在已发表的儿科和成年患者群体中,有2.9%~18%的受试者存在μ节律(Chang et al.,2011)。在皮质脑电图中,中央前区记录到相似的(相同的频率和形态)μ节律(Graf et al.,1984)。在脑内脑电图中,μ节律跨整个感觉运动皮质(初级感觉运动皮质、辅助运动区和运动前区外侧皮质),主要集中在中央前、后回(Szurhaj et al.,2003; Szurhaj和

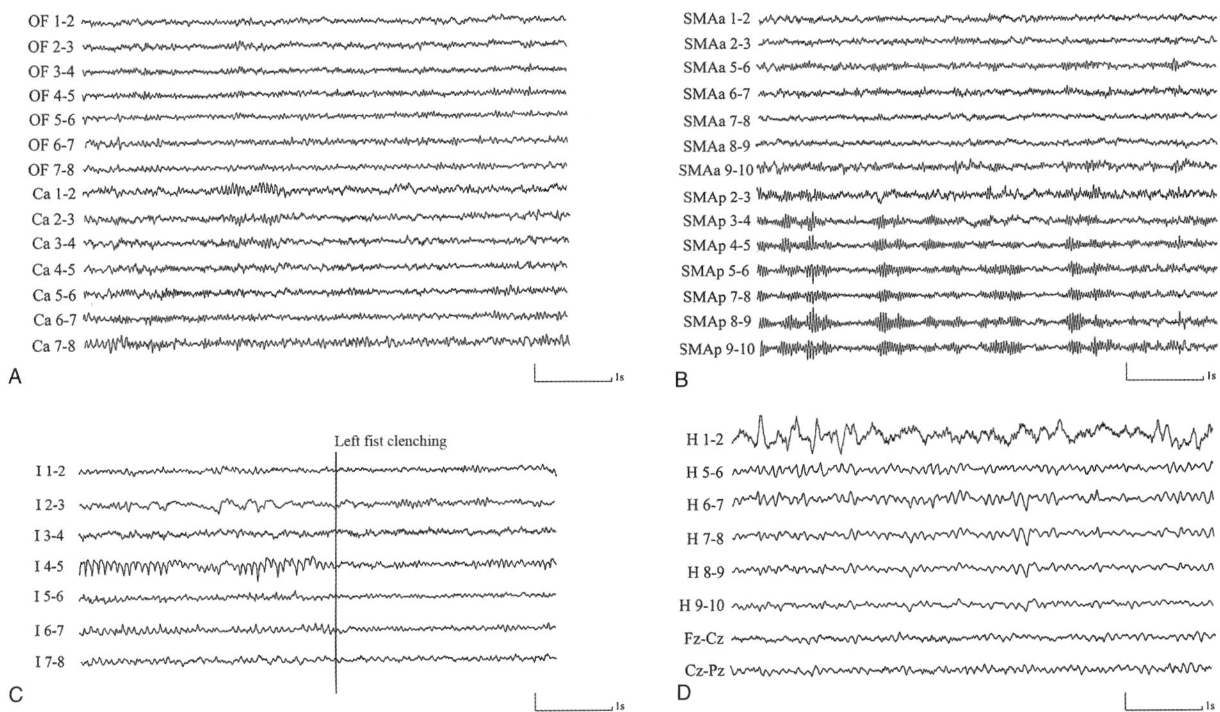

图6-5　(A)两个电极中的16-17Hz β节律示例,这两根电极通过额中回和额下回插入前扣带回(Ca)和眶额皮质(OF)。(B)位于辅助运动区(布罗德曼6区)的电极SMAp显示持续性良好的25Hz β节律;相比之下,记录辅助运动前区的电极SMAa,显示一个不太持续的快β节律。(C)μ节律示例。电极I插向岛叶上部和前部,触点I 4-5和6-7靠近中央前回的下部(布罗德曼4区)。注意同侧拳头紧握可以抑制频率为10Hz的拱形波。(D)在健康人的海马体中,高波幅不规则的尖形θ-δ活动叠加β范围的快活动(电极触点H 1-2)

Derambure,2006)。我们的经验证实了这些发现。我们在少数患者的初级运动皮质和运动前区皮质、辅助运动区以及初级躯体感觉皮质中观察到了 μ 节律。从运动前区记录的 μ 节律的一个例子见图 6-5C。

6. Berger 频率范围内的其他节律或一过性波形　这些是在头皮脑电图无法记录到的大脑结构中发现的。如在脑内脑电图最常探索的结构海马中,清醒时没有 α 节律,而是由 δ 和 θ 频率范围内的不规则慢波组成的特征性背景模式(Jasper and Penfield,1949; Brazier,1968)。最近的研究表明,海马中的 EEG 活动可能与任务有关:在空间导航、学习、工作记忆和快速眼动(REM)睡眠期间观察到 0.3~8Hz 的节律活动,而在完成行为、固定不动和慢波睡眠期间会出现由高波幅慢波夹杂尖波棘波组成的慢活动((Bodizs et al.,2001; Cantero et al.,2003; Clemens et al.,2009; Lega et al.,2012; Moroni et al.,2012; Watrous et al.,2013)。而在动物中,海马的慢活动由非常有节律的 θ 活动组成,颅内脑电图研究表明,人类相对应的是 2~4Hz 的 δ 活动(Bodizs et al.,2001; Clemens et al.,2009)。最近的一项研究中,在空间导航期间比较了人类和大鼠海马的低频振荡,频谱分析显示,人类海马活动的中心频率约为 3Hz,而大鼠海马活动的中心频率约为 8Hz(Watrous et al.,2013)。根据我们的经验,从正常的内侧颞叶结构记录的脑电活动与所有其他区域均显著不同:我们发现在 δ 范围内的节律性或半节律性活动通常具有尖锐的形态(有时类似于棘波)并且混有 β 活动。图 6-5D 是健康人海马在清醒放松过程中生理活动的典型例子。在脑内脑电图记录过程中,可以观察到生理性超低频活动(<0.5Hz)和频率高于 80Hz 的振荡(高频振荡:HFOs)。

7. 超低频活动　记录超低频活动需要特殊的放大器和记录装置(有关综述,请参见 Vanhatalo et al.,2005),因此,目前在我们中心尚不具备。在非快速眼动(NREM)睡眠期间,生理性超低频振荡的频率范围很广(0.002~0.2Hz)(Vanhatalo et al.,2004),有趣的是,其与 K 复合波和较高频率的 EEG 活动呈相位耦合。颅顶正相直流电漂移与睡眠中短暂唤醒、觉醒或从深度睡眠阶段进入到更浅层睡眠阶段相关,而当一个人入睡或进入更深睡眠阶段会看到颅顶正相直流电漂移(Marshall et al.,1998)。脑内脑电图的发现仅限于病理活动,例如,在癫痫病人,发作期局灶性直流电漂移指示癫痫患者发作的起始和部位(Ikeda et al.,1999)。

8. 高频振荡　近 10 年来,在脑内脑电图检查中对高频振荡(high frequency oscillations,HFO)进行了研究(综述见 Frauscher et al.,2017),它们可以是病理性的或生理性的。在人类中,生理性 HFOs 大多见于旁中央区域、海马和枕叶皮质(Axmacher et al.,2008; Nagasawa et al.,2012; Melani et al.,2013; Kucewicz et al.,2014; Frauscher et al.,2018b)。然而,由于生理性 HFO 与病理性癫痫 HFO 在频率、持续时间和振幅方面存在重叠,因此,仍无法将两者明确区分开来(Nagasawa et al.,2012; Matsumoto et al.,2013; Alkawadri et al.,2014; Malinowska et al.,2015)。我们最近研究了睡眠期间记录的癫痫活动和 HFOs 与低于 1Hz 的低频振荡的耦合。这些低频振荡的特征是激活("上升",去极化)和去激活("下降",超极化)状态之间有节律性的交替,并被证明会影响大脑的生理节律(Steriade,2006; Haider and McCormick,2009; Crunelli and Hughes,2010)。我们发现,在表现出癫痫活动或属于癫痫发作起始区的通道中,HFO 发生在从"上升"状态向下一个"下降"状态过渡的过程中,而在表现出生理活动的通道中,HFO 发生在下一个"上升"　状态的开始阶段(Frauscher et al.,2015c)。因此,HFO 的发生与慢波状态之间的耦合可能有助于区分生理性和病理性 HFOs。除了自发的 HFOs 外,最近的研究还报道了任务诱发的 HFOs(Nagasawa et al.,2012; Kucewicz et al.,2014)。如在视觉任务中,枕叶前部 HFOs 的增加(Nagasawa et al.,2012)。也有报道,在图像的记忆编码和回忆过程中在初级视觉皮质以及视觉处理的边缘叶和高阶皮质区域诱发出 HFOs(Kucewicz et al.,2014)。有关生理 HFOs 的更多信息,请参见第 11 章。

9. MNI 颅内脑电图谱:一个多中心项目　在回顾了有关脑内脑电生理节律的现有文献之后,我们现在通过提供从不同皮质脑区获得的定量脑电图结果来介绍我们的经验。该图集源于 MNI,格勒诺布尔大学医院和蒙特利尔大学医院中心之间的多中心合作(Frauscher et al.,2018a)。

该图谱密集覆盖一个共同的立体定向空间中的 38 个皮质区域(2.7 通道 /cm^3 皮质灰质),可以对受试者进行脑电图的直接比较,最终目的是提供一个标准基线,以区分生理性和病理性颅内脑电活动(Frauscher et al.,2018a)。我们将记录正常大脑非癫痫性生理活动的通道定义为不在癫痫发作区之内的通道，在脑内脑电图记录期间（通常持续10~14d）很少或没有癫痫样放电，没有显示任何慢波异常或伪差，并且不在病变区域内。图6-6提供了本项目迄今为止分析的106名生理活动正常患者的1 785个脑电图通道的部位。

我们发现，从后向前的频率梯度不断增加，枕叶有一个清晰的α峰（9.25~10.25Hz），顶叶有中等的α（8.25~9.25Hz）和β（17~20Hz）频率，颞叶有较低的α（7.75~8.25Hz）和δ（0.75~2.25Hz）峰值，额叶有β活动（20~24Hz）。不同脑叶的EEG频率差异如图6-7所示。

一些皮质区域具有特定的电生理特征。在中央前回（20~30Hz）、额下回的岛盖部分（20~24Hz）、楔回（7.75~8.75Hz）和海马区（0.75~1.25Hz），60%以上的通道中存在峰值。值得注意的是，α活动在枕叶中部结构中最为突出，如楔叶（68%的通道在约8Hz处出现一个α峰）和距状皮质（58%的通道在约9Hz处出现一个α峰）。一些大脑皮质区域，如海马、枕下回或枕极、额内侧皮质、直回或眶回、颞中回和角回，在清醒期出现清晰的δ活动峰值。目前正在对睡眠的不同阶段进行分析。所有数据均可在我们的网站上在线获得（https://mni-open-ieegatlas.research.mcgill.ca）。

（二）睡眠期生理模式

正确识别不同的睡眠阶段对脑内EEG来说具有挑战性：放置电极为了研究癫痫发作起始和传播，通常位于或靠近癫痫源区，而且电极记录的是睡眠神经生理学异常的脑区。此外，睡眠是比传统

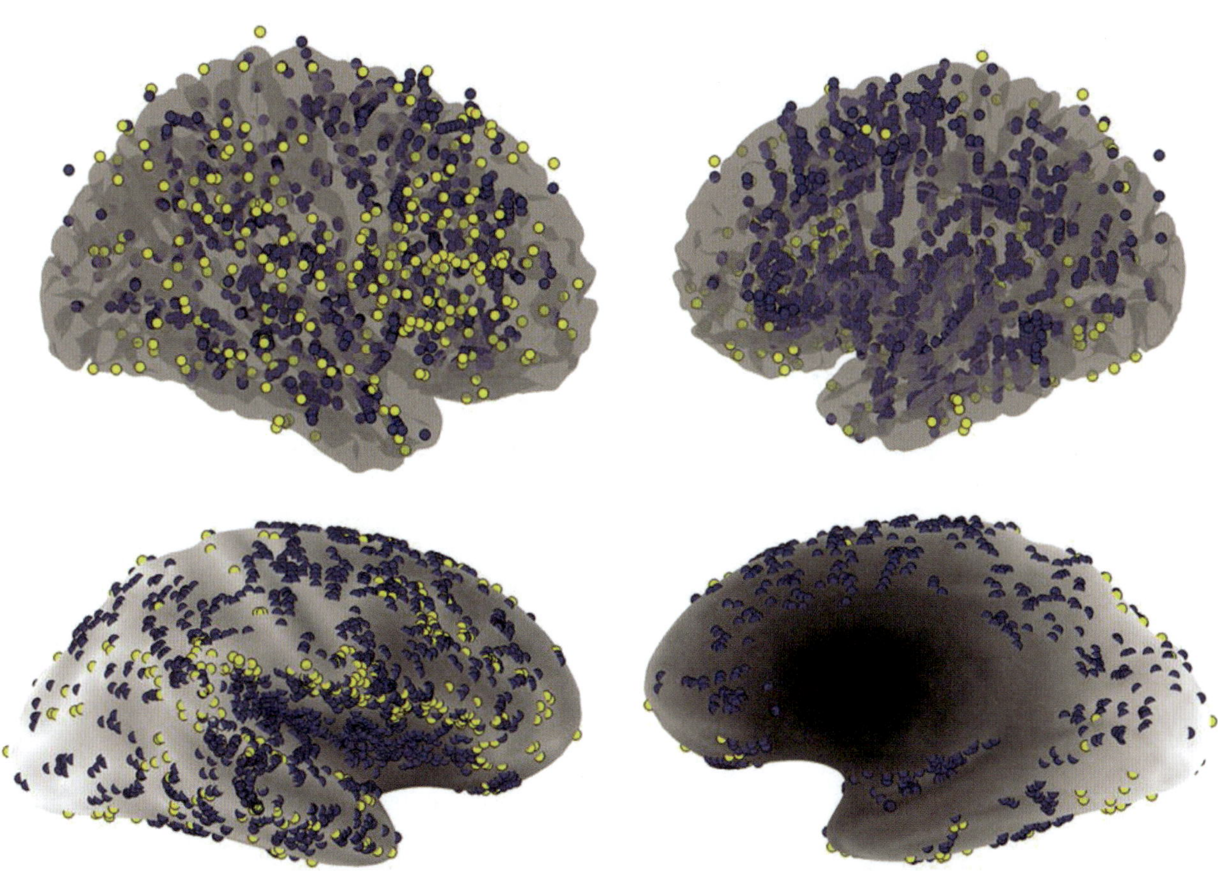

图6-6 此项目分析的具有正常生理活动的1 785个EEG通道的部位。本章关注的是来自脑内脑电图电极的1 520个通道，这些通道以蓝色显示。请注意，位于下部的是"膨胀"的大脑，电极投射在皮质表面上。*Reproduced from Brain, 141(4), Birgit Frauscher B, von Ellenrieder N, Zelmann R, et al., Atlas of the normal intracranial electroencephalogram: neurophysiological awake activity in different cortical areas, pp.1130-1144, Copyright(2018), with permission from Oxford University Press.*

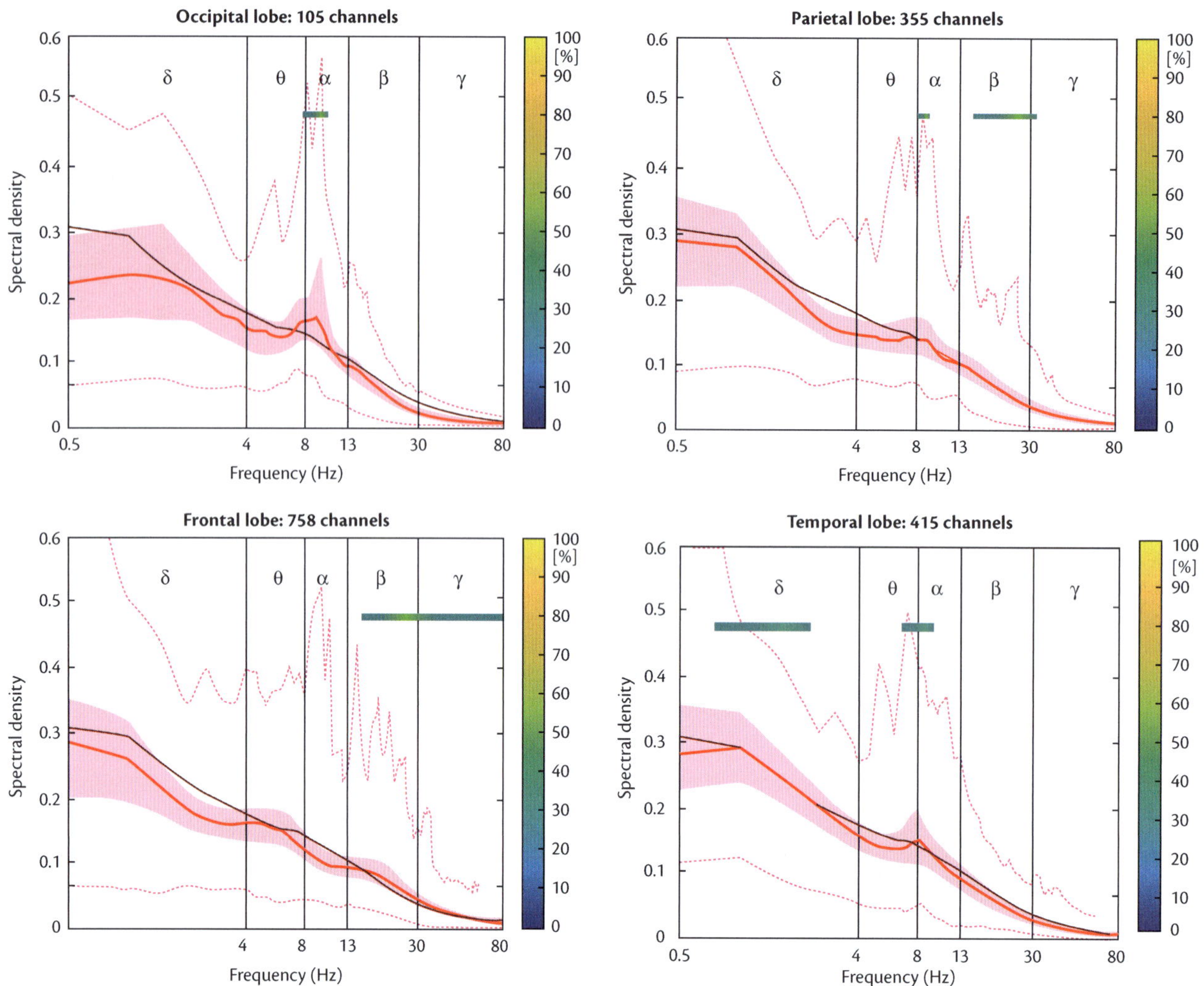

图 6-7 脑电图频率的脑叶差异。半对数图显示了不同脑叶的频谱。红线对应于该区域中所有通道频谱密度的中位值。粉色阴影区域表示 25% 和 75% 百分位数。红色虚线表示每个频率下频谱分布的上限和下限。黑色细线显示用于确定峰值存在的无峰集的频谱中位值。黑色竖线分隔希腊字母所示的临床常用频段。每个图上部的彩色水平线段表示存在峰值。如果存在该段，则表明通道频谱密度的分布显著高于无峰值集的分布。线条的颜色表示有显著差别的通道百分比与每一个频率无峰值部分的比较。*Reproduced from Brain, 141 (4), Birgit Frauscher B, von Ellenrieder N, Zelmann R, et al., Atlas of the normal intracranial electroencephalogram: neurophysiological awake activity in different cortical areas, pp.1130-1144, Copyright (2018), with permission from Oxford University Press.*

假设更为局灶的现象（有关综述，请参见 Nobili et al., 2012）：丘脑在觉醒和睡眠之间的过渡过程中经历了一个失活过程，比皮质内发生的失活早几分钟（Magnin et al., 2010）；Sarasso 等（2015）还证明，海马中的睡眠纺锤可以在新皮质中的第一个睡眠纺锤出现之前几分钟出现，提示海马（古皮质）在新皮质之前入睡；此外，在 NREM 睡眠期间，类似清醒和类似睡眠的 EEG 模式在不同的皮质区域共存（Nobili et al., 2011）。最后，在多个大脑区域的多单位活动记录表明，睡眠慢波以及基本的去极化"向上"和超极化"向下"状态发生于局部（Nir et al., 2011）。

虽然颅内脑电图可以识别各种生理睡眠模式，但在大多数情况下，我们通常使用表面电极（皮下电极位于 Fz, Cz, Pz, F3, C3, P3 和 F4, C4, P4）、眼电图和颏或下颏肌电图检查以确保可靠的睡眠分期。根据电极的位置，我们观察到特异性的睡眠一过性波，如睡眠期枕区一过性正相尖波（positive occipital sharp transients of sleep, POSTS）、顶尖波、纺锤、K 复合波和 δ 波（图 6-8）。

1. 睡眠纺锤　睡眠纺锤是独特的脑电图事件，是 NREM 2 期睡眠的标志。它们的特征是频率在 10~16Hz，持续时间在 0.5~2s 的起伏振荡（Loomis et al., 1935; Gibbs and Gibbs, 1950; Jankel and Niedermeyer, 1985）。它们可能是颅内脑电图

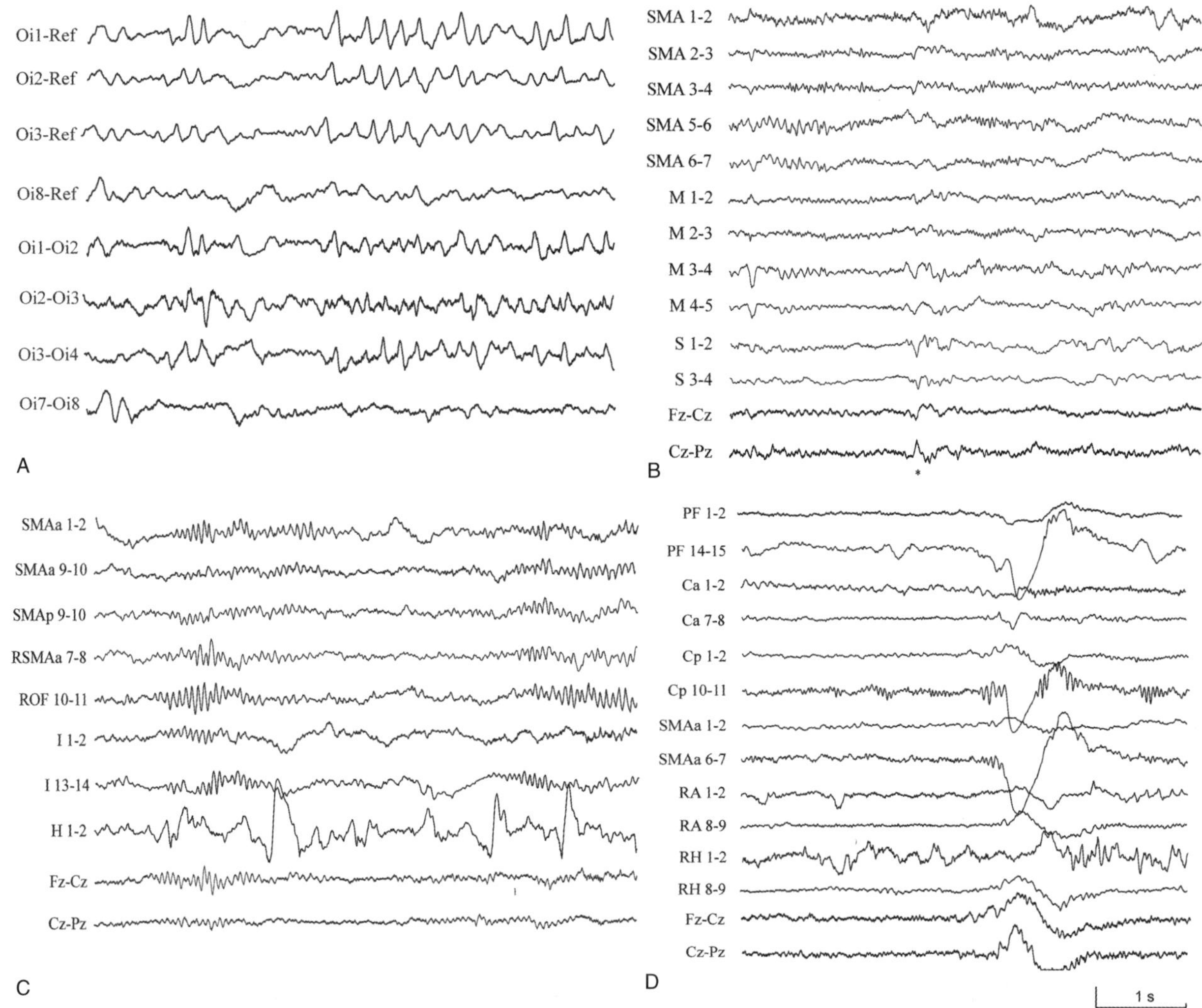

图 6-8 睡眠特定一过性波的代表性示例。(**A**)在参考导联(**Oi 1、2 和 3**)和双极导联(**Oi 1-2、2-3、3-4**)中看到的 **POSTS**。所有显示 **POSTS** 的触点都位于舌回(布罗德曼 **17** 区)。该患者位于枕叶下部的外侧触点未显示出 **POSTS**。注意,在参考和双极导联中极性为负。(**B**)在辅助运动区域(**SMA 1-2、2-3、3-4 和 5-6**),初级运动皮质(**M 3-4 和 4-5**)和感觉运动皮质中(**S 1-2 和 3-4**)可以看到与头皮脑电图(皮下触点 **Fz-Cz** 和 **Cz-Pz**)顶尖波同时出现的顶尖波。顶尖波以星号标记。其余四个记录扣带回前部、扣带回峡部和缘上回生理活动的脑内电极均未出现顶尖波(未显示)。在描记开始时,在运动皮质(触点 **M 3-4 和 4-5**)中看到了一个孤立的顶尖波,但是头皮脑电图没有记录到。(**C**)睡眠纺锤在脑内脑电图记录中很普遍。在描记的前半部分,在头皮(皮下电极 **Fz-Cz**)和双侧 **SMA** 的前部和后部(电极触点 **SMAa 1-2,SMAp 1-2,SMAp 9-10** 和 **RSMAa 7-8**)以及右侧三角部(电极触点 **ROF 10-11**)、左侧岛叶(**I 1-2**)和左侧额中回(**I 13-14**)同时观察到睡眠纺锤。在左海马中未见睡眠纺锤(**H 1-2**)。在描记的后半部分,仅在脑内 **EEG** 中观察到睡眠纺锤(触点 **SMAa 1-2,SMAp 1-2,SMAp 9-10,RSMAa 7-8** 和 **I 13-14**),头皮脑电图未记录到。(**D**)**K** 复合波分布广泛,头皮 **EEG**(皮下电极 **Fz-Cz,Cz-Pz**)出现 **K** 复合波同时,在额叶、顶叶和颞叶的电极中(**PF 1-2,PF 14-15,SMAa 1-2,SMAa 6-7,Cp 1-2,Cp 10-11,RA 1-2,RA 8-9** 和 **RH 8-9**)同时记录到。在此示例中,在前扣带回(**Ca 1-2 和 7-8**)或海马(**RH 1-2**)中没有 **K** 复合波。右半球的电极在代表定位的字母之前标有 **"R"**(例如,**RH** 代表右侧海马电极),而左半球的电极仅标有代表定位的字母(例如,**H** 代表左侧海马电极)

中研究得最好的睡眠期一过性波(Sem-Jacobsen et al.,1953;Berzier,1972;Australia,1989;Montplaisir et al.,1981;Caderas et al.,1982;Malow et al.,1999;Nakabayashi et al.,2001;Wennberg and Lozano,2003;Andrillon et al.,2011;Peter-Derex et al.,2012;Frauscher et al.,2015a;Sarasso et al.,2015),并且被认为是在多个大脑区域发生的普遍现象(Frauscher et al.,2015a)。纺锤频率沿后 - 前轴变化,在中央顶区观察到 14~16Hz 较快的纺锤,在额叶区观察到 10~12Hz 的较慢纺锤。大部分纺锤(55%)出现在局部而不是广泛分布(Andrillon et al.,2011;Peter-Derex et al.,2012)。我们已经证

明，在大脑不同部位记录的纺锤不一定像传统的将睡眠视为全脑现象的观点所暗示的那样同步发生(Frauscher et al.，2015a)。这在图 6-8 C 中进行了说明，该图显示了位于不同脑区的纺锤明显不是同步发生的。

睡眠纺锤也已在海马结构中得到证实(Brazier，1972)，这些纺锤的重要性及其与癫痫活动的关系尚存在争议(Montplaisir et al.，1981；Malow et al.，1999；Nakabayashi et al.，2001)。海马睡眠纺锤确实是一种健康现象的假设直到最近才得到证实。在 26 例颞叶癫痫和颞叶外癫痫患者的术前检查中进行脑内脑电图研究(所有 26 位患者的海马中至少有一个电极)，我们证明了海马纺锤是一种生理现象：在大多数海马中都发现了海马纺锤，且仅仅发生在睡眠时，从未在清醒时记录到，与颞叶外癫痫患者相比，颞叶癫痫患者海马纺锤的出现率降低(Frauscher et al.，2015b)。使用脑内电极研究的两个病例(其中一个来自本中心)提供了进一步的证据，这两个病例最终排除了癫痫的诊断，并在 NREM 睡眠期间观察到形态、频率和持续时间相似的海马纺锤(Frauscher et al.，2015b；Sarasso et al.，2015)。在啮齿动物中证明健康海马中存在睡眠纺锤(Sirota et al.，2003；Sullivan et al.，2014)的文献进一步证实了这些发现

2. K 复合波　K 复合波是代表 NREM N2 期睡眠的另一特征性生理模式。头皮脑电图的波幅通常超过 100μV，由一个大的表面负相慢尖波和随后在主要负相尖峰之后 300~400ms 出现的一个正相慢波峰组成(Loomis et al.，1938)。只有一项研究，对 6 名接受癫痫术前癫痫评估的患者结合头皮和硬膜下条状电极或脑内电极进行了研究，验证了 K- 复合波的皮质分布(Wennberg，2010)，作者表明，K 复合波的分布在大脑侧面的前部和额叶上部区域最大，在后下方逐渐减弱，在颞下区域极性反转。在大脑的内侧面，表面负电场在额上区也最大，但在扣带回上方出现了更早的向下极性反转(Wennberg，2010)。我们在脑内电极上的经验证实，K 复合波广泛分布于正常皮质区域(见图 6-8D)。

3. POSTS 和顶尖波　POSTS 和顶尖波都可以在脑内脑电图记录到，取决于置入电极的位置(图 6-8A 和 B)。

POSTS 是睡眠期枕区陡峭的一过性正相尖波，主要出现在困倦和 NREM 睡眠期间；它们具有三角形的形态，双侧出现。在脑内 EEG 中，在内侧或外侧枕叶皮质或两者中观察到 POSTS(Chatrian et al.，1960b；Perez-Borja et al.，1962)。我们还发现 POSTS 仅出现在枕叶中，与枕叶外侧凸面相比，在枕叶内侧皮质的出现率更高，与可见 λ 波和良好光驱动反应的区域重叠。由于本章前言中已经讨论的原因，极性对于脑内脑电图中 POSTS 的识别并不重要。

顶尖波通常双侧同步出现，中央中线区域(Cz)电压最大。它们通常发生在 NREM 睡眠 1 期和 2 期。一项将 EEG 与功能 MRI 结合的研究表明，顶尖波的发生源位于中央区内侧、前中央区外侧、颞叶后上部和枕叶内侧皮质(Stern et al.，2011)。在我们的一系列患者中，如预期那样，从靠近颅顶部的大脑位置记录到了顶尖波，即运动前区皮质、辅助运动区、中央前回和中央后回的上部以及前扣带回的后部(见图 6-8B)。

4. 桥 - 膝 - 枕波　桥 - 膝 - 枕(ponto-geniculo-occipital，PGO)波是快速眼动睡眠期间发生的双相尖锐场电位。在动物中，它们是从脑桥、外侧膝状体核和枕叶皮质中记录到的，与快速眼球运动密切相关，被认为在做梦、大脑成熟(本体论假设)、感觉运动整合和记忆处理中起重要作用(Siegel，2011)。在人类中，PGO 波的证据仍然存在问题：它们无法在头皮脑电图记录到，仅在脑内脑电图中发现了 PGO 样活动，少数帕金森病患者的脑桥和丘脑前核中也发现了 PGO 样活动，在 1 例报道中在初级视觉皮质记录到(Salzarulo et al.，1975；Lim et al.，2007；Fernandez-Mendoza et al.，2009)。在初级视觉皮质中，与动物相比，这种活动由持续时间较长(100~180ms)的尖锐电位组成(Salzarulo et al.，1975)。我们最近通过脑内脑电图研究了 12 名癫痫患者的初级视觉皮质中的 PGO 活动(Frauscher et al.，2018c)，发现在初级视觉皮质中，时相性 REM 睡眠(伴快速眼动的 REM 睡眠)和强直性 REM 睡眠(不伴快速眼动的 REM 睡眠)期出现 θ 频率范围内的一过性尖波。频谱分析证实了时相性和强直性 REM 睡眠期间这种 θ 频带的增加，在初级视觉皮质之外未发现这样的一过性尖波。这些发现表明，这些尖样 θ 波可能与实验动物模型中描述的 PGO 波有关。

(三) 不同脑区任务诱发的生理反应

在本节中，我们将简要介绍不同皮质区域的任

务诱发的生理反应。有关任务诱发的(平均)电位和颅内刺激研究结果的更完整讨论,请读者参考本书的第四部分。

最早关于任务诱发的人体电生理反应的研究可追溯到20世纪40年代和50年代(Gastaut,1949; Jasper and Penfield,1949; Sem-Jacobsen et al.,1956),并且,根据电极的解剖位置,描述了视觉、运动、体感和听觉诱发的脑电活动反应。如在整个距状旁回区域(布罗德曼17区或初级视觉皮质)观察到视觉诱发的反应(图形敏感、稳定照明,单次或重复闪光)(Sem-Jacobsen et al.,1956; Chantian et al.,1960a,b; Perez-Borja et al.,1962)。在来自布罗德曼17区的电极记录的触点中良好的光驱动反应的示例见图6-3D。运动诱发的反应,如紧握拳头,在开始和结束时导致了中央前回皮质的β活动短暂(约1s)停止(β去同步化)(Jasper和Penfield,1949)。而持续不断的主动运动导致运动皮质出现γ范围内较高频率的活动(Sem-Jacobsen et al.,1956)。在顶叶前上区描记到体感诱发的反应(Sem-Jacobsen et al.,1956年):触摸反应出现15~20Hz之间的节律性β活动,而痛苦刺激导致电压降低、频率升高到30Hz。从侧裂后部区域的记录中获得对听觉刺激的反应:增加咔嗒声的频率会导致诱发反应的频率增加和波幅降低(Sem-Jacobsen et al.,1956)。

最近的研究使用了严格控制的实验方案和对EEG信号的先进的处理分析。在多项研究中已经报道了γ频带活动中的任务相关的调节,认为与神经元激活密切相关(有关综述,请参见Jerbi et al.,2009a)。如在上肢的主动运动过程中,γ反应在中央前回和中央后回区域同步,其分布与传统的感觉运动功能解剖分布图一致(Crone et al.,1998a; Pfurtscheller et al.,2003; Szurhaj et al.,2003,2005; Szurhaj and Derambure,2006)。任务引起的γ频带反应可能对各自的功能是非常特异性的:如听觉实验表明,将听觉刺激从言语转换为音乐会导致颞上回中与任务相关的γ频带响应轨迹的焦点发生7mm的偏移(Lachaux et al.,2007)。在大规模网络研究中,已在不同的认知任务中发现γ频带反应,包括工作记忆(Axmacher et al.,2008a; Mainy et al.,2008)、陈述性记忆(Fell et al.,2001; Sederberg et al.,2007; Axmacher et al.,2008b)、阅读(Mainy et al.,2008)、言语感知和产生(Crone et al.,2001a)、注意力(Brovelli et al.,2005; Jensen et al.,2007; Jung et al.,2008; Ray et al.,2008)、视觉任务(视觉运动(Aoki et al.,1999)、人脸识别(Lachaux et al.,2005)、图片命名和词汇决策(Tanji et al.,2005)、听觉任务(听觉语调和音素辨别,Crone et al.,2001b)和空间听觉处理(Bidet-Caulet and Bertrand,2005)、嗅觉(Jung et al.,2006)和运动过程(Crone et al.,2008a; Lachaux et al.,2006)。

除γ频带反应外,颅内脑电图数据的时频分析还显示出任务诱发的反应在较低频段中是稳健的,主要在θ、α和β频段。如已经报道了在导航过程中海马存在θ频带的调控(Kahana et al.,2001; Ekstrom et al.,2005)。在感觉运动皮质,有报道称在视觉-运动决策任务(根据描述每个动作的随机视觉刺激对不同身体部位进行等长肌肉收缩)或自我节奏手部运动过程中会出现μ和β失同步现象(Crone et al.,1998b; Pfurtscheller et al.,2003)。

五、脑内脑电图在癫痫脑区的伪差

在解释脑内脑电图记录时,伪差的识别至关重要,同头皮脑电图一样,我们将其分为生理性(来自患者)和非生理性。脑内脑电图记录中最常遇到的伪差是仪器性的(来自电极、连线和记录设备)和环境性的(来自静电、患者附近或与患者连接的设备以及电磁、射频和静电信号)。与头皮脑电图相反,生物性伪差相对极少,最常记录到的是由于肌肉活动或患者运动产生的伪差。

脑内电极或其连线造成的伪差可以用电极断裂(通常在将其锁定到骨钉上以防止插入后移动的点)、固定电极的松动、电极连接不良和脑脊液漏等引起的短路或电极线的移动来解释(图6-9A-C)。设备伪差通常是由放大器或插线盒中的功能故障引起的(图6-9D)。到目前为止,最常遇到的环境伪差是由于60Hz或50Hz的电活动引起的,可以用许多来源进行解释,包括环境中的任何电气设备 例如移动电话充电器、计算机和笔记本电脑(图6-9E)、电视和收音机、电动床和静脉输液泵等。静电伪差是另一种常见的环境伪差(图6-9F)。

脑内脑电图记录可能没有生理性伪差,其中大多数是由肌肉或身体运动产生的,尽管有时还会遇到由于脉搏或眼球运动引起的伪差。肌电伪差通常见于脑内电极最表浅的触点,垂直插入并靠近侧裂区的电极特别容易显示肌电伪差。正如脑电图活动通过颅骨传播并记录在头皮上一样,也可在颅

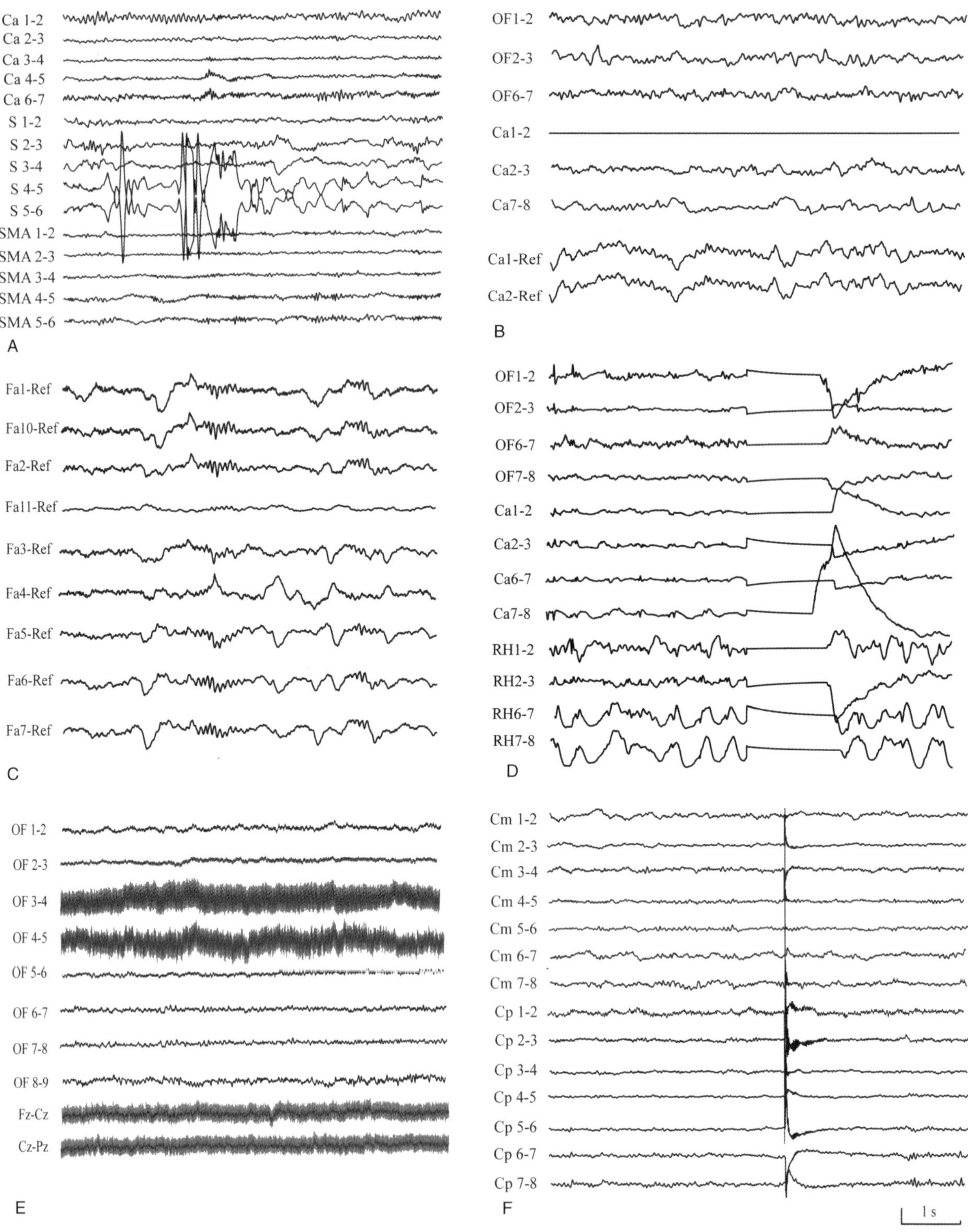

图 6-9　非生理性伪差示例

A. 电极断裂引起电极触点 S5 处的伪差。B. 电极触点 Ca1 和 Ca2 之间的"短路"：由于 Ca1 和 Ca2 之间的环路，在每个触点上获得的电压相同，因此产生的双极 EEG 通道"平坦"。相反，在通道 Ca1 和 Ca2 的参考导联中会看到信号。C. 与相邻的触点 Fa2 和 Fa3 相比，触点 Fa11 显得"平坦"：放大器上的通道 Fa11 发生故障引起这一伪差。D. 在所有双极导数上都存在由于插线盒连接不良（描记暂时变平）的伪差。E. 电磁伪差：患者坐位用笔记本电脑工作（使用 60Hz 陷波滤波消除了该伪差）。F. 静电伪差：技术人员触摸患者时发生电极爆破声

内脑电图中记录到颞肌的收缩（或者更简单地说，电极触点在脑外肌肉内）。由于颅骨的衰减，这种活动的波幅很小，很容易与大脑中产生的快速振荡相混淆（Otsubo et al.，2008）。图 6-10 A、B 显示了由于颌骨咬合引起的肌电伪差，图 6-10 C 显示了咀嚼伪差，图 6-10 D 显示了由患者头部移动引起的运动伪差。运动伪差有时可能难以辨认：Jerbi 等（2009b）表明颞极的脑内脑电图记录可能被扫视干扰，导致典型的高 γ 频段功率增加，颞极与眼外肌邻近可以解释这种假象。

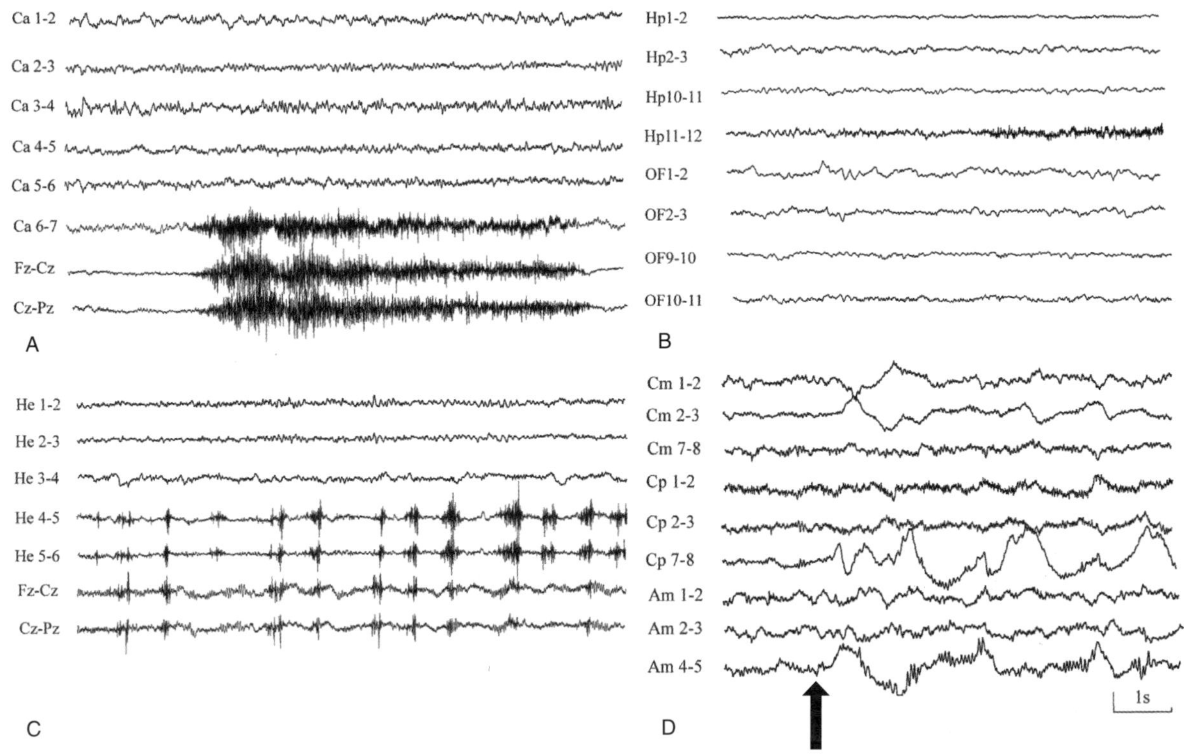

图 6-10　生理性伪差示例

A. 由于颌骨咬合，电极 Ca 的最外侧触点的肌电伪差（Fz，Cz 和 Pz 是皮下电极）；B. 由于颌骨咬合，在 Hp11-12 通道发现了一个更加隐匿的肌电伪差。将这种 EMG 伪差与低压快活动区分开是很重要的；C. 在插入颞横回的电极 He 的最外侧触点可见明显的咀嚼伪差；D. 运动伪差：在此示例中，患者开始移动其头部（头部运动的开始由箭头指示）。伪差在通道 Cm1-2，Cm2-3，Cp7-8 和 Am4-5 中最为突出

为了正确识别脑内脑电图的伪差，建议彻底重复地评估电极和连接（包括评估脑电图阻抗），进行良好的常规脑电图记录（这有助于识别个体患者脑电图的典型伪差），并对脑内电极和电极触点的定位有很好的了解。

六、结论

本章概述了脑内脑电图记录过程中遇到的不同皮质生理活动模式。可以在脑内脑电图中观察到头皮脑电图已知的所有生理节律，但它们的特征可能会根据所研究的大脑部位而改变：某些模式，如睡眠纺锤或 K 复合波广泛分布，尽管不一定同步分布，而其他模式则显示出区域或局灶分布；如 μ 节律、λ 波、POSTS 和顶尖波。有关正常脑内脑电活动的定量分布图资料最近才发表（Frauscher et al.，2018a）。现在可以在我们的网页（https：//mni-open-ieegatlas.research.mcgill.ca）上在线获取有关正常大脑活动的图谱，应该有助于临床和研究中更好地区分生理和病理性大脑活动。本章强调了在脑内脑电图中进行伪差鉴别的重要性：尽管与头皮脑电图相比，伪差的频率较低，但是非生理性伪差的来源尤其会造成问题。常规的 EEG 记录程序有助于伪差识别。

（卢强　译，陈述花　审校）

参考文献

Alkawadri R, Gaspard N, Goncharova II, et al. (2014). The spatial and signal characteristics of physiologic high frequency oscillations. *Epilepsia.* 55:1986–1995.

Alvarez V, Maeder-Ingvar M, Rossetti AO. (2011). Watching television: a previously unrecognized powerful trigger of μ waves. *J Clin Neurophysiol.* 28:400–403.

Andrillon T, Nir Y, Staba RJ, et al. (2011) Sleep spindles in humans: insights from intracranial EEG and unit recordings. J Neurosci 2011;31:1782–1784.

Aoki F, Fetz EE, Shupe L, Lettich E, Ojemann GA. (1999). Increased gamma-range activity in human sensorimotor cortex during performance of visuomotor tasks. *Clin Neurophysiol.* 110:524–537.

Axmacher N, Schmitz DP, Wagner T, Elger CE, Fell J. (2008a). Interactions between medial temporal lobe, prefrontal cortex, and inferior temporal regions during visual working memory: a combined intracranial EEG and functional magnetic resonance imaging study. *J Neurosci.* 28:7304–7312.

Axmacher N, Elger CE, Fell J. (2008b). Ripples in the medial temporal lobe are relevant for human memory consolidation. *Brain.* 131:1806–1817.

Baker SN. (2007). Oscillatory interactions between sensorimotor cortex and the periphery. *Curr Opin Neurobiol.* 17:649–655.

Berry RB, Brooks R, Gamaldo CE, et al. (2012). *The AASM Manual for the Scoring of Sleep and Associated Events: Rules, Terminology and Technical Specifications*, Version 2.0. Darien, IL: American Academy of Sleep Medicine. https://aasm.org/clinical-resources/scoring-manual.

Bidet-Caulet A, Bertrand O. (2012). Dynamics of a temporo-fronto-parietal network during sustained spatial or spectral auditory processing. *J Cogn Neurosci.* 217:1691–1703.

Billings RJ. (1989). The origin of the occipital lambda wave in man. *Electroencephalogr Clin Neurophysiol.* 72:95–113.

Bódizs R, Kántor S, Szabó G, Szûcs A, Erõss L, Halász P. (2001). Rhythmic hippocampal slow oscillation characterizes REM sleep in humans. *Hippocampus.* 11:747–753.

Brazier MA. (1968). Studies of the EEG activity of limbic structures in man. *Electroencephalogr Clin Neurophysiol.* 25:309–318.

Brazier MA. (1972). Interactions of deep structures during seizures in man. In: Petsche U, Brazier MA, eds. *Mechanisms of Synchronization in Epileptic Seizures*. Vienna: Springer-Verlag: 185–207.

Brazier MAB, Crandall PH, Walsh GO. (1976). Enhancement of EEG lateralizing signs in temporal lobe epilepsy: a trial of diazepam. *Exp Neurol.* 51:241–258.

Brigo F. (2011). Lambda waves. *Am J Electroneurodiagnostic Technol.* 51:105–113.

Brovelli A, Lachaux JP, Kahane P, Boussaoud D. (2005). High gamma frequency oscillatory activity dissociates attention from intention in the human premotor cortex. *Neuroimage.* 28:154–164.

Caderas M, Niedermeyer E, Uematsu S, Long DM, Nastalski J. (1982). Sleep spindles recorded from deep cerebral structures in man. *Clin Electroencephalogr.* 13:216–225.

Cantero JL, Atienza M, Stickgold R, Kahana MJ, Madsen JR, Kocsis B. (2003). Sleep-dependent theta oscillations in the human hippocampus and neocortex. *J Neurosci.* 23:10897–10903.

Chang BS, Schomer DL, Niedermeyer E. Normal EEG and sleep: adults and elderly. In: Schomer DL, Lopes da Silva FH, eds. *Niedermeyer's Electroencephalography: Basic Principles, Clinical Applications, and Related Fields*. 6th edition. Philadelphia: Lippincott Williams & Wilkins: 183–214.

Chatrian GE. (1976). The lambda waves. In: Rémond A, ed. *Handbook of Electroencephalography and Clinical Neurophysiology*. Vol. 6A. Amsterdam: Elsevier: 123–49.

Chatrian GE, Bickford RG, Uihlein A. (1960a). Depth electrographic study of a fast rhythm evoked from the human clacarine region by steady illumination. *EEG Clin Neurophysiol.* 12:167–176.

Chatrian GE, Bickford RG, Petersen MC, Dodge HW, Lazarte JA, Holman CB. (1960b). Lambda waves with depth electrodes in humans. In: Ramey ER, O'Doherty DS, eds. *Electrical Studies on the Unanesthetized Brain*. New York: PB Hoeber: 291–310.

Clemens Z, Weiss B, Szucs A, Eross L, Rasonyi G, Halasz P. (2009). Phase coupling between rhythmic slow activity and gamma characterizes mesiotemporal rapid-eye-movement sleep in humans. *Neuroscience.* 163:388–396.

Crone NE, Miglioretti DL, Gordon B, Lesser RP. (1998a). Functional mapping of human sensorimotor cortex with electroencephalographic spectral analysis. II Event-related synchronization in the gamma band. *Brain.* 121:2301–2315.

Crone NE, Miglioretti DL, Gordon B, et al. (1998a). Functional mapping of human sensorimotor cortex with electroencephalographic spectral analysis. I Alpha and beta event-related desynchronization. *Brain.* 121:2271–2299.

Crone NE, Boatman D, Gordon B, Hao L. (2001a). Induced electrocorticographic gamma activity during auditory perception. *Clin Neurophysiol.* 112:565–82.

Crone NE, Hao L, Hart J, et al. (2001b). Electrocorticographic gamma activity during word production in spoken and sign language. *Neurology.* 57:2045–2053.

Crunelli V, Hughes SW. (2010). The slow (<1 Hz) rhythm of non-REM sleep: a dialogue between three cardinal oscillations. *Nat Neurosci.* 13:9–17.

Ekstrom AD, Caplan JB, Ho E, Shattuck K, Fried I, Kahana MJ. (2005). Human hippocampal theta activity during virtual navigation. *Hippocampus.* 15:881–9.

Fell J, Klaver P, Lehnertz K, et al. (2001). Human memory formation is accompanied by rhinal–hippocampal coupling and decoupling. *Nat Neurosci.* 4:1259–1264.

Fernández-Mendoza J, Lozano B, Seijo F, et al. (2009). Evidence of subthalamic PGO-like waves during REM sleep in humans: a deep brain polysomnographic study. *Sleep.* 32:1117–1126.

Frauscher B, von Ellenrieder N, Dubeau F, Gotman J. (2015a). Scalp spindles are associated with widespread intracranial activity with unexpectedly low synchrony. *Neuroimage.* 105:1–12

Frauscher B, Bernasconi N, Caldairou B, et al. (2015b). Interictal hippocampal spiking influences the occurrence of hippocampal sleep spindles. *Sleep.* 38:1927–1933.

Frauscher B, von Ellenrieder N, Ferrari-Marinho T, et al. (2015c). Facilitation of epileptic activity during sleep is mediated by high amplitude slow waves. *Brain.* 138:1629–1641.

Frauscher B, Bartolomei F, Kobayashi K. (2017). High-frequency oscillations: the state of clinical research. *Epilepsia.* 58:1316–1329.

Frauscher B, von Ellenrieder N, Zelmann R, et al. (2018a). Atlas of the normal intracranial electroencephalogram: neurophysiological awake activity in different cortical areas. *Brain.* 141:1130–1144.

Frauscher B, von Ellenrieder N, Zelmann R, Rogers C, Nguyen DK, Kahane P, Dubeau F, Gotman J. (2018b). High-Frequency Oscillations in the Normal Human Brain. *Ann Neurol.* Jul 26. doi: 10.1002/ana.25304. [Epub ahead of print]

Frauscher B, Joshi S, Nguyen DK, Dubeau F, Gotman J. (2018c). Sharply contoured theta waves are the human correlate of ponto-geniculo-occipital waves in the primary visual cortex. *Clin Neurophysiol.* 129:1526–1533.

Gastaut H. (1949). Enregistrement sous-cortical de l'activité electrique spontanée et provoquée du lobe occipital humain. *EEG Clin Neurophysiol.* 1:2005–2021.

Gastaut H, Terzian H, Gastaut Y. (1952). Etude d'une activité électroencéphalographique méconnue: le rhythme rolandique en arceau. *Marseille Med.* 89:296–310.

Gibbs FA, Gibbs EL. (1950). *Atlas of Electroencephalography*. Cambridge, MA: Addison-Wesley.

Gloor P. (1985). Neuronal generators and the problem of localization in electroencephalography: application of volume conduction theory to electroencephalography. *J Clin Neurophysiol.* 2:327–354.

Gotman J, Gloor P, Quesney LF, Olivier A. (1982). Correlations between EEG changes induced by diazepam and the localization of epileptic spikes and seizures. *Electroencephalogr Clin Neurophysiol.* 54:614–621.

Graf M, Niedermeyer E, Schiemann J, Uematsu S, Long DM. (1984). Electrocorticography: information derived from intraoperative recordings during seizure surgery. *Clin Electroencephalogr.* 15: 83–91.

Haider B, McCormick DA. (2009). Rapid neocortical dynamics: cellular and network mechanisms. *Neuron.* 62:171–189.

Halgren E, Marinkovic K, Chauvel P. (1998). Generators of the late cognitive potentials in auditory and visual oddball tasks. *Electroencephalogr Clin Neurophysiol.* 106:156–164.

Ikeda A, Taki W, Kunieda T, et al. (1999). Focal ictal direct current shifts in human epilepsy as studied by subdural and scalp recording. *Brain.* 122:827–838.

Ives JR. (2005). New chronic EEG electrode for critical/intensive care unit monitoring. *J Clin Neurophysiol.* 22:119–123.

Jankel WR, Niedermeyer E. (1985). Sleep spindles. *J Clin Neurophysiol.* 1985;2:1–35.

Jasper H, Penfield W. (1949). Electrocorticograms in man: effect of voluntary movement upon the electrical activity of the precentral gyrus. *Arch Psychiatr Nervenkr.* 183:163–174.

Jasper HH. (1958). The ten–twenty electrode system of the International Federation. *Electroencephalogr Clin Neurophysiol.* 10:367–380.

Jensen O, Kaiser J, Lachaux JP. (2007). Human gamma-frequency oscillations associated with attention and memory. *Trends Neurosci.* 30:317–324.

Jerbi K, Ossandon T, Hamame CM, et al. (2009a). Task-related gamma-band dynamics from an intracerebral perspective: review and implications for surface EEG and MEG. *Hum Brain Map.* 30:1758–1771.

Jerbi K, Freyermuth S, Dalal S, et al. (2009b). Saccade related gamma-band activity in intracerebral EEG: dissociating neural from ocular muscle activity. *Brain Topogr.* 22:18–23.

Jung J, Hudry J, Ryvlin P, Royet JP, Bertrand O, Lachaux JP. (2006). Functional significance of olfactory-induced oscillations in the human amygdala. *Cereb Cortex.* 16:1–8.

Jung J, Mainy N, Kahane P, et al. (2008). The neural bases of attentive reading. *Hum Brain Map.* 29:1193–1206.

Kahana MJ, Seelig D, Madsen JR. (2001). Theta returns. *Curr Opin Neurobiol.* 11:739–744.

Kahane P, Dubeau F. (2014). Intracerebral depth electrode encephalography (stereoencephalography). In: Ebersole JS, Nordli DR, Husain AM, eds. *Current Practice of Clinical Electroencephalography.* 4th edition. Philadelphia: Wolters Kluwer: 393–441.

Kucewicz MT, Cimbalnik J, Matsumoto JY, et al. (2014). High frequency oscillations are associated with cognitive processing in human recognition memory. *Brain.* 137:2231–2244.

Lachaux JP, George N, Tallon-Baudry C, et al. (2005). The many faces of the gamma band response to complex visual stimuli. *Neuroimage.* 25:491–501.

Lachaux JP, Hoffmann D, Minotti L, Berthoz A, Kahane P. (2006). Intracerebral dynamics of saccade generation in the human frontal eye field and supplementary eye field. *Neuroimage.* 30:1302–1312.

Lachaux JP, Jerbi K, Bertrand O, et al. (2007). A blueprint for real-time functional mapping via human intracranial recordings. *PLoS One.* 2:e1094.

Lega AJ, Jacobs J, Kahana M. (2012). Human hippocampal theta oscillations and the formation of episodic memories. *Hippocampus.* 22:748–761.

Lim AS, Lozano AM, Moro E, et al. (2007). Characterization of REM-sleep associated ponto-geniculo-occipital waves in the human pons. *Sleep.* 30:823–827.

Loomis AL, Harvey EN, Hobart G. (1935). Potential rhythms of the cerebral cortex during sleep. *Science.* 81:597–598.

Loomis AL, Harvey EN, Hobart G. (1938). Distribution of disturbance patterns in the human electroencephalogram, with special reference to sleep. *J Neurophysiol.* 13(suppl):231–256.

Lopes da Silva FH, Vos JE, Mooibroek J, Van Rotterdam A. (1980). Relative contributions of intracortical and thalamo-cortical processes in the generation of alpha rhythms, revealed by partial coherence analysis. *Electroencephalogr Clin Neurophysiol.* 50:449–456.

Magnin M, Rey M, Bastuji H, Guillemant P, Maugiere F, Garcia-Larrea L. (2010). Thalamic deactivation at asleep onset precedes that of the cerebral cortex in humans. *Proc Natl Acad Sci U S A.* 107:3829–3833.

Mainy N, Jung J, Baciu M, et al. (2008). Cortical dynamics of word recognition. *Hum Brain Map.* 29:1215–1230.

Malinowska U, Bergey GK, Haezlak J, Jouny CC. (2015). Identification of seizure onset zone and preictal state based on characteristics of high frequency oscillations. *Clin Neurophysiol.* 126:1505–1513.

Malow BA, Carney PR, Kushwaha R, Bowes RJ. (1999). Hippocampal sleep spindles revisited: physiologic or epileptic activity. *Clin Neurophysiol.* 110:687–693.

Marshall L, Molle M, Fehm HL, Born J. (1998). Scalp recorded direct current brain potentials during human sleep. *Eur J Neurosci.* 10:1167–1178.

Matsumoto A, Binkmann BH, Stead SM, et al. (2013). Pathological and physiological high-frequency oscillations in focal human epilepsy. *J Neurophysiol.* 110:1958–1964.

Melani F, Zelmann R, Mari F, Gotman J. (2013). Continuous high frequency activity: a peculiar SEEG pattern related to specific brain regions. *Clin Neurophysiol.* 124:1507–1516.

Montplaisir J, Leduc L, Laverdiere M, Walsh J, Saint-Hilaire JM. (1981). Sleep spindles in the human hippocampus: normal or epileptic activity. *Sleep.* 4:423–428.

Moroni F, Nobili L, De Carli F. (2012). Slow EEG rhythms and inter-hemispheric synchronization across sleep and wakefulness in the human hippocampus. *Neuroimage.* 60:497–504.

Nagasawa T, Juhász C, Rothermel R, et al. (2012). Spontaneous and visually-driven high-frequency oscillations in the occipital cortex: intracranial recording in epileptic patients. *Hum Brain Mapp.* 33:569–583.

Nakabayashi T, Uchida S, Maehara T, et al. (2001). Absence of sleep spindles in human medial and basal temporal lobes. *Psychiatry Clin Neurosci.* 55:57–65.

Nir Y, Staba RJ, Andrillon T, et al. (2011). Regional slow waves and spindles in human sleep. *Neuron.* 70:153–169.

Nishida M, Hirai N, Miwakeichi F, et al. (2004). Theta oscillation in the human anterior cingulate cortex during all-night sleep: an electrocorticographic study. *Neurosci Res.* 50:331–341.

Nobili L, Ferrara M, Moroni F, et al. (2011). Dissociated wake-like and sleep-like electro-cortical activity during sleep. *Neuroimage.* 58:612–619.

Nobili L, De Gennaro L, Proserpio P, et al. (2012). Local aspects of sleep: observations from intracerebral recordings in humans. *Prog Brain Res.* 199:219–232.

Nuwer MR, Comi G, Emerson R, et al. (1998). IFCN standards for digital recording of clinical EEG. International Federation of Clinical Neurophysiology. *Electroencephalogr Clin Neurophysiol.* 106:259–261.

Olivier A, Germano IM, Cukiert A, Peters T. (1994). Frameless stereotaxy for surgery of the epilepsies: preliminary experience. Technical note. *J Neurosurg.* 81:629–633.

Otsubo H, Ochi A, Imai K, et al. (2008). High-frequency oscillations of ictal muscle activity and epileptogenic discharges on intracranial EEG in a temporal lobe epilepsy patient. *Clin Neurophysiol.* 119:862–868.

Perez-Borja C, Chatrian GE, Tyce FA, Rivers MH. (1962). Electrographic patterns of the occipital lobe in man: a topographic study based on use of implanted electrodes. *Electroencephalogr Clin Neurophysiol.* 14:171–182.

Peter-Derex L, Comte JC, Mauguiere F, Salin PA. (2012). Density and frequency caudo-rostral gradients of sleep spindles recorded in the human cortex. *Sleep.* 35:69–79.

Pfurtscheller G, Lopes da Silva FH. (1999). Event-related EEG/MEG synchronization and desynchronization: basic principles. *Clin Neurophysiol.* 110:1842–1857.

Pfurtscheller G, Graimann B, Huggins JE, Levine SP, Schuh LA. (2003). Spatiotemporal patterns of beta desynchronization and gamma synchronization in corticographic data during self-paced movement. *Clin Neurophysiol.* 114:1226–1236.

Ray S, Niebur E, Hsiao SS, Sinai A, Crone NE. (2008). High-frequency gamma activity (80–150 Hz) is increased in human cortex during selective attention. *Clin Neurophysiol.* 119:116–133.

Salzarulo P, Lairy GC, Bancaud J, Munari C. (1975). Direct depth recording of the striate cortex during REM sleep in man: are there PGO potentials? *Electroencephalogr Clin Neurophysiol.* 38:199–202.

Sarasso S, Proserpio P, Pigorini A, et al. (2014). Hippocampal sleep spindles preceding neocortical sleep onset in humans. *Neuroimage.* 86:425–432.

Sederberg PB, Schulze-Bonhage A, Madsen JR, et al. (2007). Hippocampal and neocortical gamma oscillations predict memory formation in humans. *Cereb Cortex.* 17:1190–1196.

Sem-Jacobsen CW, Bickford RG, Petersen MC, Dodge HW. (1953). Depth distribution of normal electroencephalographic rhythms. *Proc Staff Meet Mayo Clin.* 28:156–161.

Sem-Jacobsen CW, Petersen MC, Dodge HW, Layarte JA, Holman CB. (1955). Electroencephalographic rhythms from the depths of the frontal lobe in 60 psychotic patients. *EEG Clin Neurophysiol.*

7:193–210.
Sem-Jacobsen CW, Petersen MC, Dodge HW, Layarte JA, Holman CB. (1956). Electroencephalographic rhythms from the depths of the parietal, occipital and temporal lobes in man. *EEG Clin Neurophysiol.* 8:263–278.
Siegel J. (2011). REM sleep. In: Kryger M, Roth T, Dement W, eds. *Principles and Practice of Sleep Medicine.* 5th edition. St Louis, MO: Elsevier Saunders: 92–111.
Singer W. (1993). Synchronization of cortical activity and its putative role in information processing and learning. *Annu Rev Physiol.* 55:349–374.
Sirota A, Csicsvari J, Buhl D, Buzsaki G. (2003). Communication between neocortex and hippocampus during sleep in rodents. *Proc Natl Acad Sci U S A.* 100:2065–2069.
Sullivan D, Mizuseki K, Sorgi A, Buzaki G. (2014). Comparison of sleep spindles and theta oscillations in the hippocampus. *J Neurosci.* 34:662–674.
Steriade M. (2006). Grouping of brain rhythms in corticothalamic systems. *Neuroscience.* 137:1087–1106.
Stern JM, Caporro M, Haneef Z, et al. (2011). Functional imaging of sleep vertex sharp transients. *Clin Neurophysiol.* 122:1382–1386.
Szurhaj W, Derambure P. (2006). Intracerebral study of gamma oscillations in the human sensorimotor cortex. *Prog Brain Res.* 159:297–310.
Szurhaj W, Derambure P, Labyt E, et al. (2003). Basic mechanisms of central rhythms reactivity to preparation and execution of a voluntary movement: a stereoencephalographic study. *Clin Neurophysiol.* 114:107–119.
Szurhaj W, Bourriez JL, Kahane P, Chauvel P, Mauguiere F, Derambure P. (2005). Intracerebral study of gamma rhythm activity in the sensorimotor cortex. *Eur J Neurosci.* 21:1223–1235.
Tanji K, Suzuki K, Delorme A, Shamoto H, Nakasato N. (2005). High-frequency gamma-band activity in the basal temporal cortex during picture-naming and lexical-decision tasks. *J Neurosci.* 25: 3287–3293.
Tatum WO 4th, Husain AM, Benbadis SR, Kaplan PW. (2006). Normal adult EEG and patterns of uncertain significance. *J Clin Neurophysiol.* 23:194–207.
Tyvaert L, Levan P, Grova C, Dubeau F, Gotman J. (2008). Effects of fluctuating physiological rhythms during prolonged EEG–fMRI studies. *Clin Neurophysiol.* 119:2762–2774.
Vanhatalo S, Palva JM, Holmes MD, Miller JW, Voipio J, Kaila K. (2004). Infraslow oscillations modulate excitability and interictal epileptic activity in the human cortex during sleep. *Proc Natl Acad Sci U S A.* 101:5053–5057.
Vanhatalo S, Voipio J, Kaila K. (2005). Full-band EEG (FbEEG): an emerging standard in electroencephalography. *Clin Neurophysiol.* 116:1–8.
von Ellenrieder N, Beltrachini L, Perucca P, Gotman J. (2014). Size of cortical generators of epileptic interictal events and visibility on scalp EEG. *Neuroimage.* 94:47–54.
Watrous AJ, Lee DJ, Izadi DJ, Gurkoff GG, Shahlaie K, Ekstrom AD. (2013). A comparative study of human and rat hippocampal low frequency oscillations during spatial navigation. *Hippocampus.* 23:656–661.
Wennberg R. (2010). Intracranial cortical localization of the human K-complex. *Clin Neurophysiol.* 121:1176–1186.
Zelmann R, Beriault S, Marinho MM, et al. (2015). Improving recorded volume in mesial temporal lobe by optimizing stereotactic intracranial electrode implantation planning. *Int J Comput Assist Radiol Surg.* 10:1599–1615.

第 7 章

人类癫痫大脑的生理活动和伪差的硬膜下电极脑电图研究

Beate Diehl，Catherine A. Scott，著

一、所有生理活动在颅内脑电图的表达

通过头皮 EEG 的分析已经积累了很多经验，并且这种 EEG 对生理活动做了非常好的描述。用于描述特征的常规频段是 δ(1~4Hz)、θ(4~7.5Hz)、α(8~12Hz)、β(13~30Hz)、γ(30~80Hz) 和高 γ(>80Hz) 频段(Mackay，1997；Canolty et al.，2006；Crone et al.，2011)。应该注意的是，尽管可以在每个区域中识别出主要频率，但大多数大脑区域表现为混合频率，这种混合频率取决于状态。

与头皮 EEG 相反，颅内电极(intracranial EEG，iEEG)记录得益于出色的信噪比特性和没有高频衰减，从而使 EEG 研究能以前所未有的方式进行。现代视频 EEG 设备的采样率高，可以分析更高的频率。这导致研究人员将注意力集中在 250Hz 以上的频率，即所谓的快速涟波(Engel et al.，2009；Matsumoto et al.，2013)，并指出这些频率可能代表生理节律或可能是病理性的。

在 7 名置入了 1 209 个硬膜下电极触点的患者中，研究了生理性高频振荡，确定为 80~250Hz 的涟波以及 250Hz 以上的快速涟波(Alkawadri et al.，2014)。如果电极在发作起始区之外(即在癫痫发作 5s 内参与的区域之外)和位于发作间期癫痫样活动的区域之外，则该电极被视为非癫痫性。快速涟波很少见，仅占所有检测结果的 1%，覆盖在非癫痫区域的触点中看到的大多数高频振荡(high-frequency oscillations，HFOs) 在 80~250Hz 范围，其中 82.1% 涉及枕叶触点，47% 涉及顶叶触点，34.6% 涉及额叶触点，34% 涉及颞叶触点。尤其是中央沟周围、颞底和枕叶亚区在所有患者中均显示出生理性 HFO。与来自癫痫部位的涟波相比，来自非癫痫部位的涟波持续时间更长、振幅更高、峰值频率更低。

在频谱的另一端，清醒时颅内脑电图上出现 δ 波(Sachdev et al.，2015)。在接受术前评估的 18 位患者中，在所有记录部位的 10% 处存在节律性 δ，存在于单个脑叶或多个脑叶中。高 δ 和低 δ 功率可能会交替出现，或者同一区域可能处于持续高 δ 状态，并且这些部位很少被确定为癫痫发作起始的部位。

二、睡眠和觉醒

(一) 健康成人的 α 节律

在所有生理节律中，被研究最广泛的可能是清醒时出现的 α 节律。1929 年由 Hans Berger(Berger，1929) 描述，闭目安静休息时显示最好，睁眼时抑制。从 4 月龄开始可以看到其前体，为 4Hz 的慢节律，从 4 岁开始达到其典型频率(Perez-Borja et al.，1962)。

在头皮脑电图中，α 节律在清醒闭眼时后头部表现最好。Niedermeyer(1997) 描述了这种节律的一个重要方面，即阻滞反应："a. 对视觉刺激的反应是规律的；b. 对非视觉刺激如听觉、体感的反应是常见的；c. 对心理任务的反应不一致。"

最近，诸如 EEG 溯源定位和同步采集 EEG 与功能磁共振成像(functional magnetic resonance imaging，fMRI) 等新技术为 α 节律的发生源(generator) 提供了进一步的见解。一项比较 EEG 溯源分析和同步 EEG-fMRI 的研究(Custo et al.，2014) 探索了两个个体的 α 节律的 EEG 源，发现主要活动在枕叶皮质(初级视觉皮质和纹状体外皮质，对应于布罗德曼 17、18 和 19 区)。当脑电图 α 节律的时间进程与血流动力学响应函数(HRF) 进行卷积时，这些 EEG 源的位置与 fMRI 分析所识别的活跃"α"区域一致。此外，在一个受试者中，在右海马旁回和

右梭状回中观察到与血氧水平依赖性(BOLD)反应一致的第二个来源。另一项 EEG-fMRI 研究表明,α 功率增加与枕叶、颞上回、额下回和扣带回皮质的多个区域 MRI 信号降低以及丘脑和岛叶中 MRI 信号增强相关(Goldman et al.,2002)。这突显了 α 节律可能是由于涉及皮质和皮质网络的相互作用所产生的。

有人提出,高波幅的 α 节律可能是由于缺乏其他输入时来自丘脑的连贯皮质驱动引起的。Hughes 等(2004 年)基于切片神经生理学提出了由代谢型谷氨酸受体 mGluR1a 激活引起的振荡,这是一种通过外侧膝状体促进脑电图 α 和 θ 的机制。然而,皮质内同步机制参与 α 节律产生的程度尚无定论(Lopes da Silva et al.,1997)。

在人类颅内脑电图中,描述生理节律的资料非常少,对于 α 活动也是如此。1962 年的一项研究描述了 26 例枕叶深部电极记录的脑电模式的分布图,这些患者有 31 个置入的深部电极,共 167 个触点(Perez-Borja et al.,1962)。根据这项研究,枕区模式分为两组:一组广泛分布于整个枕叶,并超出其界限延伸至顶叶和颞叶。该组包括 α 节律(8~16Hz)和快节律(25~50Hz)。α 节律似乎起源于多个枕叶和枕外皮质的发生源(generator),它们彼此重叠并相互影响,这可能是在中枢起搏器的相对控制下产生的。图 7-1 和图 7-2 为枕叶和颞叶区域的 α 节律示例。

另一枕区模式是从距状裂区域内或附近的枕叶分散的区域记录到的。这些 α 节律对图案化的视觉刺激、闪烁的灯光以及照明有反应。图 7-3 举例说明了靠近距状裂的枕区光驱动反应。

Niedermeyer(1997)也描述了在中颞区出现的第三节律,这种节律在头皮脑电图中是无法检测到的,除非由于颅骨缺损而出现缺口节律。频率可以在 α 范围内,但通常会下降到快 θ 范围内,它的功能意义尚不确定,并且阻滞反应不一致,涉及各种高级认知任务。尽管这个节律起源于中颞部结构,远远超过了听觉皮质的边界,但对听觉刺激也有反应。

(二) λ 节律和闪光刺激反应

在深部电极记录期间,已从枕叶的深部电极记录到了 λ 波。值得注意的是,反应的形状和分布与同一受试者对单次闪光的诱发反应惊人地相似(Chatrian et al.,1960)。通常从枕叶皮质的特定区域记录到典型 λ 波。在 13 例观察研究的 5 例中,这些 λ 活动的集中于内侧,在距状皮质内或附近;

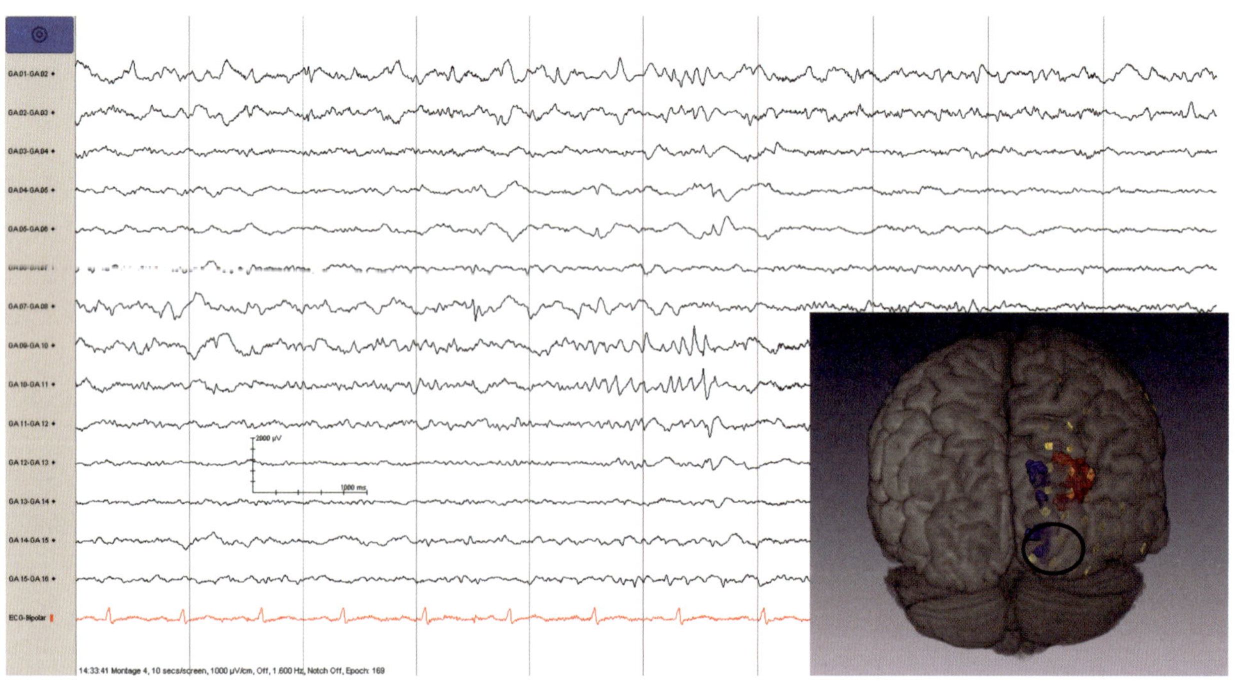

图 7-1 女,**21** 岁,自 **14** 岁起癫痫发作,存在双重病理:右枕皮质发育不良(红色)和右海马硬化。枕区后部背景活动为 **11Hz**。以前的症状学是视觉先兆(左视野中的彩色闪光),随后是伴有意识丧失的自动症发作。当前的症状学是精神先兆或腹部先兆,演变为自动症发作。该患者在颞叶切除术后曾有 **3** 年无癫痫发作,但现在又偶尔有发作。Ⅱ**B** 型皮质发育不良的位置以红色显示,而蓝色显示根据弥散张量成像重建的视放射。黑色圆圈表示电极位置,从该位置可以最好地记录 α 节律

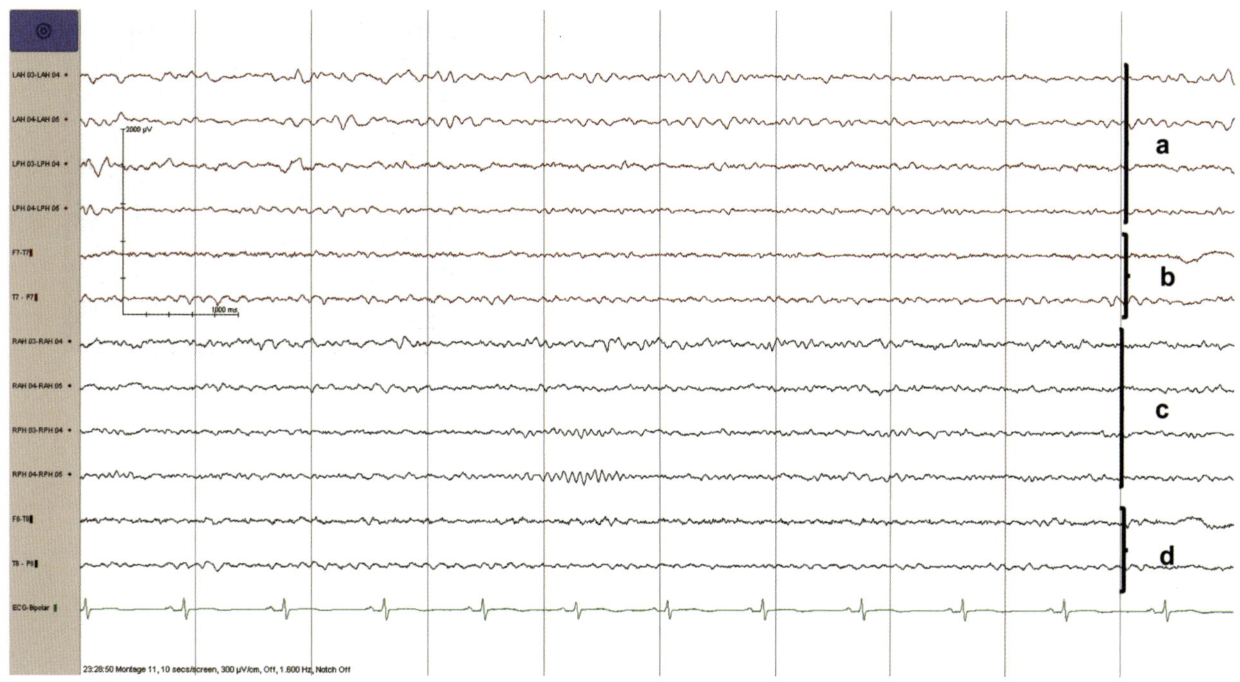

图 7-2　1 例采用双颞深部电极置入的患者，可见头皮和双颞深部电极外侧触点的 α 活动。在外侧颞叶新皮质中也可以看到 α 节律

a. 来自左侧外侧颞叶新皮质深部电极触点的记录；b. 头皮电极从左中颞到后颞区的记录；c. 来自右侧外侧颞叶新皮质深部电极触点的记录；d. 头皮电极从右中颞到后颞区的记录

在 2 例中更靠近内侧而不是外侧；其余 6 例中，它们位于外侧(4 例位于下外侧，2 例位于上外侧象限)。

图 7-4 为枕极 λ 波的示例，在相同区域对 4Hz 光刺激有非常好的反应。

在同一研究中，对闪光刺激反应与 α 节律的位置进行了比较，有 50% 的案例是一致的，这与以前作者的研究结果一致(Toman，1941；Walter and Walter，1949)。

(三) 睡眠节律

睡眠纺锤和 K 复合波是非快速眼动(NREM)睡眠期的标志，在头皮 EEG 上它们通常出现在中央区域。

(四) 形态 / 频率

睡眠纺锤为 10~15Hz 的振荡节律，逐渐变高及逐渐变低，通常持续 1~3s。在一项对 13 例患者同时记录了头皮脑电图和深部电极的研究中，在额叶、顶叶和少部分患者的颞叶中检测到睡眠纺锤(Andrillon et al.，2011)。

在另一项使用深部电极的研究中，睡眠纺锤以不同的纺锤密度出现在大多数记录的新皮质区域。纺锤密度在中央和顶区最高，而在额区最低(Peter-Derex et al.，2012)。在儿科患者中使用硬脑膜下电极进行的一项研究表明，睡眠纺锤位于中央沟周围区域，向前延伸(Pinto et al.，2014)。

Steriade 和 Llinas(1988)描述了具有类似频率的不同高振幅 EEG 节律的机制，这是 2 期睡眠的特征。睡眠纺锤振荡是由丘脑网状细胞核抑制细胞和丘脑皮质神经元之间的反馈回路驱动的。当被网状细胞核抑制时，丘脑皮质细胞在纺锤频率范围内呈现爆发模式的放电。这种节律产生在有联系的皮质。如果距离脑电图电极较小距离的大面积定向神经元结构同步，就会出现较高的脑电图振幅。

图 7-5 显示了前额和眶额区的睡眠纺锤。该 β 频率活动在睡眠期很明显，而清醒时在同一区域则不存在。

最近，对颅内脑电图记录中的 35 例患者的睡眠纺锤进行了研究，同时使用了多个头皮电极，头皮 EEG 中的睡眠纺锤伴随着大范围皮质区域 σ(西格玛)频带(10~16Hz)的能量增加：在额顶外侧和内侧皮质中观察到的百分比最高，而在颞叶

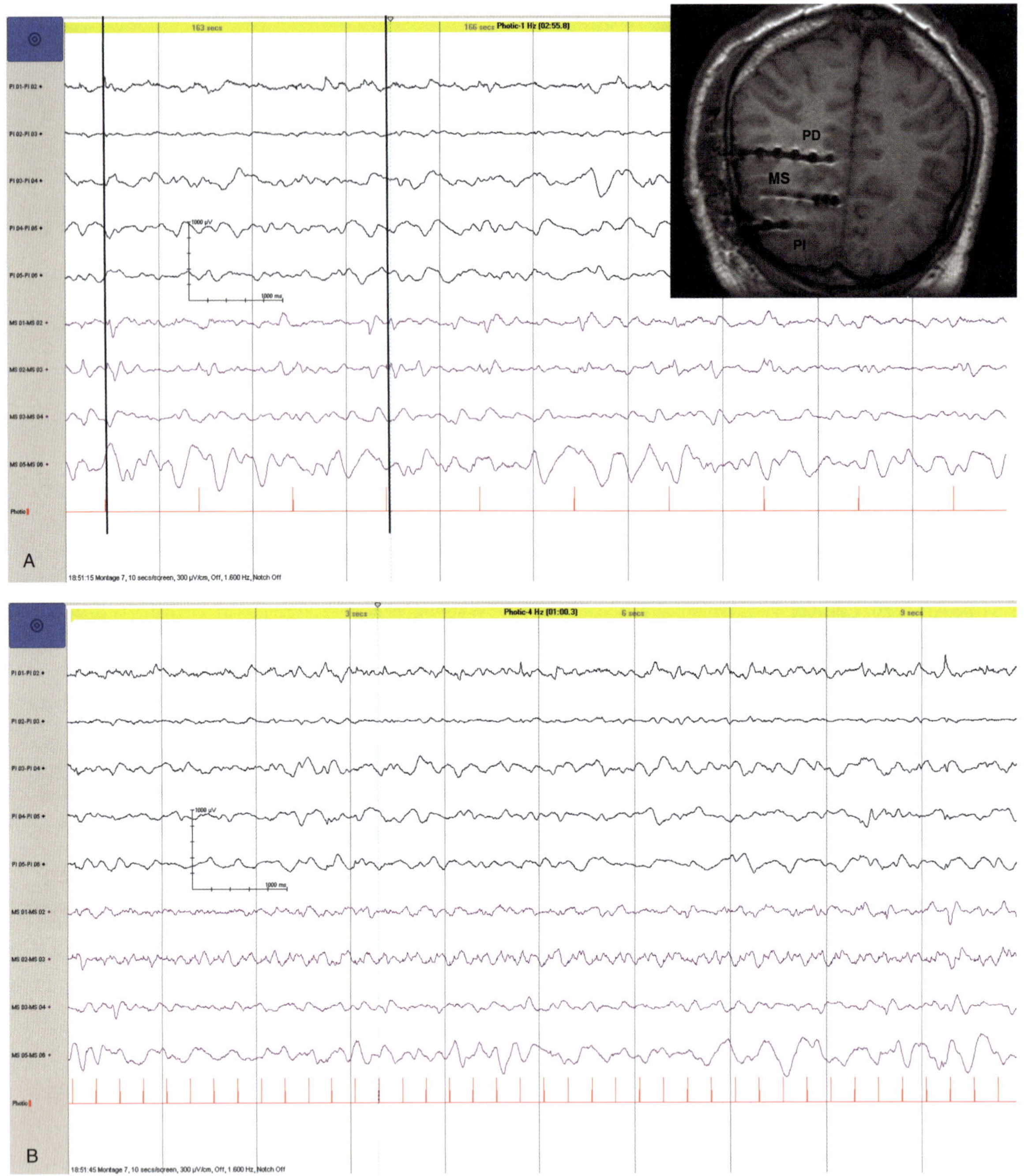

图 7-3　在距状裂区域置入深部电极患者的间断闪光刺激。该患者是一位 25 岁男性，右利手，在 12 岁时开始发作，左侧视觉先兆及视物模糊，发作后左侧偏盲。发作可演变为左上肢抽动及意识丧失。头 MRI 为非病变性。左枕切除后无癫痫发作。距状裂内的深部电极对 1Hz（A）和 4Hz（B）的闪光刺激有反应。每给一次闪光时用一个红色标记显示

外侧和内侧结构中，仅有少量增加或没有同时增加（Frausher et al.，2015）。有趣的是，在检测到新皮质睡眠纺锤之前几分钟，海马中先出现了睡眠纺锤，沿着皮质前后轴这种延迟增加（Sarasso et al.，2014）。

（五）小尖棘波

Gibbs 和 Gibbs（1952）描述了小尖棘波（SSS），这种现象在成年人的头皮 EEG 中经常遇到，与发作或癫痫没有明显相关性。

在一项对 2 例额颞叶癫痫患者置入深部电极的研究中，头皮 EEG 已知有 SSS，同时进行了深部电极和头皮的记录（Westmoreland et al.，1979）。深部电极以颞叶和丘脑为靶点。在头皮 EEG 上看到 SSS 时，也可以在深部电极上看到它们，通常分布很广，形态与头皮相同：持续时间少于 50ms，波幅

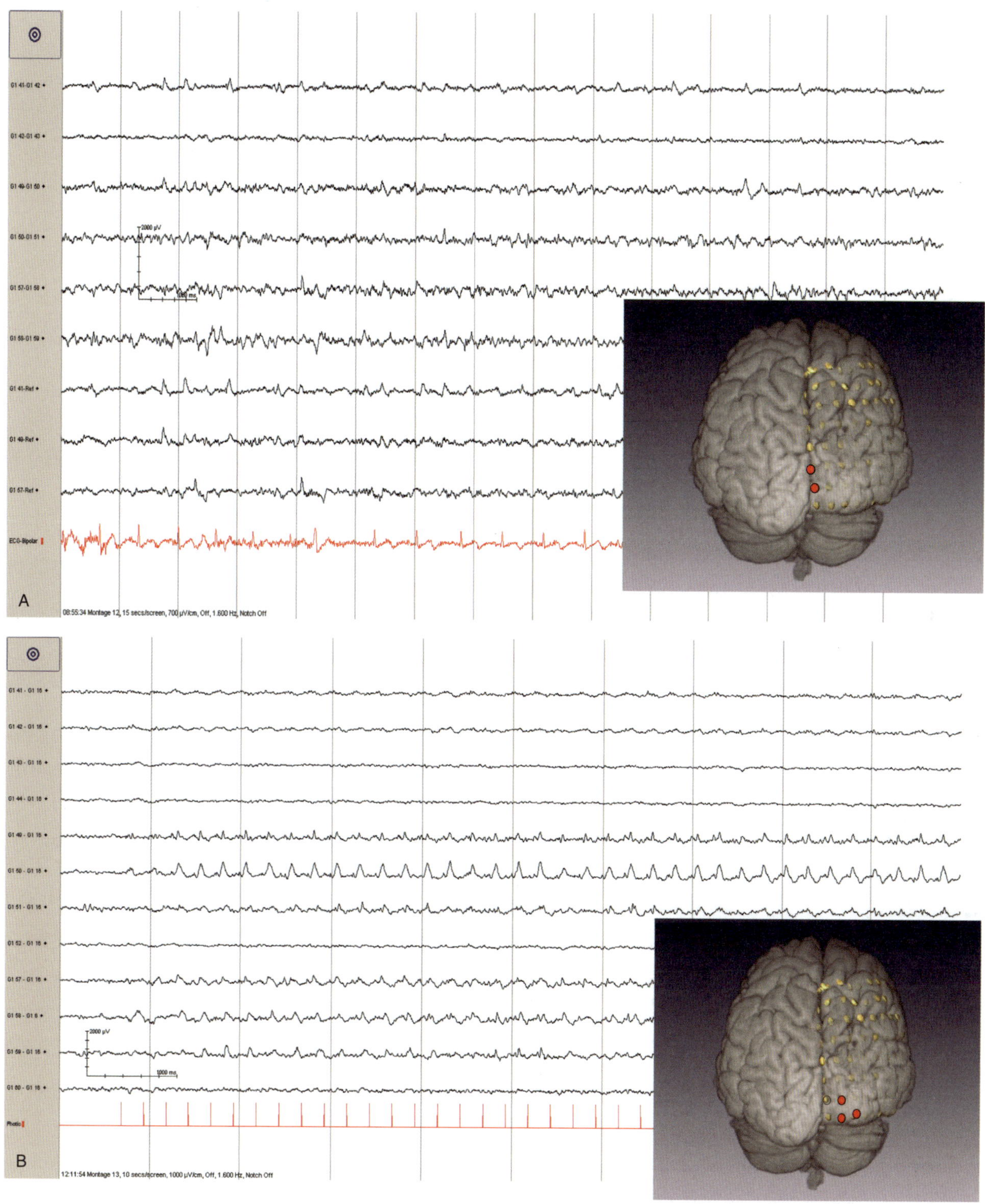

图 7-4　女，32 岁，右利手，2 岁时开始癫痫发作。Lambda 波和对 4Hz 间断闪光刺激的反应。癫痫发作症状学包括精神性先兆（似曾相识感和陌生感）或视错觉（房间看起来比正常情况更大或更小），继之伴有知觉障碍的局灶性发作和自动症（自动运动性发作）。癫痫发作起始于右侧颞枕交界区内侧。头 MRI 为非病变性。考虑到视力受损的风险，患者选择不进行切除性外科手术

A. 在觉醒和阅读期间的 λ 波；B. 4Hz 间断闪光刺激显示清晰的光驱动反应。最显著的电极用红色表示

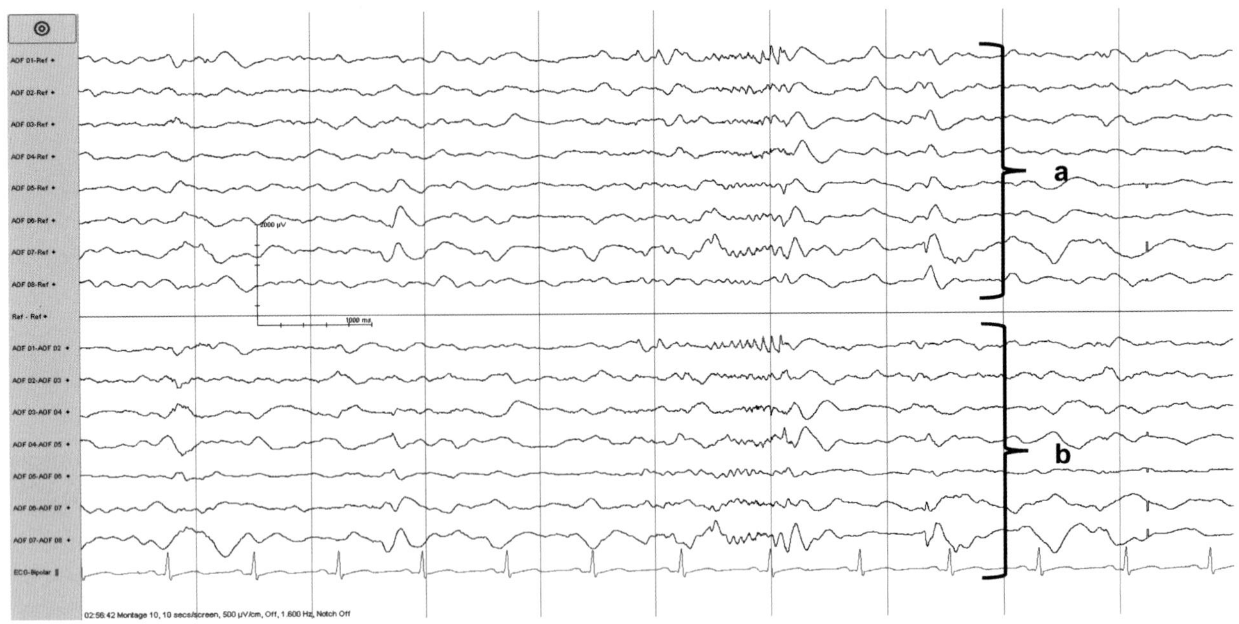

图 7-5　位于前额区和眶额皮质的睡眠纺锤。在参考导联（a）和双极导联（b）中都可以看到和显示睡眠纺锤，这是一例右侧额叶癫痫的患者，由从额中回前部到靶点为眶额皮质的深部电极记录到的

在 50~250MuV，可见于思睡期和浅睡期。如在头皮上一样，发生在颅内的 SSS 也不干扰背景 EEG。

（六）Mu 节律

长期以来，Mu 节律被认为仅在少数人的中央区出现，在 14.4% 的健康人群（Gastaut et al.，1959 年）和 8.1% 的患者人群中可记录到 Mu 节律。然而，现在推测，在健康的青少年和成年人中，Mu 节律是普遍现象，并且在许多人中，由于硬脑膜、颅骨和头皮的滤过而无法到达头皮电极。（Pfurtsheller et al.，1997）。

在颅内脑电图记录上看到清晰的 Mu 节律是很常见的；这种节律在中央前回和中央后回都很容易辨认，被认为至少部分地反映了这些区域和丘脑之间的相互作用（Mackay，1997）。Mu 节律通常在 α 频段，但是也可以看到 β 频率范围。形态是尖刺状，当中央区不活动时 Mu 节律最明显，在意图运动或进行运动时被抑制。

图 7-6 显示了 Jasper 和 Penfield（1949）从术中皮质电图记录的运动皮质活动。说明在中央前回中 β 频率的存在及运动对其的抑制作用。

图 7-7 显示了使用额顶外侧硬膜下栅格电极从中央区周围区域的记录。不仅运动本身，而且仅仅运动的意图都抑制正在进行的 Mu 和 β 节律。

通过硬膜下栅格电极在中央沟后手部体感区（Lee et al.，1986）（运动开始前 150~230ms）记录到了负相电位，在手运动区置入电极的患者中也记录到。在图 7-8 中，在 Mu 节律的抑制阶段和意图运动时，在跨越手部感觉区域皮质的深部电极之间看到了相对的负电位，然后是正电位。

Arroyo 等（1993）在感觉运动皮质上方的硬脑膜下电极中观察到 7-11Hz 皮质 Mu 节律并且用电刺激做出分布图，可被对侧面部和手臂运动、对侧手臂的被动运动以及同侧手臂的运动所抑制。在特定部位抑制 Mu 节律的身体部位运动与在同一部位受到刺激影响的身体部位之间存在对应关系。作者的结论是，Mu 节律的存在和阻滞与记录到它的人脑皮质的躯体代表区有关。运动同时的阻滞反应显示了所有频带上功率的整体下降，但是在 14~100Hz 频带中这种现象不那么明显，导致与运动相关的高频功率相对增加。

（七）各脑区的节律

1. 海马　海马颅内脑电图的特征是 γ 和 θ 频率。内侧颞叶结构中的大脑振荡已被广泛研究，尤其是关注与之相关的认知功能。有证据表明在人类海马中可见与运动有关的 θ 振荡。还发现海马 θ 和新皮质 θ 活动之间存在显著相关性。总体而言，文献表明皮质和海马振荡在注意力和感觉运动整合中都起着作用（Ekstrom et al.，2005）。

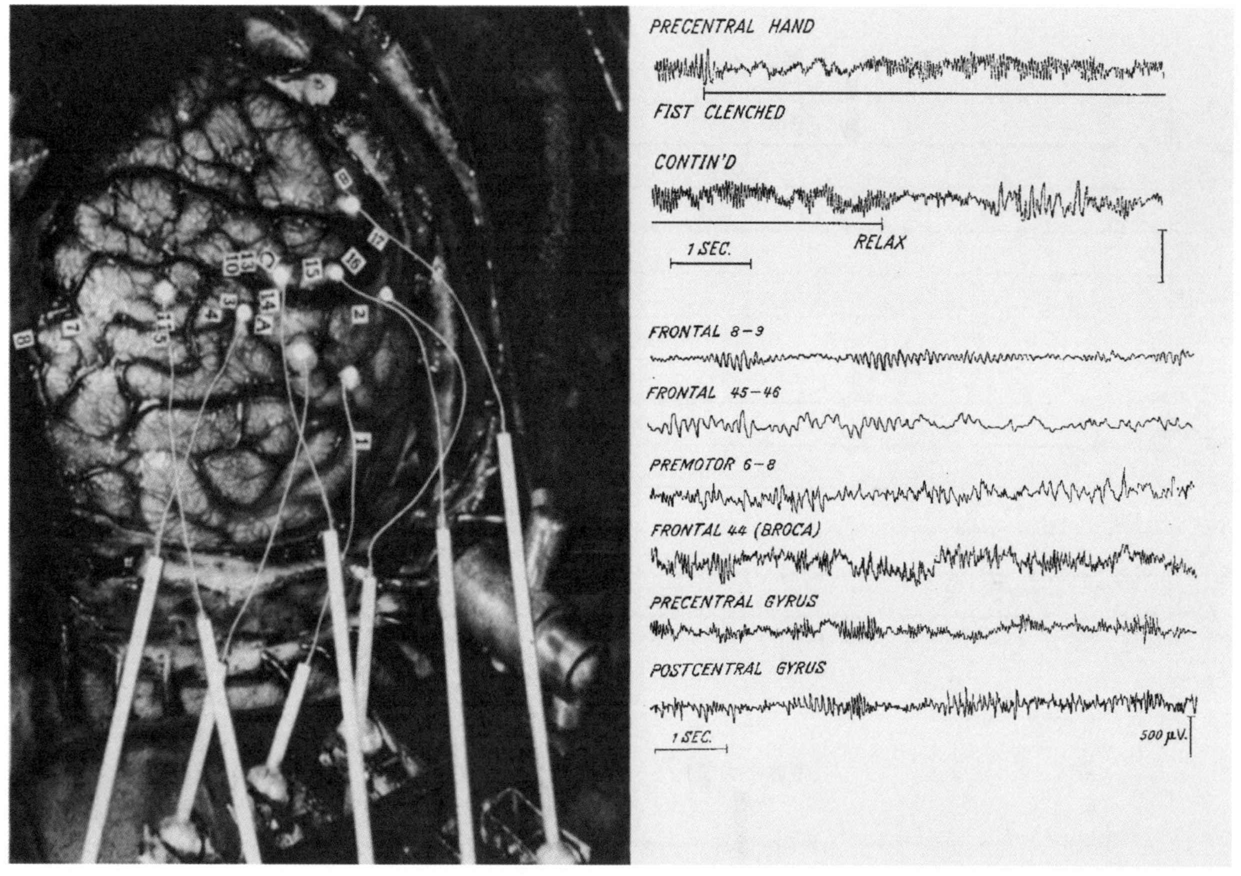

图 7-6 术中记录显示中央前回的 Mu 节律，在手部运动过程中受到抑制。*Reproduced from Arch. F. Psychiatr. U. Z. Neur.,183(1-2),Jasper H,Penfield W,Electrocorticograms in man: Effect of voluntary movement upon the electrical activity of the precentral gyrus,pp 163-174,Copyright(1949),with permission from Springer*

在分析 22 例严格的单侧颞叶癫痫患者的对侧海马活动时，Morman 等(2008)使用从后部插入整个海马和内嗅皮质深部电极，注意到内嗅皮质和海马中存在 δ 和 θ 节律，但同步性较低。

2. 扣带回　在头皮脑电记录中，θ 节律最常见于额中线区域，称为“额中线 θ”。中线 θ 的偶极子模型与它们在背侧前扣带回皮质或其附近产生的情况一致(Onton et al.,2005)。

人类的颅内脑电图记录已证实前扣带回中与 θ 活动相关的反馈(Wang et al.,2005)，并且从人类的微电极记录中可以看出，广泛大脑区域包括额叶的神经元与 θ(4~8Hz)和 γ(30~90Hz)频带的振荡呈相位锁定关系(Jacobs et al.,2007)。

3. 运动皮质　除了上述的 Mu 节律，β 频率在围中央区很常见，Jasper 和 Penfield(1949)对此进行了描述。在癫痫手术的术中监测期间，还监测了不同大脑区域的脑节律，并首先使用直接电刺激皮质绘制了功能皮质区域分布图，如运动皮质和感觉皮质；然后使用如下所示的 EEG 电极探索这些区域。Jasper 和 Penfield 指出，中央前回和后回的 β 节律发生在“准备状态”期间，但在运动开始时消失，值得注意的是，在继续活动之后，β 节律恢复。

最近，为了描述所有大脑区域的优势频率并将这些发现与大脑图谱联系起来，对 15 名患者置入颅内脑电图电极的所有脑区的频谱功率密度进行了评估(Groppe et al.,2013)。每次置入平均使用 103 个电极。在清醒放松状态的 7~10min 内计算频谱功率密度，取平均值，然后根据皮质区分组(图 7-9)。突出的峰值是多个区域的 θ 峰值，而 α 峰值很少见，仅见于外侧枕叶皮质，可能还见于岛盖。β 峰出现在多个区域，最明显的是在中央前回和后回。在颞叶的几个区域(内嗅皮质、海马旁回和颞极)和一些额区(眶额皮质和额极)也发现了 γ 或高 γ 峰的趋势。在本研究中，θ 峰的突出被认为有些出乎意料，因为预计 α 频率更突出。作者认为这可能是病人疲劳和嗜睡以及药物作用的结果。

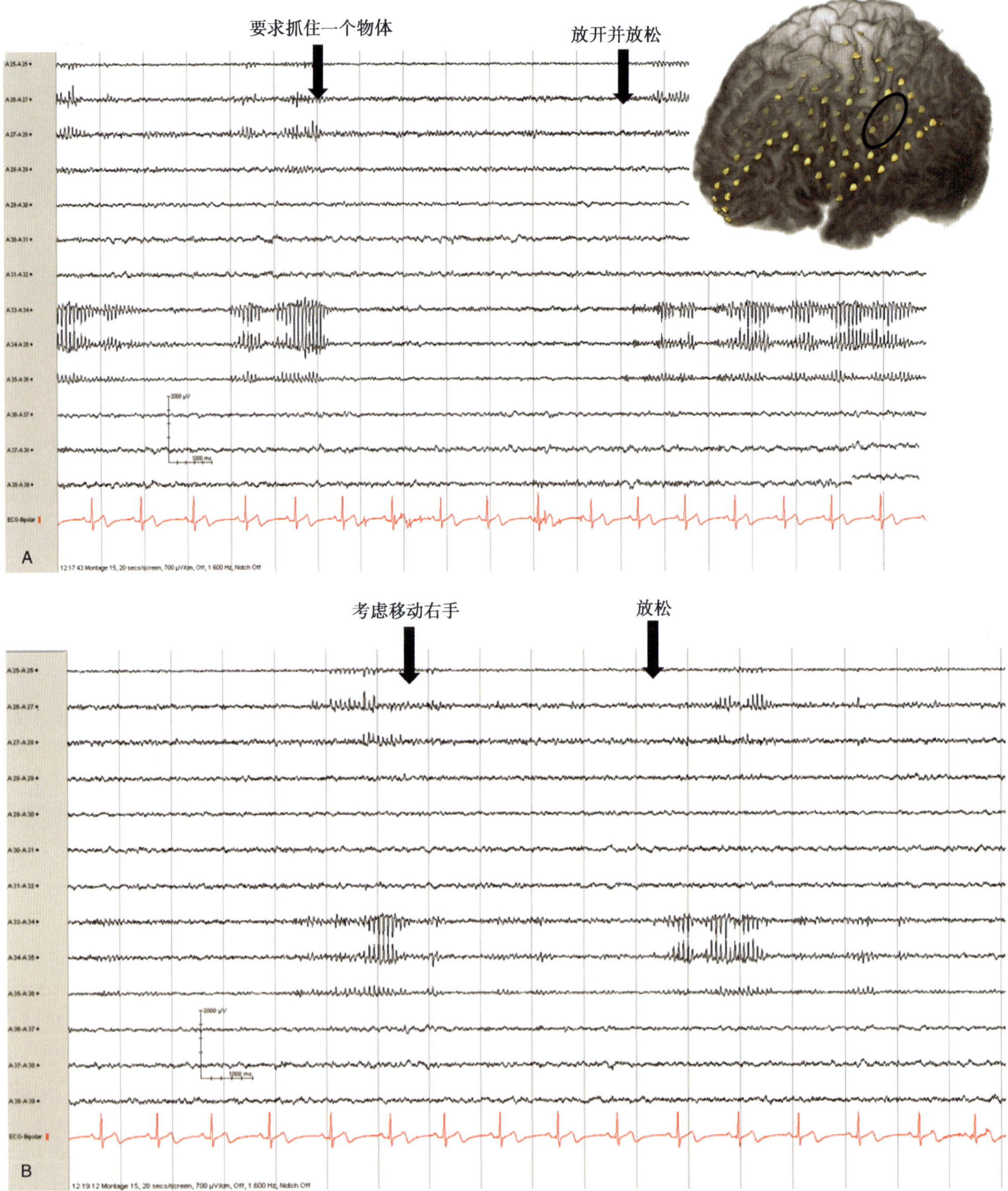

图 7-7　Mu 节律。男，41 岁，右利手，29 岁起出现发作。发作的症状学为右臂感觉先兆无扩布。当前最常见的发作是言语停止伴有颈部或全身失张力。MRI 为非病变性，正电子发射断层扫描（PET）阴性。包括 SMA 在内的左侧额上回和额中回切除后，癫痫发作减少至罕有发作。11Hz Mu 节律最显著的电极位置跨越中央沟，在三维重建中用黑圈标记

A. 通过对侧手和手臂的运动来抑制 Mu 节律；B. 仅想象移动对侧手和手臂而不实际执行运动出现抑制 Mu 节律

三、伪差

颅内 EEG 记录得益于相对不受许多通常会在头皮 EEG 上造成伪差的来源的干扰。表 7-1 列出了最常见的头皮 EEG 伪差来源，并与颅内脑电图进行对比。

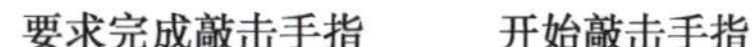

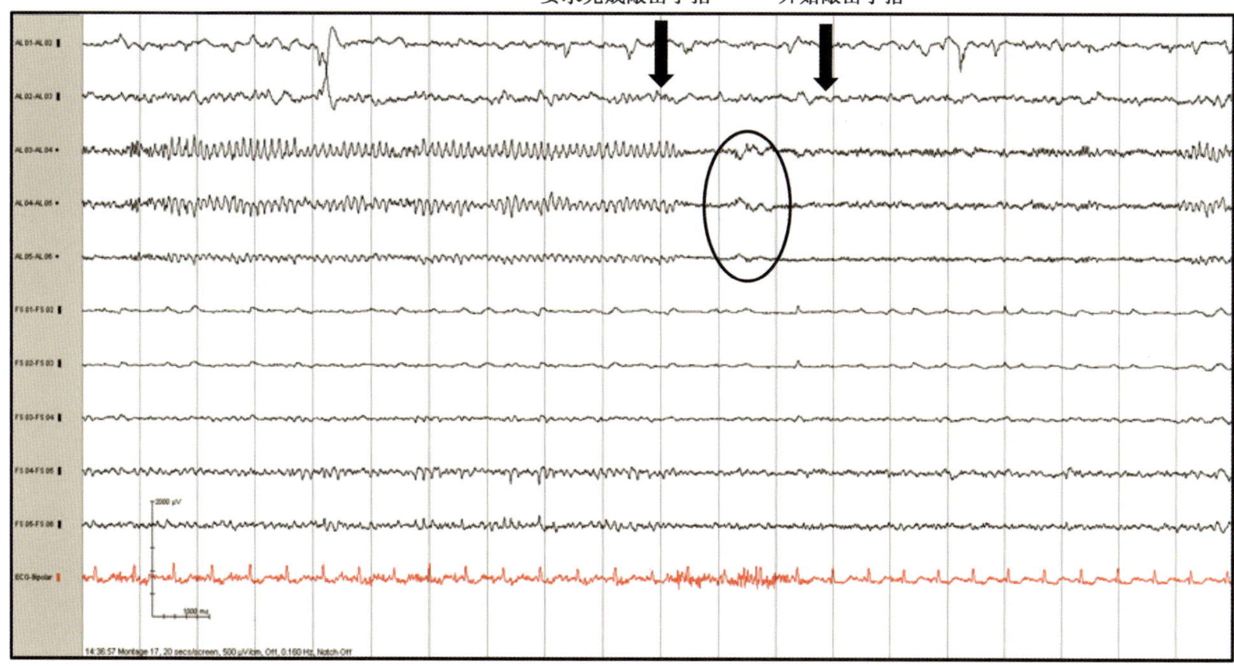

图 7-8　在手部感觉皮质（中央沟的后岸）的深部电极可以看到 Mu 节律（8Hz）。当指示患者敲击手指时，在准备阶段即出现阻滞，继之出现先负相后正相的电位（圆圈）。敲击手指期间继续抑制

表 7-1　最常见的生理性和非生理性头皮 EEG 伪差来源及相应的颅内脑电图表现，如果适用

伪差来源	头皮 EEG 特征	颅内脑电图
1. 生理性		
眼动	常见，主要见于头皮 EEG 前部导联，表现为慢的高波幅电位（眼睑抖动除外） 发生源：角膜视网膜电位（角膜正性，视网膜负性）	通常见不到
心电	常见，最多见于参考导联的耳电极或双极导联的颞部；在肥胖人群中最普遍。时间锁定在心电图的 QRS 波群上 发生源：心脏的电场	通常见不到
脉搏	通常局限于单个电极，慢波电位，发生在位于头皮小动脉上的电极，与心电图锁时 发生源：由于脉搏波引起的机械节律变化	如果一个硬膜下电极碰巧被放置在搏动血管上，则可见到一个电极的缓慢振荡
舌动	大范围高波幅慢电位 发生源：舌尖相对于舌根为负性电位	通常见不到
肌电	快速、重复的正相负相偏转，通常来自单个电极 发生源：头皮电极下的运动单位	见不到*
2. 非生理性		
电极	单个电极 发生源：电极接触不良，高阻抗	如果单个电极发生高阻抗故障，可以见到
环境噪声	各种来源，电噪声	各种来源，电噪声
运动 / 导联	慢，通常为不规则变化，见于大多数通道 本质上为电容式、电感式、磁性或静电式	如果大幅度的运动影响连接器电缆，可以见到

*请注意，深部电极记录中的大多数外侧电极触点可能会穿过皮肤和肌肉，并且有时会在这些触点中见到肌电伪差（图 7-10）。

来源：*Data from Klem GH，Artifacts.In：Ebersole J，Pedley TA［eds］，Current Practice of Clinical Electroencephalography，pp.271-287，Copyright（2003），Wolters Kluwer；Lüders HO，Noachtar S，Use of isopotential maps for identification of artifacts and montages.In：Lüders HO，Noachtar S［eds］，Atlas and Classification of Electroencephalography，pp.155-178，Copyright（1999），Elsevier*。

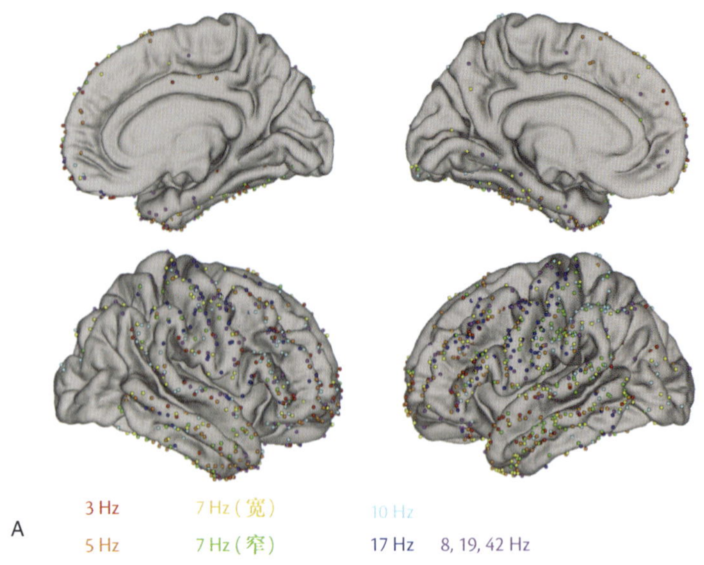

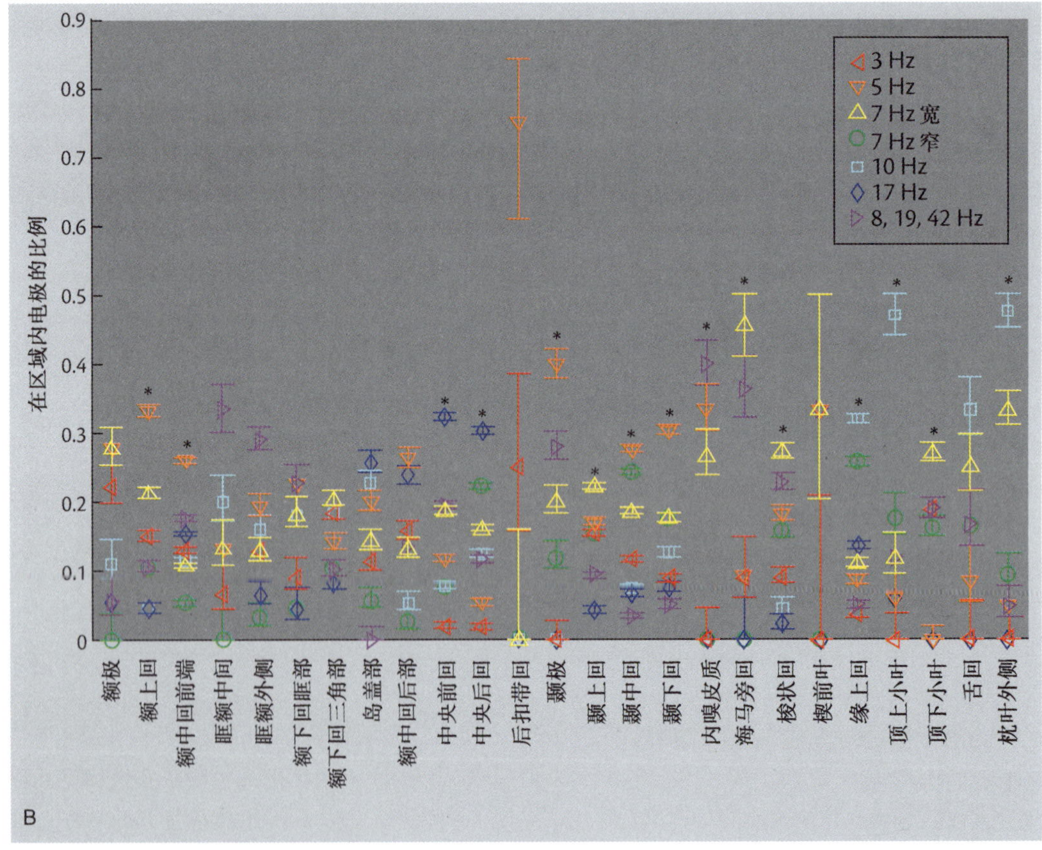

图 7-9　15 例患者的颅内 EEG 数据共计 1 208 个电极置入位置（A）。 使用复杂的方法对数据进行平均和归一化，从而分析了图集确定的不同大脑区域的频谱功率谱密度。这样就可以生成不同大脑区域中的主频图（**B**）

必须区分真正的大脑活动和伪差来源，以正确解释脑电图。我们区分为两种类型的伪差：生理性伪差和非生理性伪差，如表 7-1（Klem，2003）所示，生理性伪差产生于体内，尽管不一定产生于大脑。在大多数情况下，生理性伪差会有一个合理的图形电压分布场，可以通过头皮 EEG 上进行分析。

在生理性伪差中，如果硬膜下电极放置在搏动血管上方，则可能会见到脉搏伪差。

在头皮 EEG 上看到的大多数生理性伪差不会出现在颅内脑电图上。在某些情况下，例如当并非所有电极触点都位于颅内时，则可以见到肌电伪差（图 7.10）。

在颅内脑电图记录中，偶尔还会出现环境噪声。包括 50 或 60Hz 的干扰，通常可由陷波滤波器消除，该陷波滤波器将对特定国家的主电源频率及其周围的频率进行窄幅衰减。

此外，还可能存在许多其他干扰源（通常是电气干扰源），需要加以识别和消除，以优化记录。

在高阻抗的情况下可能会出现电极伪差，这往往会导致在记录时不得不从记录中删除这些电极。电极与大脑接触不良可能是导致记录失败的原因之一，例如，当神经外科医师将栅格电极固定在硬脑膜上以避免其移动时，这种情况更有可能发生在硬膜下栅格电极的边缘。有时，电极在制造过程中也可能没有组装到最佳状态，导致阻抗过高或不稳定。这通常很容易察觉，其特点是无法记录相邻电极上的节律，并且有时具有类似于头皮 EEG 上电极爆破的巨大电位。最后，当在记录过程中硬膜下栅格电极下方出现血肿时，可以观察到颅内脑电图记录的衰减（图 7-11）。这种衰减可能是非常显著的，并且可能确实在任何临床体征之前出现，或者是血肿的唯一迹象。

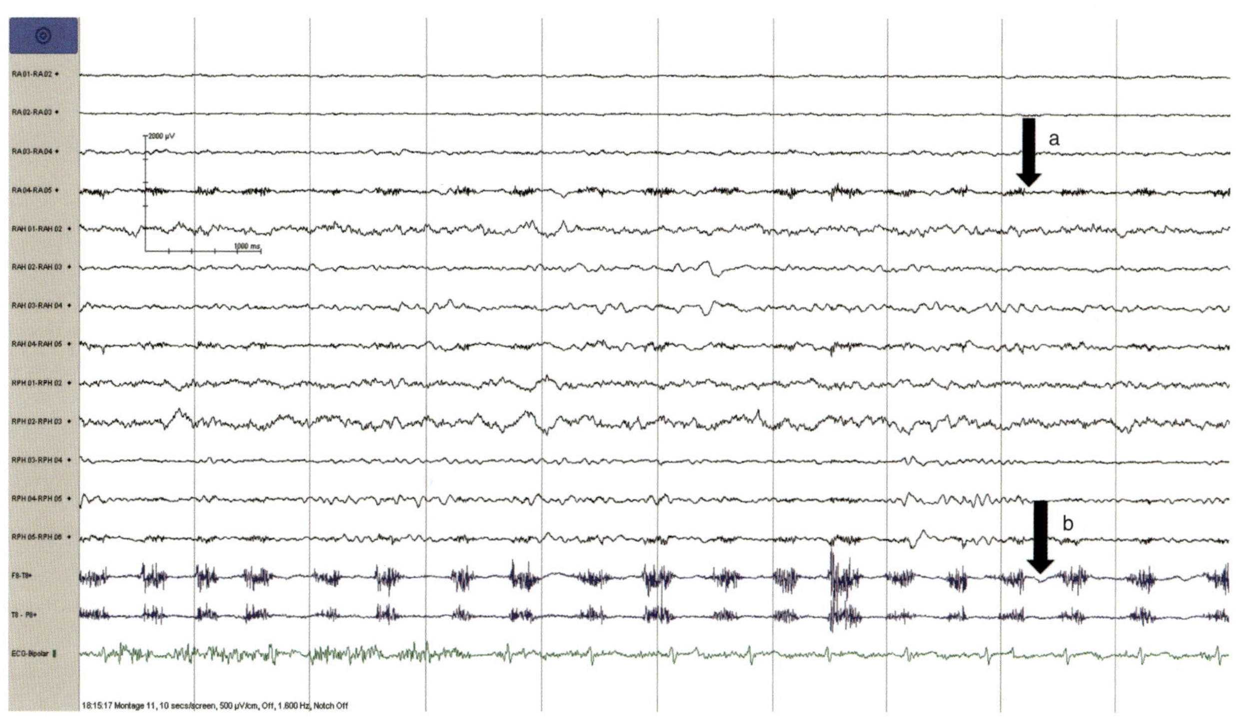

图 7-10　右颞深部电极外侧触点和头皮电极的肌电伪差。在咀嚼过程中，头皮 EEG 电极上有肌肉伪差（b），可以同时在深部电极穿过皮肤的最外侧触点见到（a）

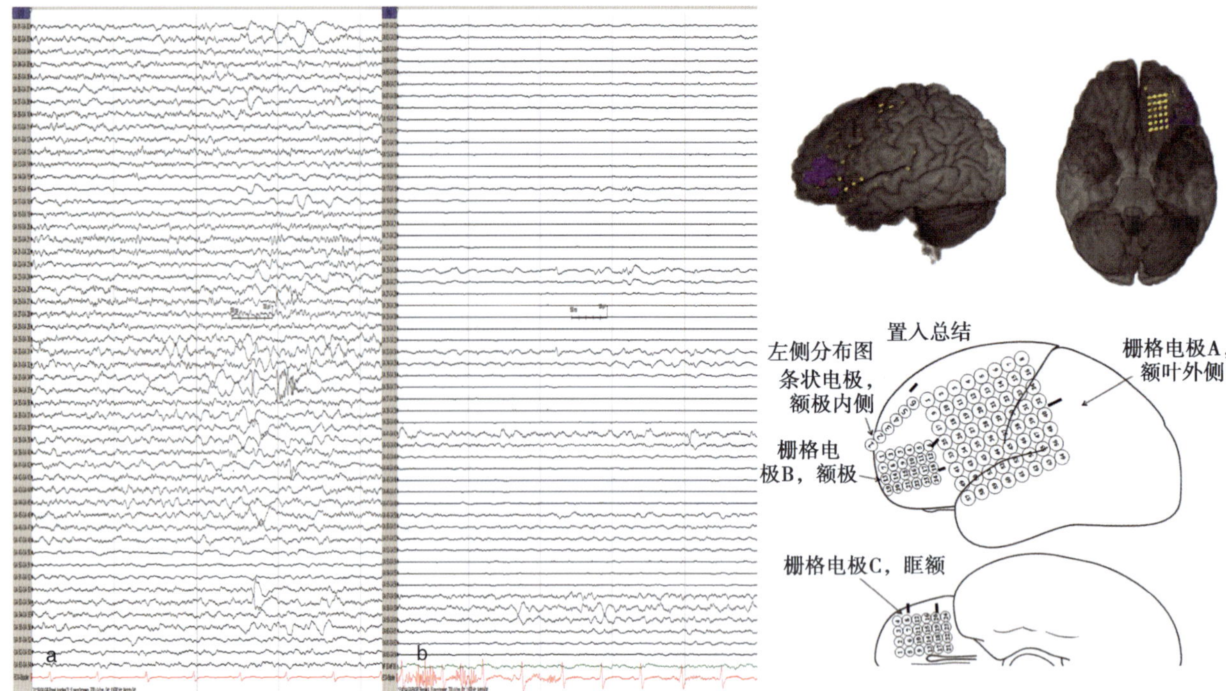

图 7-11　由于硬脑膜下栅格电极下的血肿使脑电图抑制：男，18 岁，左利手。有婴儿痉挛和血友病史，12 岁时开始惯常发作，他有轴性肌阵挛发作；也有发作以主观内部颤抖感开始，随后是复杂运动发作、头向右侧偏转和右臂阵挛发作。MRI 为非病变性，PET 的低代谢在三维 MRI 重建中以紫色突出显示，磁源定位与此区域一致。颅内脑电图定位证实为左侧额叶下部癫痫（左侧额下回中部和眶额区中部）。电极置入 5d 后，CT 发现 5mm 厚的血肿，横跨额叶外侧面 64 触点栅格电极的大部分区域，导致右臂轻偏瘫。电极置入后 24h 内功能完全恢复

a. 电极置入 24h 后，从额叶外侧面 64 触点栅格电极记录的 EEG；b. 在监测的第 5d，从同一侧额叶栅格电极记录的 EEG，显示由于电极下面的血肿而引起的广泛衰减

（卢强　译，陈述花　审校）

参考文献

Alkawadri R, Gaspard N, Goncharova II, et al. (2014). The spatial and signal characteristics of physiologic high frequency oscillations. *Epilepsia*. 55:1986–1995.

Andrillon T, Nir Y, Staba RJ, et al. (2011). Sleep spindles in humans: insights from intracranial EEG and unit recordings. *J Neurosci*. 31:17821–17834.

Arroyo S, Lesser RP, Gordon B, Uematsu S, Jackson D, Webber R. (1993). Functional significance of the mu rhythm of human cortex: an electrophysiologic study with subdural electrodes. *Electroencephalogr Clin Neurophysiol*. 87:76–87.

Berger H. (1929). Ueber das Elektrenkephalogramm des Menschen. *Arch Psychiatr*. 87:527–570.

Canolty RT, Edwards E, Dalal SS, et al. (2006). High gamma power is phase-locked to theta oscillations in human neocortex. *Science*. 313:1626–1628.

Chatrian GE, Bickford RG, Petersen MC, et al. (1960). Lambda waves with depth electrodes in humans. In: Ramey ER, O'Doherty DS, eds. *Electrical Studies on the Unanesthetized Brain*. New York: PB Hoeber: 291–310.

Crone NE, Korzeniewska A, Franaszczuk PJ. (2011). Cortical gamma responses: searching high and low. *Int J Psychophysiol*. 79:9–15.

Custo A, Vulliemoz S, Grouiller F, et al. (2014). EEG source imaging of brain states using spatiotemporal regression. *Neuroimage*. 96:106–116.

Ekstrom AD, Caplan JB, Ho E, et al. (2005). Human hippocampal theta activity during virtual navigation. *Hippocampus*. 15:881–889.

Engel J Jr, Bragin A, Staba R, et al. (2009). High-frequency oscillations: What is normal and what is not? *Epilepsia*. 50:598–604.

Frauscher B, von Ellenrieder N, Dubeau F, et al. (2015). Scalp spindles are associated with widespread intracranial activity with unexpectedly low synchrony. *Neuroimage*. 105:1–12.

Gastaut H. (1952). Etude electrocorticographique de la reactivite des rythmes rolandiques. *Rev Neurol (Paris)*. 87:176–182.

Gibbs F, Gibbs, E. (1952). *Atlas of Encephalography*. Volume 2. Cambridge, MA: Addison-Wesley.

Goldman RI, Stern JM, Engel J Jr, et al. (2002). Simultaneous EEG and fMRI of the alpha rhythm. *Neuroreport*. 13:2487–2492.

Groppe DM, Bickel S, Keller CJ, et al. (2013). Dominant frequencies of resting human brain activity as measured by the electrocorticogram. *Neuroimage*. 79:223–233.

Hughes SW, Lorincz M, Cope DW, et al. (2004). Synchronized oscillations at alpha and theta frequencies in the lateral geniculate nucleus. *Neuron*. 42:253–268.

Jacobs J, Kahana MJ, Ekstrom AD, et al. (2007). Brain oscillations control timing of single-neuron activity in humans. *J Neurosci*. 27:3839–3844.

Jasper H, Penfield W. (1949). Electrocorticograms in man: effect of voluntary movement upon the electrical activity of the precentral gyrus. *Arch Psychiatr Nervenkr*. 183:163–174.

Klem G. Artifacts. In: Ebersole J, Pedley T, eds. *Current Practice of Clinical Electroencephalography*. Philadelphia: Lippincott Williams & Wilkins: 271–287.

Lee BI, Lüders H, Lesser RP, et al. (1986). Cortical potentials related to voluntary and passive finger movements recorded from subdural electrodes in humans. *Ann Neurol*. 20:32–37.

Lopes da Silva FH, Pijn JP, Velis D, et al. (1997). Alpha rhythms: noise, dynamics and models. *Int J Psychophysiol*. 26:237–249.

Mackay WA. (1997). Synchronized neuronal oscillations and their role in motor processes. *Trends Cogn Sci*. 1997; 1:176–183.

Matsumoto A, Brinkmann BH, Matthew SS, et al. (2013). Pathological and physiological high-frequency oscillations in focal human epilepsy. *J Neurophysiol.* 110:1958–1964.

Mormann F, Osterhage H, Andrzejak RG, et al. (2008). Independent delta/theta rhythms in the human hippocampus and entorhinal cortex. *Front Hum Neurosci.* 2:3.

Niedermeyer E. (1997). Alpha rhythms as physiological and abnormal phenomena. *Int J Psychophysiol.* 26:31–49.

Onton J, Delorme A, Makeig S. (2005). Frontal midline EEG dynamics during working memory. *Neuroimage.* 27:341–356.

Perez-Borja C, Chatrian GE, Tyce FA, et al. (1962). Electrographic patterns of the occipital lobe in man: a topographic study based on use of implanted electrodes. *Electroencephalogr Clin Neurophysiol.* 14:171–182.

Peter-Derex L, Comte JC, Mauguiere F, et al. (2012). Density and frequency caudo-rostral gradients of sleep spindles recorded in the human cortex. *Sleep.* 35:69–79.

Pfurtscheller G, Neuper C, Andrew,C, et al. (1997). Foot and hand area mu rhythms. *Int J Psychophysiol.* 26:121–135.

Pinto AL, Fernandez IS, Peters JM, et al. (2014). Localization of sleep spindles, K-complexes, and vertex waves with subdural electrodes in children. *J Clin Neurophysiol.* 31:367–374.

Sachdev RN, Gaspard N, Gerrard JL, et al. (2015). Delta rhythm in wakefulness: evidence from intracranial recordings in human beings. *J Neurophysiol.* 114:1248–1254.

Sarasso S, Rosanova M, Casali AG, et al. (2014). Quantifying cortical EEG responses to TMS in (un)consciousness. *Clin EEG Neurosci.* 45:40–49.

Steriade M, Llinas RR. (1988). The functional states of the thalamus and the associated neuronal interplay. *Physiol Rev.* 68:649–742.

Toman J. (1941). Flicker potentials and the alpha rhythm in man. *J Neurophysiol.* 4:51–61.

Walter VJ, Walter WG. (1949). The central effects of rhythmic sensory stimulation. *Electroencephalogr Clin Neurophysiol.* 1:57–86.

Wang C, Ulbert I, Schomer DL, et al. (2005). Responses of human anterior cingulate cortex microdomains to error detection, conflict monitoring, stimulus–response mapping, familiarity, and orienting. *J Neurosci.* 25:604–613.

Westmoreland BF, Reiher J, Klass DW. (1979). Recording small sharp spikes with depth electroencephalography. *Epilepsia.* 20:599–606.

第 8 章

硬膜下脑电图的激惹区和发作起始区

Sebastian Bauer，Felix Rosenow，著

一、前言

本章的重点是硬膜下脑电图分别对激惹区和发作起始区的定位价值，及其评估致痫区部位的贡献。硬膜下脑电图的指征、技术方面、方法和并发症，以及高频振荡和直流电漂移，将在本书其他章节进行讨论。

二、硬膜下脑电图的激惹区

产生发作间期癫痫性棘波的皮质组织区域称为激惹区（Rosenow and Lüders，2001；Rosenow et al.，2004）。

（一）病理生理学和临床背景

硬膜下和头皮脑电图电极记录细胞外局部场电位（local field potentials，LFP）。头皮电极整合了约 10cm^2 皮质的局部场电位，而硬膜下电极主要覆盖了其正下方的皮质区域（5~10mm^2）（Buzsaki et al.，2012）。特定时间和空间点的局部场电位反映了许多不同电过程的叠加，即突触活动、动作电位、钙尖峰、固有电流、超极化后、缝隙连接活动和旁触效应等的叠加（Buzsaki et al.，2012）。

动物实验和人体研究均表明，发作间期棘波是由巨大的突触后去极化引起的，该去极化合并神经元中的阵发性去极化漂移（paroxysmal depolarization shifts，PDS）（de Curtis et al.，2012）。术语“阵发性去极化漂移”描述了一种特定的细胞内记录的模式，该模式可在激惹区内的神经元中找到。它包括一系列自发的或去极化触发的快速动作电位，与持续 50~150ms 的瞬时去极化同时发生。如果大量神经元同时形成阵发性去极化漂移，产生的局部场电位可以相加使局部场电位持续时间相对较长，从而出现棘波和尖波。在许多神经元大量去极化的过程中，正电荷进入更浅表皮质的神经元内（产生电穴）。与位于更深皮质中的电流源一起，会形成偶极子。该机制解释了为什么棘波极性通常在表面上为负性。

单个棘波的形状取决于去极化在网络结构内的传播以及记录电极与产生部位的接近程度，从而增加了记录的信号的复杂性。在记录部位，棘波可能是双相或三相的，并且在棘波之前可能会出现短暂的正相偏转（Rodin et al.，2009）。通常，棘波之后是代表抑制机制的慢波。在这些抑制过程中，电穴和电源的位置和极性都发生反转。因此，慢波通常在表面上也为负性。

显然，硬膜下电极检测棘波的灵敏度要高于头皮电极（Salanova et al.，1993）。有几个原因：首先，硬膜下电极可以置于头皮脑电图无法到达的地方，例如大脑的基底面或内侧面。从硬膜下记录中可以确定，至少需要 6cm^2 的皮质才能产生在表面脑电图中可见的棘波。如果涉及 6~10cm^2 皮质，则在 10% 的病例可以通过头皮电极检测到棘波，而如果涉及的皮质面积超过 10cm^2，则 90% 可以检测到棘波（Tao et al.，2005）。此外，硬膜下的棘波波幅比头皮记录高 8~20 倍（Cooper et al.，1965；Nunez，1981）。因此，硬膜下记录可以检测到绝大多数在头皮脑电图中看不到的棘波。另一方面，高灵敏度通常以降低特异性为代价。脑电图阅图者必须注意不要将生理活动（如 μ 节律或额叶 β 活动）误认为是癫痫样放电（Jakayar et al.，1991）。

记录条件也会影响灵敏度。与清醒期相比，纺锤睡眠期的棘波发放频率可能比清醒期更高；然而，在患有局灶性癫痫儿童的清醒和睡眠期间，棘波的空间分布是相似的（Asano et al.，2007）。其他影响棘波出现和频率的因素是距离癫痫发作之前的时间（Rosenow et al.，1998）和停用抗惊厥药物

(De Curtis and Avanzini，2001)。

在清醒的患者中，通过置入电极可以记录数天以上的硬膜下脑电图，这通常可以记录到癫痫发作。这是其相对于术中皮质脑电图(ECoG)的主要优势，术中皮质脑电图仅限于较短的时间范围，并且必须在可能抑制棘波的全麻下进行。另一方面，术中皮质脑电图有助于电极的灵活移动，从脑回的深部进行记录，并在切除后进行记录。术中皮质脑电图的详细信息将在第 10 章中讨论。

(二) 硬膜下脑电图激惹区对评估致痫区的相关性

致痫区是一个理论结构，其范围无法直接衡量。然而，如果患者在切除性癫痫手术后无发作，则根据定义，致痫区必须已包括在切除范围内或至少已完全离断。激惹区与评估致痫区的相关性仍是一个争论的问题。通常，在这种情况下，发作起始区被认为更重要(Asano et al.，2009)。因此，观察术后结果与刺激区切除范围的关系是很有意义的。对结果预测因子的荟萃分析显示，术后棘波持续存在与不良结果之间存在适度的关联(Tonini et al.，2004)。该荟萃分析包括有创和无创研究以及颞叶癫痫(TLE)和颞叶外癫痫(ETLE)。但是，是否应去除整个激惹区(如果在技术上可行且不影响功能皮质)这个问题的答案取决于癫痫综合征。在伴有海马硬化(HS)或未发现病变的内侧颞叶癫痫(mTLE)中，没有发现预后与激惹区的完全切除相关(Cendes et al.，1993；Tran et al.，1995；Schwartz et al.，1997)。相反，如果颞叶癫痫具有肿瘤病因，则通过完全切除激惹区可改善预后(Pilcher et al.，1993；Jooma et al.，1995)。

仅考虑颞叶外癫痫患者的硬膜下电极记录，发现完全切除激惹区与良好的预后相关(反之亦然)(Bautista et al.，1993)。对年轻患者的长期随访证实了这些结果，如果具有频繁发作间期棘波的皮质未被切除，则手术后出现良好预后的可能性较低(Asano et al.，2009)。另一项针对颞叶外癫痫患者的研究采用了定量方法：将出现频率超过每 5s 产生 1 个棘波的皮质切除(约有 50% 的患者出现这种情况)与良好的术后效果相关(Kim et al.，2010)。

问题仍然是整个激惹区是否可能导致癫痫的发生，或者更有利的结果只是切除更大的皮质区域的结果(有更高的机会切除致痫区)。在这方面，令人关注的是激惹区与发作起始区之间的关系(Rosenow et al.，2004)。硬膜下电极记录表明，激惹区通常与发作起始区重叠，但范围更大(Fauser and Schulze-Bonhage，2006 年)。在患有局灶性癫痫的儿童中，硬膜下脑电图显示发作间期棘波的频率和波幅与癫痫发作起始部位具有良好的相关性(Asano et al.，2003)。

上述数据表明，激惹区的定位对于评估致痫区非常重要(Wyllie et al.，1987)。特别是，如果可以切除，则明确界定的区域或局灶性激惹区与良好的手术结局相关(Hufnagel et al.，2000)。在颞叶外癫痫患者中，发现严格的单侧和单灶性棘波与良好的手术结局相关(无发作率为 77%，而双侧、非局灶性或多灶性棘波的患者无发作率为 34%)(Holmes et al.，2000)。

另一方面，如果发作起始区明确，则广泛的激惹区并不排除成功切除的可能性(Cukiert et al.，2001)。此外，在特定情况下，激惹区作为致痫区的衡量标准也有一定的局限性。例如，发作间期棘波的侧别并不总是与发作起始区的侧别一致。一项对颞叶癫痫患者进行双颞硬膜下条状电极有创监测的研究表明，在 20% 的病例中，激惹区与发作起始区的定侧不一致(Blume et al.，2001)。

发作间期或发作期模式对某些病因不是特异性 的(Rosenow et al.，1998；Hufnagel et al.，2000)。但是，在局灶性皮质发育不良(FCD)患者中，使用硬膜下电极记录激惹区尤为重要。FCD 经常伴有重复甚至连续的棘波和低电压快活动的发作间期脑电图模式(Palmini et al.，1995)。这种模式的部位(而不是孤立的棘波)与发作起始区密切相关(Widdess-Walsh et al.，2007)。皮质脑电图是确定这些病例切除完整性的有用工具(请参阅第 10 章)。

与其他特征相比，某些特征是否可用于确定与“致痫性”关系更密切的棘波？细胞外场电位从产生它们的区域传导到更远的区域。因此，其中一个更早出现特定棘波(即“第一位”棘波)的电极比所有其他电极更靠近棘波发生源，并且也更靠近发作起始区(Hufnagel et al.，2000；Asano et al.，2003)。波幅最高的棘波同样与癫痫发作起始部位相关(Asano et al.，2003)。同样的研究表明，棘波频率最高的电极似乎接近发作起始区。定量分析后，发现在任何电极上棘波频率超过最大频率 14% 的电极，对于评估发作起始区的敏感性(0.77)和特异性(0.9)都很重要。自动化的棘波检测和各种棘波参数的量化可能成为术前诊断的重要工具，但是，在此之前，需要从包含不同明确患者群体的大型研究中获得更多数据。

三、硬膜下脑电图的发作起始区

发作起始区是大脑皮质中实际产生临床癫痫发作的区域(Rosenow and Lüders，2001)。它与致痫区(即产生癫痫发作必不可少的皮质区域)不同。一方面，发作起始区仅一部分对于癫痫发作可能是必不可少的(在这种情况下，发作起始区大于致痫区)。另一方面，可能存在一个"潜在发作起始区"，在移除当前活跃的并且因此可检测到的发作起始区后，可能会导致癫痫发作(在这种情况下，术前测定到的发作起始区比致痫区范围小)。

(一) 病理生理学和临床背景

正如激惹区的病理生理学和临床背景部分所述，多个神经元中的同步局部场电位通过抑制机制终止，导致脑电图出现一个棘波跟随一个慢波。如果抑制失败或兴奋性太强，则会发生发作。已经提出了许多促成因素，如兴奋性反馈机制、抑制性中间神经元的功能障碍、抑制性受体的内化和细胞外钾的积累(导致神经元进一步去极化)。这些机制通过网络结构导致兴奋传播，特别是与硬脑膜下脑电图的各种发作起始模式有关。

(1) 节律性棘波 / 尖波。

(2) 节律性 β/α/θ/δ 活动。

(3) 快活动(>25Hz)包括低波幅 / 电压快活动。

(4) 波幅抑制。

大量研究报道了不同癫痫综合征发作起始模式的分布。

1. 在一项针对颞叶外癫痫患者硬膜下记录的研究中，低波幅快活动演变为募集性节律是最常见的模式(56%)，其次是节律性 θ 活动(25%)和高波幅棘波(19%)(Cukiert et al.，2001)。另一项针对新皮质癫痫发作患者的研究中，报道了 13Hz 以上的低波幅快活动的比例几乎相同(57%)(Lee et al.，2000)。最近的一项大型研究发现，在颞叶外癫痫中癫痫发作起始时的快活动(β 或 γ 频率范围内)同样最为常见(再次为 57%)(Kim et al.，2010)。关于形态，同一作者发现正弦波(66%)比棘波或尖波(34%)更常见。

2. 在颞叶癫痫患者的双重病理学(包括皮质发育异常和海马硬化)研究中，(Fauser 和 Schulze-Bonhage，2006)，最初的发作模式取决于发作起始区的位置：在新皮质起源发作中，最多见的是 25Hz 以上的快活动(约 50%)，其次是重复性尖波(约 35%)。继发受累的杏仁核或海马显示出节律性 β 活动(约 35%)，而快活动很少(约 7%)。另一方面，在海马起源发作中，节律性 β 活动(近 50%)和重复性尖波(近 30%)最为频繁，而快活动则很少(4%)。继发受累的颞叶新皮质显示，快活动或节律性尖波(均为约 40%)最常发生。这些发现表明，与内侧颞叶古皮质相比，新皮质具有较高频率的发作模式。这种现象以前确实有过描述(Lee et al.，2000)。

(二) 硬膜下脑电图中发作起始区与评估致痫区的相关性

毫不奇怪，如果不完全切除发作起始区，手术后获得良好结果的机会就会降低(Asano et al.，2009)。相同的资料表明，发作期比发作间期记录在确定致痫区方面具有更高的相关性。

发作模式的起始形态(正弦波或重复性棘波)与预后无关(Kim et al.，2010)。在两组新皮质癫痫患者中，发作模式的初始频率越高(尤其是低电压快速活动)，手术效果越好的趋势越明显(但无统计学意义)(Lee et al.，2000；Kim et al.，2010)。相反，在新皮质颞叶癫痫中，慢的发作起始模式与较好的预后相关(Jung et al.，1999)。这些发现的不一致性可能是由于颞叶和颞叶外网络的不同结构引起的。总之，发作起始时的模式与预后的相关性可能较低。

发作起始区的范围和发作的传播速度对于术后预后显然比发作模式的形态或频率更为重要。快速传播与较差的结局相关(Jung et al.，1999；Kutsy et al.，1999)。脑区或局灶性癫痫发作以及发作电极与相邻电极之间的传播时间长于 1s 与良好的手术效果相关(Kim et al.，2010)。切除所有在前 3 秒内表现出癫痫样活动的皮质区域对颞叶外癫痫有良好的效果，但不是在新皮质颞叶癫痫。同样，这一发现与颞叶(即使考虑颞叶新皮质)和颞叶外皮质的癫痫发作网络构筑之间的假定差异相一致。

通常，癫痫发作模式似乎在几秒钟后就中断了，在很短的时间内再次开始，这种行为称为"开始 - 停止 - 开始"(start-stop-start，SSS)现象。在一项较早的 98 位患者的硬膜下记录研究中，近 25%

出现了 SSS 现象（Blume and Kaibara，1993）。尽管其背后的病理生理学不明，但重要的是要识别这种模式，因为第二个的发作开始可能出现在与第一个发作开始不同的部位。在这种情况下，第一个发作的开始与“无 SSS”癫痫发作的发作起始区相关，似乎与评估致痫区更相关。

在具有不同无创性发现的患者中，硬膜下记录能够定位的确定程度是不同的。因此，硬膜下脑电图结果对于确定切除边界和预测手术效果的价值，必须结合有创性研究之前的检查结果进行评估，如头皮脑电图、磁共振成像（MRI）、正电子发射断层扫描（PET）、单光子发射计算机断层扫描（SPECT）和神经心理学等。只有在增加相关信息的可能性高的情况下，才应该考虑有创性记录。克利夫兰的一项研究（Kalamangalam et al.，2009）调查了从硬膜下记录到切除手术的条件性概率。在 140 例接受硬膜下栅格电极有创性监测的系列患者中，约有 18% 最终没有进行任何手术。最常见的原因是约有 45% 的患者发作起始区为非局灶性（弥散性或多灶性）。由于约 30% 的 MRI 非病变患者（但只有 2% 的患者 MRI 有病变）的有创性脑电图结果为非定位性，因此，该研究将重点放在非病变性患者上，并显示了有趣的结果：准确定位的发作期脑电图所见本身并不会对增加手术机会产生多大影响。另一方面，如果只在发作间期脑电图中发现单一模式的棘波群，则手术的机会几乎增加了 1 倍。发作间期脑电图和发作期脑电图的一致性使进行手术的可能性提高了约 3 倍，而发作间期脑电图和发作期脑电图的不一致则使有创性记录“成功”的概率降低了 80%。这些结果提出了一个问题，即与发作期脑电图相比，发作间期脑电图是否比预期的更有用？

四、典型案例

男，28 岁。18 岁时出现自发性发作。发作症状学包括非特异性先兆（每天发生）和呆滞发作，伴双眼眨眼（每月 20 次），偶尔继发头向左侧强迫性偏转，随后继发全面性强直 - 阵挛发作（每月 1 次）。癫痫发作频率对单一或联合使用不同抗惊厥药物治疗均无效。视频脑电图监测显示在 F2、F4、FC2、C4、Cz 和 Fz 电极为著的尖波。在临床发作期，脑电图未发现发作模式或发作起源，推测起源于右额叶，定位证据不足。神经心理学检查提示额叶功能缺陷，无定侧征象。PET-CT 未见明显异常。发作期 - 发作间期 SPECT 减影显示右额叶灌注增加（图 8-1A）。MRI（1.5 和 3T）目测无明显异常。基于体素的三维 MRI 分析（Huppertz et al.，2005）发现右侧额上沟深部灰白质交界处存在可疑的模糊现象，与 SPECT 的发现一致（图 8-1B）。

根据这些无创性的资料，我们假设致痫区在右侧额上沟或在其附近，并决定使用硬膜下栅格和条状电极以及额上沟的另外一个深部电极进行记录。电极位置及发作起源见图 8-2。癫痫发作起源显示在栅格的后缘，这通常意味着实际的癫痫发作起源可能位于栅格电极之外，无法确定。仅涉及深部电极的一个触点，而且是在发作后期出现这种表现，波幅低于硬膜下电极。但是，如前所述，头皮脑电图（图 8-3）已检测到发作间期右侧额中央区为著的脑区性棘波。根据这些结果，包括功能皮质的确定（数据未显示），进行了切除手术，如图 8-4 所示。组织学（图 8-4C）显示为局灶性皮质发育不良 1b 型（Blümcke et al.，2011）。随访 4 年无发作。

这个病例说明了两点。

1. 即使可以从无创性资料（如在这例的额上沟）得出关于致痫区位置的合理假设，实际上癫痫发作也可能起源于相邻的皮质。

2. 如果发作期资料不是很明确的话，发作间期脑电图（在这例患者，是指向额中央区的脑区性尖波）可能是致痫区位置的重要标志。

五、结论和实际应用的考虑

激惹区和发作起始区两者对估计致痫区都很重要。一般认为，发作期脑电图比发作间期脑电图更有意义，但有临床资料与这一假设相矛盾。已发现棘波的波幅、潜伏期和频率，以及发作起始区局限和发作传播缓慢与预后相关性最高。目前的共识是，发作期和发作间期结果一致与切除术后的良好预后有关。

尽管在许多情况下，发作起始区的定位可能很接近致痫区的定位，但是在确定发作起始区的实际边界时存在相当大的困难。硬膜下电极覆盖非常有限的皮质区域。因此，在计划置入硬膜下电极之前，需要基于充分的无创性评估来确定激惹区和发作起始区定位的合理假设。首先在硬膜下栅格边缘出现的癫痫发作活动可能代表远处区域的传播，

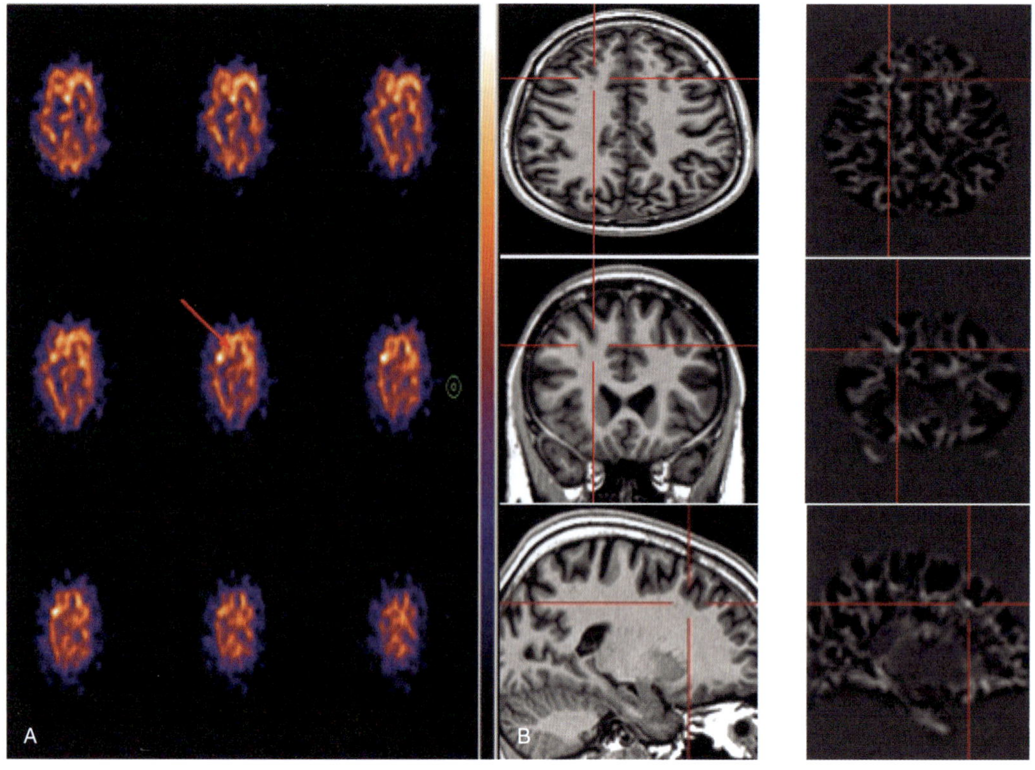

图 8-1 (A)发作间期 - 发作期 SPECT 减影显示右侧额叶灌注增强(箭头)。(B)基于体素的 MRI 分析显示额上沟深部灰白质交界模糊

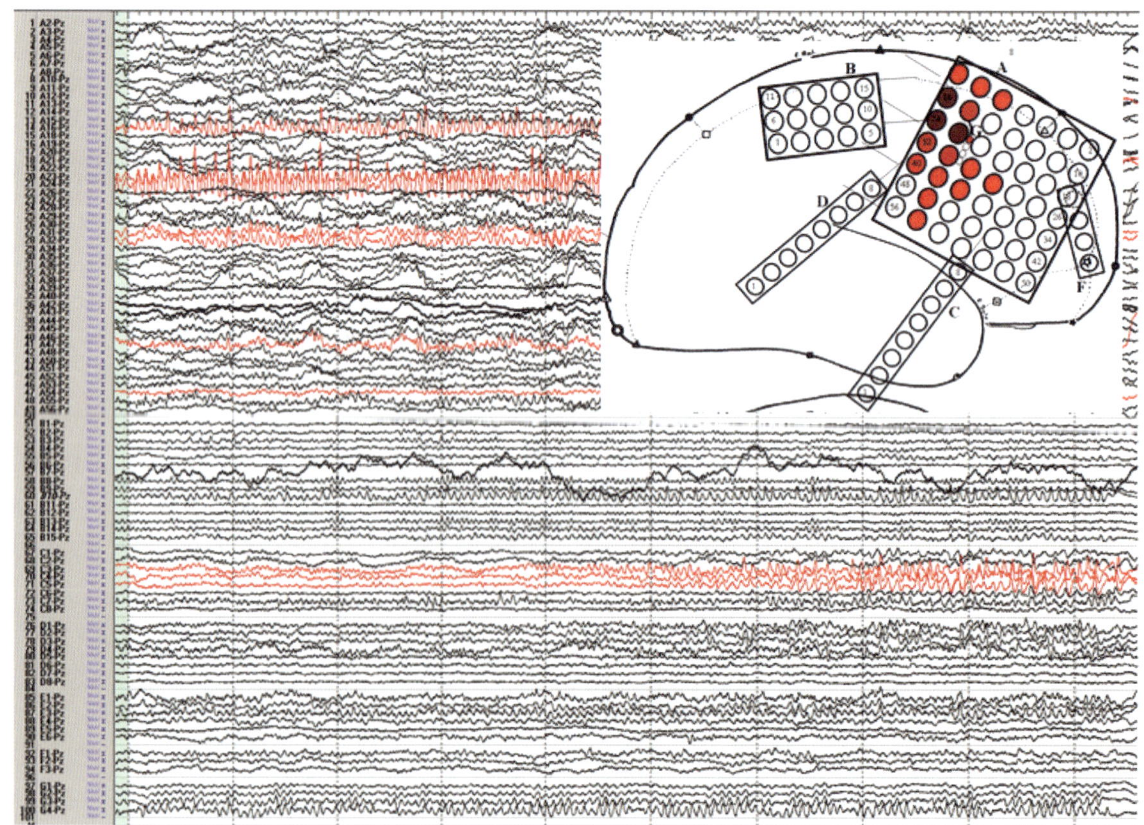

图 8-2 发作期硬膜下脑电图与电极位置。注意,栅格电极“a”的前一排和最下面一排被剪掉;从原来的 8×8 触点,保留 7×7 触点。电极序号相应地改变。深部电极标记为“G”(画在“A”栅格内)。癫痫发作模式起始于电极 A16/A23/A24(暗红色);在电极 A6-8、A15、A29-32、A38-40、A47 和 A55 以及深部电极 G4 触点(浅红色)中的波幅较低并且累及更晚。在 A16/A23/A24 电极上可见发作间期棘波(图中未显示)

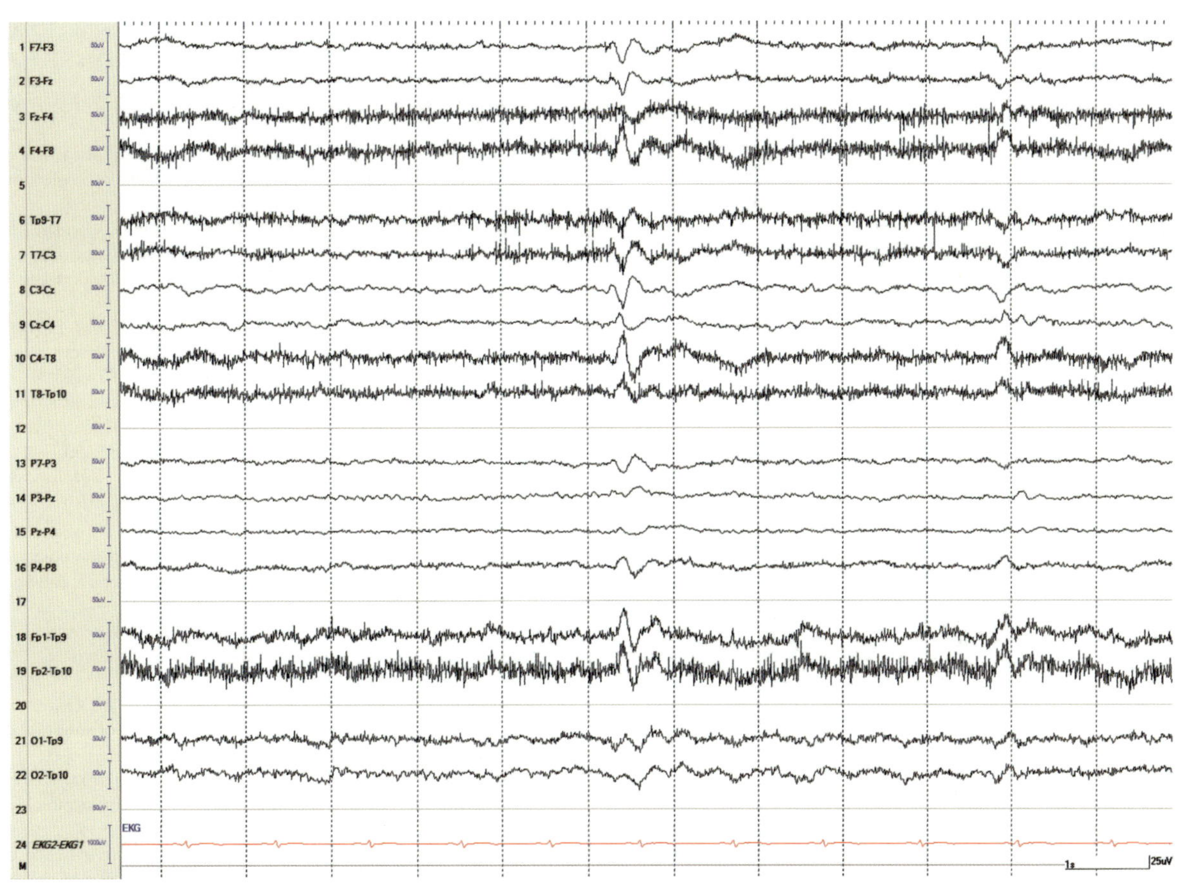

图 8-3　发作间期头皮脑电图。双极横向导联。右侧额中央区脑区性尖波（F2，F4，FC2，C4，Cz 和 Fz 为著）

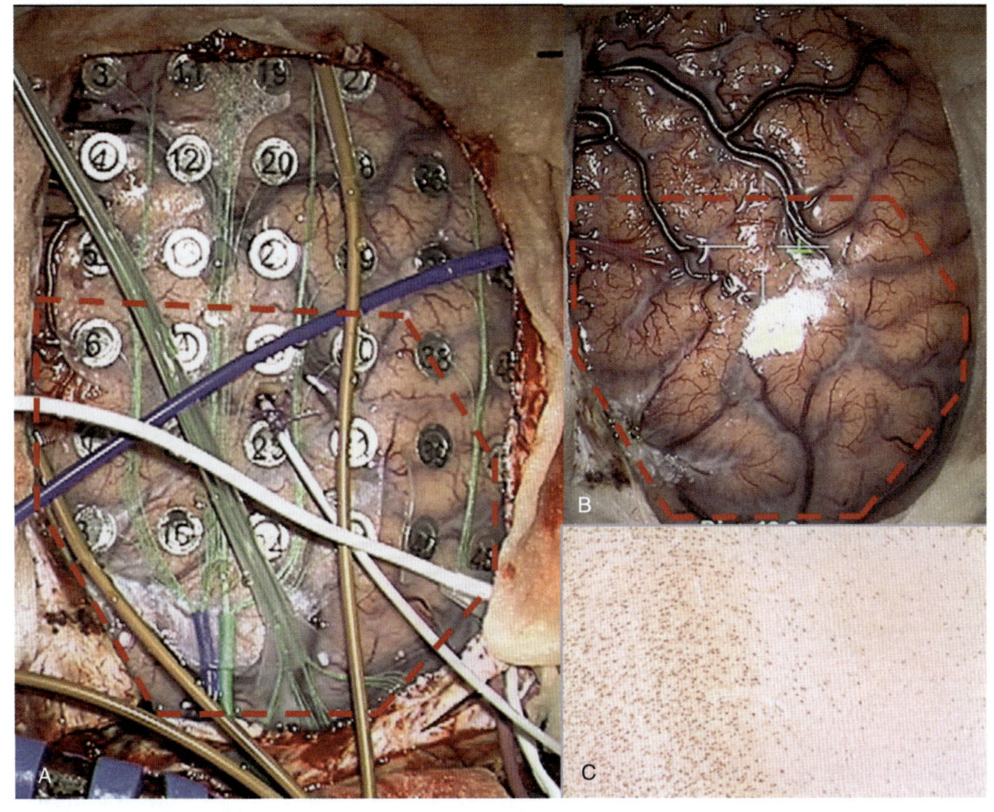

图 8-4　切除边界和组织学。由发作起源、发作间期棘波和功能皮质定位确定的切除边界，（A）有硬膜下栅格电极，（B）无硬膜下栅格电极。（C）组织学显示 FCD 1b 型

如果脑电图癫痫发作不先于临床发作，这一点尤为重要，这意味着需要考虑几个实际问题：

1. 在置入硬膜下电极之前，需要进行详细的无创性检查(通常包括 3T MRI 和适当的后处理)。

2. 必须额外使用头皮电极，以全面了解大脑生理和病理活动，并检测由硬膜下电极覆盖区域之外皮质起源的棘波或发作起源。

3. 应仔细评估癫痫发作的症状学。硬膜下电极出现发作模式之前是否有癫痫发作的症状或体征？

一项研究发现，在接受有创性监测的连续 110 例患者中，有 13 例由于采样错误而导致癫痫发作起源定位失败(Siegel et al.，2000)。其中 9 例重新进行了有创性评估，7 例的发作起始区得到了满意的定位。这些结果强调了硬膜下电极置入前进行充分的无创性检查的重要性。

(卢强 译，陈述花 审校)

参考文献

Asano E, Muzik O, Shah A, et al. (2003). Quantitative interictal subdural EEG analyses in children with neocortical epilepsy. *Epilepsia*. 44(3):425–434.

Asano E, Mihaylova T, Juhász C, Sood S, Chugani HT. (2007). Effect of sleep on interictal spikes and distribution of sleep spindles on electrocorticography in children with focal epilepsy. *Clin Neurophysiol*. 118(6):1360–1368.

Asano E, Juhász C, Shah A, Sood S, Chugani HT. (2009). Role of subdural electrocorticography in prediction of long-term seizure outcome in epilepsy surgery. *Brain*. 132(4):1038–1047.

Bautista RE, Cobbs MA, Spencer DD, Spencer SS. (1999). Prediction of surgical outcome by interictal epileptiform abnormalities during intracranial EEG monitoring in patients with extrahippocampal seizures. *Epilepsia*. 40(7):880–890.

Blümcke I, Thom M, Aronica E, et al. (2011). The clinicopathologic spectrum of focal cortical dysplasias: a consensus classification proposed by an ad hoc Task Force of the ILAE Diagnostic Methods Commission. *Epilepsia*. 52(1):158–174.

Blume WT, Kaibara M. (1993). The start–stop–start phenomenon of subdurally recorded seizures. *Electroencephalogr Clin Neurophysiol*. 86(2):94–99.

Blume WT, Holloway GM, Wiebe S. (2001). Temporal epileptogenesis: localizing value of scalp and subdural interictal and ictal EEG data. *Epilepsia*. 42(4):508–514.

Buzsáki G, Anastassiou CA, Koch C. (2012). The origin of extracellular fields and currents—EEG, ECoG, LFP and spikes. *Nat Rev Neurosci*. 13(6):407–420.

Cendes F, Dubeau F, Olivier A, et al. (1993). Increased neocortical spiking and surgical outcome after selective amygdalo-hippocampectomy. *Epilepsy Res*. 16(3):195–206.

Cooper R, Winter AL, Crow HJ, Walter WG. (1965). Comparison of subcortical, cortical and scalp activity using chronically indwelling electrodes in man. *Electroencephalogr Clin Neurophysiol*. 18:217–228.

Cukiert A, Buratini JA, Machado E, et al. (2001). Results of surgery in patients with refractory extratemporal epilepsy with normal or nonlocalizing magnetic resonance findings investigated with subdural grids. *Epilepsia*. 42(7):889–894.

de Curtis M, Avanzini G. (2001). Interictal spikes in focal epileptogenesis. *Prog Neurobiol*. 63(5):541–567.

de Curtis M, Jefferys JGR, Avoli M. (2012). Interictal epileptiform discharges in partial epilepsy: complex neurobiological mechanisms based on experimental and clinical evidence. In: Noebels JL, Avoli M, Rogawski MA, Olsen RW, Delgado-Escueta AV, ed. *Jasper's Basic Mechanisms of the Epilepsies [Internet]*. 4th ed. Bethesda, MD: National Center for Biotechnology Information. https://www.ncbi.nlm.nih.gov/books/NBK98179/.

Fauser S, Schulze-Bonhage A. (2006). Epileptogenicity of cortical dysplasia in temporal lobe dual pathology: an electrophysiological study with invasive recordings. *Brain*. 129(1):82–95.

Holmes MD, Kutsy RL, Ojemann GA, Wilensky AJ, Ojemann LM. (2000). Interictal, unifocal spikes in refractory extratemporal epilepsy predict ictal origin and postsurgical outcome. *Clin Neurophysiol*. 111(10):1802–1808.

Hufnagel A, Dümpelmann M, Zentner J, Schijns O, Elger CE. (2000). Clinical relevance of quantified intracranial interictal spike activity in presurgical evaluation of epilepsy. *Epilepsia*. 41(4):467–478.

Huppertz HJ, Grimm C, Fauser S, et al. (2005). Enhanced visualization of blurred gray–white matter junctions in focal cortical dysplasia by voxel-based 3D MRI analysis. *Epilepsy Res*. 67(1-2):35–50.

Jayakar P, Duchowny M, Resnick TJ, Alvarez LA. (1991). Localization of seizure foci: pitfalls and caveats. *J Clin Neurophysiol*. 8(4):414–431.

Jooma R, Yeh HS, Privitera MD, Gartner M. (1995). Lesionectomy versus electrophysiologically guided resection for temporal lobe tumors manifesting with complex partial seizures. *J Neurosurg*. 83(2):231–236.

Jung WY, Pacia SV, Devinsky R. (1991). Neocortical temporal lobe epilepsy: intracranial EEG features and surgical outcome. *J Clin Neurophysiol*. 16(5):419–425.

Kalamangalam GP, Morris HH 3rd, Mani J, Lachhwani DK, Visweswaran S, Bingaman WM. (2009). Noninvasive correlates of subdural grid electrographic outcome. *J Clin Neurophysiol*. 26(5):333–341.

Kim DW, Kim HK, Lee SK, Chu K, Chung CK. (2010). Extent of neocortical resection and surgical outcome of epilepsy: intracranial EEG analysis. *Epilepsia*. 51(6):1010–1017.

Kutsy RL, Farrell DF, Ojemann GA. (1999). Ictal patterns of neocortical seizures monitored with intracranial electrodes: correlation with surgical outcome. *Epilepsia*. 40(3):257–266.

Lee SA, Spencer DD, Spencer SS. (2000). Intracranial EEG seizure-onset patterns in neocortical epilepsy. *Epilepsia*. 41(3):297–307.

Nunez PL. (1981). *Electrical Fields of the Brain. The Neurophysics of EEG*. New York: Oxford University Press.

Palmini A, Gambardella A, Andermann F, et al. (1995). Intrinsic epileptogenicity of human dysplastic cortex as suggested by corticography and surgical results. *Ann Neurol*. 37(4):476–487.

Pilcher WH, Silbergeld DL, Berger MS, Ojemann GA. (1993). Intraoperative electrocorticography during tumor resection: impact on seizure outcome in patients with gangliogliomas. *J Neurosurg*. 78(6):891–902.

Rodin E, Constantino T, Rampp S, Wong PK. (2009). Spikes and epilepsy. *Clin EEG Neurosci*. 40(4):288–299.

Rosenow F, Lüders H. (1998). Presurgical evaluation of epilepsy. *Brain*. 124(9):1683–1700.

Rosenow F, Lüders HO, Dinner DS, et al. (1998). Histopathological correlates of epileptogenicity as expressed by electrocorticographic spiking and seizure frequency. *Epilepsia*. 39(8):850–856.

Rosenow F, Klein KM, Lüders H. (2004). Invasive EEG in the definition of the irritative zone. In: Rosenow F, Lüders H, eds. *Presurgical Assessment of the Epilepsies with Clinical Neurophysiology and Functional Imaging*. Amsterdam: Elsevier: 49–59

Salanova V, Morris HH 3rd, Van Ness PC, Lüders H, Dinner D, Wyllie E. (1993). Comparison of scalp electroencephalogram with subdural electrocorticogram recordings and functional mapping in frontal lobe epilepsy. *Arch Neurol*. 50(3):294–299.

Schwartz TH, Bazil CW, Walczak TS, Chan S, Pedley TA, Goodman RR. (1997). The predictive value of intraoperative electrocorticography in resections for limbic epilepsy associated with mesial temporal sclerosis. *Neurosurgery*. 40(2):302–309.

Siegel AM, Roberts DW, Thadani VM, McInerney J, Jobst BC, Williamson PD. (2000). The role of intracranial electrode reevaluation in epilepsy patients after failed initial invasive monitoring. *Epilepsia*. 41(5):571–580.

Tao JX, Ray A, Hawes-Ebersole S, Ebersole JS. (2005). Intracranial EEG substrates of scalp EEG interictal spikes. *Epilepsia*. 46(5):669–676.

Tonini C, Beghi E, Berg AT, et al. (2004). Predictors of epilepsy surgery outcome: a meta-analysis. *Epilepsy Res*. 62(1):75–87.

Tran TA, Spencer SS, Marks D, Javidan M, Pacia S, Spencer DD. (1995). Significance of spikes recorded on electrocorticography in nonlesional medial temporal lobe epilepsy. *Ann Neurol*. 38(5):763–770.

Widdess-Walsh P, Jeha L, Nair D, Kotagal P, Bingaman W, Najm I. (2007). Subdural electrode analysis in focal cortical dysplasia: predictors of surgical outcome. *Neurology*. 69(7):660–667.

Wyllie E, Lüders H, Morris HH 3rd, et al. (1987). Clinical outcome after complete or partial cortical resection for intractable epilepsy. *Neurology*. 37(10):1634–1641.

第 9 章

深部电极的激惹区、致痫区和发作起始区

Fabrice Bartolomei，著

一、前言和历史背景

在癫痫手术评估中，使用深部脑电图记录，尤其是立体脑电图（SEEG），是基于证实个体癫痫发作起源于大脑内一个或多个区域的需要，并考虑切除这些区域或破坏联系通路是否能使患者癫痫发作消失，且没有不可接受的术后功能缺陷。

早期的立体脑电图研究始于20世纪60年代，Bancaud和Talairach观察到由于致痫性脑部病变的存在而引起的异常放电并没有"遵循"解剖学边界，因此无法单独对计划的手术切除进行充分定位。此外，可以看到癫痫发作起源于远离病灶本身的结构或发作间期棘波最显著的区域（Talairach and Bancaud，1966）。这与当时将发作间期异常（由皮质脑电图记录）等同于癫痫发作部位的倾向形成鲜明对比（Jasper et al.，1961）。因此，Bancaud和Talairach重新定义了这一概念，并称发作起始区域为"致痫区"（Bancaud et al.，1965），这个术语后来被广泛使用，尽管有时它的解释与最初的定义有些不同（Rosenow and Lüders，2001；Lüders et al.，2006）（见下文）。

最初的致痫区（EZ）概念的基础是：参与构成最初发作期放电的是脑部一个区域，而不是"局灶"。致痫区被视为一组相互联系的区域或系统，在解剖学上不一定是连续的。致痫网络的概念（此后已被广泛接受；请参阅下文）源自这些早期观察，并且与这种记录方法基本相关（Bartolomei et al.，2008b）。这是因为立体脑电图首次允许同时记录多个皮质和皮质下结构，并且可以精确界定其解剖关系（Bancaud et al.，1965）。在磁共振成像（MRI）尚未问世的时代，这显然是一个革命性的发展，当时对每个患者的脑室系统和脑血管进行放射影像学可视化，最重要的是，Talairach对立体定向外科的创新方法是使用一种基于大脑解剖坐标系统的栅格方法（Talairach and Szikla，1967）。电极位置的选择，不仅包括最终靶点目标，还包括精确的轨迹，这是极其重要的，因为这决定了所记录的解剖功能性活动的有效性（Bancaud et al.，1965）。沿着电极的每5~15个记录触点都能理想地提供相关信息（下一节图9-2A和图9-2B中展示了这种深部电极置入的示例）。尤其是可以同时从侧面和内侧结构进行记录。

在每一个结构内，证明了正常或病理状态下的静息态（发作间期）活动。这些活动的特征既取决于所探查结构的解剖功能特征，也取决于影响它们的致痫过程的存在与否。如初级运动皮质的基础生理活动与内侧颞叶结构的活动明显不同，灰质出现的活动不同于白质等。在考虑慢波和其他活动的重要性时，这是至关重要的一点。这种静息态活动又受诸如患者的清醒或睡眠状态以及药物使用等因素的影响。连续或半连续慢波化的自发病理活动的存在，是可能的脑部病变的特征，因此"病变区"（LZ）是Bancaud和Talairach用来描述显示这种活动的一组结构的术语。确实，在影像前时代进行立体脑电图的最早指征之一是识别脑部肿瘤以便将其手术切除（Petsche，1975）。正是通过使用立体脑电图检测病变，Bancaud和Talairach认识到了病变本身与致痫组织之间可能存在的空间分离（Bancaud et al.，1965）。人们很早就意识到，致痫过程并不遵循解剖学的边界，为了构建尽可能准确的图像，有必要探索相关的功能系统（Bancaud et al.，1965）。自发的棘波或棘慢复合波活动的存在是皮质兴奋性增加的基础证据，称为"激惹区"（IZ）。在这个通用术语"激惹区"中，存在大量的细节，因为必须考虑所有不同的发作间期异常的形态和出现率，在记录期间内它们的演变以及它们与病变区的接近程度。最后，Bancaud和Talairach将发作开

始组织的区域称为“致痫区”(EZ)。要确定致痫区的特征,就必须分析癫痫发作电活动在不同结构中的时间演变(起始和早期传播),并将其与临床发作症状和体征(症状学)直接进行比较。这种“解剖 - 电 - 临床相关性”的过程是立体脑电图方法的基础,它可以形成特定患者癫痫发作构成的时空视图。在立体脑电图最早期,应用视频记录之前,由训练有素的人员对患者进行连续不断的观察来评估发作的症状学,从发作开始立刻进行对发作的检查,这种观察有助于解释非常详细和敏锐的临床观察结果(Bancaud and Talairach,1992)。不仅要考虑自发活动,考虑刺激研究引起的活动也至关重要,以形成不同结构在癫痫发作产生(seizure organization)中作用的整体构想,以及在适当的情况下绘出功能定位图(运动、语言、记忆和视觉)(Chauvel et al.,1993; Bartolomei et al.,2018)。致痫区被认为是与棘波最明显区域(IZ)和结构异常区域(LZ)(图 9-1)分开的单独实体。因此,这三个区域被认为或多或少地重叠,一种极端情况是完全重叠,而在另一种极端情况是完全分离,这仍然是 Bancaud 和 Talairach 对脑肿瘤和其他病变患者的研究中最重要的发现之一(Talairach and Bancaud,1966)。

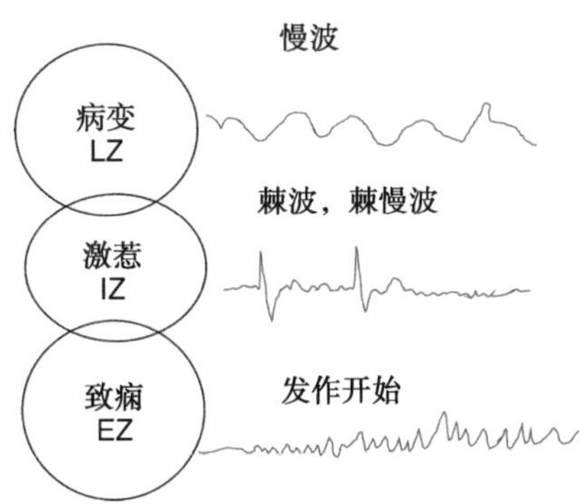

图 9-1　在 Bancaud 和 Talairach 的早期概念中确定的三个经典区域。病变区对应于电背景变化和慢波的区域。激惹区的特征是发作间期的棘波活动。致痫区是癫痫发作开始和早期扩散的区域

北美学者后来提出了有关致痫区和所谓的“发作起始区”(SOZ)的其他定义。发作起始区是“(实际上)产生临床癫痫发作的皮质区域”,而致痫区是“癫痫发作发生必不可少的皮质区域”,“完全切除或离断致痫区对于控制癫痫无发作是必要和充分的”(Rosenow and Lüders,2001)。做出这些不同解释的原因之一是,致痫区是大脑的理论区域,只能使用包括立体脑电图在内的当前方法进行估计。然而,确定癫痫发作组织(seizure organization)的各种方法主要是由与不同颅内探查方法相关的概念背景产生的。

在立体脑电图中,每个电极触点的记录范围必定非常有限,但通过功能系统采样,可以形成不同结构之间的关系图。因此,由 Bancaud 引入的致痫区定义考虑了癫痫活动的三维时空方面,以及与现有功能性大脑网络的关系。另一方面,在 Penfield 突破性地对接受癫痫手术治疗的患者进行术中脑电图的实践之后,开发了在术前评估中使用硬膜下栅格电极的方法(Penfield,1949)。记录自发的和被刺激的活动可精确划分特定皮质区域的发作间期和发作期活动范围。癫痫灶的概念(或称“致痫灶”,如 Victor Horsley(1890)所指)始于 19 世纪末,基于对脑外伤后经常发生癫痫的早期观察结果(Foerster and Penfield,1930 年),通常以局灶性运动性癫痫发作为特征,可通过局部皮质切除术治愈。随后在 20 世纪上半叶,对外科手术治疗的癫痫进行了早期研究,一方面主要涉及外伤后病变或肿瘤(Jasper and Penfield,1943),经常合并初级感觉或运动皮质受累的临床症状;另一方面是由“切迹硬化”引起的内侧颞叶癫痫(Penfield and Baldwin,1952)。这些“局灶性癫痫病”易于通过特征性的电临床模式识别,通过将电极放置在皮质表面和(或)将独立的深部电极放置在颞叶结构中进行探索,描述的癫痫活动通常(但不总是)限于病变周围区(Jasper,1949; Spencer et al.,1990)。局灶性致痫病变的脑电图特征为局灶性发作间期棘波、局灶性节律性棘波放电,以及通过刺激受影响区域诱发后放电(Jasper,1949)。

显然,在许多局灶性癫痫病例中,使用硬脑膜下栅格电极可以精确勾画出受累皮质的连续区域,并可以绘制功能性皮质分布图,如本书其他章节所述。然而,已经描述用硬脑膜下栅格电极对一些癫痫的定位能力有限,如没有结构性病变的颞叶外癫痫(Jeha et al.,2007)。如上所述,这似乎可能反映了这样一个事实,即一些癫痫患者病变的典型特征是更广泛分布的网络,而不是局部病变导致的发作。显然,目前还没有一种方法能提供癫痫发作组织的完整图景,并且普遍认为致痫区是一种假设的概念(Bancaud et al.,1965; Rosenow and Lüders,2001)。对致痫区及其与发作间期活动的关系进行更深入的定义是未来研究的一个重要领域。最近对将硬脑膜下栅格电极和立体脑电图记录相结合的兴趣可能会提供有用的补充信息(Enatsu et al.,2014),而且颅内记录与其他电生理和成像方式之间关系的多项研究也加深了我们的理解(见下文)。

在以下各节中,我们将根据法国确定使用术语“致痫区”,它可被视为根据立体脑电图记录定义的发作起始区。

二、基于立体脑电图记录的致痫区和发作起始区

(一) 高频和发作起始

根据Bancaud和Talairach的说法,致痫区是“发作期放电的主要产生场所”(Bancaud et al.,1965)。该定义意味着可以观察到不同的发作起始模式以及从发作间期到发作期过渡的模式(Lagarde et al.,2016)。这也与发作期放电的早期传播模式和空间延展的概念有关。

最典型的模式是出现了快速强直放电,通常称为“低电压快速放电”(LVRD)(Arroyo and Uematsu,1992;Lee et al.,2000)(图9-2C)。低电压快速放电之前,可能出现发作前棘波或棘慢复合波形式的脑电图变化。发作前节律性棘波可能是局灶性皮质发育不良(FCD)(Chassoux et al.,2000;Lagarde et al.,2016)或海马硬化(Spencer et al.,1992b)的特征。图9-3显示了两次发作间期向发作期过渡的例子。从致痫区开始,癫痫发作可能稍后传播到一个或多或少广泛的区域,在后一阶段的特征是较慢节律和较高电压的活动(Bartolomei et al.,2013,2017b)。

发作起始时记录的脑电图频率有大量文献报道,现在已经广泛认识到,高频是发作起始时可以记录到的最特异的活动(Arroyo and Uematsu,1992)。二十多年以来,由于信号分析技术的进步,认识到癫痫发作通常始于快活动(Allen et al.,1992;Fisher et al.,1992;Alarcon et al.,1995;Wendling et al.,2003;William et al.,2003;Worrell et al.,2004)。β和低γ范围(15~30Hz)的频率已在内侧颞叶癫痫发作中描述(Bartolomei et al.,2004),而新皮质癫痫发作通常观察到更高的频率(γ范围,30~100Hz)。切除表现出这些快活动的大脑区域可能会预测手术结果(Alarcon et al.,1995;Ochi et al.,2007;Nariai et al.,2011),因此,从经验上强调了量化发作期快活动对勾画致痫性脑组织的重要性(Andrzejak et al.,2015)。为了达到这个目的,已经提出了几种方法。从立体脑电图信号中,致痫指数(epilepsy index,EI)结合对脑内脑电图信号的频谱和时间参数的分析,分别与产生快速放电(12.4~97Hz)的大脑区域和该区域参与癫痫发作过程的时间有关(Bartolomei et al.,2008a)(图9-4)。此方法首先应用于内侧颞叶癫痫(medial temporal lobe epilepsy,mTLE),其中从内侧颞叶结构计算出的EI值高于从发作时不涉及的结构计算出的EI值(Bartolomei et al.,2008a)。该方法可以用来估计不同形式的TLE,并且还可以帮助分析不同的病理生理因素。特别是,显示高EI值的脑区数量与癫痫持续时间相关,而手术预后似乎与脑部致痫程度相关(Bartolomei et al.,2008a)。然而,EI分析也有助于更好地评估与发育性脑病变相关的致痫网络(Aubert et al.,2009)或帮助区分颞叶外癫痫中不同类型的发作(Vaugier et al.,2009;Bartolomei et al.,2011;Bonini et al.,2013)。其他小组提出了不同的方法,通过估计发作起始时的高频来量化致痫性(Andrzejak et al.,2014)。格勒诺布尔团队提出了一种通过神经影像学方法在脑内脑电图记录中量化致痫性的方法,以便在发作起始时生成高频振荡(HFOs)的统计参数分布图,称为癫痫源分布图(EM)(David et al.,2011)。该方法基于发作时60~100Hz高频振荡(HFOs)的频谱分析,并且在患者MRI上报道显著活化的电极(与基础相比),以提供发作起始和传播的三维解剖分布图。通过将大脑标准化到一个共同的解剖图谱,可以在分组水平上,在同一患者的癫痫发作之间或在相同类型癫痫的患者之间进行统计。

(二) 其他模式

值得注意的是,在一些病例中,癫痫发作可能以比通常的低电压快速放电起始更低频率的模式开始。发作起始时,可以在致痫区中记录到α和θ范围的较慢频率或带有棘波的模式(Spencer et al.,1992a;Perucca et al.,2014;Lagarde et al.,2016)。

三、病变区/激惹区/致痫区之间的关系

自首次使用立体脑电图以来,已经观察到激惹区和致痫区可能以复杂的方式相关联,在某些情况下,发作间期棘波与发作起始的分布图之间

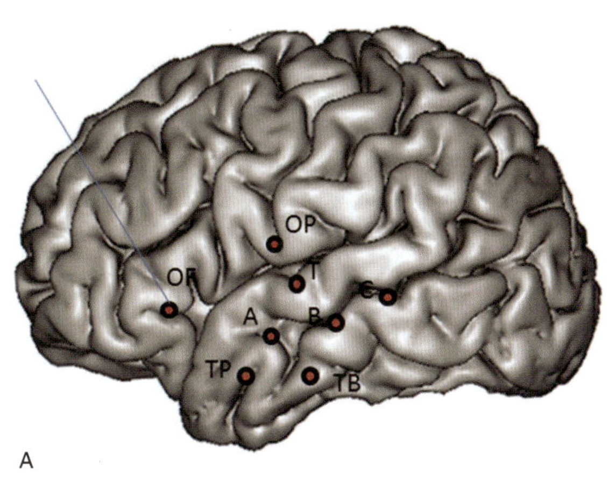

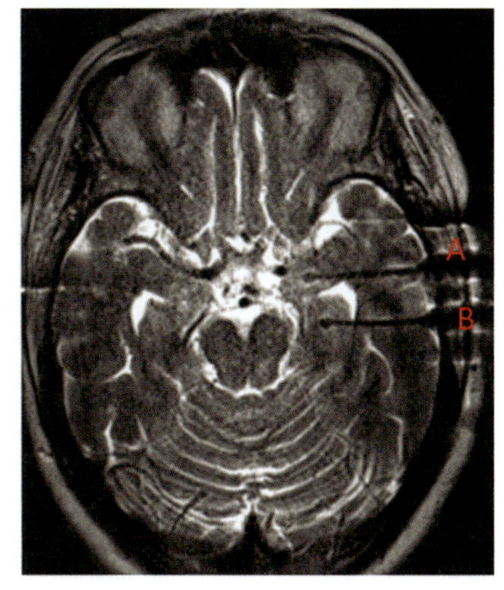

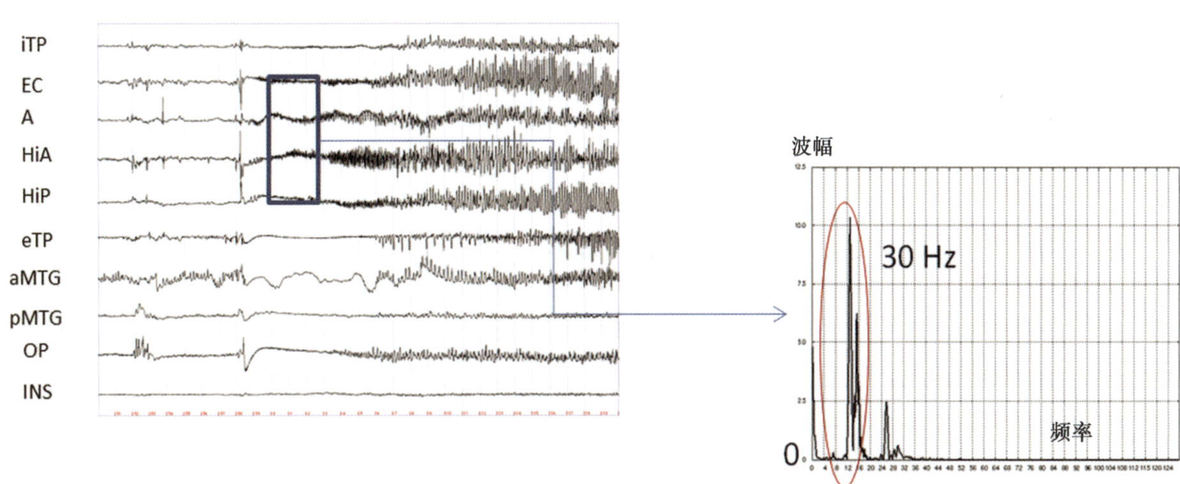

图 9-2　图 A 为在颞叶癫痫中进行立体脑电图探索的深部电极置入示例。这张侧面图显示了叠加在新皮质表面三维重建图上的深部电极的位置。这个病例使用 8 个脑内多触点电极，分别由 A、B、C、Tp、Tb、T、OF 和 OP 表示，探索大脑结构。电极 Tp、A、B 和 C 的内部触点记录了四个内侧结构（分别是颞极、杏仁核、前部海马和后部海马的内部），而外部触点则记录了四个外侧结构（分别是颞极外侧部分以及颞中回的前部、中部和后部）。电极 T 的内部和外部触点探索两个主要结构（分别是岛叶颞部和颞上回）。电极 Tb 的内部触点到达内嗅皮质，电极 OF 是到达眶额皮质的斜插电极，电极 OP 记录额盖 - 岛叶皮质。图 B 为 MRI 显示电极 A、B 的位置。电极 A 到达杏仁核（内部触点），电极 B 到达海马前部（内部触点）。图 C 为从立体脑电图检查期间记录的内侧颞叶区域开始的局灶性发作示例。这例患者发作的特征在于频率的急剧变化，在受发作影响的区域中出现 30Hz 的节律性活动。右侧部分显示信号的标准化功率谱密度和 30Hz（γ 频带）峰值

iTP. 颞极内侧部分；eTP. 颞极外侧部分；A. 杏仁核；HiA. 海马前部；HiP. 海马后部；EC. 内嗅皮质；aMTG. 颞中回前部；pMTG. 颞中回后部；OP. 岛盖皮质；INS. 岛叶。*Fig.9-2（a）adapted from Epilepsia，51（10），Bartolomei F，Cosandier-Rimele D，McGonigal A，et al.，From mesial temporal lobe to temporoperisylvian seizures：a quantified study of temporal lobe seizure networks，pp.2147-2158，Copyright（2010），with permission from John Wiley and Sons*。

可能分离（Talairach and Bancaud，1966；Chauvel et al.，1987）。在此基础上，大多数使用立体脑电图的团队都倾向于使用发作起始区的分布图来确定手术要切除的区域（Bancaud et al.，1965；Talairach and Bancaud，1966；Munari et al.，1994；Bartolomei et al.，2002a；Kahane and Landre，2008；Kahane et al.，2006）。另一方面，在开发旨在定位激惹区的无创性方法方面已取得了很大进展，包括使用高分辨率脑电图（Gavaret et al.，2006；Gavaret et al.，2009；Brodbeck et al.，2011；Pittau et al.，2014）、脑磁图（MEG）（Knowlton and Shih，2004；Stefan et al.，2011）或与棘波活动相关的代谢 / 血氧水平依赖性（BOLD）成像（Hamandi et al.，2004；Laufs and Duncan，2007；Gotman，2008）。这里提出的问题涉及致痫区在多大程度上可以从激惹区推断出来，以及在某些类型的癫痫中致痫区和激惹区之间是否

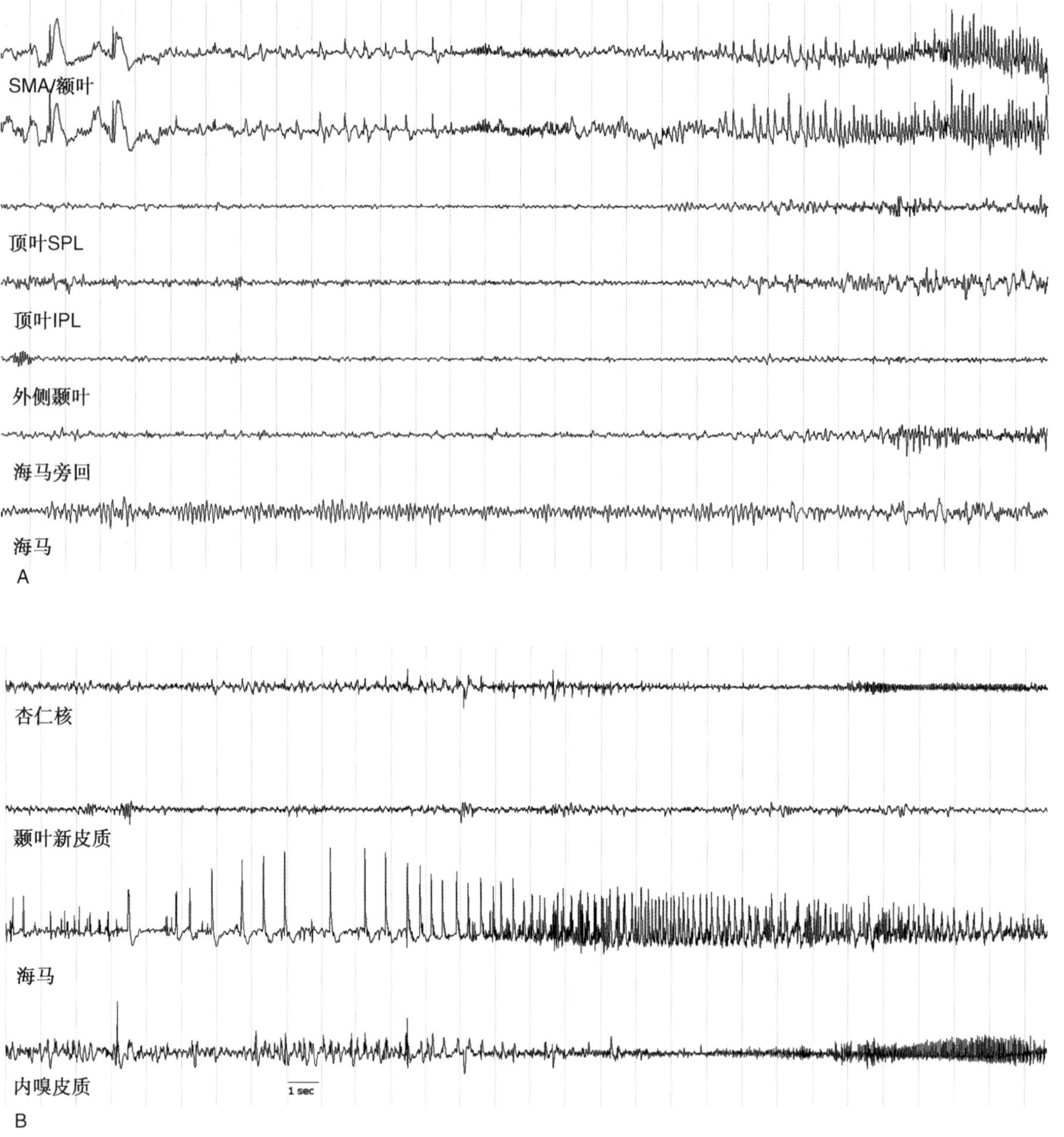

图 9-3　立体脑电图记录、揭示了伴有发作前棘波的致痫区从发作间期到发作期过渡的两个示例
A. 额叶发作（隐源性病例）；B. 内侧 TLE（海马硬化）

存在高度可预测的关系。因此，致痫区与激惹区的关系仍是癫痫研究中的一个重要问题。过去只有少数研究使用深部电极记录解决这个问题，提议将激惹区分为包含致痫区的“主要激惹区”和大致对应于癫痫发作传播区域的“次要激惹区”（Bettus et al.，2010）。Hufnagel 等（2000）从 32 例患者的皮质脑电图中发现，发作起始与棘波的最早峰值之间有良好的一致性，但与棘波丰度仅有 53% 的一致性。最近，Marsh 等（2010 年）在儿童中使用皮质脑电图，发现 60% 的患者棘波频率与发作起始区有很好的一致性。在内侧颞叶癫痫患者中，研究表明，激惹区不仅包括内侧颞叶，还包括前颞叶新皮质，并且可能形成与致痫区不同的独立网络（Bourien et al.，2005）。在一项成人局灶性皮质发育不良的研究中，也发现激惹区通常比致痫区大（Widdess-Walsh et al.，2007）。

最近的一项研究从立体脑电图记录中研究了局灶性新皮质癫痫患者的发作间期癫痫性棘波分布（基于棘波频率指数，SI）和发作起始区（基于致痫性指数）的分布图。我们发现最大致痫性指数和最大棘波频率指数值之间的一致率为 56%（18/32），表明很大一部分患者在显示出明显棘波

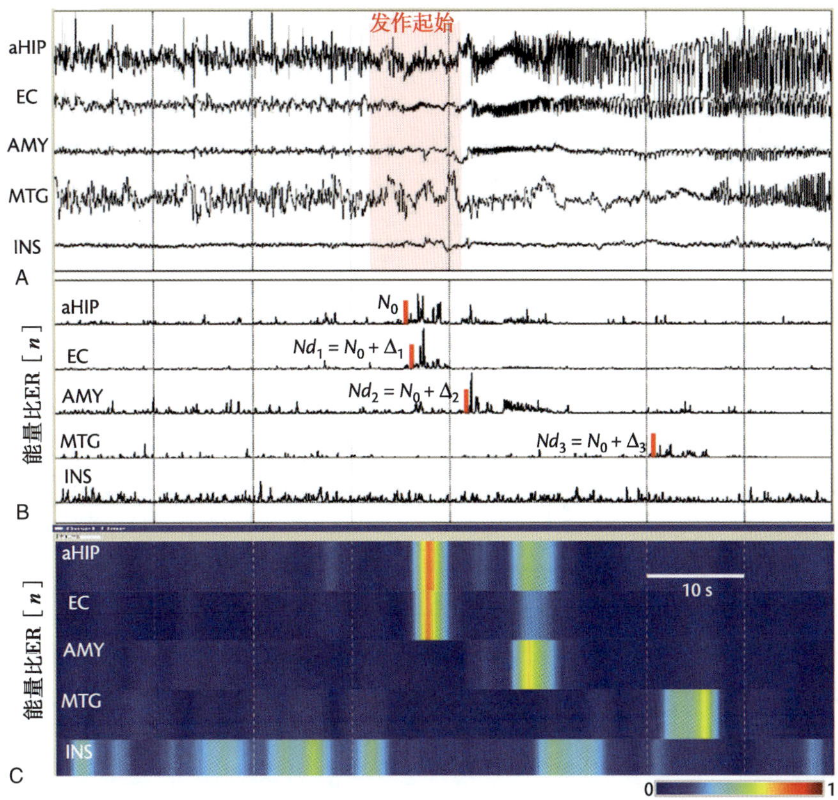

图 9-4　从深部脑电图信号为每个大脑结构计算出致痫性指数（EI）

A. 脑内脑电图记录示例（限于五个通道）。B. 如果参与快速放电的产生，Page-Hinkley 算法为每个大脑结构提供检测时间 Ndi（红色标记）。第一检测时间被任意地定义为基准时间 N_0（在这例患者为 aHIP）。然后，对于从特定的大脑结构（内嗅皮质，杏仁核等）记录的每个脑电图信号，致痫性指数定义为能量比 ER［n］（检测后的时间间隔）除以考虑的参与结构相对于时间 N_0 的延迟 Δ_i。C. 颜色编码图显示了能量比随时间的变化（与 B 中包含的信息相同）。从上到下，显示了海马前部（aHIP）和内嗅皮质（EC）早期受累，以及杏仁核（AMY）和颞中回（MTG）的延迟快速放电。注意，该算法没有检测到岛叶（INS）中有任何快速放电。*Reproduced from Brain，131（7），Bartolomei F，Chauvel P，Wendling F，Epileptogenicity of brain structures in human temporal lobe epilepsy：a quantified study from intracerebral EEG，pp.1818-1830，Copyright（2008），with permission from Oxford University Press*

活性的区域与显示高致痫性的区域之间存在某种分离。

棘波频率可能并不总是识别主要激惹区（即致痫区）的最相关模式。如在局灶性皮质发育不良中，重复性棘波模式比棘波频率更相关（Widdess-Walsh et al.，2007）。在另一项量化研究中，通过研究皮质发育异常儿童的皮质脑电图，Asano 等（2003 年）发现，棘波频率（等于我们的阈值）包括超过 14% 的发作间期活动与发作起始区密切相关，而棘波的波幅也是致痫区可能的标志（Asano et al.，2003）。

发作间期棘波可能传播（Badier and Chauvel，1995；Amini et al.，2011；Malinowska et al.，2014）。另一项研究表明，棘波的相对潜伏期可能是比棘波波幅或频率更可靠的标志（Hufnagel et al.，2000）。最后，其他发作间期标记物，如高频振荡（HFOs），被认为是比发作间期棘波更可靠的致痫区生物标记物（Jacobs et al.，2010），但其他团队并未发现这种情况（Roehri et al.，2017）。

四、致痫网络的概念及其与“区”概念的关系

在过去的 15 年中，“致痫网络”的概念在癫痫病学中变得越来越普及（Spencer，2002；Guye et al.，2008；Wendling et al.，2010；Laufs，2012；Stefan and Lopes da Silva，2013；Bartolomei et al.，2013，2017b），尽管这一想法已受到批评（Lüders et al.，2006）。

如上所述，立体脑电图从首次使用起就是一种可以同时探索多个远隔大脑结构的工具，从而揭示了通常分布广泛的网络中活动的复杂相互作

用。这一概念在许多方面都远远超前于它所处的时代——当前的功能性神经成像和信号分析时代，这使得我们对大脑功能的理解取得了巨大的进步，并巩固了基于所有认知过程背后的大脑网络这一概念（Buzsaki，2009；Stam and van Straaten，2012）。

正如我们之前在其他地方所描述的那样（Bartolomei et al.，2005a，2008b，2013），关于致痫区的空间构成，当使用立体脑电图记录癫痫发作时，我们可以考虑两种不同的情况（图 9-5 和图 9-6）。

在某些情况下，致痫区对应大脑中一个相对受限的区域。癫痫发作发生在一个独特的“功能区”，这种情况近似于经典的致痫灶概念。这种组织（organization）是对癫痫发生过程的最经典描述，通过“区域”图可以很好地概括（Rosenow and Lüders，2001；Lüders et al.，2006）（图 9-5）。

但是，在其他情况下，发作起始的特征是放电迅速累及几个不同的大脑区域，在这种情况下，致痫灶模型过于简单，无法准确描述致痫区的空间结构。发作的传播也是一个非常复杂的过程，实际上，通常可以观察到，部分性发作在其时间过程中不仅涉及数个皮质，而且可能涉及许多皮质下结构，包括丘脑核团（Guye et al.，2006；Rosenberg et al.，2006）。这不是一个新观点，在立体脑电图早期记录中就已经观察这一点（Bancaud et al.，1965），但是最近使用信号分析的研究能更好地确定癫痫发作期间皮质 - 皮质下关系的动态过程（Guye et al.，2006）。图 9-6 显示了“分散”区域产生癫痫发作的两个示例。这些网络通常来自生理网络（如内侧颞叶网络和运动前区网络）。

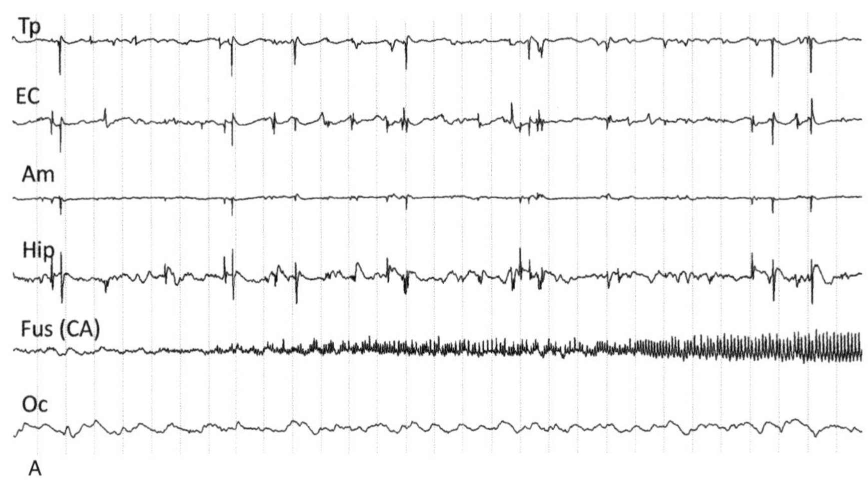

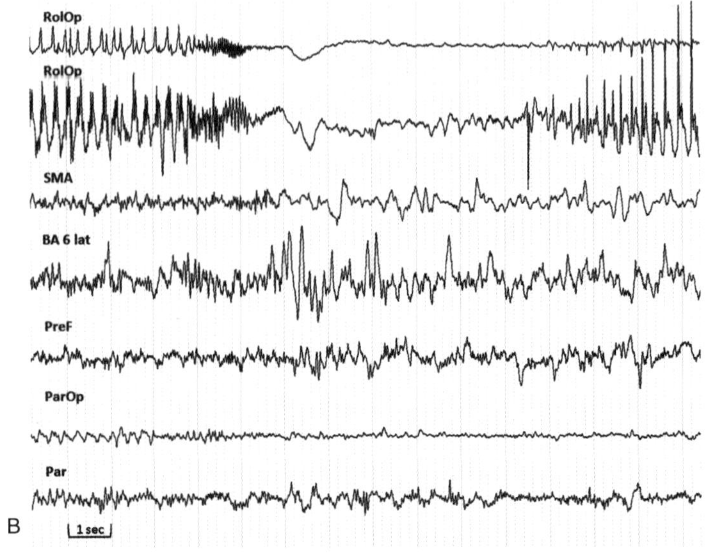

图 9-5　局灶性致痫区的 2 个示例。在（A）1 例颞枕叶癫痫伴海绵状血管瘤及（B）1 例局限于辅助运动区（SMA）的运动前区发作中，发作开始仅涉及一个区域

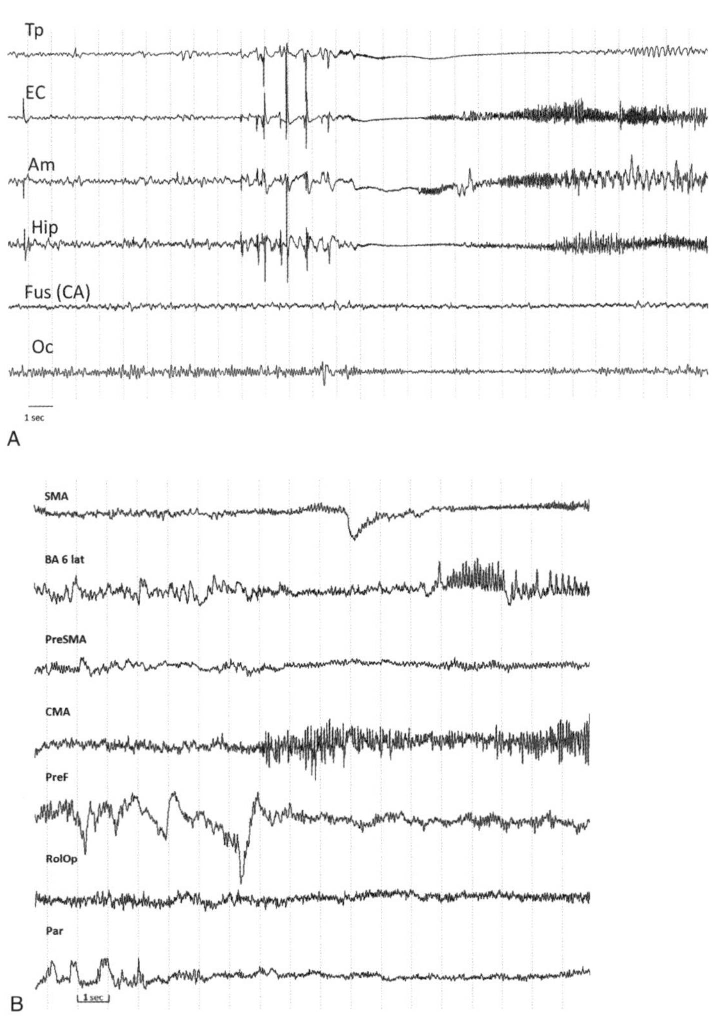

图 9-6 “网络性致痫区”的 2 个示例。发作起始的特征是属于同一网络的不同区域出现发作期电活动:(A)内侧颞叶网络;(B)运动前区网络

最后,我们提出了致痫区至少具有两个主要时空特征的过度兴奋结构网络(“致痫区网络”)(Bartolomei et al.,2005a,2013,2017b; Wendling et al.,2010)。

1. 在 β 和(或)γ 范围内产生快速振荡的能力(经典 LVRDs)

2. 在发作起始时和发作过程中电活动同步化的能力 网络这一概念已在量化立体脑电图信号的不同研究中得到支持(Bartolomei et al.,2013,2017b)。一些研究预测了发作起始期信号之间的同步性或相关性(reviewed in Wendling et al.,2010;另见本书第 39 章)。在过去 10 年中,这些方法主要用于颞叶发作(TLS)的研究(Bartolomei et al.,1999,2001,2004,2005b; Wendling et al.,2001; Antony et al.,2013)。信号量化的结果表明,致痫区在癫痫发作期间建立了优先的功能联系,支持致痫区网络组织的存在。一些反复出现的可以对致痫区网络进行分类的模式已经被证实。因此,对发作起始时立体脑电图信号之间统计关系的研究使我们能够根据内侧颞叶(杏仁核 - 海马体 - 内嗅皮质)与新皮质结构之间的相互作用来识别颞叶发作的四种亚型:内侧型、内侧 - 外侧型、外侧 - 内侧型、外侧型(Bartolomei et al.,1999,2001)。

另一种方法涉及产生低电压快速放电区域的量化(参见上文)。我们发现,使用致痫性指数的方法,有利于致痫区网络结构的结果。确实,当估计表现出高致痫性指数区域的数量时,我们发现在大多数颞叶癫痫病例(Bartolomei et al.,2010)和大部分额叶发作的患者(Bonini et al.,2013)中,都观察到了网络结构。在局灶性皮质发育不良或神经发育性病变的患者中,我们发现约 60% 的病例存在网络或扩展至双侧结构(Aubert et al.,2009)。最近，也显示海绵状血管瘤患者的致痫区可能比普遍认为的更为复杂。我们研究了6例置入立体脑电图的小儿海绵状血管瘤相关药物难治性癫痫的致痫区构成（Sevy et al.，2014），主要结果是，致痫区在大多数情况下是复杂的（6例中的5例），并且扩展到了病变周围区域的范围之外，我们观察到仅1例患者的癫痫发作局限于病灶周围，在其他病例中，病变周围区域要么与其他大脑部位共同受累，要么在发作起始时明显并未涉及。实际上，病变与致痫区之间缺乏一致性有助于解释为什么该组病例只有两例最终因药物难治性癫痫接受了手术（Sevy et al.，2014）。

最后，致痫区的网络构成是癫痫外科手术的主要挑战，可以解释由于病变部位外广泛的致痫性而导致的手术失败（Aubert et al.，2009）。

复杂致痫网络的形成机制尚不清楚。然而，如在其他情况下所提出的，可能包括继发性癫痫的形成（Morrell et al.，1956）。在人类，这一过程可能需要数年时间，这有助于解释在某些部分性病变性癫痫中，癫痫致病性的增加与癫痫病程之间的关系（Janszky et al.，2005；Aubert et al.，2009）以及预后和癫痫病程之间的关系，如海马硬化（Janszky et al.，2005）或海绵状血管瘤（Englot et al.，2011）。

五、致痫区与发作症状学的关系

发作期间，临床症状和体征的产生与发作放电从致痫区到不同脑区的传播有关。"症状产生区"的概念与此概念相关，定义为"当被癫痫样放电激活时会产生发作性症状的皮质区域"（Rosenow and Lüders，2001）。这种观点可能反映了与简单的癫痫表现相关的现象，如孤立的先兆或简单运动（阵挛）征象，即可能与初级或次级功能性皮质区域受累有关。然而，更复杂的症状学起源很难与简单的区域概念兼容。在这些情况下，最初的临床体征是在发作后（通常是几秒钟）观察到的，并且在很大程度上与放电的传播有关。症状通常出现在发作放电累及大量不同结构时，并且可能取决于发作起始和传播的部位以及放电的频率。

在大多数情况下，发作期症状学与皮质和皮质下区域网络的参与有关，并取决于组成致痫区的区域与传播区域之间的相互作用。试图了解发作是如何导致临床表现的，不仅要考虑脑电图放电的起源和传播，还要考虑这些放电在大脑区域之间正常相互作用的结果。在健康的大脑中，认知和情绪过程取决于特定时空尺度上神经活动的精确整合（Varela et al.，2001；Bassett et al.，2009；Stam and van Straaten，2012）。在过去的10年里，我们推测症状学可能与发作期放电发展过程中大脑区域之间相互作用发生变化有关（有关综述，请参见Bartolomei et al.，2013，2017b）。我们已经提出，某些症状可能与癫痫节律对功能正常的神经网络不受控制地激活有关，或者相反，可能与正常脑功能的机制破坏有关。前一种情况可以从模仿正常行为的一些"精心设计"的症状中看出。最显著的例子之一是"梦样状态"，它包含两种现象：熟悉的错觉（似曾相识，旧事新历感）、视觉记忆的回忆（Bancaud et al.，1994）。我们证明，在刺激内侧颞叶的过程中，出现视觉记忆的回忆（Barbeau et al.，2005）或似曾相识（Bartolomei et al.，2012）的同时观察到内侧颞叶的一过性θ范围同步化（使用线性相关测量研究）。因此，这些结果说明通常与记忆回忆有关的神经网络的一过性激活。另一个例子是在颞叶发作期间观察到的哼唱或唱歌自动症。我们研究了3例由立体脑电图探索并表现出这种自动症的患者，与发作起始期相比，我们发现哼唱现象在颞上回和前额叶皮质之间出现了功能性耦合（以频带平均相干性为特征）（Bartolomei et al.，2002c）（图9-7）。

相反，过度同步化可能对大脑功能有害，特别是对意识表现。我们研究了局灶性癫痫发作中神经元同步化与意识丧失（LOC）之间的关系（Arthuis et al.，2009；Bartolomei et al.，2014；Lambert et al.，2012）。意识通路假说是假设存在一个全脑工作空间，在其中，信息通过神经元模块的同步活动而变得可用，这些神经元模块通常广泛分布在整个大脑中（Dehaene and Naccache，2001；Bartolomei et al.，2012；Sergent and Naccache，2012）。我们发现癫痫发作时发生意识障碍的特征是在处理意识过程中，至关重要的结构之间的长距离同步化增加，包括丘脑和顶叶皮质。发现意识障碍的程度与丘脑-皮质或皮质系统的同步化数量相关。去同步化对于确定发作期症状也很重要，尤其是在复杂情绪行为期间（发作以尖叫、激动和惊恐表情为特征）（Bartolomei et al.，2005c）。在这些情况下，症状与影响额叶和颞叶不同的边缘系统区域的快速发作期放电相关（Bartolomei et al.，

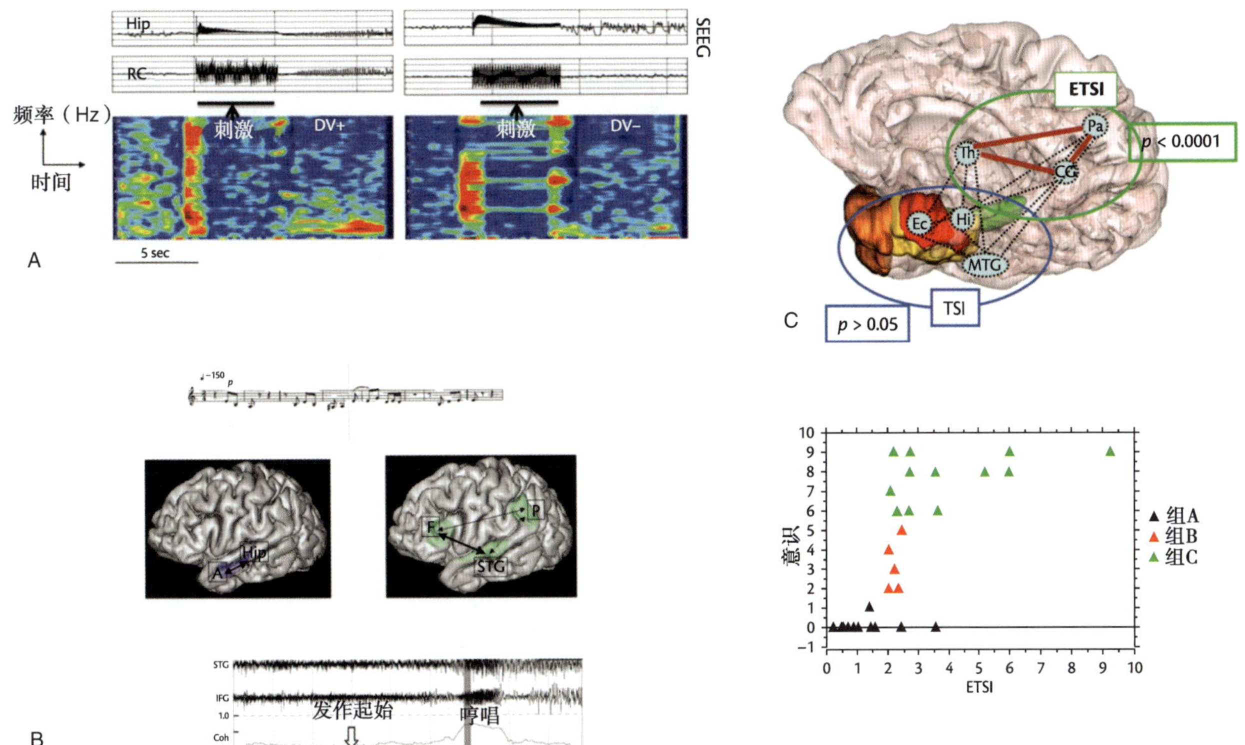

图 9-7　功能连接的发作期变化以及临床症状和体征的出现示例

A. 在刺激嗅觉皮质（RC）诱发“似曾相识”（左，DV+）和不诱发“似曾相识”（右，DV–）后，脑电图相关性变化的时频表示。DV+ 刺激与嗅觉皮质和海马（Hip）之间信号（主要在 θ 亚频带）的相关性增加有关。B. 在癫痫发作时伴有产生音乐性言语（哼唱）的患者中，对 SEEG 信号的相干性估计显示，前额叶皮质和颞上回之间的高相干性与哼唱的发生相吻合。C. 与不伴意识丧失的癫痫发作相比，伴有意识丧失的颞叶癫痫发作同步变化的空间图解。在颞叶外皮质，尤其是丘脑和顶叶皮质之间，观察到同步值的显著变化（ETSI：颞叶外同步指数）。该图显示了同步值（ETSI）与“癫痫意识量表”（CSS）评估的意识丧失之间的关系。这种关系呈正弦曲线，表明意识是一个非线性双稳态函数。*(A) adapted from Clin Neurophysiol, 123 (3), Bartolomei F, Barbeau EJ, Nguyen T, et al. Rhinal-hippocampal interactions during déjà vu, pp.489-495, Copyright (2012), with permission from Elsevier。(B) adapted from Epilepsia, 43 (9), Bartolomei F, Wendling F, Vignal JP, et al., Neural networks underlying epileptic humming, pp.1001-1012, Copyright (2002), with permission from John Wiley and Sons。(C) adapted from Brain, 132 (8), Arthuis M, Valton L, Regis J, et al., Impaired consciousness during temporal lobe seizures is related to increased long-distance cortical-subcortical synchronization, pp.2091-2101, Copyright (2009), with permission from Oxford University Press*

2002b，2017a；Vaugier et al.，2009）。信号之间相关性的研究表明，这种强烈的情绪改变与眶额皮质和杏仁核之间的同步性降低有关（Bartolomei et al.，2005c）。由于眶额皮质是调节杏仁核和相关皮质下区域的重要区域，因此，这种功能连接的破坏可能导致情绪调节的中断，从而导致行为改变的释放。

六、人类部分性癫痫发作网络构建的一般方案

基于上述研究，我们提出了人类部分性发作的总体构建方案。根据我们的经验，与经典的三区方案相比，它能更恰当地反映致痫过程。如图 9-8 所示（Bartolomei et al.，2017b）。癫痫发作是由致痫性脑结构网络（A、B、C、D）（致痫区网络）产生的，其活动是短暂同步的，然后随着高频振荡的出现而去同步化。这个网络可能包括一个病变（a，黄圈），并由致痫性最强的区域（A、B、C、D）组成，其数量不等。在发作期第二个阶段，其他的皮质（E，F，…）和皮质下（SC）结构是较慢节律变化的位置（传播网络）。癫痫发作过程中特定临床症状学的出现取决于这些现象，在某些情况下，这些现象可以“模仿”正常的大脑过程，或者相反，引发正常大脑功能活动的严重中断。

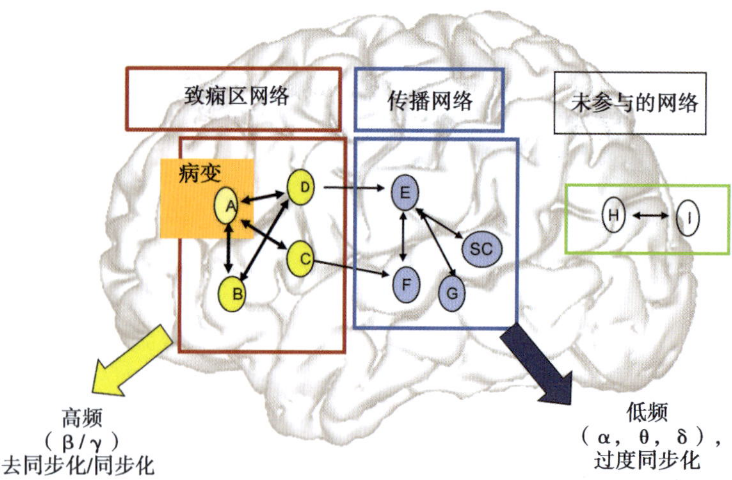

图 9-8 部分性发作中网络构建的建议。大脑结构用字母（A、B 等）表示。癫痫大脑中的两组结构分布在两个不同的网络中。其中一些能够引起癫痫发作，尤其是在发作起始时迅速放电，它们构成致痫区网络，标记为 A、B、C 和 D，其中 A 代表假定的病变。致痫区网络产生快速放电，并以同步 - 去同步模式为特征。第二组结构的致痫性较低，在发作中由致痫区触发［"传播区网络"，结构 E、F、G 和 SC，SC 是皮质下区域（如丘脑）］。与致痫区相比，这些区域记录到的活动频率较低，通常更加同步。在癫痫发作过程中，传播区网络又可与致痫区网络同步

（卢强 译，陈述花 审校）

参考文献

Alarcon G, Binnie CD, Elwes RD, Polkey CE. (1995). Power spectrum and intracranial EEG patterns at seizure onset in partial epilepsy. *Electroencephalogr Clin Neurophysiol.* 94:326–337.

Allen PJ, Fish DR, Smith SJ. (1992). Very high-frequency rhythmic activity during SEEG suppression in frontal lobe epilepsy. *Electroencephalogr Clin Neurophysiol.* 82:155–159.

Amini L, Jutten C, Achard S, et al. (2011). Directed differential connectivity graph of interictal epileptiform discharges. *IEEE Trans Biomed Eng.* 58:884–893.

Andrzejak RG, David O, Gnatkovsky V, et al. (2015). Localization of epileptogenic zone on pre-surgical intracranial EEG recordings: toward a validation of quantitative signal analysis approaches. *Brain Topogr.* 28:832–837.

Antony AR, Alexopoulos AV, Gonzalez-Martinez JA, et al. (2013). Functional connectivity estimated from intracranial EEG predicts surgical outcome in intractable temporal lobe epilepsy. *PLoS One* 8:e77916.

Arroyo S, Uematsu S. (1992). High-frequency EEG activity at the start of seizures. *J Clin Neurophysiol.* 9:441–448.

Arthuis M, Valton L, Regis J, et al. (2009). Impaired consciousness during temporal lobe seizures is related to increased long-distance cortical–subcortical synchronization. *Brain.* 132:2091–2101.

Asano E, Muzik O, Shah A, et al. (2003). Quantitative interictal subdural EEG analyses in children with neocortical epilepsy. *Epilepsia.* 44:425-434.

Aubert S, Wendling F, Regis J, et al. (2009). Local and remote epileptogenicity in focal cortical dysplasias and neurodevelopmental tumours. *Brain.* 132:3072–3086.

Badier J, Chauvel P. (1995). Spatio-temporal characteristics of paroxysmal interictal events in human temporal lobe epilepsy. *J Physiol (Paris.)* 89:255–264.

Bancaud J, Talairach J. (1992). Clinical semiology of frontal lobe seizures. *Adv Neurol.* 57:3–58.

Bancaud J, Talairach J, Bonis A, et al. (1965). *La stéréoélectroencéphalographie dans l'épilepsie: informations neurophysiopathologiques apportées par l'investigation fonctionnelle stereotaxique.* Paris: Masson.

Bancaud J, Brunet-Bourgin F, Chauvel P, Halgren E. (1994). Anatomical origin of déjà vu and vivid 'memories' in human temporal lobe epilepsy. *Brain.* 117:71–90.

Barbeau E, Wendling F, Régis J, et al. (2005). Recollection of vivid memories after perirhinal region stimulations: synchronization in the theta range of spatially distributed brain areas. *Neuropsychologia.* 43:1329–1337.

Bartolomei F, Wendling F, Vignal J, et al. (1999). Seizures of temporal lobe epilepsy: identification of subtypes by coherence analysis using stereo-electro-encephalography. *Clin Neurophysiol.* 110:1741–1754.

Bartolomei F, Wendling F, Bellanger J, Regis J, Chauvel P. (2001). Neural networks involved in temporal lobe seizures: a nonlinear regression analysis of SEEG signals interdependencies. *Clin Neurophysiol.* 112:1746–1760.

Bartolomei F, Guye M, Gavaret M, et al. (2002a). [The presurgical evaluation of epilepsies]. *Rev Neurol (Paris).* 158:4S55–4S64.

Bartolomei, F, Guye M, Wendling F, Gavaret M, Regis J, Chauvel P. (2002b). Fear, anger and compulsive behavior during seizure: involvement of large scale fronto-temporal neural networks. *Epileptic Disord.* 4:235–241.

Bartolomei F, Wendling F, Vignal JP, Chauvel P, Liegeois-Chauvel C. (2002c). Neural networks underlying epileptic humming. *Epilepsia.* 43:1001–1012.

Bartolomei F, Wendling F, Regis J, Gavaret M, Guye M, Chauvel P. (2004). Pre-ictal synchronicity in limbic networks of mesial temporal lobe epilepsy. *Epilepsy Res.* 61:89–104.

Bartolomei F, Chauvel P, Wendling F. (2005a). [Spatio-temporal dynamics of neuronal networks in partial epilepsy]. *Rev Neurol (Paris).* 161:767–780.

Bartolomei F, Khalil M, Wendling F, et al. (2005b). Entorhinal cortex involvement in human mesial temporal lobe epilepsy: an electrophysiologic and volumetric study. *Epilepsia.* 46:677–687.

Bartolomei F, Trébuchon A, Gavaret M, Régis J, Wendling F, Chauvel P. (2005c). Acute alteration of emotional behaviour in epileptic seizures is related to transient desynchrony in emotion-regulation networks. *Clin Neurophysiol.* 116:2473–2479.

Bartolomei F, Chauvel P, Wendling F. (2008a). Epileptogenicity of brain structures in human temporal lobe epilepsy: a quantified study from intracerebral EEG. *Brain.* 131:1818–1830.

Bartolomei F, Wendling F, Chauvel P. (2008b). [The concept of an epileptogenic network in human partial epilepsies]. *Neurochirurgie.* 54:174–184.

Bartolomei F, Cosandier-Rimele D, McGonigal A, et al. (2010). From mesial temporal lobe to temporoperisylvian seizures: a quantified study of temporal lobe seizure networks. *Epilepsia.* 51:2147-2158.

Bartolomei F, Gavaret M, Hewett R, et al. (2011). Neural networks underlying parietal lobe seizures: a quantified study from intracerebral recordings. *Epilepsy Res.* 93:164–176.

Bartolomei F, Barbeau EJ, Nguyen T, et al. (2012). Rhinal–hippocampal interactions during deja vu. *Clin Neurophysiol.* 123:489–495.

Bartolomei F, Guye M, Wendling F. (2013). Abnormal binding and disruption in large scale networks involved in human partial seizures. *EPJ Nonlin Biomed Phys*. 1:4.

Bartolomei F, McGonigal A, Naccache L. (2014). Alteration of consciousness in focal epilepsy: the global workspace alteration theory. *Epilepsy Behav*. 30:17–23.

Bartolomei F, Lagarde S, Lambert I, et al. (2017a). Brain connectivity changes during ictal aggression (a strangulation attempt). *Epileptic Disord.* 19:367–373.

Bartolomei F, Lagarde S, Wendling F, et al. (2017b). Defining epileptogenic networks: contribution of SEEG and signal analysis. *Epilepsia.* 58:1131–1147.

Bartolomei F, Nica A, Valenti-Hirsch MP, Adam C, Denuelle M. (2018). Interpretation of SEEG recordings. *Neurophysiol Clin*. 48:53–57.

Bassett D., Bullmore ET, Meyer-Lindenberg A, Apud JA, Weinberger DR, Coppola R. (2009). Cognitive fitness of cost-efficient brain functional networks. *Proc Natl Acad Sci U S A.* 106:11747–11752.

Bettus G, Bartolomei F, Confort-Gouny S, et al. (2010). Role of resting state functional connectivity MRI in presurgical investigation of mesial temporal lobe epilepsy. *J Neurol Neurosurg Psychiatry.* 81:1147–1154.

Bonini F, McGonigal A, Wendling F, et al. (2013). Epileptogenic networks in seizures arising from motor systems. *Epilepsy Res.* 106:92–102.

Bourien J, Bartolomei F, Bellanger JJ, et al. (2005). A method to identify reproducible subsets of co-activated structures during interictal spikes. Application to intracerebral EEG in temporal lobe epilepsy. *Clin Neurophysiol.* 116:443–455.

Brodbeck V, Spinelli L, Lascano AM, et al. (2011). Electroencephalographic source imaging: a prospective study of 152 operated epileptic patients. *Brain*. 134:2887–2897.

Buzsaki G. (2009). *Rhythms of the Brain*. Oxford: Oxford University Press.

Chassoux F, Devaux B, Landré E, et al. (2000). Stereoelectroencephalography in focal cortical dysplasia: a 3D approach to delineating the dysplastic cortex. *Brain*. 123:1733–1751.

Chauvel P, Buser P, Badier JM, Liegeois-Chauvel C, Marquis P, Bancaud J. (1987). [The 'epileptogenic zone' in humans: representation of intercritical events by spatio-temporal maps]. *Rev Neurol (Paris).* 143:443–450.

Chauvel P, Landre E, Trottier S, et al. (1993). Electrical stimulation with intracerebral electrodes to evoke seizures. *Adv Neurol.* 63:115–121.

David O, Blauwblomme T, Job AS, et al. (2011). Imaging the seizure onset zone with stereo-electroencephalography. *Brain*. 134:2898–2911.

Dehaene S, Naccache L. (2001). Towards a cognitive neuroscience of consciousness: basic evidence and a workspace framework. *Cognition*. 79:1–37.

Enatsu R, Bulacio J, Najm I, et al. (2014). Combining stereo-electroencephalography and subdural electrodes in the diagnosis and treatment of medically intractable epilepsy. J Clin Neurosci. 21:1441–1445.

Englot DJ, Han SJ, Lawton MT, Chang EF. (2011). Predictors of seizure freedom in the surgical treatment of supratentorial cavernous malformations. *J Neurosurg*. 115:1169–1174.

Fisher RS, Webber WR, Lesser RP, Arroyo S, Uematsu S. (1992). High-frequency EEG activity at the start of seizures. *J Clin Neurophysiol.* 9:441–448.

Foerster O, Penfield W. (1930). The structural basis of traumatic epilepsy and results of radical operation. *Brain*. 53:99–119.

Gavaret M, Badier JM, Marquis P, et al. (2006). Electric source imaging in frontal lobe epilepsy. *J Clin Neurophysiol.* 23:358–370.

Gavaret M, Trebuchon A, Bartolomei F, et al. (2009). Source localization of scalp-EEG interictal spikes in posterior cortex epilepsies investigated by HR-EEG and SEEG. *Epilepsia*. 50:276–289.

Gotman J. (2008). Epileptic networks studied with EEG–fMRI. *Epilepsia*. 49(suppl 3):42–51.

Guye M, Regis J, Tamura M, et al. (2006). The role of corticothalamic coupling in human temporal lobe epilepsy. *Brain*. 129:1917–1928.

Guye M, Bartolomei F, Ranjeva JP. (2008). Imaging structural and functional connectivity: towards a unified definition of human brain organization? *Curr Opin Neurol.* 21:393–403.

Hamandi K, Salek-Haddadi A, Fish DR, Lemieux L. (2004). EEG/functional MRI in epilepsy: the Queen Square Experience. *J Clin Neurophysiol.* 21:241–248.

Horsley V. (1890). Remarks on the surgery of the central nervous system. *Br Med J.* 2:1286.

Hufnagel A, Dumpelmann M, Zentner J, Schijns O, Elger CE. (2000). Clinical relevance of quantified intracranial interictal spike activity in presurgical evaluation of epilepsy. *Epilepsia*. 41:467–478.

Jacobs J, Zijlmans M, Zelmann R, et al. (2010). High-frequency electroencephalographic oscillations correlate with outcome of epilepsy surgery. *Ann Neurol*. 67:209–220.

Janszky J, Janszky I, Schulz R, et al. (2005). Temporal lobe epilepsy with hippocampal sclerosis: predictors for long-term surgical outcome. *Brain*. 128:395–404.

Jasper HH. (1949). Electrical signs of epileptic discharge. *Electroencephalogr Clin Neurophysiol* 1:11–18.

Jasper H, Penfield W. (1943). Electroencephalograms in post-traumatic epilepsy. Pre-operative and post-operative studies. *Am J Psychiatry.* 100:365–377.

Jasper HH, Arfel–Capdeville G, Rasmussen T. (1961). Evaluation of EEG and cortical electrographic studies for prognosis of seizures following surgical excision of epileptogenic lesions. *Epilepsia.* 2:130–137.

Jeha LE, Najm I, Bingaman W, Dinne, D, Widdess-Walsh P, Lüders H. (2007). Surgical outcome and prognostic factors of frontal lobe epilepsy surgery. *Brain*. 130:574–584.

Kahane P, Landre E. (2008). [The epileptogenic zone]. *Neurochirurgie.* 54:265–271.

Kahane P, Landre E, Minotti L, Francione S, Ryvlin P. (2006). The Bancaud and Talairach view on the epileptogenic zone: a working hypothesis. *Epileptic Disord.* 8(suppl 2):S16–S26.

Knowlton RC, Shih J. (2004). Magnetoencephalography in epilepsy. *Epilepsia*. 45(suppl 4):61–71.

Lagarde S, Bonini F, McGonigal A, et al. (2016). Seizure-onset patterns in focal cortical dysplasia and neurodevelopmental tumors: relationship with surgical prognosis and neuropathologic subtypes. *Epilepsia.* 57:1426–1435.

Lambert I, Arthuis M, McGonigal A, Wendling F, Bartolomei F. (2012). Alteration of global workspace during loss of consciousness: a study of parietal seizures. *Epilepsia*. 53:2104–2110.

Laufs H. (2012). Functional imaging of seizures and epilepsy: evolution from zones to networks. *Curr Opin Neurol.* 25:194–200.

Laufs H, Duncan JS. (2007). Electroencephalography/functional MRI in human epilepsy: what it currently can and cannot do. *Curr Opin Neurol.* 20:417–423.

Lee SA, Spencer DD, Spencer SS. (2000). Intracranial EEG seizure-onset patterns in neocortical epilepsy. *Epilepsia*. 41:297–307.

Lüders HO, Najm I, Nair D, Widdess-Walsh P, Bingman W. (2006). The epileptogenic zone: general principles. *Epileptic Disord.* 8(suppl 2):S1–S9.

Malinowska U, Badier JM, Gavaret M, Bartolomei F, Chauvel P, Bénar CG. (2014). Interictal networks in magnetoencephalography. *Hum Brain Mapp*. 35:2789–2805.

Marsh ED, Peltzer B, Brown MW 3rd, et al. (2010). Interictal EEG spikes identify the region of electrographic seizure onset in some, but not all, pediatric epilepsy patients. *Epilepsia*. 51:592–601.

Morrell F, Roberts L, Jasper HH. (1956). Effect of focal epileptogenic lesions and their ablation upon conditioned electrical responses of the brain in the monkey. *Electroencephalogr Clin Neurophysiol.* 8:217–236.

Munari C, Hoffmann D, Francione S, et al. (1994). Stereo-electroencephalography methodology: advantages and limits. *Acta Neurol Scand. Suppl.* 152:56–67; discussion 68–59.

Nariai H, Nagasawa T, Juhasz C, Sood S, Chugani HT, Asano E. (2011). Statistical mapping of ictal high-frequency oscillations in epileptic spasms. *Epilepsia*. 52:63–74.

Ochi A, Otsubo H, Donner EJ, et al. (2007). Dynamic changes of ictal high-frequency oscillations in neocortical epilepsy: using multiple band frequency analysis. *Epilepsia*. 48:286–296.

Penfield W. (1949). Epileptic manifestations of cortical and

supracortical discharge. *Electroencephalogr Clin Neurophysiol*. 1:3–10.
Penfield W, Baldwin M. (1952). Temporal lobe seizures and the technic of subtotal temporal lobectomy. *Ann Surg*. 136:625–634.
Perucca P, Dubeau F, Gotman J. (2014). Intracranial electroencephalographic seizure-onset patterns: effect of underlying pathology. *Brain*. 137:183–196.
Petsche H. (1975). Book Review: '*EEG et SEEG dans les tumeurs cérébrales et l'épilepsie*: J. Bancaud, J. Talairach, St. Geier et J. M. Scarabin. (Editor, Paris, 1973, 351 p., ill., Ffr. 245.—). Elsevier.' *Electroencephalogr Clin Neurophysiol*. 38:668–669.
Pittau F, Grouiller F, Spinelli L, Seeck M, Michel CM, Vulliemoz S. (2014). The role of functional neuroimaging in pre-surgical epilepsy evaluation. *Front Neurol*. 5:31.
Roehri N, Pizzo F, Bartolomei F, Wendling F, Benar CG. (2017). What are the assets and weaknesses of HFO detectors? A benchmark framework based on realistic simulations. *PLoS One*. 12:e0174702.
Rosenberg DS, Mauguiere F, Demarquay G, et al. (2006). Involvement of medial pulvinar thalamic nucleus in human temporal lobe seizures. *Epilepsia*. 47:98–107.
Rosenow F, Lüders H. (2001). Presurgical evaluation of epilepsy. *Brain*. 124:1683–1700.
Sergent C, Naccache L. (2012). Imaging neural signatures of consciousness: 'What', 'When', 'Where' and 'How' does it work? *Arch Ital Biol*. 150:91–106.
Sevy A, Gavaret M, Trebuchon A, et al. (2014). Beyond the lesion: the epileptogenic networks around cavernous angiomas. *Epilepsy Res*. 108:701–708.
Spencer SS. (2002). Neural networks in human epilepsy: evidence of and implications for treatment. *Epilepsia*. 43:219–227.
Spencer S, Spencer D, Williamson P, Mattson R. (1990). Combined depth and subdural electrode investigation in uncontrolled epilepsy. *Neurology*. 40:74–79.
Spencer S, Guimaraes P, Katz A, Kim J, Spencer D. (1992a). Morphological patterns of seizures recorded intracranially. *Epilepsia*. 33, 537–545.
Spencer SS, Guimaraes P, Katz A, Kim J, Spencer D. (1992b). Morphological patterns of seizures recorded intracranially. *Epilepsia*. 33:537–545.
Stam CJ, van Straaten,EC. (2012). The organization of physiological brain networks. *Clin Neurophysiol*. 123:1067–1087.
Stefan H, Lopes da Silva FH. (2013). Epileptic neuronal networks: methods of identification and clinical relevance. *Front Neurol*. 4: 8.
Stefan H, Rampp S, Knowlton RC. (2011). Magnetoencephalography adds to the surgical evaluation process. *Epilepsy Behav*. 20:172–177.
Talairach J, Bancaud J. (1966). Lesion, 'irritative' zone and epileptogenic focus. *Confin Neurol*> 27:91–94.
Talairach J, Szikla G (1967). *Atlas of Stereotaxic Anatomy of the Telencephalon*. Paris: Masson.
Varela F, Lachaux JP, Rodriguez E, Martinerie J. (2001). The brainweb: phase synchronization and large-scale integration. *Nat Rev Neurosci*. 2:229–239.
Vaugier L, Aubert S, McGonigal A, et al. (2009). Neural networks underlying hyperkinetic seizures of 'temporal lobe' origin. *Epilepsy Res*. 8:200–208.
Wendling F, Bartolomei F, Bellanger J, Chauvel P. (2001). Interpretation of interdependencies in epileptic signals using a macroscopic physiological model of EEG. *Clin Neurophysiol*. 112:1201–1218.
Wendling F, Bartolomei F, Bellanger JJ, Bourien J, Chauvel P. (2003). Epileptic fast intracerebral EEG activity: evidence for spatial decorrelation at seizure onset. *Brain*. 126:1449–1459.
Wendling F, Chauvel P, Biraben A, Bartolomei F. (2010). From intracerebral EEG signals to brain connectivity: identification of epileptogenic networks in partial epilepsy. *Front Syst Neurosci*. 4:154.
Widdess-Walsh P, Jeha L, Nair D, Kotagal P, Bingaman W, Najm I. (2007). Subdural electrode analysis in focal cortical dysplasia: predictors of surgical outcome. *Neurology*. 69:660–667.
Worrell GA, Parish L, Cranstoun SD, Jonas R, Baltuch G, Litt B. (2004). High-frequency oscillations and seizure generation in neocortical epilepsy. *Brain*. 127:1496–1506.

第 10 章

急性皮质脑电图中的激惹区和发作起始区：对相关致痫组织的探查

André Palmini，Eliseu Paglioli，著

一、前言

相关致痫组织（RET），癫痫手术的“圣杯”，可能比以前想象的更具活力。随着医学领域的成熟，各种概念和分类应运而生。就像喷泉喷发时地下水池慢慢达到沸腾的极限一样，医学领域的紧张工作、研究和交流最终导致了新概念或新分类的出现。癫痫病学家尤其喜欢这些，读者会立即联想到概念上的进步和分类，仅举几个例子，从癫痫的定义（Fisher et al.，2014）到癫痫类型、癫痫综合征和癫痫手术的手术结果（Engel et al.，1993；Berg et al.，2010；Blumcke et al.，2011）。

一些概念最终变得至关重要，并对实践产生深远影响。克利夫兰学院（Cleveland school）提出的方案就是如此，该方案旨在解释和处理与传统所称的“癫痫灶”有关的皮质组织和大脑病变（Carreno and Lüders，2000）。自首次提出以来，该方案通过确定激惹区、发作起始区、功能障碍区、病变区和症状产生区的“区域”及其与最终导致反复癫痫发作的组织（即致痫区）的关系，组织了癫痫外科学的思考。这为研究这些“区域”之间的层次相关性和时空关系铺平了道路。这些区域分别以发作间期棘波、发作期脑电图、慢波、神经心理学异常、正电子发射断层扫描（PET）的低代谢、结构性病变和临床症状学为标志。因此，术前或切除前评估的所有步骤都旨在划定致痫区，致痫区通常包括但不限于可见病变（Rosenow and Lüders，2002，2004）。

致痫组织的概念显著影响了术前评估和切除策略的决策。与以下有关急性皮质脑电图的讨论非常相关，发作间期棘波的分布（即“激惹区”）通常比致痫区更为广泛，区别属于致痫区的棘波和不属于致痫区的棘波通常很难（Rosenow and Lüders，2002，2004；Palmini，2006）。解决此问题的方式可能是本章的主要动机。

根据定义，在致痫区完全切除后，患者应该无癫痫发作。换言之，手术失败应意味着致痫区未完全切除。但是，“致痫区概念”有一个主要的注意事项，那就是无癫痫发作的时间维度。如果一名患者在被认为完全切除致痫区后摆脱了癫痫发作，那么问题就变成了癫痫发作控制将持续多久。这种情况逐渐引起了人们的关注，因为有报道称，患者在获得无癫痫发作多年后，在明显完全切除致痫区后，晚期癫痫再次发作（Hemb et al.，2013；Najm et al.，2013）。因此，概念上的挑战就变成了如何调和这样一种情况：致痫区的切除在一定时间内“表现为完全”，但随后由于癫痫复发，回溯起来又显示为“不完全”。

可能的解释是存在潜在的致痫组织，即在评估时不属于致痫区的一部分，但有可能在一段时间后具有产生癫痫发作的“潜力”，这是迄今为止尚未确定的现象，可能包括去抑制和某种持久的“癫痫性成熟”（Rosenow and Lüders，2000；Najm et al.，2013；Hemb et al.，2014）。因此，“圣杯”更加雄心勃勃：不仅是当前的致痫区，而且还有一些由于某些癫痫发生机制而可能在临床上变成有意义的组织，最终导致癫痫复发。我们使用术语“相关致痫组织”（RET）来表示涵盖当前致痫区和可能表现为“潜在致痫区”的致痫组织的皮质区域，并且我们推测在手术过程中对特定棘波模式的急性皮质脑电图记录可能是定位相关致痫组织的宝贵工具。

二、急性皮质脑电图的激惹区：远非一个简单的构造

我们认为，从长远来看，相关致痫组织的识别和切除对于癫痫手术的成功至关重要。相关致痫组织的概念在浮出水面之前也需要相当多的“地下沸腾”。过去，致痫组织的识别是基于急性皮质脑电图急性记录的发作间期棘波的分布（Jasper，1941；Jasper et al.，1961）。然而，人们很快就发现，棘波通常在暴露的皮质上有广泛的分布，而且它们在形态、模式、频率以及与背景节律的关联上都不同。因此，不同的皮质脑电图棘波作为有产生癫痫发作倾向的皮质区域（即 RET）的标志物具有不同的意义，这一认识促使 Theodore Rasmussen 提出了“绿色”和“红色”棘波的概念，分别指的是那些不太可能或更可能与癫痫相关的组织（Rasmussen，1983）。积累的经验已经证实，频繁的、有时是连续的、节律性或爆发性棘波以及高波幅的棘波或与背景异常相关的棘波往往表明皮质区域是实际或潜在致痫区的一部分（Palmini et al.，1995；Guerreiro et al.，2003）。棘波与背景异常的这种关联表明激惹区与皮质功能障碍区的部分重叠。因此，应该强调的是，在解释急性皮质脑电图时，不仅应密切关注棘波，还应密切关注背景节律，尤其是皮质活动的衰减、生理性快节律消失和局灶性慢波活动。因此，基于急性皮质脑电图的切除术的解释和计划与“追逐棘波”的简单化概念大相径庭，而是对棘波模式和背景节律　进行分级，以不同的概率对相关致痫组织（即当前和“潜在”癫痫发作相关的组织）进行索引。

三、急性皮质脑电图划定激惹区和相关致痫组织的优势：硬膜下栅格电极与单个（球形）电极组之间的区别

20 世纪 40 和 50 年代，蒙特利尔神经病学研究所（MNI）的 Penfield 和 Jasper 使用急性皮质脑电图来促进癫痫手术领域（Jasper，1941；Jasper et al，1961）。他们的强大影响导致世界各地许多癫痫中心相继使用急性皮质脑电图（Morioka et al.，1999；Ferrier et al.，2001；Palmini et al.，2004）。然而，近几十年来，在概念和方法学上的重大进步，例如长程数字视频 - 脑电图监测和高分辨率磁共振成像（MRI），已将关注的重点从发作间期棘波转移到了发作期脑电图记录和神经影像学研究上。从而导致一种看法，在划定致痫区的分级方法中，激惹区所占的位置不太重要。作为一个必然的结果，急性皮质脑电图这种直接记录皮质棘波的方法，实际上在许多中心都被放弃了。在本节中，我们将表达对急性皮质脑电图的一些优点的看法，特别是这种技术的可行性，尽管它通常被描述为简单和过时，但在确定当前致痫区的基础上有其更进一步的重要性，以及揭示潜在致痫组织的可能性，这种组织与当前的致痫区共同定义了相关致痫组织。

在进入细节之前，需要对语义和方法进行一些澄清。从技术上讲，皮质脑电图是指通过任何方法直接记录皮质电活动，即通过单个（球形）、硬膜下或脑内电极。急性皮质脑电图是指仅在手术过程中使用这些类型的电极（实际上是碳球或硬脑膜下栅格 / 条状）中的任何一种。换句话说，对于这样的记录，患者无须长期置入电极。在使用单个（球形）电极组进行的急性皮质脑电图记录与使用硬膜下电极进行的急性皮质脑电图记录之间应该有明显的区别。前者可在切除过程中按顺序从表面、外侧缘和脑回深部探查电活动。电极位置可在直接观察到被探查的皮质区域的情况下在每个阶段进行确定。硬膜下电极则不是这种情况，硬膜下电极仅允许以预定的电极间距离探查浅表皮质（图 10-1）。我们在 Porto Alegre 的所有记录都是使用单个（球形）电极组进行的，下面的讨论涉及这种特定类型的电极。

像其他记录方法一样，急性皮质脑电图也有其优点和缺点。除了更低的风险和成本以及更简单的技术要求外，它的主要优点是可以在外科医生的直视下，根据组织切除的每一步个性化制定记录顺序。初次切除后，单个（球形）电极可以从脑回的深部进行记录（图 10-2），这很重要，因为某些致痫性病理，尤其是局灶性皮质发育不良（FCD），可能会延伸到或仅涉及这些深层皮质区域（Palmini et al.，1995；Harvey et al.，2015）。从这些深层病变（或其部分）（图 10-2）起源的、非常活跃的、有时是局灶性的致痫活动可能无法从皮质表面的记录（由硬脑膜下栅格电极进行的检测）中检测到。实际上，表面记录可能会显示从深部发生源传播的放电，因此，栅格电极可能无法记录到来自脑沟底部或脑回侧壁发生源的活动。这可能是一个重要的警告，

因为即使在 MRI 阳性的局灶性皮质发育不良患者中，病变的致痫部分也可能无法通过成像检测到，应通过电生理记录发现(Boonyapisit et al.,2003; Widdess-Walsh et al.,2007)(图 10-3 和图 10-4)。

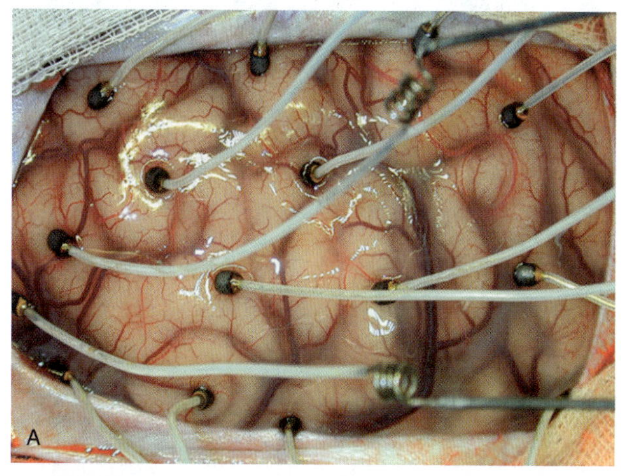

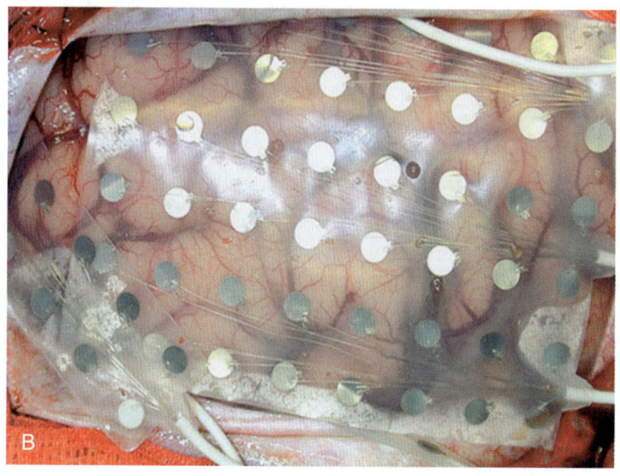

图 10-1　带有球形电极和硬膜下栅格电极的急性皮质脑电图记录的对比图片。后者(以及慢性立体脑电图记录)来自完整网络的记录，无切除后记录。相反，带有球形电极的急性皮质脑电图可以进行连续的个体化记录，并以逐步的方式引导切除

切除后连续记录中遇到的致痫性放电可能是或不是相关致痫组织的一部分(因此与预后相关)。但是，当额外切除确实对最终结果产生影响时，急性皮质脑电图将成为唯一允许这种剪裁式切除的方法。后者是一个至关重要的问题，因为急性皮质脑电图中存在一些棘波模式，这些棘波模式可以高度提示某些病理类型，并对相关致痫组织的最终轮廓产生重大影响(Dubeau et al.,1998; Morioka et al.,1999; Ferrier et al.,2001; Palmini et al.,2004)。下面对这些进行综述，重点介绍局灶性皮质发育不良、发育性肿瘤和胶质增生性细胞缺血后病变。

四、急性皮质脑电图的缺点和前提

尽管急性皮质脑电图在空间域方面具有优势，但在时间域方面不如慢性有创性记录有效。尽管带有单个(球形)电极的急性皮质脑电图可以使电极在给定区域内自由移动，但能够记录的时间却受到限制。相反，其他方法则允许记录数天或数周。急性皮质脑电图的另一个缺点是，记录电极通常仅覆盖特定的暴露皮质表面。其他方法允许在一个或两个半球的不同区域中置入电极触点，因此使用硬脑膜下或脑内电极的慢性记录时间不仅更长，而且还可能涵盖更多的皮质区域，包括内侧面。急性皮质脑电图所宣称的空间优势与这一表面上的矛盾是可以调和的，因为在急性皮质脑电图的指征和使用中(Palmini,2008)隐含了先验的定位数据。该方法真正提供的是致痫区和相关致痫组织的细化定位。因此，急性皮质脑电图的使用必须与充分利用无创性临床、电生理和影像学数据的经验紧密结合。一旦假定的致痫区和相关致痫组织的皮质区域完全限定在颅骨切开术的范围内，那么急性皮质脑电图记录电极将为颅骨切开术暴露的所有皮质区域提供更好、更灵活的覆盖范围。

五、实际情况如何?

(一) 不是所有的棘波都相同：分级方法

棘波可能从病理性皮质组织或与这些病理学相关的区域中产生。因此，将代表病理组织的主要癫痫发生过程的那些棘波与源自非病理性皮质的那些棘波区分开是非常重要的。此外，直接皮质采样通常会在之前在头皮脑电图上看不到棘波的区域显示出棘波(Gloor,1975; Tao et al.,2005)，并且具有更高的频率和波幅。

棘波的分级考虑了许多特征。与连续慢波(Holthausen et al.,1997)或背景活性衰减(Paliocchi et al.,2000)相关的棘波比正常背景下记录的棘波更有可能是相关致痫组织的标志。同样，频繁的、连续的或准连续的(有时是半节律的)、局部一致的棘波比孤立的、不连续的和不频繁的放电更为重要。重复性、连续性或几乎连续性的棘波往往定位于病理性皮质的部位(见图 10-3 和图 10-4)，最常见于局灶性皮质发育不良(Palmini et al.,1995;

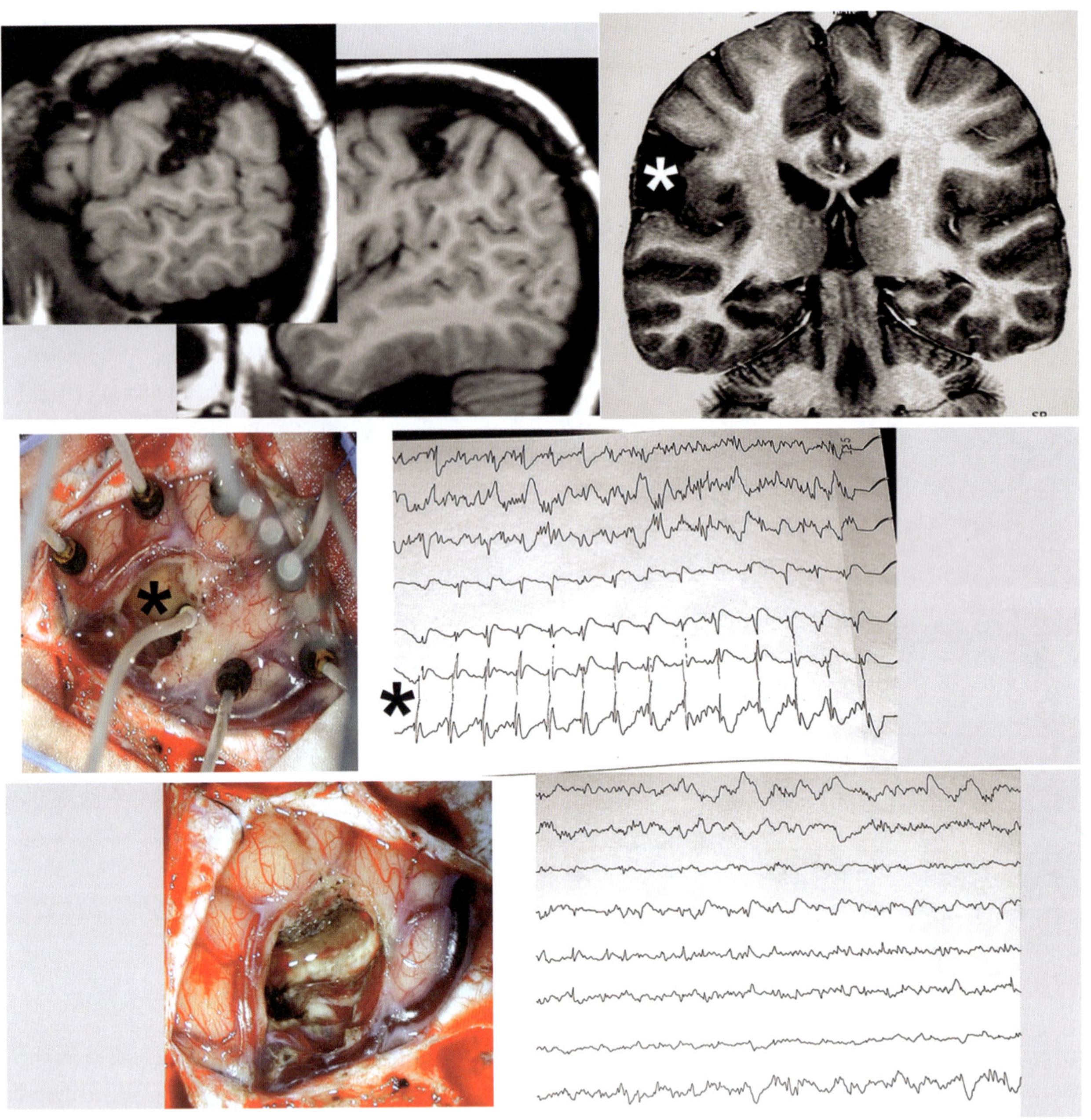

图 10-2　一名年轻女性患者，术前每日多次癫痫发作，以左手感觉开始，紧接着肌张力障碍姿势，再次术前的 MRI 和术中急性皮质脑电图融合图。注意，从上次手术切除床(*)的底部记录到持续的致痫活动，而在表面的活动强度要小得多。同时注意，切除后的皮质脑电图没有放电。在这种类型的急性皮质脑电图研究中，使用球形电极对暴露的皮质进行连续、个体化的探查是一种优势。该患者现已多年无癫痫发作，独立生活，并从事广告工作

Chassoux et al.，2000）和神经胶质瘢痕（Guerreiro et al.，2003）。频繁的棘波，即使是不连续且没有节律的，也已经显示出与潜在的病理性致痫皮质相关（Rosenow et al.，1998），尽管对此仍有争议。数字量化表明，较大棘波皮质区域内的某些亚区可能存在先行棘波，对相关致痫组织的识别具有重要意义（Alarcon et al.，1997；Asano et al.，2003）。即使进行仔细的视觉分析，有时也可能会识别出先行棘波。

因此，与异常背景、波幅、局部一致性、频率、连续性、节律性以及与其他放电的时间关系等特征允许对棘波进行分级处理，并为急性皮质脑电图对相关致痫组织的局部定位提供理论依据。

(二) 急性皮质脑电图的激惹区和发作起始区：从语义到基础病理

对文献的严格评估表明，如果没有相关致痫组织的概念，激惹区（棘波分布区）与发作起始区（在评估的那一刻，癫痫发作开始的假设区域）之间的

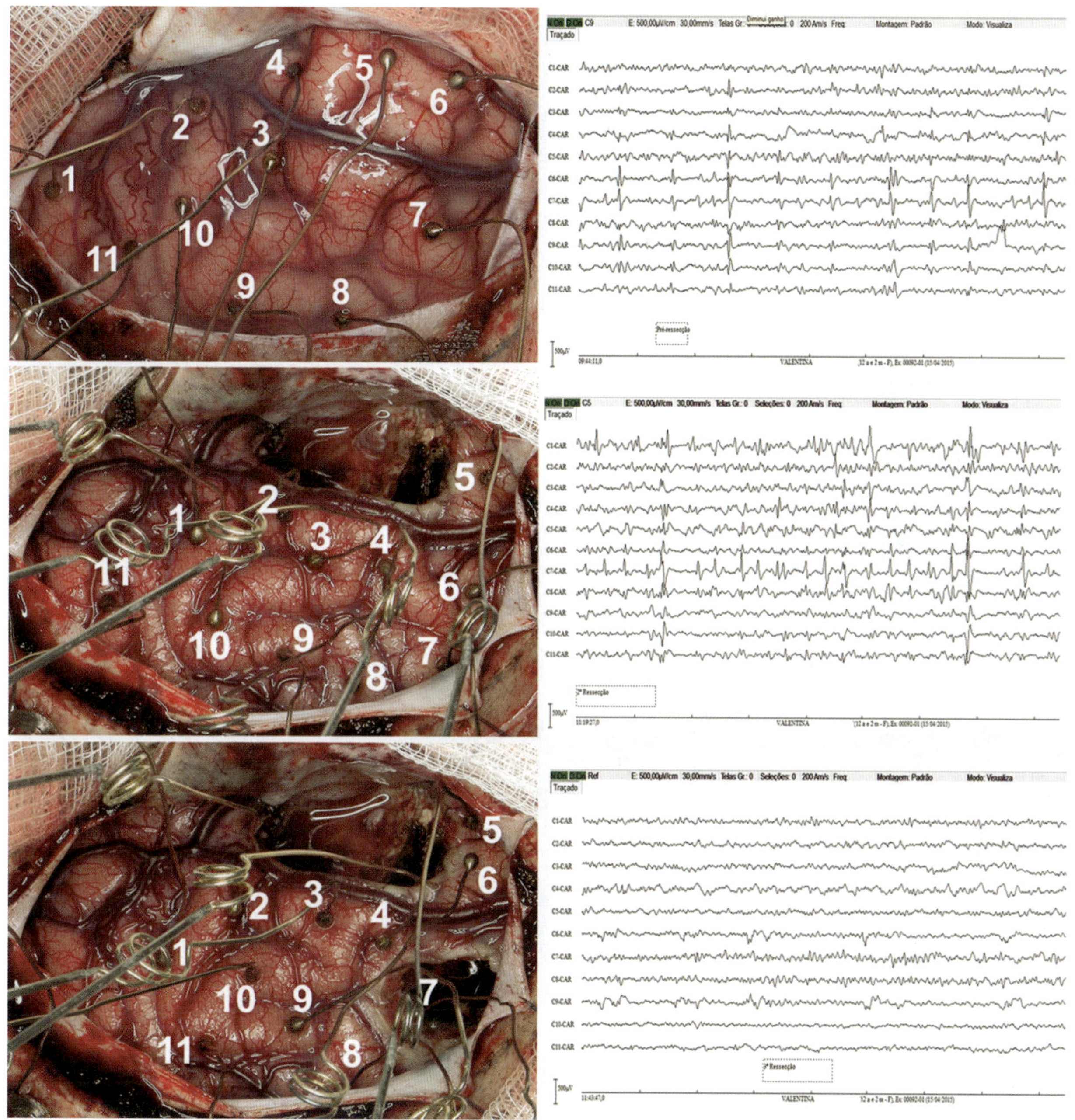

图 10-3 （外科医生的视角：图片右侧为前侧；图片上部为额盖，邻近电极 4、5 和 6。）球形电极急性皮质脑电图引导下切除的合成图像。这个患者每天发作很多次，从右臂短暂突然伸展开始，接着头部下垂。MRI（图 10-4）显示左侧外侧眶额和额盖区发育不良病变。初始记录显示电极位置 5 的异常背景活动和暴露的左侧额叶广泛的棘波，主要出现在电极位置 6 和 7。病变大部分位于静脉下方（由电极 5 和 6 探测）。初次切除后（中间图片），在“新”电极位置 7 记录到连续的棘波（参见图 10-4），这是可见病变未涉及的区域。在此基础上扩大切除范围使棘波几乎消失。该患者术后无癫痫发作

关系可能缺乏实用价值。诚然，语义是复杂的。如果癫痫手术的目的是通过手术控制癫痫发作，那么为什么切除明确划定的发作起始区不是最终目标——并导致完全控制癫痫发作（Bautista et al., 1999; Widess-Walsh et al., 2007）？换句话说，为什么发作起始区不是“致痫区”的同义词？答案很可能是，在评估时，发作起始区是导致癫痫发作的皮质区域，但只是更大区域中容易产生癫痫发作的一部分（即相关致痫组织）。我们要说明的是，这个较大的皮质区域既包含发作起始区，又具有易发生癫痫发作的动态倾向性，可以通过发作间期棘波的特定模式进行指引，其相关性取决于潜在的病理性质。显然，接下来的问题是激惹区（通常很大）的哪个部分确实指向相关致痫组织，以及哪个是“绿色（因此不相关）棘波”。如下所述，癫痫手术的最终目标是定位和切除皮质区域，这些区域中的局部神

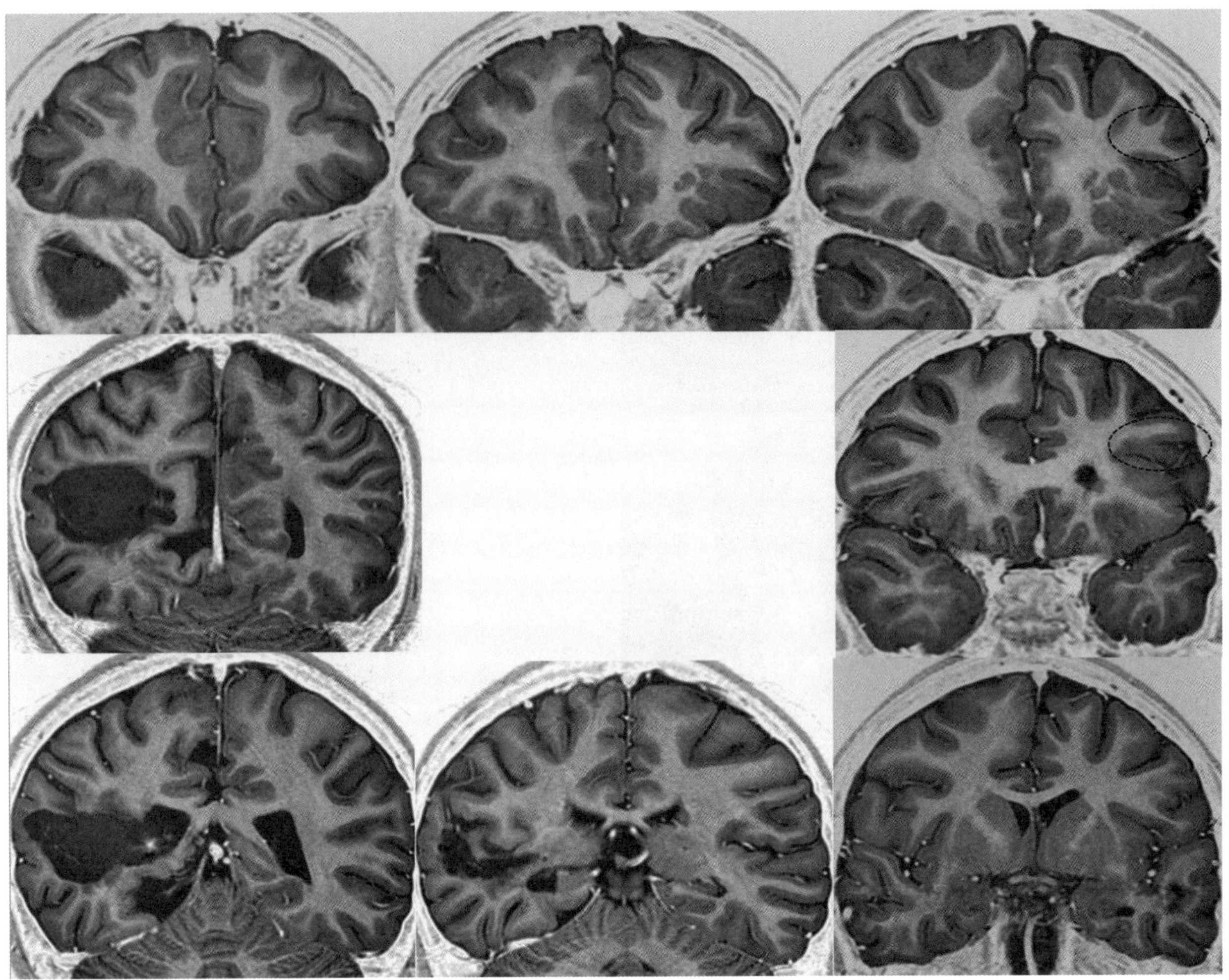

图 10-4　连续(顺时针)冠状位 MRI 显示左侧眶额、盖部周围区域的发育不良性病变。(注意另一个半球的囊肿,之前认为与癫痫有关。对囊肿进行的 6 次手术都没有控制住这个问题)虚线表示在连续的急性皮质脑电图评估中记录到连续棘波的区域(参见图 10-3 的中间图片)。该区域显然未被可见病变累及,并且在切除病变的可见部分后,棘波变得更加强烈

经元回路对当前的癫痫发作负有责任,而激惹区的那部分神经元集合则可能在未来导致癫痫发作。

重温过去是有意义的。20 世纪 40 年代,Penfield 使用"致痫病变"一词来描述不一定是可见的结构性病变(在直接观察下,因为神经影像学尚处于初期),而是一个皮质区域,在该区域中,大量神经元的活动确实产生了被认为与癫痫发作有关的棘波(Penfield,1956,1958)。由于很少从急性皮质脑电图获得发作期记录,因此"致痫病变"是由结构异常加上显示相关棘波的区域确定的,并假设在此较大区域内包含发作起始区。Penfield 和 Jasper 从一开始就证明,在结构性病变周围的皮质中会出现棘波,尤其是那些没有神经元成分的病变,例如胶质瘤或囊肿。这些周围区域以及萎缩性皮质的病变被认为是"灰质的损伤区域"。因此,致痫病变与致痫皮质之间关系的早期历史是基于萎缩性瘢痕或周围以外组织病灶内的异常灰质的概念,尤其与癫痫样放电应出现在结构和功能紊乱但仍有活力的周围灰质这一事实有关。这些概念得到周围组织病理检查的进一步支持,这些检查通常表现为一定程度的胶质增生(Penfield,1956)。

对文献的粗浅分析表明,对于控制癫痫发作,完全切除激惹区的作用存在分歧。一些关于硬膜下栅格和深部电极的研究表明,激惹区的完整切除往往与更好的手术效果相关。如 Bautista 及其同事(1999)表明,通过有创脑电图记录到的发作间期持续性棘波几乎总是可以预测手术失败,即使是完全切除发作起始区的患者也是如此。克利夫兰研究发现,完全切除或部分切除激惹区与手术结果之间存在类似的相关性(widess-Walsh et al.,2007)。相反,来自迈阿密(Paliocchi et al.,2000)和伦敦(Ferrier et al.,2001)的研究表明,完全切除激惹区与发作结果之间缺乏相关性。但是，不容忽视的一点是"绿色"棘波和"红色"棘波之间的区别，正如后两项研究所证明的那样，其中激惹区是根据棘波模式"区分"的。完全切除非常活跃、连续或爆发的棘波模式（"红色"）确实与结果相关，而切除散发的、不频繁的"远距离"棘波（"绿色"）则不相关。当考虑到特定的病理时，激惹区和发作起始区之间的关系变得更加模糊。

（三）局灶性皮质发育不良

在局灶性皮质发育不良中，特别是在Ⅱ型（或Taylor 型）中（Blumcke et al.，2011），几位作者各自独立地证实了急性皮质脑电图上两种不同类型的发作间期癫痫样放电（Palmini et al.，1995；Morioka et al.，1999；Binnie et al.，2000；Ferrier et al.，2001）。第一种类型对这种病理的特异性为 75%，包括显著的癫痫样模式的连续棘波、重复的多棘波爆发或反复的电发作（图 10-3 和图 10-5）。当切除术中不包括表现为连续或爆发性棘波的皮质组织时，手术后发作几乎总是复发（Palmini et al.，1995；Ferrier et al.，2001）。克利夫兰诊所在使用硬脑膜下栅格电极研究的一系列局灶性皮质发育不良患者中报道了几乎相同的发现：显示出连续的或爆发性棘波模式的皮质区域的切除程度与手术结局的相关的程度和切除发作起始区相同（Widdess-Walsh et al.，2007）。

其他类型是不连续的、出现频率不高的发作间期棘波，不伴异常背景。这些棘波的相关性仍不清楚。尽管理想情况下，显示任何类型棘波的皮质区域应该完美地切除，但结果是相互矛盾和混淆的，不仅是棘波皮质切除不完全的，可见的发育不良病变本身切除也不完全。如来自伦敦国王学院的系列文章表明，病变完全切除后，切除后的皮质脑电图中这些棘波的持续存在与手术结果无关（Ferrier et al.，2001）。

（四）发育性肿瘤

与局灶性皮质发育不良相关的是发育性肿瘤，通常与难治性癫痫相关，特别是神经节胶质瘤和胚胎发育不良神经上皮肿瘤（DNETs）。当病变被完全切除，适当的边缘包括神经节胶质瘤的邻近卫星或与 DNETs 边界相关的邻近发育异常（Chassoux et al.，2012，2013），那么皮质脑电图剩余的低频放电已被证明是无关紧要的（Aronica et al.，2001；

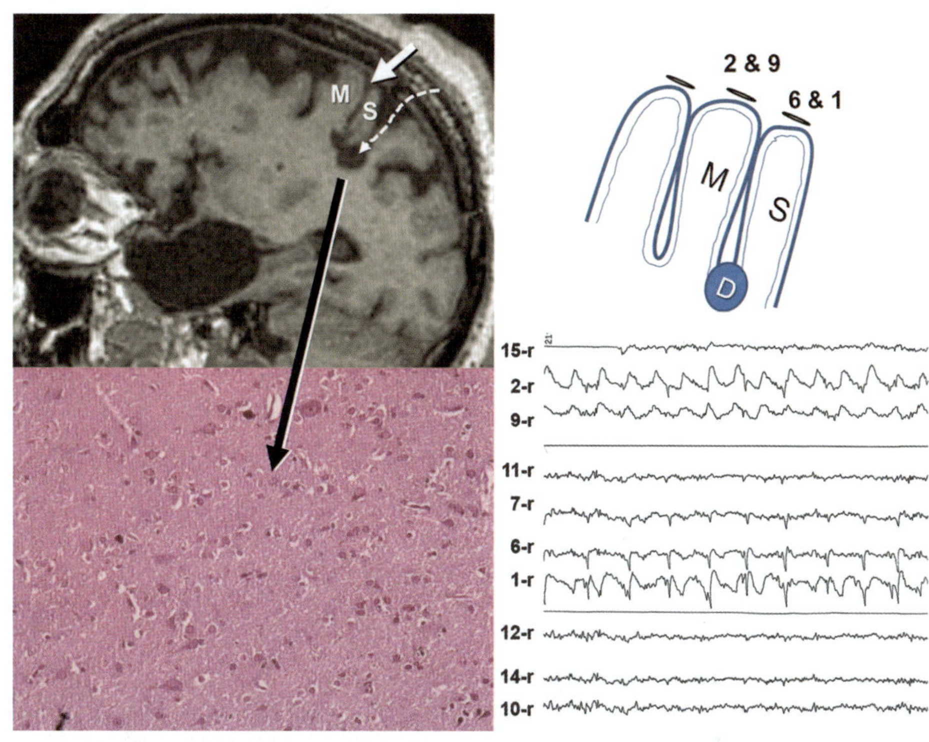

图 10-5　一例男性连续性部分性癫痫患者的运动区后岸和感觉脑回深部的小发育不良病变（FCD Ia 型）切除合成图。注意急性皮质脑电图的持续性棘波。该图可帮助读者理解 MRI 截面和切除手术的实施。持续 2 个月的左手肌阵挛累在切除手术后完全停止。切除术后一周运动功能完全恢复

Palmini et al.,2013)。急性皮质脑电图(以及更昂贵的长程有创性 EEG 评估)显示,大部分的致痫性异常是从病变或其附近记录的。我们已经学会了根据频繁的皮质脑电图棘波来指导周围组织的切除,而不必“追逐”较远的、不经常出现的棘波。最近的研究发现也支持这一策略,即癫痫无发作与切除术后的皮质脑电图中病变外棘波的持续存在无关(Southwell et al.,2012)。

了解潜在的病理对基于急性皮质脑电图的解释和决策也是至关重要的。在发育性肿瘤的情况下,切除病变和显示频繁棘波的邻近皮质组织的策略不应与肿瘤和内侧颞叶结构之间的交叉问题相混淆。发育性肿瘤患者癫痫发作控制失败的主要原因是忽视了肿瘤向海马旁回的延伸或海马中渐进性致痫的形成(即可见或不可见的双重病理;Giulioni et al.,2006)。这些患者中切除范围的划定尚未解决,这是急性表面皮质脑电图无法正确解决的问题。

(五) 破坏性病变引起的神经胶质增生

随着功能性 MRI 的出现,以及量身定制的切除手术可在控制癫痫发作的同时保留甚至改善功能,与外伤性或血管性破坏性瘢痕相关的难治性癫痫的外科治疗重新获得了动力(Pascoal et al.,2013)。这些病变代表了 20 世纪 40—60 年代癫痫手术的大部分,对它们的急性皮质脑电图探查带来致痫组织定位的概念。当病变(特别是血管破坏性病变)范围大,在生命早期持续存在,并伴有严重的单侧运动功能障碍和语言的可塑性转移(或很有可能发生)时,大多数患者将接受功能性半球手术。但是,在许多其他患者中,受损半球中还有足够的功能,可进行剪裁式切除,这就强调了勾画相关致痫组织的重要性。

据报道,胶质增生性皮质病变在皮质脑电图中表现出非常频繁的棘波(Guerreiro et al.,2003)。尽管这样的发现并不像 FCD 那样频繁(而且往往不那么强烈),但它们的确凸显了急性皮质脑电图决定切除范围的潜力。显然需要研究如何权衡棘波模式,以更好地描绘相关致痫组织,因为癫痫复发在接受局灶切除的创伤后或缺血后病变患者中很常见。因为这些病变的本质是一种广泛的损伤,异常胶质增生皮质位于破坏核心区的边缘,并延伸至功能区,因此,确定与长期反复发作相关的区域(而不仅限于当前发作起始区)非常重要。

六、急性去抑制作为延迟致痫性倾向的潜在标记:急性皮质脑电图的关键作用

因为相关致痫组织的概念意味着对致痫性的动态观点,所以有必要确定可识别的皮质区域标志物,这些标志物虽然不参与当前的致痫区,但可能是癫痫复发延迟的原因。显然,这开启了一系列广泛的可能性,包括[^{18}F]氟脱氧葡萄糖(FDG)-PET 研究中的低代谢程度。但是,我们想提出这样的想法,连续记录的急性皮质脑电图是发作起始区以外的相关致痫组织的简单而直接的标志。当最初切除主要病理组织(发作起始区或“红色棘波”区)后,最初静止或仅具有不连续棘波的皮质区域变得特别活跃时,尤其如此。如图 10-6 所示,这种急性致痫性去抑制实际上“标记”相关致痫组织的可能性将是急性皮质脑电图的主要价值——特别是当使用球形电极进行时,可以自由探查“主要病灶”附近。我们进一步认为,这些发现可能是与延迟致痫性的两个主要机制兼容,这些机制是休眠区域的抑制或最初未切除的癫痫组织残余物的“癫痫性”成熟延迟(Najm et al.,2013)。未来的研究可能会阐明这一点。

七、急性皮质脑电图的适应证:PORTO ALEGRE 方法

在本章的最后,我们就使用球形电极的急性皮质脑电图可在哪些临床情况下发挥优势提出个人看法。如果给读者留下“一刀切”的印象,那就太遗憾了。当最终目标是为患者带来最大利益时,就方法论提出意识形态建议未免太过天真。毫无疑问,对于没有 MRI 可见病变的患者,对于需要仔细定位语言功能区分布图的患者,以及明显怀疑内侧皮质为致痫区的患者,硬膜下栅格或立体脑电图(SEEG)的长程记录会带来很多益处。另外,在某些临床情况下,定位假设要求对不能由皮质脑电图完全探查到的皮质区域进行更广泛的评估。

然而,对于存在结构异常的内侧颞叶外癫痫的患者,带有球形电极的急性皮质脑电图可以通过外科医生直接观察下制定的致痫性活动探查,成功地规划切除计划,并完善最终的切除。

在 Porto Alegre(阿雷格里港),我们进行了仔细的无创性评估,并特别关注症状学和带有密集电

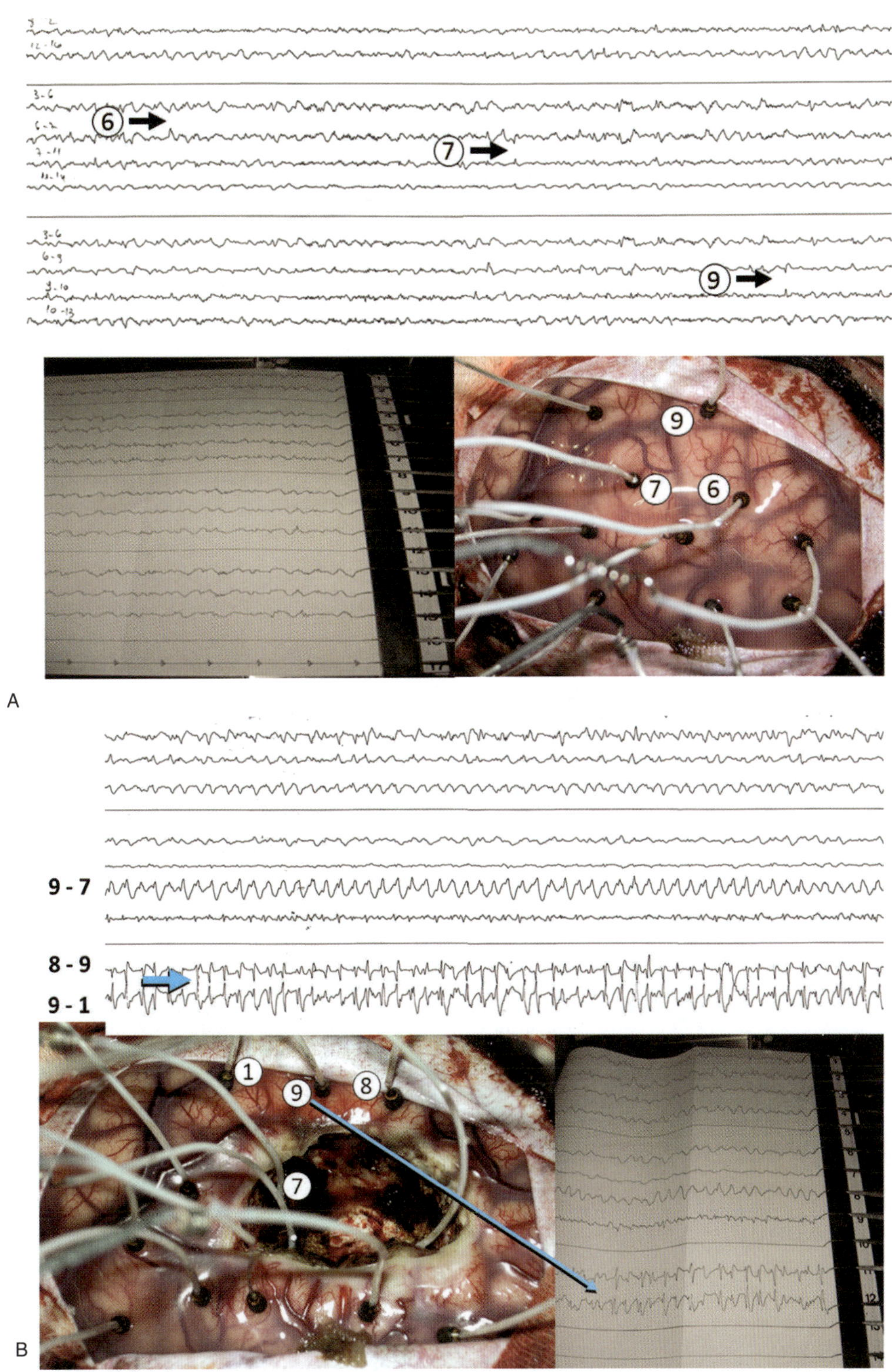

图 10-6 一例 35 岁男性，患有复杂部分性发作，右顶叶轻度萎缩性病变。在图（A）中，注意术前急性皮质脑电图在右下顶叶的电极位置 6、7 和 9 处有一些棘波（前面是手术图像的左侧）。初始切除后，在更低的位置出现了连续的棘波，表明致痫区的急性去抑制。然后扩大切除范围。该患者已有很多年无癫痫发作

极的头皮 EEG。我们还对所有 MRI 正常的患者进行 SISCOM（单光子发射计算机断层扫描减影图像与 MRI 配准），并证实了先前的建议（Dupont et al., 2006），这种方法可以增加 MRI 解读的敏感性，将注意力集中在最初可疑的异常上，这些异常通常被证明是真正病理性的。

我们还没有讨论功能定位的问题。自然地，急性皮质脑电图方法的使用总是与术中刺激中央区以确定运动区相辅相成。根据我们的经验，在全身麻醉下进行急性电刺激几乎总是可以进行运动功能的定位。因此，这种定位的需求不应被视为电极长期置入的适应证。

最后，尽管在当今的高科技时代，我们的声音并不总是能引起广泛的共鸣，但我们坚信，通过数十年的硬膜下栅格和(或)立体脑电图慢性记录收集的大量发作模式的功能解剖数据，应该促使我们反思如何将这些数据与临床、影像以及无创性脑电图数据结合使用，以获得虽然不进行慢性记录，仍然获得类似的良好结果。由于无创性评估辅以急性皮质脑电图和术中运动定位的成本仅是慢性颅内记录的一小部分，因此，本章介绍的方法使我们每年为 100 多名患者提供一种手术替代方案，无须通过昂贵的评估无法实现这一结果。

(卢强 译，陈述花 审校)

参考文献

Alarcon S, Seone JJG, Binnie CD, et al. (1997). Origin and propagation of interictal discharges in the acute electrocorticogram: implications for pathophysiology and surgical treatment of temporal lobe epilepsy. *Brain*. 120:2259–2282.

Aronica E, Leenstra S, van Veelen CW, et al. (2001). Glioneuronal tumors and medically intractable epilepsy: a clinical study with long-term follow-up of seizure outcome after surgery. *Epilepsy Res*. 43:179–191.

Asano E, Muzik O, Shah A et al. (2003). Quantitative interictal subdural EEG analyses in children with neocortical epilepsy. *Epilepsia*. 44:425–434.

Bautista RED, Cobbs MA, Spencer DD, et al. (1999). Prediction of surgical outcome by interictal epileptiform abnormalities during intracranial EEG monitoring in patients with extrahippocampal seizures. *Epilepsia*. 40:880–890.

Berg AT, Berkovic SF, Brodie MJ, et al. (2010). Revised terminology and concepts for organization of seizures and epilepsies: report of the ILAE Commission on Classification and Terminology, 2005–2009. *Epilepsia*. 51:676–685.

Binnie CD, Polkey CE, Alarcon G. (2000). Electrocorticography. In: Lüders H, Comair Y, eds. *Epilepsy Surgery*. 2nd ed. Philadelphia: Lippincott Williams & Wilkins: 637–641.

Blumcke I, Thom M, Aronica E, et al. (2011). The clinicopathologic spectrum of focal cortical dysplasias: a consensus classification proposed by an ad hoc Task Force of the ILAE Diagnostic Methods Commission. *Epilepsia*. 52:158–174.

Boonyapisit K, Najm I, Klem G, et al. (2003). Epileptogenicity of focal malformations due to abnormal cortical development: direct electrocorticographic–histopathological correlations. *Epilepsia*. 44:69–76.

Carreno M, Lüders H. (2000). General principles of presurgical evaluation. In: Lüders H, Comair Y, eds. *Epilepsy Surgery*. 2nd ed. Philadelphia: Lippincott Williams & Wilkins: 185–199.

Chassoux F, Devaux B, Landré E, et al. (2000). Stereoelectroencephalography in focal cortical dysplasia. A 3D approach to delineating the dysplastic cortex. *Brain*. 123:1733–1755.

Chassoux F, Rodrigo S, Mellerio C, et al. (2012). Dysembryoplastic neuroepithelial tumors: an MRI-based scheme for epilepsy surgery. *Neurology*. 79:1699–1707.

Chassoux F, Landre E, Mellerio C, et al. (2013). Dysembryoplastic neuroepithelial tumors: epileptogenicity related to histologic subtypes. *Clin Neurophysiol*. 124:1068–1078.

Dubeau F, Palmini A, Fish D, et al. (1998). The significance of electrocorticographic findings in focal cortical dysplasia: a review of their clinical, electrophysiological and neurochemical characteristics. *Electroencephalogr Clin Neurophysiol*. 48(suppl):77–96.

Dupont P, Van Paesschen W, Palmini A, et al. (2006). Ictal perfusion patterns associated with single MRI-visible focal dysplastic lesions: implications for the noninvasive delineation of the epileptogenic zone. *Epilepsia*. 47:1550–1557.

Engel J Jr, Van Ness P, Rasmussen T, et al. (1993). Outcome with respect to epileptic seizures. In: Engel JJr, ed. *Surgical Treatment of the Epilepsies*. 2nd ed. New York: Raven Press: 609–621.

Ferrier CH, Alarcon G, Engelsman J, et al. (2001). Relevance of residual histologic and electrocorticographic abnormalities for surgical outcome in frontal lobe epilepsies. *Epilepsia*. 42:363–371.

Fisher RS, Acevedo C, Arzimanoglou A, et al. (2014). A practical clinical definition of epilepsy. *Epilepsia*. 55:475–482.

Giulioni M, Gardella E, Rubboli G, et al. (2006). Lesionectomy in epileptogenic gangliogliomas: seizure outcome and surgical results. *J Clin Neurosci*. 13:529–535.

Gloor P. (1975). Contributions of electroencephalography and electrocorticography to the neurosurgical treatment of the epilepsies. *Adv Neurol*. 8:59–105.

Guerreiro MM, Quesney LF, Salanova V, Snipes GJ. (2003). Continuous electrocorticogram epileptiform discharges due to brain gliosis. *J Clin Neurophysiol*. 20:239–242.

Harvey AS, Mandelstam SA, Maixner WJ, et al. (2015). The surgically remediable syndrome of epilepsy associated with bottom-of-sulcus dysplasia. *Neurology*. 84:1–8

Hemb M, Palmini A, Paglioli E, et al. (2013). An 18-year follow-up of seizure outcomeafter surgery for temporal lobe epilepsy and hippocampal sclerosis. *J Neurol Neurosurg Psychiatry* . 84:800–805.

Hemb M, Paglioli E, Dubeau F, et al. (2014). 'Mirror EPC': epilepsia partialis continua shifting sides after rolandic resection in dysplasia. *Neurology*. 83:1–5.

Holthausen HH, Teixeira V, Tuxhorn I, et al. (1997). Epilepsy surgery in children and adolescents with focal cortical dysplasias. In: Tuxhorn I, Holthausen H, Boenigk H, eds. *Paediatric Epilepsy Syndromes and Their Surgical Treatment*. London: John Libbey: 199–215.

Jasper HH. (1941). Electrocorticography. In: Penfield W, Erickson TC, eds. *Epilepsy and Cerebral Localization*. Springfield, IL: Charles C Thomas: 380-454.

Jasper HH, Arfel-Capdeveille G, Rasmussen T. (1961). Evaluation of EEG and cortical electrographic studies for prognosis of seizures following surgical excision of epileptogenic lesions. *Epilepsia*. 2:130–137.

Morioka T, Nishio S, Ishibashi H, et al. (1999). Intrinsic epileptogenicity of focal cortical dysplasia as revealed by magnetoencephalography and electrocorticography. *Epilepsy Res*. 33:177–187.

Najm I, Jehi L, Palmini A, et al. (2013). Temporal patterns and mechanisms of epilepsy surgery failure. *Epilepsia*. 54:772–782

Palmini A. (2006). The concept of the epileptogenic zone: a modern look at Penfield and Jasper's views on the role of interictal spikes. *Epileptic Disord*. 8(suppl 2):S1–S6.

Palmini A. (2008). The irritative zone evaluated with invasive recordings. In: Lüders H, ed. *Textbook of Epilepsy Surgery*. London: Informa: 521–529.

Palmini A, Gambardella A, Andermann F, et al. (1995). Intrinsic epileptogenicity of human dysplastic cortex as suggested by corticography and surgical results. *Ann Neurol*. 37: 476–487.

Palmini A, Kim HI, Mugnol F. (2004). Electrocorticography in the definition of the irritative zone: its role in the era of multi-channel EEG and modern neuroimaging. In: Rosenow F, Lüders H, eds. *Presurgical Assessment of the Epilepsies with Clinical Neurophysiology and Functional Imaging*. Amsterdam: Elsevier: 61–71.

Palmini A, Paglioli E, Silva VD. (2013). Developmental tumors and adjacent cortical dysplasia: Single or dual pathology? *Epilepsia*. 54(suppl 9):18–24.

Paolicchi JM, Jayakar P, Dean P, et al. (2000). Predictors of outcome in pediatric epilepsy surgery. *Neurology*. 54:642–647.

Pascoal T, Paglioli E, Palmini A, Menezes R, Staudt M. (2013). Immediate improvement of motor function after epilepsy surgery in congenital hemiparesis. *Epilepsia*. 54:e109–e111.

Penfield W. (1956). Epileptogenic lesions. *Acta Neurol Psychiatr Belg*. 56:75–88.

Penfield W. (1958). Pitfalls and successes in the surgical treatment of focal epilepsies. *Br Med J*. 45:669–672.

Rasmussen T. (1983). Characteristics of a pure culture of frontal lobe epilepsy. *Epilepsia*. 24:482–493.

Rosenow F, Lüders H. (2002). Presurgical evaluation of epilepsy. *Brain*. 124: 1683–1700.

Rosenow F, Lüders H. (2004). *Presurgical Assessment of the Epilepsies with Clinical Neurophysiology and Functional Imaging. Handbook of Clinical Neurophysiology*. Vol. 3. Amsterdam: Elsevier, 2004.

Rosenow F, Lüders H, Dinner D, et al. (1998). Histopathological correlates of epileptogenicity as expressed by electrocorticographic spiking and seizure frequency. *Epilepsia*. 39:850–856.

Southwell DG, Garcia PA, Berger MS, Barbaro NM, Chang EF. (2012). Long-term seizure control outcomes after resection of gangliogliomas. *Neurosurgery*. 70:1406–1413

Tao JX, Ray A, Hawes-Ebersole S, Ebersole JS. (2005). Intracranial EEG substrates of scalp EEG interictal spikes. *Epilepsia*. 46:669–676.

Widdess-Walsh P, Jeha L, Nair D, et al. (2007). Subdural electrode analysis in focal cortical dysplasia: predictors of surgical outcome. *Neurology*. 69:660–667.

第 11 章

高频振荡

Julia Jacobs，著

一、定义

大脑网络产生大于 40Hz 频率振荡的基本观点可以追溯到 1936 年，当时 Montreal 著名的神经生理学家 Jasper 在《科学》杂志上发表了他关于大脑节律可变性的观点（Jasper，1936）。几十年来，临床脑电图的记录都是以 100Hz 左右的采样率进行的，人们仍然认为在 30Hz 以下的频率中发现了脑电图最重要的临床内容。

在最近的 10~20 年里，频率超过 70Hz 的振荡已经成为神经生理学研究的焦点，其目的是理解认知过程，同时也对疾病的病理性兴奋进行分析。80~500Hz 的高频振荡（High-frequency oscillations，HFO）已成为癫痫发生的可能生物标志物。本章旨在总结 HFO 在癫痫临床中的应用，并对颅内 EEG（iEEG）中 HFO 的记录、识别、分析和解释方法进行概述。

阅读本章时，重要的是需要注意术语“HFO”的应用并不统一，不同论文虽然使用同一术语，实际上可能分析的是完全不同的 EEG 现象。虽然经典的 EEG 频带，如 α、β、θ 和 δ 有明确的定义，通常指相同的频率内容，但在 γ 及以上频率范围的定义就不太清晰。因此，在讨论结果时，明确说明所分析的频率范围是很重要的，表 11-1 和表 11-2 显示了临床癫痫病学中 HFO 定义的多样性，同时也展示了如何通过清楚地说明频率内容并处理这些定义上的差异。

表 11-1　HFOS 的定位价值：HFOs 和发作起始区（SOZ）关系的研究分析总结（一）

研究	癫痫类型	电极类型	HFO 定义	HFO 识别	显著性
Staba et al.，(2002，2004，2007)	mTLE	微 -DE	R（80~200Hz）和 FR（250~500Hz）	UAD，率 / 通道	FR
Jirsch et al.（2006）	**所有**	**MNI 大 -DE**	**R（100~200Hz）和 FR（250~500Hz）**	**带活动**	**FR**
Urrestarazu et al.（2007）	所有	MNI 大 -DE	R（80~200Hz）和 FR（250~500Hz）	VD，率 / 通道	FR
Worrel et al.（2008）	mTLE	微 -/ 大 -DE（混合）	R（250~500Hz）和 FR（250~1000Hz）	SAD，HFO 数量	R 和 FR
Jacobs et al.（2009，2010）	所有	MNI 大 -DE	R（80~250Hz）和 FR（250~500Hz）	VD，率 / 通道	R 和 FR，$P<0.001$
Bagshaw et al.（2009）	所有	MNI 大 -DE	R（80~250Hz）和 FR（250~500Hz）	VD，率 / 通道	R 和 FR，$P<0.001$
Khosrovani et al.（2009）	**mTLE**	**大 - 栅状和 DE**	**100~200Hz，300~400Hz，400~500Hz**	**频谱分析**	**100~200，400~500Hz，$P<0.05$；300-400Hz，$P<0.001$**
Brazdil et al.（2010）	NC 癫痫，FCD	大 -DE	R（80~200Hz）和 FR（200~450Hz）	UAD，率 / 通道	R
Crepon et al.（2010）	所有	大 -DE	>200Hz	SAD，HFO 数量	FR 仅见于 mTLE

续表

研究	癫痫类型	电极类型	HFO 定义	HFO 识别	显著性
Usui et al.(2011)	**mTLE**	**大 -DE**	**200~500Hz**	**VD**	**FR, esp. MTS**
Zijlmans et al.(2011)	所有	**MNI 大 -DE**	**R(80~250Hz)和 FR(250~500Hz)**	**VD, % covered per channel**	**R 和 FR, $P<0.05$**
Cho et al.(2012)	所有	大 - 栅状	R(80~200Hz)和 FR(200~500Hz)	SAD, 率 / 通道	R 和 FR
Kerber et al.(2013)	NC 癫痫, FCD	大 -DE 和栅状	R(80~200Hz)和 FR(200~450Hz)	VD, 率 / 通道	R 和 FR, $P<0.001$
Wang et al.(2013)	NC 癫痫	大 -DE 和栅状	R(80~250Hz)	VD, R 和棘波之间的关系	FR 和棘波 + R
Wu et al.(2014)	**mTLE**	**大 -DE**	**80~120Hz 和 120~300Hz**	**VD**	**Ictal>发作间期 HFO**
Kondylis et al.(2014)	mTLE	微 -/ 大 -DE(混合)	R(80~200Hz)和 FR(250~500Hz)	SAD, HFOs 数量	R 和 FR

粗体显示的研究包括发作期 HFO 分析。DE. 深部电极; SAD. 监督自动检测(supervised automatic detection); UAD. 无监督自动检测(unsupervised automatic detection); FCD. 局灶性皮质发育不良; VD. 视觉分析; R. 涟波; FR. 快速涟波; MNI. 蒙特利尔神经研究所(定制电极); mTLE. 内侧颞叶癫痫; MTS. 内侧颞叶硬化; NC. 新皮质; TS. 结节性硬化。

表 11-2　HFOS 的定位价值: HFOs 和发作起始区(SOZ)关系的研究分析总结(二)

研究	病人数	癫痫类型	电极类型	HFO 定义	HFO 识别	显著性
Ochi et al.(2007)*	**9**	**NC 癫痫**	**大 - 栅状**	**高达 300Hz**	**SAD**	**R**
Ramachandrannair et al.(2008)*	**5**	**NC 癫痫**	**大 - 栅状**	**HFO(150~250Hz)**	**SAD**	**R**
Jacobs et al.(2010)	20	所有	MNI 大 -DE	R(80~250Hz)和 FR(250~500Hz)	VD	R 和 FR
Wu et al.(2010)*	30	NC 癫痫	术中 ECoG(大)	R(80~250Hz)和 FR(250~500Hz)	VD	FR
Akiyama et al.(2011)*	28	NC 癫痫	大 - 栅状	R(80~200Hz)和 FR(200~300Hz)	SAD, 个体化阈值(Kittler's 法)	FR
Modur et al.(2011)	**6**	**NC 癫痫**	**大 - 栅状**	**HFO(>70Hz)**	**VD 和频谱分析, 前瞻性**	**HFO- 切除患者预后比较好**
Fujiwara et al.(2012)	**44**	所有	**大 - 栅状**	**80~150Hz, 150~300Hz, 300~500Hz**	**SAD(发作期和发作前)**	**所有频谱带**
Haelegen et al.(2013)	30	所有	MNI 大 -DE	R(80~250Hz)和 FR(250~500Hz)	VD	FR 和 R, 仅对于 mTLE 患者
Cho et al.(2014)	15	NC 癫痫	大 -DE& 栅状	R(60~200Hz)和 FR(200~500Hz)	SAD, 个体化阈值(Tuckey upper fence)	R 和 FR(SOZ), $P<0.01$
Okanishi et al.(2014)*	10	NC 癫痫, TS	大 - 栅状	R(80~200Hz)和 FR(200~300Hz)	SAD, 个体化阈值(Kittler's 法)	R, $P=0.038$; FR, $P=0.048$
Kerber et al.(2014)	22	NC癫痫,FCD	大 -DE 和栅状	R(80~200Hz)和 FR(200~450Hz)类型	VD 和模式分类	非持续性 R 类型, FR

粗体显示的研究包括发作期 HFO 分析。*. 表示儿科研究; DE. 深部电极; SAD. 监督自动检测(supervised automatic detection); UAD. 无监督自动检测(unsupervised automatic detection); FCD. 局灶性皮质发育不良; VD. 视觉分析; R. 涟波; FR. 快速涟波; MNI. 蒙特利尔神经研究所(定制电极); mTLE. 内侧颞叶癫痫; MTS. 内侧颞叶硬化; NC. 新皮质; TS. 结节性硬化。

术语“HFO”包括两种类型的振荡：涟波(ripples)和快速涟波(fast ripples)。这两种振荡都具有低波幅和短持续时间(<100ms)的特征。涟波振荡首次在健康啮齿类动物静止和休息状态下描述(Buzsaki,1986; Buzsaki et al.,1992)。它们通常与尖波密切相关呈尖-慢波涟波形态，因此，被认为对信息传递和诱导大脑可塑性非常重要。涟波定义在80~120/200/250Hz，因此与通常用于高达140Hz频率的高γ定义有一定重叠(Canolty et al.,2006)。“快速涟波”一词与癫痫研究密切相关，通常概括为200或250Hz以上的振荡(Bragin et al.,1999a)。

癫痫性HFO通常被定义为明显的振荡，它可以通过频率组成、节律性和波幅与背景脑电活动区分开。因此，不同的振荡不仅仅是频带的增加，而且应该或多或少有明确的起始和终止点。一些作者因此确定了一个最小长度，如4次连续振荡或与通道基础期相比波幅增加的阈值(Jacobs et al.,2008)。除了频率成分外，振荡的波幅和持续时间也是HFO定义的一部分，在进行任何分析之前须明确。

二、历史背景

对30Hz以上频率的兴趣始于20世纪80年代，当时动物神经生理学的研究表明，高达600Hz的频率在大脑皮质和皮质下不同区域的生理过程中发挥作用。同时，数字化EEG记录和放大器技术的进步使研究人员逐渐地记录到头皮和颅内EEG的高频成分。在人类，使用高度专业化的设备通过临床深部电极尖端的微电极在颞叶内侧结构中首次描述了80~500Hz的HFO(Fried et al.,1999)。这些最初的微电极研究成功识别了癫痫患者海马和内嗅皮质中80~200Hz的涟波振荡，这些涟波振荡的特征与之前在啮齿动物和猫身上描述的涟波振荡非常相似(Buzsaki et al.,1992; Ylinen et al.,1995)。这些涟波振荡主要存在于进行双侧深部电极置入的颞叶内侧癫痫(mTLE)患者的致痫性较小一侧的海马中。也可见于红藻氨酸大鼠癫痫模型的对侧CA1区。

相反，高于250Hz的快速涟波仅见于发展为慢性癫痫大鼠的致痫灶中，而不出现在初始癫痫状态后不再发作的大鼠中(Bragin et al.,1999b)。在人类内侧颞叶癫痫中，快速涟波主要见于发作起始区(seizure onset zone,SOZ)(Staba et al.,2002)。快速涟波和涟波的比率随海马容积的减少而增加，提示快速涟波的增加和涟波的减少与癫痫病的严重程度有关(Ogren et al.,2009)。来自内侧颞叶癫痫的首个微电极记录结果显示存在两种HFO类型：涟波，反映颞叶内侧结构的生理功能，和动物模型描述一致；而快速涟波是病理性振荡，显示上述结构的高致痫性。

三、临床癫痫中的致痫性 HFO

近年来，已经开发出不同类型的可以记录不同脑区的微触点和记录系统，因此应用微电极进行颅内记录变得更容易。尽管如此，大部分专业化的癫痫中心仍然使用商业性宏电极记录，并且在宏电极记录中对HFO的识别导致了对HFO作为癫痫组织特有的EEG振荡的更多认识和兴趣。2006年，Jirsch及其同事使用蒙特利尔神经研究所定制的电极，其表面积是人类微电极的600多倍，首次描述了癫痫患者的人类发作期HFO(Jirsch et al.,2006)。此后不久，在一个儿科病例系列中，应用更大的硬膜下栅状电极对高达300Hz的发作期HFO进行了描述(Ochi et al.,2007)。Urrestarazu及其同事再次使用来自蒙特利尔的较小宏电极首先详细描述了发作间期HFO，如在微触点中观察到的HFO，并最终证明在标准临床颅内EEG记录中观察HFO可能是可行的(Urrestarazu et al.,2007)。

使用临床电极的研究从一开始就分析了涟波和快速涟波，这两种类型的振荡之间的区别很快就变得不那么明显了。涟波和快速涟波振荡在可能的癫痫区域更为突出(Jacobs et al.,2008)。在用红藻氨酸处理过的大鼠的齿状回中，可观察到涟波和快速涟波，而健康大鼠的这个结构中从未出现过涟波(Bragin et al.,2004)。因此，涟波在本质上可能是生理性的或癫痫性的，这也解释了后来的微电极研究在SOZ内部和外部均观察到了涟波和快速涟波(Worrell et al.,2008)。从宏电极研究中观察到，频率的区分可能不足以描述生理性和癫痫性的HFO，这一现象不太可能是(电极)接触面积本身的问题，而是反映了更大和更多样的大脑结构的记录。因此，基于不同的大脑区域，涟波或快速涟波似乎都可以反映癫痫性活动或生理过程(Engel et al.,2009)。

四、癫痫区定位

(一) 激惹区

根据 Rosenow 和 Lüders(2001) 的研究，激惹区概括了大脑中产生发作间期癫痫性放电(Interictal epileptic discharges，IEDs)的部位，如癫痫性棘波和尖波(Rosenow and Lüders，2001)。微电极记录并不能提供有关 HFO 与 IEDs 之间关系的信息，因为这些电极通常不分析可直接显示 IEDs 的 EEG 部分。高通滤波器和自动分析工具的应用阻碍了首次宏电极研究中 IEDs 的显示(Jirsch et al.，2006；Ochi et al.，2007)。如果 HFO 和 IEDs 正好发生在完全相同的脑区，具有共同的产生机制，或者在很大程度上相互耦合，那么在颅内 EEG 中分析 HFO 的益处就值得怀疑，就须进行系统分析。Urrestarazu 等(2006)已经证明了伴随癫痫性棘波的慢波中高频带会被抑制，并假设这可能反映了增强的棘波后抑制。因此，同一组人分析了与 IEDs 同时出现的 HFO，从而得出了三种不同类型 HFO 的定义(Urrestarazu et al.，2007)：第一种是完全独立于 IEDs 的 HFO；第二种是与 IEDs 同时出现并且在未滤波的 EEG 上可见的 HFO；最后一种是在 IED 时出现但在未滤波的 EEG 中不可见的 HFO(示例见图 11-1A)。后来发现，37% 的涟波和 58% 的快速涟波与 IEDs 无关，这些 HFO 有时见于激惹区的边界之外(Jacobs et al.，2008)。与 IEDs 和 HFO 之间不完全耦合的观察结果一致，仅 44% 的棘波与涟波同时出现，23% 的棘波与快速涟波同时出现。具有 IEDs 的区域总体上似乎比产生 HFO 的区域大，这表明 HFO 和伴有 HFO 同时出现的 IEDs 亚组可能比一般 IEDs 更能提示癫痫性组织(Jacobs et al.，2008；Wang et al.，2013)。

也有迹象表明，IEDs 和 HFO 在应对不断变化的内部和外部环境时表现出不同的行为。Zijlmans 及其同事对从发作间期到发作前和发作期过渡中的 IEDs 和 HFO 的发生情况进行了研究(Zijlmans et al.，2011)。虽然 HFO 从发作间期到发作前和发作期不断增加，但 IED 在发作前 10s 内表现出短暂的减少，然后才会出现发作期的增加。此外，在慢性颅内 EEG 监测期间，IEDs 和 HFO 对抗癫痫药物(Antiepileptic drugs，AEDs)变化的反应不同(Zijlmans et al.，2009)。当 AEDs 减少时，IEDs 不会发生系统性变化。相反，HFO 在 AEDs 减少的过程中显示出稳定的增长率。因此，可以得出结论，HFO 的变化与癫痫发作相似，因为它们都是在 AEDs 减量后增加，并且 HFO 反映了致痫性的程度。然而，这些研究仅包括少数患者，需要进行更大规模的研究，以便更全面地了解 AEDs 和 HFO 之间的相互作用。但是可以得出结论，HFO 和 IEDs，因为它们独立地发生和变化，所以它们很可能有不同的潜在病理生理机制和发生机制。

由于几个原因，人们对那些与 HFO 同时发生的 IEDs 特别感兴趣，特别是它们之间的差别可能是识别癫痫性大脑中具有不同功能的 IEDs 亚组的一种方法。啮齿类动物研究表明，IED 对癫痫活动可能是抑制性的，也可能是兴奋性的，这取决于它们发生的时间和区域(Barbarosie and Avoli，1997)。因此，IED 可以在海马的 CA3 区域上看到，只要该区域功能完整，IED 在这里有助于防止发作扩散到次级区域(如下托和 CA1)。相反，CA3 的功能丧失导致 CA1 和内嗅皮质发生 IED，这些棘波的发生率与发作频率明显正相关。因此，后一种棘波被认为反映了癫痫发生的进展阶段(Barbarosie and Avoli，1997)。最近的研究表明，不同的 IED 亚群不仅可以通过部位来区分，还可以通过形态学和与癫痫性 HFO 的共存情况来区分。Chauvière 及其同事研究发现，具有巨大慢波的 IEDs 在癫痫发生的后期出现，并且与癫痫发作的发生有关(Chauvière et al.，2012)。此外，在内侧颞叶癫痫的毛果芸香碱模型中，与 HFO 共同出现的棘波与未出现 HFO 的棘波表现不同，且在频繁癫痫发作之前在 CA3 区伴有 HFO 的棘波就很快表现出明显的增加，表明其具有兴奋功能(Levesque et al.，2011)。因此，来自动物研究的证据表明，IED 作为癫痫的电生理标志物可以支持各种功能，重要的是要确定区分这些棘波亚群的判别因素(示例见图 11-1C)。

上述观察结果更为重要，因为伴有 HFO 的 IEDs 似乎也是人脑中 IEDs 的一个重要亚组。首先，它们产生于部分(很少是完全的)激惹区，因此可能是一种有助于更好地了解激惹区的哪一部分是癫痫发作的主要驱动因素。此外，与一般 IEDs 相比，伴有 HFO 的 IEDs 与 SOZ 和癫痫组织的联系更密切(Jacobs et al.，2008；Wang et al.，2013)。因此，与单独分析 HFO 或 IEDs 相比，对伴有 HFO 的 IEDs 进行具体分析有几个优点。首先，单独的 HFO 时限很短，很难识别。如上所述，它们还可以

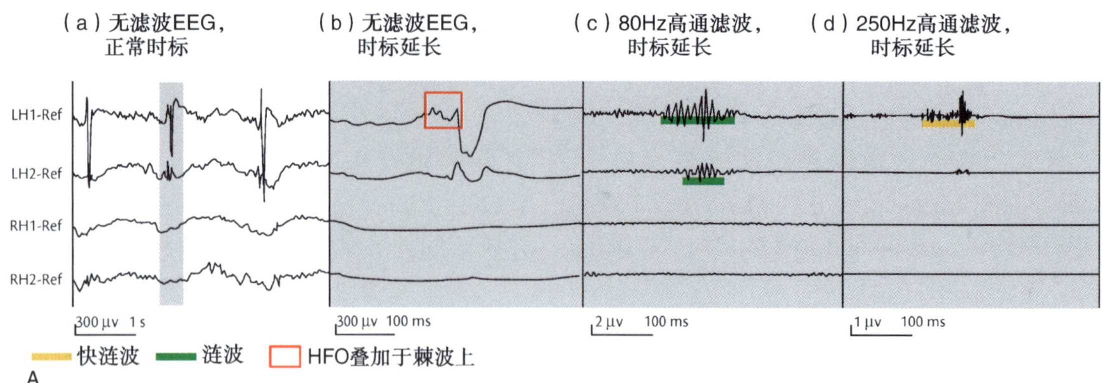

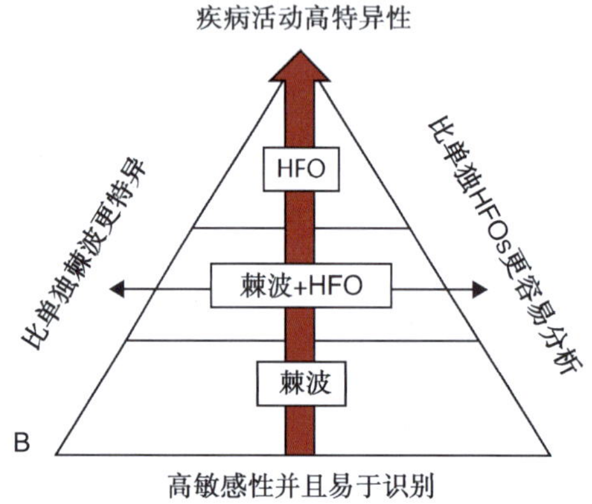

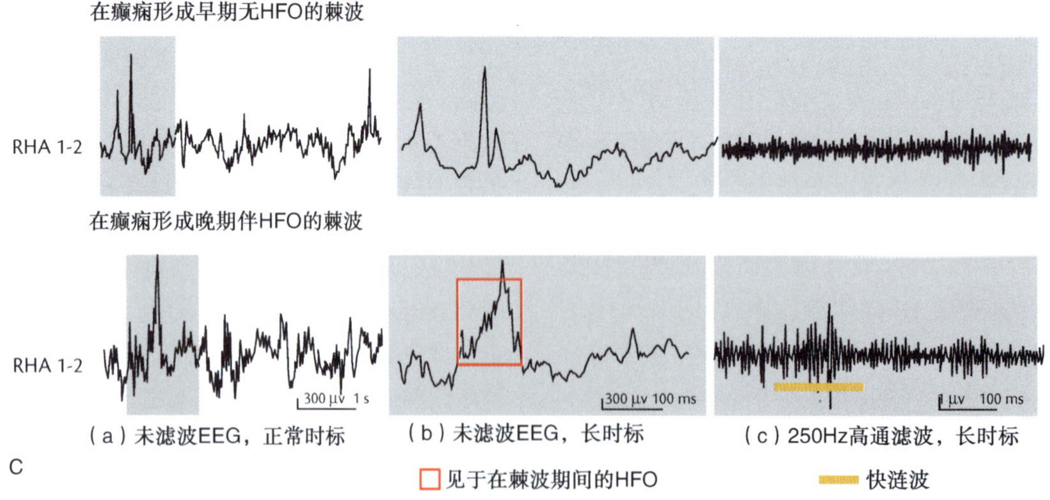

图 11-1 （A）在无滤波 EEG 上见到的与 HFO 同时出现的 IED 示例。（B）证明 HFOs 单独存在非常具有特异性，但由于持续时间短而很难在 EEG 中识别，相反，棘波虽然特异性不高，但容易辨认。两种标记联合可能使两种 EEG 现象的优点结合起来。（C）大鼠颞叶癫痫模型的数据。上面的 EEG 显示在癫痫发作发生前癫痫形成的早期没有 HFO 的 IED。下图显示，在癫痫的慢性期与 HFO 同时出现的 IED。*Adapted from Epilepsia，49（11），Jacobs J，LeVan P，Chander R，et al.，Interictal high-frequency oscillations（80-500Hz）are an indicator of seizure onset areas independent of spikes in the human epileptic brain，pp. 1893—1907，Copyright（2008），with permission from John Wiley and Son*

是生理性的或病理性的。只有对那些与 IEDs 同时发生的 HFO 的分析才有助于 HFO 的识别，并且才更有可能选择出癫痫性 HFO（Wang et al.，2013）。相反，单纯对 IEDs 的分析并不太特殊，切除产生 IEDs 的组织并不一定与术后癫痫发作的结果相关（Hufnagel et al.，2000）。然而，当只使用与 HFO 同时出现的 IEDs 时，特异性会增加。总之，如图 11-1B 所示，对伴有 HFO 的 IEDs 分析可能有助于描绘激惹区的亚区，这对于理解患者的癫痫网络非常重要。

（二）发作起始区

SOZ 的定义为在某个时间点负责产生癫痫发作的大脑区域（Rosenow and Lüders，2001）。在大多数颅内 EEG 研究中，它被定义为在慢性颅内 EEG 检查期间观察到的第一个发作期活动的脑区，因此，一名患者可能有多个独立的 SOZ。

SOZ 区域的定位已经成为大多数有关 HFO 研究的“金标准”，开始用于评价 HFO 作为癫痫组织标记物的价值。表 11-1 对涉及产生 HFO 和 SOZ 的区域之间有重叠的研究做了一个概括。所有的研究都发现癫痫发作的区域和 HFO 的产生之间有着显著的相关性，尽管患者群体以及记录和分析方法有很大的差异。令人放心的是，微电极和宏电极记录、视觉和自动检测方法以及发作期和发作间期分析都得出了非常相似的结论。然而，不应忽视两个主要局限性：第一，大多数的研究使用群体分析来显示 SOZ 内外 HFO 之间的显著差异；第二，到目前为止，我们还没有可靠的证据表明，所有不同的、具有强烈空间和频率内容的 HFO 分析，在产生机制和临床重要性方面实际上是一样的。因此，大量支持 HFO 主要发生在 SOZ 中的研究表明，高频振荡是产生癫痫发作组织的典型特征，但它们远不能证明在临床医学中的循证性应用是合理的。

（三）致痫区和手术切除

在难治性癫痫患者中发现 HFO 是因为他们主要见于颅内 EEG。因此，它们的临床意义主要是作为一种生物标志物，准确地划分出那些为达到术后无发作的结果必须切除的脑区。这些脑区被概括为致痫区，包括 SOZ 和其他可能导致癫痫发作的区域（Rosenow and Lüders，2001）。如果 HFO 能够识别出与癫痫发作产生有关的脑区，则有人假设，术后无癫痫发作的患者中，大部分产生 HFO 的区域（即使不是全部）应该都已经被切除，而在仍继续有癫痫发作的患者中则相反（图 11-2）。即使验证这一假说可能是临床上最有效的证据表明 HFO 对癫痫组织是独一无二的，但这种方法面临一些重要的实际局限性。其中之一就是颅内 EEG 的空间限制。因此，对于一个虽然所有产生 HFO 的区域都被切除，但术后仍存在癫痫发作的病人来说，研究者面临的问题是不知道 HFO 是否存在于颅内 EEG 未覆盖的大脑某处。这些看不见的 HFO 可能划定了其他引起残存癫痫发作的脑区，因此并不能简单认为 HFO 未能识别出相关的大脑区域（Jacobs et al.，2010）。简而言之，我们最好的金标准，即颅内 EEG，在这方面是失败的。到目前为止，大量的独立研究（表 11-2）已经对 HFO 切除与癫痫发作结果之间的联系进行了研究。所有的研究都发现切除的 HFO 数量与术后癫痫发作结果之间存在显著的相关性，但没有一个提供足够的临床证据来根据 HFO 的发生情况进行切除。

最近，一项 Cochrane 综述得出结论：基本上不存在使用 HFO 来制定手术干预的可靠证据（Gloss et al.，2014）。首先，大多数研究都是回顾性的群组分析，没有显示出任何证据表明在更大的患者组群中，切除 HFO 存在与个体相关的差异（Ochi et al.，2007；Jacobs et al.，2010；Wu et al.，2010）。Haegelen 等（2013）的研究包含了大量先前研究的患者，由于患者群体比较大，因此能够提供更详细的分析。此项研究就是一个很好的例子，说明大量单一的、患者数量很少的研究的困难（Jacobs et al.，2010）。他们详细的分析显示，术后癫痫发作预后良好和较差的患者之间 HFO 切除的差异仅见于颞叶内侧患者，而在新皮质癫痫的患者中不存在，尽管最初的研究表明对这两组患者都有意义（Haegelen et al.，2013）。另一个挑战是很难设定一个阈值，超过这个阈值，某个特定的脑区就会产生相应数量的 HFO。很少有病人某些脑区表现出很高的 HFO 发生率，而其他脑区却什么都没有。更现实的情况是，一些脑区 HFO 发生率很高，一些脑区则无 HFO，而许多脑区的 HFO 出现率很低。在一项回顾性研究中，这并没有那么重要，但如果使用 HFO 来决定皮质切除，就不可避免地需要一个明确的阈值。已经测试了两种不同的方法，以找到个体阈值并确定患者 HFO 发生率最高的区域（Akiyama et al.，2011；Cho et al.，2014）。第一种方

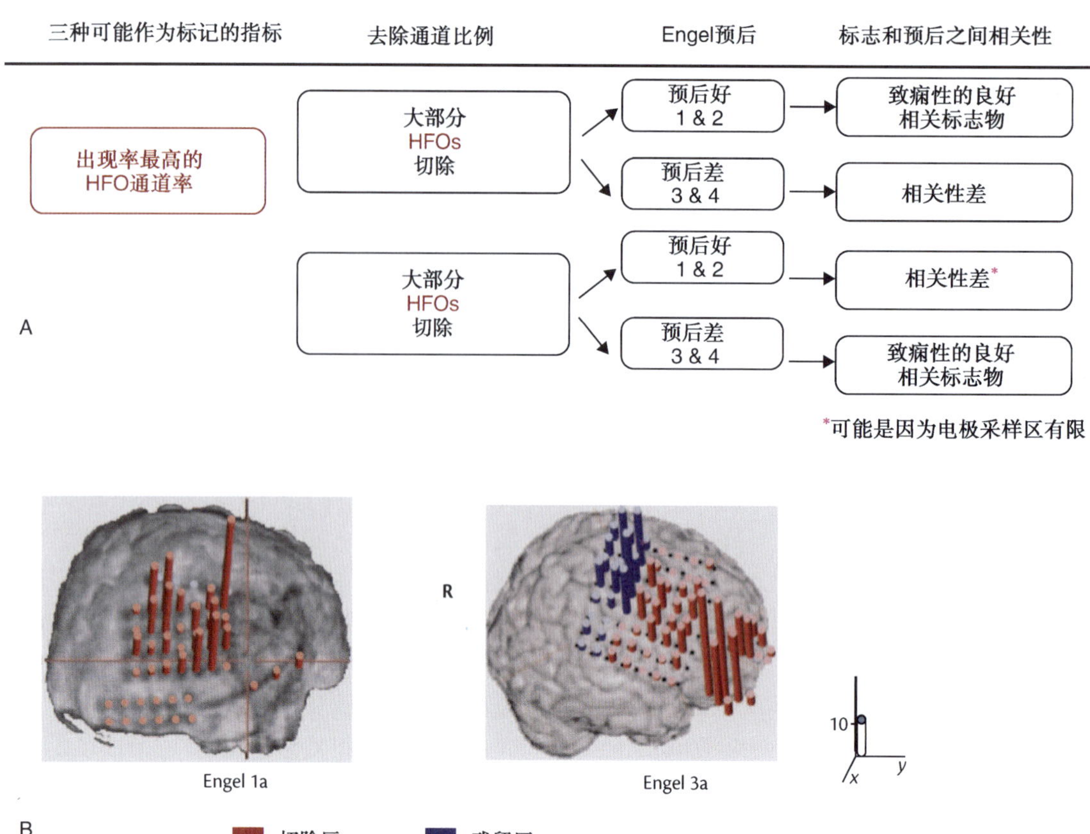

图 11-2 **(A)假如大部分产生 HFO 的脑组织切除后患者没有癫痫发作,或者小部分产生 HFO 的组织切除后患者继续有癫痫发作提示 HFO 是癫痫组织的生物标记假说的示意图。(B)证实(A)中提出的假说的两个病例实例。病人 MRI 的三维图像显示产生快速涟波的区域;红色柱是手术切除部分,蓝色柱是手术残留部分。柱的高度表示快速涟波的出现率。左侧的病人在手术后没有癫痫发作,所有具有快速涟波的触点都被切除。相反,右边的病人术后仍然有癫痫发作,大量的产生快速涟波的脑组织在术后仍然存在。(A)*adapted from Ann. Neurol.,67(2),Jacobs J,Zijlmans M,Zelmann R,et al.,High-frequency electroencephalographic oscillations correlate with outcome of epilepsy surgery,pp. 209-220,Copyright(2010),with permission from John Wiley and Sons***

法,Kittler 方法,它基于这样的假设,即由单个 EEG 通道采样的大脑区域可以分为两个高斯分布,一个具有高 HFO 率,另一个具有低 HFO 率。属于高 HFO 率范畴的脑区被认为与切除相关(Akiyama et al.,2011)。第二种方法被称为"Tukey"上围栏,用于识别 HFO 发生率非常高的区域,在经典统计意义上,HFO 发生频率确定为异常值。每个病人的这些具有极高 HFO 频率的脑区都认为是与切除相关的。这两种方法都证明可以提高个别病人 HFO 切除和术后癫痫发作预后之间的相关性,因此可能有希望建议用于未来的前瞻性研究。

在临床应用的道路上,未来需要两个步骤。首先,需要进行大型前瞻性多中心试验,这些试验并不是根据 HFO 的发生情况制定其切除方案,而是评估切除的 HFO 量是否可以预测术后癫痫发作的结果。下一步,有必要根据 HFO 的发生情况实际干预和制定切除方案,以证明 HFO 的临床相关性(Gloss et al.,2014)。Cochrane 综述确定了两项已经采用这种方法的非常小的研究,但它们仅限于 11 名患有新皮质癫痫且手术结果数据不完整的患者(Ramachandrannair et al.,2008; Modur et al.,2011)。另一个证明 HFO 与致痫区相关性的有趣方法是评估 14 名患者术前和术后 HFO 的发生情况以及手术预后(van Klink et al.,2014)。这种分析仅限于术中皮质脑电图,它允许在手术后记录切除边缘周围的脑电图。虽然快速涟波见于术后仍有癫痫发作的患者,但大多数患者在术后涟波增加,这表明振荡具有生理性质。

总之,大多数评估 HFO 临床相关性的研究均显示 HFO 发生和癫痫区之间存在一定相关性,表明 HFO 有望成为一个致痫组织的生物标志物。目前仍然遵循回顾性分析方法,在单个患者中,HFO

不能识别正确的脑区并不影响手术决定。在前瞻性研究中确定应该被切除的脑区，并在此基础上作出决定，这是一个完全不同层次的挑战。本章其余部分将分析在广泛的临床应用测试之前必须解决的 HFO 分析的三个方面：首先是 HFO 发生的患者间和患者内的变异性，其次是区分癫痫性和生理性 HFO 的挑战，最后是 HFO 分析的方法学陷阱。

五、患者间和患者内的变异性

当分析一个被认为是特定疾病特征的 EEG 事件时，重要的是评估该事件的出现是否依赖于外部或内部的影响，如睡眠阶段、药物的变化或麻醉剂的应用等。在 HFO 研究中，人们很早就认识到 HFO 的发生率随上述情况而变化。因此，与快速眼动（REM）睡眠或清醒状态相比，慢波睡眠中 HFO 发生率增加（Staba et al.，2004；Bagshaw et al.，2009）。如前所述，停用 AED 会导致 HFO 发生率增加（Zijlmans et al.，2009）。也有研究表明，依托咪酯增加 HFO 发生率，异丙酚降低 HFO 发生率，这具有重要的临床意义，因为这两种药物都是在术中颅内 EEG 监测过程中使用的（Rampp et al.，2014；Zijlmans et al.，2012）。尽管 HFO 在不同的时间点上存在这种可变性，但所有这些都有第二个共同发现：无论 HFO 水平发生多大变化，HFO 的定位都保持稳定。换言之，即使实际发生率有波动，也可以在个体患者中确定 HFO 发生率最高的脑区。

同一患者 HFO 发生率随时间的波动是有时观察到的患者脑内 HFO 发生率高可变性的原因之一。另一个原因是 HFO 的发生依赖于产生 HFO 的脑区。目前仍然缺乏关于 HFO 的频率、形态和水平的详细评估，但不同的研究表明，颞叶内侧和枕叶结构的 HFO 发生率通常高于新皮质的其他部分（Kobayashi et al.，2006；Jacobs et al.，2011）（图 11-3）。这一点在分析将电极置于内侧颞叶和新皮质的患者的 HFO 时尤为重要。如果进行分析的神经电生理学家没有意识到，同样高的发生率在新皮层结构中可能是一个明显的病理标志，而在内侧颞叶结构中却只是平均水平，那么旨在识别 HFO 发生率最高区域的阈值技术就可能无法识别最具有致痫性的区域。因此，HFO 发生率在患者内的可变性是一个很重要的挑战，它使癫痫组织的识别变得复杂。

术语“患者间变异性”是指 HFO 的绝对水平可能具有强烈的患者个体依赖性。因此，与该患者观察到的整体 HFO 活动相比，某一特定的 HFO 发生率在一个患者高，而在另一患者可能较低。这些差异的一个例子是 HFO 在不同类型的癫痫和癫痫病变中的发生。早期研究表明，在多种癫痫病变中都可观察到 HFO，如局灶性皮质发育不良（focal cortical dysplasia，FCD）、结节性灰质异位和内侧颞

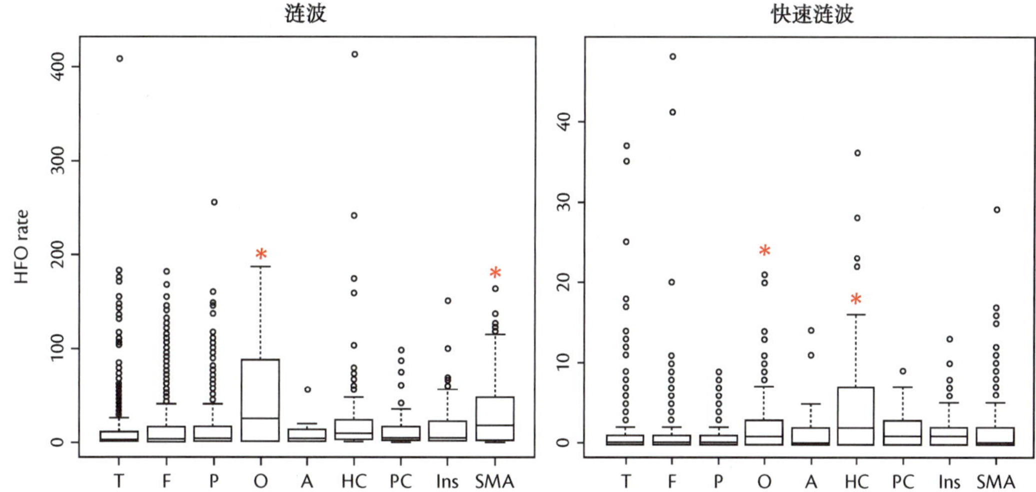

图 11-3　Freiburg 大学医学中心 32 名患者不同脑区 HFO 发生率的统计学比较。涟波在 SMA 和枕部结构中明显更为频繁，而快速涟波在海马和枕叶结构中比在所有其他脑区更为频繁。对于 SOZ 内和外的脑区来说都是如此。脑区产生 HFO 的可能性不一，是患者内 HFO 发生变异性的一个重要部分

T. 颞叶；F. 额叶；P. 顶叶；O. 枕叶；A. 杏仁核；HC. 海马；PC. 海马旁回；Ins. 岛叶；SMA. 辅助运动区；*. 与其他脑区相比有显著性差异（$P<0.001$）

叶硬化(Ogren et al.,2009; Jacobs et al.,2009a)。此外,可以发现 HFO 并不是在所有病变中都能观察到,或者并不是在整个病变中都能观察到,而只是在那些实际参与癫痫发作的病变部分可以观察到(Jacobs et al.,2009a)。同样,HFO 似乎并不是大脑病理性改变的非特异性标记物,而是与致痫性密切相关的,因此对癫痫区的定位具有很高的价值。然而,HFO 的发生率在不同类型的癫痫可能存在很大的差异。一项研究对 FCD 1 型和 2 型的患者(根据 Palmini 分类)(Palmini et al.,2004)进行了比较。在这组患者队列中,FCD 2 型病变患者组在植入电极前癫痫发病明显较早,癫痫发作次数明显较多,因此被认为患有更严重的癫痫。与 1 型 FCD 相比,这些患者 HFO 发生率一般也较高,并且与病变部位或 SOZ 无关(Kerber et al.,2013)(图 11-4)。这个例子再次证明,不可能使用高 HFO 率的一个通用界值来确定个体癫痫持续活动重要的区域。

总之,HFO 发生率在患者内和患者之间具有很大的变异性。到目前为止,已经确定一些影响因素,但许多其他因素可能会随之而来。考虑到在前瞻性研究中使用 HFO 作为癫痫组织的标志物,研究人员和临床癫痫病学家将面临应该切除哪些大脑区域的决定,必须开发新的方法和标准,帮助以个体化的方法确定癫痫组织。

六、生理性 HFO

本章重点介绍了 HFO 在癫痫中的应用,因此,不涉及大量关于高 γ 和 HFO 在认知方面重要性的研究。然而,值得注意的是,在符合伦理情况下,所有应用颅内 EEG 的认知研究也在癫痫患者身上进行过。在这样的实验条件中,很难确保观察到的 EEG 变化与完全健康的大脑中的相同,特别是大多数接受检查的患者都出现反复发作以及经过多种 AEDs 治疗多年。在目前的背景下,生理性高频活动主要被视为一个干扰因素,在确定相关癫痫性 HFO 时必须排除,但必须注意的是,在将来的诊断方法中,生理涟波振荡可用于识别记忆功能保留的区域(Axmacher et al.,2008; Kucewicz et al.,2014)。此外,诱发的高频活动目前用于表达性脑区的定位,取代传统的皮质刺激方法(Wang et al.,2009)。因此,如果能够清楚地区分生理性 HFO 和癫痫性 HFO,那么生理性 HFO 的识别可能会具有重要的临床价值。与诱发或任务相关的高频活动不同,癫痫性 HFO 和许多生理性 HFO 很可能是自发发生的,这是如何区分二者的主要挑战。

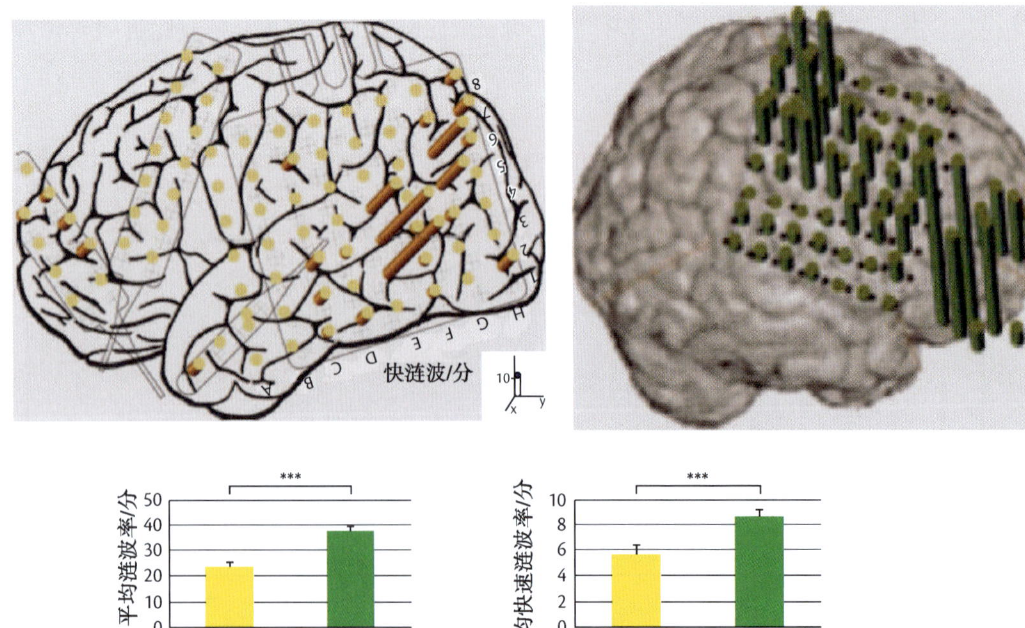

图 11-4 HFO 发生率因癫痫类型而在病人中存在差异。涟波和快速涟波的发生率在发育不良较严重的患者(FCD 2A 和 B 型,绿色)中明显高于发育不良较轻的患者(FCD 1A 和 B 型,黄色)。电极置入的三维图像显示的典型病例,左边是 FCD 1 型患者,只有很低的快速涟波率;右边是一个 FCD 2A 型患者,其快速涟波率一直很高

正如早期的微电极研究，根据频率鉴别生理性和病理性 HFO 是最直接的一种方法。涟波被认为是生理性的，而快速波纹，至少在海马体中被认为是病理性的。但在不久后的微电极和宏电极研究中发现在其他脑区并不总是如此（Engel et al.，2009）。引入"病理性 HFO"（pathological HFO，pHFO）一词是为了明确地指那些被认为是由癫痫组织产生的振荡。不仅涟波振荡曾被描述为最可能是痫性的，自发性快速涟波振荡也曾被认为是生理性的（Uematsu et al.，2013）。尽管很早就有对运动皮质上诱发的快速涟波的描述（Curio，1999），但是对于在休息和没有视觉刺激的情况下，枕区皮质上自发的快速涟波的报道却比较晚（Uematsu et al.，2013）。虽然通过睡眠期记录可以排除诱发的快速涟波对分析的干扰，但不幸的是，对于自发的涟波来说，情况并非如此。因此，每一个被识别的 HFO 实际上既可能是癫痫性的也可能是生理性的。

目前，解决这个问题的唯一办法是通过其他术前诊断工具将那些发生在认为具有致痫性脑区内的 HFO 认为是病理性 HFO。另一个选择是仅将那些与癫痫性棘波同时出现的 HFO 认为是病理性 HFO（Wang et al.，2013）。不幸的是，后一种方法因此仅限定在对激惹脑区的分析，并减少了 HFO 分析的额外获益。目前有几个研究小组正试图通过测定多种数值来鉴别生理性和癫痫性 HFO，如每种振荡的能量范围、波幅和扩散。这些研究面临一个实质性的问题，即如何明确识别癫痫患者大脑中的生理和病理性 HFO。显然，动物研究可以提供一个在癫痫背景下研究颅内 EEG 的机会，但解释结果时需要慎重，因为振荡的频率成分特别具有物种特异性，所以动物实验结果不能直接类推到人类。因此，人类研究试图通过诱发生理性 HFO 或分析同时出现的脑电活动（如尖慢波涟波）来识别生理性振荡，以此来确定一组生理振荡（Chrobak and Buzsaki，1996；Clemens et al.，2007，2011）。

另一种方法是分析由微电极和宏电极组成的联合电极的更多数据。研究显示病理性 HFO 是由自发的异常同步的棘波群爆发产生（Bragin et al.，2007，2011）。因此，可以在联合电极的微电极触点中识别病理性 HFO，并且可以详细分析宏电极触点的相关 HFO。同样，在这种类型的分析中，重要的是要记住 HFO 的那些特性，这些特性可能会根据癫痫类型和大脑区域而发生变化。

总之，生理性 HFO 自发存在于各个脑区，至今为止，对于神经生理学家来说，并没有找到简单的诊断性检查方法可以将其与病理性 HFO 区别开。随着更多团队研究数据的增加，可能在不久的将来会更好地将二者区分开。但在此之前，癫痫组织的定位和对已识别的 HFO 的解释还不完全可靠。

七、方法学的考虑

（一）记录技术

在最初 HFO 的研究中，HFO 记录仅局限于少数中心，主要应用微电极记录，并且需要特殊的设备。后来那些可常规置入颅内 EEG，并且配备有放大器采样频率在 1 000Hz 及以上的 EEG 设备的中心也可进行 HFO 记录。如今，在认知研究和癫痫中记录高 γ 及以上的趋势促进了放大器技术的发展，大多数生产用于该领域设备的大型公司现在提供的放大器可以实现采样率在 1 000~10 000Hz 的记录。因此，大多数设备供应商都可以提供满足记录 HFO 的基本硬件要求。存储空间、噪声环境和软件适应性是其他必须考虑的重要条件。患者数据安全的存储空间可能很昂贵，并且随着所选的采样率会成倍增加。因此，许多中心在进行慢性 EEG 记录时只选定特定的时间段或晚上进行高采样率的记录（Zijlmans et al.，2009）。对于大多数的应用，2 000Hz 的采样率可能就足够了；10 000Hz 的连续记录会迅速填满存储空间，而实际上可能帮助不大。

提高采样率也会导致更多高频噪声及其谐振波。虽然大多数公司提供新的和改进的放大器，但不能保证放大器和电缆的屏蔽足以确保脑电图质量可以识别出 HFO。定制屏蔽、调整记录房间、暂时禁止私人电子设备、选择短记录线等都可以提高单个记录的质量，但总的来说，这些工作远比在经典频率范围内记录 EEG 更具挑战性。

根据可用的技术支持，一个中心可要求设备供应商进行记录软件的改进，也可自行开发定制软件。到目前为止，还没有一个商业化的 EEG 系统提供了一个自动或半自动 HFO 分析的软件包。对于大多数系统，必须进行滤波设置的调整；在许多情况下，标记单个事件的选项是受限的。因此，文献中的大多数数据都是基于在 MATLAB 等平台上编程的定制程序（Jacobs et al.，2008）。

(二) 电极类型

如前所述,目前已经用所有不同类型的颅内电极记录了 HFO(总结见表 11-1 和表 11-2)。然而,电极类型可能会影响记录 HFO 的可能性,也会影响它们的检出。很早就有人假设,小电极,尤其是微电极,更适合记录被认为是由小的“发生器”产生的 HFO(Worrell et al.,2008)。电极接触点的大小可能对记录信号的信噪比有很大影响。一些研究表明,微电极触点更适合记录快速涟波(Worrell et al.,2008),而其他研究并未发现不同大小电极触点之间的显著差异(Chatillon et al.,2013)。值得注意的是,对于具有小型“发生器(generator)”的事件,进行比较尤其困难,因为两种不同的电极类型永远不会从完全相同的脑区记录,而是从相邻区域记录。因此,对联合电极不同的使用方法或许可以解释上述不同的研究结果(Worrell et al.,2008;Chatillon et al.,2013)。虽然在不同电极类型的记录中发现的不同 HFO 是否具有相同的频带和可比较的“发生器”这一问题没有确切的答案,但可以得出结论,所有记录的高频事件主要发生在不同的癫痫区域。因此,这些事件似乎都能够帮助癫痫学家识别致痫区域,即使它们并不完全相同。

新的研究表明,HFO 甚至可以在头皮 EEG 上看到。应用睡眠 EEG 数据的研究发现在涟波频带中存在与颅内描述非常相似的 HFO。它们也可以独立发生或与癫痫样棘波一起出现,并对癫痫发作起始区显示出高度特异性(Andrade-Valenca et al.,2011)。长程 EEG 记录的研究表明,HFO 最常见于 EEG 监测期间也表现出其他发作间期癫痫性放电的患者中(Melani et al.,2013a)。头皮 HFO 很难识别,通常波幅很低。此外,必须仔细排除记录中所有具有高频活动的事件。Zelman 等通过同时使用头皮和颅内 EEG 记录来证明这些 HFO 的皮质基础(Zelmann et al.,2014)。0.1%~1% 颅内记录到的 HFO 中可在头皮记录中见到。令人惊讶的是,头皮 HFO 的皮质基质并不像头皮棘波所描述的那样由延伸到较大皮质表面的活动组成,而是由几个在棘波发生时具有高频活动的小偶极子组成。据推测,由于在高频带中观察到的信噪比增加,这些 HFO 可能在头皮上可见,尽管其范围很小(Zelma et al.,2014)。总之,有一些证据表明,HFO 可能在头皮脑电图上可见,但还需要更多的研究来证实这一点,目前尚不清楚头皮 HFO 是否与颅内观察到的 HFO 相当或相同(图 11-5)。

(三) 检测

三种主要的检测 HFO 的方法分别是:①视觉分析;②半自动检测;③自动检测。虽然视觉分析在某些研究环境中可能有帮助,但在临床环境中,只有自动检测才是可行的。

对于视觉分析,一个或几个有经验的 EEG 读图医师在正式 EEG 阅图前就可识别出 HFO。为了看到非常短和很小的振荡,必须拉长脑电图的时间标尺,以便不足 1s 的 EEG 可显示到屏幕上。高通或带通滤波器可用于避免高波幅的低频活动。图 11-6 给出了如何视觉分析 HFO 的示例。对于视觉分析,确定哪些振荡活动被视为 HFO 是很重要的。视觉分析有如下两大缺点:

首先,这是一个非常耗时的过程,尤其是如果不仅要分析一个脑区,而且要分析所有置入的电极触点。据估计,要识别 10 个通道的 10min EEG 的 HFO,需要花费长达 10h。所以,这种方法不适用于一般的临床工作,而且进行几个晚上 EEG 的长程记录也不可能。然而,Zelmann 等的一项研究表明,在对 EEG 进行 3min 的分析后,HFO 的定位信息保持稳定(Zelmann et al.,2009),这证实了许多研究将分析限制在一个选定的非常短的 EEG 周期内的决定是合理的。

第二个缺点是,视觉分析的主观性或对视觉分析者的高度依赖性。通过更多人阅图并计算阅图者一致性值(如 Cohen's kappa),可以减少阅图者偏差(Zelmann et al.,2009;Jacobs et al.,2010)。

自动检测和半自动检测的主要区别在于后者包括一个手动过程,在该过程中,自动检测得到验证,而诸如明显伪迹之类的错误检测则被排除在外。自动检测通常依赖于测量能量以及设置必须达到的能量阈值,以将信号的一部分识别为与背景活动不同,从而识别为可能的 HFO(Gardner et al.,2007;Worrell et al.,2008;Dümpelmann et al.,2012)。在进行任何检测过程之前,EEG 信号经过带通或高通滤波,将信号限制在感兴趣的频率范围内。设置用于检测的能量阈值可能是一个挑战,因为背景活动和波幅可能在颅内 EEG 通道之间有很大的差异。探测器尤其无法在高波幅振荡背景下识别出 HFO(Dümpelmann et al.,2012;Kerber et al.,2014)。一个建议的解决方案是分别计算基础段和通道特异性能量阈值水平(Zelmann et al.,2012)。

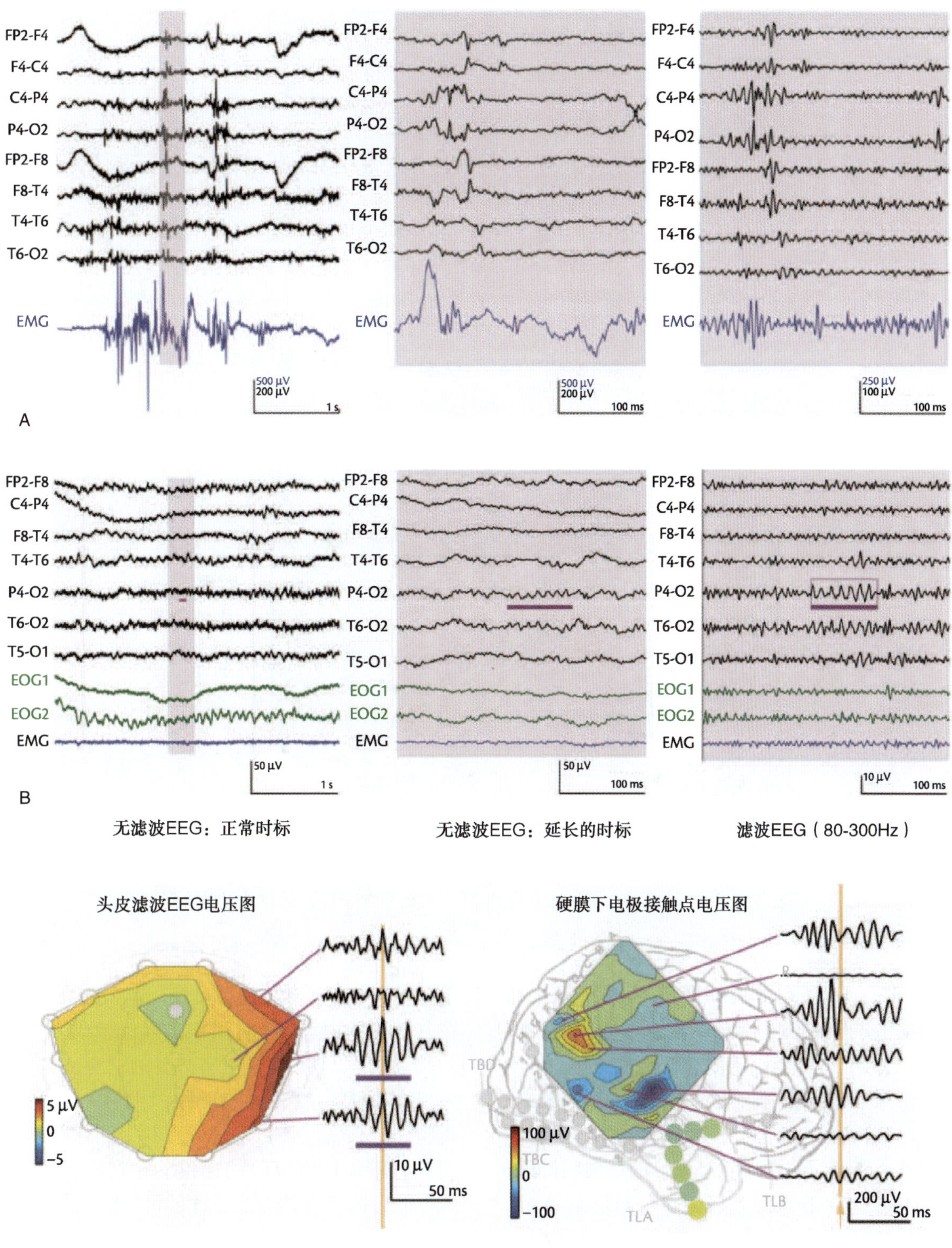

图 11-5 头皮 EEG 也可见到 HFOs。(A)实例：如果没有考虑到无滤波 EEG，典型的伪迹可能会误认为是 HFO。(B)一例头皮 HFO。(C)来自同时进行头皮和颅内 EEG 记录的研究实例。左边的电压图是在头皮 HFO 最大峰值的时候采集的，右边的电压图显示的是同一时间点硬膜下电极接触点采集的。*Adapted from Brain Topogr.,27(5),Zelmann R,Lina J,Schulze-Bonhage A,et al.,Scalp EEG is not a Blur: It Can See High Frequency Oscillations Although Their Generators are Small,pp. 683-704,Copyright(2014),with permission from Springer*

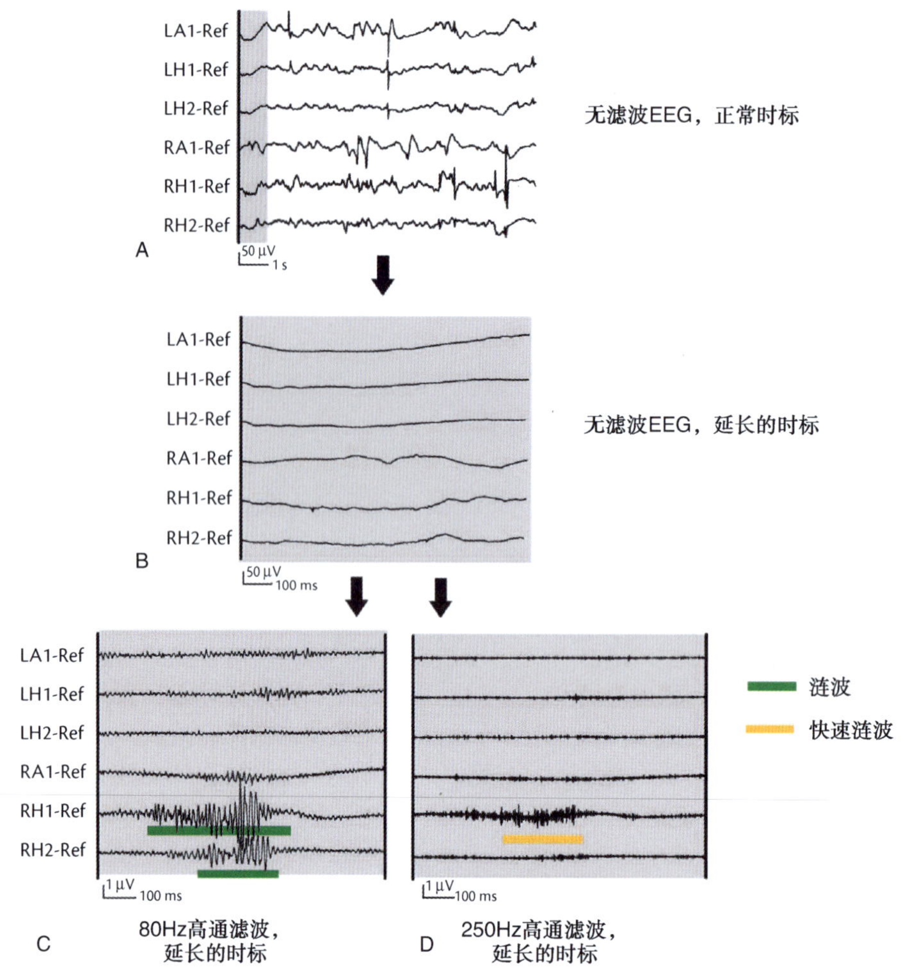

图 11-6　该示意图说明了 HFO 的视觉分析示例。需要注意的是，时标在（A）和（B）中的图像之间被拉长。（A）中的灰色柱代表（B）和（C）中所示的 EEG 部分。高通滤波应用于（B）和（C）中的图像之间。在左边涟波可以用 80Hz 高通滤波看到，在右边选用 250Hz 高通滤波可以看到快速涟波

这在由于同一病人所用电极类型不同、一个病人组中覆盖脑区不同而引起背景活动存在较大变异时可能特别有用。是应该使用宽带通方法还是有限带宽方法来检测相应事件目前争议颇多（Staba et al.，2004；Crepon et al.，2010）。新近研究表明，宽带通检测可能会误将快速瞬态信号的滤波（filtered fast transients）伪影识别为振荡事件（Benar et al.，2010），一些检测器试图通过特别搜索一般信号频率内容以上的明显带宽限制性事件来规避这一问题（Burnos et al.，2014）。

Zelmann 等很好地展示了不同的检测器（detectors）如何将不同持续时间的不同 HFO 检测出来（Zelmann et al.，2012）（图 11-7A）。同样，检测器的性能可能因患者所用电极类型和置入脑区的不同而有很大差异（图 11-7B）。因此，测试和评估某个检测器是不是能基于自己的数据可靠工作是非常重要的，并且应该避免盲目使用已发布的检测器。在临床上，在检测之前识别出可能被误认为 HFO 的伪迹尤为重要，甚至更有必要的是测试检测器是否可以在大多数通道中正确识别 HFO。因此，分析验证的长度应该是未来研究的主题，以便准确发现具有错误检测风险的通道。在临床工作中，10s 视觉验证的半自动方法是比较可行的。

HFO 的自动检测是临床应用 HFO 识别癫痫区域的唯一可行方法，在文献中可以发现有各种各样的检测器（detectors）。在每次临床或研究应用之前，根据记录的数据调整探测器的设置，以及验证检测器功能，是每个癫痫中心的职责所在。

（四）解释

对 HFO 发生的解释和对 HFO 的识别一样都是一个挑战。如上所述，首要一步是切除产生 HFO 的

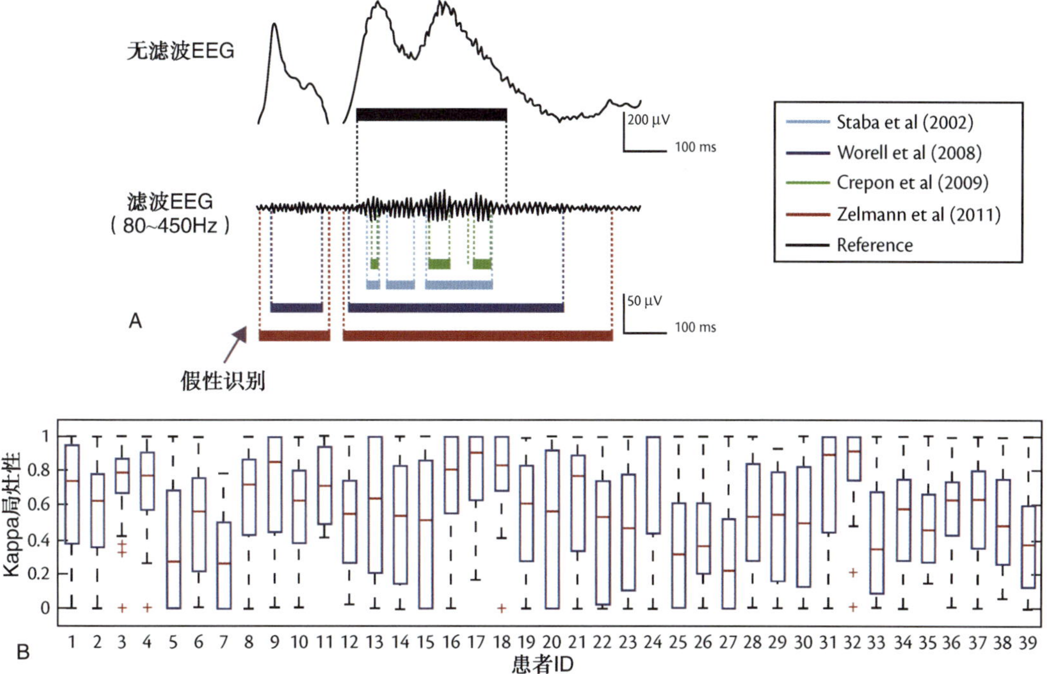

图 11-7 （A）不同检测器（detectors）对同一 EEG 信号和 HFO 的显示。根据检测器参数，标记的 HFO 的长度和水平可能会有所不同。（B）39 例患者的自动检测（Zelmann et al. 的检测器，2011）和视觉分析之间的 Cohen's kappa 值。在同一患者的不同通道之间，kappa 值变化很大，正如其在患者中的平均表现。因此，在目前的患者组中，很难预先判断检测器在通道或患者中是否有效。（A）*adapted from Clin. Neurophysiol.，123（1），Zelmann R，Mari F，Jacobs J，et al.，A comparison between detectors of high frequency oscillations，pp. 106-116，Copyright（2011），with permission from Elsevier*

组织和术后癫痫发作预后之间的相关性，从而确定 HFO 的阈值，该阈值能够识别对患者癫痫网络重要的区域。此外，不仅高频振荡的发生率（rates）对解释至关重要，其形状和脑区的背景活动也一样重要。Melani 等描述了三种不同类型的 HFO 模式，这些模式可以根据特定脑电图通道的主要背景模式加以区分。他们把背景低平并且只有散在高波幅 HFO 的电极触点与那些具有半持续和持续性振荡活动的电极触点进行了区分，后者的 HFO 只是在持续性背景振荡活动中的较高波幅振荡。虽然来自散在背景的 HFO 与癫痫组织密切相关，但那些处于半持续或持续性背景的 HFO 与癫痫组织无关（这种模式的例子见图 11-8A）。因此有人假设后者很可能是生理性的（Melani et al.，2013b）。此后不久，Kerber 及其同事证明，只有切除散在背景下显示 HFO 的组织才与术后无癫痫发作的结果相关，这一发现支持 Melani 的假说，即连续背景下的 HFO 不具有致痫性（Kerber et al.，2014）（图 11-8B）。背景活动对 HFO 的研究很重要，这只是 HFO 分析中许多未知的可能陷阱中的一个例子。

八、发作期和发作间期 HFO

在癫痫发作期或发作间期均可以进行 HFO 分析。到目前为止讨论的大多数数据都来自发作间期的记录。在此期间进行 HFO 分析的优势在于伪迹少，最好是在睡眠期间进行 HFO 分析（Bagshaw et al.，2009）。此外，短时间的 EEG 足以进行发作间期分析，而且阅图者不必等待自发性癫痫发作，这在使用术中急性记录的研究中得到了很好的证明（van Klink et al.，2014）。

一些研究集中在 HFO 是否在发作前阶段（preictal phase）表现出系统性变化。如果 HFO 反映了产生 HFO 组织的癫痫发作易感性，那么系统性的发作前增加是可能的，并且可以用于癫痫发作的预测。不幸的是，在癫痫发作前 15min 内并没有发现系统性变化（Jacobs et al.，2009b）。一些研究表明，癫痫发作前的最后 2~10sHFO 会增加（Khosravani et al.，2005；Zijlmans et al.，2011）。在癫痫发作前如此短的时间内，很难明确区分发作期和发作前活动，

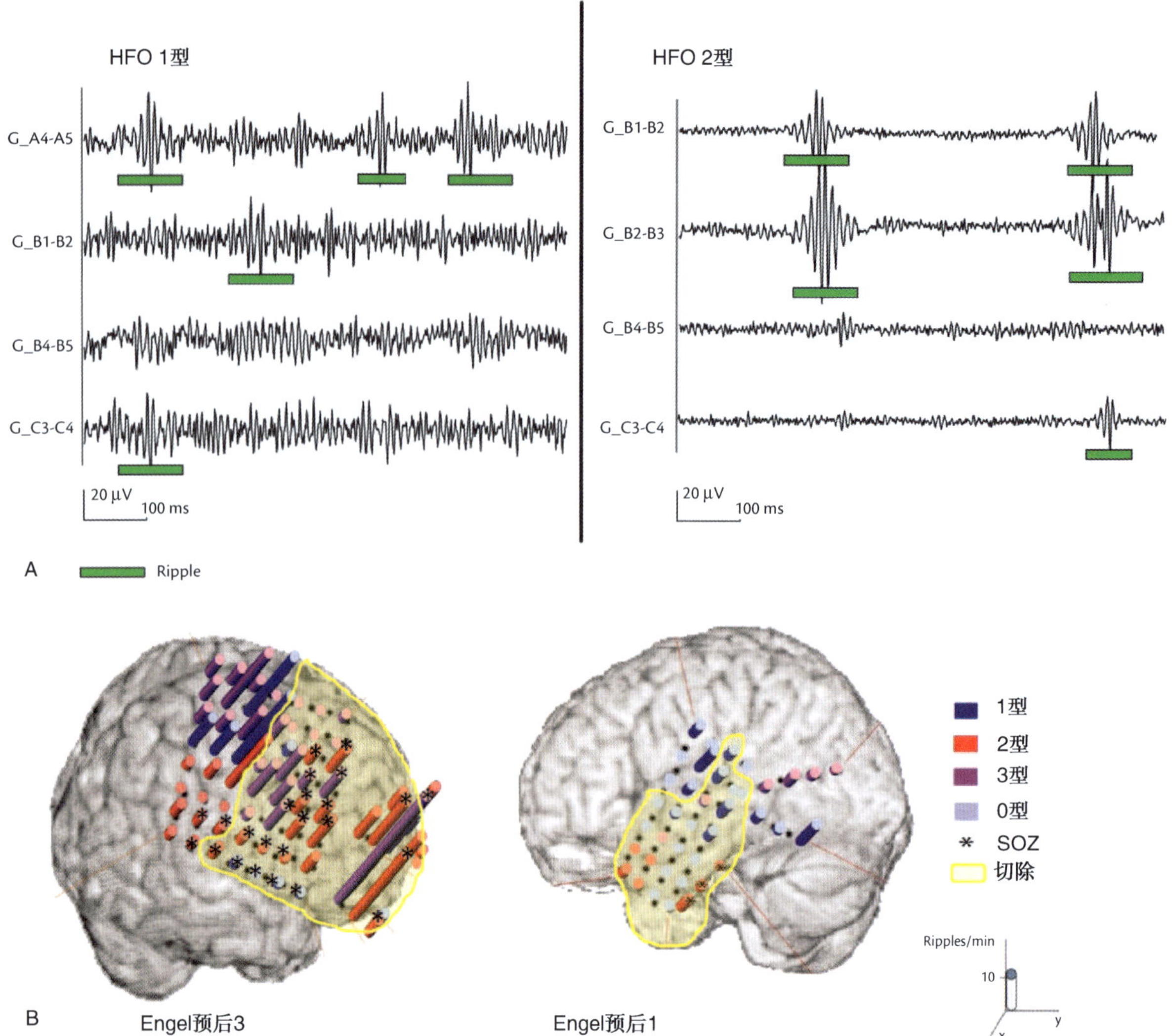

图 11-8　根据通道的背景活动，已经描述了 HFO 的不同类型。(A) 左边是一个伴 HFO 的持续性背景模式的 EEG 例子(类型 1)；右边显示的是伴高波幅 HFO 的安静背景 EEG。第三种类型具有半持续性的背景。没有任何 HFO 的通道被指定为类型 0。(B) 两个例子用来说明，切除安静背景下存在 HFO 的通道所在脑区对术后无癫痫发作的预后是很重要的。这些患者 MRI 的三维图像显示了手术切除的区域，该区域在手术后实现了癫痫无发作。柱的高度表示涟波出现率，颜色代表识别的 HFO 类型。致痫类型 2 局限于切除区域，而类型 1 和 3 也发生在切除边缘之外。*Adapted from Epilepsia, 54(8), Kerber K, LeVan P, Dumpelmann M, et al., High frequency oscillations mirror disease activity in patients with focal cortical dysplasia, pp. 1428-1436, Copyright (2013), with permission from John Wiley and Sons*

这就是为什么这一发现从未被视为发作前 HFO 增加的有力提示。然而，几项研究表明，在癫痫发作起始时 HFO 增加，与癫痫病因和发作类型无关(Jirsch et al., 2006; Perucca et al., 2014)。在发作起始区，发作期增加最为明显(Jirsch et al., 2006; Wu et al., 2014)，切除产生发作期 HFO 的区域与术后无癫痫发作的预后相关(Ochi et al., 2007; Fujiwara et al., 2012)。研究进一步表明，在癫痫发作初期广泛出现的 HFO 可能表明电极置入位置远离发作起始区(Jirsch et al., 2006)。发作期 HFO 分析有一个很强的优势，即必需的时间短且明确。相反，在癫痫发作期间，HFO 的识别是复杂的，尽管发作期 HFO 通常是高波幅的。HFO 活动趋于连续，并且很难从发作期棘波及其滤波等效物中区分出来(Zijlmans et al., 2011)。

九、展望 HFO 作为致痫性的标志

本章总结了 HFO 分析的用途和不足。许多研究已经证明 HFO 主要发生在癫痫组织中。而且，一些研究甚至表明癫痫性 HFO 的数量与记录时

的实际疾病活动和癫痫发作倾向有关(Zijlmans et al.,2009; Kobayashi et al.,2011)。生理高频活动和不同的生理性 HFO 在未来可以用来识别完整的功能性区域。因此,HFO 作为 EEG 生物标志物具有很大的潜力。然而,神经生理学家和研究人员应该意识到,识别和检测方法需要适应每种记录设置。在将 HFO 应用于临床之前,必须仔细解决一些悬而未决的问题。缺乏大型前瞻性试验的证据,而且从来没有根据 HFO 制订的切除手术。此外,广泛适用于临床的工具箱,包括可靠的自动检测和过滤器设置,仍然没有商业化。因此,HFO 仍主要作为一种研究工具,但随着对 EEG 高频活动感兴趣的研究群体迅速增多,HFO 将有望在不久的将来成为一种可靠的脑电生物标志。

(陈述花 译,卢强 审校)

参考文献

Akiyama T, McCoy B, Go C, et al. (2011). Focal resection of fast ripples on extraoperative intracranial EEG improves seizure outcome in pediatric epilepsy. *Epilepsia*. 52:1802–1811.

Andrade-Valenca L, Dubeau F, Mari F, Zelmann R, Gotman J. (2011). Interictal scalp fast oscillations as a marker of the seizure onset zone. *Neurology*. 77:524–531.

Axmacher N, Elger C, Fell J. (2008). Ripples in the medial temporal lobe are relevant for human memory consolidation. *Brain*. 131:1806–1817.

Bagshaw A, Jacobs J, LeVan P, Dubeau F, Gotman J. (2009). Effect of sleep stage on interictal high-frequency oscillations recorded from depth macroelectrodes in patients with focal epilepsy. *Epilepsia*. 50:617–628.

Barbarosie M, Avoli,M. (1997). CA3-driven hippocampal–entorhinal loop controls rather than sustains in vitro limbic seizures. *J Neurosci*. 17:9308–9314.

Benar C, Chauviere L, Bartolomei F, Wendling F. (2010). Pitfalls of high-pass filtering for detecting epileptic oscillations: a technical note on 'false' ripples. *Clin Neurophysiol*. 121:301–310.

Bragin A, Engel J Jr, Wilson C, Fried I, Buzsaki G. (1999a). High-frequency oscillations in human brain. *Hippocampus*. 9:137–142.

Bragin A, Engel J Jr, Wilson C, Vizentin E, Mathern G. (1999b). Electrophysiologic analysis of a chronic seizure model after unilateral hippocampal KA injection. *Epilepsia*. 40, 1210–1221.

Bragin A, Wilson C, Almajano J, Mody I, Engel J Jr. (2004). High-frequency oscillations after status epilepticus: epileptogenesis and seizure genesis. *Epilepsia*. 45:1017–1023.

Bragin A, Wilson C, Engel J Jr. (2007). Voltage depth profiles of high-frequency oscillations after kainic acid-induced status epilepticus. *Epilepsia*. 48(suppl 5):35–40.

Bragin A, Benassi S, Kheiri F, Engel J Jr. (2011). Further evidence that pathologic high-frequency oscillations are bursts of population spikes derived from recordings of identified cells in dentate gyrus. *Epilepsia*. 52:45–52.

Brázdil M, Halámek J, Jurák P, et al. (2010). Interictal high-frequency oscillations indicate seizure onset zone in patients with focal cortical dysplasia. *Epilepsy Res*. 90:28–32.

Burnos S, Hilfiker P, Surucu O, et al. (2014). Human intracranial high frequency oscillations (HFOs) detected by automatic time-frequency analysis. *PLoS One*. 9:e94381.

Buzsaki G. (1986). Hippocampal sharp waves: their origin and significance. *Brain Res*. 398:242–252.

Buzsaki G, Horvath Z, Urioste R, Hetke J, Wise K. (1992). High-frequency network oscillation in the hippocampus. *Science*. 256:1025–1027.

Canolty R, Edwards E, Dalal S, et al. (2006). High gamma power is phase-locked to theta oscillations in human neocortex. *Science*. 313:1626–1628.

Chatillon C, Zelmann R, Hall J, Olivier A, Dubeau F, Gotman J. (2013). Influence of contact size on the detection of HFOs in human intracerebral EEG recordings. *Clin Neurophysiol*. 124:1541–1546.

Chauvière L, Doublet T, Ghestem A, et al. (2012). Changes in interictal spike features precede the onset of temporal lobe epilepsy. *Ann Neurol*. 71:805–814.

Cho J, Joo E, Koo D, Hong S, Hong S. (2012). Clinical utility of interictal high-frequency oscillations recorded with subdural macroelectrodes in partial epilepsy. *J Clin Neurol*. 8:22–34.

Cho J, Koo D, Joo E, et al. (2014). Resection of individually identified high-rate high-frequency oscillations region is associated with favorable outcome in neocortical epilepsy. *Epilepsia*. 55:1872–1883.

Chrobak J, Buzsaki G. (1996). High-frequency oscillations in the output networks of the hippocampal–entorhinal axis of the freely behaving rat. *J Neurosci*. 16:3056–3066.

Clemens Z, Molle M, Eross L, Barsi P, Halasz P, Born J. (2007). Temporal coupling of parahippocampal ripples, sleep spindles and slow oscillations in humans. *Brain*. 130:2868–2878.

Clemens Z, Molle M, Eross L, et al. (2011). Fine-tuned coupling between human parahippocampal ripples and sleep spindles. *Eur J Neurosci*. 33:511–520.

Crepon B, Navarro V, Hasboun D, et al. (2010). Mapping interictal oscillations greater than 200 Hz recorded with intracranial macroelectrodes in human epilepsy. *Brain*. 133:33–45.

Curio G (1999). High frequency (600 Hz) bursts of spike-like activities generated in the human cerebral somatosensory system. *Electroencephalogr Clin Neurophysiol Suppl*. 49:56–61.

Dümpelmann M, Jacobs J, Kerber K, Schulze-Bonhage A. (2012). Automatic 80–250 Hz 'ripple' high frequency oscillation detection in invasive subdural grid and strip recordings in epilepsy by a radial basis function neural network. *Clin Neurophysiol*. 123:1721–1731.

Engel J Jr, Bragin A, Staba R, Mody I. (2009). High-frequency oscillations: What is normal and what is not? *Epilepsia*. 50:598–604.

Fried I, Wilson C, Maidment N, et al. (1999). Cerebral microdialysis combined with single-neuron and electroencephalographic recording in neurosurgical patients. Technical note. *J Neurosurg*. 91:697–705.

Fujiwara H, Greiner H, Lee K, et al. (2012). Resection of ictal high-frequency oscillations leads to favorable surgical outcome in pediatric epilepsy. *Epilepsia*. 53:1607–1617.

Gardner A, Worrell G, Marsh E, Dlugos D, Litt B. (2007). Human and automated detection of high-frequency oscillations in clinical intracranial EEG recordings. *Clin Neurophysiol*. 118:1134–1143.

Gloss D, Nolan S, Staba R. (2014). The role of high-frequency oscillations in epilepsy surgery planning. *Cochrane Database Syst Rev*. 10:CD010235.

Haegelen C, Perucca P, Chatillon C, et al. (2013). High-frequency oscillations, extent of surgical resection, and surgical outcome in drug-resistant focal epilepsy. *Epilepsia*. 54:848–857.

Hufnagel A, Dümpelmann M, Zentner J, Schijns O, Elger C. (2000). Clinical relevance of quantified intracranial interictal spike activity in presurgical evaluation of epilepsy. *Epilepsia*. 41:467–478.

Jacobs J, LeVan P, Chander R, Hall J, Dubeau F, Gotman J. (2008). Interictal high-frequency oscillations (80–500 Hz) are an indicator of seizure onset areas independent of spikes in the human epileptic brain. *Epilepsia*. 49:1893–1907.

Jacobs J. LeVan P, Chatillon C. Olivier A, Dubeau F, Gotman J. (2009a). High frequency oscillations in intracranial EEGs mark epileptogenicity rather than lesion type. *Brain*. 132:1022–1037.

Jacobs J, Zelmann R, Jirsch J, Chander R, Dubeau C, Gotman J. (2009b). High frequency oscillations (80–500 Hz) in the preictal period in patients with focal seizures. *Epilepsia*. 50:1780–1792.

Jacobs J, Kobayashi K, Gotman J. (2011). High-frequency changes during interictal spikes detected by time-frequency analysis. *Clin Neurophysiol*. 122:32–42.

Jacobs J, Zijlmans M, Zelmann R, et al. (2010). High-frequency electroencephalographic oscillations correlate with outcome of epilepsy surgery. *Ann Neurol*. 67:209–220.

Jasper H. (1936). Cortical excitatory state and variability in human brain rhythms. *Science*. 83:259–260.

Jirsch J, Urrestarazu E, LeVan P, Olivier A, Dubeau F, Gotman J. (2006). High-frequency oscillations during human focal seizures. *Brain*. 129:1593–1608.

Kerber K, LeVan P, Dümpelmann M, et al. (2013). High frequency oscillations mirror disease activity in patients with focal cortical dysplasia. *Epilepsia*. 54:1428–1436.

Kerber K, Dumpelmann M, Schelter B, et al. (2014). Differentiation of specific ripple patterns helps to identify epileptogenic areas for surgical procedures. *Clin Neurophysiol.* 125:1339–1345.

Khosravani H, Pinnegar C, Mitchell J, Bardakjian B, Federico P, Carlen P. (2005). Increased high-frequency oscillations precede in vitro low-Mg seizures. *Epilepsia*. 46:1188–1197.

Khosravani H, Mehrotra N, Rigby M, et al. (2009). Spatial localization and time-dependent changes of electrographic high frequency oscillations in human temporal lobe epilepsy. *Epilepsia*. 50:605–616.

Kobayashi E, Bagshaw A, Benar C, et al. (2006). Temporal and extratemporal BOLD responses to temporal lobe interictal spikes. *Epilepsia*. 47:343–354.

Kobayashi K, Yoshinaga H, Toda Y, Inoue T, Oka M, Ohtsuka Y, (2011). High-frequency oscillations in idiopathic partial epilepsy of childhood. *Epilepsia*. 52:1812–1819.

Kondylis E, Wozny T, Lipski W, et al. (2014). Detection of high-frequency oscillations by hybrid depth electrodes in standard clinical intracranial EEG recordings. *Front Neurol.* 5:149.

Kucewicz M, Cimbalnik J, Matsumoto J, et al. (2014). High frequency oscillations are associated with cognitive processing in human recognition memory. *Brain*. 137:2231–2244.

Levesque M, Bortel A, Gotman J, Avoli M. (2011). High-frequency (80–500 Hz) oscillations and epileptogenesis in temporal lobe epilepsy. *Neurobiol Dis*. 42:231–241.

Melani F, Zelmann R, Dubeau F, Gotman J. (2013a.) Occurrence of scalp-fast oscillations among patients with different spiking rate and their role as epileptogenicity marker. *Epilepsy Res.* 106:345–356.

Melani F, Zelmann R, Mari F, Gotman J. (2013b). Continuous high frequency activity: a peculiar SEEG pattern related to specific brain regions. *Clin Neurophysiol.* 124:1507–1516.

Modur P, Zhang S, Vitaz T. (2011). Ictal high-frequency oscillations in neocortical epilepsy: implications for seizure localization and surgical resection. *Epilepsia*. 52:1792–1801.

Ochi A, Otsubo H, Donner E, et al. (2007). Dynamic changes of ictal high-frequency oscillations in neocortical epilepsy: using multiple band frequency analysis. *Epilepsia*. 48:286–296.

Ogren J, Wilson C, Bragin A, et al. (2009). Three-dimensional surface maps link local atrophy and fast ripples in human epileptic hippocampus. *Ann Neurol.* 66:783–791.

Okanishi T, Akiyama T, Tanaka S, et al. (2014). Interictal high frequency oscillations correlating with seizure outcome in patients with widespread epileptic networks in tuberous sclerosis complex. *Epilepsia*. 55:1602–1610.

Palmini A, Najm I, Avanzini G, et al. (2004). Terminology and classification of the cortical dysplasias. *Neurology*. 62:S2–S8.

Perucca P, Dubeau F, Gotman J. (2014). Intracranial electroencephalographic seizure-onset patterns: effect of underlying pathology. *Brain*. 137:183–196.

Ramachandrannair R, Ochi A, Imai K, et al. (2008). Epileptic spasms in older pediatric patients: MEG and ictal high-frequency oscillations suggest focal-onset seizures in a subset of epileptic spasms. *Epilepsy Res.* 78:216–224.

Rampp S, Schmitt H, Heers M, et al. (2014). Etomidate activates epileptic high frequency oscillations. *Clin Neurophysiol.* 125:223–230.

Rosenow F, Lüders H. (2001). Presurgical evaluation of epilepsy. *Brain*. 124:1683–1700.

Staba R, Wilson C, Bragin A, Fried I, Engel J Jr. (2002). Quantitative analysis of high-frequency oscillations (80–500 Hz) recorded in human epileptic hippocampus and entorhinal cortex. *J Neurophysiol.* 88:1743–1752.

Staba R, Wilson C, Bragin,A, Jhung D, Fried I, Engel J Jr. (2004). High-frequency oscillations recorded in human medial temporal lobe during sleep. *Ann Neurol.* 56:108–115.

Uematsu M, Matsuzaki N, Brown E, Kojima K, Asano E. (2013). Human occipital cortices differentially exert saccadic suppression: intracranial recording in children. *Neuroimage*. 83:224–236.

Urrestarazu E, Jirsch J, LeVan P, et al. (2006). High-frequency intracerebral EEG activity (100–500 Hz) following interictal spikes. *Epilepsia*. 47:1465–1476.

Urrestarazu E, Chander R, Dubeau F, Gotman J. (2007). Interictal high-frequency oscillations (100–500 Hz) in the intracerebral EEG of epileptic patients. *Brain*. 130:2354–2366.

Usui N, Terada K, Baba K, et al. (2011). Clinical significance of ictal high frequency oscillations in medial temporal lobe epilepsy. *Clin Neurophysiol.* 122:1693–1700.

van Klink N, Van't Klooster M, Zelmann R, et al. (2014). High frequency oscillations in intra-operative electrocorticography before and after epilepsy surgery. *Clin Neurophysiol.* 125:2212–2219.

Wang S, Wang I, Bulacio J, et al. (2013). Ripple classification helps to localize the seizure-onset zone in neocortical epilepsy. *Epilepsia*. 54:370–376.

Wang W, Degenhart A, Collinger J, et al. (2009). Human motor cortical activity recorded with Micro-ECoG electrodes, during individual finger movements. *Conf Proc IEEE Eng Med Biol Soc.* 2009:586–589.

Worrell G, Gardner A, Stead S, et al. (2008). High-frequency oscillations in human temporal lobe: simultaneous microwire and clinical macroelectrode recordings. *Brain*. 131:928–937.

Wu J, Sankar R, Lerner J, Matsumoto J, Vinters H, Mathern G. (2010). Removing interictal fast ripples on electrocorticography linked with seizure freedom in children. *Neurology*. 75:1686–1694.

Wu S, Kunhi Veedu H, Lhatoo S, Koubeissi M, Miller J, Lüders H. (2014). Role of ictal baseline shifts and ictal high-frequency oscillations in stereo-electroencephalography analysis of mesial temporal lobe seizures. *Epilepsia*. 55:690–698.

Ylinen A, Bragin A, Nadasdy Z, et al. (1995). Sharp wave-associated high-frequency oscillation (200 Hz) in the intact hippocampus: network and intracellular mechanisms. *J Neurosci.* 15:30–46.

Zelmann R, Zijlmans M, Jacobs J, Chatillon C, Gotman J. (2009). Improving the identification of high frequency oscillations. *Clin Neurophysiol.* 120:1457–1464.

Zelmann R, Mari F, Jacobs J, Zijlmans M, Dubeau F, Gotman J. (2012). A comparison between detectors of high frequency oscillations. *Clin Neurophysiol.* 123:106–116.

Zelmann R, Lina J, Schulze-Bonhage A, Gotman J, Jacobs J. (2014). Scalp EEG is not a blur: it can see high frequency oscillations although their generators are small. *Brain Topogr.* 27:683–704.

Zijlmans M, Jacobs J, Zelmann R, Dubeau F, Gotman J. (2009). High-frequency oscillations mirror disease activity in patients with epilepsy. *Neurology*. 72:979–986.

Zijlmans M, Jacobs J, Kahn Y, Zelmann R, Dubeau F, Gotman J. (2011). Ictal and interictal high frequency oscillations in patients with focal epilepsy. *Clin Neurophysiol.* 122:664–671.

Zijlmans M, Huiskamp G, Cremer O, Ferrier C, Van Huffelen A, Leijten F. (2012). Epileptic high-frequency oscillations in intraoperative electrocorticography: the effect of propofol. *Epilepsia*. 53:1799–1809.

第 12 章

直流电漂移记录

Shasha Wu, Vernon L. Towle, Jonathan P. Miller, and Hans O. Lüders，著

一、前言

历史上，人们很少关注频率低于 delta（<0.5Hz）的大脑活动，因为伪迹导致难以对这些电位进行解释。但随着从模拟时代向数字时代的发展，临床 EEG 频谱已经得到很大的拓展。最近，直流电（direct current，DC）漂移已成为研究的“热点”话题。传统上，因为这些电位非常慢，以至于需要无限时间常数（time constant，TC），所以这种现象被称为 DC 漂移。也就是为了获得没有失真的记录，DC 放大器是必需的。最初，正如 Ernst Niedermeyer 所说，DC 有两个含义：一个是“直流电”——这种电流没有振荡，或在通过一个环路时保持一个方向；另一个意思是“直接耦合”——在放大期间没有放大器的耦合（Speckmann，2011）。多年来，曾使用过多个不同的名称，如“慢电位”“稳态电位”“持续电位”“发作性基线漂移”“慢皮质电位”“超低振荡”“极低频活动”和“超慢活动（infraslow activity，IFA）”。这些均属于 0.5Hz 以下的大脑活动。虽然现在可以用长时间限制（time constraints，TCs）的交流（alternating current，AC）放大器记录，但术语“DC 漂移”仍然被广泛接受和使用。在本章综述中，我们使用 DC 漂移术语来表示与癫痫发作或癫痫样放电一致的低频成分，而其他的低频成分（来自未知发生器）目前认为是伪迹。

研究表明，DC 漂移可能对确定致痫区具有临床意义。本章的目的是描述使用颅内 EEG 记录 DC 漂移，并对其在癫痫术前评估中的作用进行讨论。

二、历史

Richard Caton 于 1875 年首次报道兔和猴的大脑电流包含混杂快节律活动的非常低频的成分（Caton，1875；Ikeda，2000）。这些慢波成分通常被伪迹干扰，导致使用相对较短的 TCs 过滤掉所有的慢波。然而，在 20 世纪 40 年代，Libet 和 Gerard 报道用 DC 耦合放大器在咖啡因浸泡的青蛙大脑中记录到稳定电位（Libet，1941；Libet and Kahn，1947）。在研究直流电漂移和癫痫之间关系的道路上，其他的里程碑包括 Cohn 在 20 世纪 50 年代和 60 年代的证明，即癫痫发作与癫痫患者记录的基线缓慢下降有关（Cohn，1954，1964）。此外，Goldring 还报道了通过重复直接刺激皮质表面、静脉注射致惊厥药物以及在人类刺激丘脑中线诱发的全面性癫痫发作模型中的颅内直流电漂移（Goldring et al.，1950，1959；Vanasupa et al.，1959）。Chatrian 和他的合作者也在人类自发的 3Hz 棘慢复合波放电中观察到了直流电漂移（Chatrian et al.，1968）。1965 年，Gumnit 和 Takahashi 以及 Ayala 和 Walker 在一个实验动物模型中应用直流耦合放大器记录到发作性直流电漂移，但没有使用不能通过直流电的阻容耦合放大器（Ayala，1965；Gumnit and Takahashi，1965）。在 20 世纪 60 年代，Caspers 和 Speckmann 发表了大量的研究报道，在静脉注射致惊厥剂诱发全面性惊厥的动物模型中报道了直流电电位（Caspers and Speckmann，1969；Speckmann and Caspers，1969）。最近，Ikeda 等（1996 年）用交流放大器和长 TCs 记录了人类自发发作的直流电漂移。最终，在过去的 10 年里，随着数字记录脑电图的普及，直流电漂移的分析已经成为许多癫痫中心的常规做法。

除癫痫外，DC 漂移还与多种生理现象和病理状态有关，包括睡眠、认知功能、记忆和学习、过度换气、高碳酸血症和缺氧等（Altenmuller，1989；Rockstroh，1990；Uhl et al.，1990；Kohling et al.，1996；Lehmenkuhler et al.，1999）。

三、DC 漂移的记录

在动物和人类中已经用多种技术完成了 DC 漂移的记录，包括头皮 EEG、卵圆孔电极、颅内 EEG（硬膜下栅状和条状电极、硬膜外栅状和深部电极）和脑磁图（MEG）。

早期在动物模型中 DC 漂移的研究是在头皮记录中使用非极化银 - 氯化银（Ag/AgCl）电极进行的，而在颅内记录中是使用盐琼脂盐桥的甘汞半细胞电极（Goldring et al.，1950；Gumnit，1960）。大多数对 DC 漂移的人类研究都是用极化铂电极，有时也用极化金电极制成的硬膜下栅状电极（Hughes et al.，2005；Constantino and Rodin，2012；Rampp and Stefan，2012；Rodin et al.，2014）。在少数情况下，研究人员使用不锈钢电极，报道说只要使用高输入阻抗放大器（470kΩ 和 200MΩ），就可以成功地记录 DC 电位。这些研究者得出结论：由铂制成的硬膜下电极将更有效地记录慢电位（Ikeda et al.，1996，1998）。然而，并没有系统的研究来比较铂电极和不锈钢电极的差异。

最初，因为频率很慢（<0.5Hz），所以假设只有 DC 放大器可以显示 DC 漂移（Goldring et al.，1950；Cohn，1964）。然而，Ikeda 等（1996）能够用 10s 的长 TC、200MΩ 输入阻抗和 200Hz 采样频率的 AC 放大器记录 DC 漂移。商业上应用的硬膜下铂电极直径 1.5~3mm，间距 0.5~1cm。1996—2014 年，Ikeda 等记录了 20 多例难治性局灶性癫痫发作患者的发作期 DC 漂移，这些患者均进行了慢性置入的硬膜下栅状电极进行评估。在这些研究中，96%（23/24）的患者以及每位癫痫患者的 87%（范围 42%~100%）的癫痫发作中观察到了 DC 电位（Ikeda et al.，1996，1999；Kanazawa et al.，2015）。

DC 漂移也可以用深部电极记录。Mader 等（2005）在 5 例海马慢性置入深部电极和硬膜下条状电极的患者中证实存在 DC 漂移。应用 7~10 个铂合金接触点的深部电极，并在 TC 为 1.6s［低频滤波，LFF（low-frequency filter，LFF），0.1Hz］的条件下记录 EEG。在他们的 5 名患者中，发作期 DC 漂移的发生率为 78%（25/32 癫痫发作）。Wu 等（2014）分析了 15 例药物难治性颞叶内侧癫痫患者的发作性 DC 漂移。所有患者均长期置入双侧或单侧颅内深部电极，可同时在深部和皮质表面区记录。一般需要置入 7~14 个深部电极，根据详细的术前研究决定可疑的癫痫发作灶。每个深部电极由 12 个直径为 1.1mm、长度为 2.3mm 的铂铱圆柱体组成，均等间隔为 5mm（Integra Life Sciences，Plainsville，NJ，USA）。使用 Nihon-Kohden Neurofax 系统（Nihon Kohden America，Foothill Ranch，CA，USA）以 1kHz 的采样率和 AC 放大器记录颅内 EEG。TC 设定为 10s（LFF 0.016Hz）和高频滤波（high-frequency filter，HFF）设定为 30Hz；增益设置为 100μV/mm，以 60s/ 页的时标记录。所有电极均以颅内电极 / 电极接触点为参考，作为参考的电极 / 电极接触点参与癫痫发作起始的可能性最小，并且伪迹最少。共分析了 75 次癫痫发作（62 次癫痫临床发作和 13 次脑电图发作）。目测检查显示癫痫发作期有一致的正或负（向下或向上）直流 DC 电漂移。然而，开放 LFF 也发现了许多慢的伪迹，这些伪迹在标准 EEG 记录参数下是看不见或难以检测的。因此，为了更好地显示发作期 DC 漂移，通常需要关闭所有产生伪迹的电极，例如接近表面的电极。通过压缩时间比例（从 60~300s/ 屏）和关闭被伪迹干扰的电极，可以更容易地对慢电位信号进行视觉识别（图 12-1）。在 Wu 的研究中，癫痫临床发作和临床下发作的 DC 漂移发生率分别为 94% 和 78%（Wu et al.，2014）。所有 15 例患者至少有一次癫痫发作有发作期 DC 漂移。在同一病人的两次或两次以上的癫痫发作中，DC 漂移几乎总是具有相似的空间分布、极性和时间演变。因此，我们建议只有在 2 次或 2 次以上癫痫发作中表现出非常相似的时间演变和空间分布的 DC 漂移才可以确定为真正的 DC 漂移。反复癫痫发作时“慢波记录”的不可重复性通常提示记录的慢电位是一种伪迹。

大多数关于 DC 漂移的研究都是通过颅内记录进行的。然而，一些研究者报道，他们使用 AC 放大器（TC 5.3~10s）或 DC 放大器的银 / 氯化银头皮电极记录到癫痫患者头皮电极的 DC 漂移（Ikeda et al.，1997；Vanhatalo et al.，2003；Rodin et al.，2008）。Ikeda 等（1997）报道 1 例有关 9 岁难治性全身强直性癫痫发作的男孩，头皮 EEG 显示弥漫性电位低减模式，随后在左侧额颞区出现高波幅节律性活动，但在发作时只有左侧额颞区的电极观察到负向的 DC 漂移。据此他们得出结论：头皮记录的发作期 DC 漂移有助于癫痫发作起始的定侧。然而，在头皮 EEG 中只有 23% 的癫痫发作出现 DC

漂移，而应用硬膜下电极时，高达 85% 的癫痫发作出现了 DC 漂移（Ikeda et al.，1999）。对头皮电极记录的所有最初 DC 漂移的报道的严格分析表明，它们的实用价值非常有限。即使在相对无伪迹的颅内电极的记录中，区分伪迹和真正的发作期 DC 漂移也可能是具有挑战性的。在我们的研究中，我们在 2 次及以上的癫痫发作中恒定观察到具有相似的 DC 电位（在分布，极性和时间演变方面）。应用颅内 EEG 记录，其他研究组也报道了同一患者癫痫发作中 DC 漂移的一致性（Modur et al.，2012；Kanazawa et al.，2015）。因此，我们需要几乎等同的 DC 漂移才能得出 DC 电位实际上确实是由发作期癫痫样放电产生的结论。有趣的是，在上述任何研究中，作者均未提及两次及更多可重复性癫痫发作是得出 DC 漂移不是伪迹的条件。回顾这些图形也发现，这种一致性仅显示为一个探索。

除头皮脑电图外，Wieser 等（1985）还用由柱形 Ag-AgCl 小球制成的直径为 0.4mm，长度为 4mm 的卵圆孔电极和 DC 放大器记录到颞叶癫痫患者的发作期 DC 漂移。

使用频率为 0~0.01Hz 的滤波 MEG 记录为研究低频活动提供了机会。基于 DC 的 MEG 系统已经用于分析癫痫患者的超低频活动（Barkley et al.，1991；Bowyer et al.，2012；Rodin and Funke，2012）。高波幅超慢波活动 MEG 波形可在癫痫发作起始前 3min 内检测到，作者得出结论，因为没有颅骨使这些信号的衰减，所以 MEG 比 EEG 更容易显示这些特征性的慢漂移（Bowyer et al.，2012）。这些结果令人惊讶，因为通过颅内 EEG 记录，我们仅在常规脑电图发作期模式出现前 14s 记录到了最早的 DC 电位。此外，与头皮记录的 DC 电位一样，这些作者也没有对可重复性问题做说明或讨论。

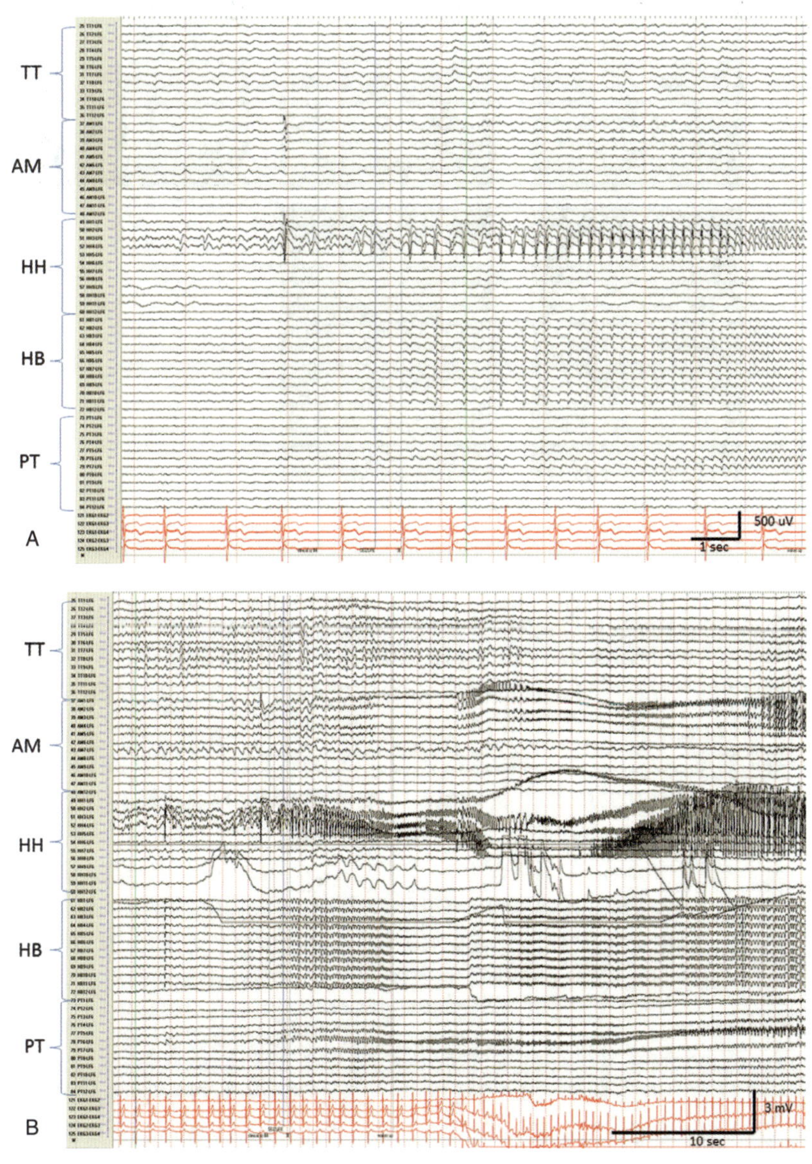

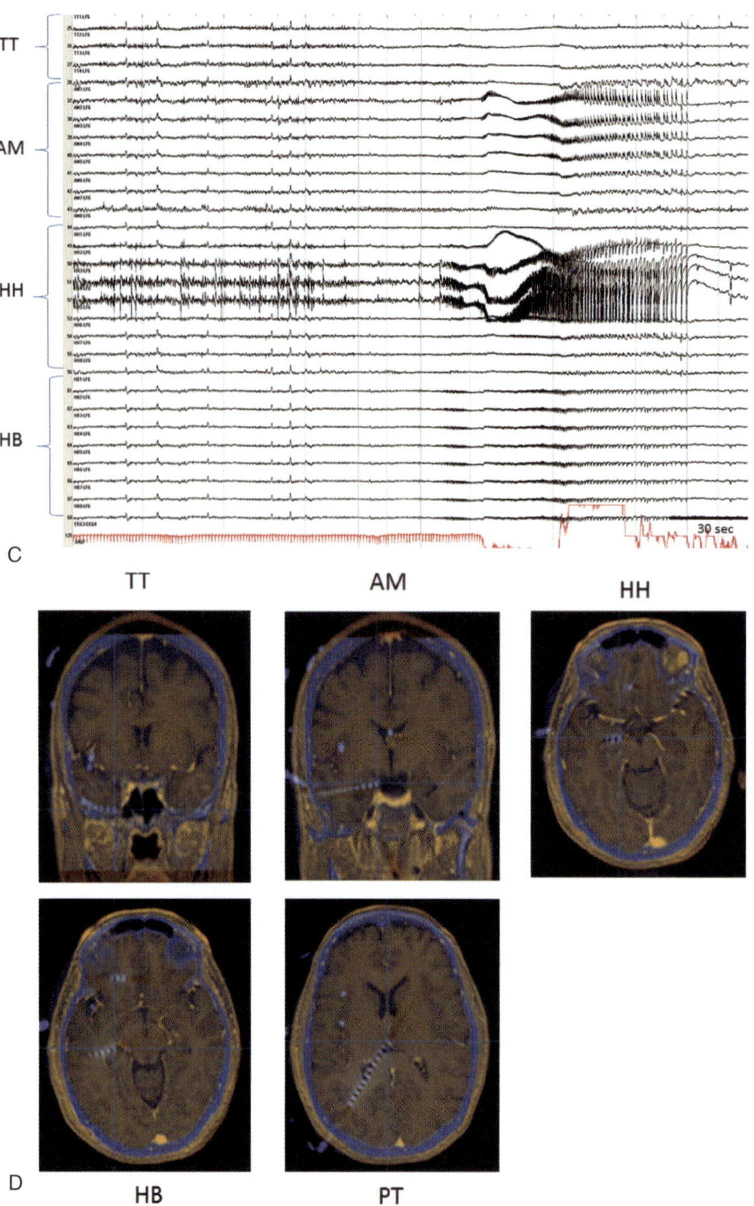

图 12-1　在一位内侧颞叶癫痫患者用 AC 放大器记录颅内深部电极的发作期 DC 漂移。(A)在传统 EEG 记录中(输入滤波设置为 5~120Hz，屏幕窗为 15s/屏，灵敏度为 100μV/mm)，发作起始区(IOZ)位于海马头部(HH 3~4)。(B)在常规脑电图(输入滤波为 0.016~15Hz，屏幕窗为 60s/屏，灵敏度为 100μV/mm)记录的发作起始 8s 后，在 HH 1~4 和 AM 1~4 观察到了发作期的 DC 漂移。(C)通过将时间比例从每窗 60s 压缩到 300s，关闭伪迹干扰的通道(AM，HH 和 HB 的通道 9~12)以及癫痫发作活动较少(PT 的所有通道和 TT 的 5~12 通道)的通道，可以更直观地识别出发作期 DC 漂移。(D)CT-MRI 融合成像显示的深部电极的解剖位置。(C)还说明，最早起始和最高波幅的发作期 DC 漂移(HH 3~4)对应于 IOZ(HH 3~4)。发作期 DC 漂移在发作扩散时仍可保持在较小的区域【在(B)和(C)中的 HH 1-4 和 AM 1~4，与(A)中常规 EEG 中癫痫发作放电(AM 1~5，HH 1~4，HB 1~11 和 PT 4~8)相比】。TT. 颞极；AM. 杏仁核；HH. 海马头；HB，海马体；PT，后颞

总的来说，头皮 EEG 或 MEG 包含太多的慢波伪迹，可能会将其误认为 DC 漂移。因此，此类记录的结果不可靠，不应用于做出临床决策。此外，我们用颅内电极记录发作期 DC 漂移的经验表明，最有用的发作期DC漂移非常局限（仅限于少数深部电极），并且通常位置很深。头皮电极或MEG均记录不到这些电位。因此，我们建议始终使用颅内EEG记录来分析DC漂移，以获得可靠的癫痫术前评估信息。

四、频率，波幅，持续时间和极性

对于“DC漂移”应包括在脑波频率内，文献中尚无共识。大多数研究人员认为，DC漂移应包括大脑活动的亚delta范围（0.5~1Hz）及更慢（0.01~0.5Hz）。如果使用AC放大器进行记录，则需要长TC。HFF不会影响记录，可以开启或关闭。如Rampp就是让高通滤波保持开放状态，使用0.1~0.5Hz的低通滤波（Rampp and Stefan，2012）。Rodin使用16s的TC（LFF 0.01Hz）和HFF为0.1Hz（Rodin and Modur，2008）。在Case University Hospital，我们常规将TC设置为10s，将HFF设置为30Hz。在此设置下，DC漂移的波幅通常为300~3 400μV，持续时间5~180s。它们可以易于被识别并与伪迹区分开（Wu et al.，2014）。采样率并不影响DC漂移；报道的采样率为200~2 000Hz。

研究者最初认为与癫痫发作相关的缓慢基线漂移在极性上是负相的。Goldring证明，在动物模型有规则给予抽搐性药物或丘脑的重复电刺激诱发全身性惊厥中，在癫痫发作活动之前出现一个负向漂移（Goldring，et al.，1950，1959；Sugaya et al.，1964）。Caspers和Speckmann发表了许多研究报道称在药物或高氧血症-低碳酸血症引起的动物模型惊厥发作期间，皮质表面会有持续的负向DC电位（Caspers and Speckmann，1969；Caspers et al.，1980，1987）。Gumnit和Takahashi（1965）发现在猫的大脑皮质局部使用青霉素引起的癫痫发作灶中心记录到强的负向DC漂移。他们观察到，尽管主要是正向尖波，DC漂移仍为负向。但是，最近的研究表明，DC漂移可以是正向或负向。在Ikeda实验室的系列论文中，不管病因和癫痫发作类型如何，23例患者中有21例的发作期DC漂移极性为负向（Ikeda，2008）。在最近发表文献中，在11/12名患者中（92%）观察到负向DC电位，其余的极性为正向（Kanazawa et al.，2015）。Mader等（2005）发现在5例患者的海马深部电极记录中，在全部伴慢电位漂移的25次癫痫发作中均在最大慢电位漂移点记录到极性为正相的慢漂移。在Case Western University Hospital的一项研究中，我们用深部电极记录到了正向和负向的发作期DC漂移。观察到具有明显的解剖学分布特点的偶极子样的形态：在杏仁核/海马复合体（A/H复合体）前部（如杏仁核、海马头或颞极区）的前部为负性，而A/H复合体后部（如海马尾部或颞后区）为正性。这一模式见于85%的45次既具有正向也具有负向DC漂移发作中（占68次具有DC漂移的癫痫发作的66%）以及9/15的病例中。最大正相与最大负相之间的距离为1~1.5cm。在一名患者的三次癫痫发作中，负性极值位于海马的内侧部分，而正性极值位于外侧（图12-1B，C）。在此例正性极值和负性极值之间的距离为0.5cm。这种独特的沿A/H复合体轴的偶极子分布如图12-2所示。DC漂移开始时的极性可以为正或负。对于这种偶极子分布我们没有明确的解释（Wu et al.，2014）。

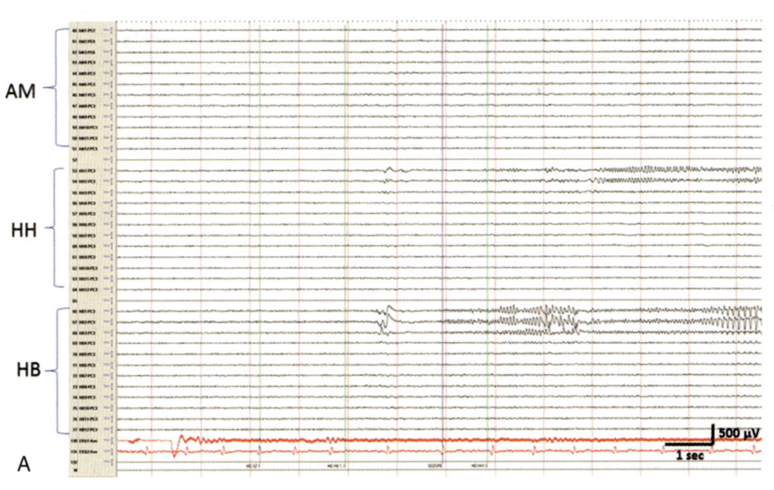

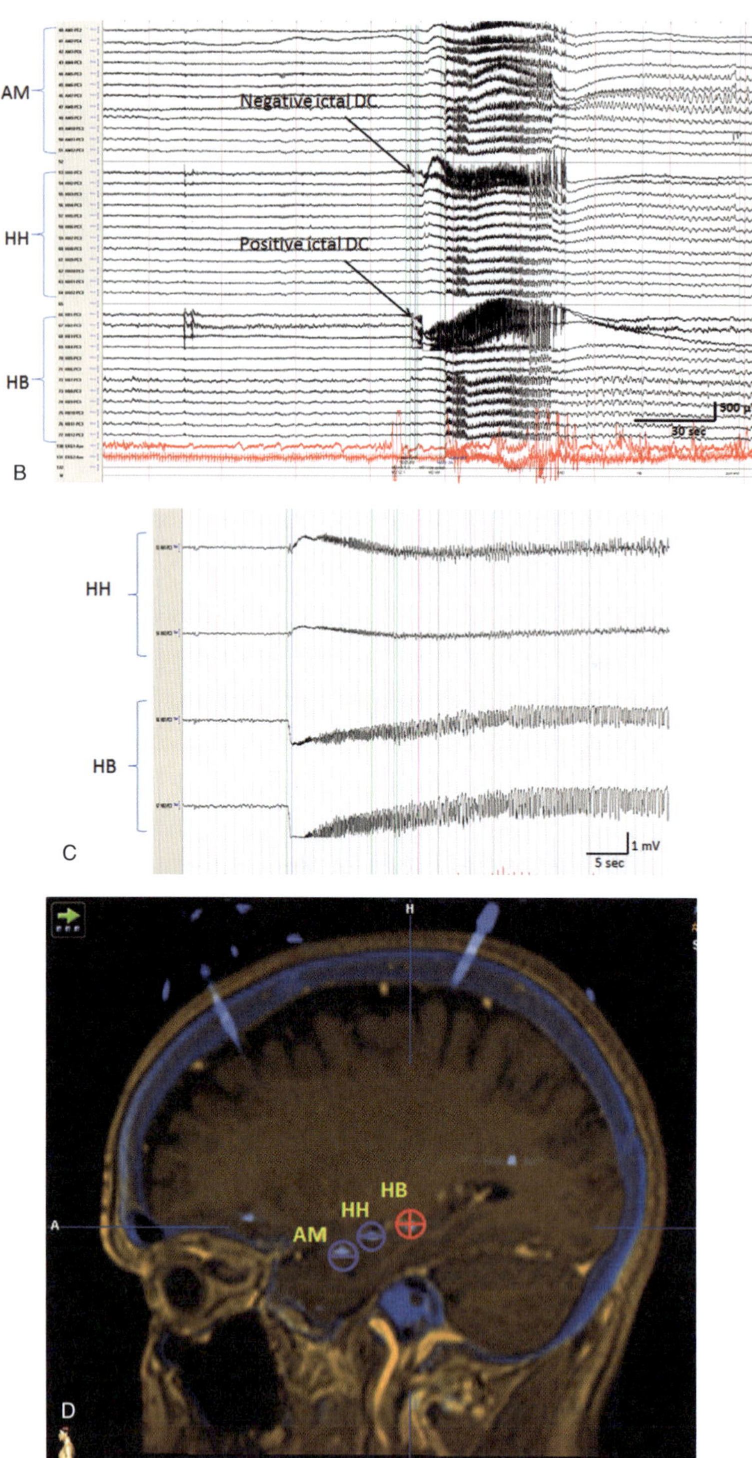

图 12-2　发作期 DC 漂移的偶极子沿杏仁核 / 海马复合体（A/H 复合体）纵轴的分布。（A）常规 EEG 记录（输入滤波设置为 5~120Hz，15s/ 屏幕窗和灵敏度为 100μV/mm）发作起始区（IOZ）在海马体内（HB 1~2），迅速扩散到海马头（HH 1~2）。（B）在 A/H 复合体的前段（HH 1~3）处观察到一个较大的负向 DC 漂移，在 A/H 复合体的后部（HB 1~3）观察到一个较大的正向 DC 漂移。在 AM 内侧记录中可以看到不太明显的负向 DC 漂移。（C）在邻近电极上可见相位倒置的 DC 漂移。DC 漂移记录的输入滤波为 0.016~15Hz，灵敏度为 100μV/mm，5min/ 屏幕窗（B）或 60s/ 屏幕窗（C）。（D）头矢状位 MRI 显示 AM 1，HH 1，HB 1 和偶极子的位置。负向由蓝色圆圈表示，正向由红色圆圈表示。负向峰（HH 1~2）和正向峰（HB 1~3）之间的距离为 1~1.5cm。本图也显示，发作期 DC 漂移的最早起始和最大波幅（HB 1~2）对应于 IOZ（HB 1~2）。AM. 杏仁核；HH. 海马头；HB. 海马体。（D）*reproduced from Epilepsia 55*（*5*），*Wu S*，*Kunhi Veedu HP*，*Lhatoo SD*，*et al.*，*Role of ictal baseline shifts and ictal high-frequency oscillations in stereo-electroencephalography analysis of mesial temporal lobe seizures*，*pp. 690-698*，*Copyright*（*2014*），*with permission from John Wiley and Sons*

五、机制

关于产生 DC 漂移的细胞机制仍存在争议。已经提出几种可能产生这种漂移的产生者：锥体神经元，神经胶质细胞和血脑屏障的变化。Li 和 Saguya 同时记录了皮质表面的细胞内膜电位和细胞外 DC 漂移。他们指出，从皮质表面记录的初始的负向 DC 电位对应于膜去极化。他们得出结论是初始的负向电位是由兴奋性突触后电位（excitatory postsynaptic potentials，EPSPs）的总和产生的突触电位，（Li and Chou，1962；Sugaya et al.，1964；Ayala，1965；Ayala et al.，1970）。Gumnit 的研究也支持 DC 漂移的神经元生成理论。在青霉素诱导的癫痫发作灶中心下方的表面和不同深部都记录到了负性 DC 漂移。然而，在癫痫发作灶的周围，观察到一个"垂直方向的偶极子"，表面呈正性，下方为负性。在每个癫痫发作灶的中心和周围，负性峰与皮质 V 层相关。因此，作者推测，病灶中心的负向漂移是由于该区所有神经元的大量去极化引起。与癫痫发作灶中心的所有神经元均去极化相比，周围区域表现为表面正向漂移但底层（第 V 层）负向漂移，表明在周围区域仅胞体和近端树突去极化。周围神经元的去极化较弱，可能是由于突触活动较少（Gumnit，1960；Gumnit and Takahashi，1965；Gumnit et al.，1970）。但是，这一想法已经受到其他研究者的挑战。

胶质细胞的电生理特征是缺乏动作电位和突触后电位；众所周知，它们对刺激的反应表现为缓慢的去极化和相对较宽的空间扩展范围（O'Leary and Goldring，1964；Sugaya et al.，1964；Roitbak and Fanardjian，1981）。从大鼠的神经元、神经胶质细胞和皮质表面同时记录到直接刺激锥体束的反应，Roitbak 注意到，从皮质表面记录到的负向电位在形式和时程上都与皮质胶质细胞膜电位的去极化漂移相似，但是和神经元膜电位漂移不同（Roitbak，1963，1965；Roitbak and Ocherashvili，1987）。在其他实验中，发现阵发性去极化漂移（paroxysmal depolarization shifts，PDS）是由星形胶质细胞释放的谷氨酸所诱发而且不被神经元突触活动抑制物所抑制（Tian et al.，2005）。这些结果表明胶质细胞去极化在慢电位电发生中起着至关重要的作用。

一些研究者也引用了 DC 漂移是由神经元和胶质细胞产生的证据。当在第 V 层记录时，DC 漂移行为和锥体细胞的膜电位行为非常相似。当在大脑皮质表面进行记录时，DC 漂移持续到癫痫发作结束，并且仅在发作停止后才逐渐恢复到发作前水平。然而，它们总是与非锥体神经元记录到的活动相一致（图 12-3）。这些研究表明，细胞层的 DC 电位主要由锥体神经元胞体和邻近的神经元结构产生，而与癫痫发作活动有关的浅表 DC 电位可能来源于神经元和功能相关的胶质细胞的混合发生器（Speckmann and Caspers，1979）。Bragin 等（2007）也报道了类似的发现：癫痫发作起始时的最初慢波在深部电极处为负向，在栅极电极处为正向。一种可能的解释是栅状电极主要记录皮质神经元的活动，深部电极可以记录来自白质的活动，从而测定神经元和胶质细胞活动的总和（Bragin et al.，2007）。上述解释得到了不同皮质分层细胞外

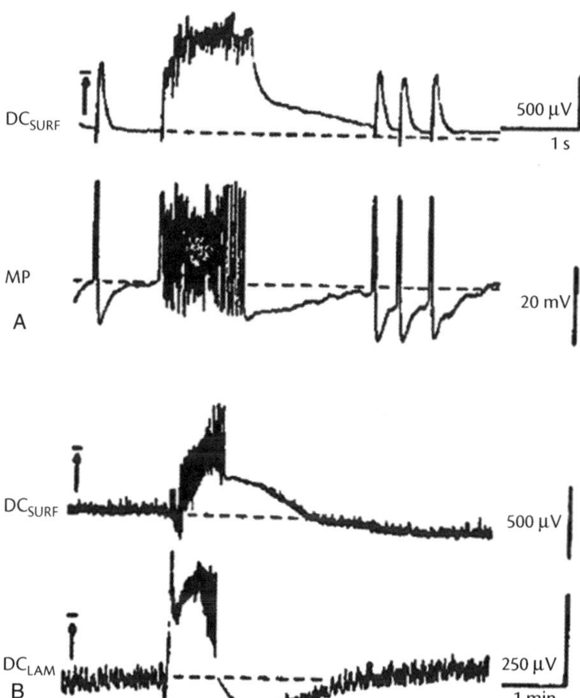

图 12-3　全面性癫痫发作期间及发作后，在皮质表面（DC_{SURF}）、锥体细胞层（皮质表面以下 1 700μm，DC_{LAM}）记录到的 DC 电位和锥体细胞膜电位（MP）之间的关系

A. 在癫痫发作期间，DC_{SURF} 和 DC_{LAM} 漂移均为负向，与神经元去极化显著对应。在癫痫发作结束时，有一个陡峭的神经元复极化和超极化（MP）。在这些 MP 变化中，DC_{SURF} 只是逐渐恢复到发作前水平。B. 当 DC_{LAM} 恢复到发作前的水平时，其达到了最大陡度，随后是一个短暂的正向漂移。*Reproduced from Speckmann E，Caspers H，Origin of Cerebral Field Potentials，Copyright（1979），with permission from Thieme Medical Publishers，Inc*

钾浓度的测定以及癫痫发作期间和发作后胶质细胞去极化直接记录的支持(图 12-4)(Kuffler et al.,1966; Somjen,1973; Heinemann and Lux,1977; Heinemann and Gutnick,1979; Somjen,1980; Caspers et al.,1987; Roitbak and Ocherashvili,1987; Speckmann,2011)。因此,DC 漂移似乎是由神经元活动引起的大量胶质细胞去极化而产生的。

如前所述,经常观察到发作期 DC 漂移发生在常规 EEG 发作之前(Ikeda et al.,1996; Kim et al.,2009; Ren et al.,2011; Wu et al.,2014)。这与发作期 DC 漂移是由于神经元细胞点燃后细胞外钾离子电流流动而导致胶质细胞去极化的结果假设不一致。然而,观察到的 DC 漂移可能先于常规 EEG 发作起始,可能的解释是假设癫痫灶中最初的细胞活动没有充分同步化,以至于无法被记录电极检测到。癫痫发作开始时同步性差的神经元放电在常规 EEG 描记中可能看不到,但仍可能导致显著的钾离子流,随后可能触发胶质细胞去极化。而且,癫痫发作中胶质细胞可能是神经元兴奋的主要来源。实验表明,星形胶质细胞可以自发地产生固有的 Ca^{2+} 振荡,通过缝隙连接扩散到邻近的星形胶质细胞,并诱发相邻神经元的突触活动(Parri et al.,2001)。

直流电漂移也可能有一个非神经元的起源,比如血脑屏障的变化。动物模型实验证实了这一点。癫痫发作可导致缺氧和高碳酸血症;PCO_2 升高会诱发猫的正向 DC 漂移(Caspers and Speckmann,1969、1972; Caspers et al.,1987)。缺氧期间脑肿胀增加时,正向 DC 漂移被延迟的负向漂移所代替。继发于 PCO_2 增加的 DC 漂移的变化与脑血流量的变化有关,而不是与神经元活动的变化相关(Besson et al.,1970; Vanhatalo,2011)。

总的来说,大多数研究者赞同 DC 漂移应该是仅继发于神经胶质细胞电位或继发于神经胶质细胞与锥体神经元共同产生的电位。

六、DC 漂移在癫痫术前评估中的作用

通过早期的实验动物研究(Gumnit and Takahashi,1965),了解到 DC 漂移具有定位价值。大量人类研究发现 DC 漂移的定位与传统的术前评估结果一致,并且发作期 DC 漂移的范围远小于常规发作期放电的分布范围(Ikeda et al.,1996、1997、1999; Mader et al.,2005; Fell et al.,2007; Kim et al.,2009;

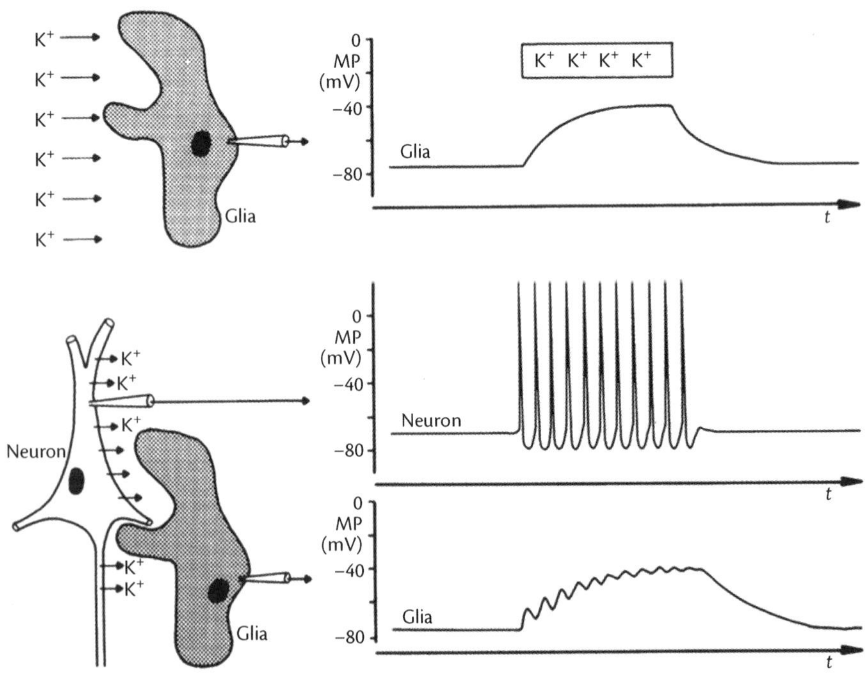

图 12-4　细胞外 K^+ 浓度增加引起胶质细胞膜电位(MP)的变化。细胞外施加 K^+ 时,胶质细胞膜去极化(左上和右上)。细胞外 K^+ 浓度随着邻近神经元的激活而增加,例如在癫痫发作期间(左下)。右中、右下分别显示神经元和胶质细胞反复点燃时 MP 的变化。*Reproduced from Schomer DL,da Silva FL, Niedermeyer's Electroencephalography,Copyright(2011),with permission from Donald L. Schomer*

Rodin et al.,2009; Wu et al.,2014; Kanazawa et al.,2015)。在6例难治性新皮质癫痫患者中,89/105次的癫痫发作中(85%)只有一个或两个电极观察到了DC漂移(Ikeda et al.,1999)。所有6例患者的DC漂移分布都比常规EEG更局限。外科切除范围包括DC漂移覆盖的所有区域(较小)和部分常规EEG的癫痫发作起始区(较大)的切除性手术后2例患者获得Engel Ⅰ级结果,4例患者为Engel Ⅱ级结果(Ikedai et al.,1999)。来自同组的另一项研究显示,在9/12例主要通过硬膜下栅状电极记录患者中,DC漂移分布范围较传统方法确定的发作起始区小。6例患者完全切除漂移最明显和第二个非常明显的电极所在区域的患者术后结果为Ⅰ级。在其他6例不完全切除的患者中(并非所有发作期DC漂移的电极涉及的皮质全部切除),其中5例属于Ⅰ级(Kanazawa et al.,2015)。4/6例新皮质癫痫患者依靠DC漂移正确定位了癫痫发作的起始区域,并且对于由DC漂移和高频振荡决定切除区域的患者,手术效果良好(Modur et al.,2012)。

发作期DC漂移与常规发作期EEG有着密切的时间和空间关系。15例内侧颞叶癫痫患者的68次癫痫发作中,57%DC漂移起始和常规发作期EEG起始一致,22%在常规脑电图发作之前,21%在常规脑电图发作之后(Wu et al.,2014)。DC漂移最早开始的区域与发作起始区(ictal onset zone,IOZ)的相关性高于DC漂移最高波幅区。在所有癫痫发作中,最早的DC漂移均见于IOZ。在60%的癫痫发作中,波幅最高的发作期DC漂移见于IOZ。在其余的癫痫发作中,最高波幅的发作期DC漂移位于IOZ的1~2cm范围或在一个密切相关的解剖区域内。在1例左侧内侧颞叶癫痫和左侧杏仁核病变的患者中,颅内EEG显示癫痫发作起始于海马头部(HH),而不是病灶。最早出现的DC漂移也发生在HH,而不是病变部位(图12-5)。这一观察结果表明,DC漂移标志致痫性,而不是病变。

在我们的观察中,与常规EEG相比,在发作起始后的3s内,发作期DC漂移明显局限于一个更为局限的区域,并且在癫痫发作演变过程中不像常规EEG那样广泛扩散(Wu et al.,2014)。这表明,在有创的术前EEG研究中,当定位致痫区时发作期DC漂移的评估可以补充和提高常规EEG的发现。

有一份报道表明,发作期DC漂移与常规EEG记录相比没有明显优势。该项研究仅包括4例患者,只有1例患者清晰记录到了可重复的DC漂移(Gross et al.,1999)。在此例,DC漂移并没有为临床提供更有用的信息。然而,这些结果并不一定与我们的发现相矛盾。如前所述,发作期DC漂移主要是对传统EEG记录结果的补充。此外,高频振荡的记录也可以提供一个额外的补充,在我们试图精确地确定致痫区的位置和范围时可以增加准确性。

七、结论

数字宽频带EEG技术的应用使得DC漂移可以通过栅状或深部电极可靠地进行颅内记录。有几个因素可能会影响记录结果,包括放大器的类型,时间常数和电极材料。可选用长TC(如10s)的DCAC放大器。可靠的DC电位可以用市售的颅

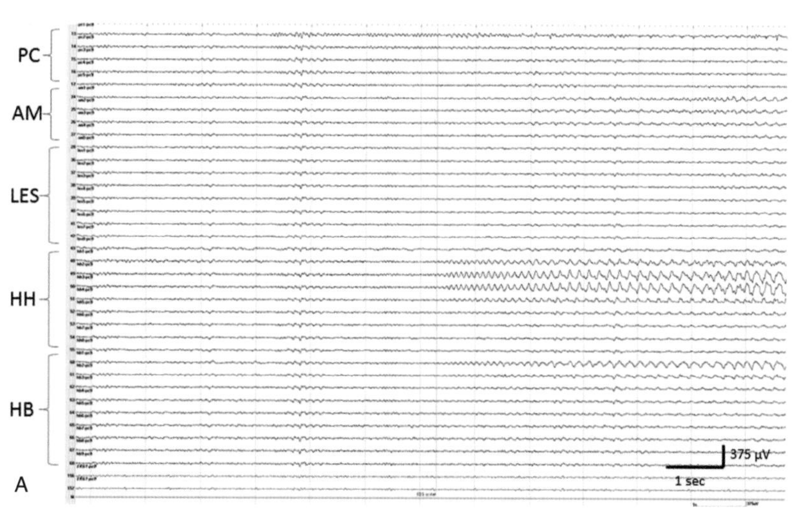

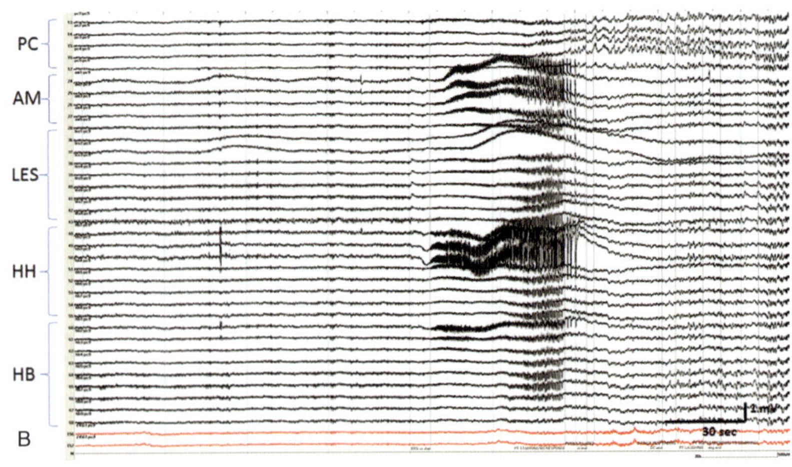

图 12-5 DC 漂移标志癫痫的发生，而不是病变

A. 在常规颅内 EEG 中，发作起始区（IOZ）位于 HH 2~3，输入滤波设置为 5~120Hz，15s/ 屏幕窗，敏感性为 100μV/mm，来自内侧颞叶癫痫和左侧杏仁核病变（LES）的患者；B. 发作期 DC 漂移最早出现在 HH 并早于常规 EEG 发作开始前 2~3s，与 IOZ 位于同一部位。在 AM 1~3、HH 1 和 LES 1~2 也可观察到发作期 DC 漂移。DC 漂移记录参数：输入滤波设置为 0.016~15Hz，5min/ 屏幕窗，灵敏度 100μV/mm。本图也说明了随着发作的扩散，与常规 EEG（AM 1~5、LES 1~8、HH 1~8 和 HB 1~8）的癫痫发作放电相比，发作期的 DC 漂移局限在一个更小的区域（HH 1~3、AM 1~3 和 LES 1~2）；C. 后扣带回；AM. 杏仁核；LES. 杏仁核病变；HH. 海马头部；HB. 海马体

内铂电极记录。为了显示 DC 电位，需要将阅图回放窗口压缩到 30~60s 或更长时间。DC 漂移与传统癫痫发作起始有着密切的时间和空间关系，并被证明具有比传统发作期 EEG 的范围更小。有必要进行额外的研究，以确定在术前有创性评估中记录 DC 漂移和高频振荡的实际应用价值。另一方面，头皮发作期 DC 记录不太可能有任何实际价值。同样，也没有令人信服的证据表明 MEG 慢波电位有助于致痫区定位。

（陈述花 译，卢强 审校）

参考文献

Altenmuller E. (1989). Cortical DC-potentials as electrophysiological correlates of hemispheric dominance of higher cognitive functions. *Int J Neurosci.* 47(1-2):1-14.

Ayala GF, Walker AE. (1965). Steady potential fields in cortical focal epileptogenesis. *Electroencephalogr Clin Neurophysiol.* 18:519-520.

Ayala GF, Matsumoto, H, Gumnit RJ. (1970). Excitability changes and inhibitory mechanisms in neocortical neurons during seizures. *J Neurophysiol.* 33(1):73-85.

Barkley GL, Moran JE, Takanashi Y, Tepley N. (1991). Techniques for DC magnetoencephalography. *J Clin Neurophysiol* 8(2):189-199.

Besson JM, Woody CD, Aleonard P, Thompson HK, Albe-Fessard D, Marshall WH. (1970). Correlations of brain d-c shifts with changes in cerebral blood flow. *Am J Physiol.* 218(1):284-291.

Bowyer SM, Shvarts V, Moran JE, Mason KM, Barkley GL, Tepley N. (2012). Slow brain activity (ISA/DC) detected by MEG. *J Clin Neurophysiol.* 29(4):320-326.

Bragin A, Claeys P, Vonck K, et al. (2007). Analysis of initial slow waves (ISWs) at the seizure onset in patients with drug resistant temporal lobe epilepsy. *Epilepsia.* 48(10):1883-1894.

Caspers H, Speckmann EJ. (1969). DC potential shifts in paroxysmal states.In: Noebels JL, Avoli M, Rogawski MA, Olsen RW, Delgado-Escueta AV, eds. *Basic Mechanisms of the Epilepsies*. Boston: Little, Brown: 375-388.

Caspers H, Speckmann EJ. (1972). Cerebral pO_2, pCO_2 and pH: changes during convulsive activity and their significance for spontaneous arrest of seizures. *Epilepsia.* 13(5):699-725.

Caspers H, Speckmann EJ, Lehmenkuhler A. (1980). Electrogenesis of cortical DC potentials. *Prog Brain Res.* 54:3-15.

Caspers H, Speckmann EJ, Lehmenkuhler A (1987). DC potentials of the cerebral cortex. Seizure activity and changes in gas pressures. *Rev Physiol Biochem Pharmacol.* 106:127-178.

Caton R. (1875). The electric currents of the brain. *Br Med J.* 2:278.

Chatrian GE, Somasundaram M,Tassinari CA. (1968). DC changes recorded transcranially during 'typical' three per second spike and wave discharges in man. *Epilepsia.* 9(3):185-209.

Cohn R. (1954). Spike-dome complex in the human electroencephalogram. *AMA Arch Neurol Psychiatry.* 71(6):699-706.

Cohn R. (1964). DC recordings of paroxysmal disorders in man. *Electroencephalogr Clin Neurophysiol.* 17:17-24.

Constantino T, Rodin E. (2012). Peri-ictal and interictal, intracranial infraslow activity. *J Clin Neurophysiol.* 29(4):298-308.

Fell J, Fritz NE, Burr W, Ludowig E, Axmacher N, Elger CE, Helmstaedter C. (2007). Human neocortical and hippocampal near-DC shifts are interconnected. *Hippocampus.* 17(6):413-419.

Goldring S, Ulett G, O'Leary J, Greditzer A. (1950). Initial survey of slow potential changes obtained under resting conditions and incident to convulsive therapy. *Electroencephalogr Clin Neurophysiol.* 2(3):297-308.

Goldring,S, Metcalf JS, Huang SH, Shields J, O'Leary JL. (1959). Pharmacological selectivity manifested by agents acting upon the cortical dendritic spike and its slow after-effects. *J Nerv Ment Dis.* 128(1):1-11.

Gross DW, Gotman J, Quesney LF, Dubeau F, Olivier A. (1999). Intracranial EEG with very low frequency activity fails to demonstrate an advantage over conventional recordings. *Epilepsia.*

40(7):891–898.
Gumnit RJ. (1960). D.C. potential changes from auditory cortex of cat. *J Neurophysiol.* 23:667–675.
Gumnit RJ, Takahashi T. (1965). Changes in direct current activity during experimental focal seizures. *Electroencephalogr Clin Neurophysiol.* 19:63–74.
Gumnit RJ, Matsumoto H, Vasconetto C. (1970). DC activity in the depth of an experimental epileptic focus. *Electroencephalogr Clin Neurophysiol.* 28(4):333–339.
Heinemann U, Gutnick MJ. (1979). Relation between extracellular potassium concentration and neuronal activities in cat thalamus (VPL) during projection of cortical epileptiform discharge. *Electroencephalogr Clin Neurophysiol.* 47(3):345–347.
Heinemann U, Lux HD. (1977). Ceiling of stimulus induced rises in extracellular potassium concentration in the cerebral cortex of cat. *Brain Res.* 120(2):231–249.
Hughes JR, Fino JJ, Patel K. (2005). A newly described ictal pattern: the initial ictal slow shift. *Clin EEG Neurosci.* 36(3):161–170.
Ikeda A. (2008). DC recordings to localize the ictal onset zone. In: Lüders HO, ed. *Textbook of Epilepsy Surgery*. London: Informa: 659–666.
Ikeda A, Terada K, Mikuni N, et al. (1996). Subdural recording of ictal DC shifts in neocortical seizures in humans. *Epilepsia.* 37(7):662–674.
Ikeda A, Yazawa S, Kunieda T, et al. (1997). Scalp-recorded, ictal focal DC shift in a patient with tonic seizure. *Epilepsia* 38(12):1350–1354.
Ikeda A, Nagamine T, Yarita M,Terada K, Kimura J, Shibasaki H. (1998). Reappraisal of the effect of electrode property on recording slow potentials. *Electroencephalogr Clin Neurophysiol.* 107(1):59–63.
Ikeda A, Taki W, Kunieda T, et al. (1999). Focal ictal direct current shifts in human epilepsy as studied by subdural and scalp recording. *Brain.* 122(5):827–838.
Ikeda A, Lüders HO, Shibasaki H. (2000). Ictal direct-current shifts. In: Lüders HO, Noachtar S, eds. *Epileptic Seizures: Pathophysiology and Clinical Semiology*. Philadelphia: Churchill Livingstone: 53–62.
Kanazawa K, Matsumoto R, Imamura H, et al. (2015). Intracranially recorded ictal direct current shifts may precede high frequency oscillations in human epilepsy. *Clin Neurophysiol.* 126(1):47–59.
Kim W, Miller JW, Ojemann JG, Miller KJ. (2009). Ictal localization by invasive recording of infraslow activity with DC-coupled amplifiers. *J Clin Neurophysiol.* 26(3):135–144.
Kohling R, Schmidinger A, Hulsmann S, et al. (1996). Anoxic terminal negative DC-shift in human neocortical slices in vitro. *Brain Res.* 741(1–2):174–179.
Kuffler SW, Nicholls JG, Orkand RK. (1966). Physiological properties of glial cells in the central nervous system of amphibia. *J Neurophysiol.* 29(4):768–787.
Lehmenkuhler A, Richter F, Poppelmann T. (1999). Hypoxia- and hypercapnia-induced DC potential shifts in rat at the scalp and the skull are opposite in polarity to those at the cerebral cortex. *Neurosci Lett.* 270(2):67–70.
Li CL, Chou SN. (1962). Cortical intracellular synaptic potentials and direct cortical stimulation. *J Cell Comp Physiol.* 60:1–16.
Libet B, Gerard RW. (1941). Steady potential fields and neurone activity. *J Neurophysiol.* 4:438–455.
Libet B, Kahn JB Jr. (1947). Steady potentials and neurone activity in mammals. *Fed Proc.* 6(1 Pt 2):152.
Mader EC Jr, Fisch BJ, Carey ME, Villemarette-Pittman NR. (2005). Ictal onset slow potential shifts recorded with hippocampal depth electrodes. *Neurol Clin Neurophysiol.* 2005:4.
Modur PN, Vitaz TW, Zhang S. (2012). Seizure localization using broadband EEG:comparison of conventional frequency activity, high-frequency oscillations, and infraslow activity. *J Clin Neurophysiol.* 29(4):309–319.
O'Leary JL, Goldring S. (1964). D-C potentials of the brain. *Physiol Rev* 44:91–125.
Parri HR, Gould TM, Crunelli V. (2001). Spontaneous astrocytic Ca^{2+} oscillations in situ drive NMDAR-mediated neuronal excitation. *Nat Neurosci.* 4(8):803–812.
Rampp S, Stefan H. (2012). Ictal onset baseline shifts and infraslow activity. *J Clin Neurophysiol.* 29(4):291–297.
Ren L, Terada K,Baba K, et al. (2011). Ictal very low frequency oscillation in human epilepsy patients. *Ann Neurol* 69(1):201–206.
Rockstroh B. (1990). Hyperventilation-induced EEG changes in humans and their modulation by an anticonvulsant drug. *Epilepsy Res.* 7(2):146–154.
Rodin E, Funke M. (2012). Cerebral electromagnetic infraslow activity. *J Clin Neurophysiol.* 29(4):289–290.
Rodin E, Modur P. (2008). Ictal intracranial infraslow EEG activity. *Clin Neurophysiol.* 119(10):2188–2200.
Rodin E, Constantino T, van Orman C, House P. (2008). EEG infraslow activity in absence and partial seizures. *Clin EEG Neurosci.* 39(1):12–19.
Rodin E, Constantino T, Rampp S, Modur P. (2009). Seizure onset determination. *J Clin Neurophysiol.* 26(1):1–12.
Rodin E, Constantino T, Bigelow J. (2014). Interictal infraslow activity in patients with epilepsy. *Clin Neurophysiol.* 125(5):919–929.
Roitbak AI. (1963). [On the nature of cortical inhibition]. *Zh Vyssh Nerv Deiat Im I P Pavlova.* 13:859–869.
Roitbak AI. (1965). Slow surface-negative potentials of the cortex. *Acta Physiol Acad Sci Hung.* 26:159–160.
Roitbak AI, Fanardjian VV.(1981). Depolarization of cortical glial cells in response to electrical stimulation of the cortical surface. *Neuroscience.* 6(12):2529–2537.
Roitbak AI, Ocherashvili IV. (1987). [Changes in the concentration of extracellular potassium in the cerebral cortex with different parameters of electrical stimulation]. *Fiziol Zh SSSR Im I M Sechenova.* 73(2):277–283.
Somjen GG. (1973). Electrogenesis of sustained potentials. *Prog Neurobiol.* 1(3):201–237.
Somjen GG. (1980). Influence of potassium and neuroglia in the generation of seizures and their treatment. *Adv Neurol.* 27:155–167.
Speckmann EJ, Caspers H. (1969). [Shifts in the cortical potentials during changes in the ventilation rate]. *Pflugers Arch.* 310(3):235–250.
Speckmann EJ, Caspers H. (1979). Cortical field potentials in relation to neuronal activities in seizure conditions. In: Speckmann EJ, Caspers H, eds. *Origin of Cerebral Field Potentials.* Stuttgart: Thieme: 205–213.
Speckmann EJ, Elger CE, Gorji A. (2011). Neurophysiologic basis of EEG and DC potentials. In: Schomer DL, Lopes da Silva FH, eds. *Niedermeyer's Electroencephalography: Basic Principles, Clinical Applications, and Related Fields.* Philadelphia: Wolters Kluwer/Lippincott Williams & Wilkins: 17–22.
Sugaya E, Goldring S, O'Leary JL. (1964). Intracellular potentials associated with direct cortical response and seizure discharge in cat. *Electroencephalogr Clin Neurophysiol.* 17:661–669.
Tian GF, Azmi H, Takano T, Xu Q, et al. (2005). An astrocytic basis of epilepsy. *Nat Med.* 11(9):973–981.
Uhl F, Franzen P, Serles, Lang W, Lindinger G, Deecke L. (1990). Anterior frontal cortex and the effect of proactive interference in paired associate learning: a DC potential study. *J Cogn Neurosci* 2(4):373–382.
Vanasupa P, Goldring S, O'Leary JL. (1959). Seizure discharges effected by intravenously administered convulsant drugs; EEG and DC changes in cerebrum and cerebellum of the rabbit. *Electroencephalogr Clin Neurophysiol.* 11(1):93–106.
Vanhatalo S, Holmes MD, Tallgren P, Voipio J, Kaila K, Miller JW. (2003). Very slow EEG responses lateralize temporal lobe seizures: an evaluation of non-invasive DC-EEG. *Neurology.* 60(7):1098–1104.
Vanhatalo S, Voipio J, Kaila K. (2011). Infraslow EEG activity. In: Schomer DL, Lopes da Silva FH, eds. *Niedermeyer's Electroencephalography: Basic Principles, Clinical Applications, and Related Fields.* Philadelphia: Wolters Kluwer/Lippincott Williams & Wilkins: 741–747.
Wieser HG, Elger CE, Stodieck SR. (1985). The 'foramen ovale electrode': a new recording method for the preoperative evaluation of patients suffering from mesio-basal temporal lobe epilepsy. *Electroencephalogr Clin Neurophysiol.* 61(4):314–322.
Wu S, Kunhi Veedu HP, Lhatoo SD, Koubeissi MZ, Miller JP, Lüders HO. (2014). Role of ictal baseline shifts and ictal high-frequency oscillations in stereo-electroencephalography analysis of mesial temporal lobe seizures. *Epilepsia.* 55(5):690–698.

第 13 章

致痫区的电刺激定位

Patrick Landazuri，Lorella Minotti，著

一、前言

癫痫治疗的一个准则是无不良反应的无癫痫发作。因此，癫痫手术的目的是在无神经功能缺损的情况下切除致痫性病变，或者至少将神经功能缺损最小化（Rosenow and Lüders，2001；Borchers et al.，2011）。皮质电刺激定位（electrical cortical stimulation mapping，ECM）是癫痫手术成功的基础之一。其起源可以追溯到 1874 年，当时 Robert Bartholow 首次在一位女性基底细胞癌病例暴露的大脑中插入电极并进行刺激后观察到了对侧肢体的运动。虽然 Wilder Penfield 在 1949 年绘制了可能是最著名的运动和感觉小矮人图（maps of motor and sensory homunculi），但首个运动功能图在 20 世纪初已经由德国神经外科医生 Fedor Krause 绘制，当时他的 ECM 工作主要聚焦于癫痫患者（Borchers et al.，2011）。ECM 在癫痫方面有丰富的应用历史，是一项有助于癫痫手术成功的非常有价值的技术，并且在这类术中有两个主要的用途。

第一个用途：在术中或手术外对皮质的神经功能进行定位。除了显著的阳性运动功能外，几乎所有可以定位的功能都需要病人清醒合作。当致痫区接近具有表达性功能的解剖区域时，ECM 是至关重要的。这些功能区被经典地确定为语言、运动、感觉、听觉和视觉区。当刺激这些区域时通常会产生正性反应，但也会出现负性反应（如麻刺感与麻木感比较）（Borchers et al.，2011）。此外，ECM 也可用于确定其他解剖功能，包括疼痛、情绪、前庭、嗅觉和味觉症状。当然，在 ECM 中显示无功能并不排除功能实际存在的可能性。再有，我们应该考虑到另一种可能性，即刺激强度不足以诱发出功能，该功能在测试环境中无法直接观察或测量，或者还有一种可能性，即该功能可能由周围的皮质代偿或具有双侧功能代表区。

在长程有创脑电图记录广泛应用之前，由于记录时间有限，ECM 也常规用于电诱发癫痫发作。随着现代技术的发展，很容易完成长程有创脑电图记录，这样也就可以记录自发性癫痫发作。因此，电刺激诱发的癫痫发作并非均为必要。然而，以诱发癫痫发作为目的的 ECM 仍然是一个评估致痫皮质的有价值工具。电诱发的癫痫发作可从脑电图扩散和癫痫发作症状学两方面进行分析，以评估记录的自发性癫痫发作与致痫区的关系（Kovac et al.，2016）。此外，ECM 诱发的后放电特征可更深入了解皮质区与致痫区的脑电图关系（Trebuchon and Chauvel，2016）。本章将探讨 ECM 在不同解剖区域预期的临床表现，并为 ECM 的临床应用提供一般性指南。

二、ECM 的神经生理学和技术

尽管对活体内 ECM 细胞生理学研究的理解有限，但是对有关 ECM 的神经生理学已经非常了解。首先要考虑的是刺激电极的位置。如靠近脑脊液的空间会减弱电荷的传导强度。由于电荷存在于三维空间内，所以考虑电极在所有三个平面上的位置是很重要的。在 ECM 中激活锥体细胞的初始轴突段和郎飞结，在此处钠离子通道数量最多（Kombos and Suss，2009；Borchers et al.，2011）。ECM 产生的信号传导与传导的电荷量成比例，而电荷量的减少与刺激电极的距离呈函数关系（Nathan et al.，1993）。因此，临床观察到的 ECM 的结果是皮质激活区的效应的总和结果。然而，ECM 的刺激效应不仅局限于刺激区域。Suh 等的一项研究表明，刺激部位的远隔皮质的血流动力学变化范围为 77~350mm^2（Suh et al.，2006）。因此，在解释 ECM 结果时，考虑到可能的远隔皮质变化

是非常重要的。

实施 ECM 的技术方面的考虑

在设计刺激模式时，可以控制 5 个变量：①单极与双极刺激；②刺激强度；③脉冲持续时间；④刺激频率；⑤刺激长度。操纵这些参数有助于改变电场，并可证明在调节皮质兴奋性水平方面是有用的（Rattay，1999）。单极性刺激是指一个电极接触点的刺激，该接触点可作为阴极（负电荷）或阳极（正电荷）。相反，双极性刺激通常在两个相邻的电极接触点之间进行，阴极是传导刺激的电极，阳极是接收刺激的电极。通过双极刺激可实现电流密度的最大聚焦（Kombos and Suss，2009），均用深部电极。硬膜下电极可通过单极或双极刺激（Schüle et al.，2008）。Kovac 等（2014）的一项研究表明，这两种方法在识别表达皮质方面都是安全有效的。刺激强度是指以 mA 为单位的电流。硬膜下电极刺激强度可在 1~15mA，而深部电极刺激强度则在 1~5mA（Ostrowsky et al.，2000；Hamberger，2007；Chassagnon et al.，2008；Pugnaghi et al.，2011）。电荷以正负极性相等的双相方式传导，其优点是防止受刺激皮质上的电荷积聚。硬膜下刺激需要更高强度才能到达皮质的较深部分（Schüle et al.，2008）。刺激频率是指刺激极性转换的速度，以赫兹（Hz）为单位。虽然也可用 1Hz 的低频刺激，但方波脉冲 50Hz 是最常用的（Ikeda et al.，2002）。脉冲持续时间以 ms 为单位，是一个强度周期传导的时间范围。刺激的长度以秒为单位，并且可以根据皮质定位的目的而变化。对于低频、低强度刺激，持续时间可延长至 40s。相反，高频、高强度刺激不应超过 5s，因为存在局部电损伤的风险（Kombos and Suss，2009）。高频刺激适用于功能定位，尽管最近的一项研究表明 5~10Hz 范围的刺激可能同样有效（Zangaladze et al.，2008）。较长的 1Hz 刺激的脉冲持续时间可能在诱发癫痫发作中起着范围更为集中的作用（David et al.，2010）。

虽然认为以前的设置比较典型，但应该注意，患者对刺激的反应可能会有很大的不同。如 ECM 诱发出可测量的结果所需的刺激强度会有所不同。一项研究显示，不同患者诱发症状的刺激强度可在 4~16mA 获得相同的结果。此外，也发现个体患者具有自己所允许的广泛的刺激范围（Pouratian et al.，2004）。此外，诱发出运动、感觉、语言反应所需的平均刺激强度（5.26~5.75mA）可能非常接近诱发出后放电（6.97mA）或临床癫痫发作（6.81mA）所需的平均刺激强度，因此，需要提高警惕，以便通过 ECM 获得我们所需要的信息（Corley et al.，2017）。最后，皮质功能定位测定参数的设置均应根据每个患者的需要进行调整。

三、用解剖定位描绘表达功能（MAPPING ELOQUENT FUNCTION BY ANATOMIC LOCATION）

如前所述，ECM 的主要目的之一是对表达功能的精确定位。如尽管大家对一般的小矮人的功能定位已经熟知，但患者本身运动功能的定位可能具有明显变异（Uematsu et al.，1992）。而且，在感觉和运动皮质代表区之间以及患者对自身症状的解释均存在一定的重叠（Lim et al.，1994）。因此，ECM 有助于在最大限度地切除致痫区（这样可以获得最大可能的无发作）的同时保留表达皮质的功能。刺激大脑的不同区域可以产生正性反应（如运动动作）或负性反应（如言语抑制）。一定要记住：负性反应除非经过特殊的评估，否则观察不到。

（一）额叶的表达功能

额叶是人脑中体积最大的组成部分，并且毫无疑问具有重要的功能。最容易诱发出的表达功能是运动和语言功能。Penfield 和 Jasper 的发现早已经被证实，运动小矮人（homunculus）位于中央前回的一般原则已经被广泛接受。然而，Penfield 和 Jasper 的最初观察以及随后的研究，都与小矮人（homunculus）仅作为一般指导的观点相关。个体患者在其自身的解剖结构上存在显著差异，运动功能延伸至中央前回前部和中央前沟后部。刺激运动皮质不同部位，遵循 Jackson 样模式，腿部代表区位于中央前回的更内侧、面部和上肢代表区位于中央前回外侧凸面。刺激初级运动皮质会优先激活肢体远端。与普遍接受的类小矮人（homunculus）的运动区定位一致。在运动带中存在的一个显著的功能区是额眼区，它可以诱发眼 / 头的对侧偏转。最后，虽然 ECM 最常产生正性结果（如肢体运动），但在刺激正位于运动带面部代表区前的额下回以及刺激辅助运动区（supplemental motor area，SMA）时，也观察到如下所述（Lüders et al.，1988）的负性运动现象（如运动停止）。因此，在测试过程中，患者应执行一定运动（例如连续地进行手的张开和握拳），因为仅仅观察刺激诱发的运动并不足以进行完整的评估（Uematsu et al.，1992；Lesser et al.，1998）。

与初级运动皮质同等重要的是 SMA，由于 SMA 存在复杂的相互联系，所以具有多种观察到的功能。在 SMA 的构成中，腿位于后部，上肢在前部（图 13-1）。Chassagnon 等对 1993—2003 年所有电极置入 SMA 及其周围的额叶内侧区的患者进行了回顾。该项研究共有 52 名患者，均至少有一个深部电极位于兴趣区内。在他们的研究中，他们将额叶内侧运动前区分成四个部分：①SMA；②pre-SMA；③扣带运动区（cingulate motor area，CMA）；④CMA 前区。中央前回前面的后上区是 SMA 的所在地，pre-SMA 位于该区的前面。在 SMA 内侧和 pre-SMA 的正下方分别是 CMA 和 CMA 前区。在所有四个部位都可以看到运动反应，不出所料，SMA 区出现比例最高。短暂的肢体姿势不稳，负性运动反应，眼 / 头偏斜主要发生在 SMA 或 pre-SMA 的 ECM 后。相反，在 CMA 的 ECM 中发生接触 / 抓握行为。除运动反应外，也可观察到躯体感觉症状，最常见于非优势侧 CMA 区。言语停止发生在刺激所有四个区时，尽管它最常见于刺激 SMA 或 pre-SMA 时。最后，刺激 CMA、额叶盖部以及额叶的其他部分可诱发笑［伴或不伴高兴（mirth）］（Chassagnon et al.，2003，2008；Kovac et al.，2009；Unnwongse et al.，2010；Caruana et al.，2016，2017）。

额叶的另一个主要的表达功能是语言，特别是表达性语言。经典的位于 Broca 区，以法国内科医生的名字命名，尸检的基础上，他认为左侧额下回损伤会导致表达性失语症（Tate et al.，2014）。少数患者，最典型的是左利手，这一语言区位于右侧额下回（Hamberger，2007）。类似于对初级运动皮质的观察，额叶语言区在不同病人间的位置上也有一定差异。一般来说，额叶语言区的位置在患者与患者之间的任何平面上相差可能达到 3cm（Ojemann，1979；Schaffler et al.，1996）。已经发现到刺激这些脑区时可观察到语言的产生（即讲话）和理解（即阅读）困难（Schaffler et al.，1996）。对于癫痫患者来说，言语功能时常可靠地确定定位于该区（Alonso et al.，2016 年）。然而，在低级别胶质瘤术中 ECM 的检查中，已经显示出这个充满活力的语言区域有相当大的解剖位置。同一研究表明，通常认为由于额下回（Broca's area）引起的言语停止最常由腹侧运动前皮质（即额下回后部）产生。尽管可能会出现短暂的言语障碍（图 13-2），但最终在切除额下回后仍可保留正常的语言功能（图 13-2）（Tate et al.，2014）。因此，ECM 提供了一种可以明确识别言语产生关键部位的技术。

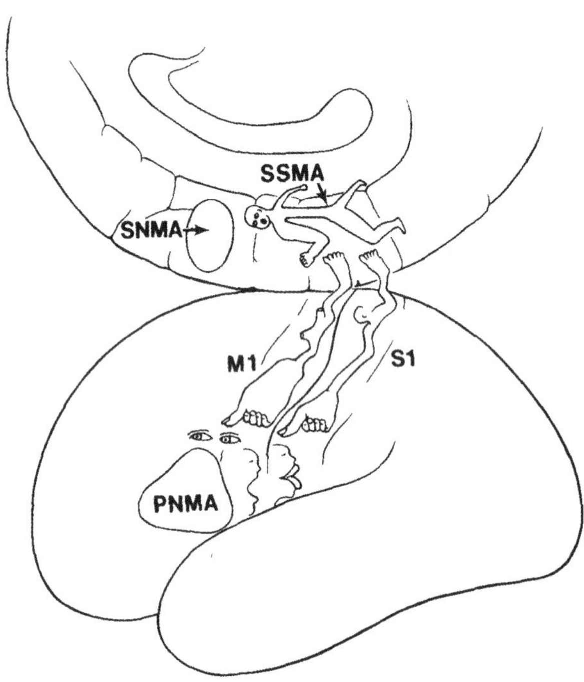

图 13-1　额叶内侧大脑显示初级下肢代表区和辅助感觉运动区（SSMA），在辅助感觉运动区下肢代表区偏后。辅助负性运动区（SNMA）也位于 SSMA 前方。外侧皮质表面显示了其余典型的运动和感觉的小矮人，以及初级负性运动区（PNMA）。 ***Adapted from EEG and Clin. Neurophysiol., 91(3), Lim SH, Dinner DS, Pillay PK, et al., Functional anatomy of the human supplementary sensorimotor area: results of extraoperative electrical stimulation, pp. 179-93, Copyright (1994), with permission from Elsevier***

（二）颞叶的表达性功能

语言是颞叶主要的可测定的表达功能，而记忆是另一个对于 ECM 来说没有可证实方法的表达功能。在优势侧颞叶内有两个独立的语言区，也是更常见于左侧。Wernicke 区是典型的颞叶语言区，在解剖学上被确定在颞叶后上半部分，紧邻顶下小叶。在这些区 ECM 的结果通常表现为命名错误（Ojemann，1979），但也可表现为重复、阅读和理解错误，这取决于测试方法。该区的 ECM 也会引起言语停止，尽管不像上文所述的 Broca 区那样常见（图 13-3）（Hamberger，2007；Maldonado et al.，2011）。（颞叶）基底（basal）语言区是颞叶的第二

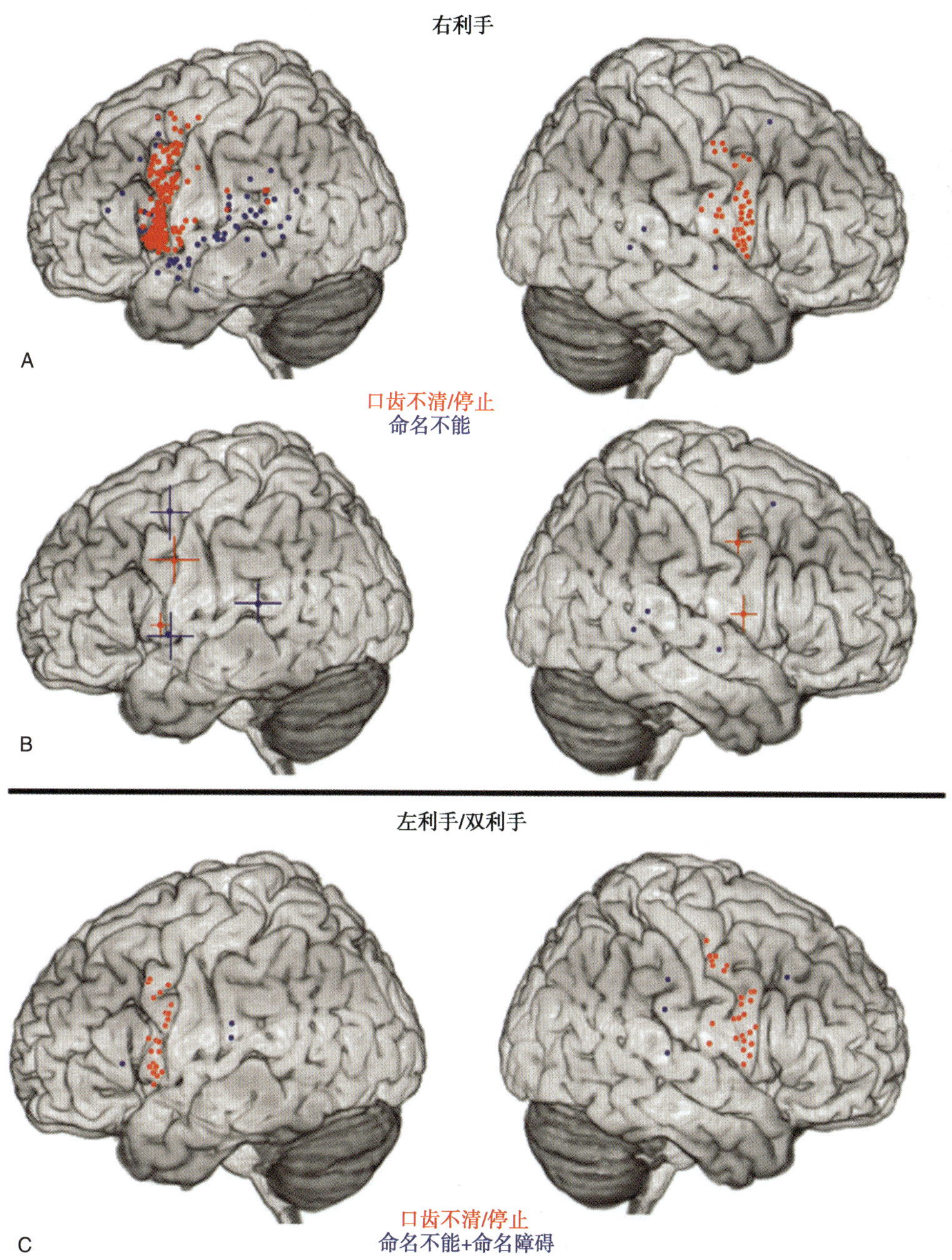

图 13-2　165 例患者外侧额叶累积的刺激，目的为确定表达性语言的部位。红色区域代表出现口齿不清 / 停止的刺激区域。蓝色区域显示导致命名不能的刺激区域。注意，显著的空间差异表明患者在表达性语言皮质定位上存在显著的变异性。*Reproduced from Brain, 137(10), Tate MC, Herbet G, Moritz-Gasser S, et al., Probabilistic map of critical functional regions of the human cerebral cortex: Broca's area revisited, pp. 2773-82, Copyright (2014), with permission from Oxford University Press*

语言中枢，主要包括梭状回。语言中断多表现为明显的言语停止，或有时症状较轻，仅表现为阅读速度变慢。随后的研究扩展了基底语言区范围，包括海马旁回和颞下回（Lüders et al., 1994; Schaffler et al., 1994）。Matsumoto 等（2004）的研究就是旨在将这三个语言中心联系在一起。在该项研究中，通过对作用于前或后语言区的与单一电刺激脉冲锁时的皮质电图（一种记录皮质 - 皮质诱发电位的技术）的分析，证实了这三个脑区之间的功联系，这有助于解释刺激引起的语言障碍的复杂性。

听觉功能也是颞叶的一个表达功能，尽管由于听力是双侧支配的，单侧切除不会引起皮质性耳聋。听觉皮质也叫 Heschl's 回，位于颞上回的上部外侧。刺激该区的上部会诱发出简单的听觉症状，而在听觉皮质外侧部分进行 ECM 后，观察到更复杂的听觉错觉 / 幻觉（Nourski and Howard，2015）。

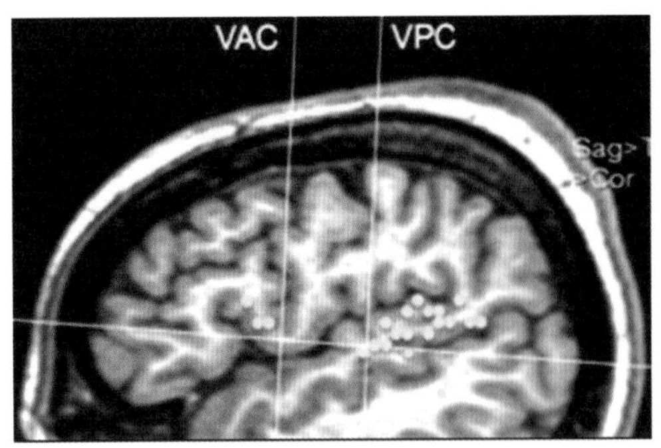

图 13-3　导致语言理解中断刺激结果的空间差异

最后，刺激颞叶的其他区域也观察到了功能性的表现，尽管认为不是表达性功能。尽管前庭功能明显延伸到顶叶和岛叶区域，但考虑到听觉和前庭功能的密切联系，刺激颞叶后上部分产生前庭症状不足为奇（Kahane et al.，2003；Mazzola et al.，2014）。刺激颞极和颞叶内侧结构可产生多种症状，包括内脏感觉反应（如上腹部感觉或潮红）、非伤害性感觉、口部自动症和精神性感觉（如焦虑）（Ostrowski et al.，2002）。消化道感觉，主要与胃肠道上部有关，可在 ECM 过程中诱发出来，最常见于颞叶（即颞极、海马和杏仁核），但不限于此。ECM 可诱发出各种消化道感觉的皮质区广泛分布于岛叶 - 眶部 - 颞叶复合体的边缘区和边缘旁区（Mulak et al.，2008）。虽然记忆目前还没有一个经过验证的 ECM 方法（paradigm）进行测试，但少数报道已发现刺激颞叶内侧区时会出现记忆编码的中断（Coleshill et al.，2004；Tani et al.，2016）。

（三）岛叶的表达功能

岛叶本身作为一个致痫区域受到越来越多的关注，不仅在来自不同邻近结构的癫痫放电扩散中起着关键性作用，而且主要参与某些类型的局灶性癫痫（Isnard et al.，2004；Rheims et al.，2008；Nguyen et al.，2009；Blauwblomme et al.，2011），因此可以解释一些前颞叶切除术为何失败（Barba et al.，2007）。因此，有关岛叶 ECM 的数据量也在增加。岛叶是一个有高度联系（highly connected region）的区域，这有助于解释 ECM 引发的多种功能。为了更好地理解岛叶的功能含义，我们首先回顾一下岛叶的解剖（图 13-4）。

岛叶被颞顶额盖围绕，可见到从前向后有五个脑回（Afif et al.，2010a）。其上缘包括额下回、中央前回的下端和中央后回的后端。下缘主要是颞上回。后缘是颞叶上部的 Heschl 回。岛叶可由岛中央沟分为前岛叶和后岛叶。前岛叶可进一步分为三个区域：前岛短回、中岛短回和后岛短回。同样，后岛叶可进一步分为两个区域：前岛长回和后岛长回（Naidich et al.，2004）。

1955 年，Penfield 和 Faulk 报道了有关 1945—1953 年因局灶性癫痫在蒙特利尔神经研究所进行手术治疗的 36 例病人，这些病人均进行了术中岛叶电刺激（Penfield and Faulk，1955）。他们在大约 40% 的刺激中诱发出内脏症状，在另外 40% 的刺

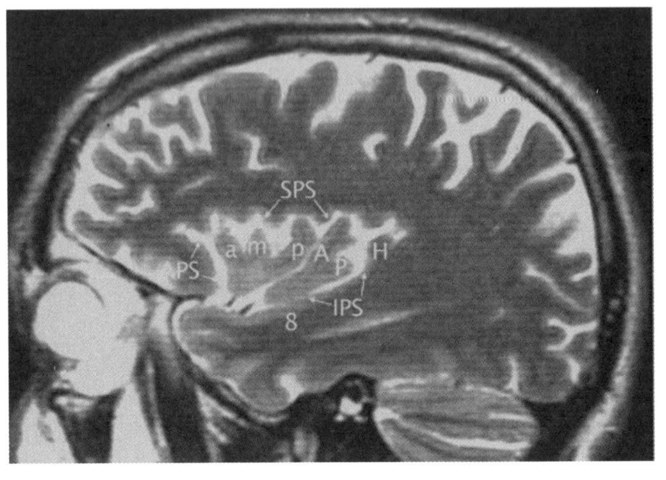

图 13-4　矢状位 MRI 显示岛叶。岛叶下部由颞上回（8）和下环岛沟（IPS）组成，前部由前环岛沟（APS），上部由上环岛沟和后部由 Heschl 回（H）组成。岛叶本身分为前岛叶和后岛叶。前岛叶包括前短回（a）、中短回（m）和后短回（p）。后岛叶由前长回（A）和后长回（P）组成。*Adapted from Am J Neuroradiol.，25（2），Naidich TP，Kang E，Fatterpekar GM，et al.，The insula：anatomic study and MR imaging display at 1.5T，pp. 222-32，Copyright（2004），with permission from American Society of Neuroradiology*

激中诱发出躯体感觉表现，也报道了味觉和运动反应。此后，病变和神经影像学研究增加了有关岛叶皮质参与感觉、自主神经、味觉、听觉以及运动功能的重要资料。最近，在接受深部电极有创性记录的患者中进行的ECM有助于进一步提高作为多模态区的岛叶皮质功能的研究。在岛叶皮质ECM过程中，大多数诱发的反应是躯体感觉症状，如针刺感、冷或热、颤抖、收缩感、振动感、电击感或难以明确的感觉。躯体感觉反应大多是对侧的，少数出现在双侧甚至同侧（Ostrowsky et al.，2000；Isnard et al.，2004；Nguyen et al.，2009；Afif et al.，2010a，b；Pugnaghi et al.，2011；Stephani et al.，2011）。关于岛叶刺激部位和躯体感觉诱发反应之间的相关性分布，一些作者发现大部分反应发生在岛叶皮质的中央部分（Pugnaghi et al.，2011；Nguyen et al.，2009），而其他人则将躯体感觉反应定位于岛叶后部（Ostrowsky et al.，2000；Isnard et al.，2004；Afif et al.，2010b；Stephani et al.，2011）。此外，正如可以引起非疼痛的感觉一样，ECM也可以在前或后岛叶引起疼痛的躯体感觉反应。有人建议将躯体化结构定于右侧半球或右侧半球偏侧化和有躯体化倾向的结构（Lüders et al.，1988；Alonso et al.，2016）。关于非躯体感觉反应，在岛短回的ECM过程中可以诱发出内脏感觉和味觉幻觉，这些发现与一些临床（Blauwblomme et al.，2011）和功能成像研究一致。岛叶前部的刺激可诱发言语停止和构音障碍，岛短回和岛长回均可诱发出运动性症状（Ostrowsky et al.，2000；Isnard et al.，2004；Afif et al.，2010b；Pugnaghi et al.，2011）。听觉错觉或幻觉只有在ECM岛长回以刺激的不同百分比出现（Isnard et al.，2004；Nguyen et al.，2009；Afif et al.，2010b；Pugnaghi et al.，2011），这就提出一个问题，即听觉反应是否应仅归之于岛叶反应，还是由于电流扩散到相连续的Heschl回听觉皮质。双极电刺激所涉及的两个刺激电极接触点的确切位置（斜向与正交）可能与结果的解读有关。最后，一些数据表明后岛叶参与前庭感觉处理（Mazzola et al.，2014）。图13-5对不同反应的这些功能定位进行了概括。

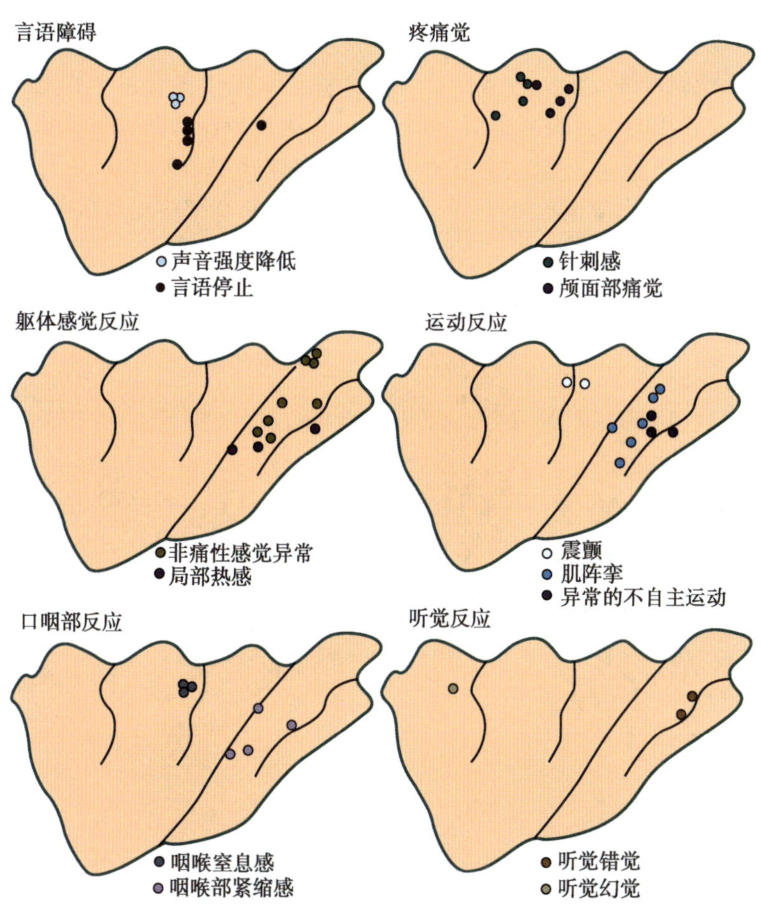

图13-5 岛叶六种功能和产生各种反应的刺激位置的卡通图。*Reproduced from Epilepsia，51（2），Afif A，Minotti L，Kahane P，et al.，Middle short gyrus of the insula implicated in speech production：intracerebral electric stimulation of patients with epilepsy，pp. 206-13，Copyright（2010），with permission from John Wiley and Sons*

（四）顶叶的表达功能

顶叶的初级表达功能是感觉，功能定位于中央沟后部的中央后回。初级体感皮质与运动皮质小矮人相同，下肢位于内侧部，上肢和面部沿顶叶前部外侧凸面分布。除感觉外，在刺激优势侧角回后，还有一个众所周知的功能障碍，即典型的 Gerstmann 综合征：失写、计算不能、左右混淆和手指失认（Roux et al.，2003）。此外，一般来说，优势侧顶叶刺激可引起体象障碍和失用。非优势侧顶叶刺激可导致对侧忽视（Kleinman et al.，2007；Heilman，2011）。

Balestrini 等（2015）对后部顶叶皮质进行了更详细的研究。在这项研究中，他们回顾了 172 例置入顶叶皮质电极病人的刺激。这项研究证实了中央后回的典型结构以及常见的运动。他们还根据非优势和优势偏侧性的刺激进行审查，按顶叶的 6 个亚定位区进行：①中央后回；②后扣带；③楔前；④顶上小叶；⑤顶下小叶；⑥顶内沟（图 13-6）。

刺激优势侧后扣带回产生最常见的运动症状，也可出现躯体感觉和眩晕症状。在非优势侧后扣带回，躯体感觉症状比运动症状更常见。在楔前回，最常见的症状是双侧视觉错觉或幻觉。优势侧楔前叶可见另一个最常见的症状即看到眼球运动 / 感觉，而非优势侧楔前的另一个最常见症状是眩晕。顶上小叶表现为优势侧和非优势侧的功能分离。优势侧顶上小叶最常见的表现是作者所说的"多模态"反应，然后是视觉错觉和眼球运动 / 感觉症状。非优势侧顶上小叶的 ECM 最常诱发躯体感觉和感觉错觉 / 幻觉，也可出现体象障碍和运动症状。双侧顶下小叶刺激最典型的表现为躯体感觉症状 / 错觉 / 幻觉。最后，顶内沟的 ECM 产生双侧的视觉错觉 / 幻觉。

（五）枕叶的表达功能

枕叶的表达功能当然是视觉信息的处理。刺激枕叶皮质会产生一个明亮、静止的白色或彩色光点，称为光球（phosphere）（Jonas et al.，2014）。光球（phosphere）的位置具有与部位相联系的价值，刺激视觉皮质上部可在视野下部出现光球，反之亦然。枕叶偏前皮质的刺激可引起运动的光球。刺激颞顶枕交界处附近更有可能引起成形视觉错觉（Lesser et al.，1998）。诱发视觉现象的可能性与距枕极的距离具有很好的函数关系，距离枕极比较远的刺激诱发视觉现象的可能性小（Murphey et al.，2009；Jonas et al.，2014）。Jonas 等（2014）研究也表明，与枕叶内侧刺激相比，枕叶外侧皮质刺激更易于引起视觉现象。此外，他们还发现刺激右侧枕叶比刺激左侧枕叶更有可能引起复杂的视觉现象。并且，似乎比较复杂的视觉现象仅在刺激位置较深（偏前）的枕叶皮质时才能看到。这些数据支持基本的视觉信息在枕后皮质接收的概念，然后被向前"发送"到大脑的其他脑叶进行更高层次的处理。

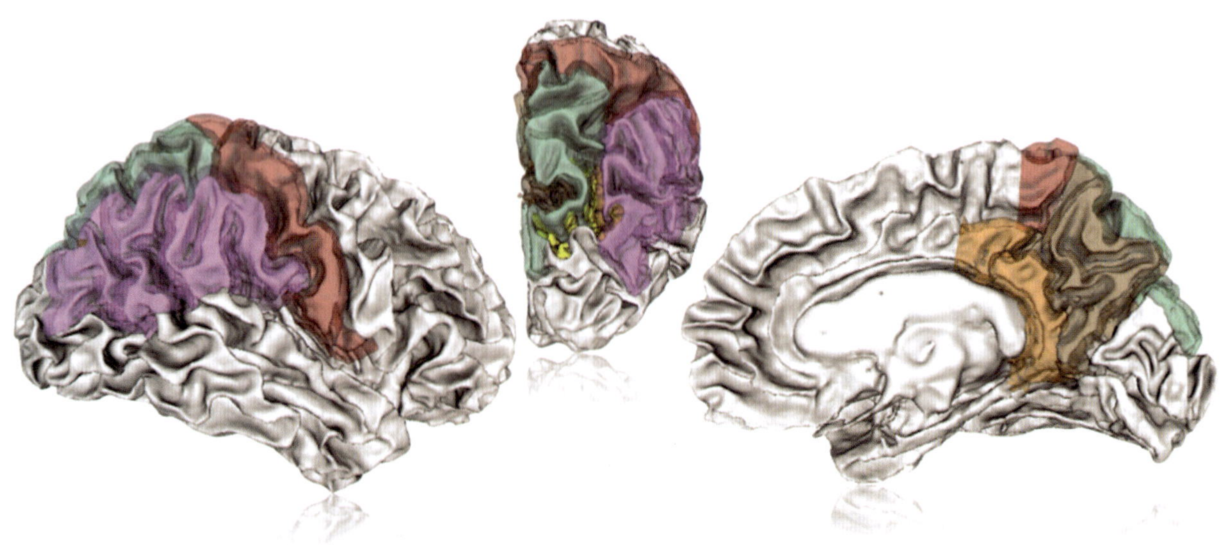

图 13-6　顶叶 6 个解剖分区的卡通图。顶叶后外侧区由中央后回（红色）、顶上小叶（绿色）和顶下小叶（紫色）组成。顶叶内侧表面由楔前回（棕色）、后扣带回（橙色）和前面提到的中央后回（红色）组成。*Reproduced from Brain，138（9），Balestrini S，Francione S，Mai R，et al.，Multimodal responses induced by cortical stimulation of the parietal lobe：a stereo-electroencephalography study，pp. 2596-607，Copyright（2015），with permission from Oxford University Press*

四、应用 ECM 进行致痫区定位

在北美，ECM 主要是一种更好地了解大脑皮质功能的方法，而对其更好地理解致痫区的可能的用途兴趣不大。然而，随着对最初由 Bancaud 和 Talairach 首创的立体脑成像术兴趣的增加，人们对他们有关电引起癫痫发作的研究也重新产生了兴趣(Kovac et al.，2016；Trebuchon and Chauvel，2016)。致痫区一直被经典地视为引起患者癫痫所必需的最小量皮质，但是，不幸的是，只能在手术后才能评估(Rosenow and Lüders，2001)。Bancaud 和 Talairach 支持另外一种不同的方法，即电临床信息可以可靠地作为致痫组织的标志(Kahane et al.，2006)。先不说有关这两种观点的语义争论，后者强调临床症状伴有的癫痫发作的电特征，以及单独的非发作期的电生理异常，可以更为有力地在术前确定致痫区，这具有明确的临床价值。虽然不同中心致痫区定位的 ECM 方案各不相同，但理想的做法是在发现自发性癫痫发作后进行(允许进行直接的电临床比较)，并在很少持续超过 1 小时的自限性期间进行，这样有机会进行多种测验(Trebuchon and Chauvel，2016)。

(一) ECM 作为一种工具诱发癫痫发作以探查致痫性病变

正如记录到的自发癫痫发作，记录 ECM 引起的癫痫发作是探求患者致痫皮质的极其重要的观察。目前，对于刺激诱发癫痫发作的理想方法还没有明确的共识。如前所述，刺激可以用高频(50Hz)或低频(1Hz)参数来完成，尽管低频刺激在诱发癫痫发作方面更具有实用性(David et al.，2010)。正如下文更详细的讨论，后放电(after discharge，AD)不符合癫痫发作的标准。当引发癫痫发作时，必须充分了解患者的特征性自发性癫痫发作。ECM 本质上是对大脑皮质的刺激，无论是否有任何基本的致痫性均可导致癫痫发作。因此，记录的具有非典型症状学的癫痫发作应谨慎解释，并且应该最大可能地视为“假阳性”结果。由于考虑到可能会记录到非典型癫痫发作及其可能提供的误导性信息，对 ECM 诱发的癫痫发作的可靠性与自发性癫痫发作已进行了比较性研究。由于这些研究的临床特征的报道缺乏一致性，所以不可能得出整体结论，但仍可以从中获得一些启示。正如预期的那样，颞叶癫痫是研究最多的，并且已经显示出非常好的一致性(73%~90% 的一致性)，只有一项研究注意到外侧颞叶癫痫明显例外(26% 的一致性)。额叶的研究显示的一致性结果不一致，一项研究为 33%，另一项为 86%。无明确定位描述的研究的一致性在 77%~100%(Kovac et al.，2016)。一项有趣的研究比较了自发性癫痫发作、电诱发癫痫发作和化学诱发癫痫发作之间的相似性。这项研究表明，与化学诱发的癫痫发作相比，电诱发癫痫发作与自发性癫痫发作更为一致(Wieser et al.，1979)。

(二) ECM 作为一种工具用于识别致痫性病变的电生理标志物

当因任何原因进行 ECM 时，可以预测的异常电生理表现是 AD。AD 在电生理学上定义为重复性癫痫样电位，伴随并且持续时间超过电刺激，且应该无临床相关性(Kovac et al.，2016)。他们可以表现为几种形态，包括棘波、多棘波、棘 - 慢复合波或单纯为节律性波形。更高频率的刺激以及更长的脉冲宽度会增加 AD 的发生率(Motamedi et al.，2007)。建议在运动皮质、海马和 Heschl 回选用较低的刺激强度和频率，因为它们的 ADs 和 / 或癫痫发作的阈值较低(Trebuchon and Chauvel，2016)。ADs 仅出现于少数刺激中，一项研究显示只有 12% 的刺激会导致 ADs。同一研究表明，在功能分布的检测中应避免 ADs，因为 ADs 可以扩散到受刺激的皮质以外(Blume et al.，2004)。只局限于刺激电极上的 ADs 称为局部 ADs，而随后从受刺激部位产生扩散的 ADs 称为远隔 ADs。需要注意的是，大多数 ADs 不会演变成癫痫发作，这里称之为良性 ADs。因此，良性 ADs 确定的区域通常不被认为是患者致痫区的一部分。相反，更明确的解释是良性 ADs 代表大脑皮质兴奋性增强的区域，而不可能引发特定患者的癫痫发作(Trebuchon and Chauvel，2016)。

除了诱发 ADs 和 / 或癫痫发作，并将这些结果与自发性癫痫进行比较，也可以通过不同的方式来测定 ECM 的效应，以收集有关皮质联系的信息。单脉冲电刺激(singlepulse electrical stimulation，SPES)就是这些技术的一种。这项技术的应用是基于癫痫发作是由于皮质兴奋性和抑制性之间的不平衡引起这一假说(Valentin et al.，2005；David et al.，2008)。在 SPES 中，持续时间为 1ms、电流强度为 4~8mA 的单相单脉冲每 8~10s 发送 1 次。然后分析 EEG 对该刺激的反应，共发现两种主要的皮质反应。第一种类型是正常的早期反应，表现为明显（sharp）的偏转，随后伴随一个持续比较长的慢波，几乎在刺激后立即出现。第二种皮质反应是异常的迟发反应，它可以以两种不同的方式发生：第一个异常表现是 SPES 后 100~1 000ms 出现的波形，其形态特征是高波幅反应继之为时间较短的慢波；第二个异常表现是在最初“正常”的早期反应后出现两个或更多的重复波形，仅见于刺激额叶时。对 SPES 的异常皮质反应已证明与发作起始区（Valentin et al.，2002）以及阳性手术结果相关（Valentin et al.，2005）。

SPES 背后的思想被进一步应用于短期皮质可塑性（short-term cortical plasticity，STCP）的概念。David 等利用颅内脑电图数据的生物物理模型来验证 STCP 的想法。这项技术背后的基本原理是，在影响正常皮质前，反复刺激导致的一次癫痫发作会优先改变致痫性大脑的波幅或节律。不同脑区变化的时间范围（time frame）可以为我们提供一个了解致痫性大脑基本网络的窗口（David et al.，2008），如杏仁核受到刺激，最终产生癫痫发作（图 13-7）。海马的脑电图在其波形形态上出现早期变化（在脑电图发作模式出现之前），紧随其后在邻近皮质出现脑电图变化。颞极内较远的皮质变化较小或无变化。在这种情况下，应用 STCP 的基本原理，海马及其邻近的皮质在癫痫网络中早期起作用，而颞极在致痫网络中的作用较小，或者根本没有作用。本质上，识别由重复刺激引起的 STCP 特定区域的目的是识别发作前的脑电图变化，这些变化是致痫区特有的。很明显，假定有一个病人，这样可能对确定最佳切除方案有治疗性的意义。

五、结论

ECM 是一种有多种公认技术范式的技术，它利用传导集中的电流诱发神经功能。在急性癫痫手术期间，ECM 可用于确定表达功能的皮质定位，考虑到不同患者的皮质位置的可变性，这一点是必要的。ECM 还可通过诱发癫痫发作或特殊的电生理学所见提供有关大脑致痫区的有价值信息，这些信息可以作为记录的自发性癫痫发作所获得的信息的补充。虽然在本章中没有讨论，但它对癫痫发作症状学定位的理解也有巨大的意义，这使得癫痫学家能够更好地计划有创电极置入。总之，ECM 是难治性癫痫患者实现最佳治疗的一种有价值的工具。

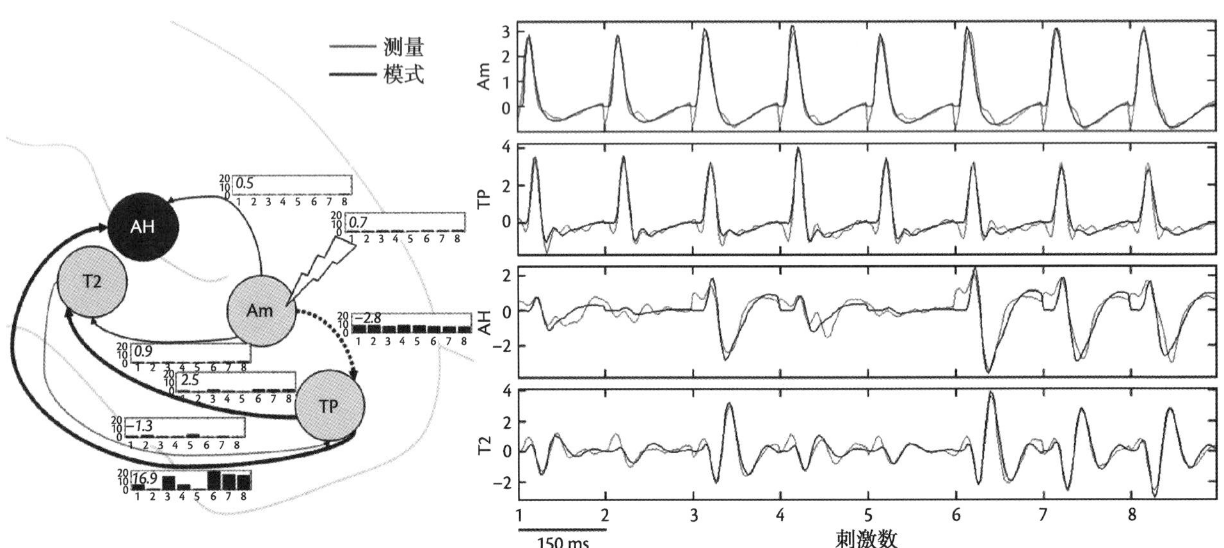

图 13-7　重复刺激杏仁核后引起在颞极受影响前的 AH（海马）和 T2（颞中回）电生理改变。 *Reproduced from NeuroImage，39（4），David O，Woźniak A，Minotti L，et al.，Preictal short-term plasticity induced by intracerebral 1Hz stimulation，pp. 1633-46，Copyright（2008），with permission from Elsevier*

（陈述花　译，卢强　审校）

参考文献

Afif A, Minotti L, Kahane P, Hoffmann D. (2010a). Middle short gyrus of the insula implicated in speech production: intracerebral electric stimulation of patients with epilepsy. *Epilepsia*. 51(2):206–213.

Afif A, Minotti L, Kahane P, Hoffmann D. (2010b). Anatomofunctional organization of the insular cortex: a study using intracerebral electrical stimulation in epileptic patients. *Epilepsia*. 51(11):2305–2315.

Alonso F, Sweet J, Miller J. (2016). Speech mapping using depth electrodes: the 'electric Wada'. *Clin Neurol Neurosurg*. 144:88–90.

Balestrini S, Francione S, Mai R, et al. (2015). Multimodal responses induced by cortical stimulation of the parietal lobe:a stereo-electroencephalography study. *Brain*. 138(9):2596–2607.

Barba C, Barbati G, Minotti L, Hoffmann D, Kahane P. (2007). Ictal clinical and scalp-EEG findings differentiating temporal lobe epilepsies from temporal 'plus' epilepsies. *Brain*. 130(7):1957–1967.

Blauwblomme T, Kahane P, Minotti L, et al. (2011). Multimodal imaging reveals the role of gamma activity in eating-reflex seizures. *J Neurol Neurosurg Psychiatry*. 82(10):1171–1173.

Blume WT, Jones DC, Pathak P. (2004). Properties of after-discharges from cortical electrical stimulation in focal epilepsies. *Clin Neurophysiol.* 115(4):982–989.

Borchers S, Himmelbach M, Logothetis N, Kamath HO. (2001). Direct electrical stimulation of human cortex—the gold standard for mapping brain functions? *Nat Rev Neurosci.* 13(1):63–70.

Caruana F, Avanzini P, Gozzo F, Francione S, Cardinale F, Rizzolatti G. (2015). Mirth and laughter elicited by electrical stimulation of the human anterior cingulate cortex. *Cortex*. 71:323–331.

Caruana F, Gozzo F, Pellicia V, Cossu M, Avanzini P. (2016). Smile and laughter elicited by electrical stimulation of the frontal operculum. *Neuropsychologia*. 89:364–370.

Chassagnon S, Minotti L, Kremer S, et al. (2003). Restricted frontomesial epileptogenic focus generating dyskinetic behavior and laughter. *Epilepsia*. 44(6):859–863.

Chassagnon S, Minotti L, Kremer S, Hoffmann D, Kahane P. (2008). Somatosensory, motor, and reaching/grasping responses to direct electrical stimulation of the human cingulate motor areas. *J Neurosurg*. 109(4):593–604.

Coleshill SG, Binnie CD, Morris RG, et al. (2004). Material-specific recognition memory deficits elicited by unilateral hippocampal electrical stimulation. *J Neurosci.* 24(7):1612–1616.

Corley JA, Nazari P, Rossi VJ, et al. (2017). Cortical stimulation parameters for functional mapping. *Seizure*. 45:36–41.

David O, Woźniak A, Minotti L, Kahane P. (2008). Preictal short-term plasticity induced by intracerebral 1 Hz stimulation. *Neuroimage*. 39(4):1633–1646.

David O, Bastin J, Chabardès, Minotti L, Kahane P. (2010). Studying network mechanisms using intracranial stimulation in epileptic patients. *Front Syst Neurosci.* 2010. 4:148.

Hamberger MJ (2007). Cortical language mapping in epilepsy: a critical review. *Neuropsychol Rev*. 17(4):477–489.

Heilman KM. (2011). *Clinical Neuropsychology*. New York: Oxford University Press.

Ikeda A, Miyamoto S, Shibasaki H. (2002). Cortical motor mapping in epilepsy patients: information from subdural electrodes in presurgical evaluation. *Epilepsia*. 43(suppl 9):56–60.

Isnard J, Guénot M, Sindou M, Mauguière F. (2004). Clinical manifestations of insular lobe seizures: a stereo-electroencephalographic study. *Epilepsia*. 45(9):1079–1090.

Jonas J, Frismand S, Vignal JP, et al. (2014). Right hemispheric dominance of visual phenomena evoked by intracerebral stimulation of the human visual cortex. *Hum Brain Mapp*. 35(7):3360–3371.

Kahane P, Hoffmann D, Minotti L, Berthoz A. (2003). Reappraisal of the human vestibular cortex by cortical electrical stimulation study. *Ann Neurol.* 54(5):615–624.

Kahane P, Landré E, Minotti L, Francione S, Ryvlin P. (2006). The Bancaud and Talairach view on the epileptogenic zone: a working hypothesis. *Epileptic Disord*. 8(suppl 2):S16–S26.

Kleinman JT, Sepkuty JP, Hillis AE, et al. (2007). Spatial neglect during electrocortical stimulation mapping in the right hemisphere. *Epilepsia*.48(12):2365–2368.

Kombos T, Suss O. (2009). Neurophysiological basis of direct cortical stimulation and applied neuroanatomy of the motor cortex: a review. *Neurosurg Focus*. 27(4):E3.

Kovac S, Deppe M, Mohammadi S, et al. (2009). Gelastic seizures: a case of lateral frontal lobe epilepsy and review of the literature. *Epilepsy Behav.* 15(2):249–253.

Kovac S, Scott CA, Maglajlija V, et al. (2014). Comparison of bipolar versus monopolar extraoperative electrical cortical stimulation mapping in patients with focal epilepsy. *Clin Neurophysiol.* 125(4):667–674.

Kovac S, Kahane P, Diehl B. (2016). Seizures induced by direct electrical cortical stimulation—mechanisms and clinical considerations. *Clin Neurophysiol.* 127(1):31–9.

Lesser RP, Arroyo S, Crone N, Gordon B. (1998). Motor and sensory mapping of the frontal and occipital lobes. *Epilepsia*. 39(suppl 4):S69–S80.

Lim SH, Dinner DS, Pillay PK, et al. (1994). Functional anatomy of the human supplementary sensorimotor area: results of extraoperative electrical stimulation. *Electroencephalogr Clin Neurophysiol.* 91(3):179–193.

Lüders H, Lesser RP, Dinner DS, Morris HH, Wylie E, Godoy J. (1988). Localization of cortical function: new information from extraoperative monitoring of patients with epilepsy. *Epilepsia*. 29(suppl 2):S56–6S5.

Lüders H, Lesser RP, Hahn J, et al. (1991). Basal temporal language area. *Brain*. 114(2):743–754.

Maldonado IL, Moritz-Gasser S, de Champfleur NM, Bertram L, Moulinié G, Duffau H. (2011). Surgery for gliomas involving the left inferior parietal lobule: new insights into the functional anatomy provided by stimulation mapping in awake patients. *J Neurosurg*. 115(4):770–779.

Matsumoto R, Nair DR, LaPresto E, et al. (2004). Functional connectivity in the human language system: a cortico-cortical evoked potential study. *Brain*. 127(10):2316–2330.

Mazzola L, Lopez C, Faillenot I, Chouchou F, Mauguière F, Isnard J. (2014). Vestibular responses to direct stimulation of the human insular cortex. *Ann Neurol.* 76(4):609–619.

Motamedi GK, Okunola O, Kalhorn CG, et al. (2007). Afterdischarges during cortical stimulation at different frequencies and intensities. *Epilepsy Res.* 77(1):65–69.

Mulak A, Kahane P, Hoffmann D, Minotti L, Binaz B. (2008). Brain mapping of digestive sensations elicited by cortical electrical stimulations. *Neurogastroenterol Motil*. 20(6):588–596.

Murphey DK, Maunsell JH, Beauchamp MS, Yoshor D. (2009). Perceiving electrical stimulation of identified human visual areas. *Proc Natl Acad Sci U S A*. 106(13):5389–5393.

Naidich TP, Kang E, Fatterpekar GM, et al. (2004). The insula: anatomic study and MR imaging display at 1.5 T. *AJNR Am J Neuroradiol.* 25(2):222–232.

Nathan SS, Sinha SR, Gordon B, Lesser RP, Thakor NV. (1993). Determination of current density distributions generated by electrical stimulation of the human cerebral cortex. *Electroencephalogr Clin Neurophysio*l. 86(3):183–92.

Nguyen DK, Nguyen DB, Malak R, et al. (2009). Revisiting the role of the insula in refractory partial epilepsy. *Epilepsia*. 50(3):510–520.

Nourski KV, Howard MA 3rd. (2015). Invasive recordings in the human auditory cortex. *Handb Clin Neurol.* 129:225–244.

Ojemann GA. (1979). Individual variability in cortical localization of language. *J Neurosurg.* 50(2):164–169.

Ostrowsky K, Isnard J, Ryvlin P, Guénot M, Fischer C, Mauguière F. (2000). Functional mapping of the insular cortex: clinical implication in temporal lobe epilepsy. *Epilepsia*. 41(6):681–686.

Ostrowsky K, Desestret V, Ryvlin P, Coste S, Mauguière F. (2002). Direct electrical stimulations of the temporal pole in human. *Epileptic Disord.* 4(suppl 1):S23–S27.

Penfield W, Faulk ME Jr. (1955). The insula; further observations on its function. *Brain*. 78(4):445–470.

Pouratian N, Canestra AF, Bookheimer SY, Martin NA, Toga AW. (2004). Variability of intraoperative electrocortical stimulation mapping parameters across and within individuals. *J Neurosurg*. 101(3):458–466.

Pugnaghi M, Meletti S, Castana L, et al. (2011). Features of somatosensory manifestations induced by intracranial electrical stimulations of

the human insula. *Clin Neurophysiol*. 122(10):2049–2058.
Rattay F. (1999). The basic mechanism for the electrical stimulation of the nervous system. *Neuroscience*. 89(2):335–46.
Rheims S, Ryvlin S, Scherer C, et al. (2008). Analysis of clinical patterns and underlying epileptogenic zones of hypermotor seizures. *Epilepsia*. 49(12):2030–2040.
Rosenow F, Lüders H. (2001). Presurgical evaluation of epilepsy. *Brain*. 124(9):1683–700.
Roux FE, Boetto S, Sacko O, Chollet F, Trémoulet M. (2003). Writing, calculating, and finger recognition in the region of the angular gyrus: a cortical stimulation study of Gerstmann syndrome. *J Neurosurg*. 99(4):716–727.
Schaffler L, Lüders HO, Morris HH 3rd, Wyllie E. (1994). Anatomic distribution of cortical language sites in the basal temporal language area in patients with left temporal lobe epilepsy. *Epilepsia*. 35(3):525–528.
Schaffler L, Lüders HO, Beck GJ. (1996). Quantitative comparison of language deficits produced by extraoperative electrical stimulation of Broca's, Wernicke's, and basal temporal language areas. *Epilepsia*. 37(5):463–475.
Schüle SU, McIntyre C, Lüders HO. (2008). General principles of cortical mapping by electrical stimulation. In: Lüders HO, ed. *Textbook of Epilepsy Surgery*. Boca Raton: CRC Press: 963–977.
Stephani C, Fernandez-Baca Vaca G, Maciunas R, Koubeissi M, Lüders HO. (2011). Functional neuroanatomy of the insular lobe. *Brain Struct Funct*. 216(2):137–149.
Suh M, Bahar S, Mehta AD, Schwartz TH. (2006). Blood volume and hemoglobin oxygenation response following electrical stimulation of human cortex. *Neuroimage*. 31(1):66–75.
Tani N, Kishina H, Khoo HM, et al. (2016). Electrical stimulation of the parahippocampal gyrus for prediction of posthippocampectomy verbal memory decline. *J Neurosurg*. 125(5):1053–1060.
Tate MC, Herbet G, Moritz-Gasser S, Tate JE, Duffau H. (2014). Probabilistic map of critical functional regions of the human cerebral cortex: Broca's area revisited. *Brain*. 137(10):2773–2782.
Trebuchon, A, Chauvel P. (2016). Electrical stimulation for seizure induction and functional mapping in stereoelectroencephalography. *J Clin Neurophysiol*. 33(6):511–521.
Uematsu S, Lesser R, Fisher RS, et al. (1992). Motor and sensory cortex in humans: topography studied with chronic subdural stimulation. *Neurosurgery*. 31(1):59–71; discussion 71–72.
Unnwongse K, Wehner T, Bingaman W, Foldvary-Schaefer N. (2010). Gelastic seizures and the anteromesial frontal lobe: a case report and review of intracranial EEG recording and electrocortical stimulation case studies. *Epilepsia*. 51(10):2195–2198.
Valentin A, Anderson M, Alarcón G, et al. (2002). Responses to single pulse electrical stimulation identify epileptogenesis in the human brain in vivo. *Brain*. 125(8):1709–1718.
Valentin A, Alarcón G, Honavar M, et al. (2005). Single pulse electrical stimulation for identification of structural abnormalities and prediction of seizure outcome after epilepsy surgery: a prospective study. *Lancet Neurol*. 4(11):718–726.
Wiese HG, Bancaud J, Talairach J, Bonis A, Szikla G. (1979). Comparative value of spontaneous and chemically and electrically induced seizures in establishing the lateralization of temporal lobe seizures. *Epilepsia*. 20(1):47–59.
Zangaladze A, Sharan A, Evans J, et al. (2008). The effectiveness of low-frequency stimulation for mapping cortical function. *Epilepsia*. 49(3):481–487.

第 14 章

有创性脑电图和海马硬化

Jerome Engel, Jr., Richard Staba, Itzhak Fried，著

一、海马硬化

1825 年，Bouchet 和 Cazauvicilh（1825）在住院癫痫患者的尸检组织中首次发现海马硬化。Sommer（1880）和 Brartz（1899）对其典型的组织病理学变化进行了描述。Falconer（1971）首先认识到切除海马硬化与癫痫发作极好的手术效果有关，因此认为，它不仅反映了对反复癫痫发作的影响，也是癫痫的病因。伴有海马硬化的内侧颞叶癫痫是最常见的癫痫类型（至少在成人中是如此），最大多数为药物难治性（Semah et al.，1998），并且最常进行手术治疗而且效果最好（Engel et al.，2003，2012）。虽然海马硬化的病因尚不清楚，但事实表明，该病变具有相当高的癫痫家族史以及时常在 5 岁以下儿童有最初的诱发性损伤，提示在一个关键的发育窗内有一种特殊类型的海马损伤的遗传易感性（Mathern et al.，2008）。随后的神经元重组使海马最终产生自发性癫痫发作。在一些家族成员中，确实存在一种遗传性内侧颞叶癫痫，严重到足以导致海马硬化，手术切除效果良好（Cendes et al.，2008）。然而，现在认识到，海马硬化不是一种单一的疾病，更是具有多种类型，可能具有不同的病因（Wieser et al.，2004；Ogren et al.，2009）。国际抗癫痫联盟（ILAE）现已公布了海马硬化不同的分类类型（Blümke et al.，2013）。

二、颞叶癫痫的早期手术

癫痫的外科治疗最初是基于切除在手术室证实或后来通过头颅 X 线成像、气脑造影和脑血管造影发现的结构性病变（Engel，2005）。随着脑电图（electroencephalogram，EEG）的出现（Berger，1929），发现了局灶性发作间期和发作期癫痫样异常，最常见的异常位于后来称为“精神运动性癫痫”患者的前颞叶（Jasper，1941）。Bailey 和 Gibbs（1951）首次根据 EEG 定位实施前颞叶切除术，他们手术成功的报道促使颞叶癫痫手术治疗中心在世界范围内大量涌现（Engel，2005）。最初切除的结构不包括海马，但一旦海马也被切除，癫痫发作有关的手术效果就会明显改善，致使认识到海马硬化是颞叶内侧癫痫最常见的病理异常，病变的切除预示对癫痫发作的最佳治疗效果（Falconer，1971）。

三、有创性记录

随着立体定向置入颅内电极的应用，特别是在记录到发作性事件时，致痫区的脑电图定位有了极大改善。立体定向深部电极记录由巴黎的 Talairach 和 Bancaud（Talairach et al.，1974）首创，但是法国法律允许记录时间不能超过 7h，因此，用电刺激和惊厥药物诱发癫痫发作。为了记录和定位自发性发作起始，Crandall 首次进行了长时间深部电极记录（Crandall et al.，1963）。随后，少数中心开始积累与自发性颞叶癫痫发作有关的深部记录 EEG 活动的经验，从而对包括海马、杏仁核、内嗅皮质及其他边缘结构在内的发作起始和扩散的特征性模式进行了描述（Engel，2005）。对内侧颞叶结构微电极记录，继之对切除的组织进行病理分析，揭示功能和结构的损害，阐明海马癫痫产生的基本神经元机制（Babb and Crandall，1976）。这项工作通过更为详细地研究多种海马硬化性内侧颞叶癫痫动物模型而得到进一步补充（Mathern et al.，2008）。对少数伴海马硬化的内侧颞叶癫痫产生自发性癫痫发作所必需和重要的解剖结构的描述，导致了标准前内侧颞叶切除术的形成，其中包括最有可能参与癫痫发作的结构，而保留重要的必需皮质功能（如语言）结构（Crandall，1987；Spencer and

Ojemann，1993）。目前最常用的标准方法是前内颞叶切除术，包括内侧结构和前颞极（Spencer et al.，1984）。采用该术式只需要证明致痫区在标准切除范围内。目前大多数中心采用标准化切除术治疗典型的伴海马硬化的内侧颞叶癫痫，其余中心则继续根据术中或立体定向深部电极置入获得的电生理资料进行选择性手术切除（Spencer and Ojeman，1993）。为确定致痫区边界，特别是对于无明显相关结构性病变者，选择性切除术对于新皮质切除是非常必要的，但对于大多数典型的内侧颞叶癫痫和海马硬化患者中，如果致痫区边界不能通过电生理技术明确确定，但仍局限于标准前颞叶切除范围内的话，对于伴海马硬化的内侧颞叶癫痫是否必须应用此种技术仍有争议。

四、当前对海马硬化的术前评估方法

自 Talairach、Bancaud 和 Crandall 时代以来，术前评估取得了巨大发展，这主要归功于功能和结构性影像技术。对于伴海马硬化的内侧颞叶癫痫尤其如此，对于大多数患者硬化的海马很容易在结构 MRI 上发现，而许多 MRI 正常的患者中存在颞叶低代谢（LoPinto-Khoury et al.，2012）。通过对多种临床、EEG、神经影像学和神经心理学等特点进行综合分析，通常可以对伴海马硬化的内侧颞叶癫痫做出诊断，并能高度准确地确定发作起始侧（框 14-1）。因此，绝大多数患者不再需要有创性记录。虽然在一些中心，对于颞叶癫痫应用硬膜下栅状和条状电极，但最准确的结果是通过深部电极记录获得的，电极可以直接置入内侧颞叶结构中（Spencer et al.，2008）。卵圆孔电极（Wieser，2008）能够记录海马邻近信号，但不能记录海马结构外的信号。

框 14-1　内侧颞叶癫痫综合征

病史

早期复杂性热惊厥或其他脑损伤的发生率增加

癫痫家族史发生率增加

出现在生后第一个 10 年的后半程

先兆常见，并可独立出现

继发性全身性癫痫发作很少发生

癫痫发作通常会消失数年，直到青春期或成年早期

癫痫发作常变为药物难以控制

发作间期可出现行为异常（最常见为抑郁症）

临床发作

通常有先兆。最常见的是胃气上升感；经常出现其他自主神经或精神性症状，伴有情绪（如恐惧）；可能是嗅觉、味觉或非特异性躯体感觉（持续几秒钟）

复杂部分性发作。常以动作中止和凝视开始，口 - 消化道自动症和复杂自动症常见。一侧上肢姿势可能发生在发作期放电的对侧（1~2mn）

发作后期。常包括定向障碍，近期记忆缺失，如果癫痫发作起始于语言优势半球，则出现对发作过程遗忘和失语（译者注）（数分钟）

神经系统和实验室评估

除记忆障碍外，神经系统查体常无异常

单侧或双侧独立的前颞叶 EEG 棘波；在基底部电极波幅最高

颅外发作期 EEG 活动仅在复杂部分性发作症状时出现；通常最初或延迟出现的局灶性 5~7/s 节律性活动的发作起始模式；最高波幅位于一侧基底颞叶导联

发作间期 FDG-PET 通常表现为颞叶低代谢，常累及同侧丘脑和基底节

发作间期 SPECT 通常表现为颞叶低灌注，发作期 SPECT 高灌注或低灌注为特征性表现

神经心理测试中通常会出现材料特异性记忆障碍，对侧颈内动脉注射戊巴比妥钠后会出现遗忘

MRI 通常表现为海马萎缩

EEG. 脑电图；FDG PET. ^{18}F 脱氧葡萄糖正电子发射计算机断层扫描；MRI. 磁共振成像；PET. 正电子发射断层扫描；SPECT. 单光子发射计算机断层扫描

Source: data from Clin Exp Neurol, 29, Engel J, update on surgical treatment of the epilepsies, pp. 32-48, Copyright (1992), Wolters Kluwer

（一）立体 EEG 与标准化深部电极置入

必须说明经典的立体 EEG（stereo EEG，SEEG）和标准化深部电极置入方法在典型的伴海马硬化的内侧颞叶癫痫中的应用之间是有区别的。由 Talairach 和 Bancaud 首创的 SEEG 主要用于选择性新皮质切除术。它需要放置大量的电极，以证实或排除有关致痫区位置和范围的特定假设，其目的是利用 SEEG 结果来确定切除的边界，所以，需要将电极放置在致痫区内，并能完全包绕致痫区。对于内侧颞叶癫痫，标准方法是在特定区域内进行双侧放置，包括海马、杏仁核、内嗅皮质、眶额叶皮质和前扣带回，这些结构最常导致边缘性癫痫发作，类似于有海马硬化的内侧颞叶癫痫。深部电极记录是为了回答特殊的问题，特别是在影像学阴性的情况下，如癫痫起源是否双侧性的，颞叶新皮质是否可能比通常标准化切除所包括的范围更靠后，或者是否存在另一个颞叶外的致痫区。双侧放置对于确定单侧发作起始至关重要，而且对于显示经典

的海马癫痫发作，而不是新皮质癫痫发作的扩散模式也很重要。前者扩散缓慢，可能在一侧海马内停留数秒到数分钟，而后者通常在半球内和半球间迅速扩散（Lieb and Babb，1986）。当有理由怀疑除了独立的内侧颞叶致痫区外，还存在另一个特定的或代替前者的海马外致痫区时，则需要放置额外电极。尽管SEEG对于需要选择性切除的致痫区定位具有明显价值，但是对于有海马硬化的内侧颞叶癫痫患者常用的深部电极法涉及标准化放置。

（二）刺激和高频振荡

除了使用深部电极记录发作间期和发作期癫痫样异常定位发作间期EEG记录的棘波所表明的激动区以及发作起始区外，还可以通过刺激来诱发惯常发作现象。而这种方法有时对新皮质癫痫非常有用，但对伴海马硬化的内侧颞叶癫痫不是特别有用，因为海马硬化的后放电阈值实际上在自发性癫痫性发作产生侧更高（Cherlow，1977）。而发现病理性高频振荡（pHFOs）更有帮助，它由80~600Hz的短程爆发组成，通常伴发作间期棘波。高频振荡最初是利用微电极记录到的（Bragin et al.，1999；Staba et al.，2002），但现在可以通过临床深部和硬膜下栅状电极发现高频振荡，而且它们在致痫区定位方面似乎比发作间期棘波或发作起始更准确（Jacobs et al.，2012）。海马和海马旁结构能够产生80~200Hz频带内的正常节律，称为ripples，而该区域内高于200Hz的振荡称为快ripples，提示异常组织能够产生自发性癫痫发作（Engel et al.，2009）。在内侧颞叶癫痫患者的内侧颞叶结构中，微电极研究表明，快ripples频率范围内的活动均为异常的，而ripples频率范围内的活动可能正常或异常。虽然微电极记录表明大多数ripples频率振荡是正常的，但临床电极研究发现，ripple频率振荡在致痫区定位方面几乎与快ripples频率振荡同样有用（Jacobs et al.，2012）。由于正常和病理性ripples毫无疑问反映不同的神经元机制，所以可能具有不同的起源，偶极子模式可能使应用较大的临床电极特别有效地排除生理事件。

五、外科技术

（一）硬膜下栅状和条状电极置入

几十年来，硬膜下电极置入已经成为一种标准的外科技术。当需要用具有多个电极触点空间阵列的栅状电极来详细探测特定的皮质区时，需要进行硬膜下电极置入，属于一种开颅手术。对于颞叶癫痫变异型，如所谓的累及额叶的“颞叶”网络，开颅术和硬膜下栅状电极置入对于确定是否为新皮质癫痫特别有用。在此，硬膜下电极置入一个显著优点是能够使用电刺激方法进行功能定位，尤其是语言功能。开颅术也可以在颅骨下面插入硬膜下条状电极，从而避免暴露头颅。硬膜下条状电极，多个电极接触点呈直线状单行排列，也可以通过颅骨钻孔置入，该钻孔往往被设计用于插入条状电极。这些条状电极可插入硬脑膜下并向前推进，以便覆盖颞叶的基底面和较深的内侧面，包括梭状回和海马旁回，因此，更有可能发现内侧和外侧的新皮质致痫灶。然而，这项技术有几个缺点：①在无法直视条状电极置入过程情况下，很难完全控制条状电极的精确方向。一些外科医生已经使用术中成像来监控置入过程；②存在损伤颞叶底部桥静脉的风险，这可能导致无法直接看到的部位出血；③其次，硬膜下条状电极不能直接进行颞叶内侧三维结构的采集，尤其是海马、内嗅皮质和杏仁核。一些中心已经联合应用深部和硬膜下电极，以最大限度地利用前者脑实质采集、后者新皮质表面信号采集的优势。

（二）深部电极置入

深部电极置入可以精确、直接地观察伴有海马硬化病理改变的内侧颞叶结构，而同时对不同的假设进行采样以探寻引起病人发作精确的致痫性网络。它通常包括一个标准的颞叶电极阵列置入，探测可能参与致痫网络的其他或不同的颞叶外结构。标准的颞叶电极置入包括海马（有时海马前部和中部）、内嗅皮质、海马旁回和杏仁核。电极可从外侧面垂直放置到内侧，或从后部枕叶入路矢状方位放置，以采集沿长轴颞叶内侧和海马的信号（Spencer et al.，1990，1993）。从外侧入路有几个优点：它不仅轨迹更短，同时也有利于在通往颞叶内侧靶点的途径中进行多触点采集，包括外侧面新皮质信号采集。因此，较近端的接触点采集新皮质的信号，而较远端的接触点采集颞叶内侧结构的信号。矢状位纵向入路的优点是沿单一的轨迹对海马进行更详细的信号采集；但是，它无法提供颞叶外侧信号，因此，往往需要与颞叶硬膜下条状电极联合置入。另外，双侧枕叶入路具有枕叶皮质损伤较小的风险。出血尽管很少见，但是一旦出血，尤其是双侧出血，可能会对皮质性视觉造成严重性后果。

因为大多数需要这种有创性监测的病例比较复杂，需要对致痫网络起源的不同假设进行评估，所以深部电极监测通常包括探测可能涉及的颞叶外神经网络。这些颞叶外部位常涉及眶额区，其致痫活动可以与内侧颞叶起源的癫痫相似。同样，也可能会包括前扣带回，有时也会涉及其他内侧和额叶部位。另外，在顶叶和枕叶部位癫痫发作快速扩散到内侧颞叶也可表现出颞叶症状学时，这时顶叶和枕叶也需要探测。

在过去的20年里，深部电极置入的外科技术取得了很大发展。硬性电极已被半硬性套针导引的柔性电极所取代。传统置入使用基于多种成像技术的框架立体定向技术，包括MRI加多种其他技术，包括增强MRI、MR血管成像（MR angiography，MRA）、MR静脉成像（MR venography，MRV）、CT和CT血管造影（CT angiography，CTA）。这些血管成像技术在很大程度上取代了传统的血管造影，尽管有些中心仍在使用血管造影，特别是对于详尽的SEEG研究和血管丰富的区域，如岛叶。术前在安装框架前可以获得MRI，使用框架获得的CT图像可以与之前获得的MRI图像进行融合。我们曾在不需要使用框架弧度的情况下用外侧垂直法进行深部电极置入，为电极置入提供了一种更快更简单的技术（Fried at al，1999）。

对于每个电极，在Leksell框架上设置垂直和前后坐标。基于这些坐标，用手术刀切开一个小的皮肤切口，并在Leksell框架的引导下在颅骨上用麻花钻钻孔。凝固硬脑膜并穿破，将一个特殊的电极导向螺丝导入颅骨。然后，在电极置入过程中，导向螺丝将电极引导至靶点位置，将电极固定到位，并用帽盖密封，以防止脑脊液从孔中外漏。根据立体定向坐标，测量每个电极需要达到适当位置的深度，并通过导向器 / 支架（guide/holder）将电极置入到该深度。移除硬性套针并将电极固定在导向器 / 支架（guide/holder）中。一旦所有的电极置入完毕，小心地移走立体定向框架，并用无菌敷料包扎患者头部（Fried 等，1999；Leiphart and Fried，2010）。

术后进行CT扫描评估有无出血并检查电极置入是否良好后，患者被送往ICU，然后进入EEG监测病房，连接到记录设备。然后将CT扫描与术前MRI融合（通常使用高分辨率的3-T MRI），显示电极的准确位置（图14-1）。基于3-T MRI扫描的海马展开计算机技术可用于确定深部电极和微型电线在海马亚区中的位置（Ekstrom et al.，2008）。

关于深部电极置入的最新进展包括无框架立体定向方法（Murphy et al.，2002；Mehta et al.，2005）以及使用各种导航技术可以在空间维持固定的轨迹，以及各种不需要传统的框架立体定向技术就能够在不同轨迹之间快速转换所谓的“机器人系统”。

颅内电极置入并非没有风险。主要风险包括颅内出血和感染。就硬膜下电极而言，出血通常位于硬膜下或硬膜外，而深部电极导致颅内出血的风险很小，估计1%~4%。由于脑血管损伤引发的梗死也是一种风险，但是似乎更常见于硬膜下电极（Nair et al.，2008）。据报道，感染风险为2.4%~2.6%

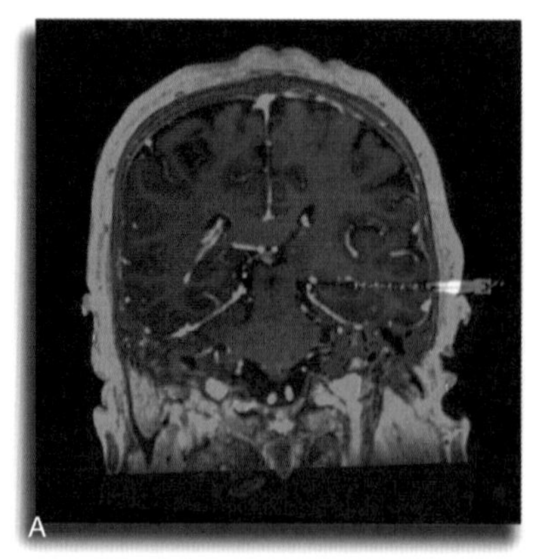

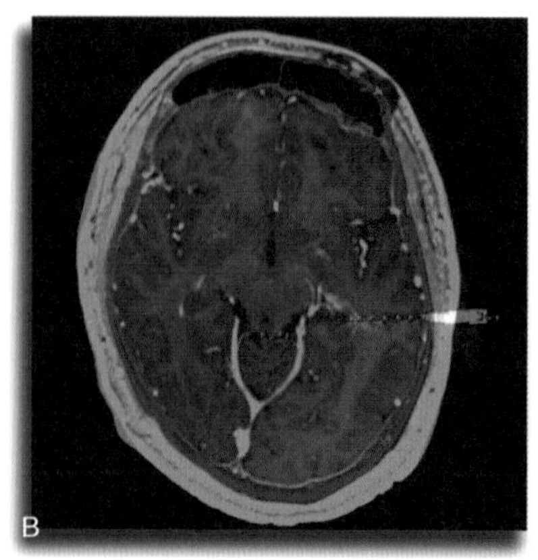

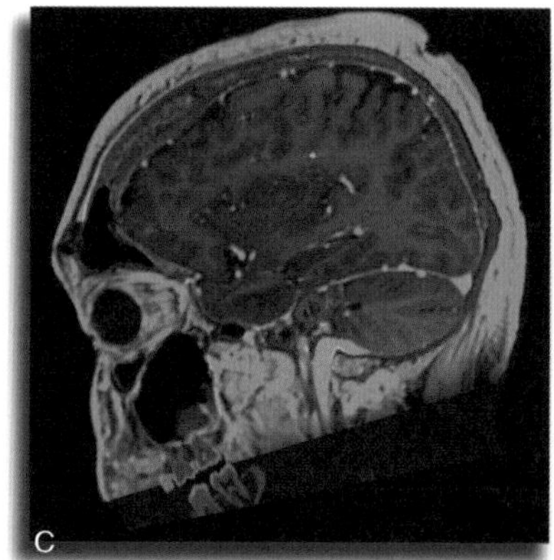

图14-1 MRI冠状位（A）、轴位（B）和矢状位（C）显示的深部电极放置示例，来自术后CT扫描与术前MRI融合。在这种正交置入法中从轴位和冠状位可以看到沿置入方向上所有接触点（红色）。从矢状位可以看到海马的接触点（红色）。导向螺丝（白色）可以显示入点

(Behrens et al.,1994; Espinosa et al.,1994; Fernandez et al.,1997)。另一个风险是脑脊液漏,可能会增加感染的风险(Ross et al.,1996)。但总的来说,深部电极置入术后的不适感要比硬膜下栅状电极置入术后的轻,因为后者需要更多硬导线,从而导致颅内动力学的明显破坏,增加头痛、恶心、呕吐等症状出现的可能性。在适当的预防措施下,颅内电极的风险很小,这种风险远远低于确定可手术切除癫痫发作灶带来的可能益处。

(三) 电极的改进

对颅内电极进行某些改进,可以获取传统颅内 EEG 以外的更多神经信号信息。已有应用更密集的硬膜下电极阵列,能够更加密集地采集脑电信号,即所谓的"微 - 皮质电图"(micro-electrocorticography,micro-ECOG)。在远端深部电极部位加入微丝,对采集局部场电位(localized field potentials,LFPs)和多单位和单一单位记录非常有用(Behnke-Fried electrodes: Fried et al.,1997,1999)。微透析技术有时与深部电极配合使用,以采集细胞外基质的神经化学标本,有时同步获得癫痫发作相关的信息(Fried et al.,1999)。这些以研究目的而引入的方法,使我们对癫痫机制和认知网络产生了有用的认识(见本章后面的专门章节)。

六、有创性记录

(一) 发作间期记录

不同的硬膜下和深部电极置入记录的发作间期棘波在出现频率、时间模式和空间分布方面存在很大可变性。深部电极记录通常显示在致痫性海马内发作间期棘波和棘 - 慢波活动,这些电活动可以扩散到同侧的其他边缘结构,也可以扩散到对侧海马。此外,在这些区域也可能出现独立的棘样波。大多数患者海马区发作间期棘波频率最高,可产生自发性癫痫性发作,但有时发作间期棘波可以在对侧更加显著。因此,利用发作间期棘波来确定致痫区尚无明确经验可循。重度海马硬化 EEG 也可能表现为正常节律性活动的衰减或变慢,通常与 MRI 显示的海马萎缩和 FDG-PET 上同侧颞叶低代谢区相一致,所以没有增加任何重要的额外信息。然而,越来越多的证据表明,与发作间期棘波相关的病理性高频振荡(pathological high-frequency oscillation,pHFO)可正确识别出引起自发性癫痫发作的海马(Staba and Bragin,2011; Worrell and Gotman,2011)(图 14-2)。

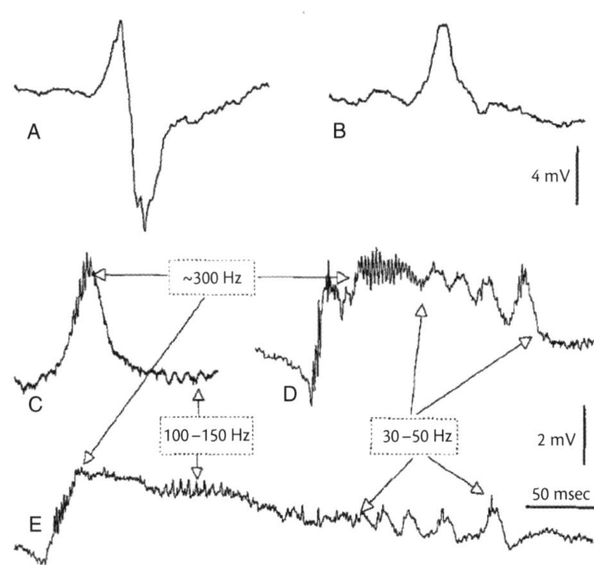

图 14-2　发作间期记录的发作间期棘波(A,B)、快 ripples(FR)(C)和快 ripples 尾 γ 复合波(fast ripple-tail gamma complexes,FRTG)(D,E)示例。虚线框内的数字表示箭头所指振荡的频率。上部是(A)和(B)的波幅定标,底部是(C)-(E)波幅定标。所有记录的时间定标相同。注意:(A)和(B)所示高波幅波形被认为是发作间期棘波。 ***Reproduced from Epilepsia,40(2),Bragin A,Engel J Jr,Wilson CL,et al.,Hippocampal and entorhinal cortex high frequency oscillations(100-500Hz)in kainic acid-treated rats with chronic seizures and human epileptic brain,pp. 127-137,Copyright(1999),with permission.***

(二) 发作期记录

不同病人之间以及有时不同癫痫发作之间脑电图发作起始的模式差异很大。目前已发现两种常见模式:超同步化(hypersynchronous,HYP)和低波幅快波(low-voltage fast,LVF)(Velasco et al.,2000; Engel et al.,2008; Ogren et al.,2009; Spencer et al.,2009)(图 14-3)。HYP 模式最常见于海马硬化,通常只局限于海马内的少数电极接触点。HYP 放电可持续数秒甚至数分钟,在此期间患者可能会体验到先兆,或者完全没有相关的行为。在发生扩散至对侧之前,HYP 放电演变为 LVF 放电,但 HYP 放电自行停止也很常见,表现为脑电图临床下发作或仅有先兆(图 14-4)。LVF 模式发作起始倾向于比 HYP 模式累及更多的电极接触点,并且反映一个更为弥漫的致痫过程,或者可能反映记录

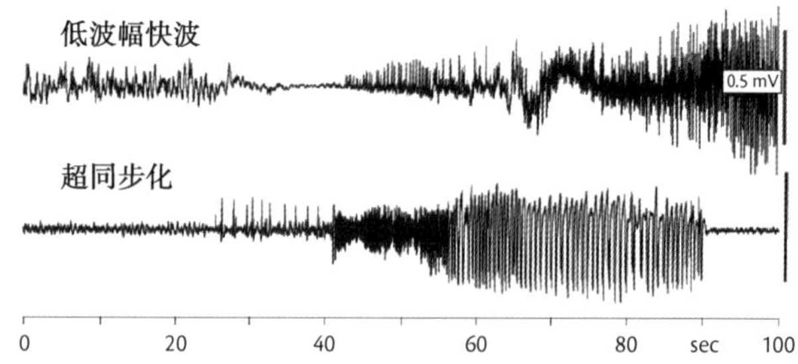

图 14-3　海马深部电极单通道记录显示两种不同的癫痫发作起始模式，来自两个伴海马硬化内侧颞叶癫痫的患者。上部通道显示发作起始为典型的低波幅快波（LVF），下部通道显示发作起始为典型的超同步化（HYP）。*From Engel (2013), with permission.*

位置远离实际发作起始部位。高分辨率 MRI 扫描基于体素的形态学表明，HYP 发作起始与一侧典型海马硬化（不包括 CA2 区）有关，而 LVF 发作起始更可能与包括 CA2 区在内的弥漫性海马萎缩和对侧也有海马萎缩有关（Ogren et al.，2009）。其他发作起始形式包括不规则的棘波和尖 - 慢复合波和电压低减；这些脑电图变化与 HYP 和 LVF 模式的相对意义尚不明确。

发作期扩散模式有助于识别海马的致痫性。典型的海马起始发作向对侧扩散通常比较慢（>5s），而新皮质起始发作扩散很快（Lieb and Babb，1986）。同侧扩散优先扩散到额叶，特别是额叶边缘结构，如眶额回皮质和前扣带回皮质。对侧投射也可通过额叶而不是通过直接的海马间投射（Lieb et al.，1991）。事实上，除了最后部，人类海马连合在功能上是不存在的（Wilson，1996）。有趣的是，

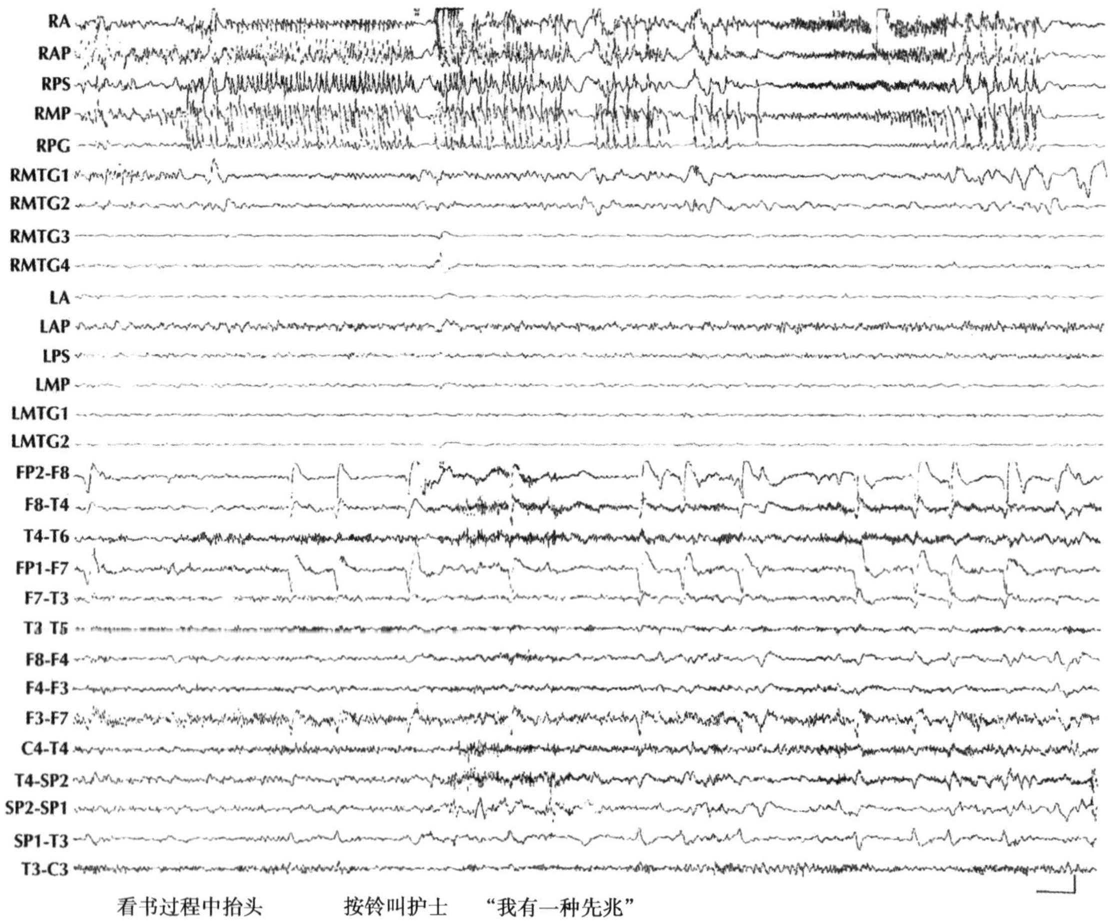

图 14-4　在局灶性发作（aura）期间，头皮、蝶骨电极和无相关表面脑电图的立体定向置入深部电极 EEG 记录。注意，右侧颞中回四个接触点中有两个接触点在右侧内侧颞叶导联显示出明确的发作期放电，而头皮和蝶骨导联则完全没有显示。在此期间，病人按铃呼叫护士，提示出现先兆。在此时，额区导联一过性高电压为眨眼。定标：1*s*

RA. 右侧杏仁核；RAP. 右侧海马趾前部；RPS. 右前下托；RMP. 右侧海马趾中部；RPG. 右侧海马趾后部；RMTG. 右侧颞中回（1，…4，代表新皮质内由前到后位点）；LA. 左侧杏仁核；LAP. 左侧海马趾；LPS. 左前下托；LMP. 左侧海马趾中部；LMTG. 左侧颞中回（1 和 2 分别表示新皮质不同导联更偏前部和更偏后部位点）。*From Engel（1989），with permission.*

一项研究表明，来自海马的发作扩散在女性中更常见，且向对侧扩散；而男性更常见向同侧扩散（Savic and Engel，1998）。要确定这些扩散模式，必须双侧对等地标准化置入深部电极，这更有助于鉴别是海马发作起始还是颞叶新皮质或颞外新皮质起始发作，然后优先扩散到海马，产生继发性颞叶癫痫发作。在某些中心，当存在来自海马的非常早期的同侧发作期扩散时，这些扩散区被认为是致痫区的一部分，在被称为颞叶附加征的情况下，手术时应和内侧颞叶结构一起切除（Barba et al.，2007）。

（三）发作后记录

伴随着起始于单侧海马的发作扩散到对侧，出现意识障碍，发作起始侧颞叶可能会出现非常显著的脑电图抑制和发作后棘样波的增多。然而，这不是固定的表现（Spencer et al.，2009），也没有足够信息证明可以用于致痫区的定侧或定位。一些病人，更严重的发作表现可能来自对侧海马，这也将会表现为更为显著的发作后变化。这种现象常见于致痫性海马严重萎缩时，称为“燃尽的海马”，反映在头皮记录上就是错误地将发作起始定侧在对侧（Mintzer et al.，2004）。当癫痫发作成簇出现，以及致痫海马仍处于相对的发作后抑制状态时，也可以出现对侧的发作起始。

七、研究机遇

（一）癫痫的基本机制

术前颅内EEG研究应用大表面积宏电极（高达9.4mm^2）和小表面积微电极（<0.03mm^2），这为直接记录脑电活动提供了一种难得的机会。最初，急性微电极记录是在切除手术时使用纤细尖锐的微移液管进行的（Schmidt et al.，1956；Warrd and Thomas，1955），而由柔韧的小直径微导线制成的微电极，类似于用于长期记录动物行为的微电极（Jacobs et al.，1970；O'Keefe and Bouma，1969），主要用于非手术时较长时间记录，而目前已成为标准化记录（Babb et al.，1973；Staba et al.，2014）。微电极通常被用作临床电极，对于深部电极，可以将微线插入电极腔，使其超出远端尖部数毫米（Fried et al.，1999）。它们也可以嵌入甚至放置在大电极接触点之间的表面上（Howard et al.，1996；Van Gompel et al.，2008）。其他类型的微电极，如刚性线状或平面阵列，可插入硬膜外栅状电极相邻或下方的皮质（Ulbert et al.，2004；Schevon，2008）。

与记录厘米级皮质脑电图的大电极相比，微电极联合适当的记录设备可以记录局部场电位和细胞外神经元动作电位或“棘波”（Stacey et al.，2013）。不同构造的微电极用于细胞层的高密度记录，如平面100或线状24触点阵列，其触点间距分别为400μm和100μm（Ulbert et al.，2001；House et al.，2006）。大多数的这些结构记录单个或多个单位的活动，有助于研究癫痫的神经元机制及人类大脑功能的其他方面，如学习、记忆、认知、视觉、情绪和睡眠。微电极具有较低的空间采样范围，但在使用标准双侧深部电极置入的临床记录中可以在患者和结构间进行组合，从而提高采样和统计能力（Babb et al.，1987）。微电极的定位在技术上具有挑战性，尤其是在卷曲的结构中，如海马结构，但该领域的进展将得益于更高分辨率的成像、精确的解剖分区和计算机展开技术（Ekstrom et al.，2008；Ekstrom et al.，2009；van Strien et al.，2012）。

许多人类微电极的研究都集中于高兴奋性实验，部分原因是受实验性癫痫模型结果的推动，这些模型经常记录到与癫痫发作灶内大量神经元阵发性去极化漂移相关的爆发式点燃（Goldensohn and Purpura，1963；Matsumoto and Marsan，1964）。早期的病例研究发现的证据表明：发作间期海马爆发式点燃位于癫痫发作起始部位的同侧（Babb and Crandall，1976），也可在对侧，其放电模式与正常非灵长类海马的主细胞和非主细胞的放电模式相似（Babb et al.，1973；Staba et al.，2002c；Viskontas et al.，2007）。有趣的是，其他研究发现同侧内侧颞叶结构的爆发性点燃比对侧少见（Colder et al.，1996a，b），而单脉冲电刺激显示诱发同步放电后伴随长时间的棘波点燃的抑制（Isokawa-Akesson et al.，1989）。这些数据证实局部抑制过程可以增强和控制硬化海马神经元的兴奋性。相反，在睡眠中的事件里，同侧的单神经元爆发式点燃和放电同步化比对侧高，这反映了原发性致痫区的自主性（Staba et al.，2002b）。有研究表明，皮质厚度的减少与较高的平均点燃率和爆发有关，主要是在癫痫发作起始区（seizure onset area，SOZ）的内部而不是外部，这表明，细胞丢失后的突触重组与不同程度的致痫性有关，与海马硬化相关的某些形态改变可能比其他类型更具有致痫性（Staba et al.，2011）。

高密度微电极阵列及数字记录和存储技术

的进步使自发性癫痫发作更易于记录，高层次的信号分析有助于扩展以前癫痫患者的研究结果（Verzeano et al.，1971；Ishijima et al.，1975；Babb and Crandall，1976；Wyler et al.，1982；Babb et al.，1987）。置于癫痫首次出现部位和远隔区域的微电极记录，强调发作前和发作起始期棘波点燃的变化，显示分布广泛、小簇的神经元就足以支持局灶性癫痫发作的发生和扩散，而且癫痫发作终止时，通过未知的机制使神经元点燃几乎被完全抑制（Truccolo et al.，2011；Bower et al.，2012）。能够引起癫痫发作的神经元簇的大小仍不清楚，但微电极记录的"微发作"证据表明，它可能仅限于某一皮质柱内（Schevon et al.，2008；Stead et al.，2010）。此外，上述的一些研究表明，在发作前期，被称为中间神经元的棘波点燃增加的比例高于锥体细胞，这与SOZ附近区域神经元活动的整体下降相对应，可能反映了致痫组织周围的抑制性约束机制（Prince and Wilder，1967）。Schevon等（2012）的一项研究也提供了抑制性约束的证据，该研究发现，在局灶性新皮质癫痫发作扩散期间，多电极阵列中有一个与高波幅发作期EEG放电但有关区域而非低水平杂乱的棘波点燃。这个区域被称为"发作期半暗带"，与相邻微电极上的活动相比，后者表现为类似的发作期EEG放电伴随着强烈的、超同步化的棘波点燃（"发作核心"）。半暗带区可以被发作核心区募集，但在某些癫痫发作时则否，尽管在临床SOZ内放置了多电极阵列。

癫痫研究的一个重要最新进展是发现了自发性高频振荡（HFO，80~600Hz），这首次描述于应用微电极记录研究的患者中（Bragin et al.，1999a，b）。如上所述，这不仅有助于确定致痫区，而且也为癫痫基本机制的研究提供了信息。微电极研究对于发现内侧颞叶癫痫患者发作间期快ripples和致痫性海马组织之间的联系（Staba et al.，2002a）、确定病理性HFO与正常哺乳动物海马中发现的公认的ripples之间的差异（Bragin et al.，2002；Staba et al.，2004，2007；Le Qiyen et al.，2008；Worrell et al.，2008；Ogren et al.，2009），以及描述与其他低频振荡，如γ波、睡眠相关的纺锤波、慢波相关的神经元点燃的特征（Le Van Qiyen et al.，2010；Andrillon et al.，2011；Nir et al.，2011）等是非常重要的。不同类型的HFOs和产生瞬时或持续HFOs的机制正在积极地研究中，微电极研究将继续提供关于HFOs特征以及这些事件在发作间期和发作期所发挥作用的新信息（Ulbert et al.，2004；Schevon et al.，2009；Keller et al.，2010；Weiss et al.，2013）。

（二）认知的基本机制

自Penfield时代以来，癫痫手术为探索人类认知提供了一个独一无二的机会，这是神经科学中任何其他技术都无法企及的。Penfields的大部分发现都是在手术室里通过电刺激获得，病人处于局部麻醉状态，应用长时间留置颅内电极为检查各种认知模式下的神经元活动提供了一个难得的机会，可以在监测病人癫痫发作的过程中进行，并且可持续数天或更长的时间。通过这种方法已经获得了丰富的关于各种认知功能的信息，包括知觉、记忆、语言和言语、意志情感以及其他方面。特别有趣的是有机会利用深部微电极在单个神经元水平探索颞叶的知觉和记忆机制（Behnke-Fried electrodes：Fried et al.，1999）。海马及其相关结构对于将知觉转化为将来可以有意识访问的记忆至关重要。在对疑为颞叶癫痫需要有创性监测患者的临床监测过程中，这些结构时常需要双侧采集。通过记录这些患者的单电位活动，已经获得了一些重要的发现，因为这为记录患者进行记忆任务并能够表达他们的记忆和愿望时的神经元活动提供了一个难得的机会。通过这些研究，在人类海马中发现了位置细胞（place cells）（Ekstrom et al.，2003）和在内嗅皮质中发现了网状细胞（Jacobs et al.，2013；Miller et al.，2015），以及在人类海马和内嗅皮质中发现了所谓的概念细胞（Quiroga et al.，2005，2013）。

已经发现与图像和视觉回忆相关的细胞活动，显示在回忆过程中再次激活参与信息编码的特定小神经元网络（Kreiman et al.，2000；Gelbard-Sagiv et al.，2008）。关于这些研究的详细叙述，见Mukamel and Fried（2012）、Suthana and Fried（2012）和Fried et al.（2014）。

此外，能够高精度刺激海马和内嗅皮质特定靶点使我们可以获得很多有用的信息，包括发现在学习过程中刺激内嗅区，而不是海马可以增强空间记忆（Suthana et al.，2012）。这些观点可以证明构建神经修复装置在帮助神经病人记忆方面是有用的，包括颞叶癫痫患者，他们经常受到陈述性记忆缺陷的困扰。

八、结论

海马硬化是药物难治性癫痫最常见的病变，

对于海马硬化来说，前颞叶切除术治疗仍是成人癫痫最常见的外科治疗方法。海马硬化包括几种不同类型，可能每种类型都有不同的病因，但该病的最主要的病因尚不清楚。无论如何，从有创性EEG记录近六十年的经验来看，对最常形成致痫区的神经网络的病理生理学和解剖结构有了较深的了解，必须切除这些结构才足以消除自发性癫痫发作。神经影像学、临床神经生理学、神经认知测试和其他诊断方法的进步，使得能够通过外科手术成功地治疗由海马硬化引起的顽固性癫痫发作，而无须进行颅内记录；标准的前内侧切除术通常是常见的治疗选择。但是，对于一些比较疑难的病例，当必须要进行有创性监测时，一方面，基于对内侧颞叶癫痫的已知解剖和病理生理学，不同型式边缘叶标准化深部电极置入比硬膜下栅状电极和条状电极更有效，另一方面，也可选用更复杂的选择性的(tailored)SEEG。这种方法也为人类大脑的有创性研究提供了重要机会，包括阐明边缘叶癫痫的基本机制，更好定位致痫区特征的识别如pHFO，以及对正常人脑功能（如认知功能）的研究。

九、致谢

作者报告的原始研究得到了NS-02808，NS-15654，和NS-33310等基金的部分支持。

（陈述花 译，卢强 审校）

参考文献

Andrillon T, Nir Y, Staba RJ, et al. (2011). Sleep spindles in humans: insights from intracranial EEG and unit recordings. *J Neurosci.* 31:17821–17834.

Babb TL, Crandall PH. (1976). Epileptogenesis of human limbic neurons in psychomotor epileptics. *Electroencephalogr Clin Neurophysiol.* 40:225–243.

Babb TL, Carr E, Crandall PH. (1973). Analysis of extraceullular firing patterns of deep temporal lobe structures in man. *Electroencephalogr Clin Neurophysiol.* 24:247–257.

Babb TL, Wilson CL, Isokawa-Akesson M. (1987). Firing patterns of human limbic neurons during stereoencephalography (SEEG) and clinical temporal lobe seizures. *Electroencephalogr Clin Neurophysiol.* 66:467–482.

Bailey P, Gibbs FA. (1951). The surgical treatment of psychomotor epilepsy. *J Am Med Assoc.* 145:365–370.

Barba C, Barbati G, Minotti L, Hoffmann D, Kahane P. (2007). Ictal clinical and scalp-EEG findings differentiating temporal lobe epilepsies from temporal 'plus' epilepsies. *Brain.* 130:1957–1967.

Behrens E, Zentner J, van Roost D, Hufnagel A, Elger CE, Schramm J. (1994). Subdural and depth electrodes in the presurgical evaluation of epilepsy. *Acta Neurochirurgica (Wien).* 128:84–87.

Berger H. (1929). Uber das Flektrenkephalogram des Menschen. *Arch Psychiatr Nervenkr.* 87:527–570.

Blümcke I, Thom M, Aronica E, et al. (2013). International consensus classification of hippocampal sclerosis in temporal lobe epilepsy: a Task Force report from the ILAE Commission on Diagnostic Methods. *Epilepsia.* 54:1315–1329.

Bouchet C, Cazauvieilh JB. (1825). De l'epilepsie consideree dans ses rapports avec l'alienation mentale. *Arch Gen Med.* 9:510–542.

Bragin A, Engel J Jr, Wilson CL, Fried I, Buzsaki G. (1999a). High-frequency oscillations in human brain. *Hippocampus.* 9:137–142.

Bragin A, Engel J Jr, Wilson CL, Fried I, Mathern GW. (1999b). Hippocampal and entorhinal cortex high frequency oscillations (100–500 Hz) in kainic acid-treated rats with chronic seizures and human epileptic brain. *Epilepsia.* 40:127–137.

Bratz E. (1899). Ammonshornbefunde der epileptischen. *Arch Psychiatr Nervenkr.* 31:820–836.

Cendes F, Kobayashi E, Lopes-Cendes I, Andermann F, Andermann E. (2008). Familial temporal lobe epilepsies. In: Engel J Jr, Pedley TA, eds. *Epilepsy: A Comprehensive Textbook.* 2nd ed. Philadelphia: Lippincott Williams & Wilkins: 2487–2493.

Cherlow DG, Dymond AM, Crandall PH, Walter RD, Serafetinides EA. (1977). Evoked response and after-discharge thresholds to electrical stimulation in temporal lobe epileptics. *Arch Neurol.* 34:527–531.

Colder BW, Frysinger RC, Wilson CL, Harper RM, Engel J Jr. (1996a). Decreased neuronal burst discharge near site of seizure onset in epileptic human temporal lobes. *Epilepsia.* 37:113–121.

Colder BW, Wilson CL, Frysinger RC, Harper RM, Engel J Jr. (1996b). Interspike intervals during interictal periods in human temporal lobe epilepsy. *Brain Res.* 719:96–103.

Crandall PH. (1987).Cortical resections. In: Engel J, ed. *Surgical Treatment of the Epilepsies.* New York: Raven Press: 377–404.

Crandall PH, Walter RD, Rand RW. (1963). Clinical applications of studies on stereotactically implanted electrodes in temporal lobe epilepsy. *J Neurosurg.* 20:827–840.

Ekstrom AD, Kahana MJ, Caplan JB, et al. (2003). Cellular networks underlying human spatial navigation. *Nature.* 425:184–187.

Ekstrom A, Suthana N, Behnke E, Salamon N, Bookheimer S, Fried I. (2008). High-resolution depth electrode localization and imaging in patients with pharmacologically intractable epilepsy. *J Neurosurg.* 108:812–815.

Espinosa J, Olivier A, Andermann F, Quesney F, Dubeau F, Savard G. (1994). Morbidity of chronic recording with intracranial depth electrodes in 170 patients. *Stereotact Funct Neurosurg.* 63:63–65.

Engel J Jr. (1992). Update on surgical treatment of the epilepsies. *Clin Exp Neurol.* 29:32–48.

Engel J Jr. (2005).The emergence of neurosurgical approaches to the treatment of epilepsy. In: Waxman S, ed. *From Neuroscience to Neurology: Neuroscience, Molecular Medicine, and the Therapeutic Transformation of Neurology.* Amsterdam: Elsevier: 81–105.

Engel J Jr, Wiebe S, French J, et al. (2003). Practice parameter: Temporal lobe and localized neocortical resections for epilepsy. *Neurology.* 60:538–547.

Engel J Jr, Dichter MA, Schwartzkroin PA. (2008). Basic mechanisms of human epilepsy. In Engel J Jr, Pedley TA, eds. *Epilepsy: A Comprehensive Textbook.* 2nd ed. Philadelphia: Lippincott-Raven: 495–507.

Engel J Jr, Bragin A, Staba R, Mody I. (2009). High-frequency oscillations: What's normal and what is not? *Epilepsia.* 50:598–604.

Engel J Jr, McDermott MP, Wiebe S, et al. (2012). Early surgical therapy for drug-resistant temporal lobe epilepsy: a randomized trial. *JAMA.* 307:922–930.

Falconer MA. (1971). Genetic and related aetiological factors in temporal lobe epilepsy: a review. *Epilepsia.* 12:13–31.

Fernández G, Hufnagel A, Van Roost D, et al. (1997). Safety of intrahippocampal depth electrodes for presurgical evaluation of patients with intractable epilepsy. *Epilepsia.* 38:922–929.

Fried I, MacDonald KA, Wilson CL. (1997). Single neuron activity in human hippocampus and amygdala during recognition of faces and objects. *Neuron.* 18:753–765.

Fried I, Wilson CL, Maidment NT, et al. (1999). Cerebral microdialysis combined with single-neuron and electroencephalographic recording in neurosurgical patients. *J Neurosurg.* 91:697–705.

Fried I, Rutishauser U, Cerf M, Kreiman G, eds. (2014). *Single Neuron*

Studies of the Human Brain. Cambridge, MA: MIT Press.

Gelbard-Sagiv H, Mukamel R, Harel M, Malach R, Fried I. (2008). Internally generated reactivation of single neurons in human hippocampus during free recall. *Science* 322:96–101.

Goldensohn ES, Purpura DP. (1963). Intracellular potentials of cortical neurons during focal epileptogenic discharges. *Science.* 139:840–842.

House PA, MacDonald JD, Tresco PA, Normann RA. (2006). Acute microelectrode array implantation into human neocortex: preliminary technique and histological considerations. *Neurosurg Focus.* 20:E4.

Howard MA III, Volkov IO, Abbas PJ, Damasio H, Ollendieck MC, Granner MA. (1996). A chronic microelectrode investigation of the tonotopic organization of human auditory cortex. *Brain Res.* 724:260–264.

Ishijima B, Hori T, Yoshimasu N, Fukushima T, Hirakawa K. (1975). Neuronal activities in human epileptic foci and surrounding areas. *Electroencephalogr Clin Neurophysiol.* 39:643–650.

Isokawa-Akesson M, Wilson CL, Babb TL. (1989). Inhibition in synchronously firing human hippocampal neurons. *Epilepsy Res.* 3:236–247.

Jacobs BL, Harper RM, McGinty DJ. (1970). Neuronal coding of motivational level during sleep. *Physiol Behav.* 5:1139–1143.

Jacobs J, Staba R, Asano E, et al. (2012). High frequency oscillations (HFOs) in clinical epilepsy. *Prog Neurobiol.* 98:302–315.

Jacobs J, Weidemann CT, Miller JF, et al (2013). Direct recordings of grid-like neuronal activity in human spatial navigation. *Nat Neurosci.* 124:1321–1328.

Jasper HH. (1941). Electroencephalography. In: Penfield W, Erickson TC, eds. *Epilepsy and Cerebral Localization*. Springfield, IL: Charles C Thomas: 380–454.

Keller CJ, Truccolo W, Gale JT, et al. (2010). Heterogeneous neuronal firing patterns during interictal epileptiform discharges in the human cortex. *Brain.* 133:1668–1681.

Kreiman G, Koch C, Fried I. (2000). Imagery neurons in the human brain. *Nature.* 408:357–361.

Leiphart J, Fried I. (2010). Use and placement of depth electrodes. In: Sirven J, Stern J, eds. *Atlas of Video-EEG Monitoring.* New York: McGraw-Hill: 521–528.

Le Van Quyen M, Bragin A, Staba R, Crepon B, Wilson CL, Engel J Jr. (2008). Cell type-specific firing during ripple oscillations in the hippocampal formation of humans. *J Neurosci.* 28:6104–6110.

Lieb JP, Babb TL. (1986). Interhemispheric propagation time of human hippocampal seizures. II. Relationship to pathology and cell density. *Epilepsia.* 27:294–300.

Lieb, JP, Dashieff RM, Engel J Jr. (1991). Role of the frontal lobes in the propagation of mesial temporal lobe seizures. *Epilepsia.* 32:822–837.

LoPinto-Khoury C, Sperling MR, Skidmore C, et al. (2012). Surgical outcome in PET-positive, MRI-negative patients with temporal lobe epilepsy. *Epilepsia.* 53:342–348.

Mathern GW, Wilson CL, Beck H. (2008). Hippocampal sclerosis. In: Engel J Jr, Pedley TA, eds. *Epilepsy: A Comprehensive Textbook.* 2nd ed. Philadelphia: Lippincott-Raven: 121-136.

Matsumoto H, Marsan CA. (1964). Cortical cellular phenomena in experimental epilepsy: interictal manifestations. *Exp Neurol.* 9:286–304.

Mehta AD, Labar D, Dean A, et al. (2005). Frameless stereotactic placement of depth electrodes in epilepsy surgery. *J Neurosurg.* 102:1040–1045.

Miller J, Suthana N, Fried I, Jacobs J. (2015). Repeating spatial activations in human entorhinal cortex, *Curr Biol.* 25:1080–1085.

Mintzer S, Cendes F, Soss J, et al. (2004). Unilateral hippocampal sclerosis with contralateral temporal scalp ictal onset. *Epilepsia.* 45:792–802.

Mukamel R, Fried I. (2012). Human intracranial recordings and cognitive neuroscience. *Annu Rev Psychol.* 63:511–537.

Murphy MA, O'Brien TJ, Cook MJ. (2002). Insertion of depth electrodes with or without subdural grids using frameless stereotactic guidance systems—technique and outcome. *Br J Neurosurg.* 16:119–125.

Nair DR, Burgess R, McIntyre CC, Lüders H. (2008). Chronic subdural electrodes in the management of epilepsy. *Clin Neurophysiol.* 119:11–28.

Nir Y, Staba RJ, Andrillon T, et al. (2011). Regional slow waves and spindles in human sleep. *Neuron.* 70:153–169.

Ogren JA, Bragin A, Wilson CL, et al. (2009). Three-dimensional hippocampal atrophy maps distinguish two common temporal lobe seizure-onset patterns. *Epilepsia.* 50:1361–1370.

O'Keefe J, Bouma H. (1969). Complex sensory properties of certain amygdala units in the freely moving cat. *Exp Neurol.* 23:384–398.

Prince DA, Wilder BJ. (1967). Control mechanisms in cortical epileptogenic foci. 'Surround' inhibition. *Arch Neurol.* 16:194–202.

Quiroga RQ, Reddy L, Kreiman G, Koch C, Fried I. (2005). Invariant visual representation by single neurons in the human brain. *Nature.* 435:1102–1107.

Quiroga RQ, Fried I, Koch C. (2013). Brain cells for grandmother. *Sci Am.* 308(2):30–35.

Ross DA, Brunberg JA, Drury I, Henry TR. (1996). Intracerebral depth electrode monitoring in partial epilepsy: the morbidity and efficacy of placement using magnetic resonance image-guided stereotactic surgery. *Neurosurgery.* 39:327–334.

Savic I, Engel J Jr. (1998). Sex differences in patients with mesial temporal lobe epilepsy. *J Neurol Neurosurg Psychiatry.* 65:910–912.

Schevon CA, Ng SK, Cappell J, et al. (2008). Microphysiology of epileptiform activity in human neocortex. *J Clin Neurophysiol.* 25:321–330.

Schevon CA, Trevelyan AJ, Schroeder CE, Goodman RR, McKhann G Jr, Emerson RG. (2009). Spatial characterization of interictal high frequency oscillations in epileptic neocortex. *Brain.* 132:3047–3059.

Schevon CA, Weiss SA, McKhann G Jr, et al. (2012). Evidence of an inhibitory restraint of seizure activity in humans. *Nat Commun.* 3:1060.

Schmidt RP, Thomas LB, Ward AA Jr. (1956). Electrical activity of single epileptic neurones. *Trans Am Neurol Assoc* (81st Meeting): 186.

Semah F, Picot MC, Adam C, et al. (1998). Is the underlying cause of epilepsy a major prognostic factor for recurrence? *Neurology.* 51:1256–1262.

Sommer W. (1880). Erkrankung des ammonshorns als aetiologisches moment der epilepsie. *Arch Psychiatr Nervenkr.* 10:631–675.

Spencer DD, Ojemann GA. (1993). Overview of therapeutic procedures. In: Engel J Jr, ed. *Surgical Treatment of the Epilepsies*. 2nd ed. New York: Raven Press: 455–471.

Spencer DD, Spencer SS, Mattson RH, Williamson PD, Novelly RA. (1984). Access to the posterior medial temporal lobe structure in surgical treatment of temporal lobe epilepsy. *Neurosurgery.* 15:667–671.

Spencer SS, Spencer DD, Williamson PD, Mattson R. (1990). Combined depth and subdural electrode investigation in uncontrolled epilepsy. *Neurology.* 40:74–79.

Spencer SS, Sperling MR, Shewmon DA, Kahane P. (2008). Intracranial electrodes. In: Engel J Jr, Pedley TA, eds. *Epilepsy: A Comprehensive Textbook*. 2nd ed. Philadelphia: Lippincott-Raven: 1791–1815.

Spencer SS, Nguyen DK, Duckrow RB. (2009). Invasive EEG in presurgical evaluation of epilepsy. In: Shorvon S, Perucca E, Engel J Jr, eds. *The Treatment of Epilepsy*. 3rd ed. Oxford: Wiley-Blackwell: 767–798.

Staba RJ, Bragin A. (2011). High-frequency oscillations and other electrophysiological biomarkers of epilepsy: underlying mechanisms. *Biomark Med.* 5:545–556.

Staba RJ, Wilson CL, Bragin A, Fried I, Engel J Jr. (2002a). Quantitative analysis of high frequency oscillations (80–500 Hz) recorded in human epileptic hippocampus and entorhinal cortex. *J Neurophysiol.* 88:1743–1752.

Staba RJ, Wilson CL, Bragin A, Fried I, Engel J Jr. (2002b). Sleep states differentiate single neuron activity recorded from human epileptic hippocampus, entorhinal cortex, and subiculum. *J Neurosci.* 22:5694–5704.

Staba RJ, Wilson CL, Fried I, Engel J Jr. (2002c). Single neuron burst firing in the human hippocampus during sleep. *Hippocampus.* 12:724–734.

Staba RJ, Wilson CL, Bragin A, Jhung D, Fried I, Engel J. (2004). High-frequency oscillations recorded in human medial temporal lobe during sleep. *Ann Neurol.* 56:108–115.

Staba RJ, Frighetto L, Behnke EJ, et al. (2007). Increased fast ripple to ripple ratios correlate with reduced hippocampal volumes and neuron loss in temporal lobe epilepsy patients. *Epilepsia.* 48:2130–2138.

Staba RJ, Fields TA, Behnke EJ, Wilson CL. (2014). Subchronic *in vivo* human microelectrode recording. In: Fried I, Rutishauser U, Cerf M, Kreiman G, eds. *Single Neuron Studies of the Human Brain*. Cambridge, MA: MIT Press: 365.

Stacey WC, Kellis S, Greger B, et al. (2013). Potential for unreliable interpretation of EEG recorded with microelectrodes. *Epilepsia.* 54:1391–1401.

Stead M, Bower M, Brinkmann BH, et al. (2010). Microseizures and the spatiotemporal scales of human partial epilepsy. *Brain.* 133:2789–2797.

Suthana N, Fried I. (2012). Percepts to recollections: insights from single neuron recordings in the human brain. *Trends Cogn Sci.* 16:427–436.

Suthana N, Haneef Z, Stern J, et al. (2012). Memory enhancement and deep-brain stimulation of the entorhinal area. *N Engl J Med.* 366:502–510.

Talairach J, Bancaud J, Szikla G, Bonis A, Geier S, Vedrenne C. (1974). Approche nouvelle de la neurochirurgie de l'epilepsie. Méthodologie stéréotaxique et résultats thérapeutiques. *Neurochirurgie.* 20(suppl 1):240.

Truccolo W, Donoghue JA, Hochberg LR, et al. (2011). Single-neuron dynamics in human focal epilepsy. *Nat Neurosci.* 14:635–641.

Ulbert I, Halgren E, Heit G, Karmos G. (2001). Multiple microelectrode-recording system for human intracortical applications. *J Neurosci Methods.* 106:69–79.

Ulbert I, Heit G, Madsen J, Karmos G, Halgren E. (2004). Laminar analysis of human neocortical interictal spike generation and propagation: current source density and multiunit analysis *in vivo*. *Epilepsia.* 45(suppl 4):48–56.

Van Gompel JJ, Stead SM, Giannini C, et al. (2008). Phase I trial: safety and feasibility of intracranial electroencephalography using hybrid subdural electrodes containing macro- and microelectrode arrays. *J Neurosurg.* 25:E23–E29.

van Strien NM, Wideroe M, van de Berg WD, Uylings HB. (2012). Imaging hippocampal subregions with *in vivo* MRI: advances and limitations. *Nat Rev Neurosci.* 13:70.

Velasco AL, Wilson CL, Babb TL, Engel J Jr. (2000). Functional and anatomic correlates of two frequently observed temporal lobe seizure-onset patterns. *Neural Plast.* 7:49–63.

Verzeano M, Crandall PH, Dymond A. (1971). Neuronal activity of the amygdala in patients with psychomotor epilepsy. *Neuropsychologia.* 9:331–344.

Viskontas IV, Ekstrom AD, Wilson CL, Fried I. (2007). Characterizing interneuron and pyramidal cells in the human medial temporal lobe *in vivo* using extracellular recordings. *Hippocampus.* 17:49–57.

Ward AA, Thomas LB. (1955). The electrical activity of single units in the cerebral cortex of man. *Electroencephalogr Clin Neurophysiol.* 7:135–136.

Weiss SA, Banks GP, McKhann GM Jr, et al. (2013). Ictal high frequency oscillations distinguish two types of seizure territories in humans. *Brain.* 136:3796–3808.

Wieser HG. (2008). Foramen ovale and peg electrodes. In: Engel J Jr, Pedley TA, eds. *Epilepsy: A Comprehensive Textbook.* 2nd ed. Philadelphia: Lippincott-Raven: 1779-1789.

Wieser HG, Özkara Ç, Engel J Jr, et al. (2004). Mesial temporal lobe epilepsy with hippocampal sclerosis: Report of the ILAE Commission on Neurosurgery of Epilepsy. *Epilepsia.* 45:695–714.

Wilson CL. (1996). Functional pathways underlying ipsilateral and contralateral spread of temporal lobe seizures. In: Reeves A, ed. *Epilepsy and the Corpus Callosum.* Vol. II. New York: Plenum Press: 153-173.

Worrell G, Gotman J. (2011). High-frequency oscillations and other electrophysiological biomarkers of epilepsy: clinical studies. *Biomark Med.* 5:557–566.

Worrell GA, Gardner AB, Stead SM, Hu S, et al. (2008). High-frequency oscillations in human temporal lobe: simultaneous microwire and clinical macroelectrode recordings. *Brain.* 131:928–937.

Wyler AR, Ojemann GA, Ward AA. (1982). Neurons in human epileptic cortex: correlation between unit and EEG activity. *Ann Neurol.* 11:301–308.

第 15 章

皮质发育异常的有创性脑电图

Laura Tassi，Roberto Mai，著

一、局灶性皮质发育不良

迄今为止，Barkovich 等（2005，2012）对皮质发育畸形（malformations of cortical development，MCD）进行了相当全面的分类，包括在胚胎学 - 病理生理学框架内各种形式畸形的组织结构，并且认识到 MCDs 可由皮质发育特定阶段的病理学事件决定。最近，学术界认识到神经元移行后损伤也是一种局灶性皮质发育不良（focal cortical dysplasia，FCD）可能的原因（Barkovich et al.，2012）。

“皮质发育不良”一词仅指皮质排列异常严格的限于或主要位于皮质内的 MCDs 的特定亚型；因此，“局灶性皮质发育不良”一词应适用于主要累及皮质灰质的局灶性畸形。由于没有环境或遗传病因的证据，FCD 的病因仍不清楚。

FCDs 可以位于大脑皮质的任何部位，尽管定义明确，但在一些患者中，病变分布可能相对广泛，累及整个脑叶、多个相邻的脑叶或整个大脑半球。

除非发育不良区域大，癫痫患者可以没有严重的神经功能障碍，而主要的相关临床表现就是癫痫。癫痫发作可以发生在任何年龄段，但通常发生在 10 岁以内，而且通常是药物难治性的，特别是 FCD Ⅱ型患者。癫痫发作症状学取决于病变部位，同时具有 I 型和Ⅱ型局灶性皮质发育不良的患者，一般都有较高的癫痫发作频率。

Taylor 等（1971）首次对其进行了描述，并将皮质结构的特异性的局灶性异常命名为“局灶性皮质发育不良”。随后，这一术语被广泛用于指皮质解剖的多种排列紊乱，并推荐了许多此类结构异常的分类，因此也应运而生了常令人困惑的临床和神经放射学方面的假说。

此外，在这一分类中，有些方面还没有得到足够的重视，特别是关于癫痫，通常是局灶性和药物难治性的，以及在 FCD 中，解剖 - 电 - 临床方面和组织病理学发现之间存在严格的相关性。还应注意的是，目前先进的神经影像技术揭示许多所谓的“隐源性癫痫”就是未被认识的 FCD。

经过努力，国际抗癫痫联盟（International league Anti Epilepsy，ILAE）诊断方法委员会工作组提出了 FCD 临床病理学谱的分类共识（Blümcke et al.，2011）。

在这一版本中（图 15-1），借助易于识别的神经病理学特征的简化的三级分类方法与磁共振成像（MRI）和临床表现的一些特异性特征，以确定临床上同质性的组群。虽然在Ⅱ型（（Taylor’s 型）FCD 中，皮质损害更为突出，但在确定亚组中的所有三种类型中，共同的神经病理学特征是层状的皮质层结构紊乱。这三种亚型之间的区别重点在于不同类型 FCD 的细胞学异常上。具体的 FCD 的三个亚组如下。

1. Ⅰ型（单纯型） 表现为异常的皮质排列，包括神经元的移行和成熟异常。FCD Ⅰa 型为放射状组织结构异常；Ⅰb 型为切线组织结构异常；而Ⅰc 型中包括前述两者的异常。可能此组包括的神经病理学实体并不都是起源于皮质移行的关键时期，但可能是与其他打击有关的移行后事件的结果（Lombroso，2000；Marín-Padilla，2002；Thom et al.，2009；Blümcke et al.，2010；Spreafico and Blümcke，2010）。

MRI 为无异常或中度异常（白质 - 灰质交界模糊，局灶性发育不全，T_2 加权像上高信号稍多）。有时，功能成像资料，如[^{18}F]氟脱氧葡萄糖正电子发射断层摄影术（FDG-PET）可能有用（Salamon et al.，2008）。无特异性神经生理学表现的报道。

这一类型 FCD 的患者通常表现为癫痫发作早，发作频率高，MRI 阴性，常为额叶和（或）多脑叶受累，手术预后差。

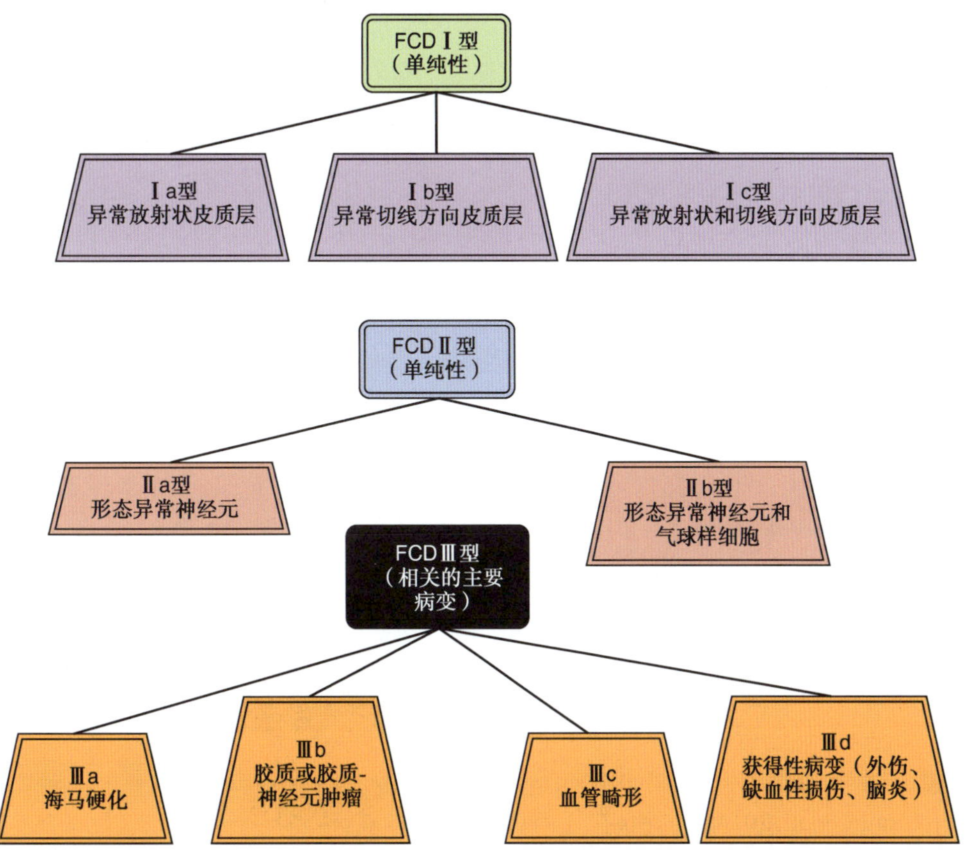

图 15-1　局灶性皮质发育不良的分类（Blümcke et al.，2011），由国际抗癫痫联盟诊断方法委员会制定

FCD- Ⅰc 型患者，特别是儿童，包括除了具有认知障碍和多个先天性异常外，还具有广泛畸形（Krsek et al.，2009；Blümcke et al.，2010）。

2. Ⅱ型（单纯性）不伴气球样细胞（Ⅱa 型）和伴气球样细胞（Ⅱb 型）　除了皮质分层异常外，还存在细胞学异常，表现为大小异常的异形神经元，具有病理性形态和排列方向，通常充满神经纤维丝（neurofilaments）；气球样细胞定义为以巨大的、界限不清的细胞膜和暗淡的细胞质、含有一个或多个偏心的细胞核为特征的异常细胞。

从神经放射学的角度来看，Ⅱ型 FCDs 是最容易诊断的一种类型。具体表现包括局灶性皮质厚度增加、灰质 - 白质交界模糊、T2 和液相衰减反转恢复（fluid-attenuated inversion recovery，FLAIR）成像上为信号增高，在 FCD Ⅱb 型中，尤其可能是特异性的表现是从皮质表面向侧脑室的一条逐渐变细的条带样异常（Colombo et al.，2012）。PET 扫描具有代表性的表现为低代谢区域（Chassoux et al.，2012）。

Ⅱ型 FCDs 倾向于在婴儿期出现早发性癫痫发作，发作频率高，多位于颞叶外脑区，尤其是额叶。Ⅱb 型 FCDs 与睡眠相关的癫痫发作、MRI 阳性以及非常好和持久的手术结果显著相关（Tassi et al.，2012）。Ⅱ型 FCD 患者手术效果最好，75%~80% 的患者癫痫发作完全消失。

然而，MRI 可能会遗漏一些比较小的 FCD，特别是采用不充分的扫描方法进行检查时（Colombo et al，2012）。

脑内和头皮记录证明发育不良组织的固有致痫性，并提供了特殊和病理学相关的发作间期和发作期活动的证据，这在其他形式的 MCD 中是不存在的（Chassoux et al.，2000；Tassi et al.，2002）。

3. Ⅲ型（结构发育不良合并主要的病变）　在这一类型中，皮质层状结构紊乱合并一个“主要病变”，这一病变邻近或非常靠近 FCD。Ⅲ型的四个亚组尚未很好地界定，甚至总的解剖 - 电临床特征很可能与仅有“主要病变”患者的相似。目前没有明显的特征（临床、放射学或神经生理学）可以将主要孤立性病变和伴有相关的 FCD 明确区分开。应区分 4 种变异型如下。

（1）Ⅲa 型：合并海马硬化（hippocampal sclerosis，HS）。病因尚未确定，但可能与 HS 发病机制有关。很明显，均位于颞叶，并且 MRI 常可显示颞极发育不全（Garbelli et al.，2012）。人口统计学特征似乎与仅有 HS 患者相似(Tassi et al.,2010),儿童期起病,每月发作很少,且与热性发作密切相关。

(2) Ⅲb 型：合并肿瘤。也是与仅有肿瘤的患者一样,多发于颞叶、癫痫发作频率低,以及手术效果良好(Cossu et al.,2014)。胚胎发育不良性神经上皮瘤(dysembryoplastic neuroepithelial tumours,DNTs)和神经节细胞胶质瘤是最具代表性的病变。

(3) Ⅲc 型：合并血管畸形。比较少见,尚未很好地描述。

(4) Ⅲd 型：本型合并产生早期其他获得性病变。以前的缺氧 - 缺血性损伤或炎症性疾病常合并 FCD。神经系统检查几乎均有异常,认知功能常受损。癫痫发作具有很高的代表性,多脑叶受累常见,手术预后较差(Tassi et al.,2010)。

总之,从神经病理学的角度来看,"FCD"一词包含了多种类型的畸形,但同样临床、神经放射学和神经生理学方面的特征也具有多样性。这些特征限制了任何一种综合性分析,因为这些结果通常是不确定的,有时会导致整个 FCD 组手术结果不佳的错误结论(Najm et al.,2014)。因而,在任何可能的情况下,在任何的修订和评估过程中要尊重推荐的分类,将不同亚型视为不同的类型。

这些患者的唯一的共同特征是局灶性药物难治性癫痫发病率高,对于这些病人,应该尽早考虑手术治疗,特别是在儿童期。甚至在表面上对药物敏感的病例,考虑到随后可能出现的药物难治性,也可尽早进行评估,可能也可以考虑手术。最佳的药物治疗方案可能是终身治疗,但伴随而来的可能是不良反应,特别是对认知功能的影响,以及长期癫痫发作控制的可能性很低(Cross et al.,2006)。

根据综合征诊断、发作起始部位的假设以及是否存在明确的解剖性病变,可以设计一个量身定制的术前检查方案(图 15-2)。

如果患者的电 - 临床相关性与清晰的解剖病变位置完全一致,则可以计划直接手术。相反,很常见的 MRI 阴性、临床和神经生理学资料不清楚或不一致的患者中,为精确地确定致痫区(epileptogenic zone,EZ)的位置和范围,视频脑电图(video EEG,VEEG)和有创性脑电图(invasive EEG,iEEG)记录是必需的。

二、有创性 EEG

在探索 FCD 所致局灶性药物难治性癫痫患者手术切除的可能性时,目的是确定 EZ 和在解剖上划定 EZ 范围(Bancaud et al.,1965; Lüders and Kahane,2006)。它的确定总是基于病人特有的解剖 - 电 - 临床相关性,利用临床特征、神经生理学资料(发作间期和发作期)、神经影像学特征和病因学。EZ 所显示的特征很容易得到,只需要症状学的临床资料、发作间期的基础期 EEG 和 MRI,无需其他检查即可进行手术(图 15-2)。但对于其他患者则不一样,尤其是 MRI 阴性的病人,则必须有专业性、训练有素、多学科的团队来制定手术计划。尽管诊断技术有了很大的提高,但越来越多的患者仍然必须 iEEG 记录,而手术患者的总体比例可能会随着时间的推移而下降(Cardinale et al.,2013)。

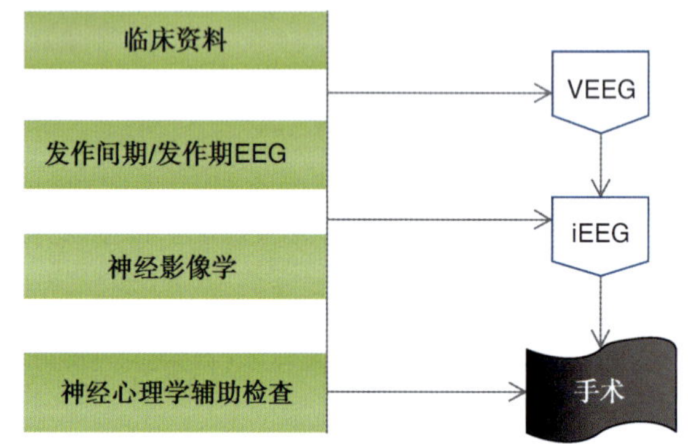

图 15-2 可选用的术前检查,取决于解剖 - 电 - 临床相关性。辅助检查包括正电子发射断层扫描(PET)、单光子发射计算机断层扫描(SPECT)、脑磁图(MEG)、视频脑电图(VEEG)和有创脑电图(iEEG)

FCD 中 iEEG 的适应证通常与全体手术人群的适应证相似(Bulacio et al.,2012; Cossu et al.,2012)。

1. 临床、解剖(如有任何一个)和神经生理学资料之间的不一致。

2. 发作期放电的起源明显广泛、多脑叶。

3. 需要确定放电的结构所涉及的高级功能、表达皮质区,以及确定发现的解剖病变的作用。

4. 皮质和皮质下结构的神经生理学功能定位。

在儿童及成人进行任何 iEEG 项目都必须考虑风险和收益之间的平衡。在 FCD 术中,和其他病理学的癫痫手术一样,可选用硬膜下电极(subdural electrodes,SDE)(Bulacio et al.,2012)和立体脑电图(stereo-EEG,SEEG)方法。

(一) 硬膜下电极

SDEs 更适合于检查大面积的半球表面,或者需要精确的神经生理学定位（Wyllie et al.，1988；Nespeca et al.，1990）。不太适合用于大脑半球间或基底皮质区。当海马、深部皮质（如岛叶区）或脑沟深部需要记录时，可能需要同时放置 SDE 和深部电极。特别困难的是 MRI 阴性病例，通常伴有广泛皮质受累的神经生理学证据。为实现术后无癫痫发作，手术必须切除发作期和发作间期所在的非常显著异常的整个区域。即使 MRI 显示的 FCD 是细微的、局限的，EZ 通常是广泛的，所以需要对周围和相联系的皮质进行广泛的采样。

（二）SEEG 电极

立体脑电图（SEEG）在本书的多个章节已广泛讨论。在 SEEG 评估之前，需要对 EZ 进行精确假设（Talairach et al.，1974；Kahane et al.，2004）。根据解剖 - 电 - 临床表现，电极置入计划是每位患者都应量身定制的，目的不仅在于确定发作期放电的起源，还要确定其扩散和致痫网络的结构。因此，需要设计多导脑内电极来采集大脑外侧面和内侧的皮质区域，以及沟底和皮质下区域（脑室周围结节性异位和 FCDs）。SEEG 是弥漫性、双侧或多灶性癫痫以及非局灶性癫痫发作的禁忌证，只有在手术结果可能令人满意时才建议使用 SEEG。直接电刺激有助于神经生理学定位以及通过诱发发作症状确定发作起始。最近，这项技术已被用于治疗，采用 SEEG 引导的 EZ 电极触点周围组织的射频热凝术（Gueénot et al.，2011）

三、FCDs 中 IEEG 的特殊考虑

一旦认为有必要进行术前检查，检查后如果认为 FCD 可能是神经病理学基础，则建议在癫痫外科中在 FCD 方面具有高度专业知识的中心讨论。IEEG 记录内容如下。

1. 清醒和睡眠期。

2. 生理性活化试验［过度换气（HPV），间歇性光刺激（ILS），自发性运动以及其他］。

3. 自发性癫痫发作（必要时可能需要减药）。

4. 脑内电刺激（低和高频，用不同方法）以功能定位和诱发发作症状。

对 EZ 定位和范围的评估内容如下。

1. 发作间期 EEG 资料的评估，有助于区分不同脑区，显示慢波或棘波活动（或二者），以及背景活动是否存在或破坏（Talairach et al.，1974）。

2. 评估临床下的放电。

3. 电临床资料，包括主观和客观的发作期表现与自发性癫痫发作和 / 或电刺激诱发的癫痫发作期间的 EEG 变化相一致。

4. 表达皮质区（电刺激和功能影像学确定的）和 EZ 之间的关系。

对于通过 SEEG 评估确定的非常离散、确定的 EZ，可在电极移除前进行射频热凝（THC）（gueénot et al.，2011；Cossu et al.，2014）。然而，对于有 FCD 的病人，通过这种治疗达到无癫痫发作的百分比是极低的。在有创监测之后，通常大多数病例可以进行手术（Cossu et al.，2012）。需要一个多学科（包括癫痫学家，神经外科医生和神经放射科医生）的讨论，以确定手术方法，评估风险和成功的可能性，对此再与患者进行讨论。

（一）FCD Ⅰ型和 IEEG

与 FCD Ⅰ型相关或由 FCD Ⅰ型引起的药物难治性局灶性癫痫患者可能是疑难和最具欺骗性的群体，因为大多数患者的 MRI 正常或只有非常细微的异常。此外，任何组织发育不全或灰质 - 白质交界模糊可能与发育不良没有直接联系，而是在神经元移行后阶段对脱髓鞘过程反应的变化（Garbelli et al.，2012）。患有精神运动发育迟缓、严重癫痫性脑病和大脑半球受累的儿童是目前可能归类为Ⅰc 型儿童的主要表现（Blümcke et al.，2010；Krsek et al.，2009）。在全球范围内，这些患者的神经放射学检查阴性率、颞叶外或多脑叶出现率以及手术效果不佳率均较高。目前常采用的最好辅助检查为长时间 VEEG 监测，但对预后没有任何显著影响。因此，特别是由于神经影像学通常为阴性，70% 以上的患者接受了有创性评估（Tassi et al.，2010；Fauser et al.，2014）。

目前，即使主要是在儿童期的分类中，也没有对特定的电生理学模式、癫痫类型，或 iEEG 的变化的报道，但显著的病理性发作间期活动是常见的。因此，没有相应于病理学的脑电图特征。在睡眠和清醒状态下，可见大量的慢波和棘波样活动，伴随正常背景活动的广泛改变。由于惯常发作频率很高，所以在 iEEG 期间通常很容易记录一次或多次癫痫发作事件。这对于 EZ 非常局限和较小者罕见。值得注意的是，在 FCD Ⅰ型中，电刺激通常很难诱发出与惯常发作相同的癫痫发作。然而，即使有广泛的 iEEG 监测，手术结果仍然很差，

即使是大范围或多脑叶切除，达到Ⅰ级预后的也仅占46%~61%。儿科病例的手术结果甚至更差，尽管切除范围更大或半球性切除(Blümcke et al., 2010)。总的来说，无癫痫发作的预后与隐源性癫痫非常相似。因此，考虑到应用包括iEEG在内的完整术前检查后效果仍然不佳，所以SDE和SEEG电极置入均应慎重。由于SDE更适合较大范围、界限不清的EZs，FCD Ⅰ型可能更适合选用此种方法。

(二) FCD Ⅱ型和IEEG

FCD Ⅱ型，无论没有气球样细胞(Ⅱa型)还是有气球样细胞(Ⅱb型)，都是癫痫外科术中最常见和最具特征的FCD。Taylor及其同事在40多年前就对这种畸形进行了描述(Taylor et al., 1971)，这种畸形最常与药物难治性癫痫和高于平均水平的癫痫发作频率相关，手术预后通常非常好，在单一的病理学中，无癫痫发作的患者比例可能最高(Tassi et al., 2002、2012)，此类患者病情常持续缓解，随着时间延长复发的例数很低。FCD Ⅱ型可影响任何皮质区，但颞叶受累相对少见，而颞外，尤其是额叶很常见。这些畸形通常位于脑沟深部，常表现为典型的神经影像学逐渐变细的条带状征象(Colombo et al., 2012)。然而，正常的MRIs并不少见(16%)，尤其是Ⅱa型病例(32%)。患者一般不会出现神经病学和/或神经心理学方面的障碍，主要临床表现仍然是癫痫，尽管癫痫发作主要出现在睡眠状态，但他们也可能会导致难以非恢复性睡眠(non-restorative sleep)，导致白天过度嗜睡和认知障碍(Nobili et al., 2007)。FCD Ⅱ型有一个非常特殊的病理电活动，节律性癫痫样放电是头皮EEG的一个特征(Gambardella et al., 1996; Tassi et al., 2012)。用术中皮质电图(ECoG)已经证实并很好地刻画了IEEG的描述(Palmini et al., 1995)。它们与生理活动相混杂，在睡眠中更为突出(图15-3)。发作期放电尤其显著(图15-4)。

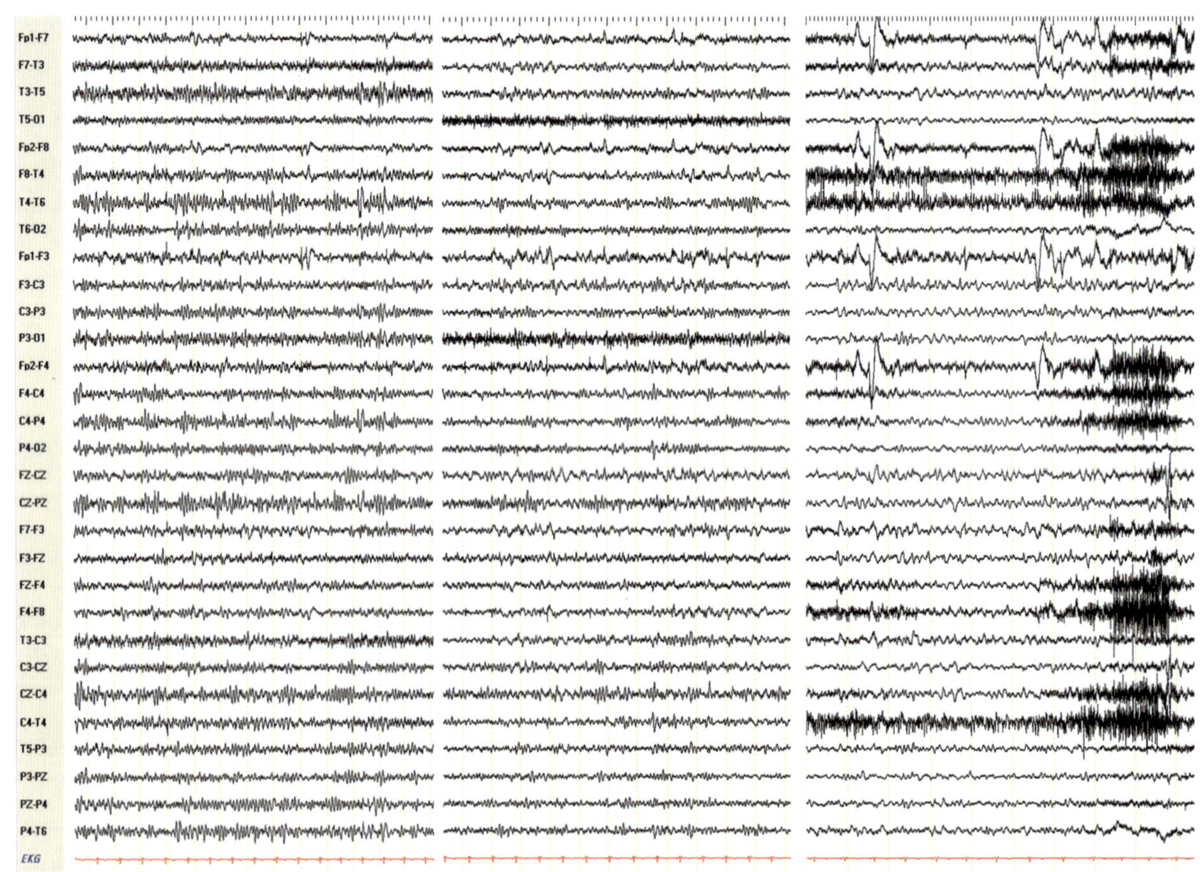

图15-3　17岁女性患者，自8岁起患有药物难治性局灶性癫痫。发作间期的头皮EEG(三个不同的片段)显示在左侧背外侧额区(最大波幅在F7~F3)存在一段短暂的θ波，并与棘波和尖波混杂

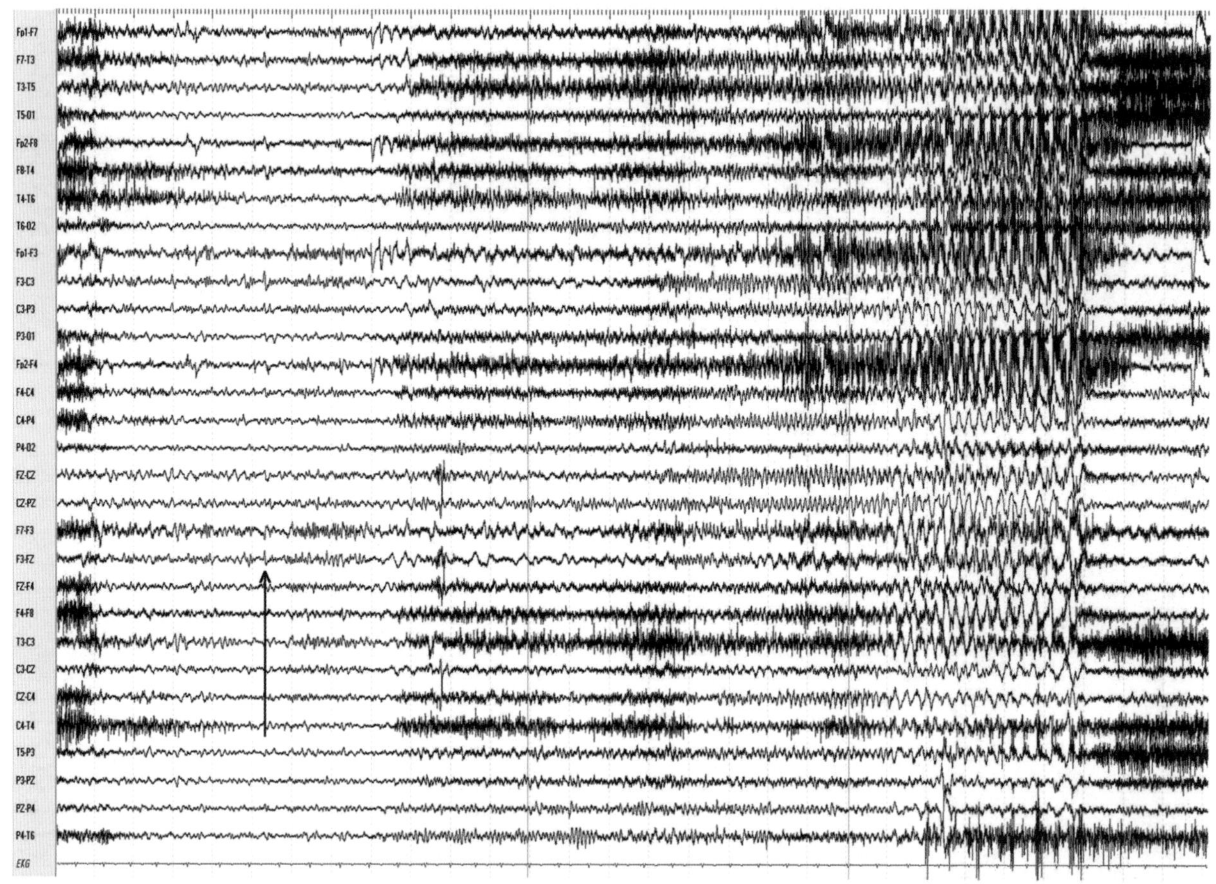

图 15-4　一次头皮 EEG 记录的自发性癫痫发作，与图 15-3 所示为同一患者。在 F3（箭头）上出现一个单一的棘波后，在左侧额区出现棘波样低电压活动，随后是电位低平，然后是同一脑区的节律性活动

虽然这些特异性的 iEEG 所见可能完全不存在，但它们的出现应该提醒注意存在 FCD 的可能，特别是 FCD Ⅱb 型，尽管原因不确定，但提示可能与气球样细胞的存在有显著的联系（Chassoux et al.，2000；Tassi et al.，2002）。iEEG 皮质记录显示了各种不同类型的发作间期异常，通常包括多棘波和重复性棘样波，呈短暂的爆发性出现以及快活动，可能是 FCD Ⅱ型特有的（图 15-5）。一般来说，FCD Ⅱ型特有的疾病所特有的电活动特征是背景活动完全异常，高频棘波和多棘波，中间夹杂着低平和快的低波幅活动。这种类型通常在清醒时容易定位，在睡眠状态下可能会发生变化，在 NREM Ⅰ期和Ⅱ期变得更加弥漫和同步，在 REM 期则非常局限（Nobili et al.，2007）。与年龄、药物、皮质定位和距最后一次发作的时间无关，观察到的癫痫样活动非常一致，只有微小的差异（图 15-6）。

最初的发作期改变也是相同的，为发作间期的棘波样活动增强，倾向于表现为爆发性，随后出现令人印象深刻的低电压快活动，然后波幅增加，频率降低。在病变内的记录，可能会发现发作后短暂但明显的电活动抑制，随后病理活动立即恢复（图 15-7）。癫痫发作更容易出现在睡眠中，尤其是在 NREM 期。睡眠可以被大量的发作性事件中断，但也可以被电阵发性活动（Nobili et al.，2007）中断，可导致觉醒。

只要有明确的 FCD Ⅱ型表型，MRI 上有明确的解剖性病变，患者可以在专门的中心进行评估，并根据最佳的解剖 - 电 - 临床相关性（有时无发作期头皮 EEG）进行手术。在这种情况下，辅助检查可能非常有助于确定 EZ，特别是 FDG-PET 扫描（Chassoux et al.，2012）显示为局灶性低代谢。另一方面，一个完全正常的 MRI 必须进行 iEEG 评估。考虑到许多 FCD Ⅱ型病例主要位于沟内，SEEG 可能是探索病变内活动及其周围皮质的最佳方法（Najm et al.，2014）。选择 iEEG 方法的目的应该是尽可能详细地验证 EZ 的可能性，以及进行精确的大脑功能定位，尤其是当 EZ 非常接近高级功能性皮质区时（图 15-8）。

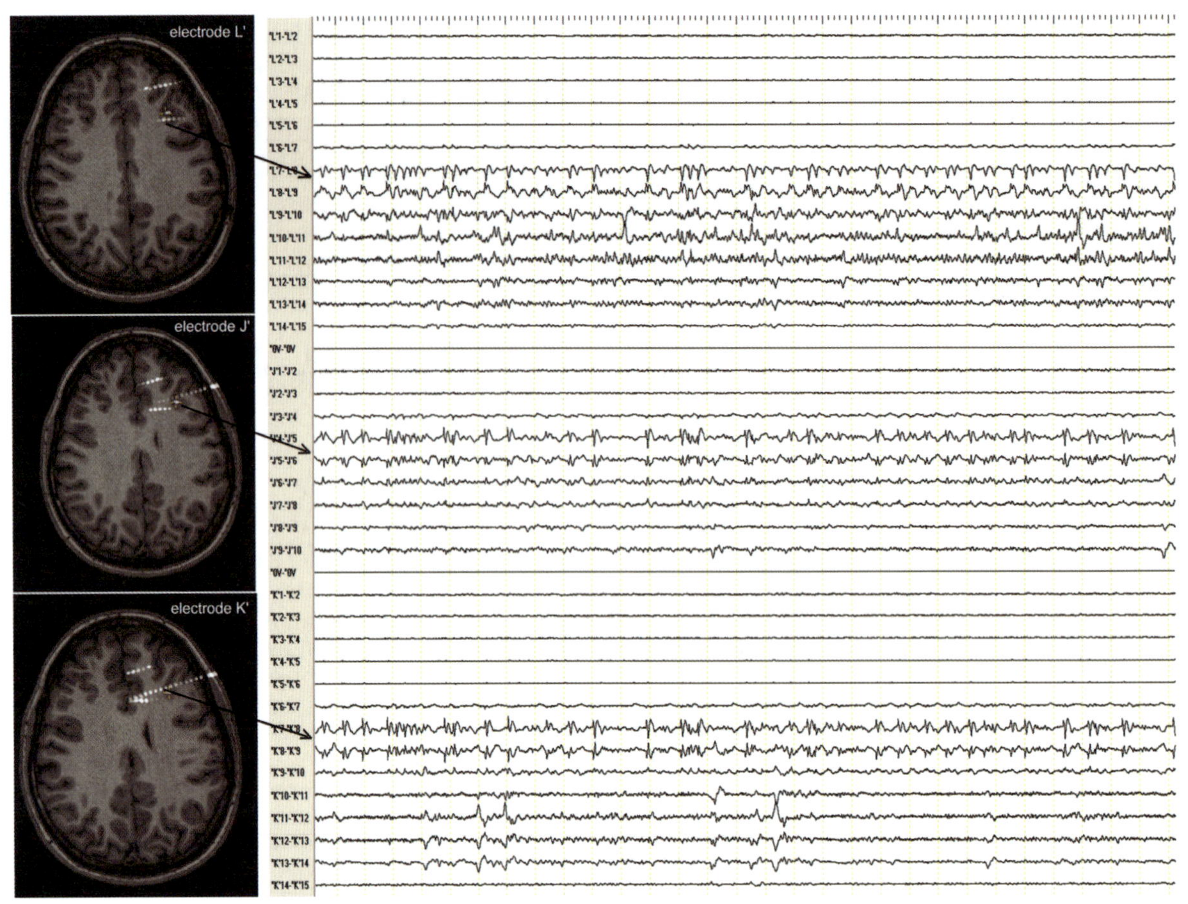

图 15-5 三个 SEEG 电极监测假定为 FCD Ⅱ型，与图 15-3 和图 15-4 是同一病人。电极 L 的电极接触点 7—10 位于病灶内，电极 J 的电极接触点 4—8 和电极 K 的电极接触点 7—9 也在病灶内。这些记录可以对皮质畸形的位置和范围进行非常局限的三维重建

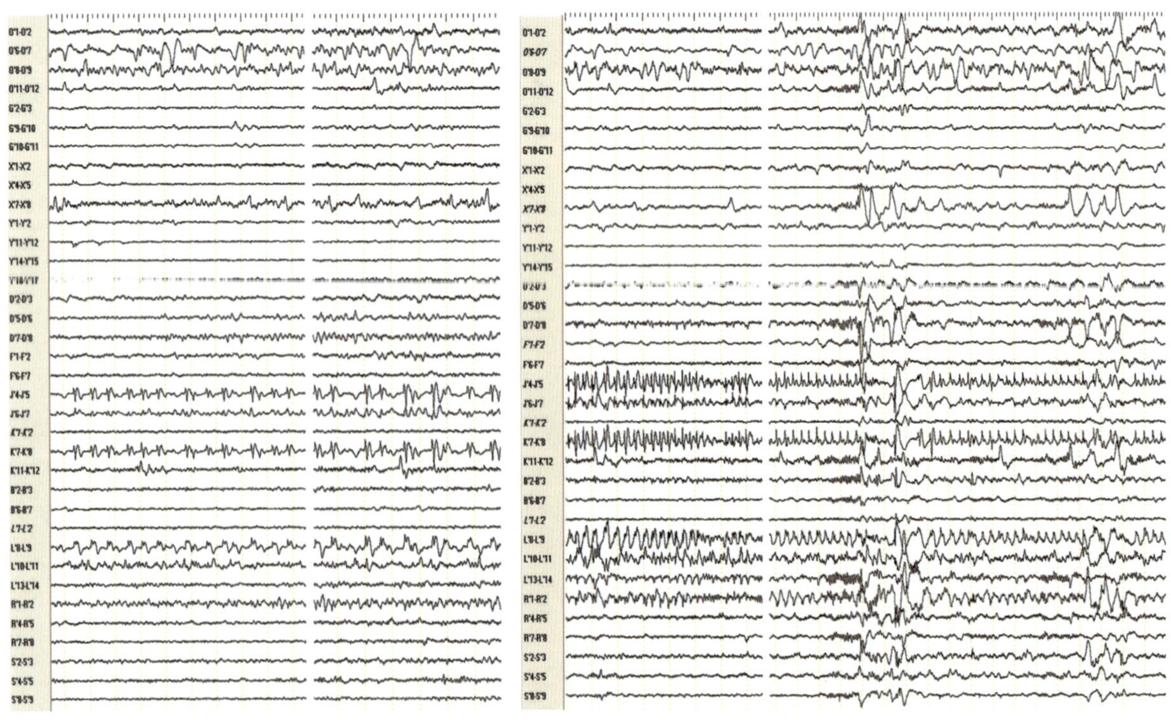

图 15-6 SEEG 电极记录。图 15-3~ 图 15-5 为同一患者。在清醒中（左侧）及睡眠Ⅱ期中（右侧），有 4 个不同的时期。J、K、L 电极的某些电极接触点位于 FCD Ⅱ型病变内，表现为特征性的棘波和多棘波，在皮质发育不良的不同部位有不同的表现。在睡眠中，伴随着同期生理性睡眠纺锤波的出现，发作间期的模式加强

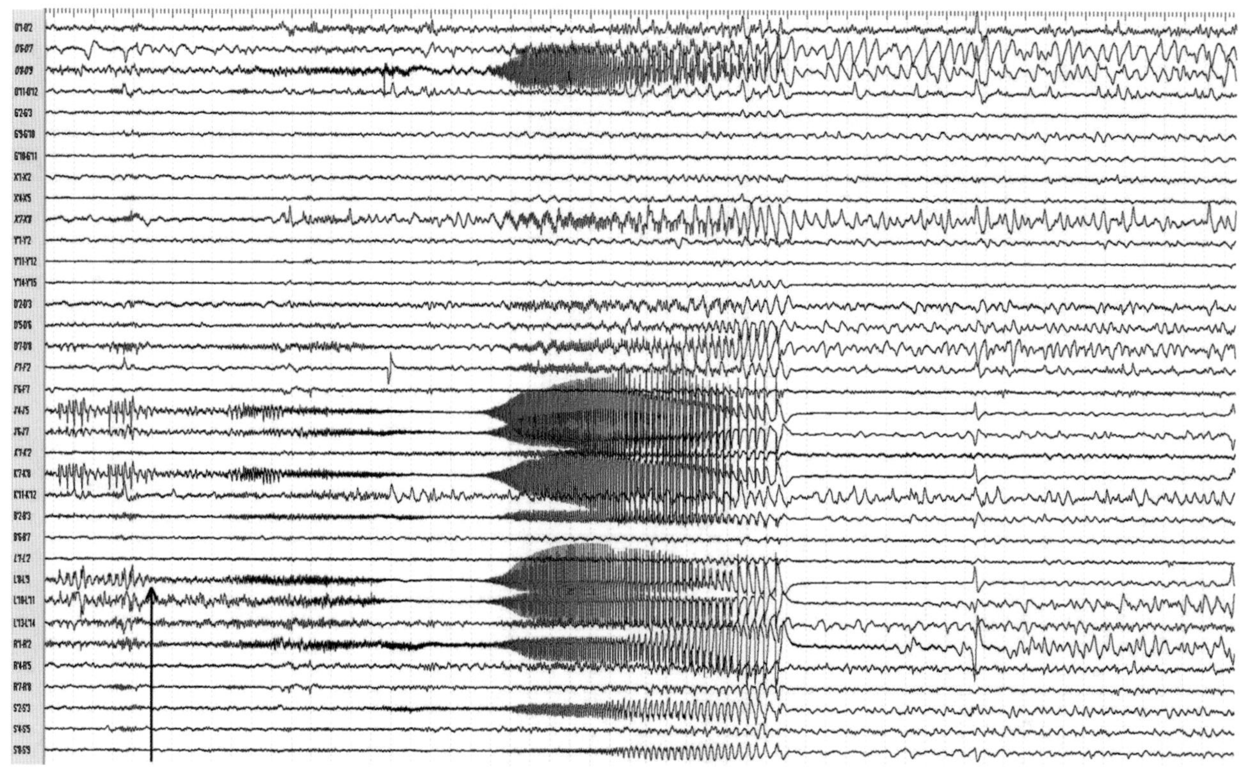

图 15-7　在睡眠期Ⅱ期发生的自发性癫痫发作。与图 15-3~ 图 15-6 为同一病人。箭头指示 J、K 和 L 电极发作间期的病理活动停止。然后看到一个定位明确的局灶性低平，然后是棘波活动，接着是极为局限的低电压快活动，最后是节律性放电。最终，只在先前涉及的通道中见到电活动的抑制

SEEG 综合评估以病变内空间为目标，用额外的电极覆盖根据覆盖皮质区的解剖和功能特点假定的 EZ，用一些电极跟踪最终的扩散以及确定计划切除的边界。如果电极放置良好，最开始的发作间期记录应立即显示疾病所特有的病理性活动，随后确认发作起始于同一区域。一种包含了所有病理变化所涉及的电极接触点的电极导联联接方式用来记录清醒和睡眠期间的 iEEG 活动。需要进行生理性活化试验，如 HPV 和 ILS。所涉及的电极接触点的三维重建可用于确定 FCD 的范围。在记录到一次自发性发作后，可进行电刺激，以证实从发作间期和发作期记录中获得的数据，并得到大脑表达皮质的功能定位。低频刺激（low-frequency stimulations，LFS），通常为 1Hz，更常用于功能定位，尽管根据不同的可疑的大脑区也可应用 1~12Hz 的频率。虽然 LFS 极少诱发癫痫发作，但是如果病变内电极放置良好，也可以在 FCD Ⅱ型中常规诱发癫痫发作（图 15-9）。高频电刺激（high-frequency stimulation，HFS）更容易诱发出主观和客观发作期症状，甚至是整个习惯性临床表现，也可用于皮质功能定位。在 FCD Ⅱ型中，HFS 诱发的癫痫发作是正常现象（Tassi et al.，2012）（图 15-10）。

一旦确定了 EZ 的位置和边界，通过功能定位确定了表达皮质，并且也确定了这两个区域之间的关系，就可以根据 EZ 的大小和位置进行射频热凝治疗。在 FCD Ⅱ型患者中，应用这种方法很少获得长时间的无癫痫发作，但有两个原因值得考虑。在很小一部分的患者中，可以在最少合并症的情况下获得无癫痫发作，即使是由热凝治疗导致的短暂的无癫痫发作期也预示着是后续手术切除结果良好的因素（Cossu et al.，2014）。

（三）FCD Ⅲ型和 IEEG

对于这一分类中的四个不同，实际上是不一样的亚组，有关手术和预后成体系的信息很少（Fauser et al.，2015）。目前，没有可以用于推荐选择 SDEs 或是 SEEG 电极的证据。FCD Ⅲa 型，HS 合并相邻皮质的结构紊乱，几乎可以明确定位于颞叶，因此，可以通过选择性或标准性颞叶切除术进行治疗。虽然海马硬化很容易评估，但是否同时存在可能与之相关的发育不良及其范围却不那么容易

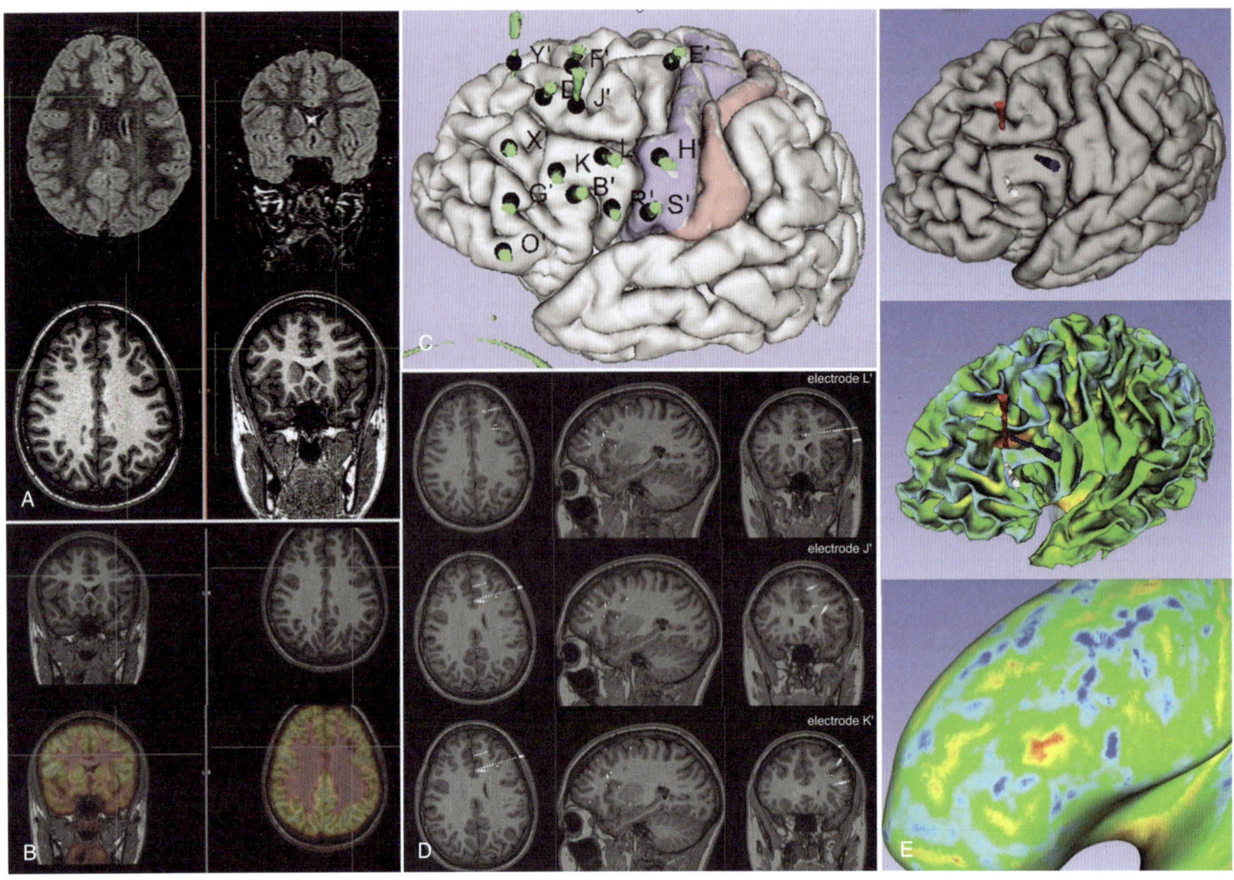

图 15-8　影像学和 SEEG 方案。图 15-3~ 图 15-7 为同一患者。(A)诊断性 MRI(FLAIR 轴位和冠状位，T_1 轴位和冠状位)显示左侧第二和第三额叶脑回之间的疑似 FCD Ⅱ型病变，伴可能的向侧脑室逐渐变细的带状影。(B)PET 扫描(叠加在多平面的 MRI T_1 加权图像上)显示同一区域的明显低代谢。(C)额中央区 SEEG 置入方案对推测的 FCD 及其可能的扩散进行探讨。(D)探测 FCD 的三个电极的准确位置，标示为 L、J 和 K。(E)三个病灶内电极的多平面软脑膜重建：上面图像中，J 为红色，L 为蓝色，K 为白色。在中间图像中，MRI 和 PET 融合重建显示沟底在 FLAIR 呈高信号，在 PET 上呈低代谢。在下面图像中，膨胀的大脑显示 PET 低代谢

明确。由于颞叶癫痫患者很少进行 iEEG 检查，此类病人中需要有创性记录的患者与仅有 HS 患者相似，所占比例都很低，不超过 15%(Tassi et al.,2010)。因此，只有在少数情况下似乎才是必须 iEEG，而且通常仅针对那些怀疑有颞叶外受累情况。在少数病例中，需要根据发作症状学和既往的 VEEG 记录，对颞叶及其邻近皮质进行全面的检测以评估发作期放电的可能演变和扩散。手术效果可能各不相同，但通常绝大多数是阳性的，与仅有 HS 患者相似。

同样，合并肿瘤的 FCD Ⅲb 型[最常见的是 DNTs 和 / 或神经节胶质细胞瘤]，常常有结构的发育不良位于颞叶，同样，只有一小部分需要通过 iEEG 进行检测(<20%)(Cossu et al.,2013)。在大多数患者中，主要病变在 MRI 上清晰可见，伴随的皮质发育不良是术后的组织学诊断。

FCD Ⅲc 型，即皮质发育不良伴血管畸形，是否需要 iEEG 取决于血管畸形的位置和有关的解剖 - 电 - 临床特点。

FCD Ⅲd 型是一个更为复杂的群体，FCD 合并局灶性的，通常是巨大的胶质性瘢痕。胶质细胞损伤是围生期缺血缺氧事件或创伤后事件的结果。它们通常是多脑叶的，与神经和认知障碍有关，iEEG 必须同时确定 EZ 及其与明显幸免的皮质区的关系。然而，预后并不好，只有不到 30% 的患者达到无癫痫发作(Tassi et al.,2010)。通常情况下，需要进行大面积的多脑叶检测，根据症状很难确定正确 EZ 的部位的假设以及试图确定周围皮质中残余的生理活动。

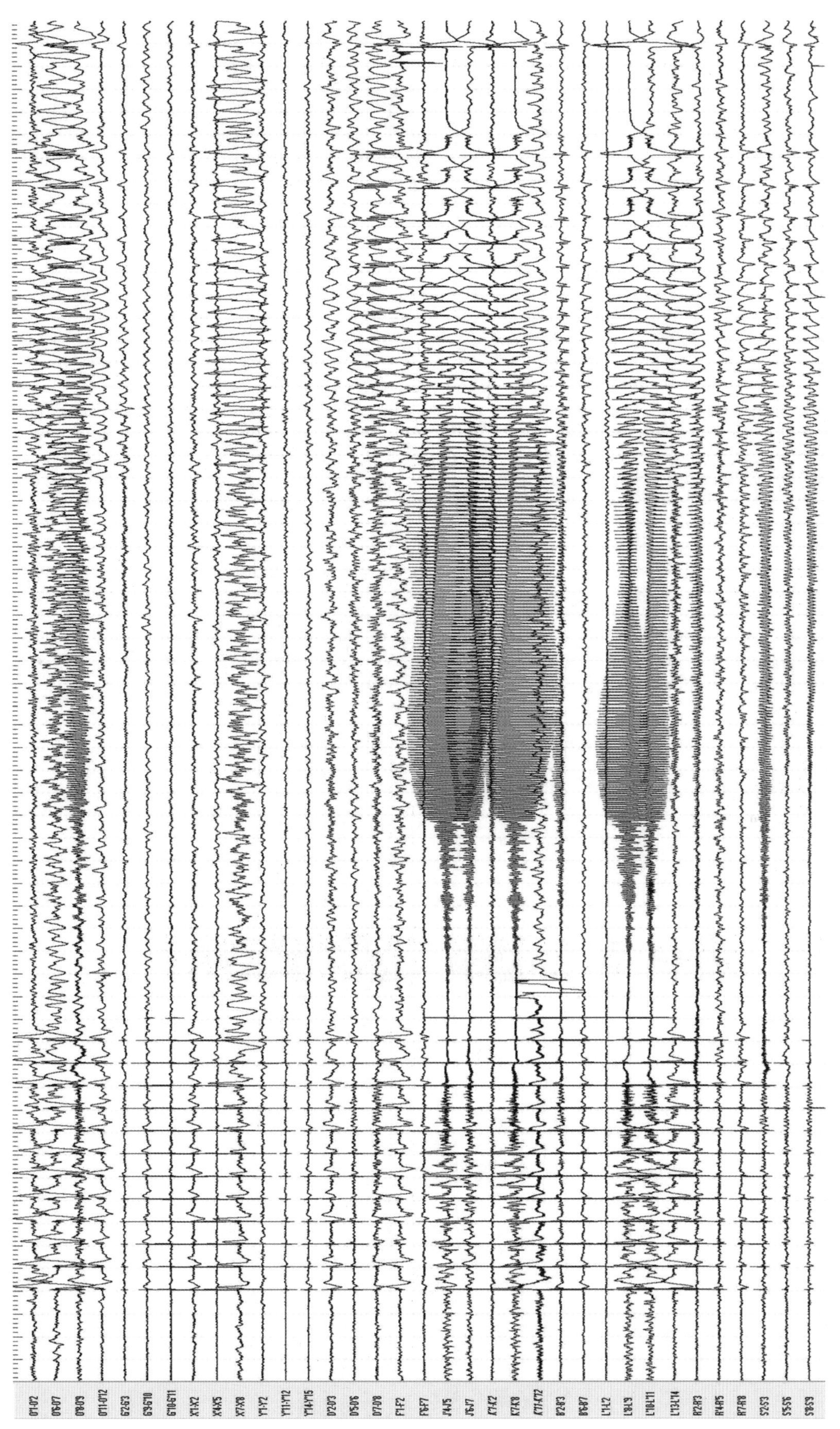

图 15-9 与图 15-3~ 图 15-8 为同一患者，K11—12 邻近的电极接触点的低频刺激诱发出一次类似自发性癫痫发作的发作。发作期放电从刺激开始的刺激伪迹 6s 内出现，与自发放电相同

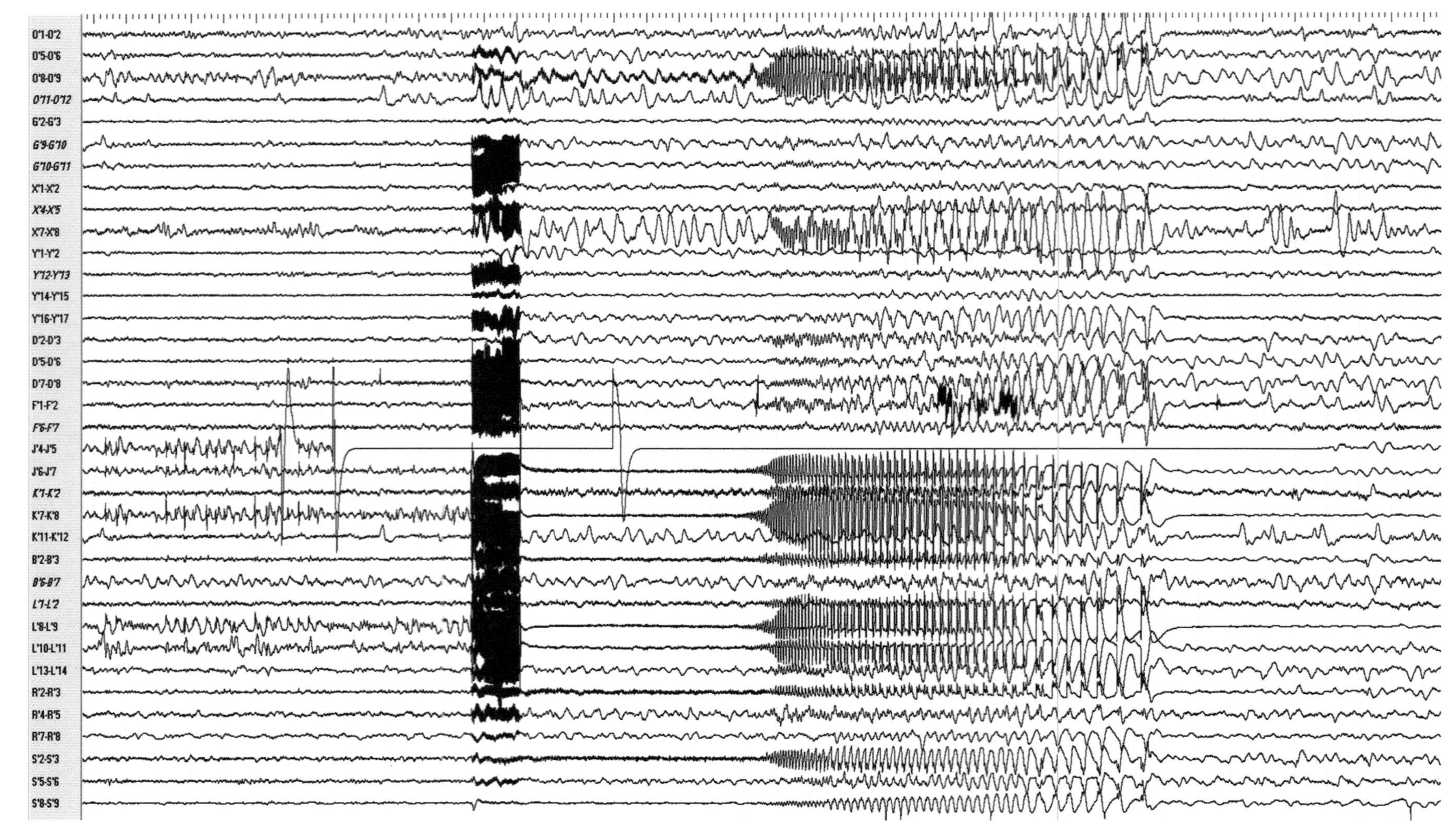

图 15-10　与图 15-3~ 图 15-9（见伪迹）为同一患者，J4—5 的 1s 的高频刺激（50Hz）诱发癫痫发作，再次证明与自发性癫痫发作相同

综上所述，在 FCD Ⅲ型中，癫痫病史、临床表现和手术预后与 HS、肿瘤、血管畸形和无 FCD 的胶质增生患者非常相似，而仅有 FCD 的患者则有完全不同的癫痫病史，且手术预后往往较差。但仅有 FCD Ⅰ型的患者的手术预后可能会受有（无）第二种病理学的影响，这一事实表明，"合并"的病例中的每一种成分都是导致癫痫发作产生的原因，或者仅仅为一种易感性因素。需要新的 MRI 和电临床研究，以及组织病理学和生物分子标记来进一步证实这些可能的作用（Tassi et al.，2010）。

四、结论

FCDs 是一类异质性的皮质发育畸形。组间差异很大，并且有些类型（尤其是大部分散发的）需要进一步完善临床和神经影像学特征以及由此进行的术前检查。一般来说，iEEG 是必须的，并且大量用于 FCD Ⅰ型和Ⅲd 型中（70% 以上病人）。相反，由于 MRI 的高阳性率和 FCD Ⅲa 型和Ⅲb 型主要位于颞叶，而致使此类患者中很少需要 iEEG（<20%）。在 FCD Ⅱ型中，MRI 明确阳性，致痫性似乎仅限于解剖性病变，无须进行其他检查。对于位于或非常靠近高级功能区的 FCDs，术中刺激和 / 或皮质电图非常有帮助（图 15-11）。

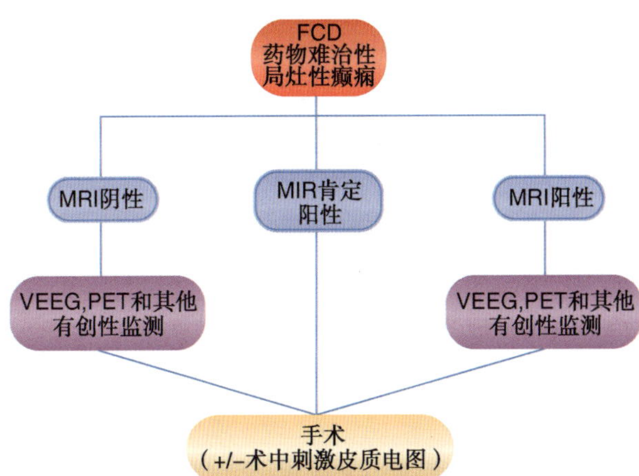

图 15-11　推荐的术前评估流程图，基于解剖 - 电 - 临床特征，为每个患者量身定做

（陈述花　译，卢强　审校）

参考文献

Bancaud J, Talairach J, Bonis A, et al. (1965). La stéréoencéphalographie dans l'épilepsie. Informations neuro-physio-pathologiques apportées par l'investigation fonctionnelle stéréotaxique. Paris: Masson.

Barkovich AJ, Kuzniecky RI, Jackson GD, Guerrini R, Dobyns WB. (2005). A developmental and genetic classification for malformations of cortical development. *Neurology*. 65:1873–1887.

Barkovich AJ, Guerrini R, Kuzniecky RI, Jackson GD, Dobyns WB (2012). A developmental and genetic classification for malformations of cortical development: update 2012. *Brain*. 135:1348–1369

Blümcke I, Pieper T, Pauli E, et al. (2010) A distinct variant of focal cortical dysplasia type I characterised by magnetic resonance imaging and neuropathological examination in children with severe epilepsies. *Epileptic Disord*. 12:172–180

Blümcke I, Thom M, Aronica E, et al. (2011). The clinico-pathological spectrum of focal cortical dysplasias: a consensus classification proposed by an ad hoc Task Force of the ILAE Diagnostic Methods Commission. *Epilepsia*. 52:158–174.

Bulacio JC, Jehi L, Wong C, et al. (2012). Long-term seizure outcome after resective surgery in patients evaluated with intracranial electrodes. *Epilepsia*. 53:1722–30..

Cardinale F, Cossu M, Castana L, et al. (2013). Stereoelectroencephalography: surgical methodology, safety, and stereotactic application accuracy in 500 procedures. *Neurosurgery*. 72:353-66.

Chassoux F, Devaux B, Landre E, et al. (2000). Stereoelectroencephalography in focal cortical dysplasia: a 3D approach to delineating the dysplastic cortex. *Brain*. 123: 1733–1751

Chassoux F, Landré E, Mellerio C, et al. (2012). Type II focal cortical dysplasia: electroclinical phenotype and surgical outcome related to imaging. *Epilepsia*. 53:349–358.

Colombo N, Tassi L, Deleo F, et al. (2012). Focal cortical dysplasia type IIa and IIb: MRI aspects in 118 cases proven by histopathology. *Neuroradiology*. 54:1065–1077.

Cossu M, Schiariti M, Francione S, et al. (2012). Stereoelectroencephalography in the presurgical evaluation of focal epilepsy in infancy and early childhood. *J Neurosurg Pediatr*. 9:290–300.

Cossu M, Fuschillo D, Bramerio M, et al. (2013). Epilepsy surgery of focal cortical dysplasia-associated tumors. *Epilepsia*. 54(suppl 9):115–122.

Cossu M, Fuschillo D, Cardinale F, et al. (2014). Stereo-EEG-guided radio-frequency thermocoagulations of epileptogenic grey-matter nodular heterotopy. *J Neurol Neurosurg Psychiatry*. 85:611–617.

Cross JH, Jayakar P, Nordli D, et al; International League against Epilepsy, Subcommission for Paediatric Epilepsy Surgery; Commissions of Neurosurgery and Paediatrics. (2006). Proposed criteria for referral and evaluation of children for epilepsy surgery: recommendations of the Subcommission for Pediatric Epilepsy Surgery. *Epilepsia*. 47: 952–959.

Fauser S, Essang C, Altenmüller DM, et al. (2015). Long-term seizure outcome in 211 patients with focal cortical dysplasia. *Epilepsia*. 56:66–76.

Gambardella A, Palmini A, Andermann F, et al. (1996). Usefulness of focal rhythmic discharges on scalp EEG of patients with focal cortical dysplasia and intractable epilepsy. *Electroencephalogr Clin Neurophysiol*. 98:243–249.

Garbelli R, Milesi G, Medici V, et al. (2012) Blurring in patients with temporal lobe epilepsy: clinical, high-field imaging and ultrastructural study. *Brain*. 135:2337–2349.

Guénot M, Isnard J, Catenoix H, Maguiére F, Sindou M. (2011). SEEG-guided RF-thermocoagulation of epileptic foci: a therapeutic alternative for drug-resistant non-operable partial epilepsies. Adv Tech Stand Neurosurg. 36:61–78.

Kahane P, Minotti L, Hoffmann D, Lachaux JP, Ryvlin P. (2004). Invasive EEG in the definition of the seizure onset zone: depth electrodes. In: Rosenow F, Lüders HO, eds. *Handbook of Clinical Neurophysiology*. Vol. 3. *Presurgical Assessment of the Epilepsies with Clinical Neurophysiology and Functional Imaging*. Amsterdam: Elsevier: 109–133.

Krsek P, Pieper T, Karlmeier A, et al. (2009). Different presurgical characteristics and seizure outcomes in children with focal cortical dysplasia type I or II. *Epilepsia*. 50:125–137.

Lombroso CT. (2000). Can early postnatal closed head injury induce cortical dysplasia. *Epilepsia*. 41:245–253.

Lüders HO, Kahane P. (2006). Definition and localization of the epileptogenic zone. *Epileptic Disord*. 8(suppl 2):76.

Marín-Padilla M, Parisi JE, Armstrong DL, Sargent SK, Kaplan JA. (2002).

Shaken infant syndrome: developmental neuropathology, progressive cortical dysplasia, and epilepsy. *Acta Neuropathol.* 103:321–332.

Najm IM, Tassi L, Sarnat HB, Holthausen H, Russo GL. (2014). Epilepsies associated with focal cortical dysplasias (FCDs). *Acta Neuropathol.* 128:5–19.

Nespeca M, Wyllie E, Lüders H, et al. (1990). EEG recording and functional localization studies with subdural electrodes in infants and young children. *J Epilepsy.* 3:107–124.

Nobili L, Francione S, Mai R, et al. (2007). Surgical treatment of drug-resistant nocturnal frontal lobe epilepsy. *Brain.* 130:561–573.

Palmini A, Gambardella A, Andermann F, et al. (1995). Intrinsic epileptogenicity of human dysplastic cortex as suggested by corticography and surgical results. *Ann Neurol.* 37:476–487.

Salamon N, Kung J, Shaw SJ, et al. (2008). FDG-PET/MRI coregistration improves detection of cortical dysplasia in patients with epilepsy. *Neurology.* 71:1594–1601.

Spreafico R, Blümcke I. (2010). Focal cortical dysplasias: clinical implication of neuropathological classification systems. *Acta Neuropathol.* 120:359–367.

Talairach J, Bancaud J, Szikla G, Bonis A, Geier S, Vedrenne C. (1974). New approach to the neurosurgery of epilepsy. Stereotaxic methodology and therapeutic results. 1. Introduction and history. *Neurochirurgie.* 20(suppl 1):1–240.

Tassi L, Colombo N, Garbelli R, et al. (2002). Focal cortical dysplasia: neuropathological subtypes, EEG, neuroimaging and surgical outcome. *Brain.* 125:1719–1732.

Tassi L, Garbelli R, Colombo N, et al. (2010). Type I focal cortical dysplasia: surgical outcome is related to histopathology. *Epileptic Disord.* 12:181–191.

Tassi L, Garbelli R, Colombo N, et al. (2012). Electroclinical, MRI and surgical outcomes in 100 epileptic patients with type II FCD. *Epileptic Disord.* 14:257–266.

Taylor DC, Falconer MA, Bruton CJ, Corsellis JA. (1971). Focal dysplasia of the cerebral cortex in epilepsy. *J Neurol Neurosurg Psychiatry.* 134:369–387.

Thom M, Eriksson S, Martinian L, et al. (2009). Temporal lobe sclerosis associated with hippocampal sclerosis in temporal lobe epilepsy: neuropathological features. *J Neuropathol Exp Neurol.* 68:928–938.

Wyllie E, Comair YG, Kotagal P, Bulacio J, Bingaman W, Ruggieri P. (1998). Seizure outcome after epilepsy surgery in children and adolescents. *Ann Neurol.* 44:740–748.

第 16 章

肿瘤性癫痫中的有创性脑电图

Francine Chassoux，Elisabeth Landré，Bertrand Devaux，著

一、前言

40 多年前 Jean Bancaud 及其同事就描述了通过立体脑电图（stereo electroencephalography，SEEG）记录到的脑肿瘤中的电活动（Bancaud et al.，1973）。当时这个开拓性的团队已经对肿瘤与邻近皮质诱发癫痫发作之间的关系 产生了兴趣。但是，在那个前影像时代，无法区分以电静默区为特征的囊性区及坏死区（被认为是病变区）和实体瘤及肿瘤浸润区（对应激惹区和致痫区）。与此同时，在接受慢性癫痫（有时持续数十年）手术患者的皮质标本中发现了肿瘤样病变。因此，随着 20 世纪下半叶 Sainte-Anne 医院癫痫外科的发展，Daumas-Duport 等（1988 年）首次描述了神经上皮发育不良性肿瘤（neuroepithelial dysembryoplastic tumour，DNT）。这种新的疾病实体由良性肿瘤组成，通常位于幕上皮质，通常在对年轻的耐药性局灶性癫痫患者的研究中发现。根据世界卫生组织（WHO）的分类，DNT 属于神经胶质细胞肿瘤（Kleihues et al.，1993；Louis et al.，2007）。但是，由于它们经常与局灶皮质发育不良（focal cortical dysplasia，FCD）相关，也被包括在皮质发育畸形中（Raymond et al.，1995；Barkovich et al.，2001；Palmini et al.，2004；Blümke et al.，2011）。

随着全球范围内癫痫外科手术的兴起以及医学影像技术的进步，人们越来越认识到这些肿瘤是癫痫的病因，并将其与普通神经胶质瘤和其他导致慢性癫痫的低级别胶质瘤区分开来。因此，该术语已逐渐变成“长期癫痫相关脑肿瘤”（long-term epilepsy-associated brain tumour，LEAT），或最近的“癫痫瘤”（epileptomas），并涵盖了大多数癫痫外科术中涉及的实体。它们主要以 DNT 和神经节细胞胶质瘤为代表（Thom et al.，2012），在大宗病例报道中此类组织学诊断约占 1/4（Devaux et al.，2008；Blümke et al.，2011），但不同中心的比例有所不同。尽管尝试根据组织学、免疫组织化学和分子标准进行分类，但尚无明确共识，无法比较不同类型肿瘤的临床、神经生理学和影像学特征，也无法判断预后及制订治疗建议。然而，神经节细胞胶质瘤和 DNT 与慢性难治性癫痫之间的密切相关性表明，这些肿瘤的细胞和神经化学特征可能会诱发癫痫。另外，目前认为颞叶、额叶或岛叶的低级别肿瘤中发生癫痫的可能性更大。LEAT 主要发生在颞叶和额叶，以及主要累及皮质，可能解释了它们的高癫痫活性。

值得注意的是，尽管这些肿瘤大多都未显示生长潜力，但其中一些仍有恶变的风险。此外，由于这些肿瘤均具有高致痫性，因此癫痫手术常常效果极佳。但是，对于实现无发作可能需要的术前检查类型和皮质切除的范围（病变切除术与皮质或脑叶切除术）仍存在争议（Cascino et al.，1992；Kirkpatrick et al.，1993；Bourgeois et al.，1999；Hennessy et al.，2001；Luyken et al.，2003；Clusmann et al.，2004；Chan et al.，2006；Bilginir et al.，2009；Campos et al.，2009；Chassoux et al.，2012）。此外，致痫区（epileptogenic zone，EZ）和病变组织之间的关系，尤其是 FCD 存在时的作用，尚不明确。因此，在首次报道后的 30 年，获得病灶内电活动的描述以及肿瘤与致痫区相关的证据仍然是重要的。为了避免术语不一致所带来的问题，我们在此仅讨论以 DNT 和神经节细胞胶质瘤为代表的两个最常见的肿瘤。

二、胚胎发育不良性神经上皮肿瘤

在 DNT 组中，已经相继描述了不同的组织亚型：复杂型、简单型和非特异型。最初认为需要同时具有与神经胶质结节相关的特异性胶质神经元成分（specific glioneuronal element，SGNE）和 FCD，这与“复杂型”相对应（Daumas-Duport et al.，1988）。

"简单型"仅由 SGNE 组成(Daumas-Duport,1993)。最后,"非特异型"是仅有在复杂型中观察到的相同的神经胶质和发育不良成分,但没有 SGNE(Daumas-Duport et al.,1999)。尽管存在一些争议,但其他研究已经认识到 DNT 的一系列组织学亚型,包括与先前描述的非特异型相对应的"弥散"型(Honavar et al.,1999; Thom et al.,2011; Bodi et al.,2012)。此外,根据最新的国际抗癫痫联盟(ILAE)的分类,与复杂型和非特异型相关的 FCD 被归类为 FCD 3b 型(Blümcke et al.,2011)。但是,这种新的亚分类对 FCDs 领域的贡献尚未确定。

(一) 电 - 临床和影像学数据

在我们的系列研究中,我们发现每种组织学亚型的主要临床特征非常相似(Chassoux et al.,2013)。与其他研究一样,我们观察到癫痫发作起病主要在儿童晚期(中位数 7~13 岁),当然也可以起病更早或者更晚。临床表现是与 DNT 位置一致的局灶性发作(伴或不伴意识改变)和频繁的继发性全面性发作。其他特征包括一些神经功能缺损、认知障碍(轻或中度)和相对频繁的情绪障碍(Degen et al.,2002; Nolan et al.,2004; Chassoux et al.,2013)。婴儿痉挛很少见,主要在儿科研究中报道(Nolan et al.,2004)。

发作间期和发作期脑电图放电主要集中在与 DNT 位置一致的局部或脑区,非特异型可以观察到与病灶部位不一致的和广泛的放电。这些数据与其他研究的数据一致(Raymond et al.,1994; Degen et al.,2002; Labate et al.,2004; Nolan et al.,2004; Bilginer et al.,2009)。我们发现慢波、发作间期棘波和发作期放电的共同定位价值越来越高,简单型的脑电图具有更多的定位特征。发作间期双侧颞叶异常很少见,仅见于在非特异型的颞叶内侧 DNT。广泛的放电和与病灶不一致的异常也主要出现在非特异型 DNT。

近年,影像学特征已根据组织学多态性系统化(Chassoux et al.,2012)。先前已描述的常见特征包括皮质位置、无占位效应和病灶周围水肿(Daumas-Duport et al.,1988; Stanescu Cosson et al.,2001)。最典型的磁共振成像(magnetic resonance imaging,MRI)模式包括假囊性或多囊性外观(Campos et al.,2009),与简单型和复杂型的组织病理类型相比,非特异型 DNT 具有更多的异质性模式。根据影像学特征,我们描述了三种 MRI 亚型:1 型(囊性或多囊性,T_1 极低信号,轮廓清晰);2 型(结节状,不均匀信号,部分受限)和 3 型(发育不良样,T1 等或低信号,轮廓欠清晰,灰白质界限模糊)。MRI 1 型通常对应颞叶和颞叶外的简单型或复杂型 DNT。MRI 2 型(主要位于新皮质)和 MRI 3 型(主要在颞叶内侧)对应非特异型 DNT。值得注意的是,海马硬化或畸形和 FCD 主要与 MRI 3 型相关。在 20 年的随访中,我们仅观察到 1 例肿瘤复发,无恶变,再次手术后无进一步进展。

(二) DNT 的致痫区

DNT 的致痫机制可能多种多样。肿瘤内神经元的存在以及与 FCD 的关联可能在癫痫发生中起作用(Daumas-Duport et al.,1988)。兴奋性谷氨酰胺能神经元受体在肿瘤组织中有表达(Adamek et al.,2001; Aronica et al.,2001a)。正电子发射断层扫描(positron emission tomography,PET)研究表明,肿瘤内苯二氮䓬类结合减少(Richardson et al.,2001),并有研究报道多种药物耐药蛋白在 DNTs 中过量表达(Sisodiya et al.,2002)。更多关于神经胶质肿瘤致痫机制的最新研究将在第三节神经节细胞胶质瘤部分详细介绍。

基于 33 例患者的 SEEG 数据,我们证明了这些肿瘤的内在致痫作用(Chassoux et al.,2013),并描述了每种 DNT 亚型与致痫区(epileptogenic zone,EZ)之间的关系。如前所述,致痫区被定义为临床或亚临床自发性或电刺激所致发作的起始部位(Bancaud,1980; Talairach et al.,1992)。"病变"区(lesional zone,LZ)定义为存在慢波或电活动减弱的部位。激惹区(irritative zone,IZ)指发作间期棘波的部位。应该注意的是,"病变"区为与神经电生理标准相对应的部位,而非符合影像学或病理的部位。此外,如果通过电刺激诱发的癫痫发作症状学与自发发作的症状学相同,则认为电刺激定义的致痫区是可靠的。

肿瘤内记录表明,典型的肿瘤电活动特征是在抑制或慢化的背景上出现快速的棘波或多棘波(图 16-1)。此种电活动与在 FCD 2 型中发现的电活动类似(Chassoux et al.,2000),但通常不连续,除非在少数有严重的发育不良情况下(图 16-2)。值得注意的是,在简单型从未见此类电活动,根据定义,在简单型中未发现 FCD 改变。LZ 与肿瘤位于同一脑叶,但通常比病理范围更大。在大多数情况下,LZ 还累及病灶周围或远隔部位(包括颞叶新皮质 DNTS 中的海马)。

发作期放电起始部位总是包括肿瘤。发作起

始的特点是节律性模式(图 16-3 和图 16-4),简单型和复杂型以及部分非特异性型都可出现;或者以低电压快活动为特征,见于非特异型(图 16-1 和图 16-5)。发作期放电可局限在肿瘤部位(图 16-2 和图 16-3),或早期扩散到肿瘤周围皮质(图 16-1)或远隔部位(图 16-4 和图 16-5)。多数情况下,刺激肿瘤内部可引发与自发性发作类似的发作(图 16-2)。此外,肿瘤周围和远隔部位的电刺激(包括海马和杏仁核)也可能诱发发作。

根据我们的数据,发现所有简单型和复杂型的致痫区定位与肿瘤一致,而非特异型中仅有 1/3 一致。在后者中,致痫区包括了肿瘤在内的更广泛的范围。发作期放电起始于非特异型内侧颞叶 DNT 时,常早期扩散到颞叶新皮质结构,包括颞叶外区域。相反,在大多数颞叶新皮质 DNT 中,发作间期棘波、发作期放电早期扩散及电刺激诱发发作提示致痫区包括了内侧颞叶结构。

在基于立体脑电图(SEEG)(Aubert et al.,2009)和发作期单光子发射计算机断层扫描(single photon emission computed tomography,SPECT)(Valenti et al.,2002)的研究中已经提到了这种网络。FCD 与肿瘤的混合存在可能解释了这种类型的致痫区,正如皮质脑电图研究(Ferrier et al.,2006)所表明的那样。影像学发现也支持这种观点,尤其是在具有发育不良样特征并伴有广泛的致痫网络的 MRI 3 型中。然而,FCD 不能完全解释致痫区与肿瘤范围之间的不一致。肿瘤的发育起源、围绕肿瘤的异常连接和高兴奋性也在癫痫发生中起作用。

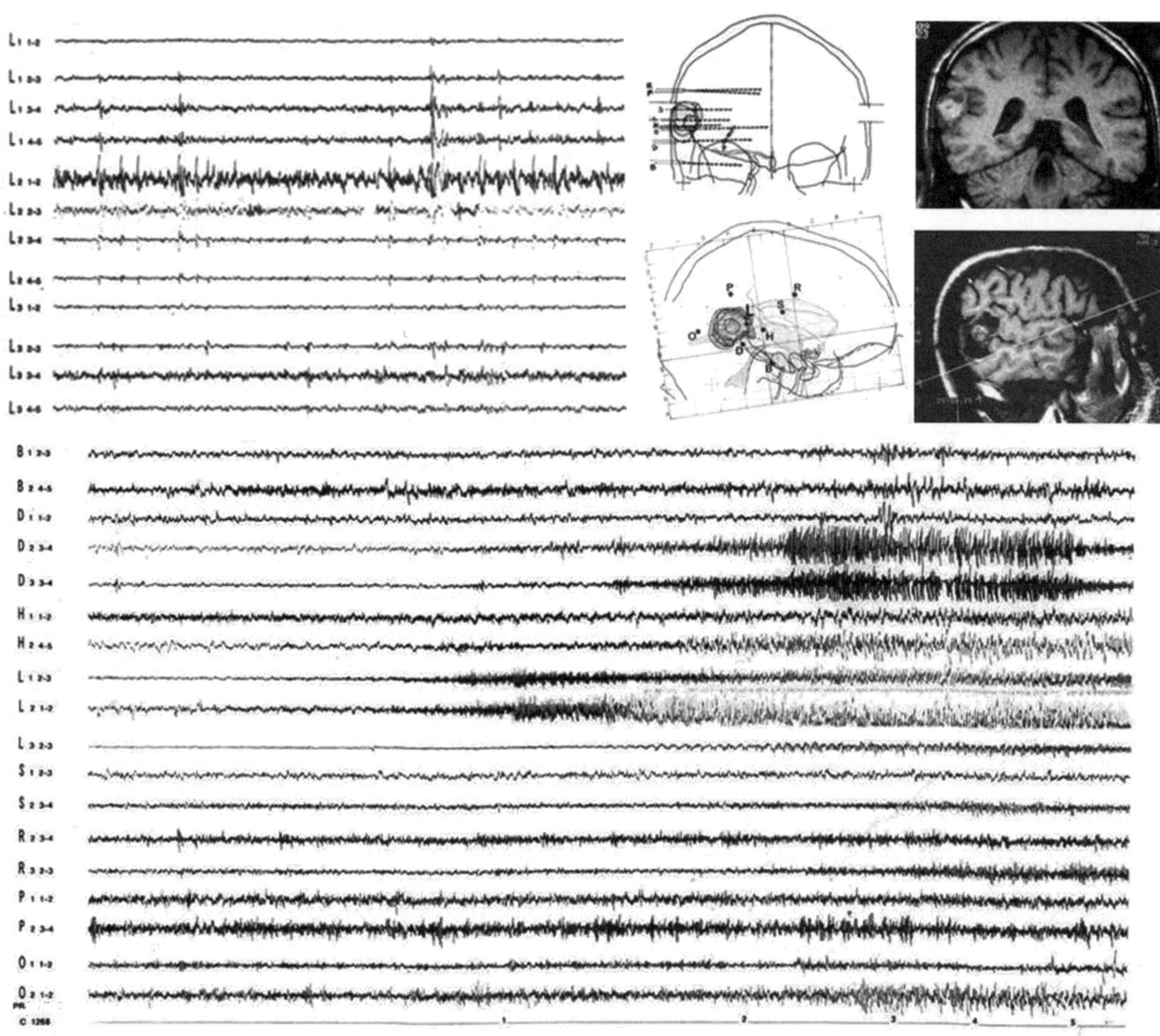

图 16-1　21 岁男性,15 岁开始癫痫发作,右颞叶新皮质非特异型 DNT(MRI 2 型)的发作间期及发作期放电。立体脑电图(SEEG)上图:病灶内电极(L)记录显示肿瘤内在抑制的背景活动下,重复出现的低波幅棘波(触点 L2~L3)。肿瘤周围皮质(L1、L2、D2、D3)也可见高波幅的高频棘波。下图:发作期起始的特点是在肿瘤内部及周边产生低波幅快活动,早期扩散到相邻的皮质(D、H、O),继而扩散到远隔的部位(R)。在切除肿瘤及周围皮质后,该患者保持 20 年停药无发作

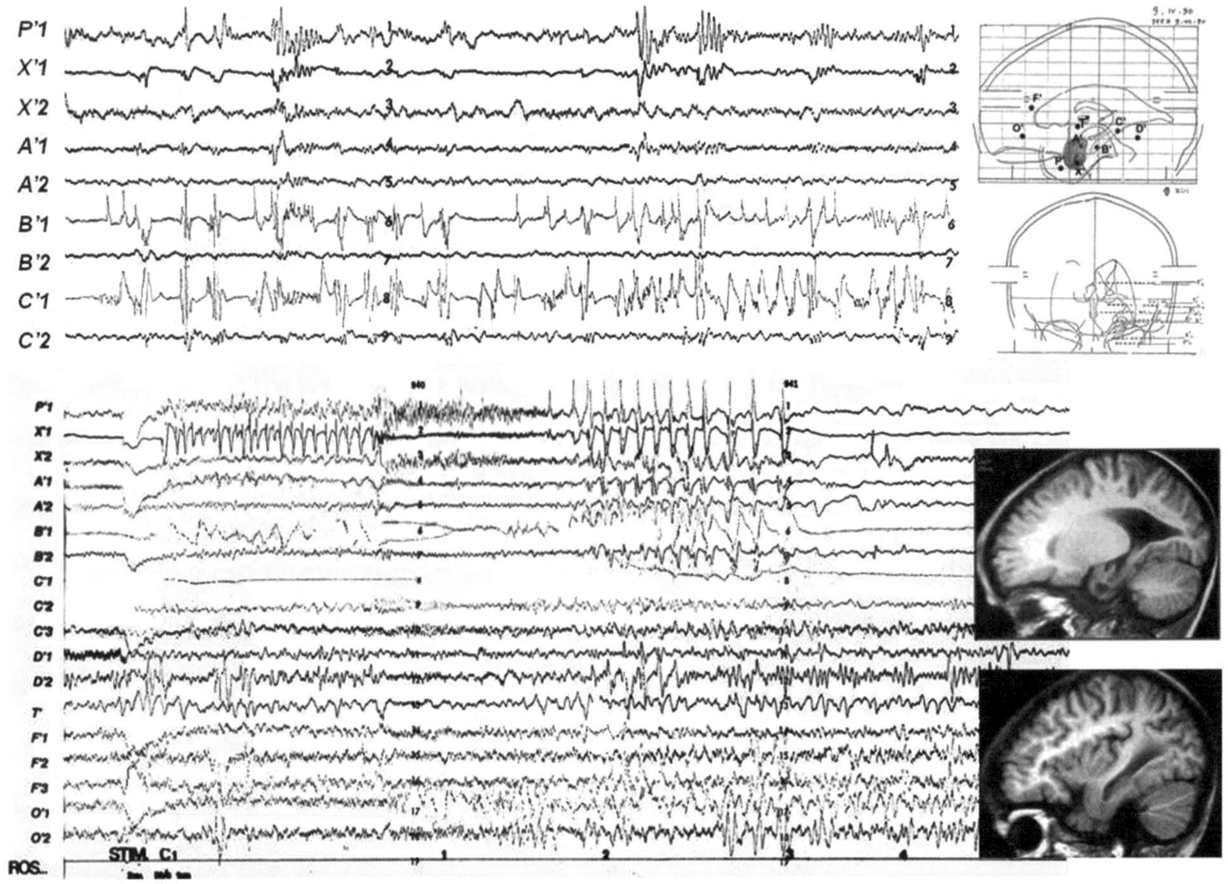

图 16-2　3.5 岁男孩，发育迟缓，2 岁开始癫痫发作，左侧颞叶内侧非特异型 DNT 伴海马畸形（MRI2 型）。图为发作间期电活动及病灶内高频刺激（50Hz）引起的发作。SEEG 上图：在电极 P′ 和 X′ 的内侧部分（P′1、X′1）可见肿瘤的电活动，包括抑制的背景节律上多棘波紧跟快活动。在海马中记录到类节律性发育不良样放电（B′1、C′1）。下图：高频（50Hz）刺激海马后部引起类似于自发发作的癫痫发作。在肿瘤区域（P′1、X′1）内可见高波幅的节律性棘波发放，随后低电压快活动累及肿瘤和邻近结构：杏仁核（A′1）、颞极、（X′2）、海马前部（B′1）和颞中回（B′2）。发作以高波幅棘波发放紧随电活动抑制结束。前颞叶切除术后（包括海马），该患者 24 年未予治疗无发作

值得强调的是，神经生理学和影像数据之间的相关性使我们能够证明致痫区也因 MRI 亚型而显著不同。致痫区在 MRI 1 型中与肿瘤部位一致，在 MRI 2 型中包括肿瘤周围皮质，并在 MRI 3 型中涉及更广泛区域（颞叶的肿瘤包括颞叶内侧结构）。因此，我们建议 MRI 可以作为制订手术方案的基础，而无须进一步对 DNT 引起的癫痫进行有创性监测（Chassoux et al.，2012）。

三、神经节细胞胶质瘤

神经节细胞胶质瘤是最常见的胶质神经元肿瘤，其导致的难治性癫痫发病较早，可通过手术治愈。在不同研究中，发现率存在差异，因为在组织学上尚无一致的标准。DNT 和神经节细胞胶质瘤的主要区别在于预后，因为后者可能发生恶性演变（尽管很少）（Luyken et al.，2004）。

在组织学上，神经节细胞胶质瘤的特征是存在大量神经节样神经元，而在 DNT 中则不存在。但是，由于神经节样细胞可能仅局灶性存在，因此在组织学检查中可能会遗漏它们。其次，神经节细胞胶质瘤通常表现出颗粒体和血管周围淋巴细胞袖套状改变，在 DNT 中则缺乏这些特征。另一方面，一些特征在 DNT 和神经节神经胶质瘤中是常见的（即在神经节细胞胶质瘤附近的白质中可见大量异位神经元，并且由于髓鞘丢失，肿瘤附近白质出现相应的“空”现象）。CD34 免疫染色和染色体异常（BRAF 突变）可能有助于区分这两种肿瘤。然而，尽管使用了更特异的标准，区分 DNT 和神经节细胞胶质瘤仍有困难（Chassoux and Daumas-Duport，2013）。此外，FCD 可能与肿瘤有关，并广泛存在于皮质标本中。应该记住的是，这些广泛的组织学异常并不一定总能在 MRI 上发现。

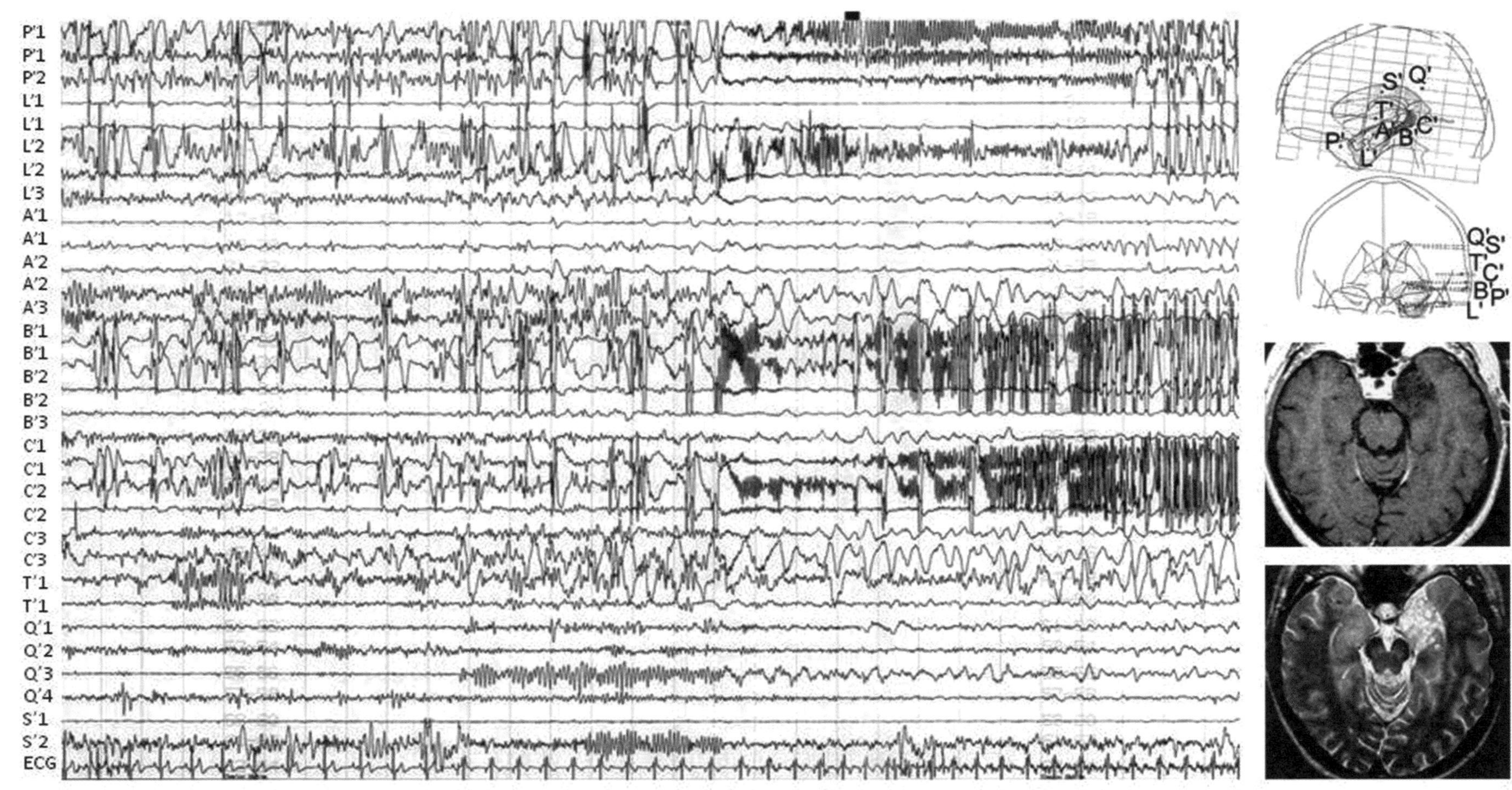

图 16-3　52 岁，男性，癫痫起病年龄 16 岁，左侧内侧颞叶 DNT 复杂型（1 型 MRI），自发发作。SEEG：放电起始，肿瘤内部可见多棘波暴发（P'1，L'2，B'1），随后快波发放，及海马后部（C'1）同步化电活动，组织学检查中有肿瘤。值得注意的是，此 DNT 亚型中的 EZ 与肿瘤之间具有良好的一致性。但是，肿瘤未完全切除（海马前部的一半），患者术后仍有发作（Engel Ⅱ级，随访 5 年）

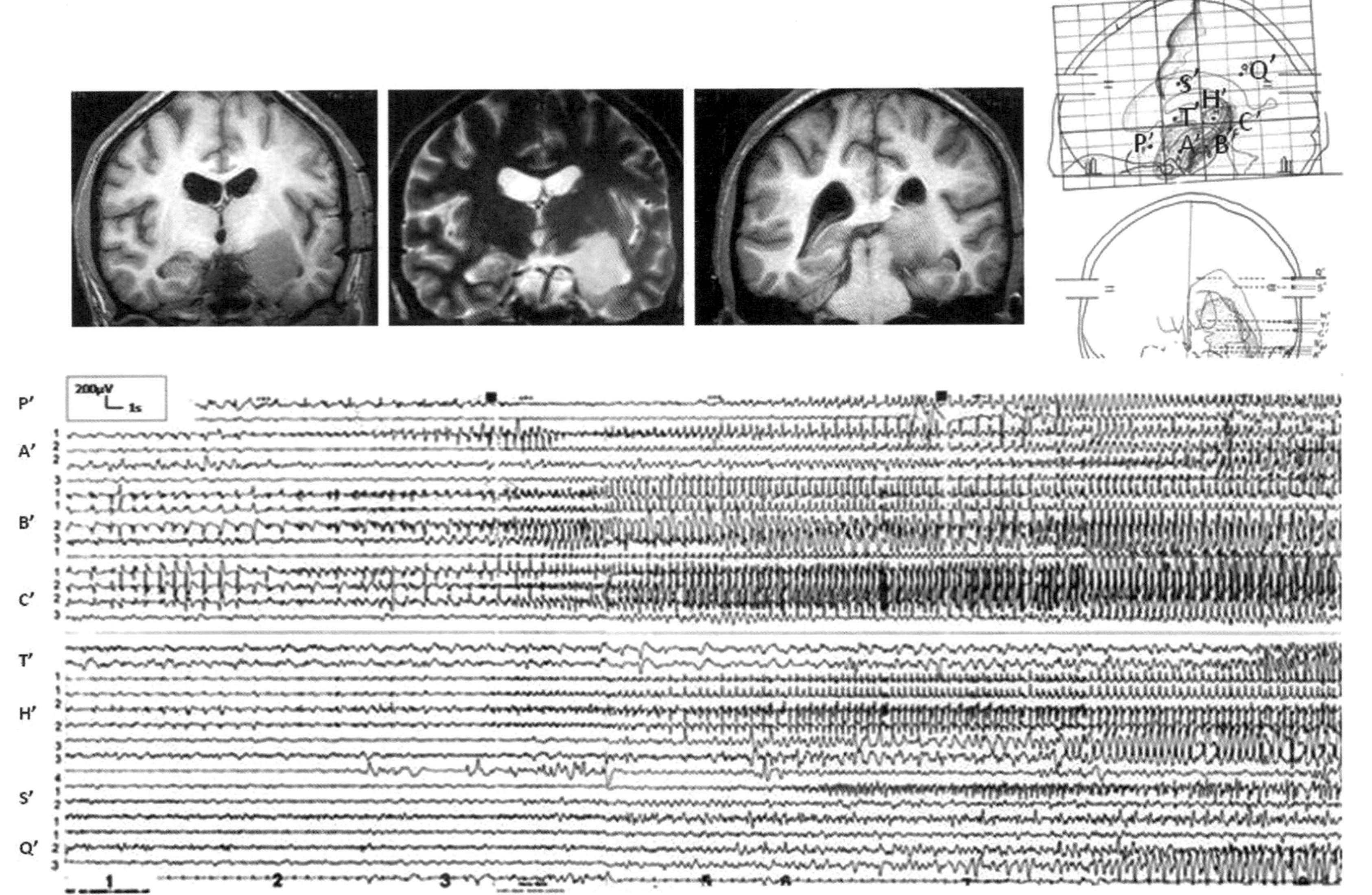

图 16-4　24 岁，男性，癫痫起病年龄 18 岁。左侧内侧颞叶非特异型 DNT（2 型 MRI）累及丘脑，自发发作。SEEG：肿瘤内发作起始在颞叶内侧（P'1，B'1，B'2，C'1，C'2），先有低频节律性棘波发放，随后快波发放，继而累及外侧裂上区域（S'，Q'）。注意肿瘤累及丘脑（H'1）的同步放电。切除仅限于颞叶内侧肿瘤。剩余的肿瘤（随访 19 年）未见变化。患者无发作 5 年，停用抗癫痫药后复发，为先兆

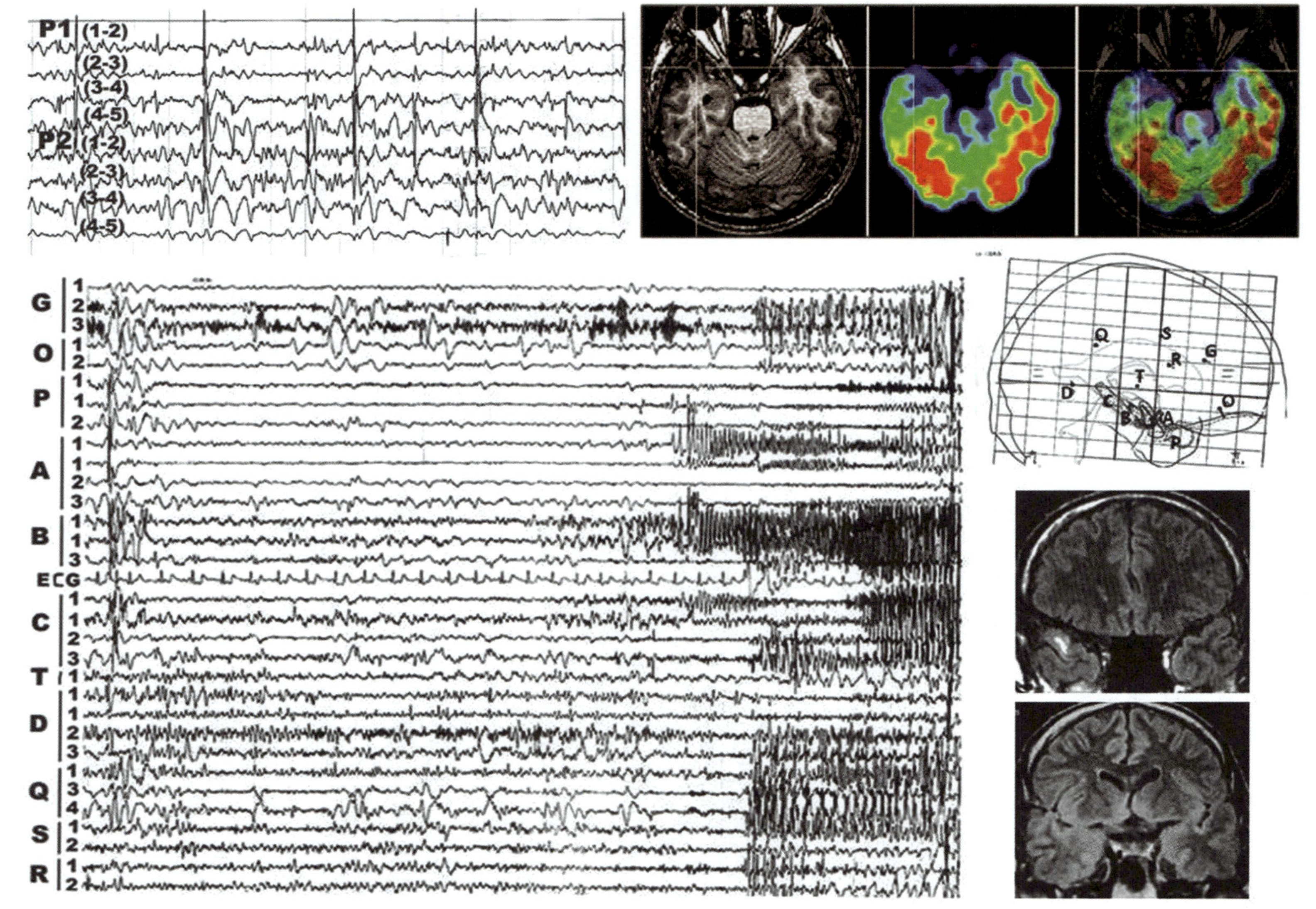

图 16-5　30 岁，男性，癫痫起病年龄 15 岁，右前颞非特异型 DNT（3 型 MRI），发作间期病变电活动和发作期放电。SEEG 上图：可见肿瘤内（颞极，电极 P）压低背景活动下出现高波幅快棘波；下图：发作起始位于同一区域（低电压快活动），杏仁核（A1）同时受累，并早期扩散到海马（B1，C1），颞中回（A2，B3），岛叶（T1），额叶（G）和外侧裂上区域（Q，R，S）。注意明显限局的病变与广泛的发作期放电之间的对比。但是，PET 所显示的低代谢与 EZ 的范围一致。患者为左利手，语言优势半球在右侧。切除仅限于颞叶前部，尽管使用了多种抗癫痫药，仍有继发全面性的发作（Engel Ⅲ级，随访 14 年）

根据上述标准，我们中心在1990—2010年共计588例接受癫痫手术的患者中，42例与神经节细胞胶质瘤相关的耐药性癫痫患者进行了手术治疗（占7%），同期有78名患者（13%）因DNT接受了手术（比值为1.85）。这一比值在不同的癫痫手术系列中变化很大（表16-1），0.1~3.8（Aronica et al.，2001b；Hennessy et al.，2001；Pasquier et al.，2002；Luyken et al.，2003；Devaus et al.，2008；Prayson，2011；Blümcke et al.，2014）。这种差异反映了需要采用统一的标准来鉴别不同的肿瘤。无论如何，尽管存在混淆的风险，临床医生仍然依赖于这些诊断，尝试通过电临床和影像学的资料调整治疗策略。考虑到这些因素，我们试图展示在两种类型的肿瘤中可以观察到的相似之处和差异。

表16-1　癫痫外科研究中的肿瘤组织学诊断

研究	DNTs	神经节细胞胶质瘤	其他	肿瘤总数
Aronica et al.（2001a）	22%	78%	—	58
Pasquier et al.（2002）	65%	30%	5%	94
Luyken et al.（2003）	14%	42%	44%	207
Devaux et al.（2008），French survey	70%	20%	10%	423
Prayson et al.（2011）	10%	32%	58%	270
Sainte-Anne（1990—2010）	60%	32%	8%	131
Blümcke et al.（2014），European database	16%	48%	36%	1 551

（一）电临床和影像学数据

神经节细胞胶质瘤的电临床表现与DNT相似，多数情况在儿童期出现癫痫发作（1~35岁，中位值为12）。长期的局灶性耐药性癫痫是主要的临床特征。33例（78%）位于颞叶，21例累及内侧结构，其他位置包括岛叶（3例）、顶叶（4例）、中央区（1例）和扣带回（1例）。如存在T1低信号病变、囊性和结节性对比增强时，这些影像学特征提示神经节细胞胶质瘤。但约1/3的病例中，缺少后两个特征。亦可见到颞叶大面积的灰白质模糊，FLAIR序列白质高信号和（或）海马硬化，与3型MRI非特异型DNT类似。相对局限的类型常见于颞叶新皮质及颞叶外。我们有1例患者表现出类似于在FCD中观察到的“迁移征”（transmantle sign）。少数患者（3例）可有肿瘤生长，影像学有进展。其中2例患者完全切除了肿瘤组织，预后良好。应该提到的是，该系列中的1名患者在随访过程中肿瘤发生了恶变，尽管进行了手术和放疗仍然死亡。

（二）神经节细胞胶质瘤的致痫区

神经节神经胶质瘤的内在致痫性已经在先前的研究中描述过（Rosenow et al.，1998；Ferrier et al.，2006；Barba et al.，2011）。皮质脑电图（electrocorticographic，ECoG）分析揭示了病灶中高神经元密度与癫痫样放电模式之间的相关性，如持续的棘波或放电募集，这证实了神经元肿瘤成分在功能上整合到兴奋性回路的假说（Ferrrier et al.，2006）。其他关于神经节细胞胶质瘤中基因表达的研究支持在病灶内兴奋与抑制之间的平衡存在发育异常（Fassunke et al.，2008）。在神经节神经胶质瘤中观察到的分子表达模式与在未成熟脑中观察到的分子表达模式接近，表明在这些肿瘤的发病机制中有发育成熟的失败。此外，神经胶质中促炎症分子之间的相互作用可能在癫痫发作的产生中起关键作用。另一方面，有研究报道了神经节细胞胶质瘤中mTOR通路成分的改变，使其与其他发育性致痫病变之间产生了联系（Thom et al.，2012；Aronica and Crino，2014）。肿瘤周围的改变也在癫痫发作的产生和传播中起作用（Conti et al.，2011）。最后，FCD和（或）海马硬化的共存可能导致神经节细胞胶质瘤的致痫网络更为广泛。

根据我们的经验，神经节细胞胶质瘤和DNT在内在致痫性方面具有相同的电生理特征。在接受SEEG检查的15例患者中，我们发现肿瘤内重复的棘波，在睡眠期可短程成簇出现或以临床下阵发性放电出现（图16-6，图16-7）。在有些患者，这些电活动与PET的局灶性高代谢区域有关（图16-6）。发作间期双侧颞叶的非同步棘波发放很常见，这与发作期放电向对侧扩散有关（图16-8）。值得注意的是，我们发现这种双侧棘波并不影响预后。假节律性的发育不良样电活动也可被观察到（图16-9）。

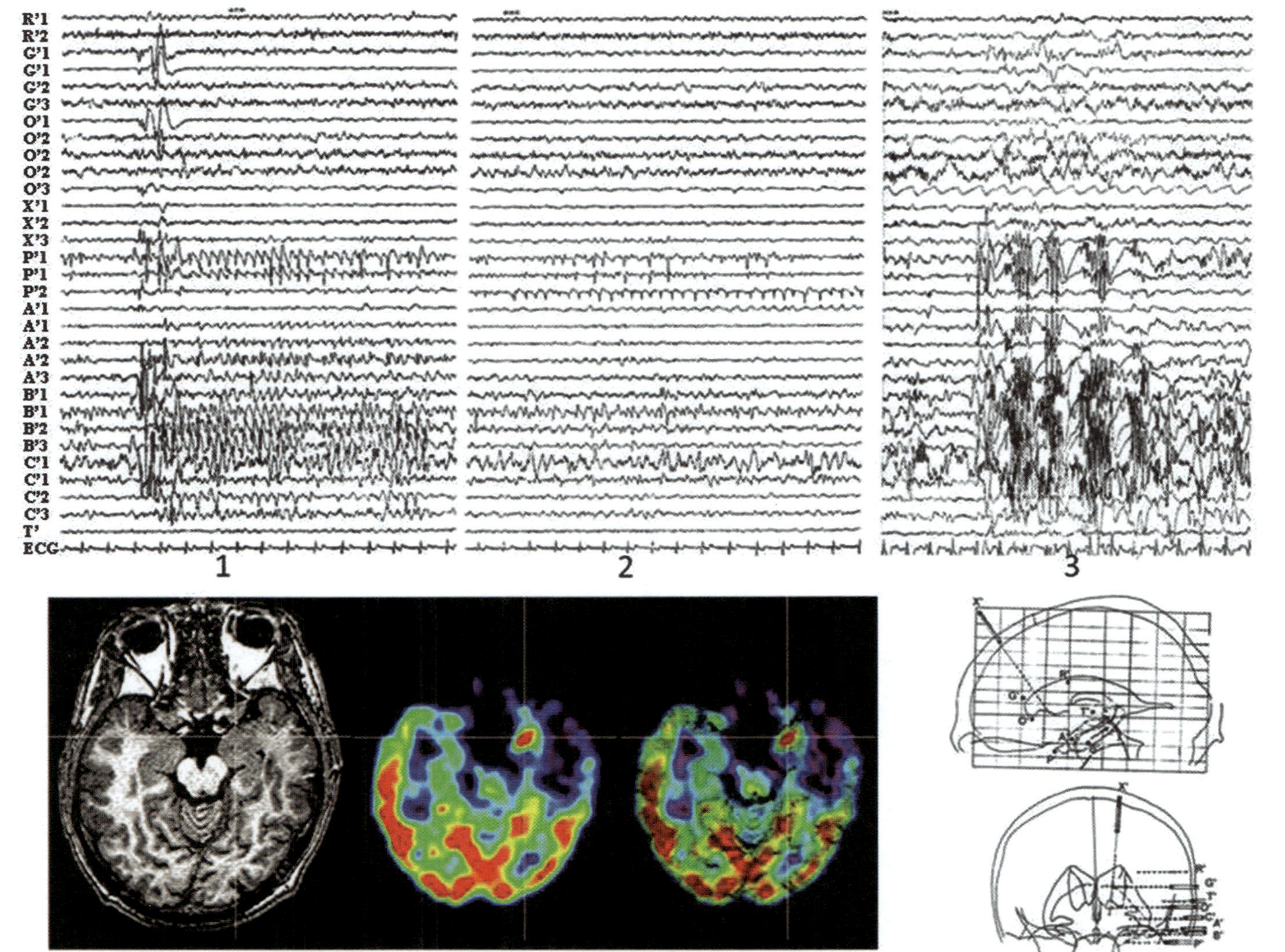

图 16-6　30 岁，男性，癫痫起病年龄 15 岁，右前颞非特异型 DNT（3 型 MRI），发作间期病变电活动和发作期放电。SEEG 上图可见肿瘤内（颞极，电极 P）压低背景活动下出现高波幅快棘波；下图示发作起始位于同一区域（低电压快活动），杏仁核（A1）同时受累，并早期扩散到海马（B1，C1），颞中回（A2，B3），岛叶（T1），额叶（G）和外侧裂上区域（Q，R，S）。注意明显限局的病变与广泛的发作期放电之间的对比。但是，PET 所显示的低代谢与 EZ 的范围一致。患者为左利手，语言优势半球在右侧。切除仅限于颞叶前部，尽管使用了多种抗癫痫药，仍有继发全面性的发作（Engel Ⅲ级，随访 14 年）

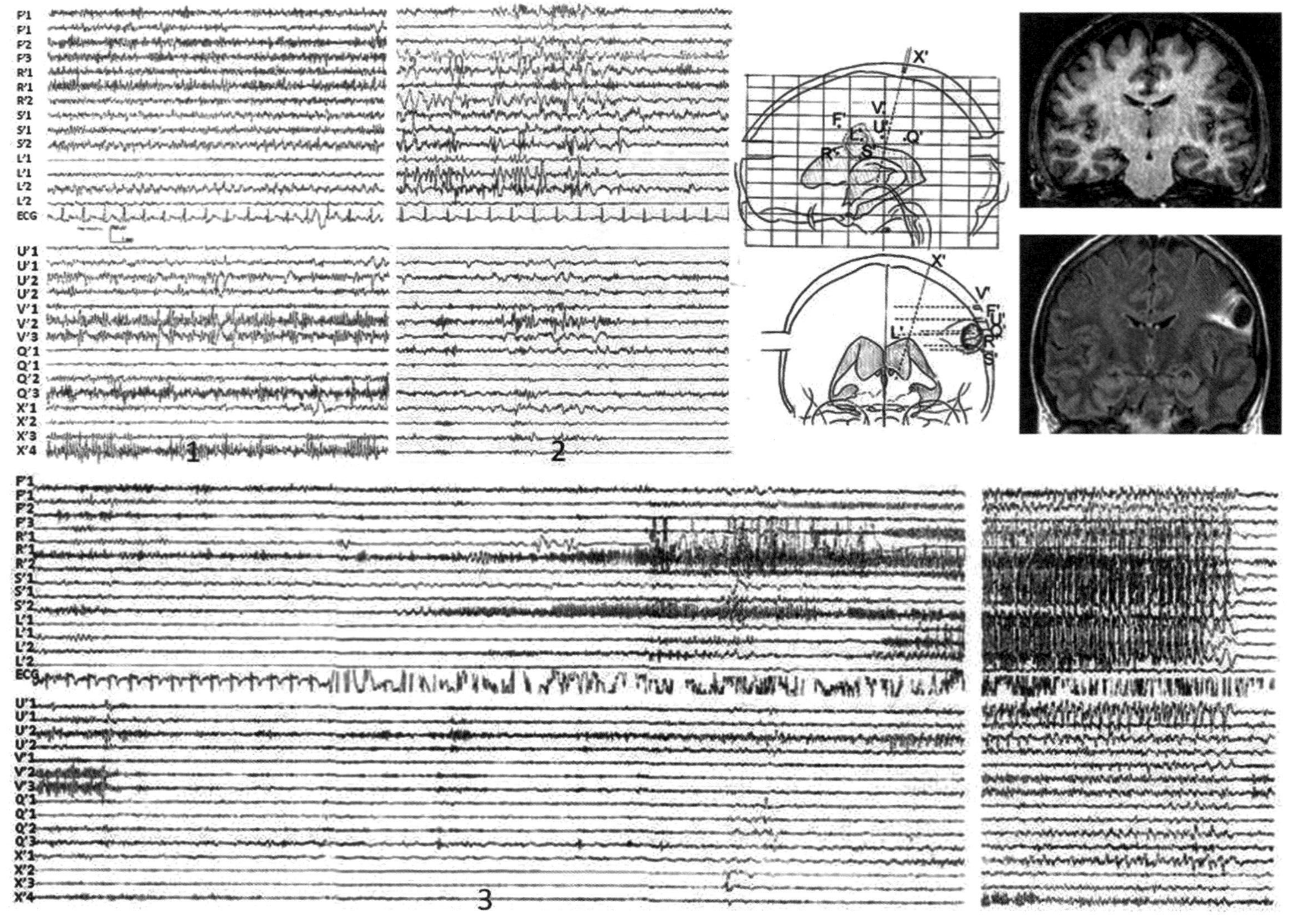

图 16-7　36 岁，女性，右利手，中提琴手，左中央区神经节细胞胶质瘤，癫痫起病年龄 3 岁。清醒（1）和睡眠（2）间期及发作期（3）脑电活动。请注意肿瘤的囊性成分和 MRI 上的 transmantle 征。SEEG 发作间期，在肿瘤内（L'2，S'2）出现连续的假节律性活动，在 transmantle 部分（L'1）中无电活动，肿瘤周围区域睡眠期棘波涉及区域广泛（L'1，R'1，R'2，F'3）；发作期，起始位于肿瘤内，低电压快活动（L'2，S'2），并扩散至肿瘤周围皮质（R，F），并在同一区域发生发作后电抑制。此例 EZ 和肿瘤范围有良好的一致性。仅进行了肿瘤的切除，患者没有运动缺损，并且停药无发作 10 年

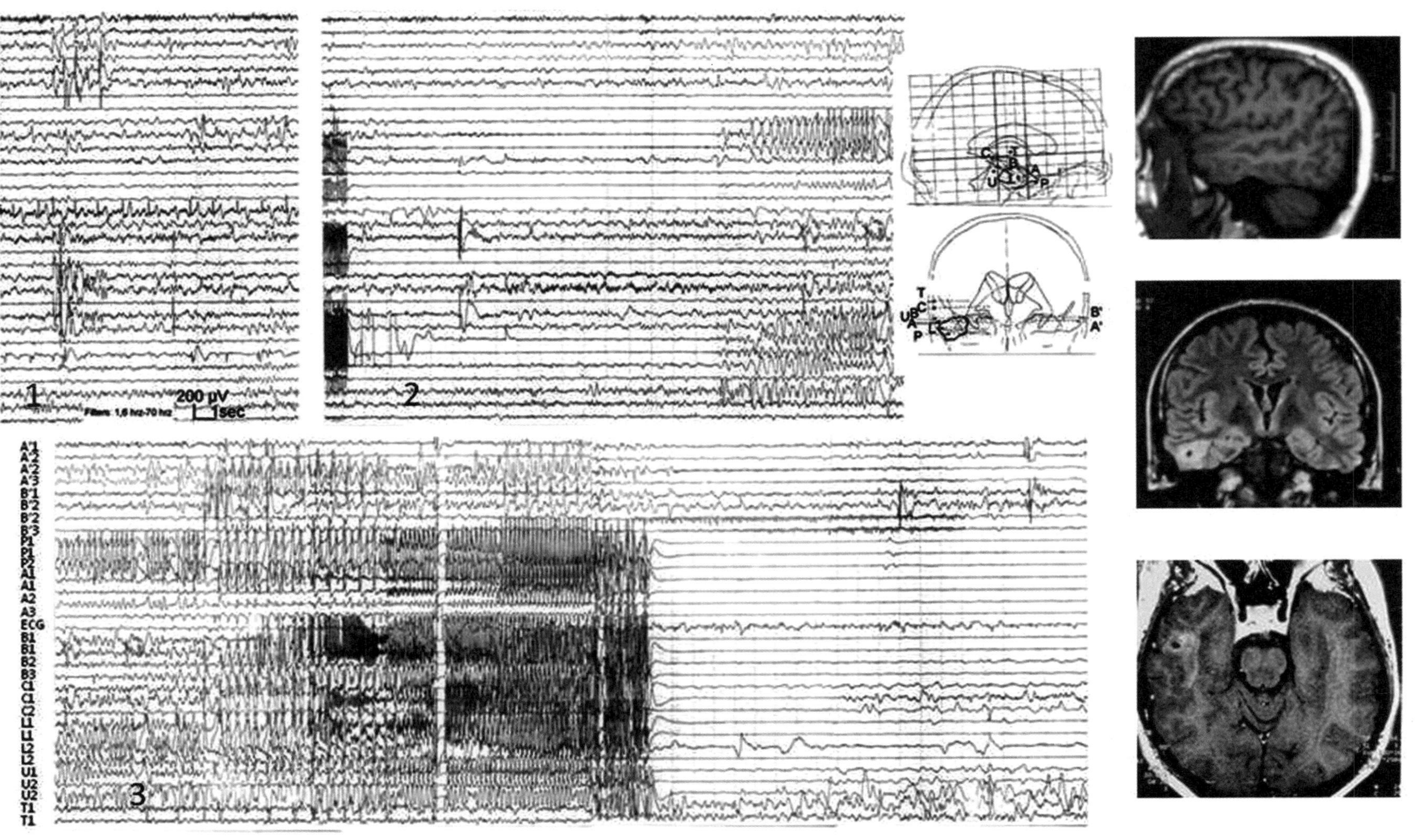

图 16-8　28 岁，女性，右侧颞叶基底节神经节细胞胶质瘤，癫痫起病年龄 25 岁。发作间期（1）及肿瘤内高频刺激电刺激（L2）所引起的发作（2，3）。肿瘤内可见小囊肿和轻微强化。SEEG：病变内的在压低背景下的重复性棘波发放（L2），向邻近海马旁回扩散（L1）以及双侧颞叶不同步棘波暴发（B1，C1，A'1-3，B'1）。刺激肿瘤内部引起发作，低电压快活动涉及颞叶较大区域（B2，A2，P2），并扩散至右侧海马（C1，B1）；高波幅棘波发放在肿瘤内（L2），肿瘤周围皮质（L1，U2）和远隔区域（P1，B'2，A'2）中持续。在发作的第二部分，快速放电波及右侧颞叶内侧及双侧颞叶，然后在右侧放电突然终止，而在左侧继续（B'2，A'2）。注意，放电结束时一侧性棘波发放仅在左侧。在切除肿瘤及周边组织并保留海马后，患者停药无发作（随访 5 年）

另一个显著发现是，在肿瘤的远隔区域也能看到广泛的发作间期异常(图 16-6)。同样，发作期放电也会扩散到较大的区域(图 16-8，图 16-9)，包括对侧和颞叶外区域。发作期模式主要为低波幅快活动，然后是邻近及远隔区域的波幅逐渐增加的快波发放(图 16-7)。低波幅快活动和高波幅节律性放电也可以同时存在(图 16-9)。与 DNT 一样，电刺激肿瘤内和邻近结构(特别是在颞叶病例中的海马)可以诱发癫痫发作(图 16-8)。总体而言，神经节细胞胶质瘤的致痫网络很接近非特异型 DNT。

与非特异型 DNT 一样(甚至可能比这些形式更多)，MRI 所见可能只是冰山一角。实际上，经常在皮质标本中观察到组织学异常，范围远远超出了 MRI 所见的结构异常，对应 MRI 上的皮质 - 皮质下区域的轻微信号改变和灰白质界限模糊。这些发现证明，在进行手术时切除比肿瘤范围更大的皮质区域是合理的。在某些情况下，尽管肿瘤完全切除，它们也可以解释手术失败的原因(图 16-9)。再次重申，这些胶质神经元肿瘤的发育性质可以解释它们致痫网络的复杂性。考虑到所有这些因素，手术应避免仅单纯基于影像学，而不考虑癫痫带来的问题。但是应该提到的是，这些肿瘤大多数都可以通过手术治愈而无须破坏性切除或系统性地使用有创性检查方式。

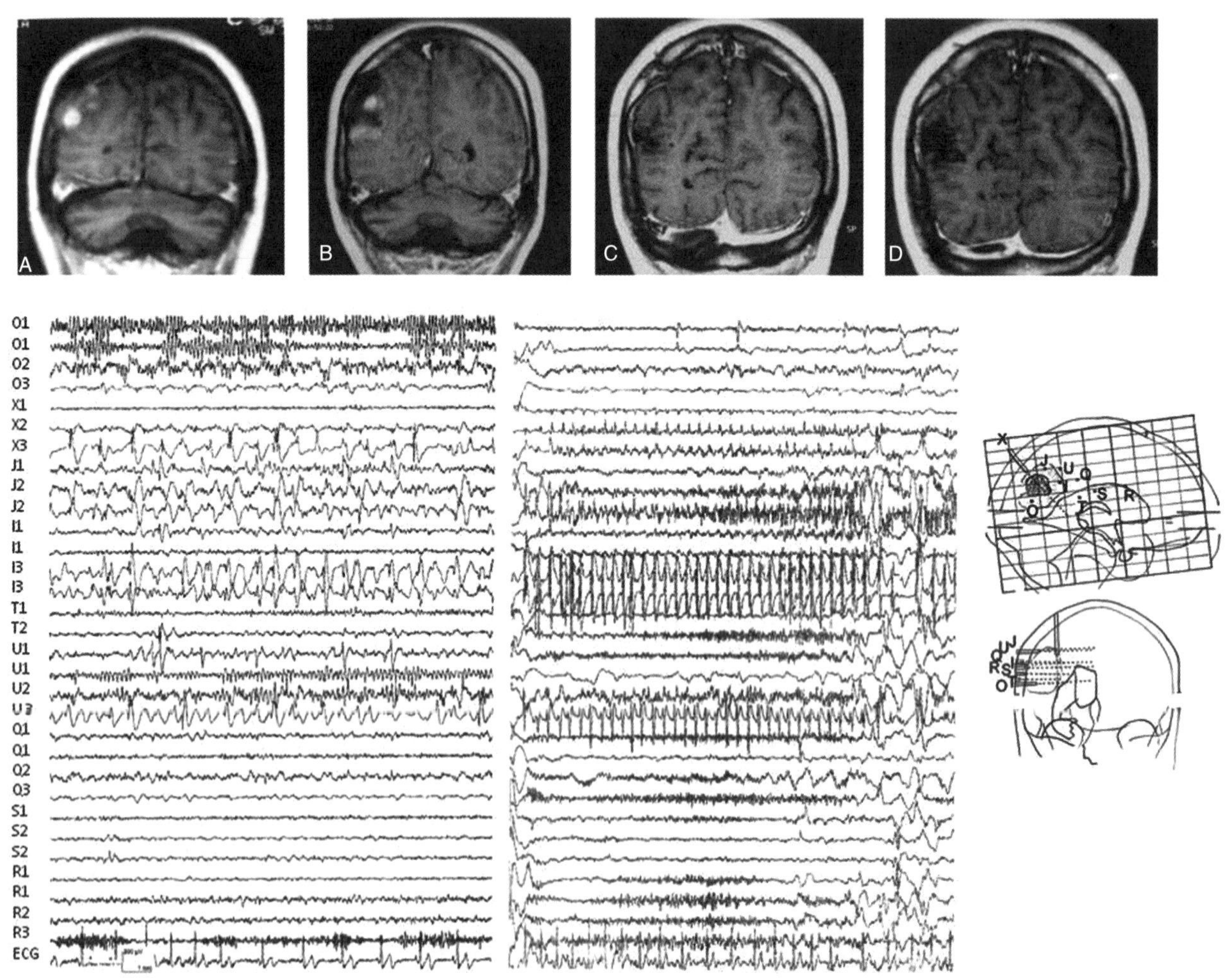

图 16-9　20 岁女性，4 岁起病，发育迟缓，右侧顶叶神经节胶质瘤，发作间期和发作期放电。一个大的病灶，有一个囊性成分和多个结节状增强(A、B)，术后 MRI 显示为次全切除(C、D)。SEEG 是在病灶切除失败后进行的。发作间期电活动的特点是在空腔边缘记录到的假节律、发育异常样活动，与残余肿瘤相对应(X3、I3、U3、J2)。发作期放电包括与远隔区域(U1、Q1、Q3、R1、R2、T2)低电压快速活动相关的节律性活动加速。进行了第二次皮质切除术，包括第一次切除术周围的大片区域，尽管有所改善，但患者仍有持续的致残性癫痫发作(Engel Ⅲ级)

四、结论

有创性监测已经表明，以 DNT 和神经节细胞胶质瘤为代表的　长期癫痫相关肿瘤（LEAT）内部有很高的致痫性。尽管在病理分类方面存在一些困难，但可以得出两种类型肿瘤中的致痫区组织相似的结论。简单型和复杂型 DNT 以及位于新皮质的神经节细胞胶质瘤的致痫区较局限。相比之下，非特异型 DNT 和涉及颞叶内侧的神经节细胞胶质瘤的致痫区范围较大。此外，影像学检查结果可能有助于区分致痫区是局限于影像学所见病变还是涉及更大范围。从 SEEG 记录中获得的信息可以推演至非有创性检查手段，帮助计划皮质切除范围，而无须在肿瘤性癫痫中继续使用有创性检查。

五、致谢

作者感谢 D. Toussaint 女士、B. Turak 博士、C. Daumas-Duport 教授以及 P. Varlet 博士，C. Miquel 博士和 F. Beuvon 博士，感谢他们在患者的临床护理和皮质标本的组织学分析方面做出的贡献。

（王爽　译，孟祥红　审校）

参考文献

Adamek D, Korzeniowska A, Morga R, Lopatka P, Jelenska-Szygula I, Danilewicz B. (2001). Dysembryoplastic neuroepithelial tumour (DNT). Is the mechanism of seizures related to glutamate? An immunohistochemical study. *Folia Neuropathol.* 392:111–117.

Aronica E, Crino PB. (2014). Epilepsy related to developmental tumors and malformations of cortical development. *Neurotherapeutics.* 11:251–268.

Aronica E, Leenstra S, Jansen GH, van Veelen CW, Yankaya B, Troost D. (2001a). Expression of brain-derived neurotrophic factor and tyrosine kinase B receptor proteins in glioneuronal tumors from patients with intractable epilepsy: colocalization with *N*-methyl-D-aspartic acid receptor. *Acta Neuropathol (Berl).* 101:383–392.

Aronica E, Leenstra S, Van Veelen CW, et al. (2001b). Glioneuronal tumors and medically intractable epilepsy: a clinical study with long-term follow-up of seizure outcome after surgery. *Epilepsy Res.* 43:179–191.

Aubert S, Wendling F, Regis J, et al. (2009). Local and remote epileptogenicity in focal cortical dysplasias and neurodevelopmental tumours. *Brain.* 132:3072–3086.

Bancaud J. (1980). Surgery of epilepsy based on stereotactic investigations—the plan of the SEEG investigation. *Acta Neurochir Suppl (Wien).* 30:25–34.

Bancaud J, Talairach J, Geier S, Scarabin JM. (1973). *EEG et SEEG dans les tumeurs cérébrales et l'épilepsie*. Paris: Edifor.

Barba C, Coras R, Giordano F, et al. (2011). Intrinsic epileptogenicity of gangliogliomas may be independent from co-occurring focal cortical dysplasia. *Epilepsy Res.* 97:208–213.

Barkovich AJ, Kuzniecky RI, Jackson GD, Guerrini R, Dobyns WB. (2001). Classification system for malformations of cortical development: update 2001. *Neurology.* 57:2168–2178.

Bilginer B, Yalnizoglu D, Soylemezoglu F, et al. (2009). Surgery for epilepsy in children with dysembryoplastic neuroepithelial tumor: clinical spectrum, seizure outcome, neuroradiology, and pathology. *Child's Nerv Syst.* 25:485–491.

Blümcke I, Thom M, Aronica E, et al. (2011).The clinicopathologic spectrum of focal cortical dysplasia as: a consensus classification proposed by an ad hoc Task Force of the ILAE Diagnostic Methods Commission. *Epilepsia.* 52:158–174.

Blümcke I, Aronica E, Urbach H, Alexopoulos A, Gonzalez-Martinez JA. (2014). A neuropathology-based approach to epilepsy surgery in brain tumors and proposal for a new terminology use for long-term epilepsy-associated brain tumors. *Acta Neuropathol.* 128:39–54.

Bodi I, Selway R, Bannister P, et al. (2012). Diffuse form of dysembryoplastic neuroepithelial tumour: the histological and immunohistochemical features of a distinct entity showing transition to dysembryoplastic neuroepithelial tumour and ganglioglioma. *Neuropathol Appl Neurobiol.* 38:411–425.

Bourgeois M, Sainte-Rose C, Lellouch-Tubiana A, et al. (1999). Surgery of epilepsy associated with focal lesions in childhood. *J Neurosurg.* 90:833–842.

Campos AR, Clusmann H, von Lehe M, et al. (2009). Simple and complex dysembryoplastic neuroepithelial tumors (DNT) variants: clinical profile, MRI, and histopathology. *Neuroradiology.* 51:433–443.

Cascino GD, Kelly PJ, Sharbrough FW, Hulihan JF, Hirschorn KA, Trenerry MR. (1992). Long-term follow-up of stereotactic lesionectomy in partial epilepsy: predictive factors and electroencephalographic results. *Epilepsia.* 33:639–644.

Chan CH, Bittar RG, Davis GA, Kalnins RM, Fabinyi GC. (2006). Long-term seizure outcome following surgery for dysembryoplastic neuroepithelial tumor. *J Neurosurg.* 104:62–69.

Chassoux F, Daumas-Duport C. (2013). Dysembryoplastic neuroepithelial tumors: Where are we now? *Epilepsia.* 54(suppl 9):129–134.

Chassoux F, Devaux B, Landré E, et al. (2000). Stereoelectroencephalography in focal cortical dysplasia: a 3D approach to delineating the dysplastic cortex. *Brain.* 123:1733–1751.

Chassoux F, Rodrigo S, Mellerio C, et al. (2012). Dysembryoplastic neuroepithelial tumors: an MRI-based scheme for epilepsy surgery. *Neurology.* 79:1699–1707.

Chassoux F, Landré E, Mellerio C, Laschet J, Devaux B, Daumas-Duport C. (2013). Dysembryoplastic neuroepithelial tumors: epileptogenicity related to histological subtypes. *J Clin Neurophysiol.* 124:1068–1078.

Clusmann H, Kral T, Fackeldey E, et al. (2004). Lesional mesial temporal lobe epilepsy and limited resections: prognostic factors and outcome. *J Neurol Neurosurg Psychiatry.* 75:1589–1596.

Conti L, Palma E, Roseti C, et al. (2011). Anomalous levels of Cl^- transporters cause a decrease of GABAergic inhibition in human peritumoral epileptic cortex. *Epilepsia.* 52:1635–1644.

Daumas-Duport C. (1993). Dysembryoplastic neuroepithelial tumors. *Brain Pathol.* 3:283–295.

Daumas-Duport C, Scheithauer BW, Chodkiewicz JP, Laws ER, Vedrenne C. (1988). Dysembryoplastic neuroepithelial tumor: a surgically curable tumor of young patients with intractable partial seizures. *Neurosurgery.* 23:545–556.

Daumas-Duport C, Varlet P, Bacha S, Beuvon F, Cervera-Pierot P, Chodkiewicz JP. (1999). Dysembryoplastic neuroepithelial tumors: nonspecific histological forms—a study of 40 cases. *J Neurooncol.* 41:267–280.

Degen R, Ebner A, Lahl R, Leonhardt S, Pannek HW, Tuxhorn I. (2002). Various findings in surgically treated epilepsy patients with dysembryoplastic neuroepithelial tumors in comparison with those of patients with other low-grade brain tumors and other neuronal migration disorders. *Epilepsia.* 43:1379–1384.

Devaux B, Chassoux F, Guenot M, et al. (2008). Epilepsy surgery in France. Evaluation of activity. *Neurochirurgie.* 54:453–465.

Fassunke J, Majores M, Tresch A, et al. (2008). Array analysis of epilepsy-associated gangliogliomas reveals expression patterns related to aberrant development of neuronal precursors. *Brain.* 131:3034–3050.

Ferrier CH, Aronica E, Leijten FS, et al. (2006). Electrocorticographic discharge patterns in glioneuronal tumors and focal cortical dysplasia. *Epilepsia.* 47:1477–1486.

Hennessy MJ, Elwes RD, Honavar M, Rabe-Hesketh S, Binnie CD, Polkey CE. (2001). Predictors of outcome and pathological

considerations in the surgical treatment of intractable epilepsy associated with temporal lobe lesions. *J Neurol Neurosurg Psychiatry*. 70:450–458.
Honavar M, Janota I, Polkey CE. (1999). Histological heterogeneity of dysembryoplastic neuroepithelial tumour: identification and differential diagnosis in a series of 74 cases. *Histopathology*. 34:342–356.
Kirkpatrick PJ, Honavar M, Janota I, Polkey CE. (1993). Control of temporal lobe epilepsy following en bloc resection of low-grade tumors. *J Neurosurg*. 78:19–25.
Kleihues P, Burger PC, Scheithauer BW. (1993). The new WHO classification of brain tumours. *Brain Pathol*. 3:255–268.
Labate A, Briellmann RS, Harvey AS, et al. (2004). Temporal lobe dysembryoplastic neuroepithelial tumour: significance of discordant interictal spikes. *Epileptic Disord*. 6:107–114.
Louis DN, Ohgaki H, Wiestler OD, Cavenee WK. (2007). *WHO Classification of Tumours of the Central Nervous System*, Lyon: IARC.
Luyken C, Blümcke I, Fimmers R, et al. (2003). The spectrum of long-term epilepsy-associated tumors: long-term seizure and tumor outcome and neurosurgical aspects. *Epilepsia*. 44:822–830.
Luyken C, Blümcke I, Fimmers R, Urbach H, Wiestler OD, Schramm J. (2004). Supratentorial gangliogliomas: histopathologic grading and tumor recurrence in 184 patients with a median follow-up of 8 years. *Cancer*. 101:146–155.
Nolan MA, Sakuta R, Chuang N, et al. (2004). Dysembryoplastic neuroepithelial tumors in childhood: long-term outcome and prognostic features. *Neurology*. 62:2270–2276.
Palmini A, Najm I, Avanzini G, et al. (2004). Terminology and classification of the cortical dysplasias. *Neurology*. 62(suppl 3):S2–S8.
Pasquier B, Peoc HM, Fabre-Bocquentin B, et al. (2002). Surgical pathology of drug-resistant partial epilepsy. A 10-year-experience with a series of 327 consecutive resections. *Epileptic Disord*. 4:99–119.
Prayson RA. (2011). Brain tumors in adults with medically intractable epilepsy. *Am J Clin Pathol*. 136:557–563.
Raymond AA, Halpin SF, Alsanjari N, et al. (1994). Dysembryoplastic neuroepithelial tumor. Features in 16 patients. *Brain*. 117:461–475.
Raymond AA, Fish DR, Sisodiya SM, Alsanjari N, Stevens JM, Shorvon SD. (1995). Abnormalities of gyration, heterotopias, tuberous sclerosis, focal cortical dysplasia, microdysgenesis, dysembryoplastic neuroepithelial tumor and dysgenesis of the archicortex in epilepsy. Clinical, EEG and neuroimaging features in 100 adult patients. *Brain*. 118:629-660.
Richardson MP, Hammers A, Brooks DJ, Duncan JS. (2001).Benzodiazepine–$GABA_A$ receptor binding is very low in dysembryoplastic neuroepithelial tumor: a PET study. *Epilepsia*. 42:1327–1334.
Rosenow F, Lüders HO, Dinner DS, et al. (1998). Histopathological correlates of epileptogenicity as expressed by electrocorticographic spiking and seizure frequency. *Epilepsia*. 39:850–856.
Sisodiya SM, Lin WR, Harding BN, Squier MV, Thom M. (2002). Drug resistance in epilepsy: expression of drug resistance proteins in common causes of refractory epilepsy. *Brain*. 125:22–31.
Stanescu Cosson R, Varlet P, Beuvon F, et al. (2001). Dysembryoplastic neuroepithelial tumors: CT, MR findings and imaging follow-up: a study of 53 cases. *J Neuroradiol*. 28:230–240.
Talairach J, Tournoux P, Musolino A, Missir O. (1992). Stereotaxic exploration in frontal epilepsy. *Adv Neurol*. 57:651–688.
Thom M, Toma A, An S, et al. (2011). One hundred and one dysembryoplastic neuroepithelial tumors: an adult epilepsy series with immunohistochemical, molecular genetic, and clinical correlations and a review of the literature. *J Neuropathol Exp Neurol*. 70:859–878.
Thom M, Blümcke I, Aronica E. (2012). Long-term epilepsy-associated tumors. *Brain Pathol*. 22:350–379.
Valenti MP, Froelich S, Armspach JP, et al. (2002). Contribution of SISCOM imaging in the presurgical evaluation of temporal lobe epilepsy related to dysembryoplastic neuroepithelial tumors. *Epilepsia*. 43:270–276.

第 17 章

结节性硬化症中的有创性脑电图

A. Simon Harvey，著

一、前言

结节性硬化症（tubular sclerosis complex，TSC）是一种常染色体显性遗传的神经皮肤综合征，发生率为 1/10 000~1/6 000 活产，患病率为 1/20 000（Holmes and Stafstrom，2007；Curatolo et al.，2012；Northrup and Krueger，2013）。多数病例散发，是由于 *TSC1*（编码 hamartin；OMIM ＃ 605284）或 *TSC2*（编码 tuberin；OMIM ＃ 191092）基因突变所致，这些蛋白调节着哺乳动物雷帕霉素靶蛋白（mTOR）的活性（Crino，2010）。对 mTOR 活性调节失控导致全身组织生长、发育和功能异常。在脑中，与 TSC 相关的 mTOR 活性异常在病理上表现为皮质结节、室管膜下结节、巨型星形细胞瘤和白质异常，在临床上表现癫痫和神经发育障碍（Northrup and Krueger，2013）。

TSC 患者中 60%~95% 会发生癫痫发作，2/3 始于婴儿期（Holmes and Stafstrom，2007；Chu-Shore et al.，2010；Curatolo et al.，2012）。癫痫发作通常是局灶性或多灶性的，约有 50% 的患者发生癫痫性痉挛。超过 50% 的患者为药物难治性癫痫，尤其在多灶性发作和癫痫性痉挛的幼儿中，发展为难治性癫痫的危险因素包括癫痫发作起病早、婴儿痉挛和 *TSC2* 突变（Chu-Shore et al.，2010；Curatolo et al.，2012）。氨己烯酸对 TSC 相关的癫痫发作特别有效，尤其是婴儿痉挛症（Chiron et al.，1991；Elterman et al.，2001；Curatolo et al.，2012），建议出现症状前治疗以预防癫痫性痉挛并降低儿童后期癫痫的风险（Jóźwiak et al.，2011）。mTOR 抑制药依维莫司和西罗莫司（雷帕霉素）具有治疗 TSC 癫痫的功效，甚至超过缩小错构瘤的治疗作用（French et al.，2016；Overwater et al.，2016）。

50% 以上的 TSC 患儿会发生神经发育合并症，包括语言延迟、智力残疾和孤独症谱系障碍（Holmes and Stafstrom，2007；Chu-Shore et al.，2010）。婴儿期起病和难治性癫痫性痉挛与神经发育障碍密切相关（Holmes and Stafstrom，2007；Chu-Shore et al.，2010；Kaczorowska et al.，2011）。此外，早期有效的治疗婴儿痉挛（Jambaque et al.，2000；Bombardieri et al.，2009）和氨己烯酸在症状前治疗（Jóźwiak et al.，2011）与改善 TSC 患儿的发育有关。因此，提倡对 TSC 患儿的癫痫进行早期积极的检测和有效治疗，以最大程度地降低认知和行为障碍的严重程度（Curatolo et al.，2012）。

TSC 相关的癫痫患者可分为三组。最常见的人群是 3 岁以下的儿童，患有单一局灶或多灶性癫痫，明显或轻微的癫痫性痉挛，磁共振成像（MRI）上的结节多、合并语言及社交的延迟。这些患儿很可能出现耐药性的局灶性和全面性发作、智力残疾和孤独症。其次为一组年长儿童，这些儿童通常患有单一局灶性癫痫发作，没有癫痫性痉挛；当癫痫起病年龄大于 3 岁，且结节数量不多时，学习和行为障碍较轻。人数最少的一组包括年长儿童和成年人，癫痫发作起病较晚，癫痫发作控制尚可，没有明显认知障碍。对不同表型的认识有助于对文献的理解和对 TSC 相关癫痫患儿的治疗。

TSC 中癫痫发作的潜在机制引起了广泛的争论。一部分作者认为，癫痫发作是由于皮质结节的内在致痫性，支持的证据包括如头皮脑电图在 MRI 所示结节区域的局灶放电（Cusmai et al.，1990）、颅内脑电图显示来自结节的明显的发作间期棘波（Guerreiro et al.，1998；Koh et al.，2000；Mohamed et al.，2012；Kannan et al.，2016）或发作起始（Mohamed et al.，2012；Kannan et al.，2016），以及单纯结节切除后癫痫发作控制良好（Koh et al.，2000；Jarrar et al.，2004；Kagawa et al.，2005；Mohamed et al.，2012；Kannan et al.，2016）。其他作者强调了结

节周围皮质作为癫痫发作产生者的作用，因为在结节周围的皮质上记录了显著的发作间期和发作期异常（Major et al.，2009；Ma et al.，2012；Fallah et al，2015）。还有作者强调了 TSC 中 mTOR 调节的潜在遗传障碍的重要性，以及由此导致的结节和结节周围的皮质组织、神经元和星形细胞功能、突触形成和功能、白质发育和脑网络行为的广泛异常（Wong，2008；Ruppe et al.，2014；Okanishi et al.，2014，2016）。几篇优秀的论文综述了 TSC 致痫性的临床和基础科学证据，这一主题对本章很重要，但超出了本章的范围（Holmes and Stafstrom，2007；Wong，2008）。

二、结节性硬化症的癫痫外科治疗

TSC 患者的癫痫手术是一个复杂而有争议的话题。有些中心不进行手术，是由于他们错误地认为对于多发性具有潜在致痫性病变的遗传病，手术是徒劳的。怀疑态度还来自：① TSC 的癫痫发生机制不确定；② TSC 的癫痫是“网络障碍”；③如何精准定位致痫结节缺乏共识；④是否切除结节周围皮质有争议；⑤神经病学家对使用 mTOR 抑制药用作 TSC 的抗癫痫治疗的兴趣日益增加。

自 20 世纪 60 年代以来，报道了数百例 TSC 患者接受了癫痫外科手术（Perot et al.，1966；Bebin et al.，1993）。关于患者选择、致痫灶定位和治疗干预存在多种方法（Duchowny et al.，2016）。有三篇综述系统回顾了 TSC 癫痫手术，涵盖了 13~25 项研究中的 177~229 例患者，分析了患者特征、手术方法和发作预后（Jansen et al.，2007a；Fallah et al.，2013，Zhang ct al.，2013）。还报道了两项多中心研究（Madhavan et al.，2007；Fallah et al.，2015）。手术包括单个或多个结节切除术、结节切除术联合皮质或脑叶切除术、多脑叶和半球切除和离断术以及胼胝体切开术。大多数中心仅对单侧局灶性癫痫发作且临床、脑电图和影像数据一致的患者进行手术（Koh et al.，2000；Lachwani et al.，2005；Jansen et al.，2007b；Wu et al.，2010a）。这些系统综述报道 1 年的无发作率为 56%~59%；那些有强直发作、多灶性或全面性发作和 EEG 异常、婴儿期起病和发育迟缓或智力障碍的患者癫痫发作更容易持续存在。因此，欧洲对 TSC 癫痫治疗的建议将多灶发作和双侧性发作作为手术的禁忌证（Curatolo et al.，2012）。尽管在起病早、多灶性发作、婴儿痉挛、双侧脑电图异常和神经发育障碍儿童的癫痫无发作率较低，但确有患者需要手术，并且受益很大。许多外科手术系列已报道了这类患者显著获益，可控制癫痫发作并有其他方面的改善（Weiner et al.，2006；Liang et al.，2010；Mohamed et al.，2012；Krsek et al.，2013；Kannan et al.，2016）。

TSC 癫痫手术的关键是发作起始区和致癫痫区域的定位。TSC 患者术前检查中最常用的检查手段如下。

1. 通过视频监测分析癫痫发作症状学（包括婴儿痉挛症患者）进行定侧定位。

2. 在头皮脑电图监测中寻找发作间期局灶性慢波、节律性棘波和发作起始（Ohmori et al.，1998；Koh et al.，2000），低龄儿童的脑电图背景混乱及多灶性放电分析较为困难。

3. MRI 上大的钙化、囊性或发育不良结节的识别（Shepherd et al.，1995；Cusmai et al.，1990；Chu-Shore et al.，2009；Jahodova et al.，2014；Kannan et al.，2016）。

4. 用发作期 - 发作间期单光子发射计算机断层扫描（SPECT）减影技术寻找结节周围皮质局部高灌注（Koh et al.，1999）。

5. 发作间期正电子发射断层扫描（PET）与 MRI 融合，寻找结节及周围皮质的相对低代谢（Asano et al.，2000；Kagawa et al.，2005；Chandra et al.，2006；Wu et al.，2010a；Nishida et al.，2008；Chugani et al.，2013）及 α- 甲基色氨酸的摄取增加（Asano et al.，2000；Kagawa et al.，2005；Chugani et al.，2013）。

6. 脑磁图（MEG）和高密度头皮脑电图记录发作间期放电，进行溯源分析，呈现偶极子簇（Wu et al.，2006，2010a；Kamimura et al.，2006；Jansen et al.，2007b；Sugiyama et al.，2009）（Jansen et al.，2007b）。

7. MRI 弥散加权像可见结节或周围看似正常的白质中有异常扩散参数（Jansen et al.，2003；Yogi et al.，2015；Widjaja et al.，2010）。

8. 同期 EEG 和功能 MRI（fMRI）可见与发作间期痫样放电相关的血氧水平依赖性（BOLD）激活（Jacobs et al.，2008）。

目前尚无针对 TSC 和难治性癫痫患者进行检查的指南，但在国际抗癫痫联盟（ILAE）对专业临床医生的调查中（Jayakar et al.，2014），仅视频 EEG 监测和 MRI 被认为有必要，而其他检查被认为非必要或价值很小。

从实用角度来看，癫痫医生通过可用的诊断方法寻找癫痫发作定侧、定位的直接和间接证据，然后在 MRI 中识别出可能导致癫痫发作的“候选结节”。根据这些资料的一致性、患者癫痫发作的严重程度和通过各个中心专业的评估，最后决定患者是否适合手术，是否进行颅内脑电图监测以及最终切除哪个结节或皮质。对于存在多灶性的患者，有些团队会考虑不手术（Curatolo et al.，2012），而有些会进行分期手术（Weiner et al.，2006；Mohamed et al.，2012）。

在对 TSC 的有创性脑电图进行详细综述之前，重要的是要考虑与文献中报道的研究结果的解释有关的几个问题，特别是关于致痫结节及皮质的确定和癫痫的控制。

1. 如前所述，TSC 相关性癫痫患者之间存在明显的异质性，因此无法将发育迟缓的、所有脑叶均有结节、具有多种发作类型、EEG 双侧放电的婴儿与智力正常、只有一个大的钙化的颞叶结节、具有典型颞叶发作和 EEG 一侧颞叶放电的青少年进行比较。

2. 即使在广泛的颅内 EEG 监测下，TSC 中存在多个致痫病灶、可能存在多个发作起始以及癫痫发作传播的复杂性也给 TSC 的癫痫定位带来了很大的不确定性。

3. 目前尚无用于确定致痫结节的“金标准”，因此，诊断相关的检查方法包括颅内脑电图的实用性常常受到质疑。[1]

4. 发作扩散、发育不成熟而容易发生癫痫性脑病以及继发的致痫性，使 TSC 相关癫痫患者的 EEG、MEG 和功能神经影像学检查的结果常不易解释。

5. 切除在影像学或颅内脑电图上显示异常的多个结节和大面积皮质后发作控制，并不是致痫灶广泛的证据，也不一定需要切除所有这些区域才能控制癫痫；只有切除局部区域或单个病变后发作控制，或未切除某区域或病变而癫痫持续存在，才可以推断出真正的致痫灶。

6. 癫痫发作的预后不能提供充分证据证明切除的结节和皮质具有致痫性，尤其当随访是根据患者总体情况而不是单纯癫痫发作情况，或者随访过于简单，以及进行的切除手术范围大或进行了多次切除时。

因此，在分析有关 TSC 癫痫患者的诊断检查手段和外科手术干预的文献时，需要持怀疑态度。此外，在谈及癫痫术后的发作预后时，需要将患者的总体健康状况、发育情况和生活质量获益与潜在神经生物学的推断区分开来。也就是说，TSC 患者在癫痫术后可能仍有每日轻微的局灶性发作，但头皮 EEG 明显改善，抗癫痫药物使用减少，并且行为乃至认知能力也得到显著改善。

三、结节性硬化症的有创性脑电图方法

大多数接受癫痫手术的 TSC 患者进行了颅内 EEG 记录，有些进行了术中的皮质脑电图监测（electrocorticographic，ECoG），有些采用硬膜下和深部电极进行长期术外监测。未见 SEEG 在 TSC 患者中应用的报道。

术外硬膜下 EEG 监测在 TSC 的外科系列中的应用各不相同，有些中心根本不进行（Guerreiro et al.，1998；Jansen et al.，2007b；Wu et al.，2010a；Liu et al.，2012），有些中心仅在临床资料不一致、定位困难的患者中选择性进行（Koh et al.，2000；Jarrar et al.，2004；Liang et al.，2010；Mohamed et al.，2012；Krsek et al.，2013），也有些中心所有患者均进行（Kagawa et al.，2005；Weiner et al.，2006；Chugani et al.，2013；Okanishi et al.，2014；Arya et al.，2014）。在一些系统性的综述中，报道了有创性脑电图监测的应用比例为 27%（Jansen et al.，2007a）和 67%（Zhang et al.，2013），最近的文献报道应用的比例增高。这些研究中，进行硬膜下脑电图监测的指征是癫痫发作定位以及勾勒假定的致痫区域切除范围。表 17-1 总结了 TSC 癫痫手术系列中采用硬膜下脑电图监测的患者的详细信息，包括电极置入情况、切除范围和预后，一些患者在同一中心的研究中多次被报道。

各种在 TSC 中进行有创脑电监测的方法均有报道。早期研究应用硬膜下条状和栅状电极单侧置入（Koh et al.，2000；Jarrar et al.，2004；Asano et al.，2005a；Arya et al.，2014），但最近的研究采用了双侧置入（Carlson et al.，2011；Mohamed et al.，2012；Okanishi et al.，2014），并在结节和皮质中另外应用深部电极（Ma et al.，2012；Mohamed et al.，2012；

1. 研究中使用的最严格的定义如下：致痫结节被定义为具有颅内脑电定义的癫痫灶（进一步定义），其切除导致癫痫发作缓解，非致痫结节被定义为那些未被切除但患者癫痫发作消失的结节，以及所有其他不确定的结节（Kagawa et al.，2005）

表 17-1　结节性硬化症患者的外科系列，其中至少有 5 名患者接受了长程、术外、颅内 EEG 监测

出版中心、城市、国家 / 地区	研究时间	患者例数（全系列）	起病年龄范围（中位数）	婴儿痉挛	术前检查	手术年龄范围（中位数）	置入患者例数	置入电极（侧别）	分期手术（重新监测）	切除术	随访范围（中位数）	置入患者和全部患者的无发作
MCH，Miami，USA												
Koh et al.（2000）	1994—1999	13（13）	N/S	5	VEM，MRI，SPECT	0.3~10y（3.4y）	6（46%）	栅状，条状，深部（N/S）	二阶段	结节切除术 ± 皮质切除术	0.5~6.8y（2.7y）	4/6（67%） 9/13（69%）
Krsek et al.（2013）	1996—2010	33（38）	0~60m（30m）	12	VEM，MRI，SPECT ± PET	0.1~17y（6.6y）	16（48%）	栅状，条状，深部（N/S）	二阶段	结节切除术 ± 皮质切除术	最小 2.0y	5/16（31%） 17/33（52%）
Mayo，Rochester，USA												
Jarrar et al.（2004）	1986—2002	22（22）	0~300m（31m）	7	VEM，MRI ± SPECT	1~54y（12.5y）	5（23%）		二阶段	结节切除术，脑叶切除术，胼胝体切开术	1~14y（8.9y）	9/21（42%）
CHM，Detroit，USA												
Kagawa et al.（2005）	1996—2003	17（17）	0~40m（4m）	11	VEM，MRI，PET	0.3~12y（4.7y）	14（82%）	栅状，条状（N/S）	二阶段	结节切除术，皮质切除术，（多）脑叶切除术	0.4~4.8y（1.4y）	10/14（71%） 12/17（71%）
Asano et al.（2005a）	2001—2004	7（N/S）	2~10m（3m）	7	VEM，MRI，PET	1~7y（3y）	7（100%）	栅状，条状（单侧）	二阶段	结节切除术，皮质切除术，（多）脑叶切除术	0.3~3.8y（2.7y）	5/7（71%）
Chugani et al.（2013）	1996—2012	37（37）	N/S	N/S	VEM，MRI，PET	N/S	32（86%）	N/S	二阶段	结节切除术，皮质切除术，（多）脑叶切除术	0.5~10y（3.2y）	19/33（58%）
NYU，New York，USA												
Weiner et al.（2006）	1999—2004	25（25）	N/S	N/S	VEM，MRI ± MEG，SPECT，PET	0.6~16y（4.0y）	25（100%）	栅状，条状（单侧 13，双侧 12）	3 例二阶段，22 例三阶段（4 例重新监测	结节切除术 ± 皮质切除术	0.5~6.2y（2.3y）	17/25（68%）
Ma et al.（2012）	2004—2010	12（N/S）	0~36m（6m）	N/S	VEM，MRI ± MEG，SPECT，PET	1.9~15y（6.5y）	12（N/S）	栅状，条状，深部（N/S）	8 例二阶段，4 例三阶段）	结节切除术 ± 皮质切除术	NS	8/12（67%）

续表

出版中心、城市、国家 / 地区	研究时间	患者例数（全系列）	起病年龄范围（中位数）	婴儿痉挛	术前检查	手术年龄范围（中位数）	置入患者例数	置入电极（侧别）	分期手术（重新监测）	切除术	随访范围（中位数）	置入患者和全部患者的无发作
Carlson et al.（2011）	1998—2008	20（52）	N/S（7m）	16	VEM，MRI ± MEG，SPECT，PET	1~12y（5.7y）	20（N/S）	条状，深部（双侧 20）	12 例二阶段，8 例三阶段（5 例重新监测）	结节切除术 ± 皮质切除术（14 例手术）	0.5~4.3y（2.1y）	7/14（50%）
HSC.Toronto，Canada												
Sugiyama et al.（2009）	2006—2009	8（N/S）	1.5~13m（7m）	3	VEM，MRI，MEG	2.2~18y（6.8y）	8（100%）	N/S	二阶段	多脑叶切除术	0.5~2.8y（0.9y）	6/8（75%）
Okanishi et al.（2014）	2006—2012	10（13）	1~72m（5.5m）	5	VEM，MRI，MEG	3.3~18y（8.7y）	10（100%）	栅状，条状，深部（单侧 5，双侧 5）	二阶段	结节切除术，皮质切除术	1.6~6.3y（4.8y）	3/10（33%）
FAHGHPLA，Beijing，China												
Liang et al.（2010）	2001—2007	25（29）	2~156m（12m）	12	VEM，MRI	6~23y（14y）	16（64%）	栅状，条状（N/S）	N/S	结节切除术 ± 脑叶切除术和胼胝体切开术	2~5y（最小 2.0y）	10/16（63%）15/25（60%）
RCH，Melbourne，Australia												
Mohamad et al.（2012）	1997—2011	17（45）	0~24m（3m）	14	VEM，MRI，SPECT	1.3~7y（2.5y）	17（38%）	栅状，条状，深部（单侧 4，双侧 13）	二阶段（5 例重新置入）	仅结节切除术	1~5.2y（1.6y）	7/17（41%）24/45（53%）
Kannan et al.（2016）	1997—2015	10（66）	0~24m（4m）	7	VEM，MRI	2.4~13y（3.8y）	7（70%）	栅状，条状，深部（单侧 7）	二阶段	仅结节切除术	0.9~4.67（3.3y）	4/7（57%）
CCHMC，Cincinnati，USA												
Arya et al.（2014）	2007—2012	37（37）	（平均 8.8m）	N/S	VEM，MRI，PET，MEG，SPECT	（平均 6.2y）	37（100%）	栅状，条状（单侧 36，双侧 1）	二阶段	N/S	＞2.2y（平均 5.7y）	21/37（57%）

m. 月；y. 年；N/S. 未说明；VEM. 视频脑电监测；MRI. 核磁共振成像；SPECT. 单光子发射计算机断层扫描；PET. 正电子发射断层扫描；MEG. 脑磁图

Okanishi et al.,2014; Kannan et al.,2016),或在一次或多次住院期间,进行分次置入(Weiner et al.,2006; Mohamed et al.,2012)。通常,将硬膜下栅状及条状电极放置在皮质结节和周围皮质上,并将深部电极在直视下或用立体定向置入,以从候选结节或远隔部位结节的中心记录(Ma et al.,2012; Mohamed et al.,2012)。同时进行双侧硬脑膜下脑电图监测时,往往仅使用条状电极(Carlson et al.,2011; Mohamed et al.,2012)。在大多数中心,颅内脑电图监测是分两阶段进行的,第一次置入电极,记录和分析 1 周左右发作间期及发作期 EEG,第二次术中移除电极并进行皮质切除。在纽约大学(NYU)医疗中心,许多患者接受了三阶段手术,第一次置入电极后,对脑电图数据进行分析后,在第二次手术时将电极重新放置,然后在第三次手术时取出电极;在第二和第三次术中进行切除(Weiner et al.,2006; Carlson et al.,2011; Ma et al.,2012)。据报道,有 TSC 患者经历了 7 至 8 次置入电极和手术切除的过程(Weiner et al.,2006; Mohamed et al.,2012)。

许多接受癫痫手术的 TSC 患者在术中进行了 ECoG 监测(Avellino et al.,1997; Guerreiro et al.,1998; Koh et al.,2000; Jarrar et al.,2004; Asano et al.,2004; Jansen et al.,2007b; Major et al.,2009; Wu et al.,2010a; Liu et al.,2012; Krsek et al.,2013; Arya et al.,2014; Kannan et al.,2016),尽管记录细节和 EEG 结果的报道很少。条状、栅状和深部电极还是进行了不同程度的使用。记录时间可能较短,仅在一个感兴趣的区域记录,即计划切除的部位。术中 ECoG 通常在全身麻醉下进行,因为患者年龄较小且不易合作;在老年患者中,很少有清醒的术中 ECoG 报道(Avellino et al.,1997)。根据所使用的麻醉剂,通常会记录镇静状态下发作间期睡眠 EEG。已经从无创检查中确定了手术计划,术中使用 ECoG 来明确需要切除的候选结节以及周围皮质范围。如前所强调的,患有 TSC 且为痉挛发作的低龄儿童发作间期 EEG 异常较广泛,尤其是睡眠期,这意味着术中 ECoG 中常能记录到异常的背景活动、大量癫痫样放电及电发作。由于术中 ECoG 时空采样的局限性、麻醉对癫痫样放电的潜在抑制作用(Asano et al.,2004),对术中 ECoG 的解释和应用必须格外谨慎。

虽然 TSC 患者颅内脑电图的使用存在很大的可变性,但这似乎对患者的预后影响不大。接受硬膜下脑电图监测的患者癫痫发作结果并不优越,与接受直接手术的患者相比,癫痫发作结果相似(Jansen et al.,2007a; Zhang et al.,2013)或更差(Mohamed et al.,2012; Krsek et al.,2013)。接受慢性颅内 EEG 监测患者较低的无发作率可能反映了其更大的复杂性(非局灶性或多灶性),因此如果未将所有病灶定位并切除,则发作仍会持续存在。

比决定用术中 ECoG 或术外硬膜下 EEG 监测来补充非有创性术前检查结果更重要的问题是颅内 EEG 记录的发作间期和发作期 EEG 异常的实际解释和应用。下一节将详细讨论这个问题。

四、结节性硬化致痫性的颅内 EEG 标志

很少有关于 TSC 患者颅内脑电图记录具体发现的报道,无论是长时间的术前监测还是术中 ECoG。在大多数使用 ECoG 或硬膜下 EEG 监测的 TSC 外科手术系列中,作者仅提及发作间期癫痫样放电、激惹区、发作期节律和发作起始区位于哪个脑叶,而没有详细说明放电和节律性活动的类型,它们相对应的结节和皮质及其在外科决策中的意义。这些都是重要的问题,因为大多数中心切除的范围会包括发作起始、发作间期棘波和高频振荡(high frequency oscillation,HFO)区域,这会导致切除结节周围大范围皮质甚至整个脑叶(Koh et al.,2000; Kagawa et al.,2005; Weiner et al.,2006; Major et al.,2009; Carlson et al.,2011; Okanishi et al.,2014; Fujiwara et al.,2016)。仅有少数研究报道在所有患者中仅切除了结节(Mohamed et al.,2012; Kannan et al.,2016)。

来自三个中心的四个硬膜下 EEG 监测的研究提供了更详细的发作间期和发作期脑电模式的描述,对于发作使用了精确和相似的定义,描述了电极触点位置与结节和皮质的关系,并解释了监测所见对于外科手术的意义。在来自底特律密歇根州儿童医院的一项研究中,分析了 15 例接受颅内 EEG 监测儿童的 62 次癫痫性痉挛发作,其中 7 例 1~7 岁的儿童为 TSC 患儿(Asano et al.,2005a)。所有患者均单侧置入了条状和栅状电极(每个患者 64~128 个电极触点)。在墨尔本皇家儿童医院(Royal Children's Hospital,RCH)的一项研究中,纳入 17 例均有多灶性发作的 TSC 患儿,分析了来自 23 次颅内 EEG 监测的 60 次不同的电 - 临床发作(Mohamed et al.,2012);其中 27 次为局灶性发作,10 次为局灶性伴随痉挛性发作,3 次为单纯痉挛

发作,20 次为轻微发作或无明显临床表现的电发作。所有患者均使用条状电极,11 例使用栅状电极,6 例使用结节内深部电极(每例患者研究的电极触点的中位数为 60 个;单侧置入 8 例,双侧为置入 9 例;每个患者研究的采样结节数为 3~12 个,覆盖结节和周围皮质触点的比例接近 1∶2;每例患者记录 1~6 次不同的电临床发作)。在墨尔本皇家儿童医院的一项更详细的研究中,对 10 名 2—13 岁儿童的 7 次术前颅内 EEG 监测研究(每位患者 30~96 个电极触点,均为单侧置入)和 3 次术中 ECoG 研究中的 15 次不同的电 - 临床发作进行了视觉和定量分析(Kannan et al.,2016)。所有记录均采用皮质表面和深部电极,以结节中心、结节边缘和结节周围皮质为目标(图 17-1)。在纽约大学的一项研究中,分析了 12 名 TSC 和多灶性癫痫儿童的 16 次颅内脑电图监测研究中的 104 次独特的发作模式;所有患者都使用了条状、栅状和深部电极,并报道了癫痫定位,但没有报道 EEG 模式(Ma et al.,2012)。这 4 篇论文以及作者的个人经历,是以下描述结节内、结节周围和正常皮质、明显发作起始部位和远隔部位的发作间期和发作期颅内脑电图模式的基础。

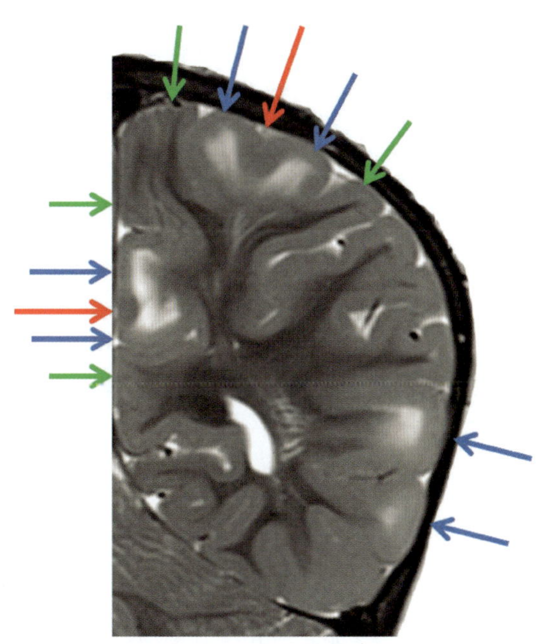

图 17-1　结节中心、结节边缘和结节周围皮质区在 MRI 上的区分。在 MRI T_2 加权序列冠状位上左半球后部区域显示了几个结节。两个结节表现出特征性的 T_2 低信号和结节中央的皮质增厚(红色箭头),周围的结节边缘皮质相对正常(蓝色箭头),结节内皮质下白质 T_2 高信号。结节周围皮质和皮质下白质外观和信号正常(绿色箭头)。在这个层面中,另外两个结节没有显示特征性的结节中心的改变

如前所述,由于多个致痫灶的存在、发作的传导、有限的空间采样、切除多个结节或皮质区域以及术后随访时间较短,使得从 TSC 的特异性 EEG 发现推断致痫性比较困难。患有 TSC 的低龄儿童,特别是具有多灶性发作和癫痫性痉挛的患儿,还存在另一个问题,就是颅内 EEG 记录到的癫痫样放电比较广泛,这跟相关的癫痫性脑病有关。这种癫痫样活动常被氨己烯酸、皮质类固醇或有效的手术所抑制,但这并不是皮质必须切除的标志。这种继发于局部脑部病变的可逆性、脑区性或全面性癫痫性脑病现象在下丘脑错构瘤(Freeman,2003)、发育性肿瘤(Khajavi et al.,1999)和局灶性皮质发育不良(Wyllie et al.,2007)中得到了很好的认识。然而,在 TSC 中,这种广泛分布的 EEG 异常通常归因于隐匿的发育不良、潜在的 mTOR 通路病或复杂的致痫网络的存在,并导致无法实施手术或导致大范围且可能不必要的切除。

(一) 发作间期脑电图

TSC 患者的背景活动变化很大,部分取决于患者的年龄和相关癫痫性脑病的存在。大的皮质结节常使背景节律减弱,无论是否有致痫性。这种情况在双极导联的 α 和 β 频段最为明显,当两个相邻电极覆盖一个或几个结节(图 17-2A),或将深部电极插入结节内部(图 17-2B)时,该通道看起来平坦。背景节律的衰减可能是由于结节的分层结构紊乱、神经元缺失和髓鞘化不足所致(Ruppe et al.,2014;Mühlebner et al.,2016)。这种局灶性衰减有助于确认与电极位置相关的结节位置,并对术中照片以及术后 CT 和 MRI 扫描进行补充。在回顾脑电图时,它也有助于确定记录的发作间期和发作期癫痫样放电是否发生在结节或皮质位置。

局灶性背景活动慢化通常出现在致痫结节周围。慢化常是连续的 δ 频段内慢波,清醒时更限局。致痫性结节周围的慢化与[^{18}F]氟脱氧葡萄糖(FDG)-PET 的代谢减低相关(Nishida,2008)。在患有癫痫性脑病的低龄儿童中,慢化通常很弥散,特别是在颞叶,并且对定位没有帮助。背景快节律在结节周围皮质更突出(图 17-2C)或更弥漫,但其定位意义尚不确定,尤其是在患有癫痫性脑病的儿童中以及麻醉下术中进行 ECoG 记录时。

发作间期癫痫样放电是 TSC 颅内 EEG 记录的显著特征。在低龄、癫痫性脑病以及有痉挛和强直发作的儿童中，发作间期脑电图总是以多灶性或弥漫性分布的大量高波幅棘波和多棘波活动为主，在睡眠期间和癫痫发作后更为突出（Mohamad et al.，2012；Kannan et al.，2016）。在 RCH 墨尔本系列中，不同类型发作间期癫痫样放电出现在 81%（132/162）的结节及 76%（123/162）的结节周围皮质中。与结节相比，皮质上的癫痫样放电的电压更高，多相性更强（Mohamed et al.，2012）。这种电活动在颅内 EEG 记录中可能占主导地位，以至于掩盖了更有意义但电压更低的发作间期和发作期异常。有时，需要设计导联将这些通道排除在外，或者使用颜色编码将结节和皮质的通道分开（Kannan et al.，2016）。在笔者看来，这种活动不能用来划定需要切除的致痫区域。

致痫性结节典型的发作间期放电模式是在减弱的背景下连续或长串节律或半节律性局灶性棘慢波（图 17-2 和 17-3）。这种放电模式最先在 TSC 的术中 ECoG 监测时描述（Guerreiro et al.，1998；Koh et al.，2000）。在蒙特利尔神经病学研究所（MNI）的系列中，18 例患者中有 7 例术中 ECoG 可供回顾，其中 5 例有结节上的局部节律性或半节律性持续性棘波（Guerreiro et al.，1998）。作者认为与文献报道的 FCD Ⅱ型患者的 ECoG 模式相似（Palmini et al.，1995）。在 RCH 墨尔本系列中，这种发作间期连续或周期性棘慢波分别在 162 个采样结节中的 36 个（22%）（Mohamed et al.，2012）和 48 个采样结节中的 33 个（69%）（Kannan et al.，2016）被记录到，其中 67%（Mohamed et al.，2012）和 48%（Kannan et al.，2016）（$P<0.01$）与发作起始相关。在有些结节，仅从结节中央的深部电极记录到这些节律性的发作间期放电，而不是从覆盖结节边缘和结节周围皮质的表面电极记录到的（图 17-2B、C）（Kannan et al.，2016）。底特律小组也报道了类似的情况，就是在新皮质癫痫患儿（Asano et al.，2003，2009），包括 TSC 患儿（Asano et al.，2005a），颅内 EEG 监测到的高频高波幅发作间期棘波的区域和癫痫发作起始区域之间存在类似的相关性。这些作者还报道说，当棘波出现非常频繁时，术中 ECoG 记录到的局灶性发作间期棘波可看作是术前硬脑膜下 EEG 监测的可靠反映（Asano et al.，2004）。

来自颅内记录的发作间期脑电图结果使非有创性发作间期检查结果（如发作间期头皮脑电图，同步的脑电图 -fMRI 和 MEG）的有效受到质疑。只有记录并分析成串的节律性、局灶性棘波、脑电图上头皮电位的定位、MEG 上的偶极簇以及 EEG-fMRI 上的 BOLD 激活才可能提供癫痫发作起源的准确指向。另外，头皮或颅内脑电图在结节上没有发作间期癫痫样活动并不一定是一个重要的阴性发现，因为放电可能位于结节中心，只有用深部电极才能监测到。

（二）发作期脑电图

对 TSC 患者颅内 EEG 记录的发作起始、演变和传播模式的描述很少。对脑电图发作的定义因研究而异，有些研究甚至没有提供定义。如在一些研究中（Asano et al.，2000；Major et al.，2009）将节律性棘波这种发作间期模式包括在发作模式内，而在另一些研究中则不包括在内（Asano et al.，2005a；Mohamed et al.，2012）。在底特律和 RCH 墨尔本的研究中（Asano et al.，2005a；Mohamed et al.，2012；Kannan et al.，2016），脑电图发作被定义为区别于背景和发作间期癫痫样放电的阵发性、节律性脑电图活动，其在频率、波形和空间（通常）分布上演变，具有明确起始和结束，不能归因于状态的变化（Lee et al.，2000）。

在 RCH 墨尔本和底特律系列中，大多数 TSC 患者都出现了刻板的局灶性发作期节律（Asano et al.，2005a；Mohamed et al.，2012；Kannan et al.，2016）。癫痫发作时，通常在发作间期存在连续或周期性棘波的区域先出现“发作前”更加节律性的棘慢波。癫痫发作起始的特征：①5~20Hz 的高电压的节律性棘波（图 17-3）；②40~80Hz 的低电压快活动持续 5~20s，然后募集更高电压的 α-θ 频段节律性活动或棘慢波持续 5~20s（图 17-4）。在海马硬化引起的颞叶内侧癫痫和局灶性皮质发育不良引起的新皮质癫痫的颅内脑电图也报道了类似的发作期节律（Pacia and Eversole，1999；Lee et al.，2000；Tassi et al.，2002；Asano et al.，2003；Perucca et al.，2014；Singh et al.，2015）。起始的节律性棘波和早期募集节律在临床上通常无症状或者是轻微的行为改变，特别是位于结节内的几个触点时；更明显的和可被发现的临床症状通常与已经扩散到正常皮质区域的发作期电活动有关（Asano et al.，2005a；Mohamed et al.，2012；Kannan et al.，2016）。

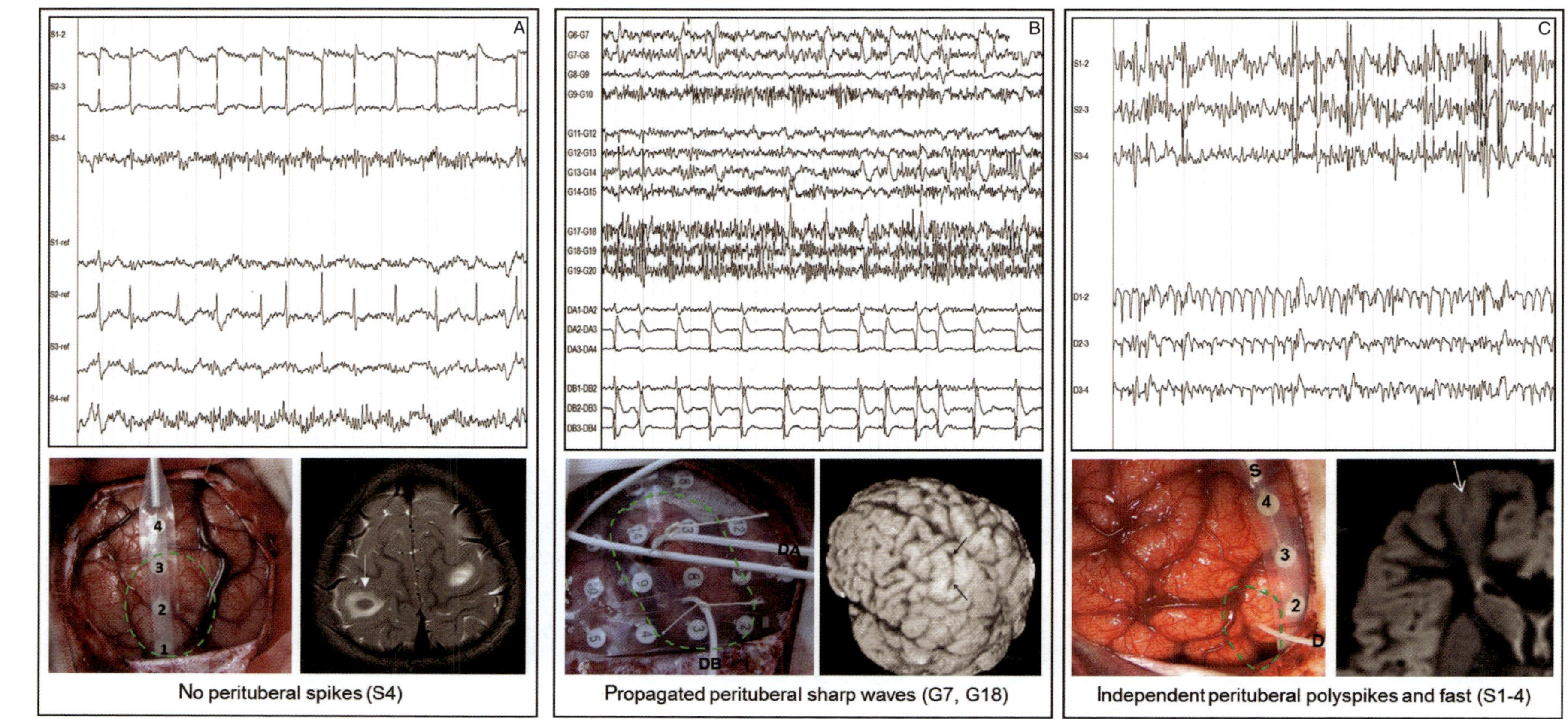

图 17-2　结节和结节周围皮质的发作间期背景活动和痫样放电。来自 3 位患儿的术中 ECoG，用条状电极（S）和深部电极（D）记录（每个 9s epoch），记录位置：致痫结节及周围皮质，附带相应的手术照片和 MRI。结节边界在手术照片上标记为绿色虚线。（B）和（C）中的箭头显示了深部电极插入结节的中心。每次记录均显示在结节中心出现了连续性节律性发放的发作间期痫样放电，分别见于（A）中的条状电极触点 S2，（B）中的深部电极触点 DA1~4 和 DB1~4 以及（C）中深部电极触点 D1~4。（A）中结节周围皮质上没有见到发作间期痫样放电；（B）中结节周围皮质上仅见到传播的发作间性痫样放电；（C）中结节周围皮质上可见独立的棘波和快活动。另请注意，（A）（S1~2，S2~3）和（B）（G8~9，DA1~4，DB1~4）中结节表面可见发作间期背景快活动的衰减

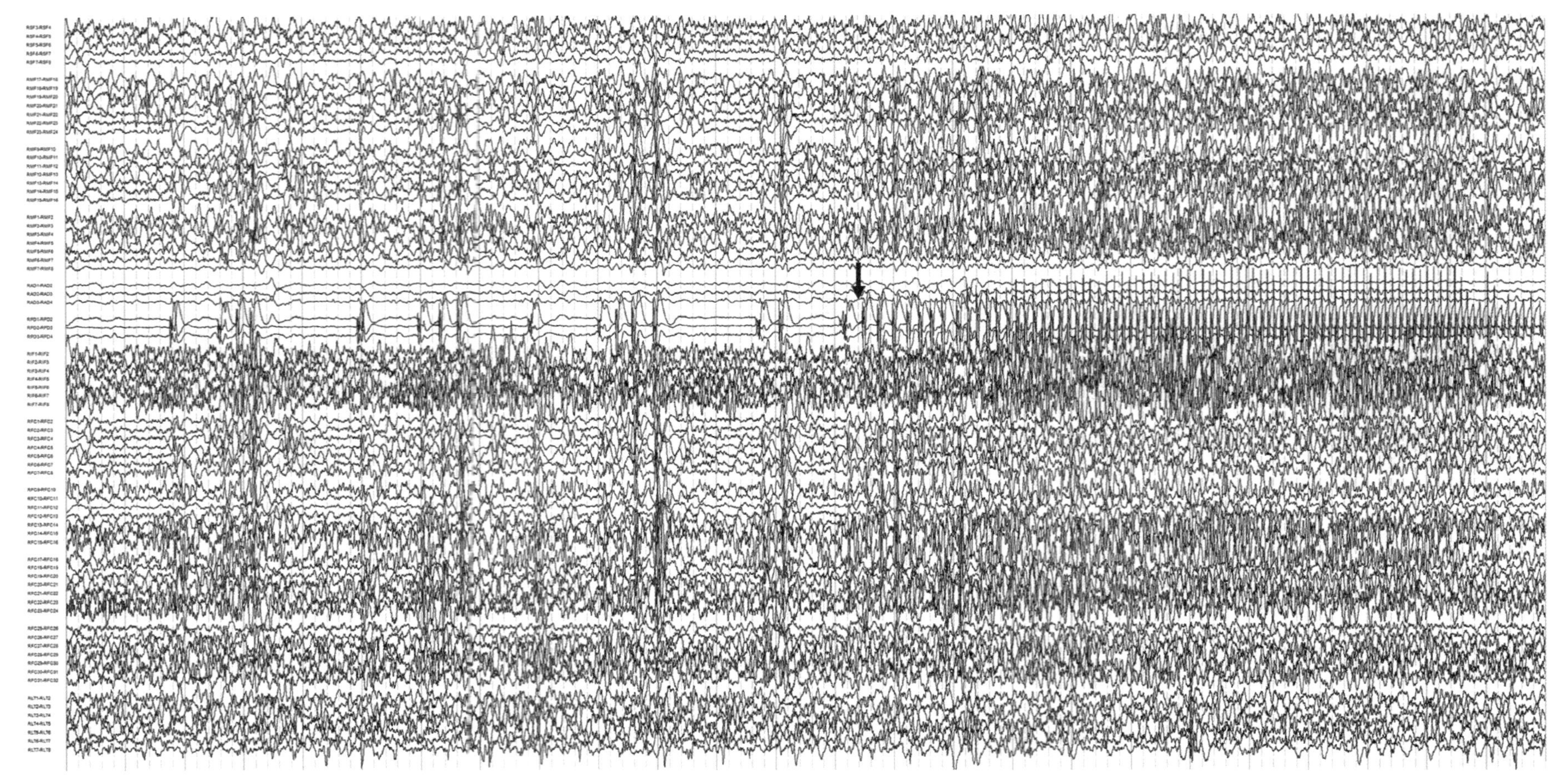

图 17-3 深部电极和表面电极记录到的发作间期和发作期痫样放电。**7** 岁，男孩，**TSC**，局灶性发作和痉挛发作（**25s/** 图）。术前颅内脑电图监测，右侧额叶内、外侧面，采用 **10mm** 间隔的硬脑膜下条状和栅状电极，在右侧额中回的两个相邻结节中心采用 **5mm** 间隔的深部电极（**RAD** 和 **RPD**）。前面的结节（**RAD**）很安静，而相邻的后面的结节（**RPD**）在其中心可见节律性发作间期痫样放电，这些放电传播至覆盖在结节表面和结节周围的硬脑膜下电极。癫痫发作开始（箭头）在后面的结节（**RPD**）的中心，快速发放的节律性棘波，并扩散到皮质表面。如果没有深部电极，发作间期及发作期的放电或节律都不会定位在后面的结节（**RPD**），这个结节被切除了。相邻的位置靠前的结节（**RAD**）未记录到独立的或传播发作间期或发作期放电，这个结节也未被切除。***Reproduced from Neurology, 79(23), Mohamed AR, Bailey CA, Freeman JL, et al., Intrinsic epileptogenicity of cortical tubers revealed by intracranial EEG monitoring, pp. 2249-57 Copyright (2012), with permission from Wolters Kluwer***

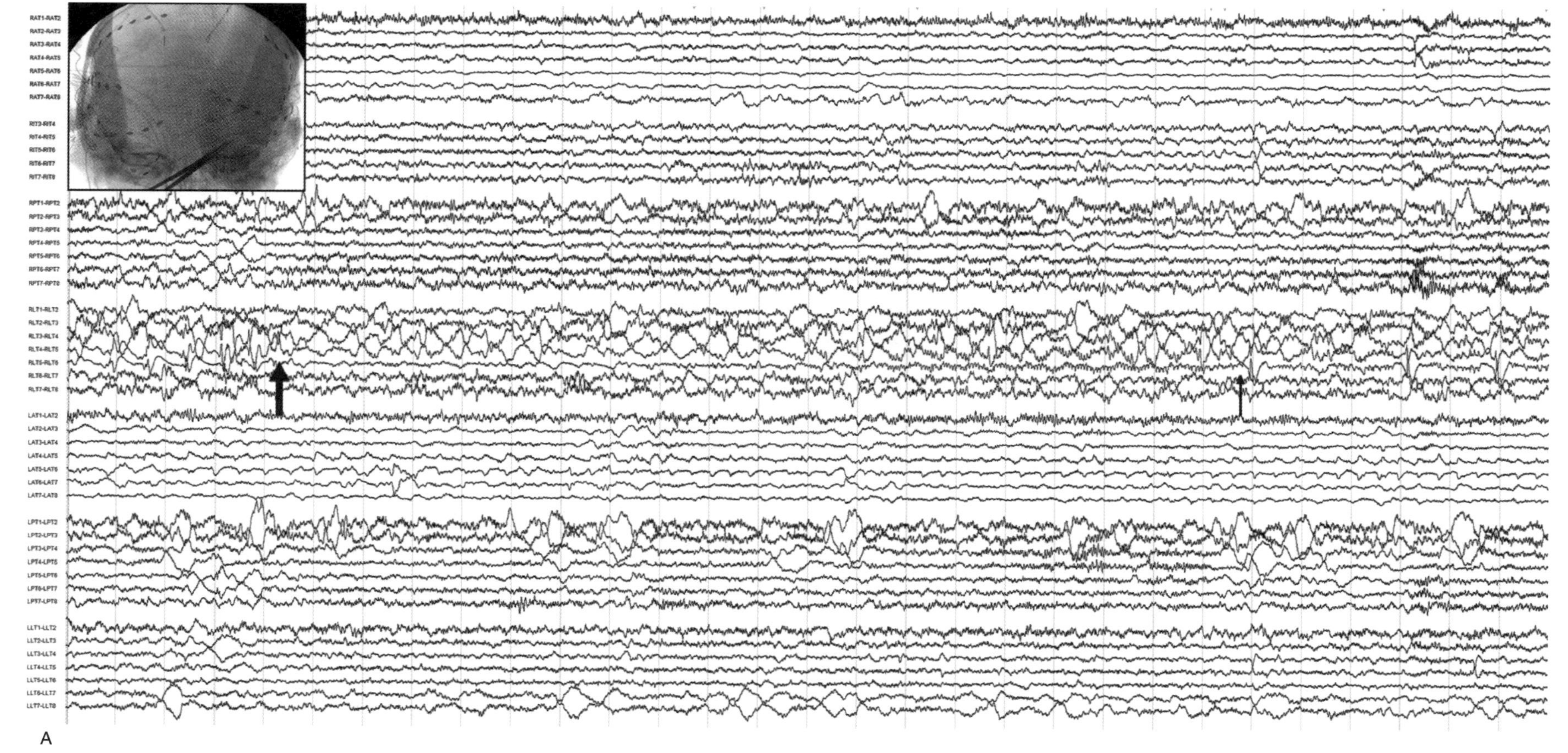

图 17-4　结节中发作期局灶的节律演变为双侧半球广泛的快活动。5 岁，男孩，结节性硬化症，孤独症，智力障碍，成串的痉挛发作，临床表现及头皮脑电图缺乏定侧定位特点。术前颅内脑电图监测：使用 10mm 间隔硬膜下条状电极，跨过左、右颞叶和顶叶的多个结节。在一个条状电极（RLT_5）记录到临床下的局灶性发作，表现为发作间期的节律性痫样放电被低电压快活动取代（粗箭头），并在停止之前演变为节律性的 α 频率活动（细箭头）（上图 A，30s epoch）。紧随其后的是，在两个半球的结节上方和周围短暂而持续的弥漫性涟波和伽马频段快活动暴发，并出现临床发作（中图 B，30s epoch）。使用 5Hz 高通滤波展宽后单独查看 RLT 条带，显示 RLT5 出现局灶的发作期募集节律（下图 C，10s epoch）。*Reproduced from Neurology，79（23），Mohamed AR，Bailey CA，Freeman JL，et al.，Intrinsic epileptogenicity of cortical tubers revealed by intracranial EEG monitoring，pp. 2249-57，Copyright（2012），with permission from Wolters Kluwer*

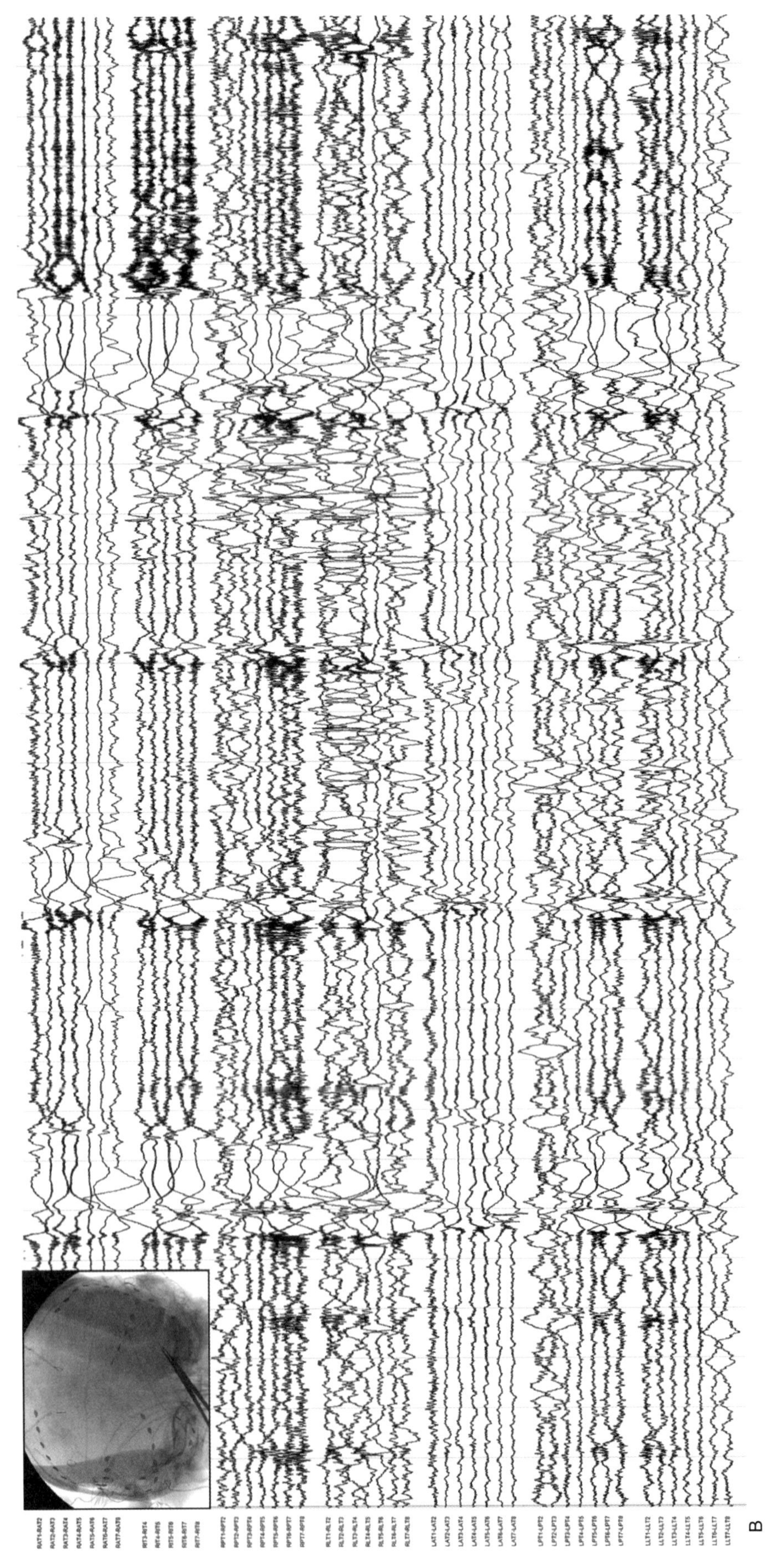

图 17-4 接前图（图 B）

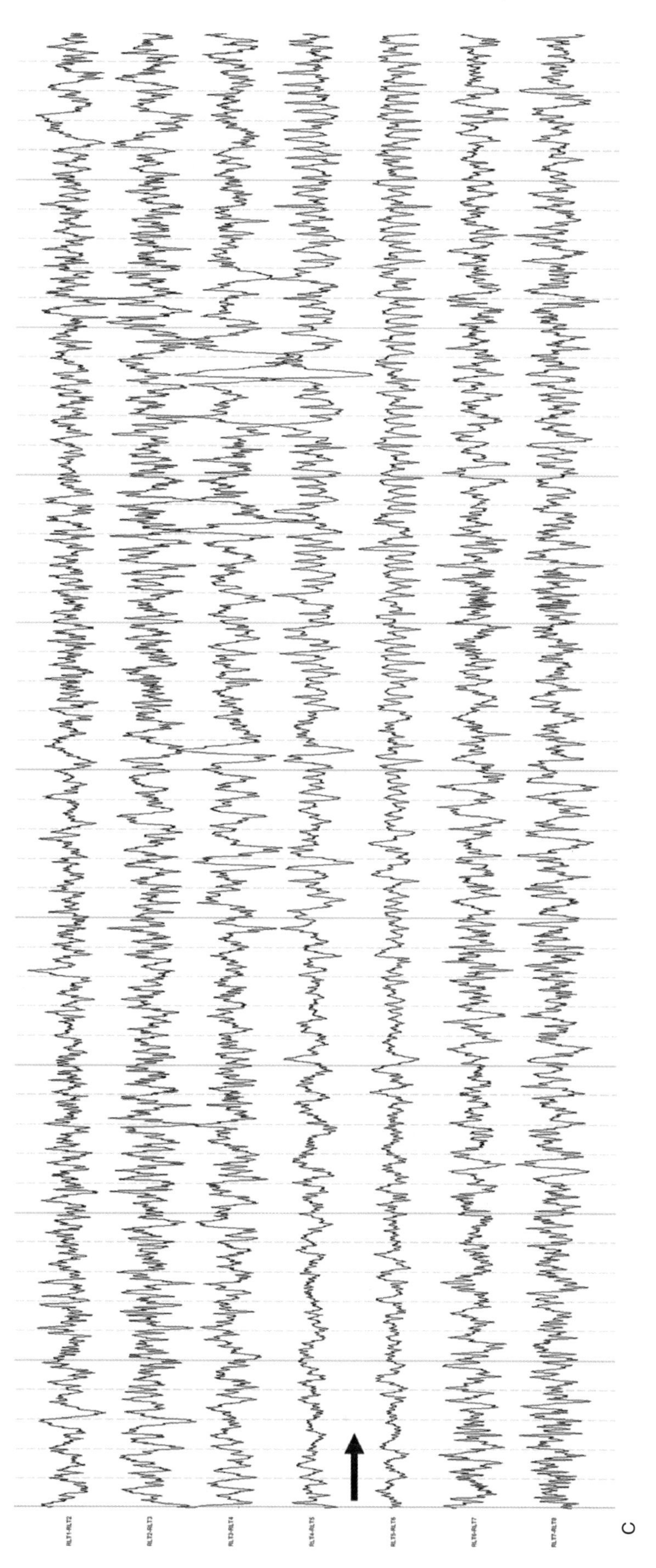

图 17-4 接前图(图 C)

就 TSC 癫痫发作的颅内 EEG 定位而言，据报道有几种情况，癫痫发作主要发生在结节中，然后扩散到邻近的皮质（Koh et al.，2000；Mohamed et al.，2012；Kannan et al.，2016）；以大致相等的比例发生在结节或结节周围皮质（Ma et al.，2012）；或主要发生在结节周围皮质（Asano et al.，2005b）。在 RCH 墨尔本研究中，用深部电极和表面电极记录的不同的电临床发作显示发作起始最常见于位于发育不良的结节中心的深部电极（图 17-5），之后传播到覆盖结节边缘及结节周围皮质的表面电极（图 17-3）（Mohamed et al.，2012；Kannan et al.，2016）。在对新皮质癫痫患儿的联合深部和硬脑膜下电极的研究中，描述的两名 TSC 患者，其中之一也报道了相同的发现（Kim et al.，2011）。结节中心和边缘之间的潜伏期通过成对交叉相关分析得到证实（Kannan et al.，2016）。

Major 等（2009）的研究经常被引用为 TSC 的癫痫发作起源于结节周围的证据，这是由于术中 ECoG 在结节周围皮质记录到明显的癫痫样活动，而在结节中没有。然而，该研究仅包括 3 名患者，其中只有一名接受了长时间的脑电图监测并记录到发作，文章提供的脑电图发作显示为节律性棘波的发作间期模式，该患者并未达到无发作。关于 TSC 结节周围皮质对致痫性的贡献，文献中未达成共识。然而笔者认为发作起始于结节内，而结节周围皮质的发作间期和发作期脑电图异常要么是扩散来的，要么是“反应性的”。

TSC 患者的颅内脑电图记录的发作期显示发作扩散几乎是普遍的。在 RCH 墨尔本系列记录的 60 次不同的电临床发作中，有 19 次发作记录到在发作期内具有独立的局灶性发作活动的远隔部位的激活，其中 12 次发作从结节扩散到结节，7 次发作从结节扩散到结节及结节周围皮质，而没有涉及结节中间的皮质（图 17-6）。这些在发作期内激活的结节有 2/3 可产生独立的局灶性发作（Mohamed et al.，2012）。在结合了深部电极和皮质表面电极的颅内脑电图研究中（Kannan et al.，2016），在 15 次不同的电临床发作中有 10 次记录到发作的扩散，均为结节到结节，17 个被扩散的结节中有 7 个在发作中被激活，并引起独立的局灶性发作。

颅内脑电图常能记录到在 TSC 所致的局灶性发作结束后出现的周期样暴发的广泛性快活动，通常在 γ 频段和涟波范围（80~120Hz），持续 0.5~5s（Asano et al.，2005a），这种现象在 RCH 墨尔本系列中，60 次不同的电临床发作中有 23 例（图 17-4）（Mohamed et al.，2012）；在底特律系列中，15 次不同的电临床发作中有 7 例（Asano et al.，2005a，表 3）。如果电极覆盖双侧广泛的区域，可见区域间轻微的不同步。周期样暴发的快活动通常伴有轻微或明显的癫痫性痉挛，但在癫痫发作早期可能是亚临床的。当快活动涉及中央区时，常表现为典型的屈曲或伸展型痉挛；而当不涉及中央区时，则可见微弱的点头或面部活动（Asano et al.，2005a）。底特律研究小组在对癫痫性痉挛儿童的颅内脑电图记录的研究中报道，在有结节等皮质病变的患者中，快活动暴发之前常出现“先导性”棘波，通常出现在痉挛前局灶性发作起始的电极触点以及发作间期放电最频繁的触点（Asano et al.，2005a）。在 TSC 的癫痫性痉挛期间，先导性棘波出现在发作起始结节，有些在结节的中心（Kannan et al.，2016）。如果记录到 γ 暴发而之前没有记录局灶性发作或先导性棘波，那么发作不能定位，因为这种活动不是发作起始的标志。

局灶性发作扩散过程中激活远隔部位结节，以及局灶性发作演变为癫痫性痉挛，出现广泛性周期样或持续的快活动，这些现象引发了对症状学、发作期头皮脑电图和发作期单光子发射计算机断层扫描（SPECT）的解释的一些关注。发作起始通常仅限于结节内或结节表面的电极，不伴临床变化，且头皮脑电图未记录到。到临床症状出现时，发作期节律通常已扩散到邻近和远隔的皮质区域。同样，当在头皮脑电图上记录到明显的发作期节律时，相对较大范围的皮质区域已出现同步化的募集。在头皮脑电图记录仅记录单灶性发作的 TSC 患者中，发作期节律的募集可能仅限于起始脑叶的结节周围皮质。然而，对于发作已经扩散的儿童，头皮发作期节律可能造成误导或不能定位。在大脑凸面有大面积连续结节的患者中，头皮电极上可能记录不到发作期节律，这些区域的记录通常会衰减。在这种情况下，发作期节律会在晚些时候出现在远隔部位甚至对侧结节较少的相对正常的皮质，导致定位甚至定侧的错误。与此相关的是对发作期 SPECT 灌注模式的解释，当癫痫发作后注射放射性配体并很好地灌注大脑时，发作期 SPECT 在局灶性发作过程中可表现结节周围皮质的局部高灌注（Koh et al.，1999），但在痉挛发作或者发作扩散患者，通常表现为多灶性高灌注（Koh et al.，1999；Liu et al.，2012）。

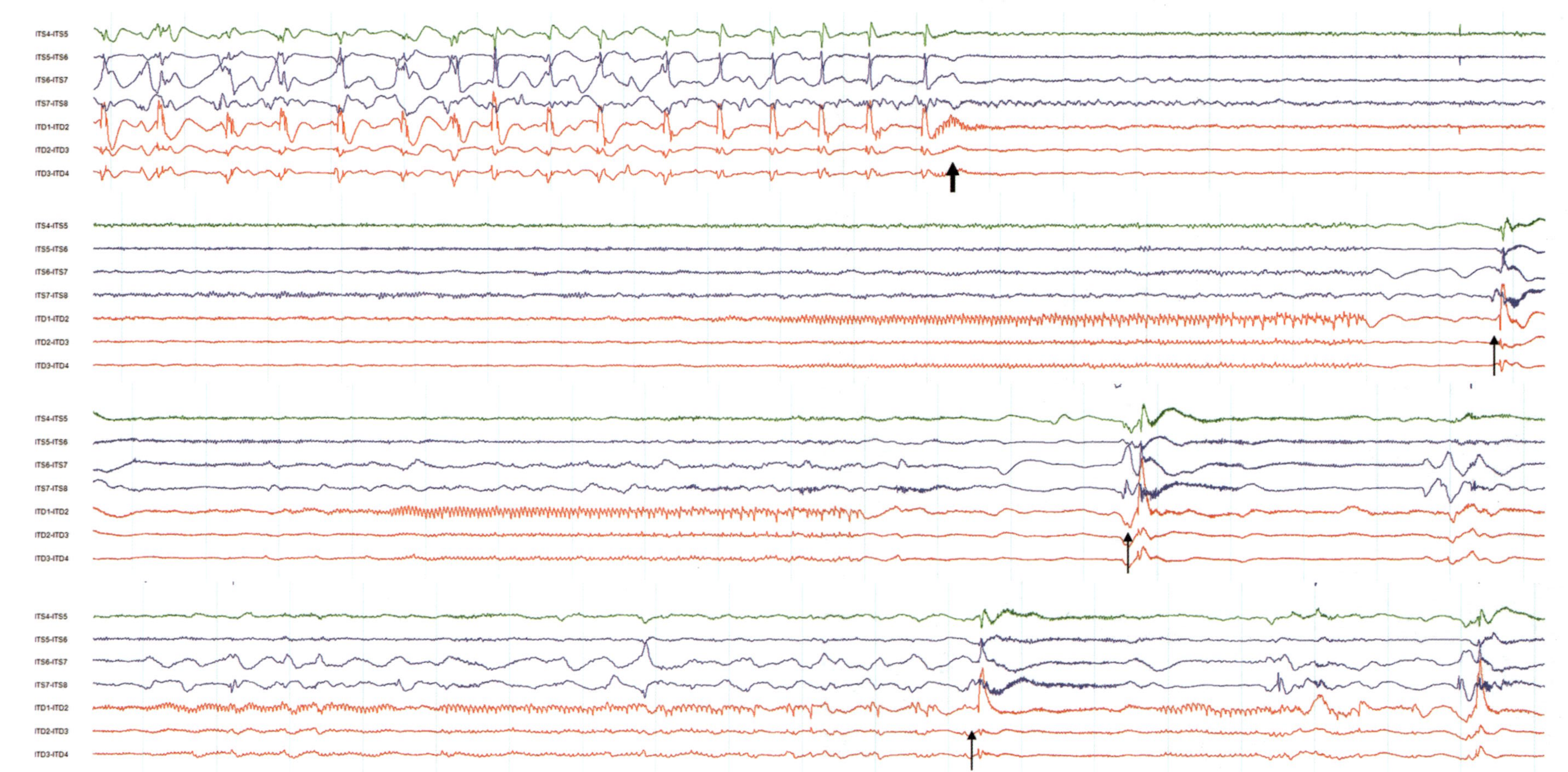

图 17-5　癫痫发作起始于结节中心及演变。8 岁，女孩，TSC，术前颅内脑电图监测，四幅连续记录的 EEG，每张图 20s，电极覆盖左侧颞、顶叶多个结节。一个四触点，间距 5mm 的深部电极（ITD）记录结节中心（红色导联）。一个八触点，间距 10mm 的条状电极（ITS）记录结节边缘（蓝色通道）　和邻近的结节周围皮质（绿色通道）。结节中心记录到发作间期连续的、节律性的、多位相的棘慢波，并传播到结节边缘和结节周围皮质（第一幅图）。发作起始（第一幅图，粗箭头）的特征是在结节中心（ITD1）的深部电极的最深触点间期棘波消失，快活动暴发。之后的 25s 演变为高频低电压棘波（第二幅图）。在结节边缘及结节周围皮质仅记录到低电压快活动。发作结束之后是涉及所有导联的慢波基础上复合快波的暴发（细箭头），并反复出现，仅在 ITD1 出现“先导性棘波”。*Reproduced from Brain, 139(10), Kannan L, Vogrin S, Bailey C, et al., Centre of epileptogenic tubers generate and propagate seizures in tuberous sclerosis, pp. 2653-67, Copyright(2016), with permission from Oxford University Press*

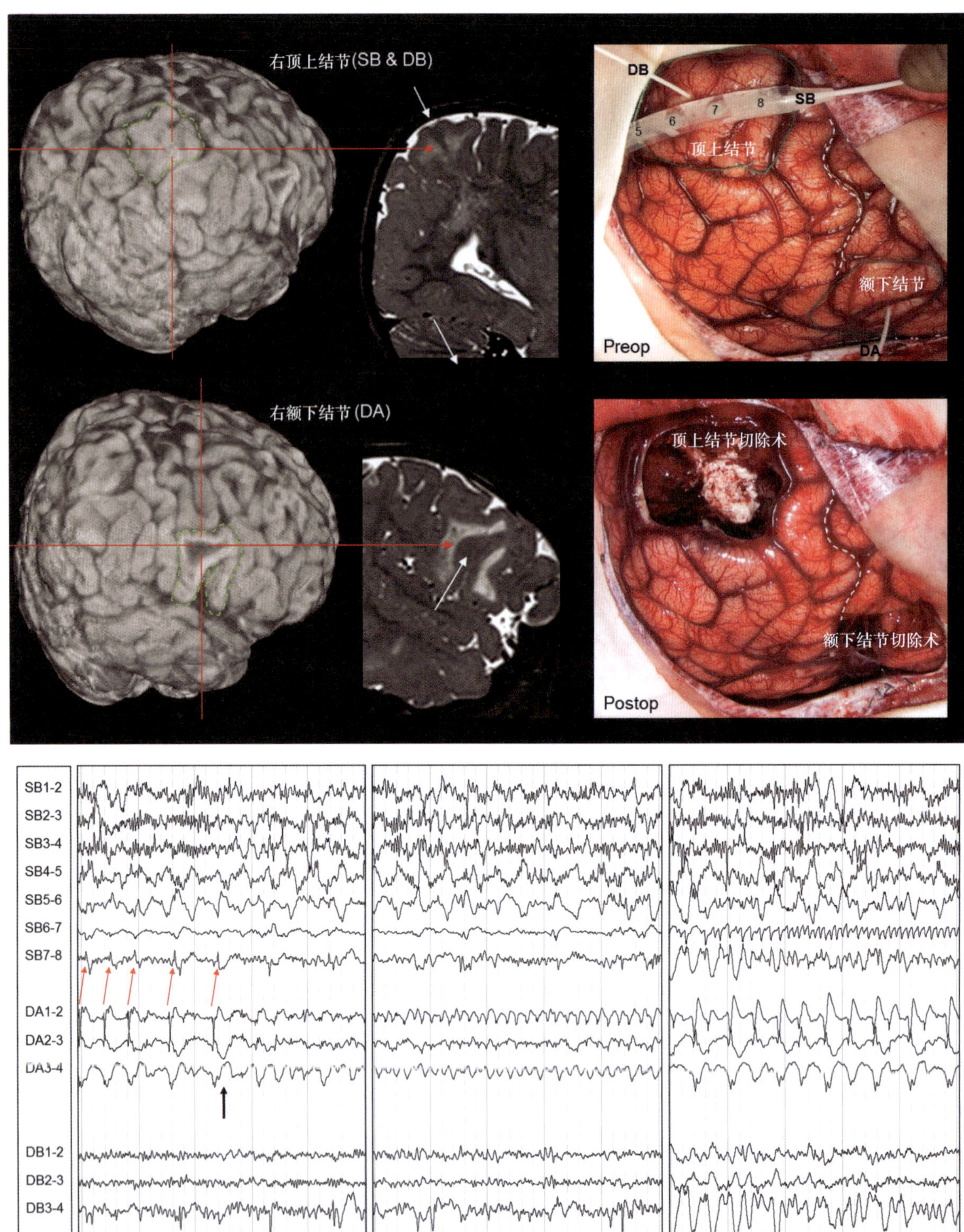

图 17-6 癫痫发作从一个结节到另一个结节的传播。患 **TSC** 的男孩,勉强定位为右侧半球起源的局灶性发作。术前表面重建的 **MRI** 扫描(左)、术前 T_2 加权矢状位 **MRI** 扫描(中)和手术切除 **2** 个结节前(右上)和切除后(右下)照片,其中一个结节在额下回(结节 **A**),另一个在顶上区域(结节 **B**)。**MRI** 扫描和手术照片:顶部为上,右侧为前部。手术照片上的结节边界以绿色勾勒出轮廓。切除前进行 **ECoG** 监测,结节表面和结节周围皮质用条状电极覆盖,结节中心用深部电极记录。所示的记录(一系列 **5s** 的片段)是一次发作期的记录,其中条状电极(**SB**)和深部电极(**DB**)在顶上结节记录,深部电极(**DA**)在额下回结节记录。发作间期节律性癫痫样放电从额下回结节(**DA2**)的中心,传播至顶上结节(**SB6—7**,**DB4**)的中心(左图 **EEG**,红色箭头)。发作始于额下回结节(**DA2—3**)的中心(左图 **EEG**)并开始演变及演变(中图 **EEG**),然后扩散至顶上结节(**SB7—8**,**DB4**)的中心并激活独立的发作期节律(右图 **EEG**)。将两个结节均沿脑沟切除至沟底(右下)。***Reproduced from Brain*, *139*(*10*), *Kannan L*, *Vogrin S*, *Bailey C*, *et al.*, *Centre of epileptogenic tubers generate and propagate seizures in tuberous sclerosis*, *pp. 2653-67*, *Copyright*(*2016*), *with permission from Oxford University Press***

这些问题使得许多中心对 TSC 患者延长颅内 EEG 的监测时长，以避免非有创性的检查可能造成的发作定位错误。但是，人们需要知道 TSC 患者发作期 EEG 模式的复杂性，不要被与全面性癫痫性脑病相关的异常所迷惑或分散注意力，并应谨慎使用自动癫痫发作检测和定位技术。尽管如此，TSC 的局灶性发作的扩散模式还是令人不安，因为永远无法完全确定发作是否真正起源于颅内脑电图记录到的发作“起始”的结节或皮质。

（三）高频振荡

在一系列对术中 ECoG 记录进行 HFO 分析的小儿癫痫手术患者中（Wu et al.，2010b；Akiyama et al.，2011），报道了几例 TSC 患者。这些论文报道通常在致痫灶远隔区域记录到发作间期快速涟波，这些远隔区域的切除与术后无发作率相关。但是，难以检索到仅涉及 TSC 患者的特异性数据，因此从这些研究中尚不清楚 HFOs 对 TSC 患者的影响。在一项比较立体定向脑电图记录的 HFO 的研究中（Ferrari-Marinho et al.，2015），除 1 名 TSC 患者外，在所有具有不同病理的患者中均见到发作间期快速涟波。

在 RCH 墨尔本的硬脑膜下脑电图监测研究中，在 17 名 TSC 患者中 9 例的 124 个结节中的 49 个记录到发作间期 250~400Hz 的快速涟波（Mohamed et al.，2012）。在 90% 的患者中，快速涟波涉及结节触点，伴或不伴周围皮质触点的累及，与棘波同时发生。尽管没有分析癫痫发作结果与切除发作间期快速涟波之间的相关性，但由于只切除了结节，发作间期快速涟波并不能区分致痫结节和非致痫结节。在 RCH 墨尔本的结合深部电极和皮质表面电极的 EEG 记录中，7 例术前监测患者中有 5 例记录到发作间期棘波相关的快速涟波，但术中 ECoG 均未记录到。这些仅在一名患者中定位于发作起始结节，在 3 名患者中与发作起始或扩散无关的结节中也可见，而在另一名患者的所有采样结节中均可见（Kannan et al.，2016）。

在一项针对 10 例 TSC 患者的硬脑膜下脑电图监测研究中，其中 5 例有癫痫性痉挛，发作间期记录到广泛的 HFO，并认为切除涟波和快涟波“高发生率”区域与发作预后的分级密切相关（Okanishi et al.，2014）。但作者没有明确 HFO/ 在结节和皮质中的地位，患者接受了大面积多脑叶切除术，且 10 名患者中仅 1 名术后无发作，这使得从 HFO 在 TSC 中的临床应用角度解释他们的发现变得困难。

在 RCH 墨尔本系列的 38 次不同的局灶性电临床发作中，有 15 次发作起始出现了发作期快速涟波，局限在结节中的占 73%，涉及结节及结节周围皮质的占 27%（Mohamed et al.，2012）。在约 1/3 的发作中，发作后期的特征是广泛性、周期样 80~120Hz 涟波暴发，并混合高波幅棘波，通常临床表现为癫痫性痉挛。这种发作后期的电活动并不用于指导切除，因为这仅代表了发作的扩散和网络的激活。在另一项研究中，据报道发作起始期记录到的涟波和快涟波被包括在切除范围中，并与良好的预后相关。然而，在某些患者中，癫痫发作是与广泛的 HFO 暴发相关的癫痫性痉挛（Fujiwara et al.，2016）。

值得注意的是，TSC 中的 HFO 更可能是支持癫痫性痉挛和潜在的可逆性癫痫性脑病的网络标志，而不是决定哪些结节或皮质具有致痫性且需要切除的真正生物标志。需要进一步研究 TSC 的发作间期 HFO，以明确它们是否致痫性的有用的生物标志。

（四）皮质电刺激

确定运动和语言功能在皮质的分布有时是置入硬膜下电极的原因（Avellino et al.，1997；Lachwani et al.，2005；Mohamed et al.，2012），这是在年龄较大且功能较高的患者中更有价值。然而，关于 TSC 患者皮质刺激发现的报道很少。尚无研究报道结节对直接刺激的反应，特别是在皮质兴奋性方面。在一篇描述术中运动皮质单极刺激的论文中，作者评论说，在 15 名 TSC 儿童中有 4 名有更高的刺激阈值（Ng et al.，2010）。研究结节及周围皮质刺激阈值及后放电分布的将是令人感兴趣的。

纽约大学研究小组报道了一系列伴有中央区周围结节的 TSC 患者运动功能分布的结果，发现结节是无功能的或者功能已经转移（Moshel et al.，2010）。他们还证明运动功能区的结节可以安全切除，且不会出现永久性功能缺陷，但需要保护相邻的运动皮质、纤维束和血管系统。

五、RCH 墨尔本的 TSC 癫痫手术

如本章所述，不同中心对于 TSC 患者的癫痫

手术方法在术前评估、患者选择、颅内 EEG 的使用、EEG 和影像学发现的解释以及切除方面存在很大差异。很少有单中心报道超过 50 例患者的经验，而多中心研究则存在患者和研究方法的异质性。以下是作者在墨尔本 RCH 进行 TSC 癫痫手术经验的总结。

(一) TSC 癫痫手术总结

在 1997—2016 年的 20 年中，墨尔本 RCH 有 71 位 TSC 患者接受了切除性手术。有 79% 的患者是在过去 10 年中进行了第一次手术。首次手术年龄为 4 个月至 18 岁（中位数 3.6 岁）。83% 的儿童在婴儿期发作，66% 的儿童有癫痫性痉挛史，典型的婴儿痉挛或者使用抗癫痫药物控制发作，或者一直持续到手术仍有发作，87% 的患者存在认知或语言发育迟缓或孤独症谱系障碍。

术前评估包括：①分析癫痫发作的描述和视频记录（家庭录像和住院患者视频监控），以寻找癫痫定位的线索；②回顾所有头皮脑电图记录，尤其是早期的常规脑电图，寻找清醒背景活动的局灶性慢化、发作间期局灶性癫痫样放电和局灶性脑电图发作；③回顾 MRI 扫描中皮质结节的发育不良的征象，如皮质增厚及结节中心异常信号等。截至 2011 年，39 例（55%）患者儿进行了发作期 - 发作间期 SPECT 减影，但由于发作扩散导致错误的定位，而放弃了这项检查。FDG-PET 很少使用，MEG 也不可用。所有儿童均接受了全面的发育和神经心理学评估。

71 位患者接受了 119 次手术切除结节。43 例（59%）患者进行了一次手术，15 例进行了 2 次手术，7 例进行了 3 次手术，5 例进行了 4 次手术，1 例进行了 5 次手术（图 17-7A）。

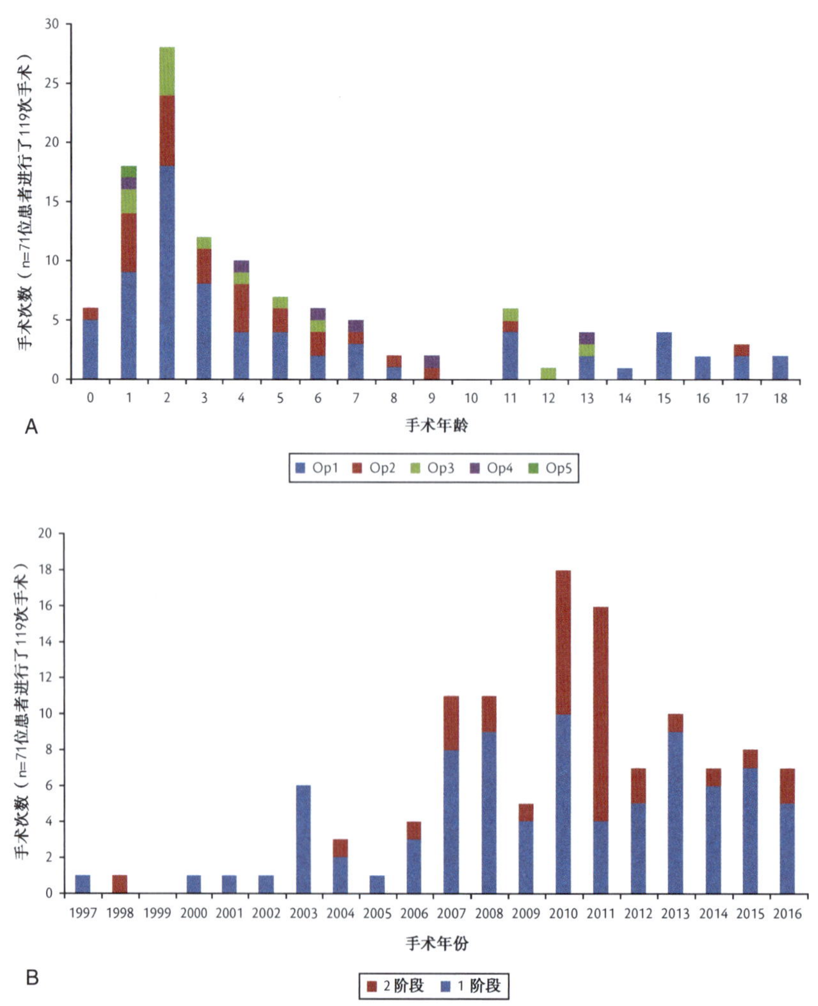

图 17-7 墨尔本皇家儿童医院的 TSC 癫痫手术。20 年来（1997—2016 年）在墨尔本 RCH119 次癫痫外科手术的 TSC 儿童（按手术时年龄顺序）的直方图（A）和采用颅内 EEG 监测的手术年份（B）的直方图

36 例(30%)进行了术前颅内脑电图监测，其中大多数在 2007—2011 年进行(图 17-7B)。术前颅内脑电图监测采用条状、栅状和深部电极进行，其中 23 例手术为单侧置入，13 例双侧置入。所有术前颅内脑电图监测的患者手术均分为两个阶段，第二次术中去除颅内电极后切除结节。如果双侧颅内脑电图监测后需要进行双侧结节切除术，则在移除时进行一侧结节切除，另一侧在 6 周或更晚些时候进行。

在大多数一期和两期术中，在进行结节切除术时进行术中 ECoG 监测，通常使用条状电极，很少使用栅状电极，最近使用深部电极。术中 ECoG 始终在全身麻醉下进行，吸入<1% 的异氟醚及静脉瑞芬太尼。

根据对头皮视频脑电图监测、MRI 和颅内脑电图检查结果的解释以及候选结节的手术暴露情况，在每次术中切除一个或多个结节。目前，如果感兴趣和暴露区域的候选结节在 MRI 上显示结节中心的发育异常，并且在颅内 EEG 上表现出发作间期节律性痫样放电或局灶性电发作，无论是独立的还是扩散的，都会切除这些结节。除了在一些术中为了切除隐蔽或深部的结节，所有患者均未切除结节周围皮质。两个患儿进行了前颞叶皮质切除术，以切除轮廓不清的结节和发育不良的皮质。没有患者接受标准的脑叶切除术、半球切除术或胼胝体切开术，尽管一些患者切除了一个或多个脑叶上的邻近的数个结节。

3 例患者术后出现栅状电极相关的硬膜下出血，需要二期手术进行减压，预期的一过性肢体无力在后期完全恢复，1 例患者术后出现非预期的永久性偏瘫，几例患者在 1 周内出现术后局灶性癫痫发作持续状态。

虽然尚未对整个 TSC 癫痫手术系列进行正式随访。但是，在最后一次就诊时，约有 55% 的患者在服用或停药状态下无发作。仍有发作的患者中，大多数发作有改善，表现为发作频率降低或严重发作消失(如癫痫性痉挛、跌倒发作和癫痫持续状态)。尽管尚未正式评估，但大多数发作控制改善的患者，其行为、沟通和学习能力均有改善。目前正在对癫痫发作和发育预后进行正式的评估。

(二) TSC 癫痫手术方法的改变

根据我们自己和其他中心的经验，墨尔本 RCH 的 TSC 患者进行癫痫手术的方法在 20 年来不断发展。早期手术是针对患有单一局灶性癫痫和明显的责任结节的年龄较大儿童。鉴于结节切除后可无神经功能损伤，我们开始对发作定位不精确的患者在一个区域内进行多个结节的切除术，并对有多个致痫灶或手术失败的儿童进行了多次结节切除术。认识到了未控制的癫痫发作对低龄 TSC 患儿，尤其是多灶性发作和痉挛发作婴儿的发育和行为的破坏性影响，尽管不成熟的发作症状学、EEG 模式和 MRI 表现可能给定位带来困难，我们还是开始对年龄更小的儿童进行了手术。

对这种方法的不甚满意以及 NYU 小组令人鼓舞的结果，使我们改变了方法，对患有多灶性发作、婴儿痉挛或术前评估各项结果不一致的患儿进行两个阶段手术，并使用硬脑膜下条状和栅状电极进行长程术前颅内脑电图监测。依据在致痫结节的中心观察到发作间期节律性癫痫样放电及局灶性发作的起始(Mohamed et al.，2012)，以及致痫结节在 MRI 上呈现出发育不良的表现，如皮质增厚、信号异常等，我们将硬膜下脑电监测和插入潜在致痫结节中心的深部电极相结合(Kannan et al.，2016)。看到单个结节出现非常局限的临床下发作期节律，随后出现远处局灶性发作的传播和与临床表现相关的广泛快活动，这使我们在术前评估阶段停止了使用发作期 SPECT，并谨慎地解释发作症状学(Jadhav et al.，2016 年)以及头皮视频脑电图监测到的发作期节律。

在颅内脑电图监测中，发作间期节律性癫痫样放电和发作起始于结节内之间的强烈关联，使我们转向使用术中 ECoG 的一期手术，使用结节内深部和表面条状电极在感兴趣区域内的多个结节中寻找这种特征性的发作间期 ECoG 模式。

我们坚信(以及后来的证据)癫痫发作起源于结节而不是结节周围皮质，并且可以忽视癫痫性脑病儿童正常皮质上显著的快活动和棘波，因此我们总是将切除局限于皮质结节。此外，切除结节周围皮质还有造成神经功能损伤的风险，尤其是在运动皮质和同源区域有突出结节的皮质区域。在发现致痫性结节中心具有内在致痫性后，组织病理学显示典型的发育不良特征和突出的异形神经元(TSC 中的致痫细胞)(Cepeda et al.，2005，2012)，我们最近将一些切除手术局限在结节中心，留下周围的结节边缘(Harvey et al.，2017)。

墨尔本 RCH 目前的研究致力于了解致痫性和非致痫结节性及其亚区的功能、微结构组织、皮质兴奋性和基因结构。此外，我们正在回顾手术后的

TSC 患者的发作及发育预后，并关注对 TSC 患者癫痫手术的健康经济学评估。

六、致谢

Harvey 博士感谢 Catherine Bailey 女士，Ahmad Mohamed 博士，Lakshmirayananan Kannan 女士，Simon Vogrin 先生，Jeremy tfreeman 博士，Sarah Barton 博士，Simone Mandelstam 副教授，Richard Leventer 副教授和 Wirginia Maixner 女士在以下方面的贡献：在墨尔本 RCH 进行了癫痫手术的 TSC 患者的临床、脑电图、影像学和外科手术数据的收集和分析。

（王爽 译，孟祥红 审校）

参考文献

Akiyama T, McCoy B, Go CY, et al. (2011). Focal resection of fast ripples on extraoperative intracranial EEG improves seizure outcome in pediatric epilepsy. *Epilepsia*. 52(10):1802–1811.

Arya R, Tenney JR, Horn PS, et al. (2015). Long-term outcomes of resective epilepsy surgery after invasive presurgical evaluation in children with tuberous sclerosis complex and bilateral multiple lesions. *J Neurosurg Pediatr*. 15(1):26–33.

Asano E, Chugani DC, Muzik O, et al. (2000). Multimodality imaging for improved detection of epileptogenic foci in tuberous sclerosis complex. *Neurology*. 54(10):1976–1984.

Asano E, Muzik O, Shah A, et al. (2003). Quantitative interictal subdural EEG analyses in children with neocortical epilepsy. *Epilepsia*. 44(3):425–434.

Asano E, Benedek K, Shah A, et al. (2004). Is intraoperative electrocorticography reliable in children with intractable neocortical epilepsy? *Epilepsia*. 45(9):1091-9.

Asano E, Juhász C, Shah A, et al. (2005a). Origin and propagation of epileptic spasms delineated on electrocorticography. *Epilepsia*. 46(7):1086–1097.

Asano E, Juhász C, Shah A, et al. (2005b). Quantitative analysis of ictal electrocorticography in children with tuberous sclerosis complex (abstract). *Epilepsia*. 46(suppl 8):313.

Asano E, Juhász C, Shah A, Sood S, Chugani HT. (2009). Role of subdural electrocorticography in prediction of long-term seizure outcome in epilepsy surgery. *Brain*. 2009;132():1038–1047.

Avellino AM, Berger MS, Rostomily RC, Shaw CM, Ojemann GA. (1997). Surgical management and seizure outcome in patients with tuberous sclerosis. *J Neurosurg*. 87(3):391–396.

Bebin EM, Kelly PJ, Gomez MR. (1993). Surgical treatment for epilepsy in cerebral tuberous sclerosis. *Epilepsia*. 34(4):651–657.

Bombardieri R, Pinci M, Moavero R, Cerminara C, Curatolo P. (2010). Early control of seizures improves long-term outcome in children with tuberous sclerosis complex. *Eur J Paediatr Neurol*. 14(2):146–149.

Carlson C, Teutonico F, Elliott RE, et al. (2011). Bilateral invasive electroencephalography in patients with tuberous sclerosis complex: a path to surgery? *J Neurosurg Pediatr*. 7(4):421–430.

Cepeda C, André VM, Flores-Hernández J, et al. (2005). Pediatric cortical dysplasia: correlations between neuroimaging, electrophysiology and location of cytomegalic neurons and balloon cells and glutamate/GABA synaptic circuits. *Dev Neurosci*. 27(1):59–76.

Cepeda C, André VM, Hauptman JS, et al. (2012). Enhanced GABAergic network and receptor function in pediatric cortical dysplasia type iib compared with tuberous sclerosis complex. *Neurobiol Dis*. 45(1):310–321.

Chandra PS, Salamon N, Huang J, et al. (2006). FDG-PET/MRI coregistration and diffusion-tensor imaging distinguish epileptogenic tubers and cortex in patients with tuberous sclerosis complex: a preliminary report. *Epilepsia*. 47(9):1543–1549.

Chiron C, Dulac O, Beaumont D, Palacios L, Pajot N, Mumford J. (1991).Therapeutic trial of vigabatrin in refractory infantile spasms. *J Child Neurol*. Suppl 2:S52–S59.

Chugani HT, Luat AF, Kumar A, Govindan R, Pawlik K, Asano E. (2013). α-(^{11}C)-Methyl-L-tryptophan–PET in 191 patients with tuberous sclerosis complex. *Neurology*. 81(7):674–680.

Chu-Shore CJ, Major P, Montenegro M, Thiele E. (2009). Cyst-like tubers are associated with TSC2 and epilepsy in tuberous sclerosis complex. *Neurology*. 2(13):1165–1169.

Chu-Shore CJ, Major P, Camposano S, Muzykewicz D, Thiele EA. (2010). The natural history of epilepsy in tuberous sclerosis complex. *Epilepsia*. 51(7):1236–1241.

Crino PB. (2010). The pathophysiology of tuberous sclerosis complex. *Epilepsia*. 51(suppl 1):27–29.

Curatolo P, Jóźwiak S, Nabbout R; TSC Consensus Meeting for SEGA and Epilepsy Management. (2012). Management of epilepsy associated with tuberous sclerosis complex (TSC): clinical recommendations. *Eur J Paediatr Neurol*. 16(6):582–586.

Cusmai R, Chiron C, Curatolo P, Dulac O, Tran-Dinh S. (1990). Topographic comparative study of magnetic resonance imaging and electroencephalography in 34 children with tuberous sclerosis. *Epilepsia*. 31(6):747–755.

Duchowny M, Harvey AS, Weiner H. (2016). Tuberous sclerosis. In: Arzimanoglou A, Cross JH, Gaillard WD, eds. *Pediatric Epilepsy Surgery*. Montrouge, France: John Libbey Eurotext: 67–174.

Elterman RD, Shields WD, Mansfield KA, Nakagawa J; US Infantile Spasms Vigabatrin Study Group. (2001). Randomized trial of vigabatrin in patients with infantile spasms. *Neurology*. 57(8):1416–1421.

Fallah A, Guyatt GH, Snead OC 3rd, et al. (2013). Predictors of seizure outcomes in children with tuberous sclerosis complex and intractable epilepsy undergoing resective epilepsy surgery: an individual participant data meta-analysis. *PLoS One*. 8(2):e53565.

Fallah A, Rodgers SD, Weil AG, et al. (2015). Resective epilepsy surgery for tuberous sclerosis in children: determining predictors of seizure outcomes in a multicenter retrospective cohort study. *Neurosurgery*. 77(4):517–524.

Ferrari-Marinho T, Perucca P, Mok K, et al. (2015). Pathologic substrates of focal epilepsy influence the generation of high-frequency oscillations. *Epilepsia*. 56(4):592–598.

Freeman JL, Harvey AS, Rosenfeld JV, Wrennall JA, Bailey CA, Berkovic SF. (2003). Generalized epilepsy in hypothalamic hamartoma: evolution and postoperative resolution. *Neurology*. 60(5):762–767.

French JA, Lawson JA, Yapici Z, et al. (2016). Adjunctive everolimus therapy for treatment-resistant focal-onset seizures associated with tuberous sclerosis (EXIST-3): a phase 3, randomised, double-blind, placebo-controlled study. *Lancet*. 388:2153–2163.

Fujiwara H, Leach JL, Greiner HM, et al. (2016). Resection of ictal high frequency oscillations is associated with favorable surgical outcome in pediatric drug resistant epilepsy secondary to tuberous sclerosis complex. *Epilepsy Res*. 126:90–97.

Guerreiro MM, Andermann F, Andermann E, et al. (1998). Surgical treatment of epilepsy in tuberous sclerosis: strategies and results in 18 patients. *Neurology*. 51(5):1263–1269.

Harvey AS, Bailey C, Freeman J, et al. (2017). Tuber centre-only resections for seizure control in tuberous sclerosis. *Epilepsia*, 58 (suppl. 5): S170.

Holmes GL, Stafstrom CE; Tuberous Sclerosis Study Group. (2007).Tuberous sclerosis complex and epilepsy: recent developments and future challenges. *Epilepsia*. 48(4):617–630.

Jacobs J, Rohr A, Moeller F, et al. (2008). Evaluation of epileptogenic networks in children with tuberous sclerosis complex using EEG–fMRI. *Epilepsia*. 49(5):816–825.

Jadhav T, Bailey C, Maixner W, Harvey AS. (2016). Ictal unilateral blinking is an unreliable lateralizing sign in tuberous sclerosis complex. *Epilepsy Res*. 125:58–61.

Jahodova A, Krsek P, Kyncl M, et al. (2014). Distinctive MRI features of the epileptogenic zone in children with tuberous sclerosis. *Eur J Radiol*. 83(4):703–709.

Jambaqué I, Chiron C, Dumas C, Mumford J, Dulac O. (2000). Mental and behavioural outcome of infantile epilepsy treated by vigabatrin in tuberous sclerosis patients. *Epilepsy Res*. 38(2–3):151–160.

Jansen FE, Braun KP, van Nieuwenhuizen O, et al. (2003). Diffusion-weighted magnetic resonance imaging and identification of the epileptogenic tuber in patients with tuberous sclerosis. *Arch Neurol*. 60(11):1580–1584.

Jansen FE, van Huffelen AC, Algra A, van Nieuwenhuizen O. (2007a). Epilepsy surgery in tuberous sclerosis: a systematic review. *Epilepsia*. 48(8):1477–1484.

Jansen FE, Van Huffelen AC, Van Rijen PC, et al; Dutch Collaborative Epilepsy Surgery Programme (2007b). Epilepsy surgery in tuberous sclerosis: the Dutch experience. *Seizure*. 16(5):445–453.

Jarrar RG, Buchhalter JR, Raffel C. (2004). Long-term outcome of epilepsy surgery in patients with tuberous sclerosis. *Neurology*. 62(3):479–481.

Jayakar P, Gaillard WD, Tripathi M, Libenson MH, Mathern GW, Cross JH; Task Force for Paediatric Epilepsy Surgery, Commission for Paediatrics, and the Diagnostic Commission of the International League Against Epilepsy. (2014). Diagnostic test utilization in evaluation for resective epilepsy surgery in children. *Epilepsia*. 55(4):507–518.

Jóźwiak S, Kotulska K, Domańska-Pakieła D, et al. (2011). Antiepileptic treatment before the onset of seizures reduces epilepsy severity and risk of mental retardation in infants with tuberous sclerosis complex. *Eur J Paediatr Neurol*. 15(5):424–431.

Kaczorowska M, Jurkiewicz E, Domańska-Pakieła D, et al. (2011). Cerebral tuber count and its impact on mental outcome of patients with tuberous sclerosis complex. *Epilepsia*. 52(1):22–27.

Kagawa K, Chugani DC, Asano E, et al. (2005). Epilepsy surgery outcome in children with tuberous sclerosis complex evaluated with alpha-(^{11}C)methyl-L-tryptophan positron emission tomography (PET). *J Child Neurol*. 20(5):429–438.

Kamimura T, Tohyama J, Oishi M, et al. (2006). Magnetoencephalography in patients with tuberous sclerosis and localization-related epilepsy. *Epilepsia*. 47(6):991–997.

Kannan L, Vogrin S, Bailey C, Maixner W, Harvey AS. (2016). Centre of epileptogenic tubers generate and propagate seizures in tuberous sclerosis. *Brain*. 139(10):2653–2667.

Khajavi K, Comair YG, Wyllie E, Palmer J, Morris HH, Hahn JF. (1999). Surgical management of pediatric tumor-associated epilepsy. *J Child Neurol*. 14(1):15–25.

Kim H, Lee C, Knowlton R, Rozzelle C, Blount JP. (2011). Safety and utility of supplemental depth electrodes for localizing the ictal onset zone in pediatric neocortical epilepsy. *J Neurosurg Pediatr*. 8(1):49–56.

Koh S, Jayakar P, Resnick T, Alvarez L, Liit RE, Duchowny M. (1999). The localizing value of ictal SPECT in children with tuberous sclerosis complex and refractory partial epilepsy. *Epileptic Disord*. 1(1):41–46.

Koh S, Jayakar P, Dunoyer C, et al. (2000). Epilepsy surgery in children with tuberous sclerosis complex: presurgical evaluation and outcome. *Epilepsia*. 41(9):1206–1213.

Krsek P, Jahodova A, Kyncl M, et al. (2013). Predictors of seizure-free outcome after epilepsy surgery for pediatric tuberous sclerosis complex. *Epilepsia*. 54(11):1913–1921.

Lachhwani DK, Pestana E, Gupta A, Kotagal P, Bingaman W, Wyllie E. (2005). Identification of candidates for epilepsy surgery in patients with tuberous sclerosis. *Neurology*. 64(9):1651–1654.

Lee SA, Spencer DD, Spencer SS. (2000). Intracranial EEG seizure-onset patterns in neocortical epilepsy. *Epilepsia*.41(3):297–307.

Liang S, Li A, Zhao M, et al. (2010). Epilepsy surgery in tuberous sclerosis complex: emphasis on surgical candidate and neuropsychology. *Epilepsia*. 51(11):2316–2321.

Liu SY, An N, Yang MH, et al. (2012). Surgical treatment for epilepsy in 17 children with tuberous sclerosis-related West syndrome. *Epilepsy Res*. 101(1–2):36–45.

Ma TS, Elliott RE, Ruppe V, et al. (2012). Electrocorticographic evidence of perituberal cortex epileptogenicity in tuberous sclerosis complex. *J Neurosurg Pediatr*. 10(5):376–382.

Madhavan D, Schaffer S, Yankovsky A, et al. (2007). Surgical outcome in tuberous sclerosis complex: a multicenter survey. *Epilepsia*. 48(8):1625–1628.

Major P, Rakowski S, Simon MV, et al. (2009). Are cortical tubers epileptogenic? Evidence from electrocorticography. *Epilepsia*. 50(1):147–154.

Mohamed AR, Bailey CA, Freeman JL, Maixner W, Jackson GD, Harvey AS. (2012). Intrinsic epileptogenicity of cortical tubers revealed by intracranial EEG monitoring. *Neurology*. 79(23):2249–2257.

Moshel YA, Elliott R, Teutonico F, et al. (2010). Do tubers contain function? Resection of epileptogenic foci in perirolandic cortex in children with tuberous sclerosis complex. *Epilepsia*. 51(7):1242–1251.

Mühlebner A, Iyer AM, van Scheppingen J, et al. (2016). Specific pattern of maturation and differentiation in the formation of cortical tubers in tuberous sclerosis complex (TSC): evidence from layer-specific marker expression. *J Neurodev Disord*. 8:9.

Ng WH, Ochi A, Rutka JT, Strantzas S, Holmes L, Otsubo H. (2010). Stimulation threshold potentials of intraoperative cortical motor mapping using monopolar trains of five in pediatric epilepsy surgery. *Childs Nerv Syst*. 26(5):675–679.

Nishida M, Asano E, Juhász C, Muzik O, Sood S, Chugani HT. (2008). Cortical glucose metabolism correlates negatively with delta-slowing and spike-frequency in epilepsy associated with tuberous sclerosis. *Hum Brain Mapp*. 29(11):1255–1264.

Northrup H, Krueger DA; International Tuberous Sclerosis Complex Consensus Group. (2013). Tuberous sclerosis complex diagnostic criteria update: recommendations of the 2012 International Tuberous Sclerosis Complex Consensus Conference. *Pediatr Neurol*. 49(4):243–254.

Ohmori I, Ohtsuka Y, Ohno S, Oka E. (1998). Analysis of ictal EEGs of epilepsy associated with tuberous sclerosis. *Epilepsia*. 39(12):1277–1283.

Okanishi T, Akiyama T, Tanaka S, et al. (2014). Interictal high frequency oscillations correlating with seizure outcome in patients with widespread epileptic networks in tuberous sclerosis complex. *Epilepsia*. 55(10):1602–1610.

Okanishi T, Akiyama T, Mayo E, et al. (2016). Magnetoencephalography spike sources interrelate the extensive epileptogenic zone of tuberous sclerosis complex. *Epilepsy Res*. 127:302–310.

Overwater IE, Rietman AB, Bindels-de Heus K, et al. (2016). Sirolimus for epilepsy in children with tuberous sclerosis complex: a randomized controlled trial. *Neurology*. 87(10):1011–1018.

Pacia SV, Ebersole JS. (1999). Intracranial EEG in temporal lobe epilepsy. *J Clin Neurophysiol*. 16(5):399–407.

Palmini A, Gambardella A, Andermann F, et al. (1995). Intrinsic epileptogenicity of human dysplastic cortex as suggested by corticography and surgical results. *Ann Neurol*. 37(4):476–487.

Perot P, Weir B, Rasmussen T. (1966). Tuberous sclerosis. Surgical therapy for seizures. *Arch Neurol*. 15(5):498–506.

Perucca P, Dubeau F, Gotman J. (2014). Intracranial electroencephalographic seizure-onset patterns: effect of underlying pathology. *Brain*. 137(1):183–196.

Ruppe V, Dilsiz P, Reiss CS, Carlson C, et al. (2014). Developmental brain abnormalities in tuberous sclerosis complex: a comparative tissue analysis of cortical tubers and perituberal cortex. *Epilepsia*. 55(4):539–550.

Shepherd CW, Houser OW, Gomez MR. (1995). MR findings in tuberous sclerosis complex and correlation with seizure development and mental impairment. *AJNR Am J Neuroradiol*. 16(1):149–155.

Singh S, Sandy S, Wiebe S. (2015). Ictal onset on intracranial EEG: Do we know it when we see it? State of the evidence. *Epilepsia*. 56(10):1629–1638.

Sugiyama I, Imai K, Yamaguchi Y, et al. (2009). Localization of epileptic foci in children with intractable epilepsy secondary to multiple cortical tubers by using synthetic aperture magnetometry kurtosis. *J Neurosurg Pediatr*. 4(6):515–522.

Tassi L, Colombo N, Garbelli R, et al. (2002). Focal cortical dysplasia: neuropathological subtypes, EEG, neuroimaging and surgical outcome. *Brain*. 125(8):1719–1732.

Weiner HL, Carlson C, Ridgway EB, et al. (2006). Epilepsy surgery in young children with tuberous sclerosis: results of a novel approach. *Pediatrics*. 117(5):1494–1502.

Widjaja E, Simao G, Mahmoodabadi SZ, et al. (2010). Diffusion tensor imaging identifies changes in normal-appearing white matter within the epileptogenic zone in tuberous sclerosis complex. *Epilepsy Res*. 89(2–3):246–253.

Wong M. (2008). Mechanisms of epileptogenesis in tuberous sclerosis complex and related malformations of cortical development with abnormal glioneuronal proliferation. *Epilepsia*. 49(1):8–21.

Wu JY, Sutherling WW, Koh S, et al. (2006). Magnetic source imaging

localizes epileptogenic zone in children with tuberous sclerosis complex. *Neurology*. 66(8):1270–1272.
Wu JY, Salamon N, Kirsch HE, et al. (2010a). Noninvasive testing, early surgery, and seizure freedom in tuberous sclerosis complex. *Neurology*. 74(5):392–398.
Wu JY, Sankar R, Lerner JT, Matsumoto JH, Vinters HV, Mathern GW. (2010b). Removing interictal fast ripples on electrocorticography linked with seizure freedom in children. *Neurology*. 75(19):1686–1694.
Wyllie E, Lachhwani DK, Gupta A, et al. (2007). Successful surgery for epilepsy due to early brain lesions despite generalized EEG findings. *Neurology*. 69(4):389–397.
Yogi A, Hirata Y, Karavaeva E, et al. (2015). DTI of tuber and perituberal tissue can predict epileptogenicity in tuberous sclerosis complex. *Neurology*. 85(23):2011–2015.
Zhang K, Hu WH, Zhang C, Meng FG, Chen N, Zhang JG. (2013). Predictors of seizure freedom after surgical management of tuberous sclerosis complex: a systematic review and meta-analysis. *Epilepsy Res*. 105(3):377–383.

第 18 章

灰质异位的有创性脑电图

Roberto Mai，Laura Tassi，著

一、前言

大脑皮质的组织和发育包括细胞增殖、迁移、皮质排列的复杂顺序过程，最后是神经元网络的形成。这些阶段的任何干扰都可能产生不同类型的皮质畸形，包括灰质异位，如沿脑室轮廓或在白质中的异位神经元聚集。皮质发育畸形是癫痫最重要的原因之一，约占药物难治性癫痫的40%（Leventer et al.，1999），有不同程度的认知和神经功能损伤，脑功能从正常到严重受损不等。灰质异位（grey matter heterotopias，GMH）属于 Barkovic 描述的皮质发育畸形（malformations of cortical development，MCD）的第二组（Barkovic et al.，2005，2012；Guerrini and Marini，2006），共同的神经元移行障碍导致不同的异位形式。

二、神经元异位的类型

第二组分为四类

1. 神经室管膜异常（移行起始阶段），包括脑室周围灰质异位；其中一些 GMH 是常染色体显性或 X 连锁遗传所致。

2. 跨层移行的广泛性异常，主要包括无脑回畸形。

3. 跨层移行的局限性异常，主要是皮质下灰质异位。

4. 由于移行终末异常或软脑膜局限性缺陷导致的异常，如“鹅卵石”样畸形。

严格地说，“异位”一词是指原始器官中正常的组织出现在了错误的位置。因此，皮质下带状灰质异位也包括在该组 MCD 中。散在的皮质下神经胶质细胞异位和白质中过多的单个神经元代表只能通过神经病理学检查才能检测到的实体。目前尚无法在术前识别出此类畸形（Meroni et al.，2009）。相反，通过高分辨率磁共振成像（MRI）可以轻松诊断出室管膜下或脑室旁灰质异位（periventricular neuronal heterotopia，PNH）和皮质下异位（subcortical heterotopia，SCH），从而可以非常精确地定义异位的灰质结节的形态、大小和位置。通常，这些畸形的结节性团块具有与相邻的皮质灰质相同的信号强度，可以是双侧、单侧、弥漫或局灶的。弥漫型包括皮质下带状灰质异位和广泛型双侧脑室周围结节性灰质异位。

局限型包括：①室管膜下，单侧或双侧从未开始移行的神经元，停留在脑室壁附近；②皮质下（结节状，层状），散在的、不规则、曲线状灰质结节聚集，从脑室表面到上覆皮质，这些皮质通常薄且脑回小；③跨层性，从室管膜下区域延伸至一侧皮质下（上覆皮质）。

在所有各种类型中，癫痫仍然是主要的临床表现。有 80%~90% 的患者发生癫痫，起病年龄各异。癫痫发作类型多样，局灶性或多灶性癫痫发作很常见。全面性强直 - 阵挛发作可能是癫痫发病的特征。考虑到许多患者抗癫痫药物疗效欠佳，因此，应尽早考虑手术治疗。

三、脑室旁灰质异位

孤立的脑室旁灰质异位通常伴有癫痫发作，或者是多发性先天性异常综合征的一部分。如果是孤立的，它们通常是 X 连锁，并且在癫痫发作前（在不同年龄出现），超过 70% 患者的认知和神经系统发育是正常的（Parrini et al.，2006）。除癫痫发作外，受影响的患者还可能伴有其他神经系统症状或体征，具体取决于皮质畸形的复杂程度。某些类型可能合并更复杂的畸形，包括上覆皮质变

薄、一侧半球发育不全、胼胝体发育不良或缺如，伴或不伴基底节异常或伴有上覆皮质限局或弥漫性的多小脑回。GMH 在人群中的发病率仍不清楚，有些文献报道大致占各类皮质畸形的 15%~20%（Raymond et al.，1995；Li et al.，1997）。

在各种类型的 GMH 中，双侧和单侧病例的数量大致相等，而双侧对称脑室旁灰质异位约占双侧病例的 1/3。而且，迄今为止，已经描述了 15 种不同的脑室旁灰质异位综合征（Parrini et al.，2006）。其中最常见的是经典的双侧脑室旁灰质异位，在女性中更为常见；50% 以上患者有 X 连锁 FLNA 基因突变。女性家族性双侧脑室旁灰质异位（经典型）的特征是自然流产的发生率很高，尤其是男性胎儿，受累女性的女性后代中有 50% 的患病风险。连锁分析将基因定位到 Xq28，FLN1（Filamin 1）是与之相关的责任基因。

常染色体隐性遗传小头畸形伴脑室旁灰质异位是一种罕见的表型，由 *ARFGEF2* 突变所致（Sheen et al.，2004）。脑室旁灰质异位还可能与拷贝数变异有关，包括 5p15.1 或 5p15.3 3 重复（Sheen et al.，2003）和 6q26-q27 或 7q11.33 缺失（Ferland et al.，2006）。其他类型的灰质异位尚无遗传学相关报道。与 *FLN1* 不相关的多基因变异及环境相关病因所致的 GMH 也有报道（Tassi et al.，2005；Battaglia et al.，2006）。

四、神经病理学

手术标本的组织病理学为异位灰质结节的组织和网络连接提供了一些认识，包括结节形成及与上覆皮质之间的联系。由于脑室旁灰质异位患者常被认为不是癫痫手术的理想人选，因此在过去很难获得手术标本。然而，最近的数据似乎表明，尤其在单侧灰质异位患者中，如果仔细定位了致痫区，手术将是非常有益的。因此，手术治疗对这些皮质发育畸形的神经病理学研究作出了重大贡献，提供了关于结节内在组织的新数据，并为可能的病因机制提供了新的线索。目前公认，结节由大量神经元组成，边缘清晰，周围有白质纤维，其中一些纤维渗透到结节中，表明结节和表面皮质之间存在功能连接。不论大小和数量（单个或多个）、脑叶和位置的深度［室管膜下和（或）皮质下或跨膜］，所有结节均具有相似的形态和免疫细胞化学特征（Thom et al.，2004；Garbelli et al.，2009）。

FLN1 基因突变的患者中也描述了类似的结节组织。结节包含锥体细胞以及抑制性中间神经元的所有亚型，具有明显规则的形态。而且，无细胞区的小血管使人联想到皮质的分层，而神经胶质细胞的放射纤维类似于表面胶质增生的放射状模式，提示结节内也有基本的分层结构。此外，无细胞区中所具有的络丝蛋白免疫反应性神经元，反映了它们在上覆皮质分子层中的正常位置。通过分析皮质下 GMH 患者组织中三个分层特异性基因（*RORB*，*ER81* 和 *NURR1*）的表达模式，进一步证实了这种特殊的组织结构，表明属于第六层和第五层的神经元普遍表达在结节的外部边界，属于第四层的神经元位于结节更内部的区域。

因此，据推测，在皮质下灰质异位（SCH）中，一些 Cajal-Retzius 的络丝蛋白分泌细胞在皮质发育的早期阶段始终存在于底板内。这些细胞错误地位于这种一过性的分层中，它们将移行的神经元吸引到异位的位置，并在畸形异位的灰质中构建出基本的分层结构。因此，已经证明在发育中的小鼠皮质中，异位表达的络丝蛋白（Kubo et al.，2010）能够确定皮质下结节性聚集体中的分层结构，类似于在人类皮质畸形中观察到的情况（Kakita et al.，2002；Thom et al.，2004，2010；Meroni et al.，2009）。MRI 通常显示出覆盖在 GMH 上破坏的多微小脑回，最近的外科手术数据显示脑回异常，但没有组织学异常，这与典型的四层或未分层的多微小脑回一致。然而，已经对类似于局灶性皮质发育不良（FCD）（Ⅰ型和Ⅱ型）中观察到的不同程度的皮质层状结构紊乱进行了描述，伴钙结合蛋白的表达降低，提示 GABA 能系统受损。有时皮质组织正常结构可以建立，但在结节进入皮质的地方会出现中断。当异位结节累及颞叶时，很少出现海马硬化（hippocampal sclerosis，HS）（Tassi et al.，2005）。

移行的皮质和异位结节被不稳定的白质层分离，包括抑制性 GABA 能神经元的亚型，并与神经元混合（Hannan et al.，1999）。由于最终的皮质组织结构的异常，致痫区可能很复杂而且有多个，可能既涉及结节又涉及上面覆盖的皮质，或者仅涉及其中之一（Mai et al.，2003）。最近的多项研究证实，在癫痫发作和生理任务期间，结节和相应的皮质间回路的变化极大，这使得对它们各自参与程度的评估成为一项艰巨的任务（Lee et al.，1994；Richardson et al.，1998；Pinard et al.，2000；Bernasconi et al.，2001；Lange et al.，2004；Kobayashi et al.，2006；Little et al.，2007；Archer et al.，2010；Cristodoulou et al.，2012）。来自人体研究和动物模型的数据还表明，病理性皮质结构紊乱的原因不仅是异常的神经元移行，而且与异常增殖相关。因此，GMH 并不是唯一过程的最终结果。

五、异位结节在癫痫发生和神经功能中的作用

正电子发射断层扫描（PET），单光子发射计算机断层扫描（SPECT），功能 MRI（fMRI）和皮质电刺激研究试图阐明 GMH 在癫痫发生和功能中的作用。异位神经元、上覆皮质或远隔的皮质区域可能在癫痫发生中起着一致的作用，这支持初始畸形继发的可塑性改变可能是这些患者癫痫发病机制的观念（Watrin et al.，2015）。使用［^{18}F］氟脱氧葡萄糖（FDG）-PET 进行的大量研究似乎表明，异位灰质上覆皮质的功能损伤是可变的。结节状和层状灰质异位似乎与正常皮质有相同的代谢活性。然而，随后的 $H_2^{15}O$-PET 研究表明，即使在 MRI 上显示结构正常，异位灰质的上覆皮质既可保留相对正常的功能激活，也可表现出广泛的功能重建，皮质电刺激研究也证明了这一点。

在连续脑电图和功能磁共振（fMRI）记录期间出现的 fMRI 上血氧水平依赖度（blood oxygen level dependent，BOLD）信号的变化，可能有助于无创地确定灰质异位和周围皮质中的致痫区域，其优点是可以同时探索整个大脑的优势（Kobayashi et al.，2006）。它们也可用于更好地确定颅内记录的目标。fMRI 研究还显示，无论是在 GMH 还是在双皮质中，连接异位灰质和看上去正常的上覆皮质的功能网络同时激活（Pinard et al.，2000）。

六、灰质异位的手术治疗

由于大多数 GMH 患者有局灶性耐药性癫痫，因此，应尽早考虑手术治疗。由于确定发作期放电起源和致痫区的扩展范围时常模糊不清，以及探索这些深部皮质畸形的困难，因此这些患者非常适合进行立体脑电图（SEEG）研究。几十年前，手术被认为是相对无效的，所讨论的手术是仅做前颞叶切除术，而结节仍保留在原位结节（Dubeau et al.，1995）。只有同时也切除了异位灰质结节的患者似乎才有所改善（Li et al.，1997）。由于有创记录可以将结节内的初始放电起源与上覆皮质的初始放电起源区分开来，更好的术后效果也鼓励了更多的患者进行手术治疗（Tassi et al.，2005；Aghakhani et al.，2005）。进一步的证据表明，可以通过仔细的术前检查确定不同的外科手术选择，可以选择性切除部分或全部异位的灰质结节，证明 GMH 具有内在的致痫性，并且有可能获得良好的预后（Scherer et al.，2005）。同样，尽管保留了部分异位灰质结节，而切除了看上去正常的异位灰质上面覆盖的致痫性皮质，也能达到无发作（Tassi et al.，2005；Stefan et al.，2007）。只有双侧 GMH 患者的手术效果较差。

与其他皮质发育畸形一样，GMH 引起的耐药性局灶性癫痫的患者需要进行细致而准确的术前检查。经过仔细的电临床和 MRI 评估后，术前有创性检查几乎是必需的，以精准定位致痫区。SEEG 的研究提供了证据，表明癫痫发作活动可能同时发生于脑室周围的异位结节和上覆皮质区域，可能单独发生于异位灰质结节，或单独发生于附近皮质。因此，必须根据每位患者的临床特征，检查范围涉及异位灰质结节和上覆皮质。异位灰质结节的数量差异很大，如果结节很多，有时难以进行全面的检查。发作间期和发作期 EEG 记录可以帮助实际勾画致痫区，为每位患者确定和定制手术策略。

最近，SEEG 的一种有前景的新应用，即 SEEG 引导的射频热凝（thermocoagulation，THC）已经被证明在 GMH 中特别有效。它通常应用于 SEEG 记录结束前，并且可能对此类畸形有所帮助。已有发作长期缓解或减少的结果报道。这种方法风险低，在以前不能手术的双侧 GMH 患者中也可使用（Cossu et al.，2014），因此，在单侧 GMH 以及双侧 GMH 患者中均成为有吸引力的选择。最近已经提出了另一种新的治疗方式：立体定向磁共振引导的激光间质热疗（MR-guided laser interstitial thermal therapy，MRgLITT）。经过全面的术前评估，包括颅内脑电图监测，MRgLITT 已被用于最大程度地消融 GMH。这是一种很有前途的微创技术，可以通过多个路径形成形状复杂的病变，尽管在将其用作标准方法之前还需要进一步的研究（Esquenazi et al.，2014）。

七、灰质异位的有创性脑电图

（一）规则与概念

为了获得最佳手术效果，癫痫医师必须以事先假设的致痫区为基础，严格进行所有相关无创检查。应明确解剖 - 电 - 临床间的相关性，使用视

频 EEG 监测到的症状学要素，仔细分析发作间期和发作期神经电生理结果，并结合神经影像学证据来评估 GMH 的范围、位置和类型。通过功能成像（FDG-PET）和其他技术，包括发作期 SPECT、脑磁图（MEG）和 EEG-fMRI，可以获得更多信息。这些辅助检查可能表明皮质功能障碍区域属于病理网络，有助于制订颅内监测策略。

硬膜下栅状电极和 SEEG 均已用于 GMH 中。硬膜下和 SEEG 评估之间的选择实际上取决于各个癫痫中心的专业知识、熟悉程度和信心。两种技术都有其独特的优点和缺点。硬膜下记录范围更广泛，覆盖连续的皮质范围，从而可以对致痫皮质和功能区进行全面定位。主要的限制因素是对脑沟和深部病变无法覆盖。硬膜下电极有助于明确上覆皮质在发作起源中的作用，但是缺少有关异位灰质结节本身作用的数据，因此，无法进行详尽或完整的评估。考虑到结节的位置，SEEG 仍然是同时研究皮质和异位灰质结节的首选技术，这种技术可以准确覆盖深部病变和白质，从而可以轻松探查脑沟内病变和绘制白质纤维束。如今，用于电刺激的电极覆盖范围不充分的缺点已通过增加电极数量（每位患者的电极数量上限已增至 18 个：Cossu et al.，2012）得以解决。即便是颞区的单个结节，也可进行有效射频热凝的可能性使 SEEG 成为不仅合适，而且相当有吸引力的选择。

GMH 中有创性记录的主要指征如下。

1. 探索解剖 - 电 - 临床资料之间的任何矛盾之处。

2. 根据解剖病变的范围和位置来推测可能更大的致痫区。

3. 假定功能区皮质参与其中，了解功能区和与致痫区的关系。

有创性监测的决定必须得到多学科专家的共同认可，包括癫痫病专家、神经外科医生、神经放射科医生和神经心理学家。基于之前非有创性检查的结果制订工作假设，确定皮质的覆盖和采样范围，包括病理和 / 或生理网络。电极置入在全麻下进行，风险非常低。事先应进行并发症的评估，须考虑到癫痫发作的次数、难治性、对认知的影响以及疾病的社会影响，并权衡通过外科手术治愈的可能性（Cardinale et al.，2013）。

（二）电极置入策略

一旦确定了假定的致痫区，SEEG 置入的策略有三个主要目标。

1. 探索发作期放电起源和传播的主要假设。

2. 明确与探索的区域相关的高功能皮质区域。

3. 考虑最终需要热凝毁损的结节和致痫性皮质。

经常需要大量的电极。最怀疑的致痫区域必须优先考虑。此外，备用假设也必须考虑并进行采样，以排除其他可能的发作起始。可能需要大量电极覆盖结节，尤其是在可能进行热凝毁损的情况下。在双侧 GMH 中，即使非有创性检查显示发作起始具有侧向性，双侧置入也是有用的和必需的，以便清晰地明确致痫区进而通过热凝毁损获得最好的疗效。

（三）SEEG 记录

颅内电极（通常每名患者 5~18 根）的置入在全麻下根据外科医生的经验在有或没有立体定向头架的情况下进行，需要几小时（Cardinale et al.，2013）。置入结束后，必须使用 CT 或 MRI 重建电极的实际位置，或直接在 MRI 上可视化。在手术过程结束时进行短时间的记录，对验证电极完整性以及确定是否到达靶向皮质和 GMH 可能有帮助。在记录开始时，必须对每根电极进行分析性观察，明确识别出每根电极所经过的皮质和 GMH 结构。发作间期记录对于识别和描绘 GMH 的部位和大小非常有用。在皮质发育畸形的内部和外部，可能有不同的异常模式和分布。GMH 结节与上覆皮质和内侧皮质之间的同步化常被观察到，这很令人困惑（图 18-1）。

设计得当的导联将提供所需的信息，显示在发作期和发作间期的皮质和 GMH 内同时出现的电模式（图 18-1~ 图 18-7）。应选择相邻触点的双极导联，参考应该是位于白质中远离致痫区的电极。像所有 SEEG 评估一样，应添加多种电生理监测，至少要加上心电图和两导肌电图（最好是双侧三角肌），具体取决于患者癫痫发作的临床特征。每位患者至少需要 128 通道记录，最小采样率为 200~256Hz，研究或评估高频信号时可能需要 512Hz 或更高。SEEG 记录应包括睡眠期和清醒期（图 18-2，图 18-5），记录数天，以获得自发性癫痫发作，理想情况下每日记录 24 小时。不同类型 MCD 中均可有 GMH，进行 MRI 三维表面重建很有必要，以验证多平面 MRI 中电极的实际位置，有助于对 SEEG 数据的正确解释（Cardinale et al.，2013）。

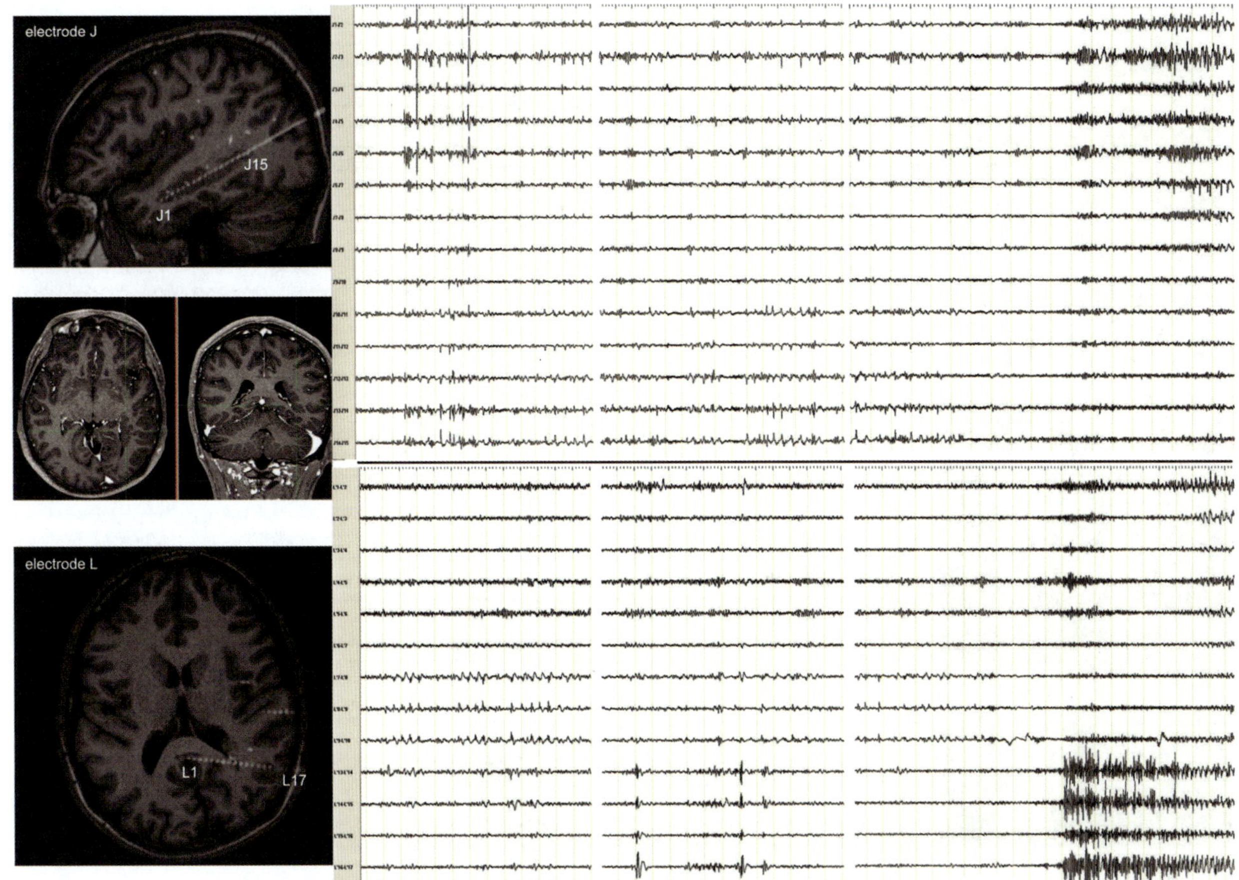

图 18-1　33 岁患者，左侧单侧脑室旁灰质异位，结节沿脑室的颞顶分布，2 根电极（J 和 L）的双极导联设置。可以在结节内见到特殊的活动（慢棘波），并最终与皮质异常同步化，在自发性发作中表现为不同的模式。电极 J 沿脑室旁灰质异位的长轴走行，在畸形的不同部分可以看到不同的发作间期活动（左侧和中间的脑电图图片），而在自发性发作阶段，低电压快活动最初开始于脑室旁灰质异位的后部（右侧脑电图图片）。L 电极探究颞叶内侧和后部，其中 8、9、10 触点记录脑室旁灰质异位（发作间期左侧和中间图片）。自发性发作起始于上覆皮质，然后继发累及室旁灰质结节

可以进行诸如过度换气、闪光刺激及随意运动等生理刺激，以评估和区分生理活动和反应，包括背景活动中断、缺乏反应和慢波活动。这样“病灶区”就可以大致勾画出来。棘波和棘慢波的存在和特征（尤其是在 GMH 内部）帮助勾画所谓的“激惹区”。在结节内，经常观察到反复的负性慢波，与背景活动完全消失相关（图 18-1，图 18-5）。这种特殊的活动可能与其他皮质棘波同步或不同步。发作期低幅快活动（LVFA）和发作间期的阵发性活动帮助正确估计致痫区，并预示着手术预后极佳（图 18-1，图 18-3，图 18-6）。

记录到一次或数次自发性癫痫发作后，应进行诱发电位和颅内电刺激。低频电刺激（low-frequency electrical stimulation，LFES：1~10Hz，脉宽 1~3ms，0.2~10mA，持续时间为 30~40s）是临床常用的，但在 GMH 中很少用这种方法来诱导后放电和 / 或临床发作。由于低频电刺激可以分析两个连续刺激之间的电活动，因此很容易识别出发作期放电，以及诱发电位的存在，从而可以分析相连的网络。系列高频刺激（trains of high-frequency stimulations，HFES：50~60Hz，脉宽 0.1~3ms，0.2~5mA，持续时间 3~10s）在诱发临床表现方面更有帮助；癫痫医师应将生理性表现与病理性表现分开，并需要考虑到后放电的存在，否则可能推导出错误的结论（图 18-4，图 18-7）。

在手术室或脑电图检查室进行热凝毁损后取出电极，儿童需要全麻，成年人不需要（也可在床旁取出电极，极少出现不适感）。切除性外科手术通常在间隔一段时间后进行，常为数周或数月，不同的癫痫中心实际操作各有不同。

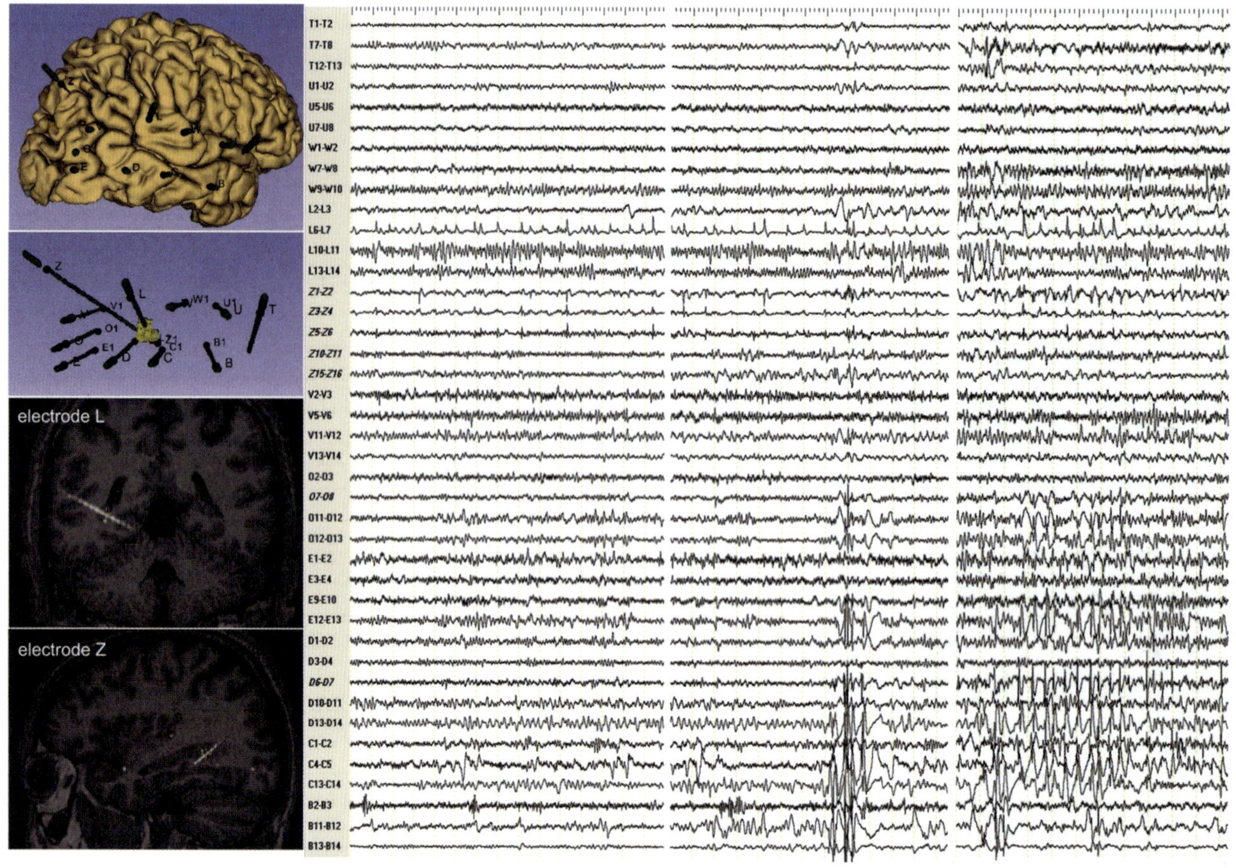

图 18-2　38 岁，右侧颞枕区脑室旁灰质异位。左侧图为三维立体表面重建图，展示电极的入点；L 和 Z 电极探查脑室旁灰质异位，如左下两图所示为 MRI T_1 矢状位和冠状位。清醒期（左侧 EEG 图）、思睡期（中 EEG 图）和睡眠期（右 EEG 图）的 SEEG 记录，可见导联 L6~7 和 Z1~4（位于脑室旁灰质异位）的局灶性病理性活动。思睡期会扩散至颞区（E12~13、D13~14、C13~14、B13~14、T7~8）及枕区（O11~12、O2~13）的新皮质结构。在睡眠期间，棘波和棘慢波增多，尤其是在颞枕交界处新皮质及脑室旁灰质异位中

（四）定义致病区和手术策略

SEEG 记录结束后，通过发作间期定义的“病灶”和“激惹”区必须与在自发性癫痫发作记录的发作期数据、发作间期阵发性活动以及电刺激结果进行比较。致病区的形状、位置和三维重建可立即进行治疗尝试（通过 THC）并确定预后因素和风险。

灰质异位有三种主要模式。

1. SEEG 证明癫痫发作起始在异位结节内（Sherer et al.，2005）。

2. SEEG 证明发作期放电同时出现在 GMH 和周围皮质（Li et al.，1997；Tassi et al.，2005）。

3. SEEG 显示发作最初始于皮质的电极，仅在之后才涉及 GMH（Mai et al.，2003；Tassi et al.，2005）。

热凝毁损几乎在所有病例都可以进行且很有前途；皮质区域和 GMH 都可基于 SEEG 结果进行热凝。这类畸形使用这种新的外科治疗似乎效果最好，超过 65% 的患者可达到无发作（Cossu et al.，2014）。对患者有计划地随访，并进行了热凝毁损后 MRI（图 18-8）。结果令人印象深刻，包括双侧病例。

如果热凝毁损无效，则手术策略将依据 SEEG 数据的结果制订。在极少数情况下，病变切除术可能就足够了（尽管由于 GMH 位置较深的性质而难以实现），或者在其他情况下，同时进行病变切除术与皮质切除术可能是合适的。结果可能是极好的（Li et al.，1997；Scherer et al.，2005；Tassi et al.，2005；Stefan et al.，2007；Meroni et al.，2009）。与其他畸形（多微小脑回）一样，并不一定需要完全切除 GMH 才能达到手术治愈（Tassi et al.，2005）。

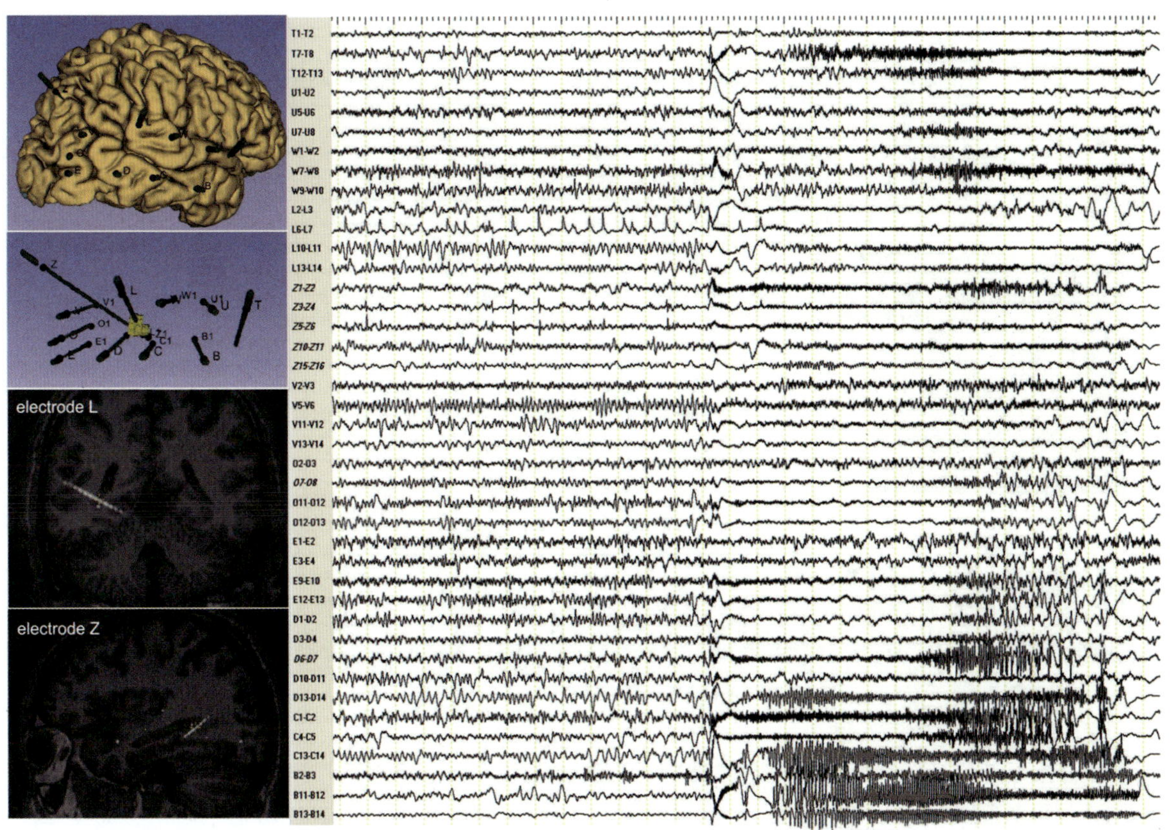

图 18-3 与图 18-2 为同一患者。自发性发作起始时的低电压快活动出现在脑室旁灰质异位以及不同的皮质（包括远隔部位）

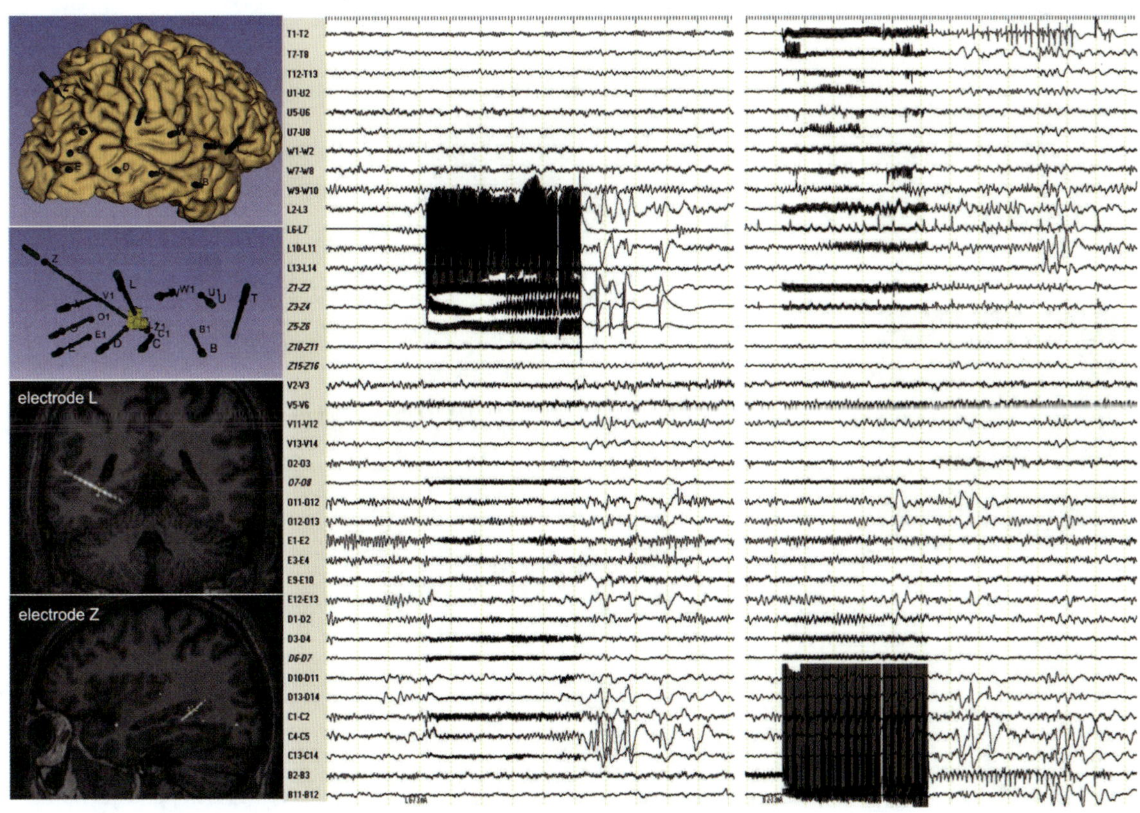

图 18-4 与图 18-2 为同一患者。高频电刺激脑室旁灰质异位内的 L6~7（左侧 EEG 图），在 PHN 内、邻近的梭状回和远隔处的海马后部（C）出现后放电。3mA 刺激 B2~3（右侧 EEG 图），在海马以及脑室旁灰质异位、梭状回和前颞极区（T1~2）可见后放电。该患者在电极 Z、B、C、L 的内侧以及电极 B、D、V 和 C 的外侧均进行了热凝毁损。在 5 年的随访中一直无发作

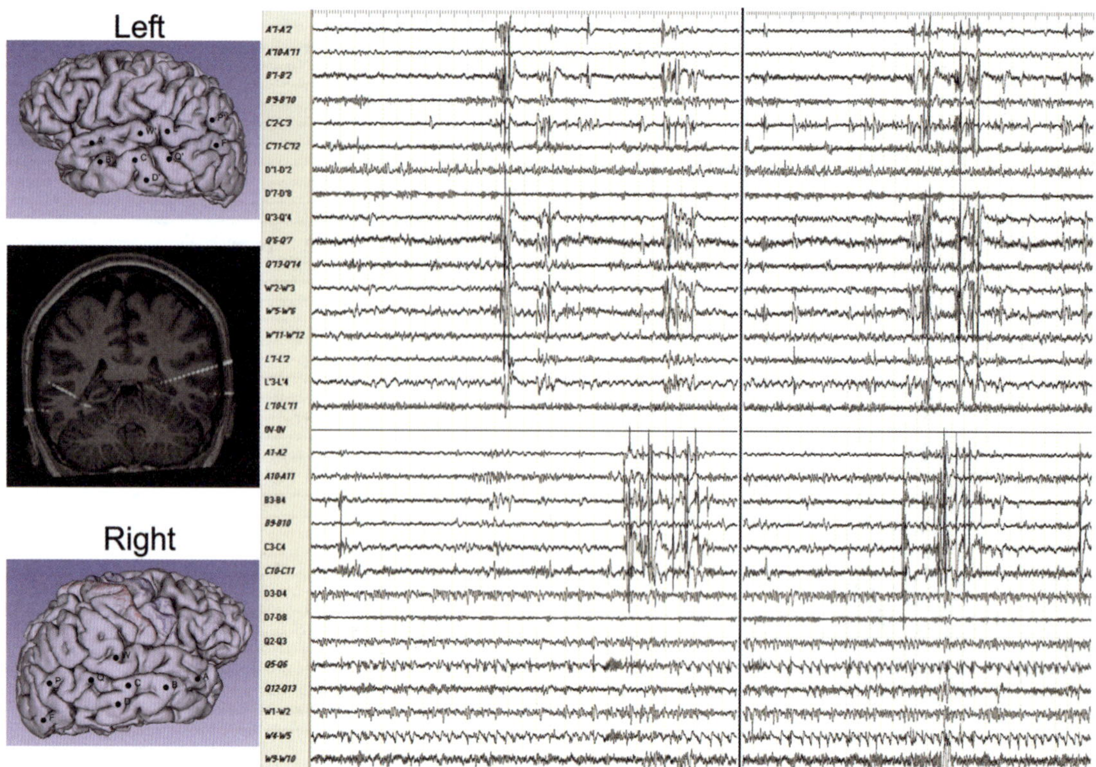

图 18-5　双侧脑室旁灰质异位的双侧探查。MRI 冠状位 T_1 显示左半球的 W' 和 L' 电极以及右半球的 Q 和 W 电极。在左半球，L' 和 W' 直接从脑室旁灰质异位记录，Q 和 W 电极同样记录右侧。灰质异位的自发活动在右侧更为明显（Q5—6、W4—5）。其他棘波、多棘波在左侧颞叶内侧（A'、B'、C'），与灰质异位内同步或不同步（W'4—5、L'3—4）。在右侧可以看到类似的情况，脑电图异常既出现在脑室旁灰质异位也出现在颞叶内侧结构（A、B 和 C）

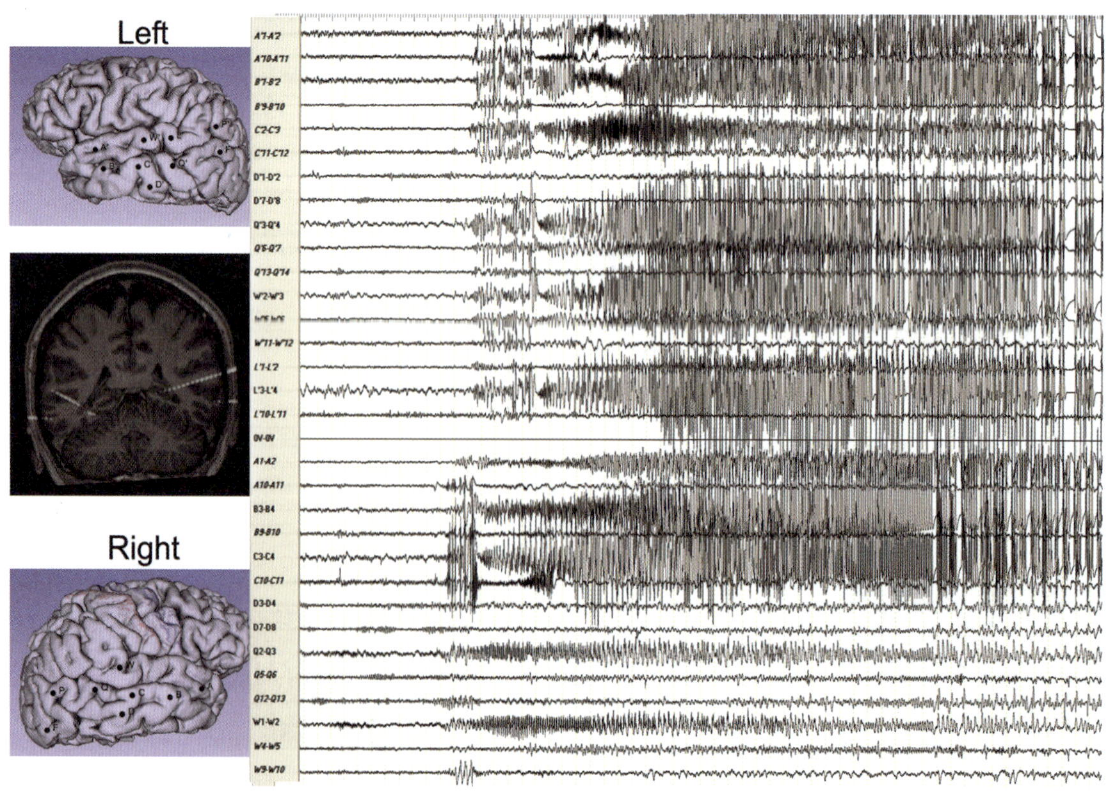

图 18-6　与图 18-5 为同一患者。自发的发作起始于右侧颞叶内侧（A、C），脑室旁灰质异位没有太参与，并在不到 1s 的时间内扩散到对侧半球

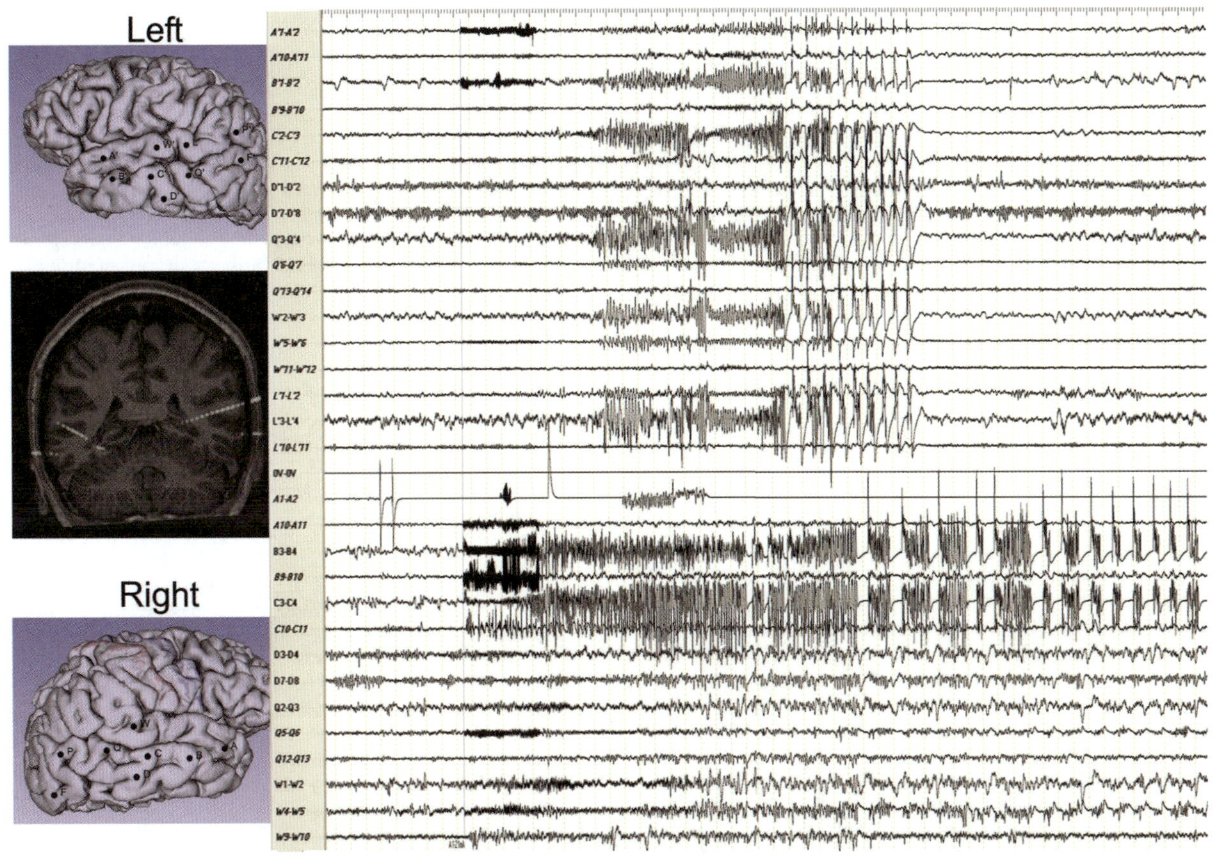

图 18-7　与图 18-5 为同一患者。高频电刺激右侧杏仁核引起右半球后放电，包括脑室旁灰质异位内和外，并扩散到对侧半球。对患者右侧 A、Q 和 B 电极的内侧触点以及左侧 W'、L' 和 Q' 电极的内侧触点进行了热凝毁损。在最近的 5 年随访中一直无发作

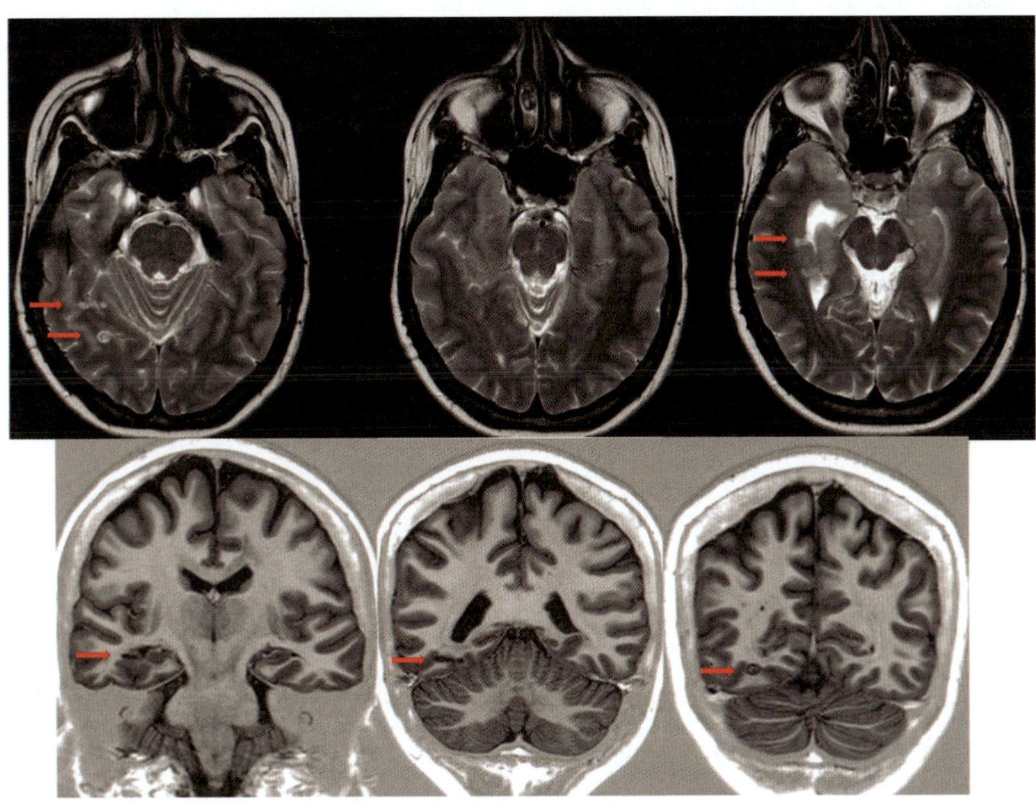

图 18-8　28 岁，右侧脑室旁灰质异位。THC 后 6 个月的 MRI 显示热凝位置（红色箭头），在 SEEG 数据指导下，热凝了异位灰质结节和皮质区域。该患者无发作已超过 5 年

八、结论

对于GMH，SEEG是评估结节性灰质异位和周围皮质的最佳方法。可以在患者中确定不同的致痫区，范围从单独的GMH、单独的表面皮质或远隔部位皮质，或两者兼有。可采取不同的手术策略。如果单独使用热凝毁损不能达到长时间无发作，切除性手术也可以产生出色的效果。

（王爽 译，孟祥红 审校）

参考文献

Aghakhani Y, Kinay D, Gotman J et al. (2005). The role of periventricular nodular heterotopia in epileptogenesis. *Brain*. 128: 641–651.

Archer JS, Abbott DF, Masterton RA, Palmer SM, Jackson GD. (2010). Functional MRI interactions between dysplastic nodules and overlying cortex in periventricular nodular heterotopia. *Epilepsy Behav*. 19:631–634.

Barkovich AJ, Kuzniecky RI, Jackson GD, Guerrini R, Dobyns WB. (2005). A developmental and genetic classification for malformations of cortical development. *Neurology*. 65:1873–1887.

Barkovich AJ, Guerrini R, Kuzniecky RI, Jackson GD, Dobyns WB. (2012). A developmental and genetic classification for malformations of cortical development: update 2012. *Brain*. 135:1348–1369.

Battaglia G, Chiapparini L, Franceschetti S, et al. (2006). Periventricular nodular heterotopia: classification, epileptic history, and genesis of epileptic discharges. *Epilepsia*. 47:86–97.

Bernasconi A, Martinez V, Rosa-Neto P, et al. (2001). Surgical resection for intractable epilepsy in 'double cortex' syndrome yields inadequate results. *Epilepsia*. 42:1124–1129.

Cardinale F, Cossu M, Castana L, et al. (2013). Stereo-electroencephalography: surgical methodology, safety, and stereotactic application accuracy in 500 procedures. *Neurosurgery*. 72:353–366.

Cossu M, Schiariti M, Francione S, et al. (2012). Stereo-electroencephalography in the presurgical evaluation of focal epilepsy in infancy and early childhood. *J Neurosurg Pediatr*. 9:290–300.

Cossu M, Fuschillo D, Cardinale F, et al. (2014). Stereo-EEG-guided radio-frequency thermocoagulations of epileptogenic grey-matter nodular heterotopy. *J Neurol Neurosurg Psychiatry*. 85:611–617.

Christodoulou JA, Walker LM, Del Tufo SN, et al. (2012). Abnormal structural and functional brain connectivity in gray matter heterotopia. *Epilepsia*. 53:1024–1032.

Dubeau F, Tampieri D, Lee N, et al. (1995). Periventricular and subcortical nodular heterotopia. A study of 33 patients. *Brain*. 118:1273–1287.

Esquenazi Y, Kalamangalam GP, Slater JD, et al. (2014). Stereotactic laser ablation of epileptogenic periventricular nodular heterotopia. *Epilepsy Res*. 108:547–554.

Ferland RJ, Gaitanis JN, Apse K, Tantravahi U, Walsh CA, Sheen VL. (2006). Periventricular nodular heterotopia and Williams syndrome. *Am J Med Genet*.140:1305–1311.

Garbelli R, Rossini L, Moroni RF, et al. (2009). Layer-specific genes reveal a rudimentary laminar pattern in human nodular heterotopia. *Neurology*. 73:746–75.3

Guerrini R, Marini C. (2006). Genetic malformations of cortical development. *Exp Brain Res*. 173:322–333.

Hannan AJ, Servotte S, Katsnelson A, et al. (1999). Characterization of nodular neuronal heterotopia in children. *Brain*. 122:219–238.

Kakita A, Hayashi S, Moro F, et al. (2002). Bilateral periventricular nodular heterotopia due to filamin 1 gene mutation: widespread glomeruloid microvascular anomaly and dysplastic cytoarchitecture in the cerebral cortex. *Acta Neuropathol*. 104:649–657.

Kobayashi E, Bagshaw AP, Grova C, Gotman J, Dubeau F. (2006). Grey matter heterotopia: what EEG–fMRI can tell us about epileptogenicity of neuronal migration disorders. *Brain*. 129:366–374.

Kubo K, Honda T, Tomita K, et al. (2010). Ectopic Reelin induces neuronal aggregation with a normal birthdate-dependent 'inside-out' alignment in the developing neocortex. *J Neurosci*. 30:10953–10966.

Lange M, Winner B, Müller JL, et al. (2004). Functional imaging in PNH caused by a new FilaminA mutation. *Neurology*. 62:151–152.

Lee N, Radtke RA, Grey L, et al. (1994). Neuronal migration disorders: positron emission tomography correlations. *Ann Neurol*. 35:290–297.

Leventer RJ, Phelan EM, Coleman LT, Kean MJ, Jackson GD, Harvey AS. (1999). Clinical and imaging features of cortical malformations in childhood. *Neurology*. 53:715–722.

Li L, Dubeau F, Anderman F, et al. (1997). Periventricular nodular heterotopia and intractable temporal lobe epilepsy: poor outcome after temporal lobe resection. *Ann Neurol*. 41:662–668.

Little AS, Ng YT, Kerrigan JF, Treiman DM, Fram E, Rekate HL. (2007). Anterior motor strip displacement in a boy with right frontal gray matter heterotopia undergoing epilepsy surgery. *Epilepsy Behav*. 11:241–246.

Mai R, Tassi L, Cossu M, et al. (2003). A neuropathological, stereo-EEG, and MRI study of subcortical band heterotopia. *Neurology*: 60:1834–1838.

Meroni A, Galli C, Bramerio M, et al. (2009). Nodular heterotopia: a neuropathological study of 24 patients undergoing surgery for drug-resistant epilepsy. *Epilepsia*. 50:116–124

Parrini E, Ramazzotti A, Dobyns WB, et al. (2006). Periventricular heterotopia: phenotypic heterogeneity and correlation with Filamin A mutations. *Brain*. 129:1892–1906.

Pinard JM, Feydy A, Carlier R, Perez N, Pierot L, Burnod Y. (2000). Functional MRI in double cortex: functionality of heterotopia. *Neurology*. 54:1531–1533.

Raymond AA, Fish DR, Sisodiya SM, et al. (1995). Abnormalities of gyration, heterotopias, tuberous sclerosis, focal cortical dysplasia, microdysgenesis, dysembryoplastic neuroepithelial tumour and dysgenesis of the archicortex in epilepsy. Clinical, EEG and neuroimaging features in 100 adult patients. *Brain*. 118:629–660.

Richardson MP, Koepp MJ, Brooks DJ, et al. (1998). Cerebral activation in malformations of cortical development. *Brain*. 121:1295–1304.

Scherer C, Schuele S, Minotti L, Chabardes S, Hoffmann D, Kahane P. (2005). Intrinsic epileptogenicity of an isolated periventricular nodular heterotopia. *Neurology*. 65:495–496.

Sheen VL, Wheless JW, Bodell A, et al. (2003). Periventricular heterotopia associated with chromosome 5p anomalies. *Neurology*. 60:1033–1036.

Sheen VL, Gabesh VS, Topcu M, et al. (2004). Mutations in *ARFGEF2* implicate vesicle trafficking in neural progenitor proliferation and migration in the human cerebral cortex. *Nat Genet*. 36:69–76.

Stefan H, Nimsky C, Scheler G, et al. (2007). Periventricular heterotopia: a challenge for epilepsy surgery. *Seizure*. 16:81–86.

Tassi L, Colombo N, Cossu M, et al. (2005). Electroclinical, MRI and neuropathological study of 10 patients with nodular heterotopia, with surgical outcomes. *Brain*. 128:321–337.

Thom M, Martinian L, Parnavelas JG, et al. (2004). Distribution of cortical interneurons in grey matter heterotopia in patients with epilepsy. *Epilepsia*. 45:916–923.

Thom M, Garbelli R, Spreafico R. (2010). Reelin and human nodular heterotopia. *Epilepsia*. 52:649–656.

Watrin F, Manent JB, Cardoso C, Represa A. (2015). Causes and consequences of gray matter heterotopia. CNS Neurosci Ther. 21:112–122.

第 19 章

多小脑回的立体脑电图：时机以及技巧

Louis Maillard，Georgia Ramantani，著

一、前言

(一) 定义

多小脑回(polymicrogyria)指的是数量过多的、异常的小、且部分融合并伴有浅脑沟和皮质分层异常的皮质脑回(Barkovich et al.，2005)。磁共振成像(MRI)表现出特征性的脑回模式，即皮质表面不规则、皮质明显增厚和"斑点状"的灰白质交界(Leventer et al.，2010)。多小脑回是最常见的皮质发育畸形(malformation of cortical development，MCD)之一，约占所有MCD的20%(Leventer et al.，2010)，并且常与其他脑发育畸形同时存在，如胼胝体发育不全、小脑发育不全、脑裂畸形(SCZ)、脑室周围和皮质下灰质异位、局灶性皮质发育不良(FCD)和半侧巨脑(Wieck et al.，2005；Maillard et al.，2009；Ramantani et al.，2013b；Wang et al.，2016)。多小脑回是由于大脑皮质发育受阻所致，很可能发生在神经元迁移的晚期和皮质形成的早期(Barkovich et al.，2005)。脑病理显示中层和深层皮质神经元异常发育或消失，伴有未分层(2层)或分层(4~6层)的皮质结构(Judkins et al.，2011)。潜在的病因可能是多种的，包括环境因素和遗传因素。多小脑回发生在围生期缺血性损伤附近(Barkovich et al.，1995)，并且可能与围生期感染(尤其是巨细胞病毒：Barkovich and Lindan，1994)、代谢异常(van der Knaap and Valk，1991)以及基因突变和拷贝数变异(Stutterd and Leventer，2014)相关。多小脑回的临床表现差异很大，这取决于潜在的病因、是否合并特定综合征的表现、多小脑回的范围和位置以及是否存在其他MCD。症状初次出现的年龄从新生儿期到成年晚期不等，大部分患者出现偏瘫、小头畸形、全面发育迟缓、多发先天性畸形，以及最常见的癫痫(Guerrini et al.，1997，1998；Parrini et al.，2009；Leventer et al.，2010；Castañode la Mota et al.，2011；Shain et al.，2013)。

(二) 遗传学

在过去的几十年中，有超过30个基因的突变被确认与多小脑回相关。其中最主要的是微管蛋白基因的突变(Stutterd and Leventer，2014)，以及在多小脑回相关半侧巨脑的病例中的(PI3K)-AKT通路上的突变(Stutterd and Leventer，2014)。双侧外侧裂多小脑回(Chang et al.，2004)主要是X连锁的，尽管有较强的遗传异质性，但有些家系定位到染色体Xq28(Villard et al.，2002)。有报道，右半球为主的不对称外侧裂多小脑回与染色体22q11.2缺失有关(Robin et al.，2006)。双侧额叶和额顶叶多小脑回与G蛋白偶联受体基因6(*GPR56*)的突变有关(Piao et al.，2005)。最近的研究表明，与其他多小脑回形式相比，具有*GPR56*突变的患者可能与先天性肌营养不良和鹅卵石样无脑回畸形的发病机制更为相似(Guerrini，2010；Leventer et al.，2010)。总体而言，目前确定的基因突变对多种细胞机制都有影响，因而无法将多小脑回发病机制归因于单一通路(Stutterd and Leventer，2014)。尽管最近遗传学方面有所进展，但在大多数病例中，多小脑回皮质形成的机制和潜在病因仍然未知，这使得诊断和产前检测以及遗传咨询非常具有挑战性。

(三) 临床谱系

多小脑回与广泛的临床表现有关，从仅有非常轻微的语言发育落后到痉挛性四肢瘫、严重的脑病及难治性癫痫。50%以上的患者在1岁以内出现症状(Leventer et al.，2010)。多小脑回最常见的症状包括癫痫(78%)、全面性发育迟缓(70%)及运动障碍(51%)，包括双侧多小脑回的痉挛性四肢瘫以

及半侧多小脑回的偏瘫(Leventer et al.,2010)。多小脑回可以是先天性代谢异常的临床表现之一,也可以是染色体微缺失综合征的临床表现之一。另外,临床表现的严重程度还和多小脑回的范围相关。双侧及广泛的多小脑回常与癫痫发作起病年龄更早以及癫痫发作前的发育落后发生率更高相关(Leventer et al.,2010; Shain et al.,2013)。

多小脑回相关的小头畸形出现在 50% 的病例中(Leventer et al.,2010),小头畸形常早在子宫内就可诊断,而多小脑回则多是出生后的影像学诊断。合并心脏畸形的多小脑回常提示 22q11.2 微缺失综合征,合并感音神经性耳聋的多小脑回常提示先天性巨细胞病毒感染。22q11.2 微缺失综合征所致的多小脑回几乎均伴有认知损伤及假性球麻痹,且绝大多数会有严重的 Lennox-Gastaut 型局灶性或全面性癫痫(Guerrini et al.,2010)。

双侧外侧裂多小脑回(Chang et al.,2004)通常表现为假性球麻痹和孤立的语言发育迟缓。全面的临床谱系包括口周运动障碍和癫痫,构成先天性双侧外侧裂综合征。其特点是舌运动、语言表达、吮吸和吞咽困难、流涎过多、面瘫和一定程度的认知障碍(Stutterd and Leventer,2014)。双侧额叶和额顶叶多小脑回表现为严重的智力低下、运动和语言障碍以及严重的癫痫,常表现为 Lennox-Gastaut 综合征(Parrini et al.,2009)。双侧纵裂周围顶枕叶的多小脑回表现为轻度认知障碍和伴或不伴轻微自动症的复杂部分性发作,与颞枕起源的发作吻合(Guerrini et al.,1997)。一侧半球或广泛多脑叶多小脑回通常伴有同侧半球萎缩,多为散发性。患者可有癫痫、偏瘫和轻至中度发育落后(Guerrini et al.,1998)。最近的癫痫外科手术研究报道了单侧、单脑叶或多脑叶病例(主要是颞枕叶或颞顶叶),其特征是没有发育迟缓或神经心理障碍、神经功能缺陷患病率低(8 例患者中 2 例出现视野缺损),以及药物难治性局灶性癫痫的发病晚(中位年龄 18.5,范围 6~36),可进行癫痫外科治疗(Berg et al.,2009; Maillard et al.,2009; Ramantani et al.,2013b)。

总体而言,多小脑回是一种高度致痫的病变,大约 80% 的患者最终会有癫痫发作,多数是在 5 岁内发生(Leventer et al.,2010)。然而,许多患者在癫痫发作之前即表现出神经或发育异常。

(四) 癫痫:自然病程

与多小脑回相关的癫痫严重程度不一,包括难治性病例、预后良好和自发缓解的病例(Guerrini et al.,1998)。另一方面,相当多的患者没有癫痫。这种多样性反映了多小脑回的形成机制及其致痫机制的复杂性。

一种在学龄前出现的特征性临床综合征与单侧多叶 PMG 有关,该综合征表现如下。①睡眠期癫痫样放电持续状态(electrical status epilepticus during sleep,ESES);②偶发的部分运动性发作、失张力发作及不典型失神发作;③某些病例可有认知倒退。这些过程可能持续数月至数年,直到青春期停止。从长远来看,患者可在睡眠期间保持无癫痫发作或出现偶发的局灶运动性发作(Guerrini et al.,1998)。总体而言,该过程与没有结构性脑损伤的 ESES 患者的过程没有区别。这种特殊综合征良好预后与在多小脑回和其他 MCD 中通常观察到的结果形成对比,因为这些综合征很少表现出自发缓解(Berg et al.,2009)。迄今为止,为何仅在某些多小脑回(不同于其他致痫性的 MCD,如 FCD、半侧巨脑和脑裂畸形)中会出现 ESES 的原因尚不清楚。另一方面,尽管 ESES 很少见,但它经常与多小脑回相关。在多小脑回患者中进行睡眠期 EEG 记录非常必要,特别是在 ESES 年龄范围内,有局灶运动性发作、注意缺陷多动障碍的情况下(Guerrini et al.,1998)。在最近的一项研究中,分析了 27 名患者的 ESES 发生与多小脑回侧半球和同侧丘脑体积变量的关系,前瞻性随访时间平均为 14 年(Bartolini et al.,2016)。ESES 诊断年龄为 5~7 岁,21% 的患者在发病后 2 年内出现缓解,50% 的患者在 4 年内出现,100% 的患者在 13 岁时出现缓解。在这项研究中,多小脑回同侧的半球和丘脑的体积能可靠地确定发生 ESES 的风险。作者推测,多小脑回伴 ESES 综合征与皮质 - 丘脑畸形复合体有关,评估患有多小脑回和癫痫儿童的患侧半球和丘脑的体积是 ESES 的可靠生物标志。

一般来说,与难治性癫痫和发育缺陷(如 FCD)相关的 MCD 患者是切除性手术的候选者,这取决于 MCD 的定位和程度,一些研究支持早期干预(Ramantani et al.,2013a,c)。然而,在与多小脑回相关的 ESES 中,癫痫的良好预后,以及认知功能的不明确预后,不鼓励早期手术。

在迄今为止最大的多小脑回队列中,癫痫的患病率并未因多小脑回的形式、程度、位置或侧向性而有明显差异(Leventer et al.,2010),尽管广泛和双侧多小脑回的患者癫痫发作起病年龄更低,且癫痫发作之前就存在发育落后的发生率更高(Shain et al.,2013)。整个队列的中位年龄为4个月,几乎50%的患者表现为新生儿期的癫痫发作。仅有7%的患者在10岁后起病,仅1例患者在30岁后起病。局灶性多小脑回患者表现出发病年龄更大的趋势(Leventer et al.,2010;Mavili et al.,2012;Shain et al.,2013)。

(五)核磁共振(MRI)

磁共振成像(MRI)是常用的影像学手段,目的是可靠地将多小脑回与其他MCD区别开并确定范围。灰白质交界处的“颗粒”是多小脑回的特征性改变,而其他MCD则没有(Leventer et al.,2010)。应仔细检查外侧裂周围,尤其在高质量的矢状位层面中,因为外侧裂周围是多小脑回的好发部位。在幼儿中,多小脑回的程度可能由于髓鞘化未完成而被掩盖,因此后续影像学研究至关重要(Barkovich,2010)。多小脑回的MRI特征随患者年龄的不同而变化:在婴儿期多小脑回皮质看上去很薄,有多个非常小的起伏,在髓鞘化后变为皮质稍增厚,灰白质交界不规则(Takanishi and Barkovich,2003)。由于相邻的微小脑回间分子层的融合,脑膜表面可能呈现出反常的平滑性。还可进行计算机断层扫描(CT)检查,以发现与先天性巨细胞病毒感染相关的钙化,从而明确多小脑回的病因。

多小脑回的异质性表现在其多变的分布和影像特征,这不仅与其多样的发病机制相关,而且与其独特的临床表现相关。最常见的分布模式是外侧裂周围的多小脑回,在迄今为止最大的多小脑回系列中,双侧和单侧外侧裂周围多小脑回分别占52%和9%(Leventer et al.,2010)。在这个系列中,65%的患者外侧裂周围皮质是多小脑回最严重的部位,包括一些合并外侧裂周围多小脑回和脑室周围结节状灰质异位的患者。据估计,在多小脑回患者中外侧裂周围皮质受累的比例达80%,也包括其他脑区受累的患者(Hayashi et al.,2002;Leventer et al.,2010)。其他最常见的形式是双侧的,包括广泛的多小脑回、双侧额叶和额顶叶多小脑回以及双侧纵裂旁的顶枕多小脑回(Barkovich,2010;Leventer et al.,2010)。有一种假设,多小脑回是一种以脑裂和脑沟为主要受累部位的疾病,外侧裂周围多小脑回围绕外侧裂,额叶多小脑回常限局在额叶后部中央沟附近,而纵裂旁顶的枕多小脑回集中在顶枕沟和距状沟周围。广泛性多小脑回常在过氧化物酶体病和先天性巨细胞病毒感染的患者中出现。更为少见的多小脑回模式包括多灶性多小脑回,多小脑回合并Sturge-Weber综合征以及合并不符合脑裂标准的深部迁移性脑裂的多小脑回(Leventer et al.,2010)。

多小脑回还常常合并其他脑发育畸形,如脑室周围灰质异位症、脑室扩张以及胼胝体、脑干和小脑异常等(Leventer et al.,2010;Wang et al.,2016)。脑室周围灰质异位可与脑室周围或顶枕多小脑回一起发生(Leventer et al.,2010)。在伴有脑室周围灰质异位的顶枕多小脑回中(Wang et al.,2016),可能会发生海马、小脑或胼胝体异常,这在大多数其他模式的多小脑回中是罕见的。脑裂畸形(SCZ)是多小脑回的一种特殊的模式(Barkovich et al.,2005),形成的深脑裂可延伸穿过整个脑实质与侧脑室相通。脑裂的周边有多小脑回,可与被白质或胶质增生包绕的脑膜囊肿区别开来。脑裂畸形的裂隙可以是单侧或双侧的,“开唇”(脑裂的壁不相贴)或“闭唇”(脑裂的壁相贴,常常融合)。

超高场强的MRI(7T)可能是未来有用的工具,与传统的3T序列相比,它可以揭示多小脑回的更多解剖细节,从而增加其精确的特征。在最近的一项研究中,7T MRI显示皮质静脉异常,从而提示了血管生成异常在多小脑回发病机制中的作用(De Ciantis et al.,2015)。

(六)癫痫手术

尽管78%~87%的多小脑回患者合并有癫痫(Guerrini and Filippi,2005;Leventer et al.,2010),且65%的患者表现为难治性病程(Guerrini and Filippi,2005),但癫痫手术却很少进行,而且手术效果在MCD手术系列中较差(Sisodiya,2000年)(表19-1)。多小脑回仅占与MCD相关癫痫手术的5%(Chang et al.,2011),据报道只有50%的患者实现了长期的无发作(Wang et al.,2016)。多小脑回的癫痫手术存在一些特殊的问题:①畸形的范围,通常是双侧、多脑叶或多灶;②在多小脑回中,致痫区和功能区重叠(Maillard et al.,2009;Ramantani et al.,2013b);③一些与多小脑回相关的癫痫综合征可能预后良好(Shain et al.,2013)。

多小脑回相关的难治性癫痫术中的关键问题在于手术范围是否需要涵盖所有的畸形皮质。对于那些双侧、多脑叶或多灶性的畸形,可能被认为需要特别广泛的切除,从而引发与功能区皮质重叠的问题。另一方面,任何手术方法如果不遵循FCD

表 19-1　所有多小脑回相关难治性癫痫外科研究的发现

研究	病例数	PMG 位置：局灶；多脑叶；双侧	手术年龄：儿科；成人	PET	SPECT	有创性 EEG：硬膜下电极；SEEG	切除方式：半球；局灶	随访（中位），年	发作预后：Engel I；II；III；IV
Chassoux et al.(2008)	4	1；0；0	0；4	4	0	0；4	0；3*	>2	3；0；0；0
Ramantani et al.(2013b)	4	1；0；0	0；4	4	0	1；3	0；4	2~6(4)	3；1；0；0
Shain et al.(2013)	9	3；5；1	4；5	2	1	1；0	3；6	0.1~21(4.3)	7；0；1；1
Wang et al.(2015)	12	3；5；4	7；5	0	0	4；0 (+5ECoG)	4；8	1~19(7)	6；1；3；2
Wichert-Ana et al.(2007)	9	2；0；7	2；7	0	9	3；0 (+2ECoG)	1；8	1.5~7.5 (4.4)	3；0；4；2

PET. 正电子发射断层扫描；SPECT. 单光子发射计算机断层扫描；SEEg. 立体定向 EEG；ECoG. 颅内皮质电图

*.4 例患者中 1 例在 SEEG 后即无发作，未进行切除手术

所确立的“全部切除以达到无发作”的原则（Chang et al.，2011），就必须有充分的理由。有趣的是，一些研究报道了在单侧或双侧不对称的多小脑回模式中，右半球受累的趋势更明显（Shain et al.，2013），这使得运动功能（而不是语言功能）成为切除性手术的最重要考虑因素。另一个核心问题是多小脑回相关癫痫的自然病史，一部分接受评估准备手术的患者，最终仅通过抗癫痫发作药物即可达到无发作，这是因为一些多小脑回相关临床综合征的总体预后良好。但是，在最近的 66 例单侧多小脑回、偏瘫和 ESES 患者的报道中（Caraballo et al.，2013），大多数患者表现出癫痫发作减少，但仅 3 例患者仅使用抗癫痫发作药物实现无发作。

在一项多中心研究中（Shain et al.，2013），在接受全面的术前评估后，61 例患者中的 9 例进行了手术切除：3 例为局灶性，5 例为单侧多小脑回，1 例为双侧多小脑回。以下情况未进行手术：①用正确的抗癫痫发作药物癫痫发作控制良好（n=3）；②双侧或多灶起始的癫痫发作（n=8）；③功能损伤的风险高（n=1）；④广泛的多小脑回。

接受癫痫手术的患者进行了部分或全部病灶切除术，在 12 个月的随访中，9 例中有 7 例无发作（Engel I 级：Engel et al.，1993）。值得注意的是，其中的一位患者为双侧多小脑回，但有明确单一的发作起始。在同一项研究中，广泛性多小脑回部分切除后出现术后发作恶化。9 例患者中有 3 例进行了半球离断术，尽管只有 1 例畸形累及全部四个脑叶。所有 3 例患者在随访中均无癫痫发作。唯一接受颅内记录检查的患者为顶叶多小脑回，有癫痫性痉挛及左顶叶起始的局灶性癫痫发作。左顶叶切除术后两种发作均消失。9 例患者中有 2 例接受了发作间期正电子发射断层扫描（PET）检查，均显示与多小脑回范围一致的低代谢。但是，1 例患者的低代谢范围超过了切除的范围，进行局部（颞部）切除也达到无发作。尽管该研究中有 2/3 的患者在婴儿期或儿童早期就患有癫痫，但其中有 50% 以上的患者是在成年后才接受手术治疗。

两项基于颅内脑电记录的研究侧重于多小脑回的致痫区、电临床和神经影像学特征之间的相关性。在第一个研究中（Işik et al.，2007），4 名患者中有 3 名在多小脑回内和包括多小脑回的致痫区域可见发作间期高频棘波，但是有 2 例扩散至较远的皮质区域，尤其是颞叶内侧结构（MTS）。另 1 例患者的发作期放电起始于多小脑回以外的区域，很快扩散到多小脑回区域。3 例患者接受了包括多小脑回在内的广泛的切除手术，术后长期无发作。这项研究强调：①尽管多小脑回具有内在致痫性，但它只是更大的致痫网络的一部分，这个网络超出了 MRI 可检测到的畸形；②如果包括多小脑回在内的大范围切除手术是可行的，就可能实现术后无发作。

在第二项研究中（Ramantani et al.，2013b），一名患者的致痫区仅限于内侧颞叶结构，完全不包括多小脑回。另外 2 例患者的发作首先累及内侧颞叶结构，并很快累及部分多小脑回，最后一名患者的发作同时累及内侧颞叶结构和整个多小脑回。这项研究表明，在单侧脑区性多脑叶（主要是外侧裂周围）的多小脑回中：①多小脑回的内在致痫性是异质性的；②致痫区涉及远隔但功能相连的皮质区域，即内侧颞叶结构；③多小脑回偶尔和部分参与致痫区；④基于颅内记录进行外科手术切除，保留

部分或全部多小脑回，也可实现长期的术后无发作。

在一个更大的多小脑回相关性难治性癫痫手术系列中（Wang et al.，2016），12 例患者中的 8 例为局灶性切除，4 例半球切除，术后 6 例长期无发作，另外 4 例发作明显减少。根据先前的研究，该队列的特征是 83% 的患者在儿童时期出现癫痫，其中 1 例有 ESES，另 1 例有婴儿痉挛症。12 例患者中有 8 例为单侧多小脑回，4 例为双侧（2 例双侧外侧裂周围，2 例为双侧枕叶受累），半数有外侧裂周围受累。除多小脑回外，12 例患者中有 8 例还有其他的 MCD，包括 3 例为半侧巨脑，2 例 FCD，2 例灰质异位和 1 例闭唇型脑裂畸形。头皮脑电图检查结果在大多数情况下无参考价值，除了在 4 例双侧多小脑回患者中有 2 例根据头皮脑电图对发作起始进行定侧。8 例单侧多小脑回患者中，有 3 例难以根据头皮脑电图的发作起始定侧，其中 1 例表现为 ESES。除 3 例行半球切除术的患者外，其他所有患者均进行了长程颅内脑电记录或术中皮质脑电图（ECoG）记录，以进一步确定致痫灶。这些有创性记录被认为有助于指导具有弥漫性和非偏侧性头皮脑电图表现的患者进行切除手术，其中包括 1 例头皮脑电图正常的患者。有趣的是，4 例头皮脑电图能定侧的患者，与他们的颅内记录具有良好的一致性。颅内脑电图显示发作为局灶性起始的 7 例，弥漫性起始的 2 例。发作起始为弥散性的患者均未获得术后无发作。考虑到术中环境对自发记录癫痫发作的限制，本研究的局限性来自将术外和术中的颅内脑电图记录混为一谈。正如预期的那样，在包括 5 例大脑半球切除术作为最终术式的队列中，出现的术后神经功能缺损包括 6 例对侧偏瘫和 4 例偏盲，以及另外 4 例患者的语言和认知落后。该研究报道了完全切除多小脑回而不是其他相关 MCD 的患者，术后癫痫发作结局更好的趋势。但这个观察需要谨慎评价，其原因有两个：①患者数量的局限性（n=12）；②混合了局灶性切除和半球手术，特别是该研究包括了 3 名多小脑回合并半侧巨脑的患者。

这三项癫痫手术研究部分或全部来自有创性记录，尽管多小脑回相关癫痫患者存在广泛的 MRI 病变和 EEG 异常，但颅内和（或）脑内记录能够制订切除计划并获得良好手术预后的可能，这引起人们的关注。

在一项更近的研究中，64 例多小脑回相关的难治性癫痫患者接受了术前评估（Cossu et al.，2016），24 例患者接受手术治疗，与药物治疗组相比，手术组的癫痫无发作率更高。这一发现表明，在部分多小脑回相关癫痫的患者中，手术可能是一种有效的治疗选择。实际上，至最后一次随访，有 67%（18/24）手术患者持续无发作，6 例停用抗癫痫发作药物后仍然无发作。这些良好的结果是在 58% 的手术患者进行立体脑电图（stereoscopic electroencephalogram，SEEG）评估后获得的，证明了 SEEG 对识别病变和病变外致痫区以及描绘可能重叠的功能皮质有很大贡献。作者强调了 SEEG 的优势（与之相比）：①用硬膜下电极进行颅内记录，不能对多小脑回皮质的深部脑裂进行采样；②术中 ECoG，对功能区定位具有明显的局限性。最后，该队列研究包括 5 例行半球切除术且发作预后极佳的患者，强调了半球性的多小脑回患者是半球切除术的候选人，尤其是存在对侧偏瘫的情况下。但是，应该注意的是，在这项研究中，与那些被排除在手术之外的患者相比，选择接受手术治疗的患者几乎仅具有单侧 MRI 病变（Cossu et al.，2016）。

迄今为止，在接受 SEEG 和 / 或癫痫手术治疗的最大的多小脑回相关耐药性癫痫患者的多中心队列研究（Maillard et al.，2017 中），如 49 例次 SEEG 研究所确定的那样，多小脑回参与致痫区的程度各有不同，远隔部位的皮质是经常合并或者主要累及的部位。在这项研究中，大多数情况下致痫区仅涉及多小脑回的一部分（60%），另外 18% 合并累及远隔部位皮质区域。其他致痫区构成按出现频率递减顺序包括：①整个多小脑回，无远隔部位皮质参与；②整个多小脑回和远隔部位皮质；③仅远隔部位皮质。在这项研究中，70% 病例的多小脑回仅部分甚至完全没有参与致痫区（Maillard et al.，2017），这与 FCD Ⅱ型（最常见的手术可治愈的皮质发育畸形）中皮质畸形与致痫区的高度一致性形成了鲜明对比（Guerrini et al.，2015）。此外，这项研究强调了在 43% 的病例中，有远隔部位皮质的参与，21 例中有 12 例与内侧颞叶结构有关，可能是由于存在潜在的致痫性畸形（如海马畸形、海马旁回结节性灰质异位和脑裂畸形）或者继发的致痫性。这些观察结果清楚地表明，与其他 MCD 相比，多小脑回相关的耐药性癫痫需要采取不同的策略，即一种主要不是以 MRI 为导向而是以 SEEG 为导向的策略（Maillard et al.，2017）。除 SEEG 指导的手术外，该多中心研究还提供了 9 例直接手术的患者数据：这 9 例患者中有 4 例因半球性多小脑回接受了半球切除术。患有半球性多小脑回的低龄儿童，有单侧多灶起始的发作和术前偏瘫，并最终接受半球切除术，他们与接受 SEEG 引导的局灶性或脑区性皮质切除术的患者是不同的。另一方面，在很少数的病例中，多小脑回仅涉及单一脑叶，且电临床表现完全一致，如果电临床和 PET 没有远隔部位皮质受累的证据，直接切除整个多小脑回也是一个合理的选择。

二、何时以及如何在多小脑回中进行 SEEG

(一) 临床案例

我们报道了一个 27 岁的右利手女性案例，她在 18 岁时首次发作(for more details，see Maillard et al.，2009)。最初的发作症状包括梦样状态和温暖的上升感觉。她能够发出警告，早期出现脸红，然后失去知觉。癫痫发作后期常出现右上肢自动症和左上肢强直性姿势。中位癫痫发作持续时间为 60s。平均而言，患者每月有 6~8 次局灶性发作，每年有 2 次继发性全面强直阵挛性发作。

发作间期脑电图显示右侧颞区 θ 活动和两种局灶性放电：在电极 FT10 和 F8 中出现最明显的尖波(图 19-1A)，以及在电极 T4、T6 和 FT10 出现的 8Hz 的多棘波随后出现高波幅 δ 波(图 19-1B)。第一次发作期 EEG 表现为右侧半球电压降低，随后是右侧颞区(FT10，F8，T4，FP10)的 α 频段(8Hz)节律性放电，以不规则的高波幅 δ 活动结束(图 19-2)。头颅 MRI 显示广泛的右颞顶枕叶多小脑回围绕着一个从一侧颞顶枕交界处延伸至右侧脑室的“闭唇型”脑裂畸形。相关的畸形包括脑室旁结节性灰质异位和右海马区旋转不良(图 19-3)。脑电溯源成像(ESI)显示两个不同的来源：远离多小脑回的内侧和外侧颞极(图 19-4A)以及位于多小脑回内部的外侧颞叶(图 19-4C)。[^{18}F]氟脱氧葡萄糖(FDG)-PET 在右侧颞极表现出明显的低代谢，与第一个来源一致(图 19-4B)，而分布在脑裂畸形周围的多小脑回最后部则呈现等代谢(图 19-4D)。

SEEG 的目的是划定致痫区。根据早期阶段收集的非有创性资料，决定电极置入的部位。右侧半球置入 8 根电极，靶点为杏仁核、海马、海马旁回、颞中、上回的多小脑回皮质、脑裂畸形前后唇内的多小脑回皮质以及异位的灰质结节(图 19-5)。发作间期记录到两种类型的阵发性活动(图 19-6)：①多小脑回以外大量的棘慢波阵发，也同时在杏仁核(A，内部触点)和海马(B 和 C，内部触点)中记录到，有时扩散到颞中回前部(A 和 B，外部导联)；②在多小脑回前部记录到多棘波阵发，涉及颞中、下颞回(B，C 和 TB，外部触点)，可扩散到颞上回前

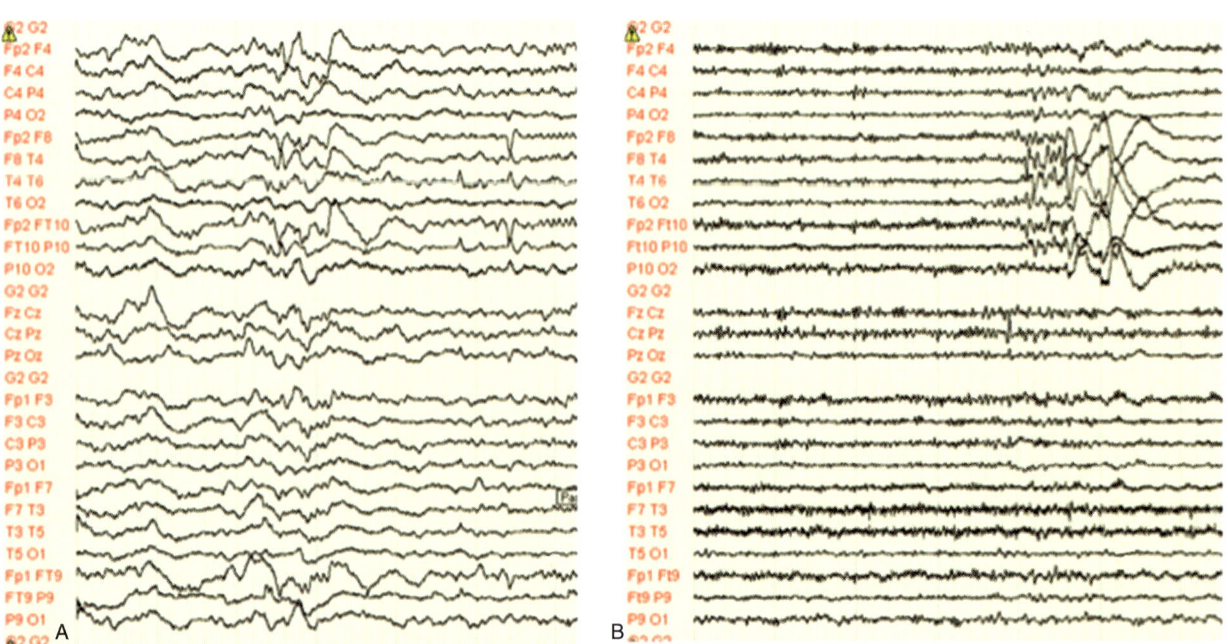

图 19-1 发作间期头皮脑电图所见。单侧颞枕多小脑回中典型的发作间期 EEG 模式，右颞 θ 活动和两种类型的局灶性放电：(A)FT10 和 F8 电极的尖波最明显，以及(B)8Hz 的多棘波伴高波幅 δ 波，在电极 T4、T6 和 FT10 电极最明显

部(T),偶尔在发作后即刻扩散到位于脑裂畸形后部的颞顶枕交界处(D,外部触点)。记录到两种类型的自发性发作:第一种类型发作(最常见,与惯常发作一致)首先涉及内侧颞叶结构,然后扩散至颞叶的多小脑回皮质(颞中回前后和颞上回前部),但很少扩散至多小脑回最后部皮质(图 19-7A)。第二种发作首先涉及多小脑回皮质的一部分,随后扩散到多小脑回以外到内侧颞叶结构(图 19-7B)。电刺激多小脑回内涉及致痫区的皮质不会引起癫痫发作,而电刺激涉及致痫区的远隔皮质(内侧颞叶结构)则引起惯常发作。切除范围包括内侧颞叶结构和多小脑回的前部(图 19-8)。截至目前术后 8 年,患者一直无发作,且药物治疗从联合治疗改为小剂量单药治疗。

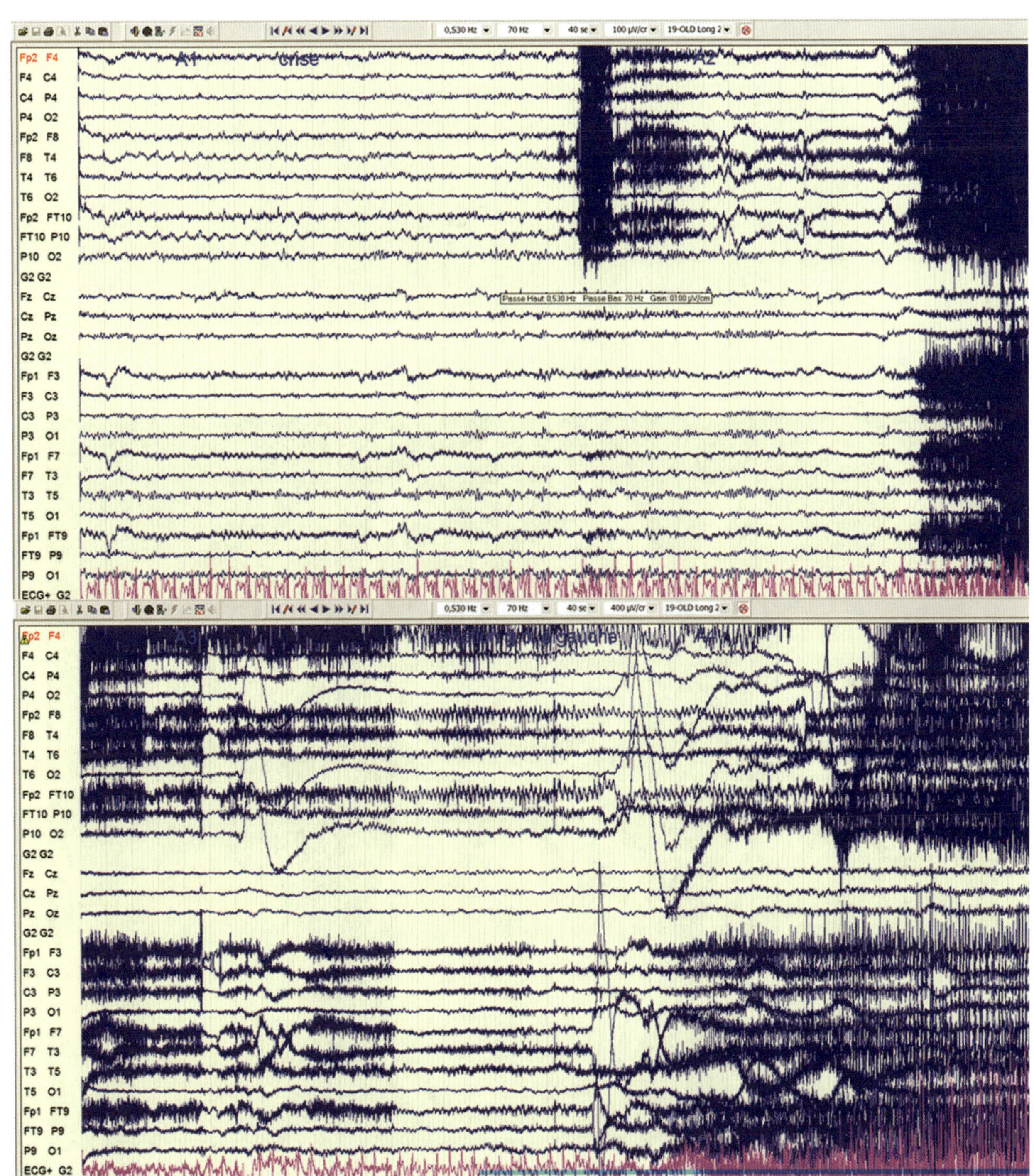

图 19-2　发作期头皮脑电图所见。单侧颞枕多小脑回的惯常发作起始。最初的发作期特征是右侧半球电压降低,随后右侧颞区(FT10,F8,T4,FP10)出现节律性 α(8Hz)发放

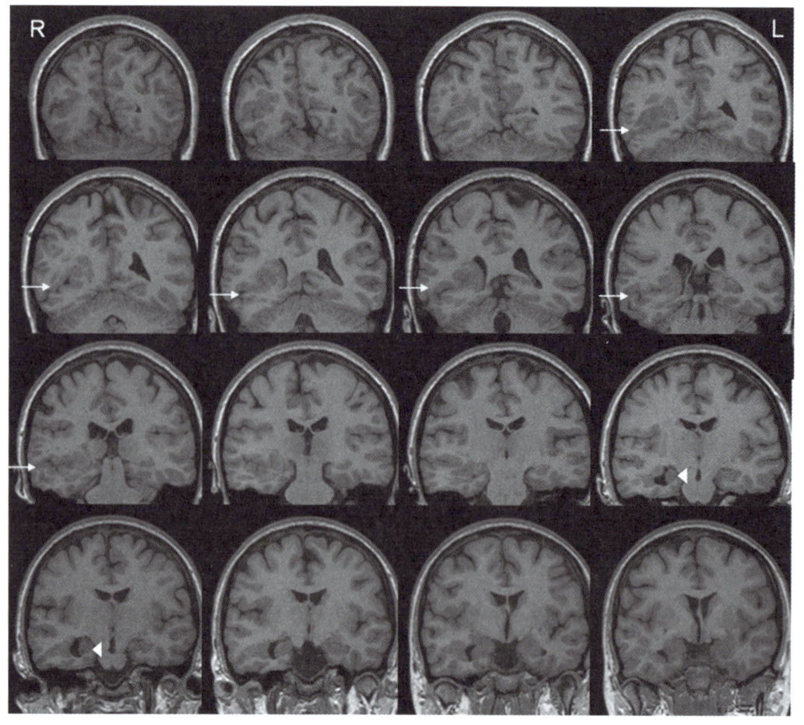

图 19-3　MRI 所见。头颅 MRI(冠位 T_1 图像)显示右颞顶枕区广泛的多小脑回,其周围是从外侧颞枕交界处延伸至右侧脑室的闭唇型脑裂畸形(箭头)。相关的畸形包括脑室周围结节性灰质异位和右侧海马旋转不良(箭头)

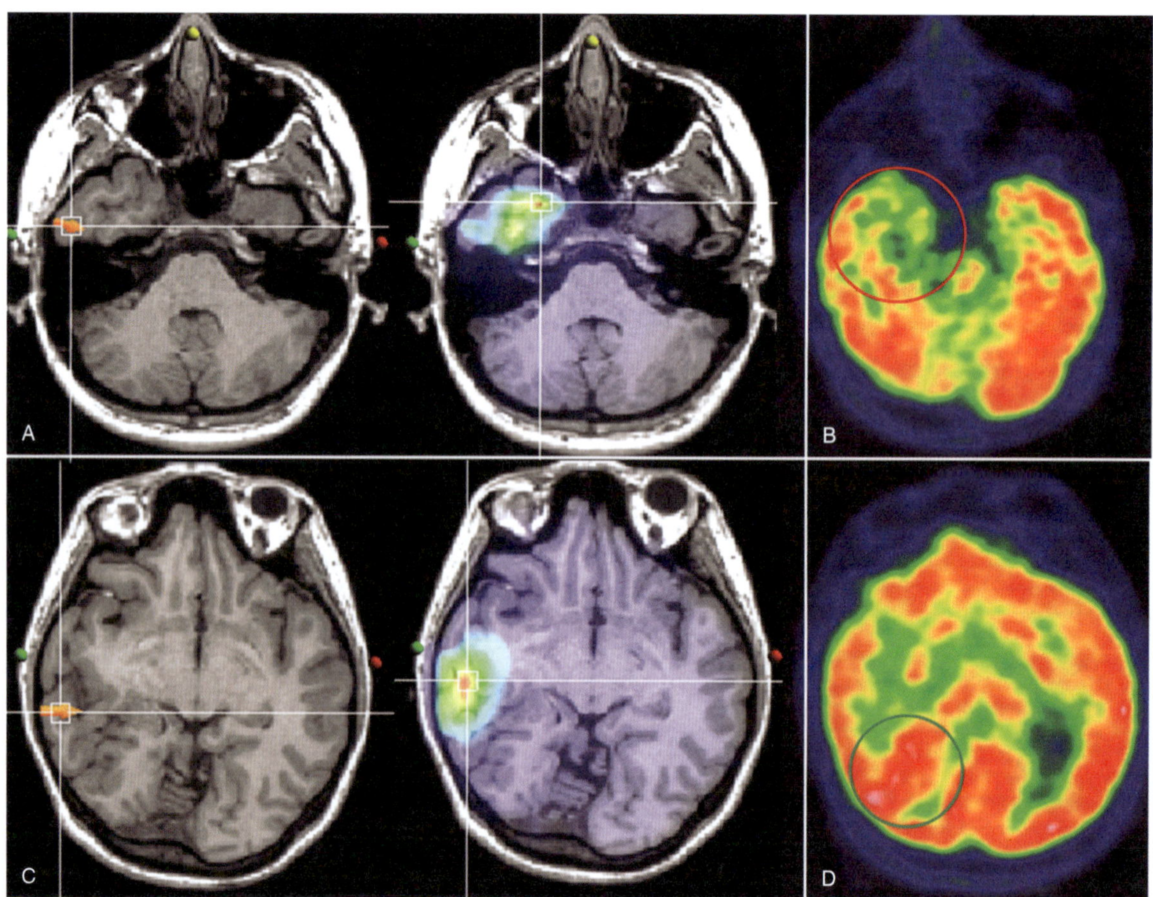

图 19-4　电溯源成像和 FDG-PET 所见。来自高密度脑电图的电溯源成像识别出两个来源:(**A**)远离多小脑回的颞极内、外侧,以及(**C**)位于多小脑回内部的颞叶外侧。**FDG-PET** 在右颞极显示出明显的低代谢,与第一个来源(**B**)一致,而沿脑裂畸形的多小脑回的最后部则表现出等代谢性(**D**)

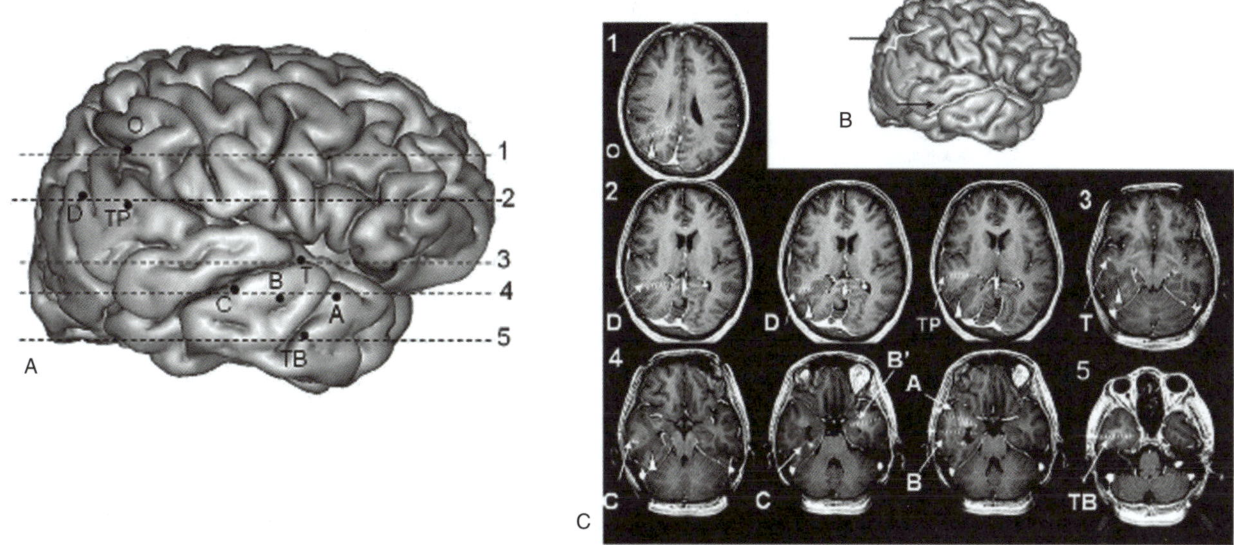

图 19-5 SEEG 置入方案。右侧半球置入 8 根电极，靶点分别是杏仁核（A 的内部触点）、海马（B 的内部触点）和海马旁回（TB 的内部触点），沿颞中、上回的多小脑回皮质（A、B、C、T 和 TP 的外部触点），覆盖在脑裂畸形的前后唇的多小脑回皮质（D 和 O 的中间和外部触点）和结节性灰质异位（D 的内部触点）

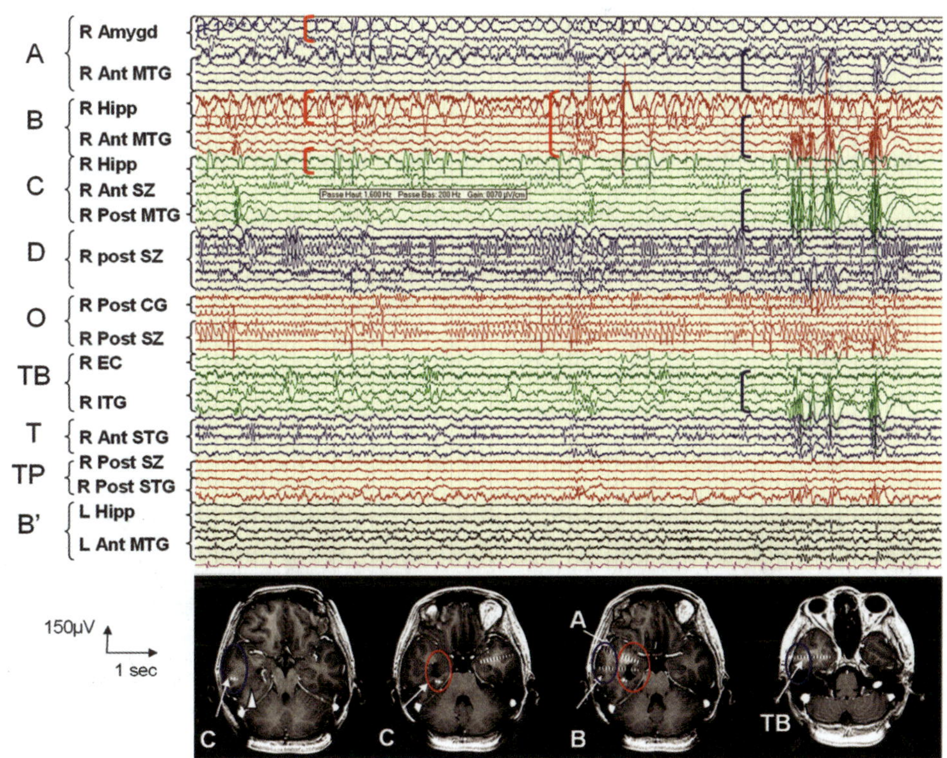

图 19-6 发作间期 SEEG 的所见。红色标记对应于右侧海马（电极 B 和 C，内部触点）和杏仁核（电极 A，内部触点）内频繁的棘慢波活动。蓝色标记对应于在右颞中回（A、B 和 C，外部触点）和颞下回（TB，外部触点）记录到的独立的多棘慢波爆发。脑裂畸形前后唇（C、D 和 O）、右颞上回前后（T 和 TP）、右侧嗅皮质（TB）和左海马（B0）显示正常的发作间期背景活动

R. 右侧；Amygd. 杏仁核；ant. 前部；MTG. 颞中回；Hipp. 海马；SZ. 脑裂畸形；post. 后部；CG. 扣带回；EC. 内嗅皮质；ITG. 颞下回；STG. 颞上回；L. 左侧

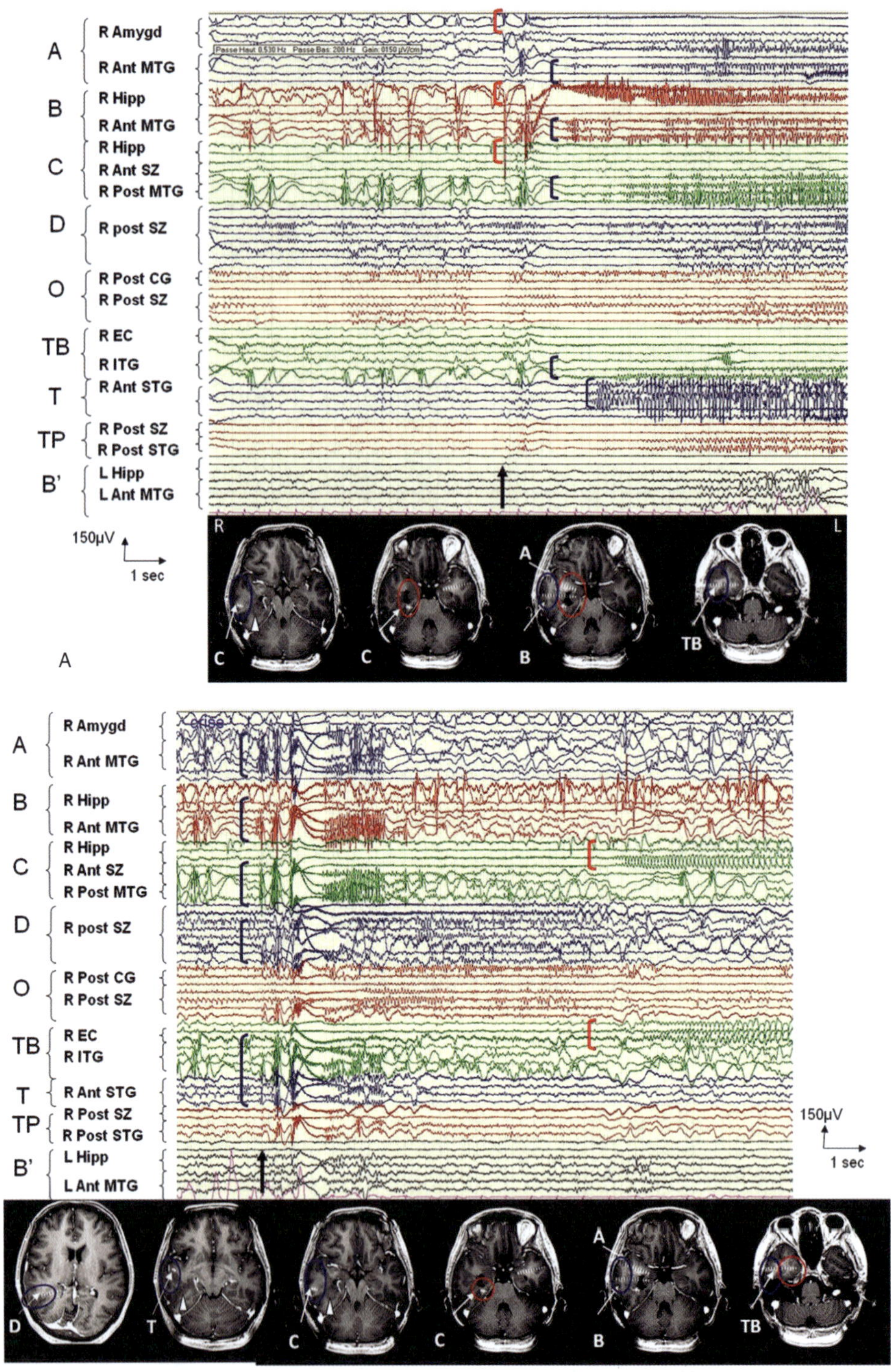

图 19-7 发作期 SEEG 所见。(A)SEEG 记录到右前颞内外侧起始的发作。黑色箭头表示发作起始，特征是最初的高波幅棘慢波和快速低电压放电，位于杏仁核(A，内部触点)和海马(B 和 C，内部触点，红色标记)中，2s 后在颞中、下回(A、B、C 和 TB，外部触点)，随后在颞上回(T)出现较慢的 α 频段的节律性尖波发放。(B)SEEG 记录右侧颞叶外侧、底面和后部起始的发作。黑色箭头表示发作起始，其特征是多棘波之后紧随低电压快活动发放，(蓝色标记)该放电在颞中回(A、B 和 C，外部触点)、颞下回(TB，外部触点)和颞上回(T 和 TP)并延伸到脑裂畸形后部(D)。红色标记表示继发传播至右侧海马和内嗅皮层(C 和 TB，内部触点)

R. 右侧；Amygd. 杏仁核；ant. 前部；MTG. 颞中回；Hipp. 海马；SZ. 脑裂畸形；post. 后部；CG. 扣带回；EC. 内嗅皮质；ITG. 颞下回；STG. 颞上回；L. 左侧

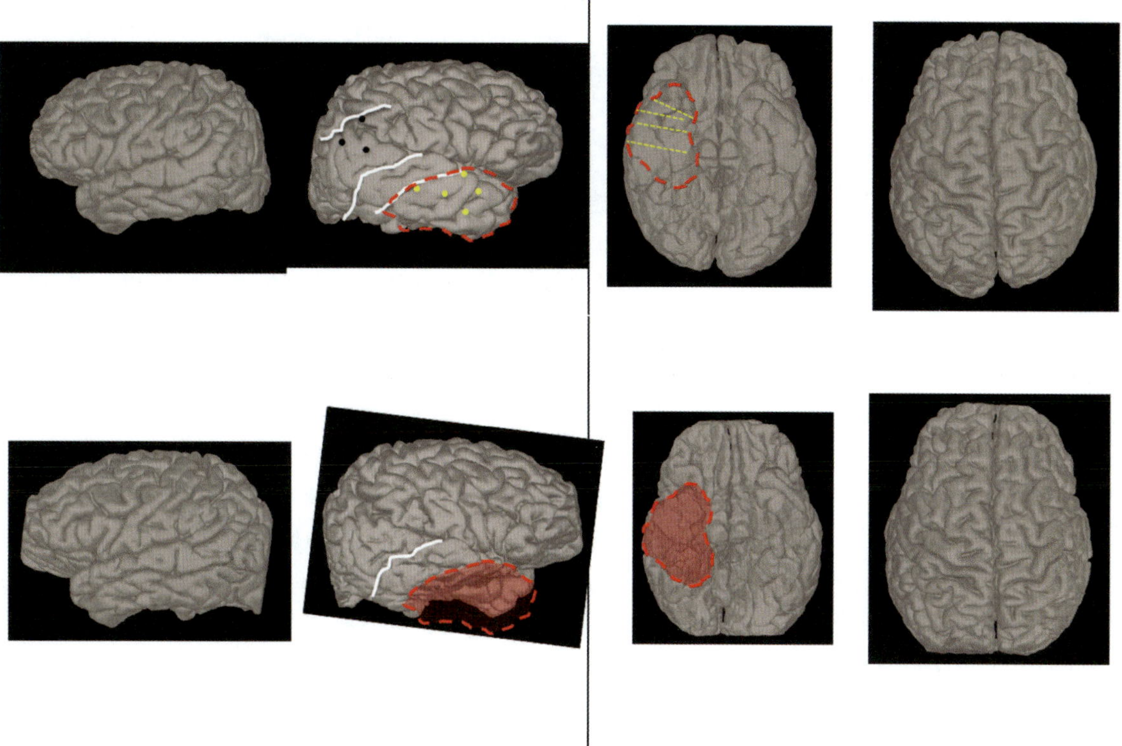

图 19-8 多小脑回与致痫区及切除的关系。来自术前和术后三维 MRI 的多小脑回（白线勾画的是脑裂畸形的裂隙）、置入方案以及致痫区和切除区（红色虚线）的对比关系。在侧视图中，显示了每个电极的入点。在下视图中，仅显示了到达颞叶内侧和底面的电极轨迹。黄色的点或线显示发作起始时涉及的电极

（二）多小脑回相关癫痫应何时考虑进行外科治疗？术前评估的指征

尽管大多数多小脑回患者在生命的最初几年就患有癫痫，但据报道术前评估以及最终进行手术干预的潜伏期均超过 10 年（Wang et al.，2016）。这可能部分归因于仅使用 AED 即有可能控制癫痫发作（Caraballo et al.，2013），以及处理范围广泛的畸形相对困难。另一方面，对于仔细选择的适当患者，手术也被证明能够带来无发作的预后（Chassoux et al.，2008；Maillard et al.，2009；Ramantani et al.，2013b；Shain et al.，2013；Wang et al.，2016），而且及时的干预，尤其对儿童，可能有助于避免癫痫发作和抗癫痫发作药物对正在发育中的大脑造成损害，从而带来发育和认知方面的益处（Işik et al.，2007）。综上所述，评估由有创性脑电图记录定义的致痫区、电临床特征和多小脑回的神经影像学特征之间关系的三项研究显示，9 例单脑叶或单侧多脑叶多小脑回患者，全部获得了术后无发作或残留少量发作（Engel Ⅰ或Ⅱ），而在外侧裂周围或多灶性多小脑回中，只有 5 例（50%）获得显著改善。这种差异具有统计学意义（P=0.032）。尽管病例数少（n=14）是明显的局限性，但这些观察结果支持这样一种观点，即对于单脑叶或单侧双脑叶多小脑回所致的难治性癫痫，外科手术应被视为一种有效的治疗选择。另外也建议，如果电临床特征符合单个致痫灶，则不应该将外侧裂周围或双侧多小脑回的患者排除在使用有创性记录进行术前评估的范围之外。

（三）如何制订 SEEG 置入方案：非侵袭性检查策略

多小脑回患者是极富挑战性的手术治疗人群，通常需要多模式检查才能准确定位致痫区。

1. 基因检测　尽管这本身并不是严格意义上的术前检查的一部分，但在考虑术前评估之前，评估相关遗传因素的存在是很重要的。目前尚不清楚，特定遗传病因学（至少在某些多小脑回病例中）是否影响术后的发作预后以及影响的程度如何。此外，尚未确定某些基因型是否与对抗癫痫发作药物的良好反应和更好的长期发作预后相关，因此应排除在术前评估和外科治疗之外。多小脑回伴发半侧巨脑应检测（PI3K）-AKT 通路的相关基因突变（Stutterd and Leventer，2014），外侧裂周围多小脑回应注意 22q11.2 染色体微缺失，双侧额叶及额顶叶多小脑回须注意有无 *GPR56* 突变（Piao et al.，2005）。

2. 发作间期和发作期脑电图　多小脑回已被确定为症状性 ESES 的原因（Guerrini et al.，1998），因此强调了与其他畸形（如 FCD Ⅱ型）不同的特定睡眠激活模式。因此，多小脑回患者均应进行清醒和睡眠脑电图记录。总体而言，多小脑回相关癫痫的头皮脑电图表现是弥漫且广泛的，除了在双侧多小脑回中可以对发作起始进行定侧之外（Shain et al.，2013；Wang et al.，2016），其在术前评估中的定位价值受到质疑。这与脑电图和脑磁图的同步研究结果（Bast et al.，2005）形成鲜明对比，后者强化了病变与 EEG 之间具有相关性。这种差异可能归因于不同研究中传感器数量的变化，这与脑电图模式的可变分辨率有关。

在一项纳入 40 例多小脑回患者的回顾性研究中，55% 的患者脑电图完全没有异常（Teixeira et al.，2007）。在这项研究中，脑电图和临床特征的严重程度与皮质受累程度相关。在外侧裂周围多小脑回中，癫痫样放电主要在额颞区，而其他 EEG 异常表现在中央颞区。10% 的患者在清醒时出现局灶性电持续，在睡眠中演变为 ESES。总的来说，20% 的患者出现睡眠中癫痫样放电的激活。在一项针对 6 名多小脑回患者的随访研究中（Teixeira et al.，2009），也表现为相似的局灶性电持续状态特征，即清醒期在病灶区域出现持续的局灶性放电，睡眠期呈现双侧同步化。有趣的是，连续性癫痫样放电以及节律性癫痫样放电以前被认为是 FCD 的 EEG 特征。与多小脑回相关的局灶性电持续状态可以通过睡眠期的双侧同步化放电的激活程度来区分。相反，FCD 特有的节律性癫痫样放电在睡眠期没有显示电场的改变。

在三项具有有创性记录详细结果的解剖 - 电 - 临床一致性的研究中（Chassoux et al.，2008；Ramantani et al.，2013b；Wang et al.，2016），在 10 例单脑叶或单侧双脑叶多小脑回患者中，8 例有头皮脑电图的发作期局灶性或脑区性放电，而 7 例外侧裂周围或多灶性多小脑回患者中的 4 例呈现出弥散性或半球性的发作期脑电图放电。这说明，在大多数情况下，对头皮脑电图发作期的视觉分析在脑区水平与多小脑回的范围是一致的。

3. FDG-PET　在上述三项最新研究的两项中（Işik et al.，2007；Ramantani et al.，2013b），有 7 例患者报道了与多小脑回和根据 SEEG 定义的致痫区有关的 FDG-PET 结果。3 例患者的局灶性低代谢范围包括多小脑回。其余 4 例的多小脑回呈等代谢。所有病例均有多小脑回以外区域皮质的低代谢，即内侧颞叶结构，这与 SEEG 定义的致痫区一致。然而，在迄今为止最大的接受 SEEG 和 / 或手术治疗的多小脑回相关药物难治性癫痫患者的多中心研究中（Maillard et al.，2017），局灶性 FDG-PET 低代谢与致痫区的完全一致性仅为 32%。本研究中观察到的 FDG-PET 发现与致痫区的一致性较低，这可能与纳入了不同部位的多小脑回病例有关，而不是前两项研究中所涉及的主要为侧裂下的病例（Işik et al.，2007；Ramantani et al.，2013b）。有趣的是，在这项大型的多中心研究中，12 个病例中有 6 个病例的致痫区涉及与内侧颞叶结构相关的远隔皮质区域，FDG-PET 突显了这一现象。总体而言，这些发现表明，与先前的观察结果一致（Burneo et al.，2004a），FDG-PET 可用于设计多小脑回的 SEEG 置入方案，尤其是那些侧裂下多小脑回以及电临床证据提示内侧颞叶结构受累的患者。

4. SPECT　迄今为止，仅有一项多小脑回中单光子发射计算机断层扫描（SPECT）的研究（Wichert-Ana et al.，2008），对 17 例多小脑回相关性癫痫进行了激活期（发作期）和基线期（发作间期）的 SPECT，并作为术前评估的一部分。这些图像进一步进行了基于体素的分析和减法，并与 MRI 融合（subtraction ictal SPECT co-registered to MRI，SISCOM：发作期 SPECT 的减影成像与 MRI 融合）。SISCOM 成像显示，除一名患者外，所有患者都有明显的、具有统计学意义的高灌注，与多小脑回病变重叠在一起。这名患者在发作间期 SPECT 中已经显示出多小脑回病变的中度高灌注，与发作期 SPECT 相比，其灌注差异较小。观察到的高灌注的分布和范围随多小脑回的分布和范围不同而变化。在 4 例后头部多小脑回中有 3 例、6 例额叶多小脑回中有 4 例以及 6 例外侧裂周围多小脑回中有 1 例患者出现局部高灌注。6 例外侧裂周围多小脑回中有 3 例患者的高灌注为一侧性。总体而言，SPECT 在外侧裂周围多小脑回中要么无法定侧定位，要么仅表现为偏侧性的高灌注，而额叶和后头部多小脑回则表现出更多的局部性改变。有趣的是，本研究中唯一 1 例双侧弥漫性多小脑回患者的SISCOM结果表现出侧偏性。该研究分析了9例切除手术(局部切除或半球离断术)患者的术后结局,支持SPECT在癫痫术中作为多小脑回相关性癫痫的一种有价值的工具,预测单个患者无发作的可能性。4名患者的SISCOM发现部分或完全位于切除边缘或离断的半球内,其中3名患者术后无发作。在所有5名反复发作的患者中,SISCOM的发现都在切除边缘之外。基于这些发现,作者认为多小脑回皮质可能是致痫区的或者是发作扩散和症状产生区的一部分。SPECT在多小脑回相关性癫痫术前评估中的作用也在1例双侧外侧裂周围多小脑回的儿童病例中得以体现(Shain et al.,2013),SPECT的发现指向右侧半球,并最终接受半球离断术,效果极佳。

5. 电磁溯源成像(脑磁图和高密度脑电图) 电磁溯源成像是一种非常敏感和可靠的工具,有助于定位皮质发育畸形(尤其是多小脑回)的致痫区(Maillard et al.,2009; Ramantani et al.,2013b)。由于发生器的主要径向方向,高密度脑电图已被证明优于脑电图,这是由于凸面上的多个过多的小脑回这种特殊解剖结构所致(De Ciantis et al.,2015)。它在选择合适的SEEG靶点时特别有用,尤其对于致痫性和功能性均具有异质性的广泛性多小脑回病例。

诱发电位的磁溯源成像(magnetic source imaging,MSI)也已应用于多小脑回以及其他皮质发育畸形,以阐明初级感觉皮质功能重建的潜力(Burneo et al.,2004b)。这项研究中表明,只要解剖结构不因脑裂畸形而扭曲,体感功能仍存在于有多微小脑回的中央区皮质中。

6. 脑电图-功能磁共振成像和功能磁共振成像(*EEG-fMRI 和 fMRI*) 脑电图和功能MRI(EEG-fMRI)结合在一起是一种有用的工具,可用于无创性评估发作间期棘波发生源。皮质发育畸形的异质性和多灶致痫性在9例多小脑回患者中得以证实,其中外侧裂周围多小脑回6例,双额多小脑回1例和顶枕多小脑回2例(Kobayashi et al.,2005)。激活和失活均只有部分畸形皮质和多小脑回以外的皮质区域同时参与。

根据这种异质性的致痫性,一些fMRI研究表明,多小脑回可能仍有功能,包括初级体感和运动功能,包括延伸至额叶和中央区皮质的外侧裂周围多小脑回也具有初级感觉运动功能以及语言功能(Araujo et al.,2006; Vitali et al.,2008)。可能会出现功能重建超出多小脑回范围(Nikolova et al.,2015),尽管还没有被系统地观察到(Vitali et al.,2008)。结合功能磁共振成像和经颅磁刺激对多小脑回合并偏瘫患者的研究表明,多小脑回皮质可不同程度地参与运动功能:偏瘫同侧的皮质脊髓束来自对侧病灶半球至偏瘫侧的手,支配偏瘫侧手的皮质脊髓束起源于多小脑回和双侧支配都被记录到(Staudt et al.,2004)。多小脑回皮质功能重建的异质性可能是与畸形的严重程度相关。

使用相位编码视网膜定位分析显示,在双侧顶枕多小脑回患者中观察到正常的皮质反应和视觉区域的构建(Dumoulin et al.,2007)。有趣的是,除1例患者外,重建的初级视觉皮质均与多小脑回完全重叠,这表明多小脑回皮质不仅以正常方式构建,而且积极参与视觉信息的处理,有助于正常的视觉感知。然而,由于因果关系的异质性以及因此而产生的高度组织病理学变异性,对任何有关多小脑回患者皮质构建的发现都应谨慎对待(Guerrini,2010)。

最近,一项功能磁共振成像连接组学研究显示,异常的网络拓扑结构可以解释内在和远程兴奋性(Sethi et al.,2016),但这些新发现的临床相关性仍有待评估。

总之,在术前评估中必须使用fMRI来评估多小脑回皮质的功能,以了解在运动、视觉和语言方面潜在的功能重建。应分析通过fMRI定位的功能区和多小脑回之间的对应关系(感觉运动、视觉和语言)。

(四)如何确定切除范围

1. SEEG研究策略 SEEG置入方案主要基于解剖-电-临床假设。这在多小脑回中尤其重要,因为MR所见畸形的致痫性是具有异质性的,而远隔部位皮质或相关的畸形可能在癫痫发作中起决定性作用。因此,SEEG方案通常需覆盖大部分多小脑回畸形皮质以及与畸形皮质具有功能连接的远隔部位皮质(如一侧外侧裂下多小脑回患者的内侧颞叶结构)。FDG-PET和电磁溯源成像或磁溯源成像的发现也可指导兴趣区的选择,使从头皮视频EEG记录所产生的电临床假设更有针对性(Sethi et al.,2016)。SEEG方案也包括功能定位的目的,并且应该特别针对可疑的发作起始区附近的多小脑回皮质,以及在功能磁共振中显示具有功能的部分。

2. SEEG 记录

(1) 发作间期发现：如两项研究所述，4 例中的 1 例(Chassoux et al.,2008) 和 4 例中的 2 例(Ramantani et al.,2013b)，部分或整个多小脑回可能在发作间期完全没有癫痫样活动。病灶内的癫痫样活动通常由高频(>15Hz) 和高波幅多棘波(图 19-6) 组成。还可以观察到诸如尖波之类的非特异性模式。在多小脑回以外的远隔部位皮质(如内侧颞叶结构)，也可能观察到尖波和棘波。这些病变内和病变外的网络可能是独立的或同步的。

(2) 发作期发现：发作起始区位于多小脑回内时，典型的模式是发作前的多棘波，随后是低压快活动(图 19-7B)。当癫痫发作区位于多小脑回外时(如在内侧颞叶结构中：Ramantani et al., 2013b)，典型的模式是低电压快活动。在 19 例手术患者中，10 例保留了部分或全部多小脑回，这 10 名患者中有 8 名获得了显著改善(Engel Ⅰ或Ⅱ级)(Chassoux et al.,2008；Ramantani et al.,2013b；Shain et al.,2013；Wang et al.,2016)。

3. 皮质内电刺激　与 FCD 不同，病灶内电刺激很少产生自发性癫痫发作(最近研究中的 8 例患者仅有 1 例：Chassoux et al.,2008；Ramantani et al.,2013b)。8 例患者中有 4 例在涉及致痫区的远隔部位皮质，特别是在内侧颞叶结构中进行电刺激会引起惯常发作。因此，电刺激(单下和成串刺激)应在多小脑回和可疑的远隔部位皮质均进行。电刺激多小脑回没有引起癫痫发作，并不能排除其参与了致痫区，因为这主要依赖于自发性癫痫发作的记录。

(五) 手术预后

关于难治性多小脑回相关性癫痫的手术发作预后的数据相对稀少，并且在某种程度上是自相矛盾的，这很可能是由于纳入了不同的癫痫综合征、研究程序和手术切除范围(Chassoux et al.,2008；Wichert-Ana et al.,2008；Maillard et al.,2009；Ramantani et al.,2013b；Shain et al.,2013；Cossu et al.,2016；Wang et al.,2016)。迄今为止，已报道的几个病例系列包括 4~12 例患者，这些患者已通过不同的方法进行了研究，包括 PET(Chassoux et al.,2008；Ramantani et al.,2013b；Shain et al., 2013) 和 SPECT(Wichert-Ana et al.,2008) 或不包括这些(Wang et al.,2016)；仅依赖于长期有创性 EEG 记录来勾画致痫区(Chasoux et al.,2008 年；Ramantani et al.,2013b)，或没有(Wichert-Ana et al., 2008；Shain et al.,2013 年；Wang et al.,2016)，并且半球切除术和局部切除术的比例各不相同。因此，在这些病例系列中，报道的手术后无发作率为 25%(3/12)~78%(7/9)，并且没有可预测无发作的特异性因素。然而，这些病例系列中的最新一个(Cossu et al.,2016) 显示，与药物治疗组相比，手术组的癫痫无发作率更高，这表明在部分多小脑回相关性癫痫患者中，手术可能是一种有效的治疗选择。

第一个大型多中心队列研究中，58 例多小脑回相关耐药性癫痫患者接受了 SEEG 和 / 或癫痫手术(Maillard et al.,2017)。在 2 年及更长的随访中，72% 实现了无发作，在这种具有挑战性的患者群体中，仔细挑选适合手术的患者，总体手术治疗效果不错。在这个大型队列中，无发作率很高，77% 的患者接受了 SEEG 引导下的手术治疗。这说明尽管 MRI 病变及 EEG 异常的范围可能会广泛，但 SEEG 有可能在多小脑回相关癫痫中指导裁剪式切除，且术后结果良好。实际上，多小脑回相关癫痫术后较低的无发作率仅(33%~50%) 来自较低比例实施有创性记录的患者系列(25% 和 33%)(Wichert-Ana et al., 2008；Wang et al.,2016)，而最近的研究中，58% 的患者依靠 SEEG 划定致痫区，达到了 67% 的令人满意的术后无发作率(Cossu et al.,2016)。

应当指出的是，在 Maillard 等(2017) 报道的多中心研究中，与部分切除或未切除多小脑回皮质相比。完全切除多小脑回皮质并没有带来更高的无发作率。这支持了这样的观念，即基于颅内记录的外科手术切除，保留部分甚至全部多小脑回，也能带来长期无发作。该研究的癫痫发作结局(Maillard et al.,2017) 并未受畸形程度的影响，单脑叶或多脑叶，或外侧裂周围，或半球性多小脑回，无发作率为 75%~80%。该观察结果强调，在经过选择的病例中，尽管多小脑回范围广泛，但并不一定需要可能导致功能丧失的广泛性切除。但是，这项研究(Maillard et al.,2017) 也指出，在双侧多小脑回中应谨慎使用 SEEG，因为手术成功的机会较低，SEEG 显然仅适用于单侧致痫区的病例。最后，这项大型多中心研究首次强调了癫痫持续时间对长期癫痫发作预后的影响，特别是在多小脑回相关耐药性癫痫中(Maillard et al.,2017)。癫痫持续时间的负面影响可能与多小脑回和相关畸形内致痫网络随时间推移逐渐建立有关，从而产生继发致痫性。

三、结论

多小脑回相关难治性癫痫需要进行详细的术前评估，包括非有创性检查，如头皮脑电图、MRI 和 PET 或 SPECT 扫描、fMRI 以及在可能的情况下进行 HR-EEG 或 MEG 溯源分析，以及最终的有创性研究（最好是 SEEG），以准确划定致痫区，因为致痫区可能仅与多小脑回部分重叠或仅包括远隔部位皮质。大部分患者可以获得较好的预后，可见畸形的程度不应排除癫痫手术的可能性。最近的数据支持对多小脑回相关耐药性癫痫患者应早期考虑手术治疗。尽管如此，仍须谨慎确定儿童手术适应证，因为某些多小脑回相关性癫痫可能在青春期自发缓解而预后良好。

（王爽 译，孟祥红 审校）

参考文献

Araujo D, de Araujo DB, Pontes-Neto OM, et al. (2006). Language and motor *f*MRI activation in polymicrogyric cortex. *Epilepsia*. 47:589–592.

Barkovich AJ. (2010). Current concepts of polymicrogyria. *Neuroradiology*. 52:479–487.

Barkovich AJ, Lindan CE. (1994). Congenital cytomegalovirus infection of the brain: imaging analysis and embryologic considerations. *AJNR Am J Neuroradiol*. 15:703–715.

Barkovich AJ, Rowley H, Bollen A. (1995). Correlation of prenatal events with the development of polymicrogyria. *AJNR Am J Neuroradiol*. 16:822–827.

Barkovich AJ, Kuzniecky RI, Jackson GD, Guerrini R, Dobyns WB. (2005). A developmental and genetic classification for malformations of cortical development. *Neurology*. 65:1873–1887.

Bartolini E, Falchi M, Zellini F, et al. (2016). The syndrome of polymicrogyria, thalamic hypoplasia, and epilepsy with CSWS. *Neurology*. 86:1250–1259.

Bast T, Ramantani G, Boppel T, et al. (2005). Source analysis of interictal spikes in polymicrogyria: loss of relevant cortical fissures requires simultaneous EEG to avoid MEG misinterpretation. *Neuroimage*. 25:1232–1241.

Berg AT, Mathern GW, Bronen RA, et al. (2009). Frequency, prognosis and surgical treatment of structural abnormalities seen with magnetic resonance imaging in childhood epilepsy. *Brain*. 132:2785–2797.

Burneo JG, Bebin M, Kuzniecky RI, Knowlton RC. (2004a). Electroclinical and magnetoencephalographic studies in epilepsy patients with polymicrogyria. *Epilepsy Res*. 62:125–133.

Burneo JG, Kuzniecky RI, Bebin M, Knowlton RC. (2004b). Cortical reorganization in malformations of cortical development: a magnetoencephalographic study. *Neurology*. 63:1818–1824.

Caraballo RH, Cersósimo RO, Fortini PS, et al. Congenital hemiparesis, unilateral polymicrogyria and epilepsy with or without status epilepticus during sleep: a study of 66 patients with long-term follow-up. *Epileptic Disord*. 15:417–427.

Castaño de la Mota C, Rojas ML, Peñas JJG, Gero ML, Rodríguez AD, Pino MAL. (2011). [Polymicrogyria: epidemiology, neurological and anatomical factors and clinical outcome in a series of 34 cases]. *An Pediatría (Barc)*. 75:358–364.

Chang BS, Piao X, Giannini C, et al. (2004). Bilateral generalized polymicrogyria (BGP): a distinct syndrome of cortical malformation. *Neurology*. 62:1722–1728.

Chang EF, Wang DD, Barkovich AJ, et al. (2011). Predictors of seizure freedom after surgery for malformations of cortical development. *Ann Neurol*. 70:151–162.

Chassoux F, Landre E, Rodrigo S, et al. (2008). Intralesional recordings and epileptogenic zone in focal polymicrogyria. *Epilepsia*. 49:51–64.

Cossu M, Pelliccia V, Gozzo F, et al. (2016). Surgical treatment of polymicrogyria-related epilepsy. *Epilepsia*. 57:2001–2010.

De Ciantis A, Barkovich AJ, Cosottini M, et al. (2015). Ultra-high-field MR imaging in polymicrogyria and epilepsy. *AJNR Am J Neuroradiol*. 36:309–316.

Dumoulin SO, Jirsch JD, Bernasconi A. (2007). Functional organization of human visual cortex in occipital polymicrogyria. *Hum Brain Mapp*. 28:1302–1312.

Engel J Jr, Van Ness PC, Rasmussen TB, Ojemann LM. (1993). Outcome with respect to epileptic seizures. In: Engel J Jr, ed. *Surgical Treatment of the Epilepsies*. New York: Raven Press: 609–621.

Guerrini R. (2010). Polymicrogyria and epilepsy. *Epilepsia*. 51(suppl 1):10–12.

Guerrini R, Filippi T. (2005). Neuronal migration disorders, genetics, and epileptogenesis. *J Child Neurol*. 20:287–299.

Guerrini R, Dubeau F, Dulac O, et al. (1997). Bilateral parasagittal parietooccipital polymicrogyria and epilepsy. *Ann Neurol*. 41:65–73.

Guerrini R, Genton P, Bureau M, et al. (1998). Multilobar polymicrogyria, intractable drop attack seizures, and sleep-related electrical status epilepticus. *Neurology*. 51:504–512.

Guerrini R, Duchowny M, Jayakar P, et al. (2015). Diagnostic methods and treatment options for focal cortical dysplasia. *Epilepsia*. 56:1669–1686.

Hayashi N, Tsutsumi Y, Barkovich AJ. (2002). Polymicrogyria without porencephaly/schizencephaly. MRI analysis of the spectrum and the prevalence of macroscopic findings in the clinical population. *Neuroradiology*. 44:647–655.

Işik U, Dinçer A, Ozek MM. (2007). Surgical treatment of polymicrogyria with advanced radiologic and neurophysiologic techniques. *Childs Nerv Syst*. 23:443–448.

Judkins AR, Martinez D, Ferreira P, Dobyns WB, Golden JA. (2011). Polymicrogyria includes fusion of the molecular layer and decreased neuronal populations but normal cortical laminar organization. *J Neuropathol Exp Neurol*. 70:438–443.

Kobayashi E, Bagshaw AP, Jansen A, et al. (2005). Intrinsic epileptogenicity in polymicrogyric cortex suggested by EEG–fMRI BOLD responses. *Neurology*. 64:1263–1266.

Leventer RJ, Jansen A, Pilz DT, et al. (2010). Clinical and imaging heterogeneity of polymicrogyria: a study of 328 patients. *Brain*. 133:1415–1427.

Maillard L, Koessler L, Colnat-Coulbois S, et al. (2009). Combined SEEG and source localisation study of temporal lobe schizencephaly and polymicrogyria. *Clin Neurophysiol*. 120:1628–1636.

Maillard LG, Tassi L, Bartolomei F, et al. (2017). Stereoelectroencephalography and surgical outcome in polymicrogyria-related epilepsy: a multi-centric study. *Ann Neurol*. 82:781–794.

Mavili E, Coskun A, Per H, Donmez H, Kumandas S, Yikilmaz A. (2012). Polymicrogyria: correlation of magnetic resonance imaging and clinical findings. *Childs Nerv Syst*. 28:905–909.

Nikolova S, Bartha R, Parrent AG, Steven DA, Diosy D, Burneo JG. (2015). Functional MRI of neuronal activation in epilepsy patients with malformations of cortical development. *Epilepsy Res*. 116:1–7.

Parrini E, Ferrari AR, Dorn T, Walsh CA, Guerrini R. (2009). Bilateral frontoparietal polymicrogyria, Lennox–Gastaut syndrome, and *GPR56* gene mutations. *Epilepsia*. 50:1344–1353.

Piao X, Chang BS, Bodell A, et al. (2005). Genotype–phenotype analysis of human frontoparietal polymicrogyria syndromes. *Ann Neurol*. 58:680–687.

Ramantani G, Kadish NE, Strobl K, et al. (2013a). Seizure and cognitive outcomes of epilepsy surgery in infancy and early childhood. *Eur J Paediatr Neurol*. 17:498–506.

Ramantani G, Koessler L, Colnat-Coulbois S, et al. (2013b). Intracranial evaluation of the epileptogenic zone in regional infrasylvian polymicrogyria. *Epilepsia*. 54:296–304.

Ramantani G, Strobl K, Stathi A, et al. (2013c). Reoperation for refractory epilepsy in childhood: a second chance for selected patients. *Neurosurgery*. 73:695–704.

Robin NH, Taylor CJ, McDonald-McGinn DM, et al. (2006). Polymicrogyria and deletion 22q11.2 syndrome: window to the etiology of a common cortical malformation. *Am J Med Genet A*. 140:2416–2425.

Sethi M, Pedersen M, Jackson GD. (2016). Polymicrogyric cortex may predispose to seizures via abnormal network topology: an fMRI connectomics study. *Epilepsia*. 57:e64–e68.

Shain C, Ramgopal S, Fallil Z, et al. (2013). Polymicrogyria-associated epilepsy: a multicenter phenotypic study from the Epilepsy Phenome/Genome Project. *Epilepsia*. 54:1368–1375.

Sisodiya SM. (2000). Surgery for malformations of cortical development causing epilepsy. *Brain*. 123:1075–1091.

Staudt M, Krägeloh-Mann I, Holthausen H, Gerloff C, Grodd W. (2004). Searching for motor functions in dysgenic cortex: a clinical transcranial magnetic stimulation and functional magnetic resonance imaging study. *J Neurosurg*. 101:69–77.

Stutterd CA, Leventer RJ. (2014). Polymicrogyria: a common and heterogeneous malformation of cortical development. *Am J Med Genet C Semin Med Genet*. 166C:227–239.

Takanashi J, Barkovich AJ. (2003). The changing MR imaging appearance of polymicrogyria: a consequence of myelination. *AJNR Am J Neuroradiol*. 24:788–793.

Teixeira KCS, Montenegro MA, Cendes F, Guimarães CA, Guerreiro CAM, Guerreiro MM. (2007). Clinical and electroencephalographic features of patients with polymicrogyria. *J Clin Neurophysiol*. 24:244–251.

Teixeira KCS, Cendes F, Guerreiro CAM, Guerreiro MM. (2009). Focal electrical status (FES): a new finding associated with polymicrogyria. *J Clin Neurophysiol*. 26:155–159.

van der Knaap MS, Valk J. (1991). The MR spectrum of peroxisomal disorders. *Neuroradiology*. 33:30–37.

Villard L, Nguyen K, Cardoso C, et al. (2002). A locus for bilateral perisylvian polymicrogyria maps to Xq28. *Am J Hum Genet*. 70:1003–1008.

Vitali P, Minati L, D'Incerti L, et al. (2008). Functional MRI in malformations of cortical development: activation of dysplastic tissue and functional reorganization. *J Neuroimaging*. 18:296–305.

Wang DD, Knox R, Rolston JD, et al. (2016). Surgical management of medically refractory epilepsy in patients with polymicrogyria. *Epilepsia*. 2016;57:151–161.

Wichert-Ana L, de Azevedo-Marques PM, Oliveira LF, et al. (2008). Ictal technetium-99 m ethyl cysteinate dimer single-photon emission tomographic findings in epileptic patients with polymicrogyria syndromes: a subtraction of ictal–interictal SPECT coregistered to MRI study. *Eur J Nucl Med Mol Imaging*. 35:1159–1170.

Wieck G, Leventer RJ, Squier WM, et al. (2005). Periventricular nodular heterotopia with overlying polymicrogyria. *Brain*. 128:2811–2821.

第 20 章

有创脑电图在下丘脑错构瘤中的应用

Julia Scholly, Fabrice Bartolomei, Edouard Hirsch, 著

一、前言

下丘脑错构瘤(hypothalamic hamartoma, HH)的特殊临床影像综合征表现为多种症状,包括具有多种发作类型的药物难治性癫痫、局灶性和全面性头皮-EEG 癫痫样异常、性早熟、行为异常和认知功能障碍。其严重程度从轻度形式到癫痫性脑病,随后癫痫发作、脑电图异常以及认知和行为障碍的恶化(Berkovic et al., 1988; Plouin et al., 1983; Scherman and Abraham, 1963)。

脑内 EEG 记录很少用于 HH 相关药物难治性癫痫的术前评估。然而,它们是直接证明癫痫发作起源于错构瘤和(或)远隔皮质区的唯一方法。

二、HH 的内在致痫性

20 世纪 90 年代初,Mayo 医疗团队首次报道了对伴有 HH 的癫痫进行颅内脑电图(intracranial EEG, icEEG)记录的经验(Cascino et al., 1993)。使用深部电极和/或硬膜下栅格状和条状电极的 8 次脑电图记录中,没有 1 例是直接置入到实际的 HH。结果令人失望,因为随后切除假定的皮质致痫区后并未能控制癫痫发作。

不仅在临床上治疗严重的药物难治性癫痫方面,还是在试图了解这种有趣的综合征的病理生理学方面,HH 均带来了相当大的挑战。因此,几项连续的立体定向脑内 EEG(stereotactic intracerebral EEG, SEEG)研究对同一患者的错构瘤和不同皮质区进行了探索(Kahane et al., 1994; Munari et al., 1995)。这些研究清楚地证明了 HH 的内在致痫性,并证实了继发性皮质致痫区的存在。在 Munari 等(1995)的开创性报道中,描述了一例具有详细 SEEG 检查的病例,该病例表现为发笑发作和提示额叶受累的局灶性癫痫发作。发笑发作与 HH 内的快速放电有关,而强直性运动发作与放电扩散到下丘脑和皮质运动区有关。随后,Kahane 等(2003)提供了一个对法国 Grenoble 医院一个完整系列的 5 例患者全面的 SEEG 的分析,这些患者表现为发笑和/或哭泣发作,以及提示额叶或颞叶受累的局发性癫痫发作。发笑发作和哭泣发作与 HH 内快速放电有关,而其他癫痫发作类型与发作期放电影响到几个双侧或单侧的皮质区有关,通常累及扣带回,但是并没有波及 HH 区。皮质发作期放电侧别通常与 HH 贴附侧在同一侧。

基于两步法的有创性 EEG 检查的其他报道(Kuzniecky et al., 1997; Mullatti et al., 2003)对 HH 在发笑发作和强直发作的产生中的主要作用进行了讨论。有趣的是,与法国 Grenoble 医院系列病例不同,后者研究中没有发现独立于下丘脑以外部位的癫痫发作部位。

HH 内在致痫性的发现标志着 HH 相关癫痫的外科治疗进入了一个"错构瘤中心"时代。已有研究表明,通过多种手术方法对 HH 破坏/抑制/离断可有效治疗这类患者的癫痫,持续地控制发笑发作和其他类型的癫痫发作,并且常可达到无发作(Berkovic et al., 2003; Harvey et al., 2003; Kuzniecky and Guthrie, 2003; Ng et al., 2006, 2008; Regis et al., 2006; Schulze-Bonhage et al., 2008; Drees et al., 2012; Striano et al., 2012)。一些作者甚至质疑头皮视频-EEG 记录癫痫发作在术前决策中的作用:①许多临床发作不但与任何头皮脑电图改变无关,而且还显示发作期 EEG 模式的错误定位/定侧;②术前进行视频脑电图检查的患者与未进行视频脑电图检查的患者癫痫发作预后无显著差异(Troester et al., 2011)。

三、HH 继发性致痫灶

越来越多的经验表明,在多达 50% 的病例中,针对 HH 的治疗并不能治愈癫痫发作(Kerrigan,2011)。一些研究表明,来源于新皮质的癫痫发作的完全恢复可以延迟出现,可发生在 HH 切除后的 6 个月,这可能是一种“消退(running down)”现象(Freeman et al.,2003)。在有部分改善而无“消退”现象的患者中,持续癫痫发作的头皮电 - 临床模式提示远隔皮质区受累(Regiset et al.,2012)。

点燃样继发致痫灶的概念(Cibula and Gilmore,1997;Morrell,1985)被认为是一个可能的潜在机制(Kahane et al.,2003;Kerrigan et al.,2005;Munari et al.,1995;Ryvlin et al.,2003)。应用 SEEG 方法,Kahane 等(2003)首先观察到大笑或哭泣发作后有时紧接着其他癫痫发作类型,好像是错构瘤内的发作期放电触发了那些起源于皮质的放电。他们提出了一种经历三阶段的疾病进展模型,该模型遵循继发性癫痫发生模式。这种点燃在很大程度上与扣带回的参与有关,这一假设似乎得到了最近一项研究报道的支持(Valentin et al.,2011)。

在以 HH 为目标的手术方式治疗癫痫失败的病例中,很容易提出,在无下丘脑外的结构性病变的情况下,引起持续性非发笑发作类型的皮质致痫区可能是一个致痫性增强的功能改变区域,致痫性的增强是由于继发性致痫区形成的第三个独立阶段导致的。在 Strasbourg Kork 系列病例中的 2 名患者(Scholly et al.,2013)中,术前均有 30 年以上的癫痫病史,经内镜切除组织学证实的 HH 后,发笑发作的频率显著降低。然而,具有提示同侧颞叶内存在致痫区的电临床模式的局灶性癫痫发作仍然持续存在。前颞叶切除术后,达到无癫痫发作,但切除颞叶的病理检查未见任何结构异常。这些病例表明,在切除可能的原发性致痫病变后,仍存在一个独立的下丘脑以外的致痫区(epileptogenic zone,EZ),但未“消退”。

在一系列研究中,已经观察到癫痫病程和以 HH 为目的的治疗预后之间存在一定的关系(Ng et al.,2006;Schulze-Bonhage et al.,2008)。与此结论一致,Strasbourg Kork 的 15 名 HH 系列研究病例中,显示较短的癫痫病史似乎与较好的预后有关(Scholly et al.,2017)。病史小于 10 年的亚组(n=5)中,80% 患者达到了完全的术后无发作;而病史介于 11 年到 20 年患者(n=5)中,60% 达到术后无发作;病史超过 20 年的患者,仅有 20% 达到术后无发作。这些发现表明至少在癫痫发作开始后的最初 10 年内继发性致痫灶形成的独立阶段不太可能形成。然而,术前继发性癫痫形成分期的预测性生物标志物尚未确定。

四、HH 中有创性 EEG:应用问题

据我们所知,目前还没有研究表明 icEEG 记录对于 HH 癫痫患者的预后价值及其对治疗策略的影响。因此,以下的分析是基于现有的文献和我们自己的经验。

(一) HH 癫痫的有创性 EEG 的适应证

目前,尚未建立是否应该对 HH 相关药物难治性癫痫患者进行有创性 EEG 评估的明确标准。尽管存在继发性癫痫发生的可能,但对于某一特定患者,致痫区仍可能局限于 HH。因此,当发笑 / 哭泣发作以及其他癫痫发作类型存在时,针对 HH 的手术通常仍然是首选的治疗方案(Fohlen et al.,2003;Striano et al.,2005;Régis et al.,2006;Parvizi et al.,2011)。相反,如果没有发笑 / 哭泣发作,HH 在癫痫发生中的作用就会受到质疑,直接针对 HH 的治疗失败强烈提示可能存在下丘脑以外的独立的致痫区。在这种情况下,icEEG 研究似乎是主要的指征,目的是确定致痫区的组织,并协助选择合适的切除手术策略。对 HH 进行 SEEG 引导下射频热凝是一种治疗的选择,可能是诊断性 SEEG 探索的补充,或者实际上是有创性手术的主要目的。

在文献中描述的 8 个病例(Kuzniecky et al.,1997;Kahane et al.,2003;Mullatti et al.,2003;Valentin et al.,2011)以及 Marseille 系列病例中的 2 名患者(Scholly et al.,2017)中,SEEG 的主要目的是明确 HH 在发作起源中的作用和 / 或对 HH 进行立体定向热凝毁损或慢性高频刺激。10 例患者的 SEEG 发现、手术及预后资料见表 20-1。这些患者进行 SEEG 时的中位数年龄为 28.5 岁(范围 4—38 岁)。SEEG 前的癫痫平均病程为 20.9 年。10 例患者中有 9 例疾病进展超过 10 年才接受检查。

（二）有创 EEG 技术与置入策略

SEEG 是一种探索 HH 相关药物难治性癫痫的颅内方法，因为必须仔细对脑深部和新皮质结构进行采样，这些结构被认为可能参与致痫网络（HH、扣带回 / 边缘系统、颞叶和额叶内侧和外侧皮质）。在 Marseille 和 Grenoble 中心，SEEG 探索是根据 Talairach 的立体定向方法（Bancaud et al.，1965；Talairach et al.，1992）或使用一种无框架立体定向神经导航系统将脑内多触点电极［Dixi Medical（法国）或 Alcis（法国），共 10~15 个电极触点，每个触点长 2mm，直径 0.8mm，触点间距 1.5mm］置入颅内。根据对致痫区定位的假设制定每位患者的电极放置方案，目的是确定致痫区并指导下一步的切除术。电极置入是双侧、对称还是非对称性的，取决于每个病例的个体化特点。

（三）发作间期 ICEEG 特点

发作间期棘波几乎总是出现在 HH 和其他常常是双侧皮质区域（表 20-1 和图 20-1）。长程 icEEG 监测在 HH 中未记录到发作间期痫样放电，将提示存在一个下丘脑以外的致痫区，未涉及下丘脑错构瘤（Kahane et al.，2003，case 4）。相反地，大量的发作间期棘波出现在多个双侧的皮质区域，通常独立于记录到的 HH 异常放电，这种现象是很常见的，这种现象并不能排除后者在癫痫发作发生中的主导作用。

尽管 HH 产生的发作间期棘波形态与产生于皮质的无差别，但与新皮质或内侧颞叶结构相比，HH 棘波的波幅要低得多（图 20-1B）。HH 信号的低波幅很可能是由于其解剖结构造成的，HH 倾向于产生封闭的电场（Ebersole，2000；Lopes da Silva and Van Rotterdam，1993）。同样的，来自 HH 的发作期活动的波幅与皮质相比也相对较低。所以在解释 SEEG 记录时，必须考虑到这些方面；为了避免遗漏癫痫样活动，HH 电极导联需要选择合适的增益（可能要比皮质高 4 倍）。

（四）发作期 ICEEG 特点：致痫区的网络结构

一般来说，对 icEEG 发作分析的目的是建立癫痫性放电的时空动态变化，以确定致痫区（EZ）（Bancaud et al.，1965）。EZ 的定义通常基于两个标准：快速放电的出现和发作过程中所探查大脑结构受累的时间顺序。研究表明，在发作起始期，在多个解剖结构不相邻的结构中可以同时观察到快速放电，提示致痫网络存在的可能（Bancaud et al.，1970；Bartolomei et al.，2004，2008）。局灶性癫痫的“网络假说”支持致痫区并不局限于病变（Bartolomei et al.，2013），而是形成更大的网络，即致痫性延伸到病变之外。EZ 的网络结构已经推荐用于解释为什么在病变（如神经发育性肿瘤、局灶性皮质发育不良（Aubert et al.，2009）以及海绵状血管瘤（Sevy et al.，2014））完全切除后，仍不能完全控制癫痫发作。与这些资料一致，越来越多的证据表明，HH 相关癫痫中也存在 EZ 的网络结构。

2001—2014 年在 Marseille 的 300 例 SEEG 的研究中，有 2 例 HH 患者进行了深部电极 EEG 记录（Scholly et al.，2017）。第 1 例是一名 4 岁女孩，在新生儿期就出现发笑发作，这种癫痫发作持续时间短暂，且治疗无效。3 岁后出现其他癫痫发作类型，包括以短暂轴性前屈为特征的典型癫痫性痉挛发作或持续时间较长的轴性强直现象，表现为双上肢收缩 / 上抬。MRI 显示一个巨大的无蒂 HH。部分手术离断后并没有使癫痫发作改善。SEEG 电极放置在额和颞区，并在 HH 内放置一根电极（图 20-1A）。SEEG 显示在 HH 和新皮质区内大量发作间期癫痫样放电，以额区为著（图 20-1B、C）。发笑发作以发作起始严格局限于 HH 为特征。

从形态学上来看，观察到两种不同模式的发作期放电。一种是定位于 HH 内的强直样低波幅快活动（LVFA）模式，临床上与一种混合的发笑 / 哭泣发作症状学相关。有时之前出现短暂的轴性失张力现象（图 20-2A）。一种是稍慢一点的、节律性多棘波发作模式起始于 HH 区，与最初的发笑症状相关，20 秒后扩散到双侧新皮质结构，同时伴有手部自动症的出现和交流丧失（图 20-2B）。所有强直性发作都在发笑发作后丛集性出现。脑电图上，主要表现为慢波 - 直流电漂移伴其上叠加的低波幅快节律（LVFA）的刻板模式，影响广泛的新皮质区，主要位于运动前区内侧和外侧颞叶触点（图 20-3）。痉挛发作期间，其电持续时间少于 600ms，而长时间强直性发作时，可看到相同形态的持续时间更长的强直性放电。有趣的是，形态相似的慢波 -DC 漂移 /LVFA 模式严格局限于错构瘤，经常但并非必然出现在新皮质放电之前，具有约 200ms 的潜伏期（图 20-3A，B）。这种下丘脑“触发模式”的不稳定性可能反映了继发性致痫形成独立阶段的开始，尽管 HH 仍在参与发作网络。

表 20-1　HH 合并癫痫的 SEEG 的表现

病人（性别，年龄）	癫痫起病年龄	间期棘波		自发性癫痫发作		电诱发癫痫发作		手术	结局（随访）
		HH	皮质	GS/DS	其他类型	GS/DS	其他类型		
Ⅰ. Grenoble 系列（Kahane et al.，2003）									
P1（女，16 岁）	2.5 岁	+	+	HH	双侧额叶	HH	无	立体定向放射治疗（对照 MRI HH 体积无变化）	没有变化（6 年）
P2（女，19 岁）	5 岁	+	+	HH	右侧额中央区；右侧外侧颞叶	HH	无	HH 部分切除	发作减少<50%（5 年）
P3（男，27 岁）	0.6 岁	+	+	HH	GS 之后，双侧额叶，右侧为著	无	无	未行手术	NA
P4（男，12 岁）	0.6 岁	无	+	左侧扣带回>>左侧海马	无	杏仁核	海马（不伴有发笑成分的惯常发作）	左侧颞叶切除	没有变化（9 年）
P5（女，30 岁）	1 岁	+	未记录	未记录	未记录	HH	NA	HH 脑深部电刺激	没有变化（3 年）
Ⅱ. Marseille 组（Scholly et al.，2017）									
P1（女，4 岁）	新生儿	+	+	HH	GS 之后，左侧前运动区	NA	NA	HH 立体定向射频热凝术	全面性发作减少，强直发作没有变化（2 年）
P2（女，30 岁）	15 岁	+	+	无	右侧颞叶内侧；右侧颞叶内核和 HH；双侧颞叶内侧和 HH	No	左侧颞叶内侧和 HH	未行手术	NA
Ⅲ. Mullatti et al.（2003）									
P15（男，30 岁）	1 岁	+	+	HH	左侧颞叶（首次 SEEG）；HH（二次 SEEG）	HH	HH	首次手术：左颞切除术；二次手术：HH 立体定向射频热凝毁损术	颞叶切除术后无明显变化；HH 立体定向射频热凝后全面性发作消失，强直发作频率减少>70%（1.5 年）
Ⅳ. Kuzniecki et al.（1997）									
P3（男，30 岁）	新生儿	+	+（硬膜下栅格状电极）	无	右侧额叶（硬膜下栅极）	HH	无	首次手术：右额叶切除术；二次手术：HH 立体定向射频热凝术	额叶切除术后短暂改善；HH 立体定向射频热凝后完全无发作（1.5 年）
Ⅴ. Valentin et al.（2011）									
P1（男，38 岁）	0.5 岁	+	+	HH 和双侧额叶、颞叶	HH 和双侧皮质（额叶、颞叶）	HH	左侧扣带回	HH 脑深部电刺激	全面性发作完全消失（4 年）

DBS. 脑深部电刺激；DS. 哭笑发作；f. 女性；GS. 发笑发作；Hc. 海马；HH. 下丘脑错构瘤；L. 左侧；m. 男性；MRI. 磁共振成像；NA. 不适用手术；R. 右侧；y. 年；STC. 立体定向射频热凝毁损术；SZ. 发作

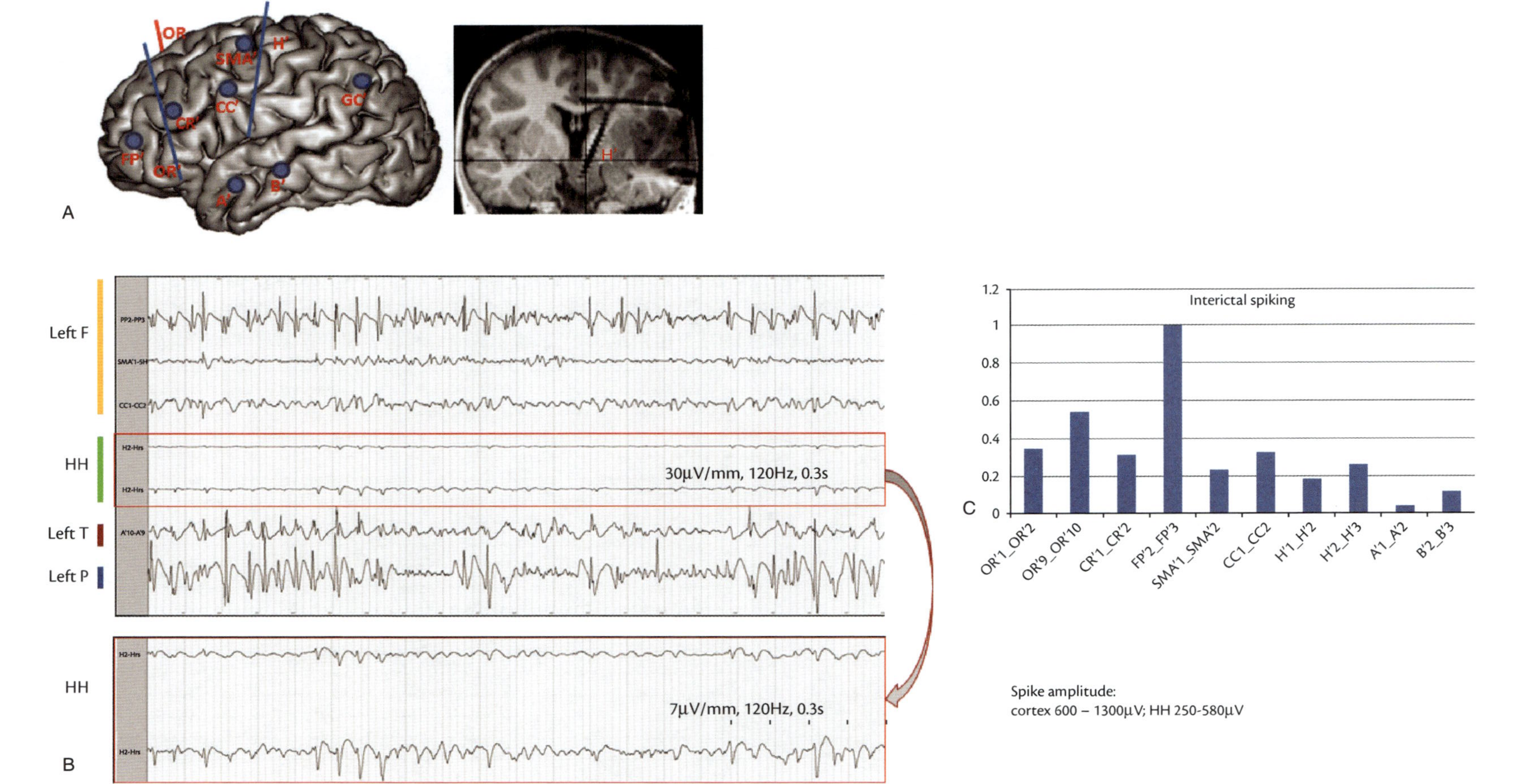

图 20-1　Marseille 组，病例 1.（A）大脑外侧面 SEEG 电极位置示意图，MRI 显示 H' 电极位置到达一个较大的 HH。（B）在 HH（双极触点 H'2-3 和 3-4）和左侧额叶、颞叶以及顶叶皮质区域记录到同步的和独立的间期棘波活动。与新皮质结构相比，HH 内的棘波波幅要低得多（HH 内为 250~580μV，皮质为 600~1 300μV）。（C）在 10 个双极 SEEG 信号中，不同区域棘波的数量（棘波数量标准化在 0~1）。最大值在额叶，HH（H'1-2 和 2-3）的棘波样活动出现率为中等

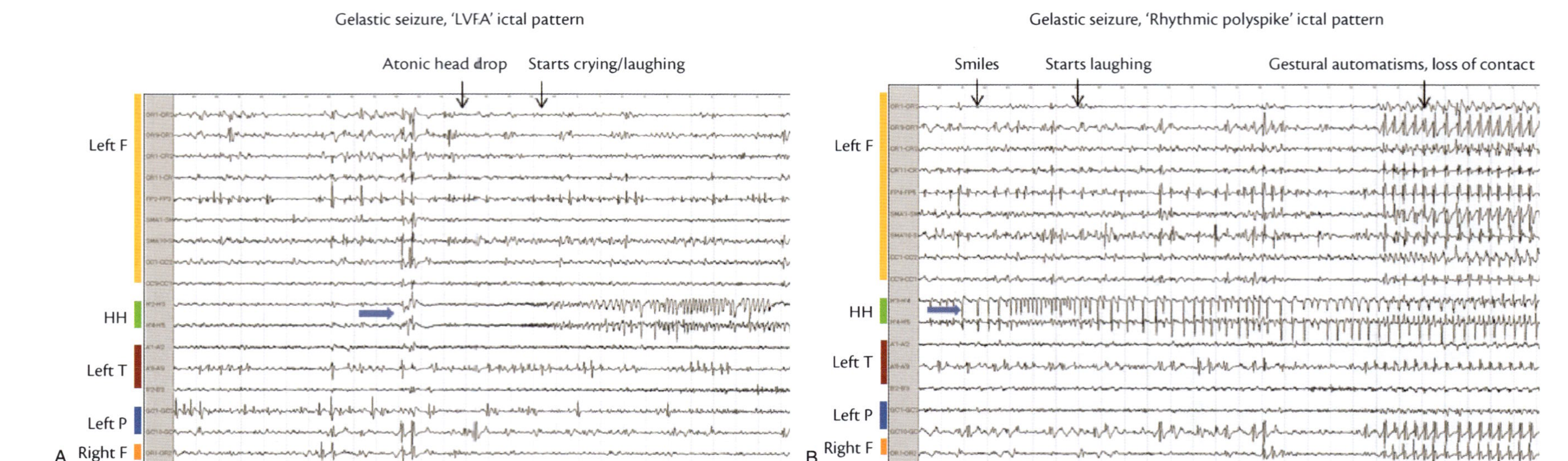

图 20-2　Marseille 系列，病例 **1.** 发笑发作的两种发作期放电模式。（**A**）仅出现在 **HH**（双极触点 **H'2-3，H'4-5**）的低电压快活动（**LVFA**）模式，临床上与短暂的轴性失张力现象以及随后出现的发笑 / 哭笑发作症状相关。（**B**）节律性的多棘波发作模式。发作起源于 **HH**，与发笑发作症状相关，随后放电扩散至双侧新皮质结构，与手部自动症和意识丧失相关。***Reproduced from Epilepsia，58（S2），Scholly J，Staack AM，Kahane P，et al.，Hypothalamic Hamartoma：epileptogenesis beyond the lesion？ pp. 32-40，Copyright（2017），with permission from John Wiley and Sons***

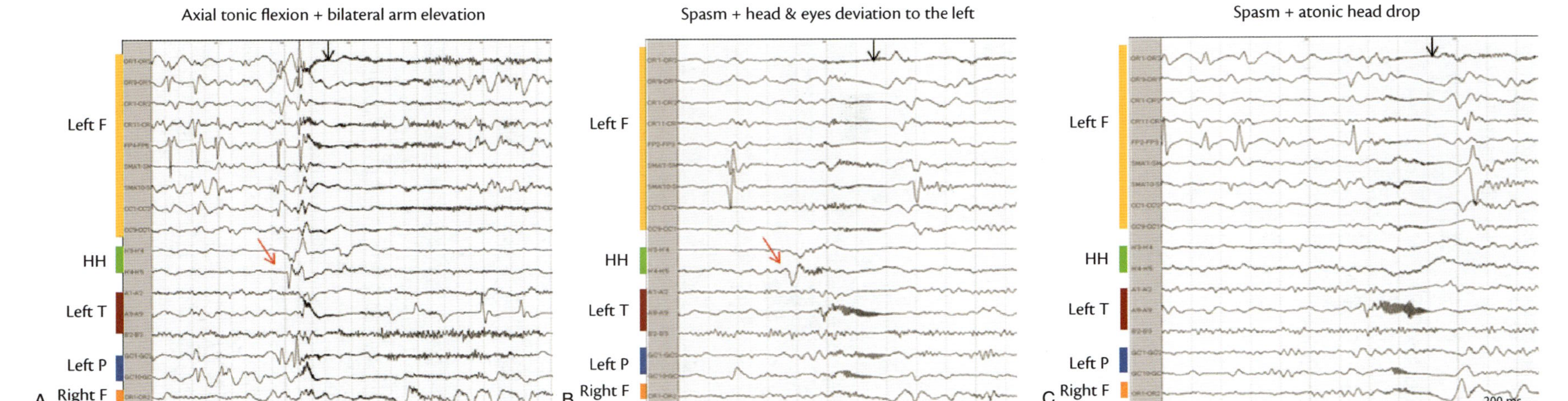

图 20-3　Marseille 系列病例，病例 1 强直发作中，HH 和新皮质结构的关系。强直发作的刻板发作起源模式（A）和癫痫性痉挛（B、C）：慢波 - 直流漂移叠加低电压快活动（LVFA）累及双侧新皮质区，主要是在运动前区内侧和颞叶外侧电极。我们注意到在一些发作中，同样的发作模式仅限于 HH（双极触点 H'4-5，红色箭头），出现在新皮质放电之前（A、B），间隔时间大约为 200ms。*Reproduced from Epilepsia, 58（S2）, Scholly J, Staack AM, Kahane P, et al., Hypothalamic Hamartoma: epileptogenesis beyond the lesion? pp. 32-40, Copyright（2017）, with permission from John Wiley and Sons*

第二例病例（图 20-4）是一名 30 岁的女性，她在 15 岁时首次出现局灶性发作，表现为似曾相识感和上腹部不适感的先兆、意识丧失以及手部自动症。存在发作后的意识混乱和语言障碍。有性早熟症状，但没有发笑发作或哭泣发作。MRI 显示左侧 HH，颞叶未见异常。头皮视频 -EEG 记录显示双侧颞 EEG 变化，左侧为著。SEEG 电极置入错构瘤和双侧颞叶，左侧覆盖范围更广（图 20-4A）。在颞区和 HH 均出现了发作间期活动。

在自发性和电诱发癫痫发作中，共观察到四种不同的发作模式（图 20-4B）。发作模式 1（n=3）的特征是在 HH 区出现短暂低波幅多棘波爆发，继而强直性放电同时累及 HH 和右侧内侧颞叶结构。发作模式 2（n=4）严格局限于右侧内侧颞结构，极少累及 HH。发作模式 3（n=2），仅在电刺激诱发的发作中见到，同时累及左侧内侧颞叶结构和 HH。发作模式 4（n=2）以双侧发作起始为特征，同时累及 HH 和双侧内侧颞叶结构。致痫指数（EI）的计

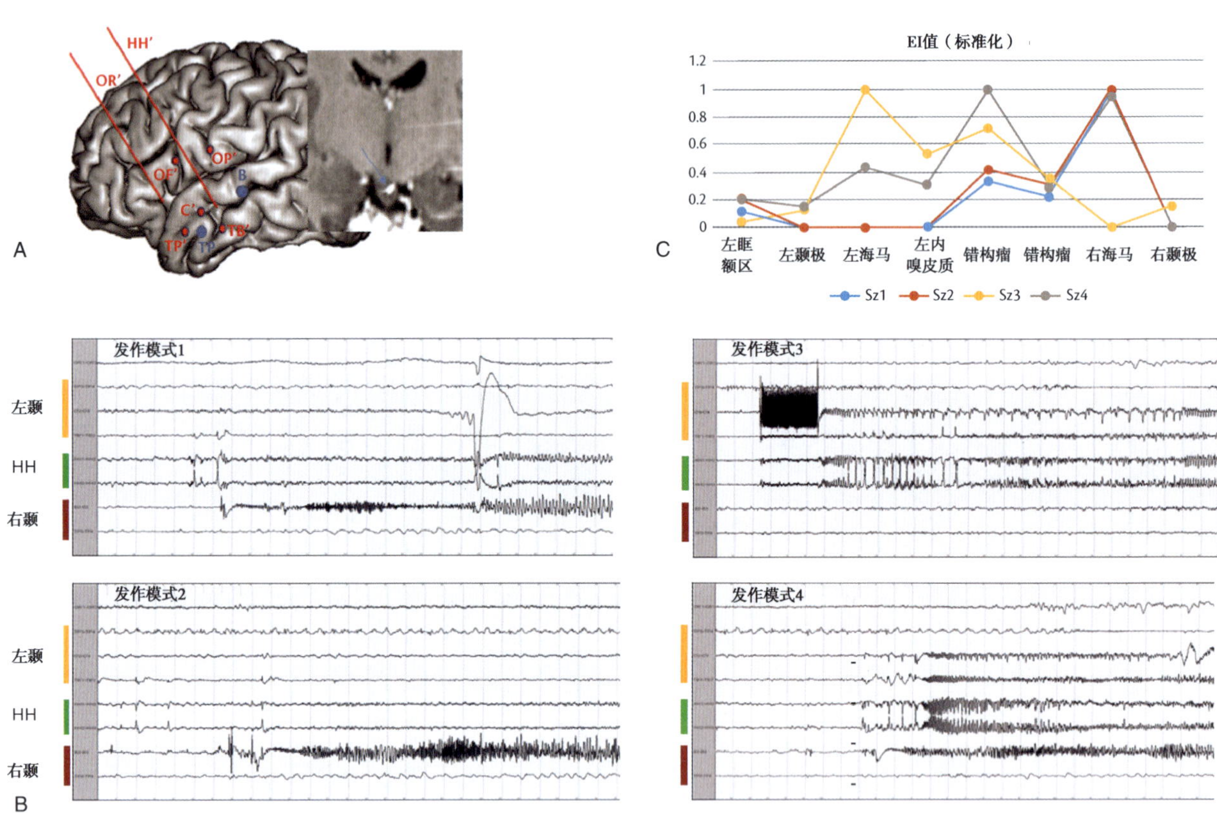

图 20-4　Marselle 系列病例，病例 2

（A）大脑侧位 SEEG 电极位置示意图。红点表示左侧电极，蓝点表示右侧电极。OR'，左侧斜插电极到达眶额皮质；HH，电极到达 HH；TP 和 TP'，指电极分别用来监测右侧和左侧颞极；B，电极到达右侧海马；C'，电极到达左侧海马；EC'，电极到达左侧内嗅皮质；OF'，电极监测额叶盖部区；OP'，电极探测顶盖部区。CT 扫描 /MRI 融合重建的电极轨迹显示电极 HH 远端触点位于下丘脑错构瘤内。

（B）四种发作起始模式。发作模式 1：HH 内（HH1-2；HH2-3）短暂的低电压多棘波爆发，随后错构瘤和右侧海马（B2-3，B 电极双极触点）同时出现强直性放电。发作模式 2：右侧发作，从右侧海马起始。要注意下丘脑区域（HH1-2，HH2-3）没有参与强直性放电，尽管与背景活动相比发作期出现了微小的变化。发作模式 3：电刺激诱发的左侧发作，电刺激（50HZ，1mA 刺激系列）左侧海马结构（C'2-3，C' 电极双极触点）诱发发作。需要注意的是下丘脑错构瘤区（HH 触点）同时受到累及。发作模式 4：双侧的发作，发作起始时快速放电同时累及右侧海马（B1-2）、左侧海马（C'2-3）、内嗅皮质（TB'1-2）和错构瘤（HH1-2，2-3）。

（C）用致痫指数方法来测定致痫性（Bartolomei et al.，2008）。这种方法是基于对发作起始时高频比率和脑区延迟受累的测定。发作 1 和 2（蓝色和橙色）是右侧，发作 3（黄色）是左侧，发作 4（灰色）是双侧。值得注意的是，这种方法证实了两个颞叶区具有最大的致痫性。HH 区在左侧起始发作和右侧起始发作中，显示了中等致痫性，而在双侧起始的发作中，存在较高的致痫性。*Reproduced from Epilepsia，58（S2），Scholly J，Staack AM，Kahane P，et al.，Hypothalamic Hamartoma：epileptogenesis beyond the lesion? pp. 32-40，Copyright（2017），with permission from John Wiley and Sons*

算(Bartolomei et al.,2008)证实了这些发现,显示右侧癫痫发作时在右侧颞区显示 EI 值较高,而左侧癫痫发作时左颞区和 HH 的 EI 值较高,“双侧网络”发作时则为三个结构的致痫性均很高(图 20.4C)。由于这些发现,病人尚未进行 HH 手术。

这些病例在很大程度上提示致痫性组织已经超出 HH 的范围,形成了复杂的致痫网络。这些网络的建立可能与继发性致痫形成有关,或者是由于广泛的致痫性,从一开始就与广泛的或双侧的微小病变有关。最后一个例子,对 HH 在一些患者病理生理中起到的作用提出了质疑,特别是那些表现为孤立的颞叶癫痫的患者。有趣的是,在 Grenoble 系列病例中有一位患者在 HH 并未出现发作期放电(Kahane et al,2003,case 4)。

(五) 直接电刺激

作为常规 icEEG 检查的一部分,直接皮质电刺激可能有助于证实 HH 和 / 或皮质结构在癫痫发作产生过程中的作用,特别是在没有记录到自发的发笑发作,以及在 SEEG 引导的 HH 引导程序是 icEEG 目标的情况下(表 20-1)。但是,应牢记两项基本原则:①刺激诱发的癫痫发作只有部分或完全重现患者惯常发作的电临床模式时才具有预测价值;②皮质刺激未能诱发惯常癫痫发作不能作为确定 EZ 的反证。

(六) ICEEG 检查后的手术策略和结局

综合表 20-1 中总结的 10 个病例,除 1 例外,其他病例的 icEEG 记录均显示 HH 是主要的致痫区域或是广泛的“网络”致痫区的一部分。根据 icEEG 的结果,7 例患者选择了 HH 为导向的治疗策略(立体定向放射手术(n=1),外科切除术(n=1),SEEG 指导下热凝术(n=3),或 HH 慢性刺激(n=2)),1 例患者进行了标准的颞叶切除术。剩下的 2 例患者无手术指征。除技术原因导致的治疗失败外(n=2),大部分 icEEG 后针对 HH 的治疗都取得了发笑发作的明显改善或者完全消失(Kuzniecky et al.,1997;Mullatti et al.,2003;Scholly et al.,2017;Valentin et al.,2011)。

在两例患者中,HH 立体定向热凝术后非发笑发作类型也得到了很好的控制。值得注意的是,在 SEEG 资料没有证实 HH 参与发作的情况下(Kahane et al.,2003,case 4),单独切除假定的颞叶致痫区后并不成功。

(七) 针对下丘脑错构瘤的 ICEEG 和病变引导下的立体定向治疗方法

SEEG 引导下的射频热凝术(SEEG-guided radiofrequency thermocoagulation,RFTC)是一种微创的外科手术,目的是通过长期置入的 SEEG 电极对 EZ 和癫痫发作扩散途径造成局部热损伤(Guenot et al.,2004)。在过去的 20 年中,RFTC 已经越来越多地用于 HH 合并药物难治性癫痫患者(Kuzniecky and Guthrie,2003;Kuzniecky et al.,1997;Mullatti et al.,2003;Scholly et al.,2017)。与开放性手术的容积效应相比,限制热凝手术效果的主要因素仍然是相对较小的热凝毁损灶的体积(每次热凝产生一个直径为 5~7mm 的损伤)。最近开发的通过立体定向下置入凝血探针的 RFTC 方法,主要以病变引导(L-RFTC),已被证明对诸如 HH 的适应证特别有利。这是因为它们能够通过多个轨迹和凝固点更好地调整致痫灶的热凝毁损体积,而且在每次单热凝前,仍可通过凝血电极记录脑电图(Wellmer et al.,2016)。Kameyama 等(2016)报道了迄今为止规模最大的接受 L-RFTC 治疗的 HH 患者队列,共 100 人,目的是离断 HH,获得了非常好的发作预后(总体无发作率为 71%,86% 发笑发作消失)。然而,这些结果必须由独立小组在比较 L-RFTC 和其他可用外科技术的前瞻性随机研究中予以证实。

脑深部电刺激(DBS)是另一种 icEEG 指导的治疗 HH 相关药物难治性癫痫的选择。不过文献中只有少数病例的描述。3 例患者中,DBS 电极直接置入 HH(Kahane et al.,2003,case 5;Marras et al.,2011;Valentin et al.,2011),2 例患者的电极置入靠近 HH 同侧的乳头丘脑束(MMT)(Khan et al.,2009)。在针对 HH 的 DBS 病例中,发作预后从癫痫发作无改变到发笑发作完全消失,而在 2 例针对同侧 MMT 的 DBS 病例中,发笑发作和非发笑发作的发作频率均有显著降低。

五、结论

公认的 HH 固有的致痫性代表了在 HH 相关的药物难治性癫痫中,直接针对 HH 的手术治疗是合理的,术后完全无发作率为 50%~80%。

最近的有创性 EEG 结果支持存在复杂的发作期网络结构,可能在 HH 和大脑皮质之间存在“点燃样”关系。这些网络的建立可能是由于继发性致痫的形成,也可能是从一开始就存在广泛的致痫性。

术前癫痫性分期的无创性预测标准尚未确定。自癫痫起始 10 年的时间窗似乎对预防独立致痫性的形成阶段和成功手术治愈 HH 引起的癫痫至关重要。

基于这些发现,HH 的早期手术治疗应作为外科的第一步。在一些病例中,如果临床电生理资料表明致痫区超出 HH 的范围(存在意识受损的局灶性发作且不伴发笑 / 哭泣发作;直接针对 HH 治疗失败),推荐采用 SEEG 探索 HH 相关药物难治性癫痫是合理的。

除了诊断指征外,SEEG 引导下的错构瘤热凝术是一种很有前景的微创治疗方法。

(孟祥红 译,王爽 审校)

参考文献

Aubert S, Wendling F, Regis J, et al. (2009). Local and remote epileptogenicity in focal cortical dysplasias and neurodevelopmental tumours. *Brain.* 132:3072–3086.

Bancaud J, Angelergues R, Bernouilli C, et al. (1970). Functional stereotaxic exploration (SEEG) of epilepsy. *Electroencephalogr Clin Neurophysiol.* 28:85–86.

Bancaud J,Talairach J, Bonis A., et al. (1965). *La stéréoélectroencéphalographie dans l'épilepsie: informations neurophysiopathologiques apportées par l'investigation fonctionnelle stereotaxique.* Paris: Masson.

Bartolomei F, Wendling F, Regis J, Gavaret M, Guye M, Chauvel P. (2004). Pre-ictal synchronicity in limbic networks of mesial temporal lobe epilepsy. *Epilepsy Res.* 61:89–104.

Bartolomei F, Chauvel P, Wendling F. (2008). Epileptogenicity of brain structures in human temporal lobe epilepsy: a quantified study from intracerebral EEG. *Brain.* 131:1818–1830.

Bartolomei F, Guye M, Wendling F. (2013). Abnormal binding and disruption in large scale networks involved in human partial seizures. *EPJ Nonlinear Biomed Phys.*1:4.

Berkovic SF, Andermann F, Melancon D, Ethier RE, Feindel W, Gloor P. (1988). Hypothalamic hamartomas and ictal laughter: evolution of a characteristic epileptic syndrome and diagnostic value of magnetic resonance imaging. *Ann Neurol.* 23:429-439.

Berkovic SF, Arzimanoglou A, Kuzniecky R, Harvey AS, Palmini A, Andermann F. (2003). Hypothalamic hamartoma and seizures: a treatable epileptic encephalopathy. *Epilepsia.* 44:969–973.

Cascino GD, Andermann F, Berkovic SF, et al. (1993) Gelastic seizures and hypothalamic hamartomas: evaluation of patients undergoing chronic intracranial EEG monitoring and outcome of surgical treatment. *Neurology.* 43:747–750.

Cibula JE, Gilmore RL. (1997). Secondary epileptogenesis in humans. *J Clin Neurophysiol.* 14:111–127.

Drees C, Chapman K, Prenger E, et al. (2012). Seizure outcome and complications following hypothalamic hamartoma treatment in adults: endoscopic, open, and Gamma Knife procedures. *J Neurosurg.* 117:255–261.

Ebersole JS. (2000). Sublobar localization of temporal neocortical epileptogenic foci by source modeling. *Adv Neurol.* 84:353–363.

Fohlen M, Lellouch A, Delalande O. (2003). Hypothalamic hamartoma with refractory epilepsy: surgical procedures and results in 18 patients. *Epileptic Disord.* 5:267–273.

Freeman JL, Harvey AS, Rosenfeld JV, Wrennall JA, Bailey CA, Berkovic SF. (2003). Generalized epilepsy in hypothalamic hamartoma: evolution and postoperative resolution. *Neurology.* 60:762–767.

Guenot M, Isnard J, Ryvlin P, Fischer C, Mauguière F, Sindou M. (2004). SEEG-guided RF thermocoagulation of epileptic foci: feasibility, safety, and preliminary results. *Epilepsia.* 45:1368–1374.

Harvey AS, Freeman JL, Berkovic SF, Rosenfeld JV. (2003). Transcallosal resection of hypothalamic hamartomas in patients with intractable epilepsy.*Epileptic Disord.* 5:257–265.

Kahane P, Tassi L, Hoffmann D, et al. (1994). Crises dacrystiques et hamartome hypothalamique: à propos d'une observation vidéo-stéréo-EEG. *Epilepsies.* 6:259–279.

Kahane P, Ryvlin P, Hoffmann D, Minotti L, Benabid AL. (2003) From hypothalamic hamartoma to cortex: What can be learnt from depth recordings and stimulation? *Epileptic Disord.* 5:205–217.

Kameyama S, Shirozu H, Masuda H, Ito Y, Sonoda M, Akazawa K. (2016). MRI-guided stereotactic radiofrequency thermocoagulation for 100 hypothalamic hamartomas. *J Neurosurg.* 124:1503–1512.

Kerrigan JF. (2011). Hypothalamic hamartoma and gelastic epilepsy. In: Shorvon SD, Andermann F, Guerrini R, eds. *The Causes of Epilepsy*. Cambridge: Cambridge University Press: 449–453.

Kerrigan JF, Ng YT, Chung S, Rekate HL. (2005). The hypothalamic hamartoma: a model of subcortical epileptogenesis and encephalopathy. *Semin Pediatr Neurol.* 12:119–131.

Khan S, Wright I, Javed S, et al. (2009).High frequency stimulation of the mamillothalamic tract for the treatment of resistant seizures associated with hypothalamic hamartoma. *Epilepsia.* 50:1608–1611.

Kuzniecky R, Guthrie B, Mountz J, et al. (1997). Intrinsic epileptogenesis of hypothalamic hamartomas in gelastic epilepsy. *Ann Neurol.* 42:60–67.

Kuzniecky RI, Guthrie BL. (2003). Stereotactic surgical approach to hypothalamic hamartomas. *Epileptic Disord.* 5:275–280.

Lopes da Silva, Van Rotterdam A. (1993) Biophysical aspects of EEG and magnetoencephalogram generation. In: Niedermeyer E, Lopes da Silva F, eds. *Electroencephalography. Basic Principles, Clinical Applications, and Related Fields.* Baltimore, MD: Williams and Wilkins: 93–109.

Marras CE, Rizzi M, Villani F, et al. (2011). Deep brain stimulation for the treatment of drug-refractory epilepsy in a patient with a hypothalamic hamartoma. Case report. *Neurosurg Focus.* 230(2):E4.

Morrell F. (1985). Secondary epileptogenesis in man. *Arch Neurol.* 42:318–335.

Mullatti N, Selway R, Nashef L, et al. (2003). The clinical spectrum of epilepsy in children and adults with hypothalamic hamartoma. *Epilepsia.* 44:1310–1319.

Munari C, Kahane P, Francione S, et al. (1995). Role of the hypothalamic hamartoma in the genesis of gelastic fits (a video-stereo-EEG study). *Electroencephalogr Clin Neurophysiol.* 95:154–160.

Ng YT, Rekate HL, Prenger EC, et al. (2006) Transcallosal resection of hypothalamic hamartoma for intractable epilepsy. *Epilepsia.* 47:1192–1202.

Ng YT, Rekate HL, Prenger EC, et al. (2008). Endoscopic resection of hypothalamic hamartomas for refractory symptomatic epilepsy. *Neurology.* 70:1543–1548.

Parvizi J, Le S, Foster BL, Bet al. (2011). Gelastic epilepsy and hypothalamic hamartomas: neuroanatomical analysis of brain lesions in 100 patients. *Brain.* 134:2960–2968.

Plouin P, Ponsot G, Dulac O, Diebler C, Arthuis M. (1983). [Hypothalamic hamartomas and laughing seizures]. *Rev Electroencephalogr Neurophysiol Clin.* 13:312–316.

Regis J, Carron R, Bartolomei F, Chauvel P. (2012). Seeking new paradigms in epilepsy: stereotactic radiosurgery. *Clin Neurosurg.* 59:59–69.

Regis J, Scavarda D, Tamura M, et al. (2006). Epilepsy related to hypothalamic hamartomas: surgical management with special reference to gamma knife surgery. *Childs Nerv Syst.* 22:881–895.

Ryvlin P, Ravier C, Bouvard S, et al. (2003) Positron emission tomography in epileptogenic hypothalamic hamartomas. *Epileptic Disord.* 5:219–227.

Scherman RG, Abraham K. (1963). 'Centrencephalic' electroencephalographic patterns in precocious puberty. *Electroencephalogr Clin Neurophysiol.* 15:559–567.

Scholly J, Valenti MP, Staack AM, et al. (2013). Hypothalamic hamartoma: Is the epileptogenic zone always hypothalamic? Arguments for independent (third stage) secondary epileptogenesis. *Epilepsia.* 54(suppl 9):123–128.

Scholly J, Staack AM, Kahane P, et al. (2017). Hypothalamic hamartoma: epileptogenesis beyond the lesion? *Epilepsia.* 58(suppl 2):32–40.

Schulze-Bonhage A, Trippel M, Wagner K, et al. (2008) Outcome and predictors of interstitial radiosurgery in the treatment of gelastic epilepsy. *Neurology.* 71:277–282.

Sevy A, Gavaret M, Trebuchon A, et al. (2014). Beyond the lesion: the epileptogenic networks around cavernous angiomas. *Epilepsy Re.s* 108:701–708.

Striano S, Striano P, Sarappa C, Boccella P. (2005). The clinical spectrum and natural history of gelastic epilepsy–hypothalamic hamartoma syndrome. *Seizure.* 14:232–239.

Striano S, Santulli L, Ianniciello M, Ferretti M, Romanelli P, Striano P. (2012). The gelastic seizures–hypothalamic hamartoma syndrome: facts, hypotheses, and perspectives. *Epilepsy Behav.* 24:7–13.

Talairach J, Tornoux P, Musolino A, Misir O. (1992). Stereotaxic exploration in frontal epilepsy. *Adv Neurol.* 57:651–688.

Troester M, Haine-Schlagel R, Ng YT, et al. (2011). EEG and video-EEG seizure monitoring has limited utility in patients with hypothalamic hamartoma and epilepsy. *Epilepsia.* 52:1137–1143.

Valentin A, Lazaro M, Mullatti N, et al. (2011) Cingulate epileptogenesis in hypothalamic hamartoma. *Epilepsia.* 52:e35–e39.

Wellmer J, Voges J, Parpaley Y. (2016). Lesion guided radiofrequency thermocoagulation (L-RFTC) for hypothalamic hamartomas, nodular heterotopias and cortical dysplasias: review and perspective. *Seizure.* 41:206–210.

第三篇 3

特定临床情况下的有创性脑电图方法

第 21 章

颞叶癫痫的立体脑电图

Anne-Sophie Job-Chapron, Lorella Minotti, Dominique Hoffmann, Philippe Kahane，著

一、介绍

颞叶癫痫（temporal lobe epilepsy，TLE）是难治性癫痫中最常报道的一种类型，在癫痫手术治疗的成年患者中占大多数。在过去的20年，TLE外科治疗已经得益于很多重大技术的进步，感谢神经影像学的发展以及对多种手术后发作预后良好的预测因素的发现，包括MRI的海马硬化征。如果术前临床、功能、EEG和影像学特征一致性提示单侧颞叶致痫区（EZ），并且这些特征明显足以支持TLE切除时，通常不建议进行颅内EEG（intracranial EEG，icEEG）监测。因此，术后癫痫无发作的比例高达2/3，虽然报道的结果存在很大差异，特别是在长期随访、停用抗癫痫药（antiepileptic drugs，AEDs）之后和MRI正常的患者中。

但是，为了更好地勾勒出致痫性脑组织，在TLE亚型患者中icEEG记录证明也是必需的。正如其他形式的局灶性癫痫，在TLE中也没有现成的标准可以系统地用于决定是否应该进行有创性记录（Diehl and Lüders，2000）。规定无创评估的资料不能得到明确的结论，如侧别不明或EZ的部位和范围不明，是有创性评估的最常见的适应证之一（Jayakar et al.，2016）。要解决TLE的这些不一致数据，必须解释面临的以下问题：TL发作起始的侧别、区分TLE的不同亚型，或者区分TL和颞叶外的癫痫发作起始。对所有可能的起源进行充分采样尤其重要，在这些病例中，立体脑电图（stereoscopic electroencephalogram，SEEG）方法尤其适用，因为它不仅可以准确采集颞叶外侧和内侧的所有皮质区域信息，还可以对TLE病例中特别容易累及的深部结构（如岛叶皮质）或病变（即脑室旁结节状灰质异位）进行记录，这些在TLE的病例中都是非常有趣的（图21-1）。

在这里，我们将回顾需要SEEG置入的TLE的主要情况。

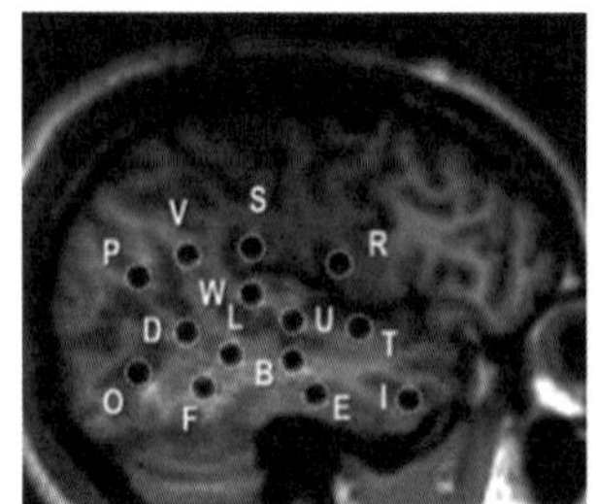

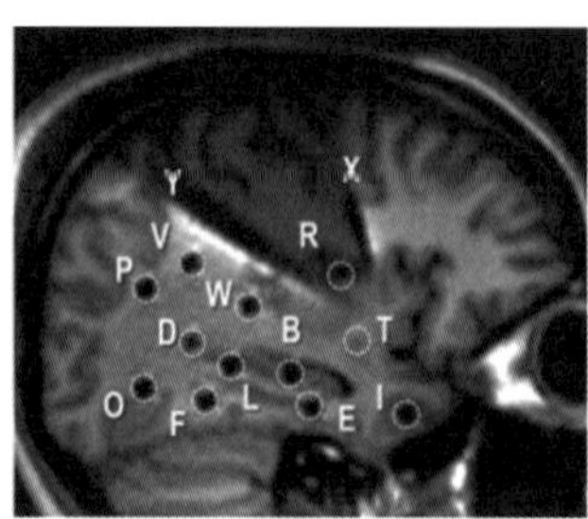

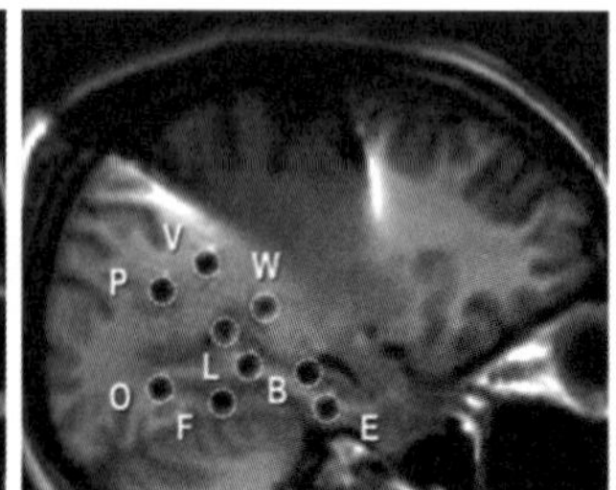

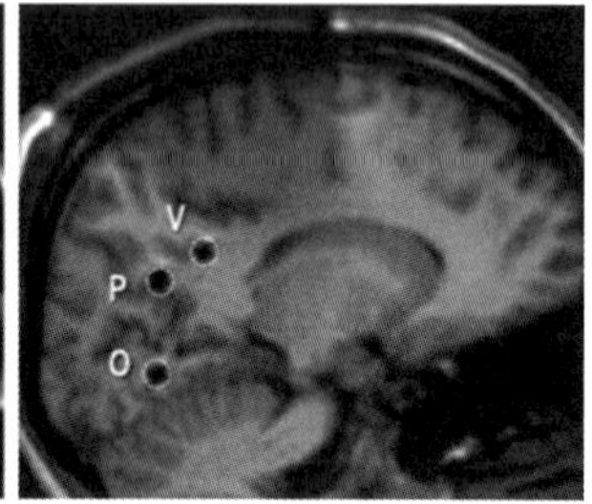

图21-1　右颞外侧裂，并向后延伸（SEEG电极放置图）。大部分脑内电极采用外侧垂直入路放置，因此可采集内侧、外侧和深部结构的信号。电极X和Y采用斜插入路采集岛叶信号

二、SEEG在双侧颞叶/不能定侧的TLE中的应用

双侧颞叶/不能定侧的颞叶癫痫（bilateral lateralized temporal lobe epilepsy，BiTLE）是一种异质性疾病，可能包括几种不同疾病。在进行深部电极记录的TLE患者中占18%~21%（Hirsch et al.，1991；Lee et al.，2000），这可能解释了1/5的TLE手术的失败，特别是海马硬化（hippocampal sclerosis，HS）患者（Hennessy et al.，2000）。当存在双侧颞叶异常的证据时，必须怀疑这种情况，包括

发作间期双侧颞区棘波、发作期 EEG 双侧放电、双侧结构异常以及提示双侧颞区的双侧功能异常的功能 / 认知特征。

然而，在单侧 HS 的 TLE 中，常发现发作间期双侧颞叶棘波(Hamer et al.,1999)，因此，如果 HS 和发作期脑电图模式侧别一致，那么在这种情况下，进行有创性评估仅是个例外，而不是常规操作。相反，如果发作期脑电图模式是双侧颞叶独立起源，那么不管发作间期脑电图异常侧别如何，都可能需要通过颅内电极来确认癫痫发作起始的侧别，特别是在神经影像学证据指向单侧颞叶(temporal lobe，TL)时。但在 MRI 阴性病例且所有其他资料均不能得出结论时，必须在进行 icEEG 前非常仔细地进行获益 / 风险比评估(Diehl 和 Lüders，2000)。同样，双侧海马萎缩的患者手术切除 TL 后也可能达到发作治愈，切除侧需要基于 icEEG 定位(King et al.,1995)，并且证明对侧 TL 仍然有功能。

一项 BiTLE 病例的系统综述中，1 403 例头皮 EEG 起源不清或可能为 BiTLE 的癫痫患者中，有 73% 的患者 icEEG 记录后证实为单侧 TLE(Aghakhani et al.,2014)。其中 58% 的患者手术预后达 Engel Ⅰ级，而 icEEG 证实为真正的 BiTLE 患者中，仅有 34% 术后预后达 Engel Ⅰ级(图 21-2)。在后者中，癫痫发作的侧别的比率与手术后的癫痫发作预后无关，因此，对于 icEEG 证实为 BiTLE 这一亚组的患者来说，icEEG 记录价值的增加存在质疑。因此，考虑到头皮脑电图上存在 BiTLE 的证据或可疑 BiTLE 对于提示发作真正起源于单侧或者双侧的意义不大，以及如果 icEEG 证实为纯粹单侧发作起始，则是预后良好的有力标志，所以，对于许多此类的病例，进行 icEEG 似乎是合理的。在这种情况下，由于 SEEG 可以充分记录双侧 TL 的内侧及外侧区域，尤其是海马亚区(内嗅皮质，海

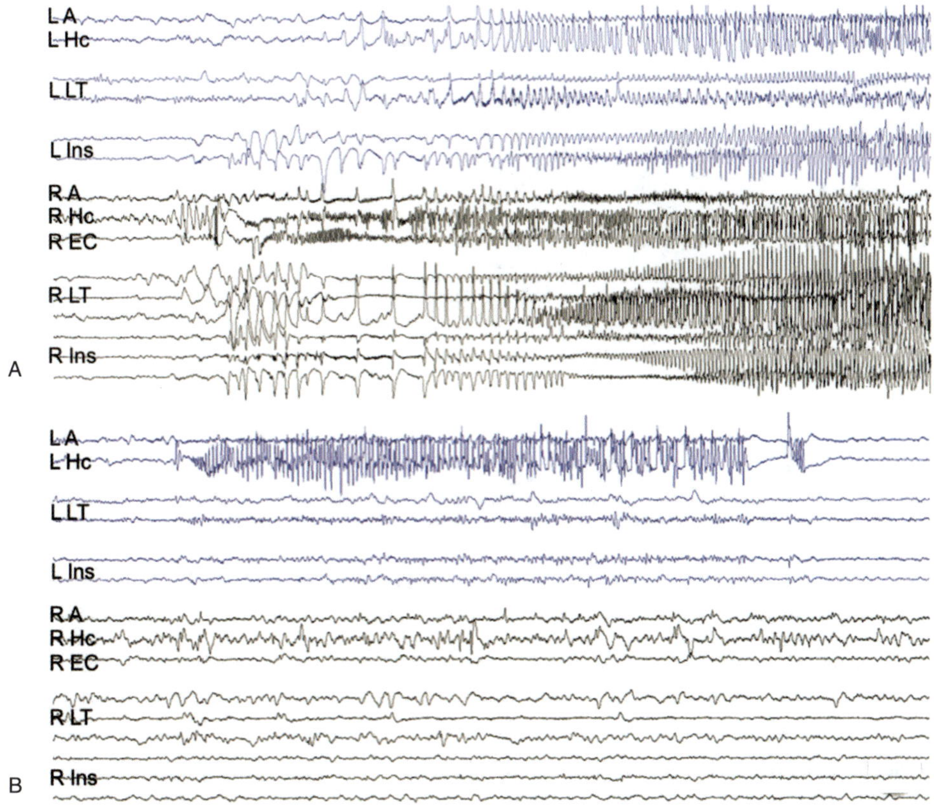

图 21-2　双侧颞叶癫痫 SEEG。30 岁男性，右利手，22 岁时开始发作。MRI 正常。记录到两种类型的发作：一种为睡眠期出现的很少症状的发作；一种为清醒期间出现的发作，表现为似曾相识感、自觉时间过得很快，随后交流丧失、双侧上肢肌张力障碍姿势以及发作后的失语。头皮脑电图显示双侧颞叶棘波发放，右侧为著。大多数癫痫发作是右侧颞叶为著，并迅速波及侧裂上区域，少数癫痫发作则表现为左侧颞叶为著。进行了双侧颞叶和环外侧裂区的 SEEG 电极置入术，右侧置入 12 根电极，左侧置入 4 根电极。SEEG 证实右侧颞叶内侧和左侧颞叶内侧结构均有独立的癫痫发作起源。(A)发作始于右侧海马、内嗅皮质和杏仁核，两侧岛叶皮质几乎同时受累(右 > 左)，而后放电迅速扩散到右侧，然后到左侧颞叶外侧皮质，继而迅速累及左侧颞叶内侧结构。(B)发作期放电限于左侧海马区。R/L. 右 / 左；A. 杏仁核；HC. 海马；EC. 内嗅皮质；LT. 外侧颞叶皮质；INS. 岛叶

马旁回皮质和颞极)，这些区域最近应用 SEEG 已经证实是 BiTLE 病例中主要涉及的区域(Aubert et al.,2016)。其他可能引起双侧颞叶异常的颞叶外脑区也应予以考虑(请参阅下面"假性 -TLE"部分)，例如后扣带回或岛叶皮质，特别是在 MRI 阴性的病例中。事实上，最近资料表明几乎一半进行 SEEG 的 BiTLE 病例显示癫痫发作具有多个起始，不仅在颞叶内侧和外侧皮质，还可来自于颞叶外皮质(Di Vito et al.2016)。

三、单侧 TLE 中的 SEEG

单侧 TLE 由 TL 任何部分的多种病变所引起，但是也可发生于 MRI 阴性患者中，没有明确的电 - 临床特征可以将病变性和非病变 TLE 病例区分开。经典的内侧和外侧 TLE 的划分仍显得过于简单，大量颅内记录证实产生颞叶发作的神经元回路是非常复杂的，可能边缘系统和新皮质系统以各种组合结合起来(Kahane and Bartolomei,2010)。当 TL 起始的发作侧向性明确，但颞叶内的定位仍不清楚时，必须考虑到具有多个脑区相互作用的癫痫发作扩散的复杂模式。因此，患者之间电 - 临床特征的差异很大，应高度关注一些可能有助于区分不同 TLE 亚型的临床特征(图 21-3)。

尽管 TLE 分为各种各样的亚型，但仍有大量的 TLE 患者在术前不需要进行有创性评估，并且目前普遍认为相对于无病变的 TLE 患者，SEEG 对于病变性的 TLE 患者的必要性要低很多，特别是当 MRI 提示肿瘤(Seeck,2003)或者有明确海马硬化征象时(见第 14 章)。甚至 MRI 阴性的 TLE 患者也可在无有创性评估的情况下进行标准的颞叶切除术，前提是临床、功能和 EEG 特征均一致明确为一侧的 TLE(Sylaja et al.,2004)。

但是也有一些不同的单侧 TLE 情况，应强烈

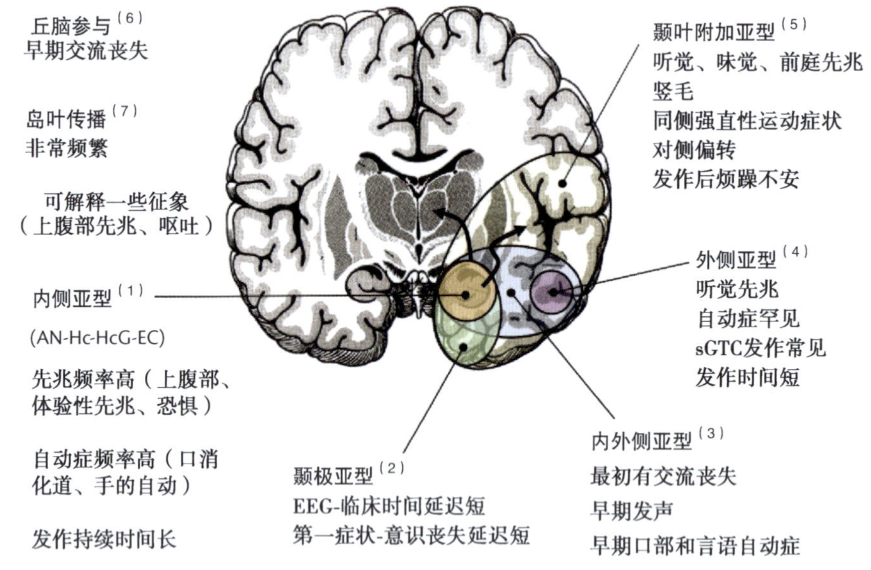

图 21-3 icEEG 描绘的颞叶癫痫发作的临床亚型。①颞叶内侧亚型(Maillard et al.,2004)由复杂网络引起的发作，该网络可能涉及杏仁核(AN)、海马(Hc)、海马回(HcG)和内嗅皮质(EC)的不同组合，依据一个或多个这些结构的参与方式不同，其癫痫发作症状学方面并没有明显差异。脑内电极电刺激的结果表明，恐惧先兆多与杏仁核相关(Fish et al.,1993; Lanteaume et al.,2007; Meletti et al.,2006)，体验性现象与嗅皮质相关(Bartolomei et al.,2004)。海马起源的发作多表现为上腹部先兆和早期出现口咽自动症，而海马外结构起源的发作则多表现为体验性先兆和早期出现对侧上肢的运动症状，不伴口部自动症(Gil-Nagel and Risinger,1997); ②颞极亚型(Chabardès et al.,2005)，发作仅起源于颞极或者与 MTL 结构同时起源，该亚型发作出现首个临床症状和交流丧失(LOC)要早于 MTL 发作，因此提示颞极可能在癫痫发作的传播中起关键作用; ③颞极亚型可能是内外侧亚型的一种变异(Bartolomei et al.,1999; Maillard et al.,2004)，其发作期放电同时起始于颞叶内侧和外侧结构，因此可以解释其发作临床表现同时具有两者的发作特征; ④外侧亚型(Bartolomei et al.,1999; Maillard et al.,2004)多合并新皮质病变，尽管在一些有趣的案例里，患者合并海马硬化(Arzimanoglou and Kahane,2008); ⑤颞叶附加亚型，颞叶邻近的颞叶外结构，如眶额回、岛叶、额盖、顶盖以及颞顶枕交界区，与颞叶结构同时参与发作的起始，确定为颞叶"附加"亚型(Ryvlin and Kahane,2005)，详见本章; ⑥在颞叶发作中，快速波及岛叶也非常常见，不过这似乎对颞叶手术的预后没有任何提示性意义(Blauwblomme et al.,2013)，岛叶的快速扩散有助于解释某些颞叶发作的症状，如上腹部先兆(Isnard et al.,2000)或发作性呕吐(Catenoix et al.,2008); ⑦颞叶发作经常累及丘脑枕核，这是传导至发作起始区以外的脑区(Rosenberg et al.,2006)，丘脑皮质的同步性程度可能参与早期的意识丧失以及与手术预后相关(Guye et al.,2006)

考虑进行SEEG。

1. 无创性结果不确定或不一致的病变性TLE患者(图21-4)　结构性异常可能只是更广泛致痫区的一部分,或不足以表明发作起源于何处。如颞叶外侧病变的TLE中记录到的有关癫痫发作可能不仅起始于外侧皮质,还可起始于同侧颞叶内侧结构和对侧TL,这种情况见于近50%的Usui等(2008)使用有创性电极研究病例中。然而,在局灶性皮质发育不良(focal cortical dysplasia,FCD)或神经发育性肿瘤的患者中,Aubert等(2009)通过SEEG研究显示只有1/3的患者为严格局灶性EZ组织,而其余2/3显示为网络或双侧脑区组织。这种复杂的EZ组织也见于应用SEEG研究的海绵状血管瘤中,其病变周围区域可能累及或不累及远隔部位(Sevy et al.,2014)。

2. MRI上显示可疑病变但不能与正常组织完全区分开　这可能是许多FCD,尤其是FCD I型的病例经常出现的情况,常见于伴或不伴HS的TLE患者中,常在MRI上很难看到,并且病变范围通常很广泛。对于他们的辨认仍然很困难,是因为他们不像FCD Ⅱ型那样具有特征性的头皮EEG表现,FCD Ⅱ型头皮EEG通常与局灶性发作间期节律性癫痫样放电模式相关,而这种模式在空间上与病变解剖范围相关。这种情况也可见于TLE相关的颞极灰白质交界不清中(图21-5),这种情况并不存在FCD(Garbelli et al.,2012),其定位意义仍有争议(Chabardès et al.,2005)。SEEG记录可能有助于决定是否必须同时切除颞叶内侧结构和颞叶的新皮质,并指导颞叶切除的范围,尤其是颞叶后部。

3. MRI显示病变广泛或多发潜在致痫性病变　延伸到TL之外的广泛性TL病变的致痫性多数为萎缩性或发育畸形,可能只是可看到的MRI异常的一部分,或者正相反,可能涵盖较大的颞叶和颞叶外的区域。多小脑回畸形就是这种EZ异质性很好的例子,其EZ可能或者不可能与病变相关,也可能延伸到病变范围之外,并经常累及颞叶内侧结构(MTL)(见第19章)。因此,SEEG评估可能证明是有用的,既可以避免过大的切除,也可在较大范围切除最终不可行的情况下进行射频热凝毁损手术(Catenoix et al.,2015)。同样,存在多个病变时,如果其中一个涉及TL,也不排除TL内(或外)的单灶的可能。当然,多灶性病变也可能与多灶性癫痫发作病症有关。“双重病理学”、异位的灰质异位症(图21-6)或结节性硬化症就是典型例子,icEEG的应用有助于在多个病变里,区分出可能的致痫区。在这种情况下,往往需要既要直接记录病变内部,也要记录病变外部区域,有时需要覆盖双侧半球,这使得SEEG成为一种特别适合的方法。

4. MRI显示假设的致痫性病变邻近或者与功能区重叠　在TLE中,当病变/EZ预计侵及功能表达皮质[如位于优势半球的颞上回后上部(Wernicke区)、颞底语言区和舌回(阅读区)],并且如果无创性检查如功能MRI(fMRI)、脑磁图(MEG)或Wada试验的结果也不明确或者不充分,这时就需要利用皮质电刺激(electrical stimulation,ES)进行有创性评估。某些可能仍保留皮质功能的病变(如多小脑回畸形或者FCDI型),或其他常认为无功能(如FCD Ⅱb型和神经发育性肿瘤)但与重要的白质纤维束(如弓形束)关系非常密切的病变就是这种情况。ES可以在术中或者手术外环境中进行,后者还可以进行癫痫发作的记录,因此可提供病变本身与EZ之间复杂关系的信息。SEEG电极虽然不像硬膜下电极那样广泛地覆盖皮质,但可以沿着每个电极的轴向进行ES,从而可以刺激整个病变体积,以及ES置入病变过程中涉及的白质纤维束,这可能在确定功能缺失风险中具有额外的价值(Chassoux et al.,2017)。

MRI上没有明确病变

这当然是最具有挑战性的TLE病例,尤其是对于记忆力未受损的患者,因为在这种情况下,TL切除术后记忆功能丧失的风险会大大增加(Helmstaedter et al.,2011)。当缺少明确的切除目标时,MTL结构中EZ的异质性结构、内侧和新皮质TL区受累的不确定性,或者TL结构的内侧结构和外侧结构联合参与癫痫发作的产生,这都是icEEG评估的额外论据,因此也是选择性TL切除的额外论据。TL的EZ甚至可能合并TL以外网络的参与(详见下一节颞叶癫痫附加症),因此,颅内电极覆盖范围需要更为广泛,包括颞叶和颞叶以外区域。由于需要对许多硬膜下电极达不到的深部区域进行采样,这时SEEG评估可能是最佳选择。通常,颅内电极的数量和位置必须考虑到TL癫痫发作的“网络构成”(Bartolomei et al.,2013),并且几个关键节点尤其应该覆盖,包括杏仁核、海马、内嗅皮质、颞极、颞叶新皮质和岛叶(图21-7)。

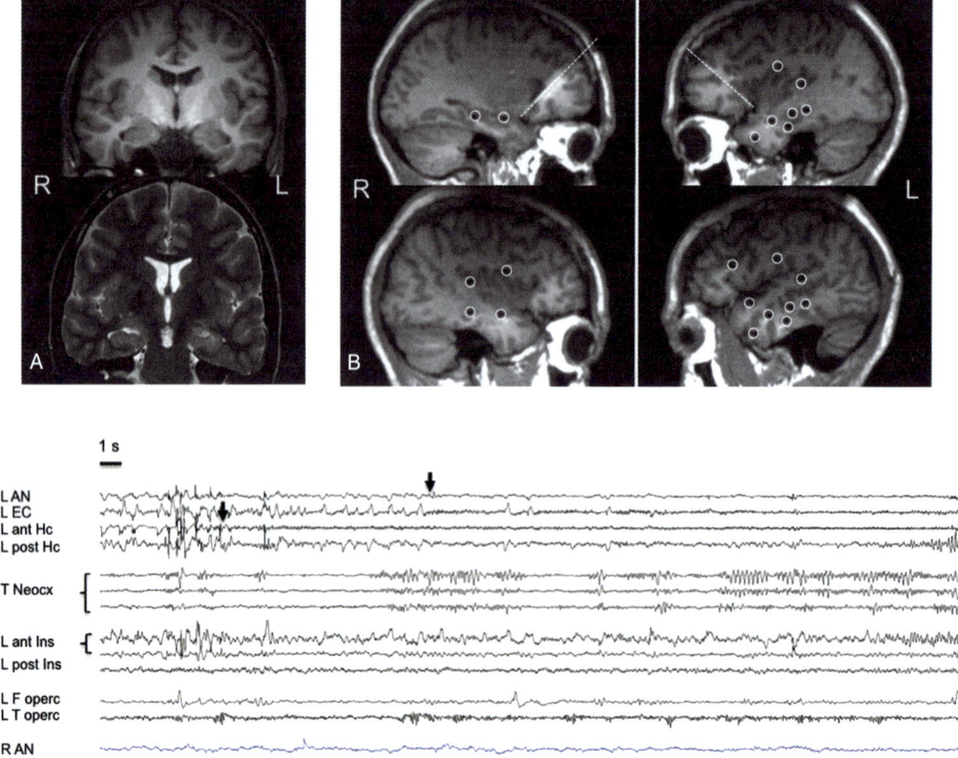

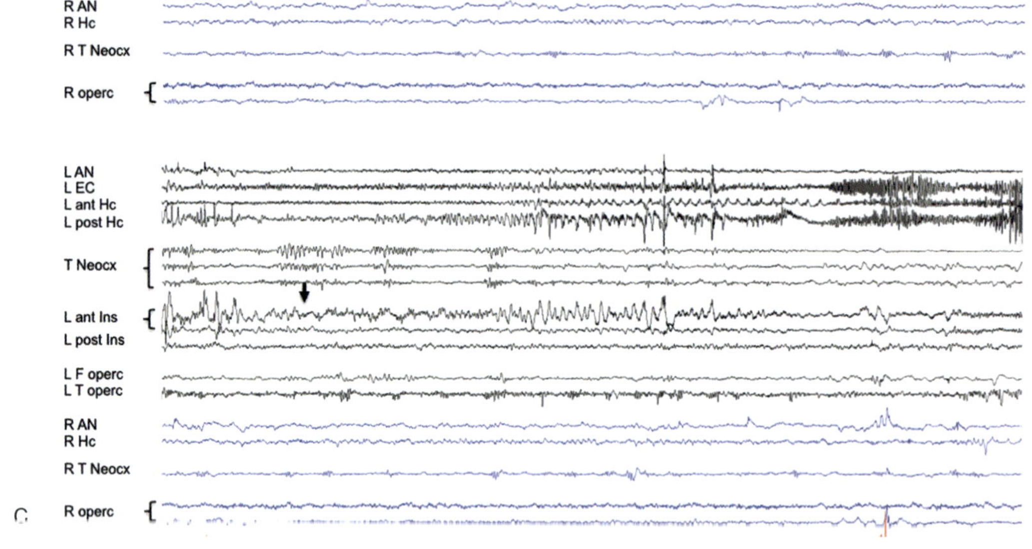

图 21-4　病变性颞叶癫痫，有不一致的发现。20 岁女性，左利手，11 岁首次癫痫发作，癫痫发作特点为腹部先兆伴恐惧和喉咙紧缩感，继而出现双上肢的肌张力障碍样姿势，强直性张口，伴大量流涎以及发作后的构音障碍。发作间期 EEG 显示双侧颞叶棘波，左侧为著。多数发作左颞中央导联起始，快速扩散到对侧；然而，一次发作似乎始于右侧 TL

A. MRI 的 T2 像显示左侧海马不典型的 T2 信号增高，最终证实为 HS；B. 有必要进行颞叶 - 围外侧裂的 SEEG，以明确①岛盖皮质是否与 MTL 结构一同参与了发作起始，②是否有一些发作起始于对侧颞叶；C. 记录到的所有发作均为左侧海马的低波幅快节律起始（第一个箭头），几秒后扩散到内嗅皮质和杏仁核（第二个箭头），超过 40s 后，当放电扩散到左岛叶区域时，患者开始出现临床症状（第三箭头）

L. 左；R. 右；ant. 前；post. 后；T. 颞；F. 额叶；AN. 杏仁核；EC. 内嗅皮质；HC. 海马；Neocx. 新皮质；ns. 岛叶；operc. 岛盖

四、SEEG 在颞叶癫痫附加症中

颞叶癫痫附加症（temporal plus epilepsy，TPE）这一术语已经建议用于指一种特殊形式的多脑叶癫痫，其癫痫发作累及一个复杂的 EZ，包括位于 TL 和其他与其紧密相连的邻近结构的脑区的联合受累，如眶额皮质、岛叶、额盖和顶盖以及颞顶枕联合皮质（Ryvlin and Kahane，2005）。如此复杂而可能逐渐演变（Bartolomei et al.，2010）的情况，

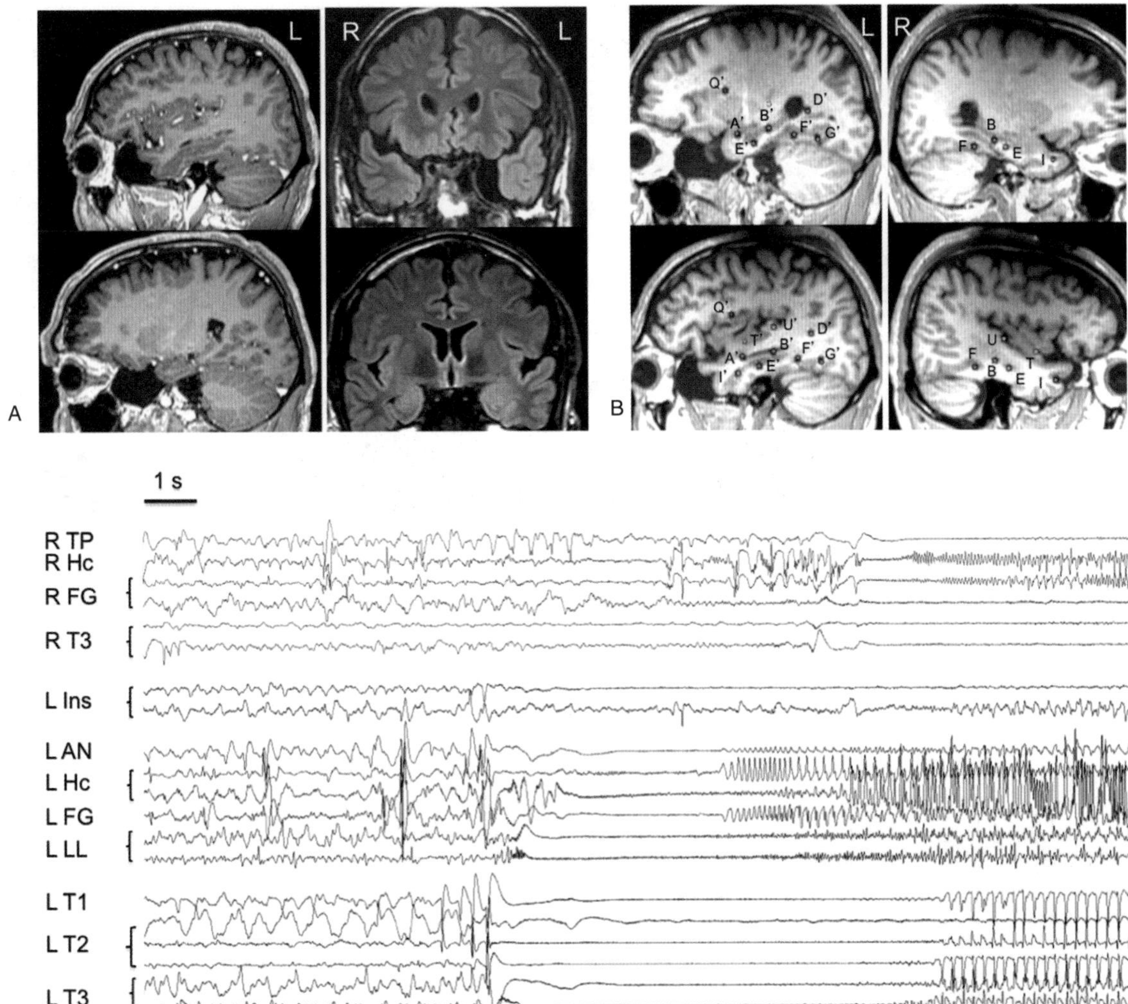

图 21-5 病灶不明确的 TLE。40 岁男性，儿童期开始癫痫发作。癫痫发作发生于睡眠和清醒期，表现为头晕，随后出现发声、左上肢姿势性的自动症、右上肢肌张力障碍样姿势、双眼睑阵挛，以及发作后记忆缺失而不伴失语。头皮 EEG 记录显示双侧颞叶棘波，左侧为著。从一次发作到另一次发作，发作起始时脑电图改变指向左侧或右侧 TL，并向后部扩散

A.MRI 显示左侧颞极蛛网膜囊肿伴左颞前内侧模糊。[^{18}F] 氟脱氧葡萄糖（FDG）-PET 显示左颞广泛低代谢；B. 确认需要双侧 SEEG 研究（左>右）：①评估颞叶内侧和外侧结构的各自受累程度，并确定切除的后界。②评估是否所有癫痫发作都是从左 TL 起始，并迅速扩散到右侧，或者是否存在右侧颞叶独立的起始。需要注意的是覆盖的靶点应该为癫痫发作可能从一侧传播到另一侧的同源区域，即海马（B 和 B'），海马下区域（E 和 E'），梭状回（F 和 F'）和岛叶（T/U 和 T'/U'）.C. 所有癫痫发作均起源于左侧 TL，伴颞叶内外侧广泛地放电，包括颞极，海马和杏仁核，以及第一，第二和第三颞回（箭头）。5s 后右侧 TL 受累。注意岛叶结构受累非常快（1s）

L. 左；R. 右；TP. 颞极；AN. 杏仁核；Hc. 海马；FG. 梭状回；LL. 舌回；ins. 岛叶；T1/T2/T3. 第一 / 第二 / 第三颞回

占 SEEG 置入的 TLE 患者的 27.5%（Barba et al.，2007），约占接受标准 TL 手术患者的 10%（Barba et al.，2016）。重要的是，TPE 最近已经证实是 TL 手术失败的一个主要预测因素（Barba et al.，2016）。

现今对于 TPE 的定义（Kahane et al.，2015）包括以下标准。

1. TL 显著参与。
2. 主要提示为 TLE 的电 - 临床特征。
3. MRI 显示无明显异常或者 HS 的征象。
4. 颅内电极记录显示发作放电同时起始于 TL 和邻近的颞叶以外结构。
5. 同一患者存在两种发作类型，分别为颞叶和颞叶外发作起始。

因此目前对于 TPE 的识别仅依赖于脑内记录，但是一些发作期临床征象以及一些发作间期和发作期 EEG 表现，也可能促使我们怀疑这种癫痫的可能。与 TPE 相关的临床征象包括发作起始时出现味幻觉、旋转性眩晕和听错觉，或者眼睛和 /

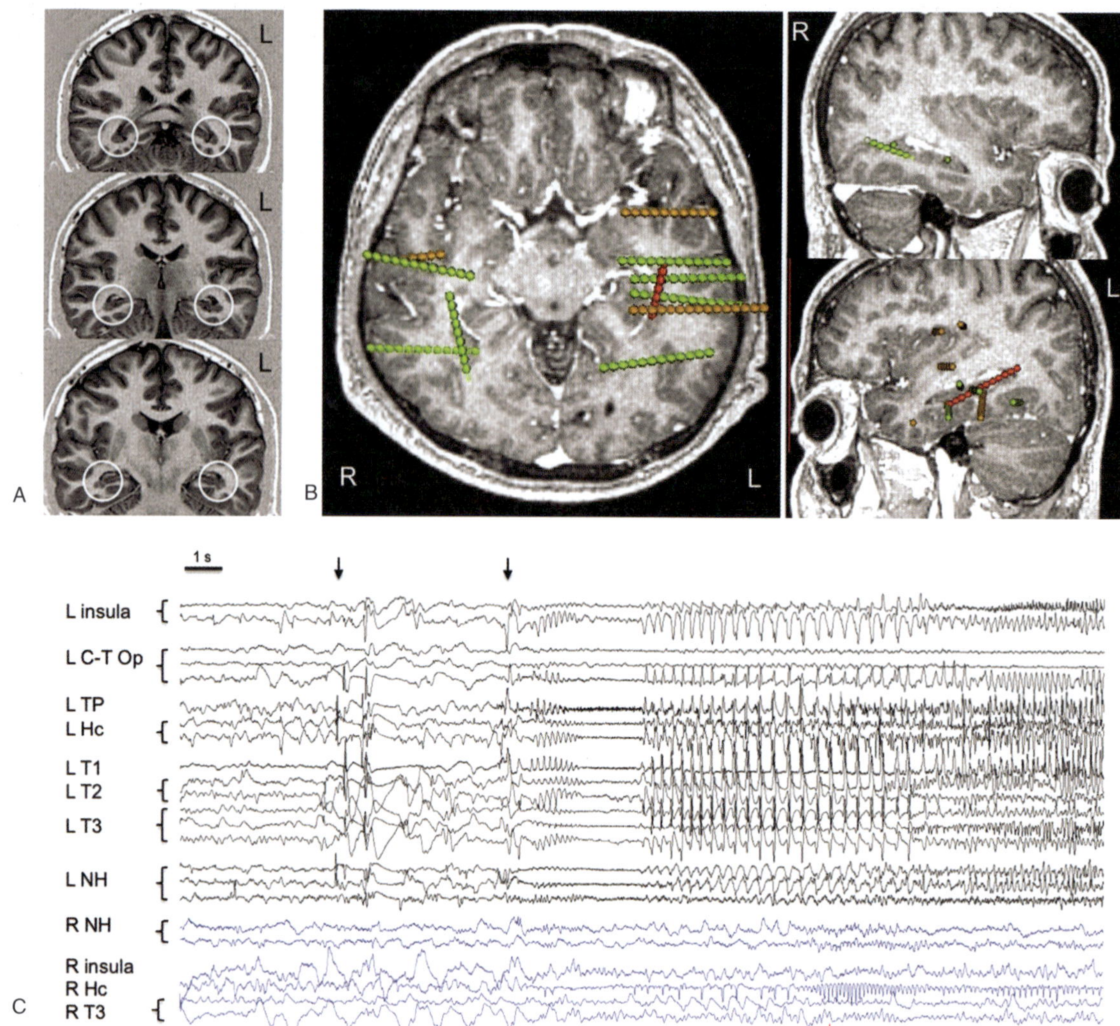

图 21-6　伴双侧病变 TLE。34 岁男性，右利手，24 岁时首次发作。大多数发作在睡眠期，经常继发全面强直阵挛性发作。极少数会在清醒时发作，表现为突然意识丧失，咀嚼，双手自动症和发作后味觉障碍

A. MRI 示双侧侧脑室周围灰质异位结节（NH），发作间期和发作期头皮 EEG 指向左侧 TL。一次发作显示右侧颞叶早期受累。这两种发作都快速波散至侧裂上区域；B. 进行双侧 SEEG 置入，左侧为主，主要围绕颞叶及双侧侧脑室异位灰质（NH）；C. 发作起始为棘波，慢波和快节律（第一个箭头）混合模式，5s 后（第二个箭头）出现右侧颞叶内外侧广泛放电，也包括右侧 NH。需要注意的左侧海马的极早期受累

L. 左；R. 右；C. 中央；T. 颞；Op 岛盖部；TP. 颞极；Hc. 海马；T1/T2/T3. 第一 / 第二 / 第三颞回

或头部对侧转、竖毛、同侧强直性运动征象，以及发作后躁动不安（Barba et al.，2007）。此外，TPE 患者发作间期 EEG 更常出现双侧或中央前区的异常，而发作期 EEG 更常见指向前额、颞顶和中央前区（Barba et al.，2007）。因此，对临床和头皮 EEG 结果的综合分析有助于识别非典型 TL 癫痫的患者，而这些患者在外科治疗前应进行有创性记录。

由于 TPE 的诊断依赖于有创性 EEG，也有赖于对颞叶以外结构充分的脑内空间采样，尤其是岛叶。因此，当怀疑存在 TPE 时，最好进行 SEEG 研究，对 TL 进行广泛的空间采样，并且必须根据可疑的最可能的 TPE 亚型（即颞围外侧裂、颞额或颞顶枕）设计颞叶外采样方案。SEEG 方法尤其适用于颞围外侧裂型癫痫的研究，该亚型是目前最常见的 TPE 形式（Barba et al.，2017）（图 21-8）。岛叶是一个被深埋的结构，位于大脑深部，因此，硬膜下电极无法到达。但是，可以采用通过额顶和颞盖的外侧向内侧的垂直法置入深部电极（Isnard et al.，2000），或者，为了更大范围的岛叶采样，采用通过额或顶叶皮质的斜插法（Afif et al.，2008）。岛盖 - 岛叶的杂交电极（Bouthillier et al.，2012）或联合深部电极和硬膜下电极（Surbeck et al.，2011）也可以安全地用于研究岛叶 / 围外侧裂皮质。如果怀疑为颞额型癫痫，通常需要覆盖直回、眶额皮质、前扣

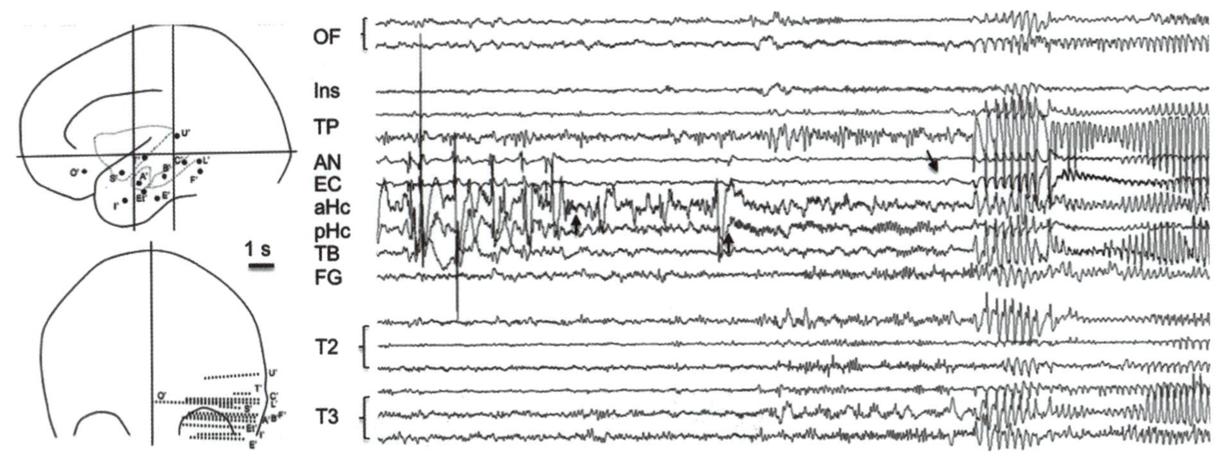

图 21-7　41 岁女性，右利手，31 岁时首次出现癫痫发作。发作表现为似曾相识伴一种变慢的感觉，或者一当发作时间更长时一胃气上升感先兆，继而意识丧失，笑，口消化道和 / 或手的自动症，以及轻微的发作后失语。头皮 EEG 发作间期和发作期均指向左侧颞区。MRI 正常，并且 fMRI 显示左侧半球为语言优势半球。SEEG 广泛覆盖了 TL 内侧和外侧结构，包括内嗅皮质（似曾相识感）和颞底区域（笑的行为）。注意的是颞叶内侧棘波在发作起始时是如何消失的，伴杏仁核和内嗅皮质波幅明显低平，海马前部出现快活动（第一个箭头）。继而，快活动累及海马后部（第二箭头），颞叶内侧的放电频率继续变快，特别是在内嗅皮质（第三箭头），主要扩散至颞底皮质。OF. 眶额回；ins. 岛叶；TP. 颞极；AN. 杏仁核；EC. 内嗅皮质；aHc/pHc. 海马前部 / 后部；TB. 颞底皮质；FG. 梭状回；T2/T3. 第二和第三颞回

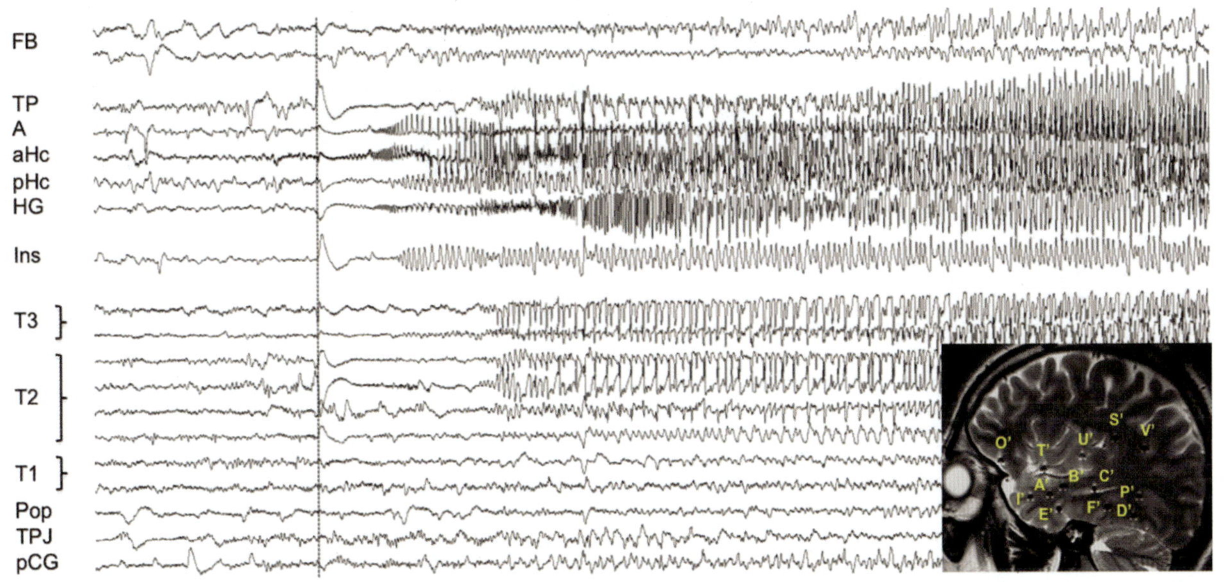

图 21-8　39 岁男性，右利手，17 岁时首次癫痫发作，主要表现为凝视、不能正常交流、吞咽和严重的发作后失语。头皮脑电图提示左侧后部和颞底起始的发作，并迅速扩散至同侧侧裂上区域。MRI 正常。左侧颞叶围侧裂区 SEEG 研究显示癫痫发作起始于一个广泛网络，包括颞极（TP，I' 电极）、颞叶内侧结构（A，杏仁核，A' 电极；aHc/bHc，前 / 后海马，B'/C' 电极）、HG（海马回，E' 电极）、颞叶新皮质（T2/T3，第二 / 第三颞回，电极 I'-A'-B'-C'/E'-F' 的外侧触点）和岛叶（Ins，T' 电极）。FB. 前额叶皮质；T1. 第一颞回；Pop. 顶盖；TPJ. 颞顶的联合皮质；pCG. 后扣带回

带回、额叶底面的外侧皮质和额极。典型的后头部颞叶外目标区域就是“联合区”，例如舌叶和梭状回、楔前和后扣带回皮质，以及角回和缘上回。显然，这些置入模式主要依赖于在电极置入时，我们对作为 TPE 癫痫发作的电 - 临床特征基础的解剖 - 功能系统的了解，因此，它们也会随着时间的推移而发展。

五、SEEG 在假性颞叶癫痫中的应用

TLE 手术失败可能是由于颞叶以外结构起始的发作类似于颞叶发作（Schneider et al.，1965），这种情况就被描述为“假性颞叶发作”（Andermann，2003），TL 切除均与较差的预后相关（Fish et al.，

1993；Aghakhani et al.,2004)。在这种情况下，癫痫发作的产生区位于TL以外，这一脑区很可能是临床功能静息区，直到放电扩散至TL结构时才出现类似于TL癫痫发作的临床和头皮EEG特点(Elwan et al.,2013)。在没有结构性病变的情况下，这种局灶性癫痫很难被识别出来，必须注意细微的可能指向颞叶以外区域的发作期临床症状、不典型发作期EEG表现、颞叶外异常MRI资料或者不常见的发作间期正电子发射断层成像(PET)和发作期的单光子发射计算机断层成像(SPECT)检查。

尽管始终意识到颞叶外区域可能类似于TLE的临床和头皮EEG特点这一点非常重要，但对于假性颞叶癫痫病例的识别(经常怀疑，但很少得到证实)很具有挑战性，脑内记录仍然是必不可少的。这些区域包括眶额皮质(Smith et al.,2004)、后扣带回(Enatsu et al.,2014)(图21-9)、颞

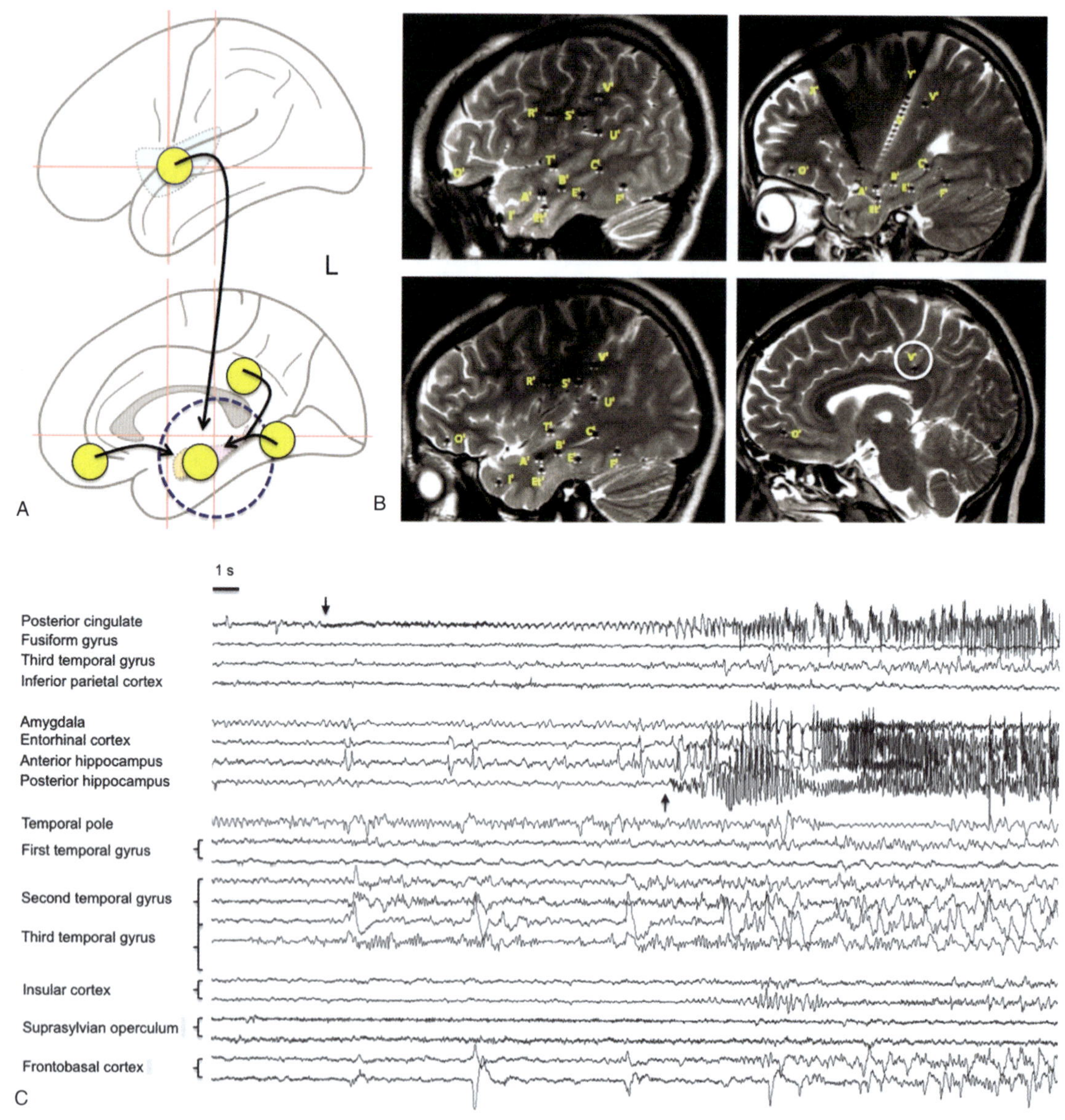

图21-9　21岁女性，左利手，药物难治性癫痫病史7年。癫痫发作以复杂的先兆起始，包括胃下部疼痛、恐惧和味幻觉。意识没有完全受损，少许自动症，不伴失语。MRI勉强认为左丘脑梗死。所有的棘波均位于左颞电极(T3-T5)。发作期EEG显示左侧TL孤立的alpha活动，继而扩散至颞-中央区，呈theta活动，顶区也可明显看到类似节律。(A)尽管该病例的全部证据强烈提示颞叶受累("症状产生区"，虚线区域)，但另外的假设包括发作可能更早地起始于后头部(发作间期和发作期脑电图异常)，也可能是岛叶起始(味觉先兆)或少数可能为起始于眶额回(头皮脑电图的起始与首个临床症状出现之间的潜伏期比较长)。(B)SEEG置入计划在左侧TL广泛采样(语言优势侧)，另外的电极覆盖与颞叶紧密联系、极易出现类似TL癫痫发作临床表现的颞叶以外主要区域。(C)癫痫发作以后扣带回的低电压快节律(第一个箭头，B图上白色圆圈标示的位置)，未见任何临床症状。13s后MTL结构继发激活，在首个临床症状出现前。注意该患者颞叶内侧受累梯度为从后向前，而岛叶为后期、次要受累结构

枕联合区(Aykut-Bingol and Spencer,1999)和岛叶(Blauwblomme et al.,2011)。为了提供充分的空间采样和后续的选择性切除,无论发作起源在哪里(如颞叶内或者颞叶外),均需要大量的脑内电极。如对于任何怀疑起始于额叶底面的发作,除了覆盖TL电极,还需要覆盖直回和眶回皮质(采用斜插电极也可探索额极)、额叶底面外侧皮质和前扣带回(包括Brodmann 32和24区)。

六、结论

对于TLE,当需要进行有创评估时,SEEG可能是最为合适的方法,因其可以对颞叶内和/或颞叶外的所有可能的发作起源进行采样。特别是对于考虑存在TPE或假性TLE的可能时,更是SEEG理想的适应证。在大多数双侧颞叶癫痫的病例以及许多MRI阴性(或有可疑病变)的单侧TLE病例中,SEEG是必需的,尤其是在语言优势半球侧。在其他情况下,使用SEEG或其他有创性方法应根据当时的具体问题决定。

(孟祥红 译,王爽 审校)

参考文献

Afif A, Chabardès S, Minotti L, Kahane P, Hoffmann D. (2008). Safety and usefulness of insular depth electrodes implanted using an oblique approach in patients with epilepsy. *Neurosurgery*. 62:471–479.

Aghakhani Y, Rosati A, Dubeau F, Olivier A, Andermann F. (2004). Patients with temporoparietal ictal symptoms and inferomesial EEG do not benefit from anterior temporal resection. *Epilepsia*. 45:230–236.

Aghakhani Y, Liu X, Jette N, Wiebe S. (2014). Epilepsy surgery in patients with bilateral temporal lobe seizures: a systematic review. *Epilepsia*. 55:1892–1901.

Andermann F. (2003). Pseudotemporal vs neocortical temporal epilepsy: things aren't always where they seem to be. *Neurology*. 61:732–733.

Arzimanoglou A, Kahane P. (2008). The ictal onset zone: general principles, pitfalls and caveats. In: Lüders HO, ed. *Textbook of Epilepsy Surgery*. London: Informa Healthcare: 597–602.

Aubert S, Wendling F, Regis J, et al, (2009). Local and remote epileptogenicity in focal cortical dysplasias and neurodevelopmental tumours. *Brain*. 132:3072–3086.

Aubert S, Bonini F, Curot J, et al. (2016). The role of sub-hippocampal versus hippocampal regions in bitemporal lobe epilepsies. *Clin Neurophysiol*. 127:2992–2999.

Aykut-Bingol C, Spencer SS. (1999). Nontumoral occipitotemporal epilepsy: localizing findings and surgical outcome. *Ann Neurol*. 46:894–900.

Barba C, Barbati G, Minotti L, Hoffmann D, Kahane P. (2007). Ictal clinical and scalp-EEG findings differentiating temporal lobe epilepsies from temporal 'plus' epilepsies. *Brain*. 130:1957–1967.

Barba C, Rheims S, Minotti L, et al. (2016). Temporal plus epilepsy is a major determinant of temporal lobe surgery failures. *Brain*. 139:444–451.

Barba C, Minotti L, Job AS, Kahane P. (2017). The insula in temporal plus epilepsy. *J Clin Neurophysiol*. 34:324–327.

Bartolomei F, Wendling F, Vignal JP, et al. (1999). Seizures of temporal lobe epilepsy: identification of subtypes by coherence analysis using stereo-electro-encephalography. *Clin Neurophysiol*. 110:1741–1754.

Bartolomei F, Barbeau E, Gavaret M, et al. (2004). Cortical stimulation study of the role of rhinal cortex in déjà vu and reminiscence of memories. *Neurology*. 63:858–864.

Bartolomei F, Cosandier–Rimele D, McGonigal A, et al. (2010). From mesial temporal lobe to temporoperisylvian seizures: a quantified study of temporal lobe seizure networks. *Epilepsia*. 51:2147–2158.

Bartolomei F, Guye M, Wendling F. (2013). Abnormal binding and disruption in large scale networks involved in human partial seizures. *EPJ Nonlinear Biomed Phys*. 1:4.

Blauwblomme T, Kahane P, Minotti L, et al. (2011). Multimodal imaging reveals the role of gamma activity in eating reflex seizures. *J Neurol Neurosurg Psychiatry*. 82:1171–1173.

Blauwblomme T, David O, Minotti L, et al. (2013). Prognostic value of insular lobe involvement in temporal lobe epilepsy: a stereoelectroencephalographic study. *Epilepsia*. 54:1658–1667.

Bouthillier A, Surbeck W, Weil AG, Tayah T, Nguyen DK. (2012). The hybrid operculo-insular electrode: a new electrode for intracranial investigation of peri-sylvian refractory epilepsy. *Neurosurgery*. 70:1574–1580.

Catenoix H, Isnard J, Guénot M, Petit J, Remy C, Mauguière F. (2008). The role of the anterior insular cortex in ictal vomiting: a stereotactic electroencephalography study. *Epilepsy Behav*. 13:560–563.

Catenoix H, Mauguière F, Montavont A, et al. (2015). Seizures outcome after stereoencephalography-guided thermocoagulations in malformations of cortical development poorly accessible to surgical resection. *Neurosurgery*. 77:9–15.

Chabardès S, Kahane P, Minotti L, et al. (2005). The temporopolar cortex plays a pivotal role in temporal lobe seizures. *Brain*. 128:1818–1831.

Devaux B, Chassoux F, Landré E, et al. (2017). Surgery for dysembryoplastic neuroepithelial tumors and gangliogliomas in eloquent areas. Functional results and seizure control. *Neurochirurgie*. 63:227–234.

Diehl B, Lüders HO. (2000). Temporal lobe epilepsy: When are invasive recordings needed? *Epilepsia*. 41(suppl 3):S61–S74.

Di Vito L, Mauguière F, Catenoix H, et al. (2016). Epileptic networks in patients with bitemporal epilepsy: the role of SEEG for the selection of good surgical candidates. *Epilepsy Res*. 128:73–82.

Elwan SA, So NK, Enatsu R, Bingaman WE. (2013). Pseudotemporal ictal patterns compared with mesial and neocortical temporal ictal patterns. *J Clin Neurophysiol*. 30:238–246.

Enatsu R, Bulacio J, Nair DR, Bingaman W, Najm I, Gonzalez-Martinez J. (2014). Posterior cingulate epilepsy: clinical and neurophysiological analysis. *J Neurol Neurosurg Psychiatry*. 85:44–50.

Fish DR, Gloor P, Quesney FL, Olivier A. (1993). Clinical responses to electrical brain stimulation of the temporal and frontal lobes in patients with epilepsy. Pathophysiological implications. *Brain*. 116:397–414.

Garbelli R, Milesi G, Medici V, et al. (2012). Blurring in patients with temporal lobe epilepsy: clinical, high-field imaging and ultrastructural study. *Brain*. 135:2337–2349.

Gil-Nagel A, Risinger MW. (1997). Ictal semiology in hippocampal versus extrahippocampal temporal lobe epilepsy. *Brain*. 120:183–92.

Guye M, Régis J, Tamura M, et al. (2006). The role of corticothalamic coupling in human temporal lobe epilepsy. *Brain*. 129:1917–1928.

Hamer HM, Najm I, Mohamed A, Wyllie E. (1999). Interictal epileptiform discharges in temporal lobe epilepsy due to hippocampal sclerosis versus medial temporal lobe tumors. *Epilepsia*. 40:1261–1268.

Helmstaedter C, Petzold I, Bien CG. (2011). The cognitive consequence of resecting nonlesional tissues in epilepsy surgery—results from MRI- and histopathology-negative patients with temporal lobe epilepsy. *Epilepsia*. 52:1402–1408.

Hennessy MJ, Elwes RD, Binnie CD, Polkey CE. (2000). Failed surgery for epilepsy. A study of persistence and recurrence of seizures following temporal resection. *Brain*. 123:2445–2466.

Hirsch LJ, Spencer SS, Williamson PD, Spencer DD, Mattson RH. (1991). Comparison of bitemporal and unitemporal epilepsy defined by depth electroencephalography. *Ann Neurol*. 30:340–346.

Isnard J, Guénot M, Ostrowsky K, Sindou M, Mauguière F. (2000).

The role of the insular cortex in temporal lobe epilepsy. *Ann Neurol.* 48:614–623.

Jayakar P, Gotman J, Harvey AS, et al. (2016). Diagnostic utility of invasive EEG for epilepsy surgery: Indications, modalities, and techniques. *Epilepsia*. 57:1735–1747.

Kahane P, Bartolomei F. (2010). Temporal lobe epilepsy and hippocampal sclerosis: lessons from depth EEG recordings. *Epilepsia.* 51(suppl 1):59–62.

Kahane P, Barba C, Rheims S, Job-Chapron AS, Minotti L, Ryvlin P. (2015). The concept of temporal 'plus' epilepsy. *Rev Neurol (Paris).* 171:267–272.

King D, Spencer SS, McCarthy G, Luby M, Spencer DD. (1995). Bilateral hippocampal atrophy in medial temporal lobe epilepsy. *Epilepsia*. 36:905–910.

Lanteaume L, Khalfa S, Régis J, Marquis P, Chauvel P, Bartolomei F. (2007). Emotion induction after direct intracerebral stimulations of human amygdala. *Cereb Cortex*. 17:1307–1313.

Lee KH, Park YD, King DW, et al. (2000). Prognostic implication of contralateral secondary electrographic seizures in temporal lobe epilepsy. *Epilepsia*. 41:1444–1449.

Maillard L, Vignal JP, Gavaret M, et al. (2004). Semiologic and electrophysiologic correlations in temporal lobe seizure subtypes. *Epilepsia*. 45:1590–1599.

Meletti S, Tassi L, Mai R, Fini N, Tassinari CA, Russo GL. (2006). Emotions induced by intracerebral electrical stimulation of the temporal lobe. *Epilepsia*. 47(suppl 5):47–51.

Rosenberg DS, Mauguière F, Demarquay G, et al. (2006). Involvement of medial pulvinar thalamic nucleus in human temporal lobe seizures. *Epilepsia*. 47:98–107.

Ryvlin P, Kahane P. (2005). The hidden cause of surgery-resistant temporal lobe epilepsy: extratemporal or temporal plus? *Curr Opin Neurol.* 18:125–127.

Schneider RC, Crosby EC, Farhat SM. (1965). Extratemporal lesions triggering the temporal lobe syndrome. *J Neurosurg.* 22:246–263.

Seeck M. (2003). Surgical treatment of tumoral temporal-lobe epilepsy. *Lancet Neurol* 2:722–723.

Sevy A, Gavaret M, Trebuchon A, et al. (2014). Beyond the lesion: the epileptogenic networks around cavernous angiomas. *Epilepsy Res.* 108:701–708.

Smith JR, Sillay K, Winkler P, King DW, Loring DW. (2004). Orbitofrontal epilepsy: electroclinical analysis of surgical cases and literature review. *Stereotact Funct Neurosurg*. 82:20–25.

Surbeck W, Bouthillier A, Weil AG, et al. (2011). The combination of subdural and depth electrodes for intracranial EEG investigation of suspected insular (perisylvian) epilepsy. *Epilepsia*. 52:458–466.

Sylaja PN, Radhakrishnan K, Kesavadas C, Sarma PS. (2004). Seizure outcome after anterior temporal lobectomy and its predictors in patients with apparent temporal lobe epilepsy and normal MRI. *Epilepsia*. 45:803–808.

Usui N, Mihara T, Baba K, et al. (2008). Intracranial EEG findings in patients with lesional lateral temporal lobe epilepsy. *Epilepsy Res.* 78:82–91.

第 22 章

硬膜下电极脑电图在颞叶癫痫中的应用

Stephan U.Schuele，著

一、前言

自 Wilder Penfield 和 Percival Bailey 时代以来，颞叶切除术一直是而且仍然是难治性局灶性癫痫最常用的手术方式（Penfield and Flanigin，1950；Bailey and Gibbs，1951）。根据 2010 年英国的一项调查显示，约有 2/3 的癫痫手术切除涉及颞叶，其中大多数是针对颞叶内侧癫痫（mesial temporal lobe epilepsy，MTLE）进行的（Neligan et al.，2013）。颞叶切除术的方法始终不能完全一致，主要是受到不同学派的影响，这些学派主要依赖于魁北克蒙特利尔神经病学研究所的 Wilder Penfield 开创的术中皮质脑电图（皮质脑电图），以及俄亥俄州克利夫兰的 Hans Lüders 改良的非手术期的硬膜下记录，或者在巴黎圣安妮的 Jean Tailarach 和 Jean Bancaud 引入的立体脑电图（stereoscopic electroencephalogram，SEEG）。在磁共振成像（MRI）出现之前，大多数癫痫患者在切除术前都进行了某种形式的有创性监测（Gloor，1987）。但是，随着 MRI 的发展，依靠硬膜下记录的癫痫外科手术方法已经发生了显著变化。随着 MRI 技术在预测组织病理学诊断方面变得更加准确，这个数目已经下降，仅有 20%~30% 的外科癫痫患者进行了电极置入（Bien et al.，2013）。根据一个大型癫痫中心的研究，1990—2001 年，尽管 MRI 阴性的颞叶癫痫患者中仍有 50% 接受硬膜下电极置入，但颞叶癫痫（temporal lobe epilepsy，TLE）的总电极置入率下降至 21%（Jeha et al.，2006；Fong et al.，2011）。

本章将讨论在颞叶癫痫中硬膜下电极置入的适应证、假设和策略，还将介绍一些病例。本书的其他章节会讨论电极置入方法和并发症，脑电图所见的解释以及使用硬膜下电极的功能定位。

二、适应证

颞叶癫痫硬膜下电极置入的适应证在很大程度上取决于是否存在 MRI 阳性的病变（框 22-1）。

框 22-1　颞叶癫痫有创监测的指征

MRI 无病变

颞叶新皮质，双侧颞叶或假性颞叶癫痫可能为

- 不典型临床病史
- 不典型或者不充足的电生理间期或者发作期的所见
- 无确证的功能性成像结果（FDG-PET 及 / 或 SPECT）

颞叶内侧癫痫

- 优势侧颞叶
  - 高功能个体
  - 不伴认知功能缺陷

MRI 有病变

- 单侧 MTS 患者所有发现不一致
- 难以确定癫痫起源边界的病变
- 邻近功能皮质
- 双重病理
- 多灶性或者多脑叶病变
- 曾手术失败的患者

（一）MRI 阴性的颞叶癫痫

除了那些具有典型内侧颞叶癫痫的临床和神经电生理表现并在功能成像上有确切证据的颞叶癫痫患者外，许多非病变性的颞叶癫痫患者都需要考虑进行有创评估（So and Lee，2014）

1. 临床　缺乏典型的颞叶内侧的先兆（如胃气上升感，嗅觉，味觉或恐惧），或者发作期症状提示颞叶新皮质受累（如听觉现象、似曾相识感或陌生感、视觉变形、眩晕或者失语）或者出现岛叶 / 盖部受累的先兆（恶心、心悸、双侧或者对侧的感

觉症状或者疼痛感),均应慎重进行直接外科治疗(Kennedy and Schuele,2012)。

2. 发作间期　超过 80% 的颞叶内侧癫痫患者在前颞叶区有癫痫样异常活动(Spencer et al.,2008)。如果即使在放置额外的前颞或蝶骨电极后,仍无法记录到癫痫样异常活动时,或者出现双侧颞叶或颞叶以外的癫痫样异常活动时,在无病变患者中均为进一步有创评估的指征(Bell et al.,2009)。

3. 发作期　典型的发作期模式表现为以颞叶内侧起始的颞下或者颞叶电极持续的 5~9Hz 的 theta 节律,见于发作起始的 30s 内(Risinger et al.,1989; Ebersole and Pacia,1996; Foldvary et al.,1997)。术中皮质脑电图的应用会排除硬膜下电极置入的需要。与内侧和外侧或者仅在外侧颞叶有棘波的病人不同,在术中皮质脑电图仅有内侧颞叶棘波的病人有非常好的预后。在这些患者中,置入电极并记录发作不会增加手术的决策。即使这样,少数中心会依据术中皮质脑电图结果,合乎逻辑地转变为慢性置入。(Luther et al.,2011)。

[^{18}F]氟脱氧葡萄糖正电子发射断质扫描(FDG-PET)在 MRI 阴性或疑似颞叶癫痫患者中的敏感性为 70%~80%,阳性预测值约为 83%,外科预后好;而 MRI 阳性患者,预后良好的比例为 86%(LoPinto-Khoury et al.,2012; Gok et al.,2013)。发作期减影单光子发射计算机断质扫描(SPECT)对颞叶癫痫患者发作起始的定位敏感性也高达 82%(27/33; 82%)(Bell et al.,2009)。局限性脑磁图(MEG)棘波簇也可很好地预测癫痫发作起始在该区,并与预后有非常好的相关性。但是,MEG 和发作期 SPECT 尚未单独研究对预后的影响。两种测试都主要用于颅内电极置入假设的产生以及确认,但是,对无明确的 MRI 病变或者 PET 异常的病人不能放弃有创性评估。

对于怀疑颞叶内侧起始发作的非病变性病人决定进行直接手术不仅基于临床、电生理和功能影像证据的一致性,还需要考虑癫痫累及非优势半球侧还是优势半球侧。对没有 MRI 病变的病人,在没有前期有创性监测情况下做切除在非优势侧的颞叶癫痫(Tatum,2012)更常见。如果没有影像学上的海马硬化和(或)明确的语言记忆功能下降,优势侧颞叶手术后出现记忆功能下降的风险非常明显(Stroup et al.,2003)。患者的满意度和术后生活质量取决于切除部位。手术失败合并记忆功能下降的患者,其生活质量明显下降(Langfitt et al.,2007; Iachinski et al.,2014)。有创性评估的好处不仅在于能更确定患者确实患有颞叶癫痫而非"假性"颞叶癫痫(图 22-1A),还可以区分颞叶内侧起源的和新皮质的颞叶癫痫,指导局灶性新皮质切除或选择性海马杏仁核切除,达到可能保留记忆的效果(Drane et al.,2015)。

(二) MRI 阳性颞叶癫痫

即使在病变明确的颞叶癫痫患者中,多种理由也可能提示进行有创性评估的必要。

1. 检查所见不一致　在颅脑 MRI 发现单侧海马硬化(MTS)的患者中,有 3%~19% 的患者出现发作起始为对侧、双侧或起源不清(Castro et al.,2008)。发作起始于病变对侧的可能原因为频繁发作后病变侧"海马耗竭"所造成的侧别假像(Schiller et al.,1998; Mintzer et al.,2004)。然而,对侧发作也可用双侧颞叶致痫性解释。某些严重海马硬化的病因可以影响到双侧颞叶内侧结构,如高热状态、病毒性脑炎或者脑外伤。有长期病变性颞叶癫痫的病人,也可以在原来病变以外形成继发致痫性,导致在对侧出现独立的发作间期以及发作期异常。继发性致痫性也与海马硬化以外的其他长期病变有关,如神经胶质瘤或海绵状血管畸形(cerebral cavernous malformations,CCMs)。这些患者可能是使用硬膜下条状和/或深部电极进行有限的双侧有创性置入的候选者(图 22-1C)。硬膜下条状电极可以在不需要立体定向设备的情况下提供更容易的置入。这些患者都是可能的有限双侧有创性置入硬膜下条状电极和/或深部电极的适应证人群(图 22-1C)。硬膜下条状电极容易置入,不需要立体定向设备,也可以覆盖更大的皮质区域,与深部电极相比,出血概率更小。但是,对于颞叶内侧癫痫,深部电极可以更为精确地放置(Eisenschenk et al.,2001);可以比硬膜下电极提前 20~30s 记录到发作起始的电活动变化(Sperling & O'Connor,1989)。

2. 致痫灶的边界和相邻的功能皮质　对于病变性颞叶内侧癫痫患者,如果头皮脑电图结果与之吻合,标准的前颞叶切除或者病变切除并不需要术前有创性评估。内侧颞叶硬化(MTS)病人,进行选择性切除术或标准颞叶前叶切除术的决定可能受到神经心理学问题的指导,但实际上往往受

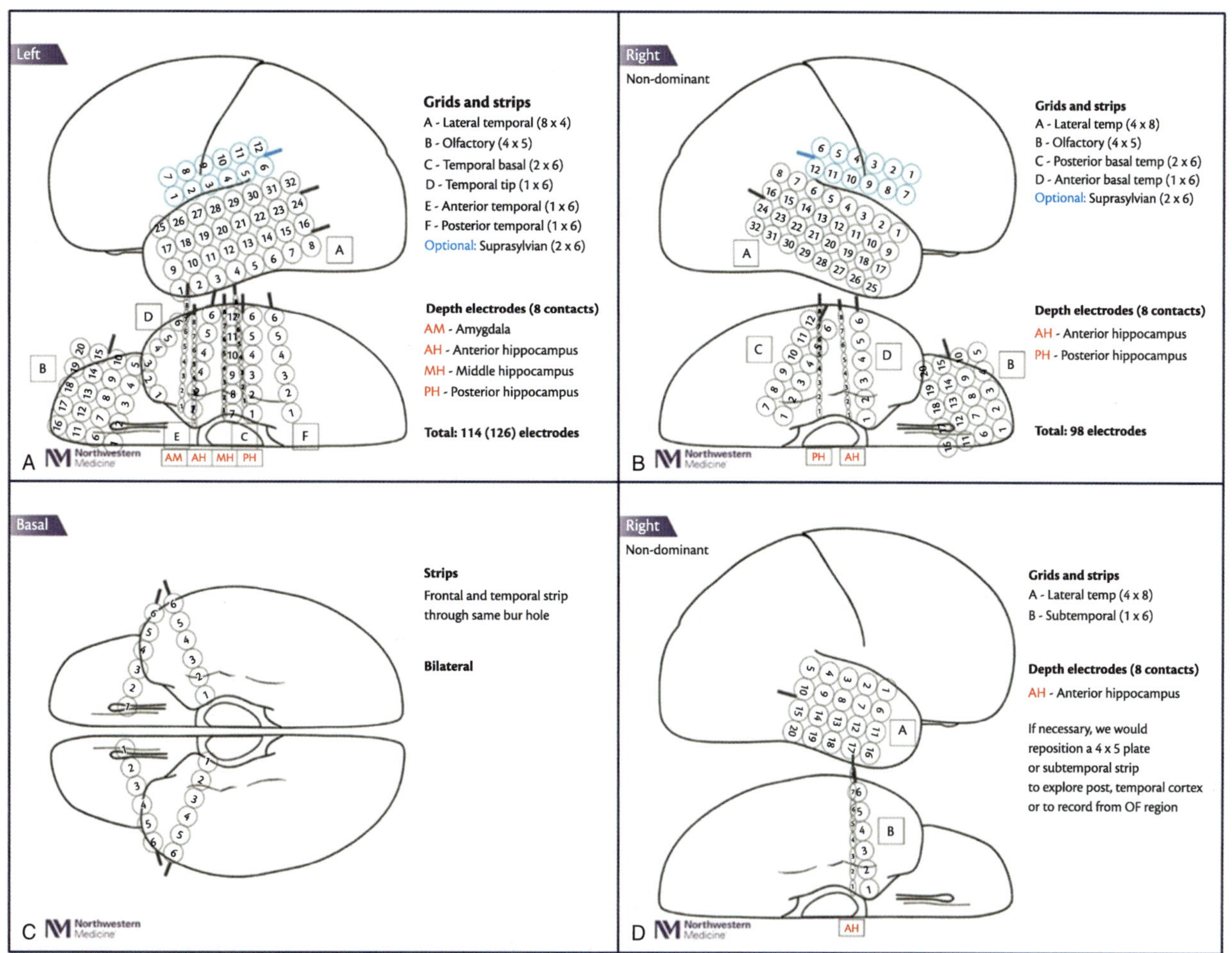

图 22-1　硬膜下电极置入图解。(A)左侧(优势半球侧)无病变的置入方案。注意,可能有岛盖受累(例如出现听觉、感觉,或者自主神经症状的先兆,或者面部运动受累),或者中央、颞区的棘波者,需要增加侧裂上部的栅格状电极。(B)右侧(非优势侧)无病变的电极置入方案。与方案(A)的策略相似,但是对颞叶内侧结构和颞极的覆盖密度可以相对减少。(C)双侧颞叶癫痫。通过每侧的一个钻孔进行双边条状电极放置。(D)术中皮质脑电图。通常用于病变性的颞叶癫痫(如肿瘤或CCM)和非优势半球侧、无病变的可疑内侧颞叶癫痫患者。考虑到出血的风险较低,在优势侧颞叶新皮质病变性癫痫患者,条状电极优于深部电极,用于探索解剖学上正常的颞叶内侧结构

到个体外科医生或中心偏好的影响(Helmstaedter, 2013)。在采用标准的前颞切除术的内侧颞叶硬化中,外侧面切除的范围取决于语言优势侧,但不需要有创记录(Wiebe et al.,2001)。在许多新皮质颞叶癫痫病例中,由于担心继发致痫性(如 CCM)或为了最大限度地切除(如低级别胶质瘤患者)而决定包括内侧颞叶结构,这可能也不是基于有创性置入。外科医生可能更倾向于保留优势侧新皮质病变的内侧颞叶结构,因为记忆力下降的风险很高,而切除非优势侧新皮质病变的内侧颞叶结构;因为记忆力受损的风险相对较低,可以不考虑内侧结构受累的相关神经心理学改变(Rosenow and Menzler,2013; Rosenow et al.,2013)。

邻近后部语言皮质和固有皮质的可变性,再加上致痫边缘不明确的新皮质病理(如局灶性皮质发育不良或与难治性癫痫相关的低级别肿瘤),往往要求进行有创性评估,以设计能将致痫皮质和功能性皮质考虑在内的切除术。因此,决定是否对病变患者进行有创性评估取决于多种因素,包括半球的优势和与语言皮质的接近程度;潜在病理、范围和位置、记忆力下降的风险、无创性检查的发现、癫痫持续时间,以及患者的意愿和耐受性(Rosenow 和 Lüders,2001 年)。

3. 双重病理　约 15% 内侧颞叶萎缩的患者中,在颞叶以外还发现了第二种病理异常,如发育异常、肿瘤、血管畸形、慢性神经胶质病变或脑穿通囊肿(Cendes et al.,1995)。双重病理并不意味着第二个病变也一定有很高的致癫痫性,但是除非两个病变都位于颞叶，并且可以在不影响患者认知功能的情况下合并切除，通常需要进行有创评估。据报道，10%~50% 的海马硬化症患者和 20% 左右的胶质神经肿瘤患者会出现宏观和微观的局灶性皮质发育不良（Fauser et al.，2006；Prayson et al.，2010）。在无创评估中，第二种病理可能表现出非典型的症状学或神经生理学特征，或在整体颞叶切除术后偶然被发现（Fauser et al.，2006）。硬膜下电极评估已能够证明发育异常的组织通常是癫痫源性的，可能需要切除以终止发作。

4. 多发性病变　在颞叶癫痫中，多发性病变可被视为如上述的双重病理或导致双侧或多脑叶病变的疾病，如多发性海绵状血管畸形、结节性硬化症、皮质发育畸形、大脑软化灶或双侧颞叶内侧硬化。一系列研究显示，在 37 例结节性硬化症患者中，常规置入硬脑膜下电极作为术前评估的一部分，在平均 5 年以上的随访中显示无癫痫发作率为 57%（Arya et al.，2015）。脑外伤后癫痫的手术切除通常仅局限于 MRI 上界限明确的神经胶质增生的病变。除了单侧颞叶内侧硬化外，有创评估主要用于勾画致痫组织的范围以及与功能皮质的关系，或者评估脑外伤所致的多脑叶病变的致痫灶。多脑叶病变患者不一定总是需要进行有创评估：在 11 例多发性海绵状血管畸形患者中，有 4 例经过无创评估就能够确定与癫痫发作起始相关的病变（Brelie et al.，2014）。

5. 手术失败　初次癫痫手术失败后的再手术率约为 5%（Siegel et al.，2004）。未完全切除颞叶内侧结构或者需要在前次切除手术基础上向底面或者外侧扩展的患者，可能在二次手术后获得良好效果。除此之外，首次切除计划不是基于颅内电极有创评估的患者，也可能在硬膜下电极评估的辅助下，获得较好的二次手术效果（Siegel et al.，2004；Jehi et al.，2010）。术后 1 个月内复发且发作起始于对侧颞叶或者前次手术远隔部位者，多提示再次手术预后不良。

三、假设和策略

任何有创评估均应基于致痫区（epileptogenic zone，EZ）可能是被切除的假设，并排除一些具有类似电 - 临床学特征的其他区域起源的可能。必须考虑许多基本限制。

有创性电极监测存在固有的局限性。硬膜下方法也同样存在解剖学的限制，因为它只针对和覆盖特定区域。无论发作期和发作间期的癫痫样活动都不是其记录的皮质所特有的，并且两者均可以是由其他区域传播而来的（Elwan et al.，2013）。硬脑膜下记录无法直接记录脑沟和深部脑结构的电活动，但可以更好地勾勒出功能皮质以及在保护重要脑功能的基础上，勾勒出在功能范围内最大可切除范围。

（一）非病变性的颞叶癫痫

在非病变性的颞叶癫痫患者中，有三个问题需要回答（图 22-1A）。

1. 是真的颞叶致痫区还是假性颞叶致痫区？

2. 是位于颞叶内侧致痫区还是新皮质致痫区？

3. 是否可切除？

第一个问题是癫痫发作是否起源于颞叶。典型的产生类似颞叶发作的部位包括眶额回（OF）、颞顶外侧面皮质（TP）、颞枕底面皮质（TO）以及岛叶（IN）、扣带回（CG）和相对少见的顶枕皮质（PO）和额叶内外侧皮质。应用硬膜下电极可以预测性地覆盖眶额回，颞顶外侧面皮质和颞枕底面皮质区域，岛叶和扣带回需要深部电极覆盖，或较大范围开颅以覆盖顶枕皮质和额叶皮质。不仅岛叶、扣带回和顶枕皮质难于探索，而且在非病变病例中，切除这些区域的临床结果很差，一旦明确癫痫发作不是来自颞叶，可能不值得进一步的探索。

第二项任务是区分颞叶内侧还是颞叶新皮质癫痫。高度致癫痫性的颞叶新皮质包括颞极、颞叶底面和颞叶外侧的新皮质。对于非优势半球的颞叶癫痫，这种区分可能不会导致手术方式的不同，但会影响到手术预后，并可能影响术后医疗管理（图 22-1B）。患者必要时需要非对称性双侧电极置入，以排除双侧颞叶受累和探索考虑切除颞叶的细节。

致痫灶是否可能切除的问题尤其与非病变性优势侧颞叶癫痫有关，需要区分内侧结构起源还是新皮质起源。颞叶内侧起源患者的预后较好，但也术后记忆力下降的风险也很高。高功能的患者确定为颞叶内侧起源，手术需要考虑选择有限切除，如海马离断、激光消融或神经电刺激；新皮质起源的发作也许有保留颞叶内侧结构的局灶切除手术的可能性，或者可能需要结合皮质直接电刺激定位语言区域来制订切除计划。

(二) 病变性颞叶癫痫

颞叶有癫痫性病变的患者,有创性硬膜下评估的假设和计划与最初难以直接切除的原因有关,并且与有创性置入的适应证密切相关。

如上所述,孤立性病变的致痫边界可能不明确,侵犯功能皮质,长期性病变可能伴有不同阶段的继发致痫性或者其他不一致的发现,多个病变可能需要进一步探索,或者手术失败的患者可能受益于之前手术的扩大。在这些病例中的任何一种情况下,置入都将关注病变、功能皮质的周围和受累,以及头皮视频脑电图记录的电临床结果。如果主要问题涉及双侧颞叶内侧硬化,或者旨在确定致痫性边界,或者在外侧新皮质异常中邻近语言区,则置入电极可能较为有限。另一方面,对于有颞叶以外的第二病理或者多发性病变的患者,置入电极需非常广泛。

四、病例讨论

(一) 病例 1　非病变性左侧颞叶癫痫

图 22-2 为 28 岁的右利手女性患者,药物难治性癫痫病史为 2.5 年,除了其兄弟有高热惊厥史外,没有任何危险因素,既往史无特殊。

第一阶段:她的发作症状包括似曾相识感,继而胃气上升感("有蝴蝶飞")持续 10s,随后出现无反应、咂嘴和手部自动症,每周多达 5 次。既往无惊厥病史。发作间期脑电图显示左颞慢波以及左前颞的尖波。视频脑电图监测到 6 次发作,症状同上述,有发作后失语。脑电图显示为左颞 θ 节律起始的发作。3TMRI 癫痫序列正常。PDG-PET 检查

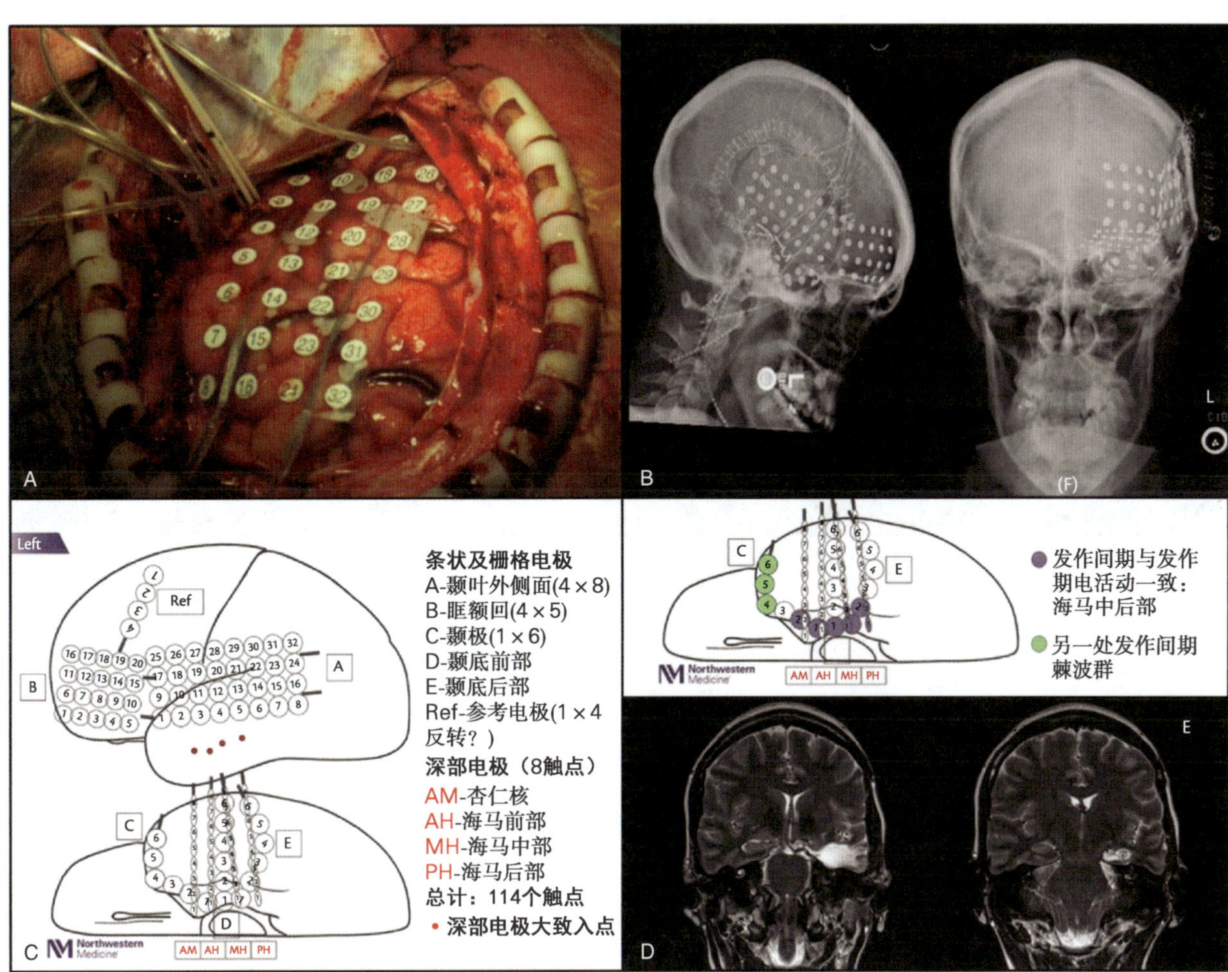

图 22-2　无病变的优势侧颞叶癫痫患者

A. 术中栅格电极置入; B. 颅脑侧位和前后位 X 线片; C. 电极置入的分布图; D. 上图为发作间期和发作期结果显示异常仅位于颞叶内侧结构和颞极,下图为冠状位 T2 像显示切除了颞极及选择性颞叶内侧结构。注意 4×5 栅格电极未按最初计划覆盖眶额皮质,而是位于额叶外侧面。另外,4×8 栅格状电极的两排电极覆盖了外侧裂上方的皮质,而不是最初计划的下外侧颞叶结构

示左颞的轻度代谢减低。神经心理学评估示患者为平均智力功能，但是其词语即刻回忆和延迟回忆均出现了中至重度的损害，图形记忆稍低于平均水平。发作期 SPECT 结果显示左侧前内侧颞叶结构显著高灌注。fMRI 示语言区的优势侧位于左侧半球。磁源成像（MSI）及电源成像（ESI）电流源位于左侧颞叶内侧及底面，MEG 偶极子位于左侧颞叶前内侧面。美索比妥（Methobexital）Wada 试验结果提示语言区位于左侧半球，记忆为双侧（左>右，右侧注射 94%，左侧注射 81%）。

在讨论了是否进行左颞切除术以及是否先进行有创性评估的方案后，她决定继续进行硬膜下栅格电极置入（图 22-2）。有创性监测结果证实发作起始于左侧颞叶内侧，并在颞极有激惹区。行左侧颞极切除及选择性吸除内侧结构。病理结果未提示明确异常，但是未包括颞叶内侧结构。该患者 2 年来一直无癫痫发作，并已恢复全职工作。神经心理学评估表明，非上下文语言信息的编码和回忆功能以及视觉信息的回忆有中等程度的下降。

（二）病例 2　外伤后右额颞叶病变的患者

图 22-3 为 54 岁的右利手男性患者，难治性癫痫病史 13 年，在闭合性颅脑损伤后 2 个月开始发病。有酗酒史，但有所好转。曾服用 6 种抗癫痫药均无效。

第一阶段评估：症状学包括突然凝视、右手摸索，1~2 个月一次。开始服药前，他仅出现一次全身性抽搐。发作间期脑电图显示右前颞尖波。视频脑电图监测到典型发作，脑电图显示发作起始以右侧半球弥漫性电压衰减，继而右侧额颞区尖样 δ 慢波。1.5T MRI 癫痫序列显示广泛的右侧额极、额盖部脑软化以及右侧海马萎缩和硬化。神经心理评估结果显示患者轻度额叶功能障碍以及顺行性视觉 - 非语言信息的记忆功能轻度下降，但没有证据显示其存

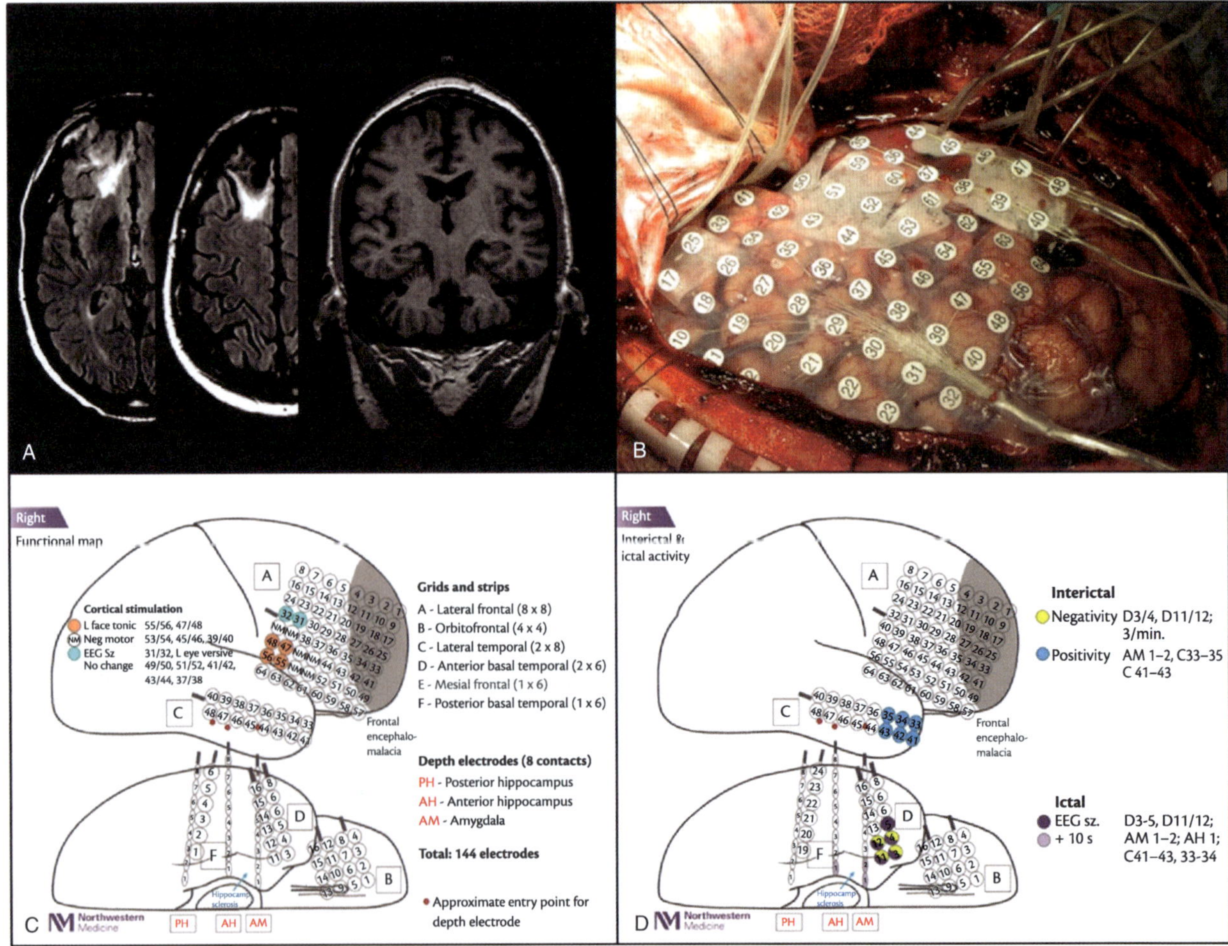

图 22-3　颅脑外伤后右额颞部病变患者

A. 颅脑 MRI 的轴位 Flair 像显示眶额、额极和额上回皮质软化灶，MRI 冠状位快速梯度回波成像（MPRAGE）显示右侧海马萎缩；B. 栅格状电极、条状电极及深部电极的术中图片；C. 电极置入模式图和功能图，半球间 1×6 的条状电极未显示任何癫痫样异常放电；D. 发作间期与发作期 EEG 的定位支持前颞叶癫痫

在保持性记忆障碍。FDG-PET 未做。

建议使用硬膜下电极进行有创评估(图 22-3)。颅内电极脑电图显示发作间期异常放电主要集中于杏仁核/钩回和颞极,发作也同样起始于该脑区,未累及广泛覆盖的额叶病变区。该患者完成标准右前颞切除术。术后病理提示严重的海马硬化和新皮质软化和发育异常的神经元。术后 6 年,他只有偶尔因不按时服药而出现的零星发作。

(三)病例 3 非优势侧颞叶癫痫

图 22-4 为 33 岁的右利手女性患者。难治性癫痫病史 5 年,目前服用拉莫三嗪治疗,苯妥英钠和丙戊酸无效。除了焦虑和乙醇滥用史外,她没有任何危险因素。神经系统检查未见明确异常。

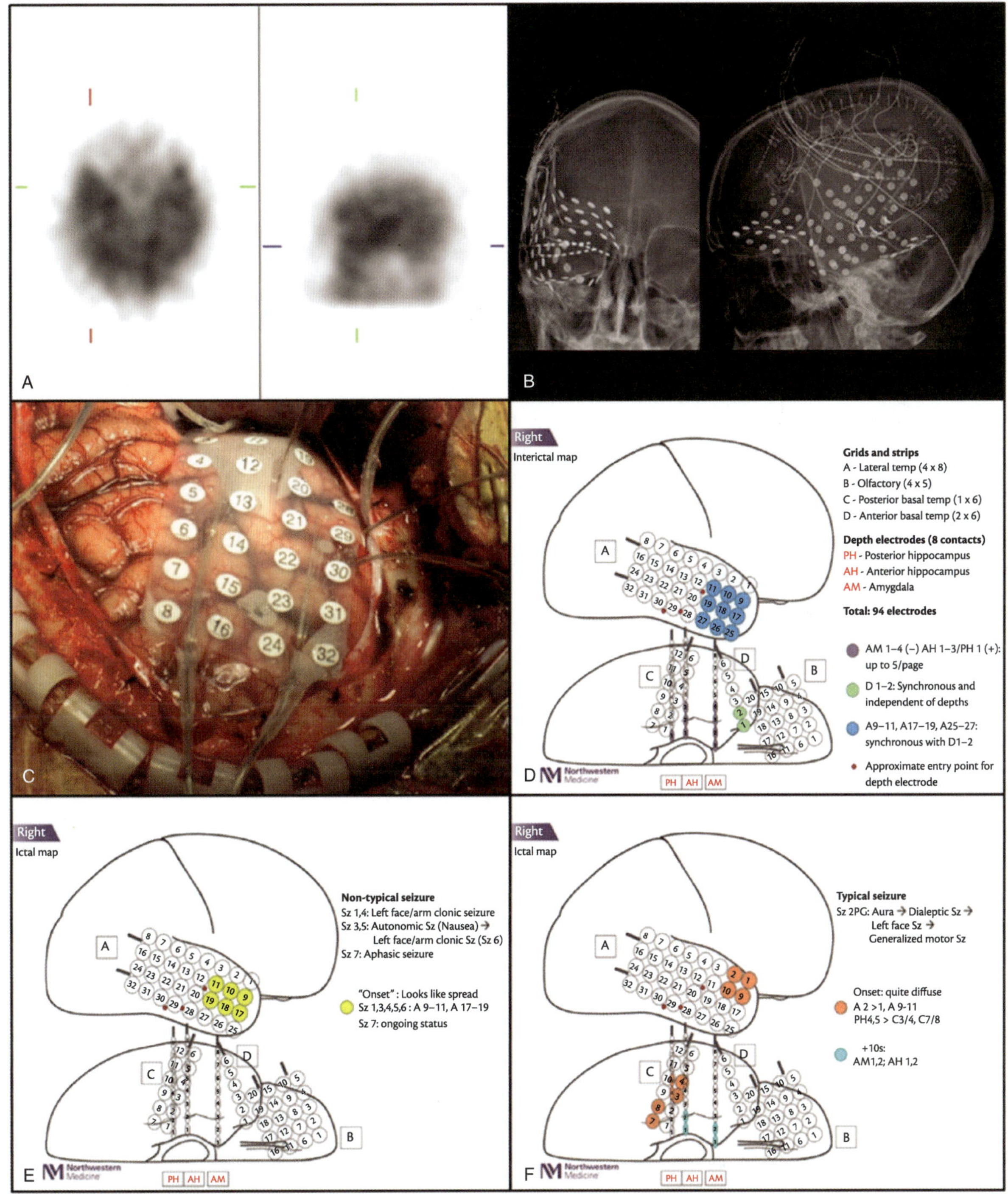

图 22-4 非优势半球的颞叶癫痫患者

A. 发作期 SPECT 的轴位和矢状位片;B. 颅骨前后位和侧位 X 线片;C. 栅格状电极和深部电极的术中图像;D. 发作间期分布图;E. 发作期分布图,非典型发作;F. 发作期分布图:典型发作

第一阶段：症状学包括思维加速感，似曾相识体验伴全身的刺痛感以及心悸感，每周3次，可继发意识丧失以及肢体抽搐，每月1次。发作间期EEG显示右颞局灶性慢波以及右前颞尖波。视频脑电图监测到典型发作，发作期脑电图表现为不规则的δ节律，右侧颞顶区为著。1.5T MRI癫痫序列和FDG-PET未见明显异常。神经心理学评估显示执行功能障碍和注意缺陷，但不存在持续性的保持性记忆障碍。发作期SPECT显示右前颞叶的轻度高灌注。

经手术管理会议讨论，建议置入硬膜下电极（图22-4）。硬膜下电极覆盖眶额皮质和颞叶内侧、底面和外侧皮质，由于患者发作前早期先兆为双侧的刺痛感，其中一排电极覆盖外侧裂上方。可见到外侧新皮质的棘波，内侧颞叶有同步的及独立的癫痫性放电。典型发作伴有广泛的右颞皮质EEG起始模式。非典型发作表现为突然的恶心或者左侧面部的抽动，伴有颞叶外侧新皮质节律性活动。该患者被认定为广泛的病理改变，并进行的标准右前颞切除术。术后病理提示为局灶性皮质发育不良Palmini ⅡA型。该患者术后1.5年间出现7次发作，描述为长时间声音发闷和大量流涎。在随后的2年，通过加用奥卡西平、托吡酯和丙戊酸治疗无发作

（孟祥红 译，王爽 审校）

参考文献

Arya R, Tenney JR, Horn PS, et al. (2015). Long-term outcomes of resective epilepsy surgery after invasive presurgical evaluation in children with tuberous sclerosis complex and bilateral multiple lesions. *J Neurosurg Pediatr.* 15(1):26–33.

Bailey P, Gibbs FA. (1951). The surgical treatment of psychomotor epilepsy. *J Am Med Assoc.* 145(6):365–370.

Bell ML, Rao S, So EL, et al. (2009). Epilepsy surgery outcomes in temporal lobe epilepsy with a normal MRI. *Epilepsia.* 50(9):2053–2060.

Bien CG, Raabe AL, Schramm J, Becker A, Urbach H, Elger CE. (2013). Trends in presurgical evaluation and surgical treatment of epilepsy at one centre from 1988–2009. *J Neurol Neurosurg Psychiatry.* 84(1):54–61.

Brelie C, von Lehe M, Raabe A, et al. (2014). Surgical resection can be successful in a large fraction of patients with drug-resistant epilepsy associated with multiple cerebral cavernous malformations. *Neurosurgery.* 74(2):147–153; discussion 153.

Castro LH, Serpa MH, Valerio RM, et al. (2008). Good surgical outcome in discordant ictal EEG–MRI unilateral mesial temporal sclerosis patients. *Epilepsia.* 49(8):1324–1332.

Cendes F, Cook MJ, Watson C, et al. (1995). Frequency and characteristics of dual pathology in patients with lesional epilepsy. *Neurology.* 45(11):2058–2064.

Drane DL, Loring DW, Voets NL, et al. (2015). Better object recognition and naming outcome with MRI-guided stereotactic laser amygdalohippocampotomy for temporal lobe epilepsy. *Epilepsia.* 56(1):101–113.

Ebersole JS, Pacia SV. (1996). Localization of temporal lobe foci by ictal EEG patterns. *Epilepsia.* 37(4):386–399.

Eisenschenk S, Gilmore RL, Cibula JE, Roper SN. (2001). Lateralization of temporal lobe foci: depth versus subdural electrodes. *Clin Neurophysiol.* 112(5):836–844.

Elwan SA, So NK, Enatsu R, Bingaman WE. (2013). Pseudotemporal ictal patterns compared with mesial and neocortical temporal ictal patterns. *J Clin Neurophysiol.* 30(3):238–246.

Fauser S, Schulze-Bonhage A. (2006). Epileptogenicity of cortical dysplasia in temporal lobe dual pathology: an electrophysiological study with invasive recordings. *Brain.* 129(1):82–95.

Foldvary N, Lee N, Thwaites G, et al. (1997). Clinical and electrographic manifestations of lesional neocortical temporal lobe epilepsy. *Neurology.* 49(3):757–763.

Fong JS, Jehi L, Najm I, Prayson RA, Busch R, Bingaman W. (2011). Seizure outcome and its predictors after temporal lobe epilepsy surgery in patients with normal MRI. *Epilepsia.* 52(8):1393–1401.

Gloor P. (1987). Postscript: When are noninvasive tests enough? In: Engel J Jr, ed. *Surgical Treatment of the Epilepsies.* New York: Raven Press: 259–261.

Gok B, Jallo G, Hayeri R, Wahl R, Aygun N. (2013). The evaluation of FDG-PET imaging for epileptogenic focus localization in patients with MRI positive and MRI negative temporal lobe epilepsy. *Neuroradiology.* 55(5):541–550.

Helmstaedter C. (2013). Cognitive outcomes of different surgical approaches in temporal lobe epilepsy. *Epileptic Disord.* 15(3):221–239.

Iachinski RE, de Meneses MS, Simao CA, da Rocha SF, de Oliveira Braga F, Kowacs PA. (2014). Patient satisfaction with temporal lobectomy/selective amygdalohippocampectomy for temporal lobe epilepsy and its relationship with Engel classification and the side of lobectomy. *Epilepsy Behav.* 31:377–380.

Jeha LE, Najm IM, Bingaman WE, et al. (2006). Predictors of outcome after temporal lobectomy for the treatment of intractable epilepsy. *Neurology.* 66(12):1938–1940.

Jehi LE, Silveira DC, Bingaman W, Najm I. (2010). Temporal lobe epilepsy surgery failures: predictors of seizure recurrence, yield of reevaluation, and outcome following reoperation. *J Neurosurg.* 113(6):1186–1194.

Kennedy JD, Schuele SU. (2012). Neocortical temporal lobe epilepsy. *J Clin Neurophysiol.* 29(5):366–370.

Langfitt JT, Westerveld M, Hamberger MJ, et al. (2007). Worsening of quality of life after epilepsy surgery: effect of seizures and memory decline. *Neurology.* 68(23):1988–1994.

LoPinto-Khoury C, Sperling MR, et al. (2012). Surgical outcome in PET-positive, MRI-negative patients with temporal lobe epilepsy. *Epilepsia.* 53(2):342–348.

Luther N, Rubens E, Sethi N, et al. (2011). The value of intraoperative electrocorticography in surgical decision making for temporal lobe epilepsy with normal MRI. *Epilepsia.* 52(5):941–948.

Mintzer S, Cendes F, Soss J, et al. (2004). Unilateral hippocampal sclerosis with contralateral temporal scalp ictal onset. *Epilepsia.* 45(7):792–802.

Neligan A, Haliasos N, Pettorini B, Harkness WF, Solomon JK. (2013). A survey of adult and pediatric epilepsy surgery in the United Kingdom. *Epilepsia.* 54(5):e62–e65.

Penfield W, Flanigin H. (1950). Surgical therapy of temporal lobe seizures. *AMA Arch Neurol Psychiatry.* 64(4):491–500.

Prayson RA, Fong J, Najm I. (2010). Coexistent pathology in chronic epilepsy patients with neoplasms. *Mod Pathol.* 23(8):1097–1103.

Risinger MW, Engel J Jr, Van Ness PC, Henry TR, Crandall PH. (1989). Ictal localization of temporal lobe seizures with scalp/sphenoidal recordings. *Neurology.* 39(10):1288–1293.

Rosenow F, Lüders H. (2001). Presurgical evaluation of epilepsy. *Brain.* 24(9):1683–1700.

Rosenow F, Menzler K. (2013). Invasive EEG studies in tumor-related epilepsy: When are they indicated and with what kind of electrodes? *Epilepsia.* 54(suppl 9):61–65.

Rosenow F, Alonso-Vanegas MA, Baumgartner C, et al. (2013). Cavernoma-related epilepsy: review and recommendations for management—report of the Surgical Task Force of the ILAE Commission on Therapeutic Strategies. *Epilepsia.* 54(12):2025–2035.

Schiller Y, Cascino GD, Sharbrough FW. (1998). Chronic intracranial EEG monitoring for localizing the epileptogenic zone: an

electroclinical correlation. *Epilepsia*. 39(12):1302–1308.
Siegel AM, Cascino GD, Meyer FB, et al. (2004). Resective reoperation for failed epilepsy surgery: seizure outcome in 64 patients. *Neurology*. 63(12):2298–2302.
So EL, Lee RW. (2014). Epilepsy surgery in MRI-negative epilepsies. *Curr Opin Neurol*. 27(2):206–212.
Spencer SS, Goncharova II, Duckrow RB, Novotny EJ, Zaveri HP. (2008). Interictal spikes on intracranial recording: behavior, physiology, and implications. *Epilepsia*. 49(11):1881–1892.
Sperling MR, O'Connor MJ. (1989). Comparison of depth and subdural electrodes in recording temporal lobe seizures. *Neurology*. 39(11):1497–1504.
Stroup E, Langfitt J, Berg M, McDermott M, Pilcher W, Como P. (2003). Predicting verbal memory decline following anterior temporal lobectomy (ATL). *Neurology*. 60(8):1266–1273.
Tatum WO 4th. (2012). Mesial temporal lobe epilepsy. *J Clin Neurophysiol*. 29(5):356–365.
Wiebe S, Blume WT, Girvin JP, Eliasziw M; Effectiveness and Efficiency of Surgery for Temporal Lobe Epilepsy Study Group. (2001). A randomized, controlled trial of surgery for temporal-lobe epilepsy. *N Engl J Med*. 345(5):311–318.

第 23 章

立体脑电图在额叶癫痫中的应用

Aileen McGonigal, Patrick Chauvel，著

一、前言

难治性额叶癫痫(frontal lobe epilepsy, FLE)是颅内记录的主要适应证之一，约占所有可手术局灶性癫痫的 1/4(Rasmussen, 1991)。额叶癫痫发作起源的定位有其特殊性，原因在于额叶体积较大，包括包埋在脑沟的皮质(Smendeferi et al., 2002)及其复杂的长距离和短距离连接(Catani et al., 2012)。额叶结构和功能的这些特性反映在额叶发作(frontal lobe seizures, FLS)的电-临床表现中，其特征是多样且复杂的临床症状学(Chauvel et al., 1995)，可能给分析带来具体的问题。额叶发作症状学模式如此复杂并不令人惊讶，因为这反映了放电的快速、广泛、多方向传播(Chauvel et al., 1995)以及前额皮质环路在运动、认知和行为中的关键作用(Badre, 2008; Catani et al., 2012; Fuster, 2013)。多年来，人们提出了多种基于电-临床模式和解剖定位关系 FLS 的分类方法，并通过不同的方法进行阐述，包括术前患者不同形式的颅内电极脑电图记录(Rasmussen, 1974; Talairach et al., 1992a; Salanova et al., 1995; Mihara et al., 1997)。然而，如何最好地对额叶发作进行分类，以及这是否确实可行(Jobst et al., 2000; Chauvel, 2003)，仍然是一个公认且具有挑战性的问题(Niedermeyer et al., 2005; O'Muircheartaigh and Richardson, 2012)。

除了多样的症状学特征外，额叶癫痫的另一个困难，可能比任何其他的新皮质癫痫都复杂的就是对头皮脑电图的解释。在额叶癫痫中，头皮脑电图发作间期(Mosewich et al., 2000)和发作期脑电图(Worrell et al., 2002)往往是正常的或不能定位的，尤其是深部或腹侧起源(Vadlamudi et al., 2004)。这可能与检测方法问题(源的空间几何分布)、额叶内外的早期播散、广泛的致痫区(EZ)和/或快速继发性双侧半球同步化有关(Quesney et al., 1991)。在很大程度上，由于上文提及的电-临床特征，额叶癫痫手术预后各异(Englot et al., 2000)并且往往更差的预后也与额叶癫痫致痫区定位困难有关(Jeha et al., 2007; Téllez-Zenteno et al., 2005; Lazow et al., 2012)。额叶癫痫病因的多样性(O'Muircheartaigh and Richardson, 2012)也可能是导致手术预后多变的另外一个原因(Tellez-Zenteno et al., 2005)。一些证据表明儿童额叶癫痫患者如果早期手术可明显改善预后(Simasathien et al., 2013)，这可能与额叶致痫网络会随着时间的推移越来越趋于广泛有关。在磁共振成像(MRI)未显示明确病变的额叶癫痫病例中，即所谓的 MRI 阴性癫痫，定位困难和手术治疗的有效性问题尤其明显(Jeha et al., 2007)。

本章将介绍由 Bancaud 和 Talairach(1965)开发的立体定向脑电图方法(SEEG)在额叶癫痫患者评估中的应用。在概述 SEEG 方法之后，将讨论 SEEG 在评估额叶发作中的一些具体优势和困难。我们将回顾额叶发作的临床症状学，利用 SEEG 数据来显示解剖-电-临床特征之间的关系。

二、额叶癫痫颅内电极探索的历史

为了理解现代背景下 SEEG 在探索额叶癫痫时是如何被使用的，回顾颅内 EEG 探索额叶癫痫的发展并导致形成目前的知识状态是有帮助的。

颅内电极研究在认识额叶亚区解剖和功能中起着关键作用。对灵长类动物和人类运动皮质的电刺激研究发现了初级运动皮质(Fritsch and Hitzig, 1870; Ferrier, 1886; Sherrington, 1906; Krause and Thorek, 1912; Penfield and Boldrey, 1937)和额眼区(Foerster, 1931)。Vogt 和 Foerster 对外侧运动皮质的电刺激研究发现头、眼和躯干对

应的运动皮质位于对侧的 Brodmann 6 区，大致相当于现在的背侧前运动区和额叶眼区。另一方面，人们还观察到刺激运动皮质的内侧面产生的运动反应具有完全不同的特征，倾向于产生以近端为主的复杂姿势，最大程度时可形成"击剑样姿势"。对内侧运动区域的刺激研究引入了术语"辅助运动区"（supplementary motor area，SMA）（Penfield and Welch，1951）。随后详细描述了起源于该区的发作（Ajmone-Marsan and Goldhammer，1973），并确认了 SMA 中的躯体分布代表区（Talairach and Bancaud，1966）。在对 SMA 的刺激研究中发现了刺激时的感觉反应后，Lüders 及其同事引入了"辅助感觉运动区"（supplementary sensorimotor area，SSMA）一词（Baumgartner et al.，1996）。就源于运动前区的自发发作而言，其临床表现是多样的（Bancaud and Talairach，1965），类似于电刺激诱发产生的"纯"自发性 SMA 发作实际上很少见（Chauvel et al.，1992）。事实上，SMA 发作中出现的强直征象以及偏转症状主要是由于异常放电播散至额叶背外侧运动前区所致（BA6 和 BA8 区）（Chauvel et al.，1996）。Ajmone-Marsan 和 Goldhammer（1973）证明，有双侧非对称性强直征象以及躯体感觉先兆的经常发生在"中央顶区"的发作中，与经典的杰克逊局灶性阵挛发作（Jacksonian focal clonic seizure）的概念并非完全相同。总体来讲，近几十年对主要以强直、阵挛和偏转为特征的涉及中央区和运动前区的额叶发作进行电 - 临床分类的方法变化相对较少，例如在颅内电极记录应用于探索发作的电 - 临床特点的早期阶段，人们就已经认识到发作的不同模式主要依赖于运动区与运动前区内外侧面皮质参与的程度（Penfield and Jasper，1954；Rasmussen，1974；Bancaud and Talairach，1992；Chauvel et al.，1992；O'Muircheartaigh and Richardson，2012）。

与这些特征相对明确的运动区相比，前额叶皮质仍然是一个不太明确的部分。Penfield 在 1950 年指出，迄今为止对"运动区以外的皮质"的电刺激研究"没有阐明其功能"（Penfield and Rasmussen，1950）。直到 20 世纪 80 年代中期，Goldman-Rakic（1984）仍将额叶称为"未知的领域"。

就以作为前额叶发作特征复杂的发作期运动行为而言，我们记得历史上所有类型的"自动症"一直被认为是颞叶起源而不是额叶。然而，Bancaud 和 Talairach 团队在早期的研究中，对 SEEG 记录的与额叶发作相关的复杂运动行为进行了精确的描述，在大约 1/3 的患者中观察到了"复杂的运动自动症"（Geier et al.，1977）。20 世纪 80 年代，在 Walsh 和 Delgado-Escueta（1984）对不同类型的复杂部分发作患者手术预后进行研究分析后，人们终于对不同类型的复杂部分发作做出了明确的区分，"Ⅱ型"指的是那些不能通过颞叶切除术治愈的复杂部分性发作，并因此推断其为额叶起源。具有复杂自动症和伪情感表现的发作后来被称为"额叶起源的复杂部分性发作"（Williamson et al.，1985）。从临床角度区分额叶发作和颞叶发作的问题仍在讨论中，并已成为最近各种研究的主题（Manford et al.，1996；Kotagal et al.，2003；O'Brien et al.，2008）。

Bancaud 和 Talairach 利用 SEEG 通过解剖 - 电 - 临床相关性来分析发作，首次强调了前扣带回在复杂运动活动和情感表现（如恐惧表情）产生中的作用（Talairach et al.，1973；Bancaud et al.，1976），随后的多项观察研究证实了这一点（Devinsky et al.，1995；Biraben et al.，2001；Chassagnon et al.，2003，2008）。Tharp（1972）描述了儿童的夜间发作，表现为怪异的手势、惊恐的表情和尖叫，称之为"眶额发作"。随后，发表了在成人中的类似观察，深部电极研究证实了其眶额回起源（Ludwig et al.，1975；Chang et al.，1991）。Wada 团队随后描述了一组以"双下肢蹬踏样动作"和"骨盆运动活动"为主，有时伴随带有情绪的口 - 面部表情的夜间发作，主要起源于额叶内侧面（Waterman et al.，1987），并提出了某些患者可采用胼胝体前部切开术治疗。视频脑电图监测的出现，包括夜间记录，对理解这些发作的性质至关重要。对手术切除治愈的"纯"额叶癫痫样本进行描述分析，提供了一个大的患者群体中症状学特征的内容及复杂性的概述（Rasmussen，1983；Bancaud and Talairach，1992；Chauvel et al.，1995；Mihara et al.，1997）。采用 SEEG 研究的一个大系列额叶癫痫病例中，除其他模式外，Bancaud 和 Talairach（1992）还描述了"复杂运动发作"，即复杂运动和强直姿势可以共存；这种发作的形成机制尚不清楚，但可能涉及介于额叶基底部和运动前区之间的相对较大的额叶"中间"区域。除了强直和偏转表现外，额叶背外侧皮质起源的发作特征仍然是相对不清楚的（Quesney et al.，1990；Kotagal and Arunkumar，1998；Lee and Worrell，2012）。

尽管最近的研究侧重于额叶发作的特定行为症状学方面，如过度运动特征（Lüders et al.，1998；Rheims et al.，2008），夜间额叶发作的运动行为（Ryvlin et al.，2006；Nobili et al.，2007）和恐惧相关的症状学（Biraben et al.，2001；Bartolomei et al.，2002），但是经常见于前额叶发作中的复杂自动行为往往难以归类，并且定位价值仍不确定。事实上，从临床上鉴别额叶亚区对应的发作模式是非常困难的，尤其是前额叶（So，1998；Jobst et al.，2000；Bonelli et al.，2007；Bagla and Skidmore，2011；Beleza and Pinho，2011；O'Muircheartaigh and Richardson，2012）。最近，我们团队的一个 SEEG 的连续 FLE 系列的研究（Bonini et al.，2014），对额叶发作的亚组进行了全面的概述，显示了沿"嘴 - 尾"轴的症状学特征谱系。这部分内容将在以下电 - 临床方面的章节中详细讨论。

三、SEEG 置入的基本原则

SEEG 方法的核心是利用解剖 - 电 - 临床相关性来定义致痫区，其中时间和三维空间的动态高分辨率视图可以将癫痫异常电活动与临床症状进行实时比较。非常重要的是，我们可以分析多个远隔的皮质和皮质下结构的同步活动（Bancaud and Talairach，1965）。虽然前 MRI 时代开发的原始 SEEG 方法的一个基本方面是通过使用基于创新的 Talairach 和 Talairach 坐标的立体定向方法能够在三维空间精确定义解剖结构（Talairach et al.，1974），如今，在电极置入前及置入中进行的高分辨率 MRI 检查极大地提高了解剖结构的准确性（Serletis et al.，2014）。发作间期和发作期的脑电图记录，以及对选定电极触点的电刺激所提供的特异和互补的信息，从而形成了癫痫发作在特定患者的大脑中如何建立的过程图。在发作期脑电数据方面，SEEG 方法通过将临床症状和体征与同步记录的、不同结构的、脑电图活动的序列变化进行比较，旨在展示发作的时空特征（图 23-1）。这意味着不仅要分析发作的起始区，还要分析其传播途径，因为必须将病理性的致痫区与发作过程中所波及的正常脑区区分开（Bancaud and Talairach，1965）。发作的组织模式不但取决于发作起始区功能障碍的性质，还取决于发作传播所涉及的网络或系统。因此，SEEG 置入理念与单独的深部电极结合硬膜下栅状电极的理念完全不同。在本章中，关于颅内脑电图的讨论都是特指 SEEG 方法，更详细的讨论可以在本书的其他章节中找到。

在特定解剖结构中的电极置入计划是由癫痫治疗小组，包括神经外科医生，根据发作起始和传播的可能区域的假设，并同时考虑到手术的可行性及患者的安全预先决定的。临床每个病例的假设形成高度依赖于专科医生对所有早期评估阶段所获得的所有非有创性临床数据的解释，包括病史和检查、发作的症状学、发作期和发作间期的头皮脑电图、结构和功能影像、脑磁图（MEG）等。因此，在理想情况下，这一阶段的非有创性研究包括最高质量的数据采集和对这些不同模态数据的解释。但是，最为重要的是，一个经验丰富的临床团队对各数据结果的综合讨论分析，从而形成一个最佳的假设，并制订相应的电极置入策略（Kahane et al.，2006）。如果没有充分的假设，电极的置入可能不足以理解发作网络的形成和演变，最坏的状况可能会成为一种"钓鱼式"的探查，几乎没有机会得出临床上有用的结论。SEEG 虽然每个触点所能采样的体积比较小，但是其可以对脑内不同系统的多部位进行采样的优势可以弥补这一点。因此，尽管大量的脑区没有电极覆盖，但是通过谨慎地选择关键或者代表性的解剖结构，发作的整体动态过程仍然是可以解释的。当然，这只有在电极被最佳放置或至少被适当放置的情况下才适用，原因如上所述。

四、SEEG 在额叶癫痫的具体应用

与其他部分癫痫一样，在额叶癫痫中，SEEG 置入计划是根据每个病例的具体特征而制订的，主要依据非有创性术前评估数据所得到的假设。与颞叶癫痫相比，额叶癫痫的非有创性术前评估数据可能无帮助或者是误导性的，如发作间期脑电图显示无异常、双额或广泛性的模式（Mosewich et al.，2000），或[^{18}氟]-2- 脱氧 - 葡萄糖（FDG）-PET 无异常发现（Knowlton，2004）。而且，额叶发作症状学或模式模棱两可的"定位价值"常是一个棘手的混淆因素。MRI 阴性的额叶癫痫尤其困难。

额叶癫痫没有标准的 SEEG 电极置入"模板"（Talairach et al.，1992b）；然而，某些亚区通常是需要覆盖的，包括前扣带回、前运动皮质外侧和内侧，以及前额叶结构（包括眶额皮质）。如果存在结构影像学上可能的致痫性病变或功能影像学的局灶性

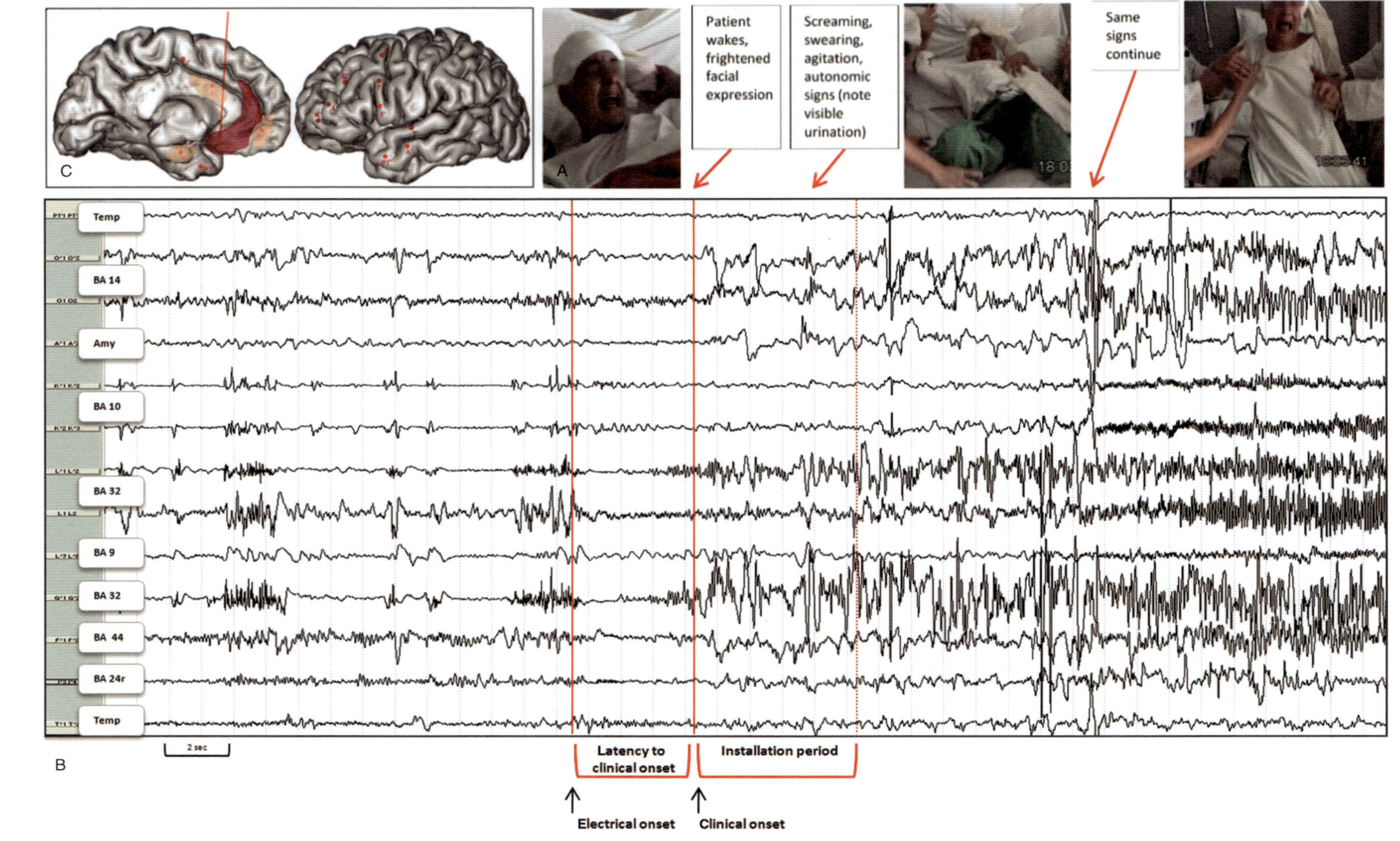

图 23-1　腹内侧眶额皮质起始的前额叶发作的恐惧相关行为。这是一位前扣带回的 FCD 的癫痫患者

A. 发作期临床症状突然出现并迅速演变（所有症状均在临床发病后 3s 内出现），伴有协调的复杂运动行为，包括惊恐表情、尖叫和咒骂、试图逃跑的激烈的搏斗动作、排尿和尿频；B. 发作期颅内脑电图记录，发作期电起始模式是在发作间期显示频繁棘波的电极触点上出现低波幅快节律；C. 参与早期播散网络的主要脑区（标注为红色）和次要脑区（标注为橙色）

异常可以指导 SEEG 置入部位的选择；然而，无论是否存在影像学上的可见病变，SEEG 的策略方法和目标都是相同的（McGonigal et al.，2007），即确认致痫区以指导手术决策，否定其他假设，以及通过电刺激定位功能区。

在一些患者中，双额叶电极置入或额叶外区域（如顶叶或颞叶）电极置入是需要的。额叶发作的鉴别诊断包括从后头部皮质、岛叶或颞叶起始的发作，其临床表现是由于继发累及额叶所致。当该病例的其他特征提示这种情况，如头皮脑电图结果提示发作期起始以后头部改变为主者，置入计划应考虑这种可能性。发作期头皮脑电图改变与临床症状起始存在延迟也应考虑在内。事实上 SEEG 对不止一个脑叶进行采样是常见的（Gonzalez-Martinez et al.，2013），因为其原则是研究功能系统，而不是限定于一个“区域”。在额叶各亚区内，为了最大限度地获得有价值的数据，并比较额叶内外侧系统的同步活动，每一根电极尽可能同时覆盖外侧和内侧结构。如前额叶外侧皮质（BA46）可通过正交置入电极的外侧触点来覆盖，而这根电极的内侧触点可以同时覆盖前扣带回。事实上，内外侧结构同步记录的能力是 SEEG 相对于其他颅内电极记录方法的主要优势。此外，额叶皮质腹内侧是硬膜下电极很难覆盖到的，但 SEEG 可以采用正交或者斜插入路研究其前后部脑区，并与额叶的其他区域和与其连接紧密的前岛叶和杏仁核的同步活动进行比较。因此，SEEG 不是记录一个连续的区域，而是允许同步记录大脑的不同功能系统（如运动系统和边缘系统），有助于理解电 - 临床发作的动态过程。通过皮质刺激研究在必要时描绘语言或运动区的功能定位图谱（Chauvel et al.，1993）。

对不同的发作间期和发作期脑电图数据进行解释的细节讨论，以及对 Bancaud 和 talairach 最初提出的“病变区”（lesion zone）“激惹区”（irratative zone）“致痫区”（epileptogenic zone，EZ）等经典概念的定义，已超出本章的范围；这些可以在文献或者本书的其他章节找到（Talairach and Bancaud，1966；Bancaud et al.，1970；Chauvel et al.，1987；Kahane et al.，2006）。致痫区的特征和范围决定了手术切除方案的制订。由于适合手术切除的额叶癫痫患者病因是不同的，致痫区可能是局灶性的，如局灶性皮质发育不良（FCD）Ⅱ型（Chassoux et al.，2000），或相反地，可能是广泛的。在额叶癫痫中，病变与致痫区之间的关系非常多变（图 23-2）。功能皮质是否邻近或者直接参与致痫区明显影响手术决策。与硬膜下电极相比，SEEG 检查和最终的手术治疗往往会在两个不同时期进行，通常间隔数周。因此，在做出最佳手术切除的决定之前，有充足的时间分析电 - 临床数据。然而，如何基于已确定的病变区、激惹区和致痫区制订出最佳的手术策略并不一定简单，从相对简单的局灶性的病例（包括病变性或者非病变性）到非常困难的更广泛致痫区的病例；在循证的背景下，从 SEEG 到手术策略制订，是值得未来研究的重要问题。

五、额叶癫痫发作的临床谱

（一）发作症状学以及从前向后的症状梯度

通过对发作症状学分析，可以帮助医生获得一些重要的脑叶和大脑亚区的定位线索。额叶发作的发作模式难以分析的原因上面已经提及，但是，对于一个特定患者的发作仍有一定程度的可重复性（Bourien et al.，2004），这说明特定的神经环路以及额叶亚系统的累及是临床病理生理性放电临床表现的基础（O'Muircheartaigh and Richardson，2012）。发作起始和扩散的解剖学定位、异常放电的类型和网络内不同结构之间的关系，其同步化（Bartolomei et al.，2007，2014）或去同步程度（O'Muircheartaigh and Richardson，2012），很可能在临床发作表达中起重要作用（Chauvel and McGonigal，2014）。研究额叶发作症状较为恰当的方法学必须具备能够同步评估多个脑区且具有高时间空间分辨率的技术，并与视频记录的临床发作症状进行锁时分析。在分析复杂的行为变化时，这一点尤为重要，因为能够对与复杂行为产生有关的广泛的皮质及皮质下结构进行采样。在人类受试者中，这一程序显然仅限于接受术前评估的患者。根据需要解决的临床问题，采样位置的选择难免会受到限制，即主要集中于皮质而非皮质下结构。对于症状学的研究，SEEG 是目前可用的研究皮质网络的最佳方法。

为了分析症状学模式与 SEEG 数据之间的关系，我们对 54 名接受 SEEG 的可能接受手术治疗的患者进行了一项全面研究（Bonini et al.，2014）。通过聚类分析，描述了与不同解剖部位发作相关的四个症状学亚组。除了识别到不同解剖 - 电 - 临

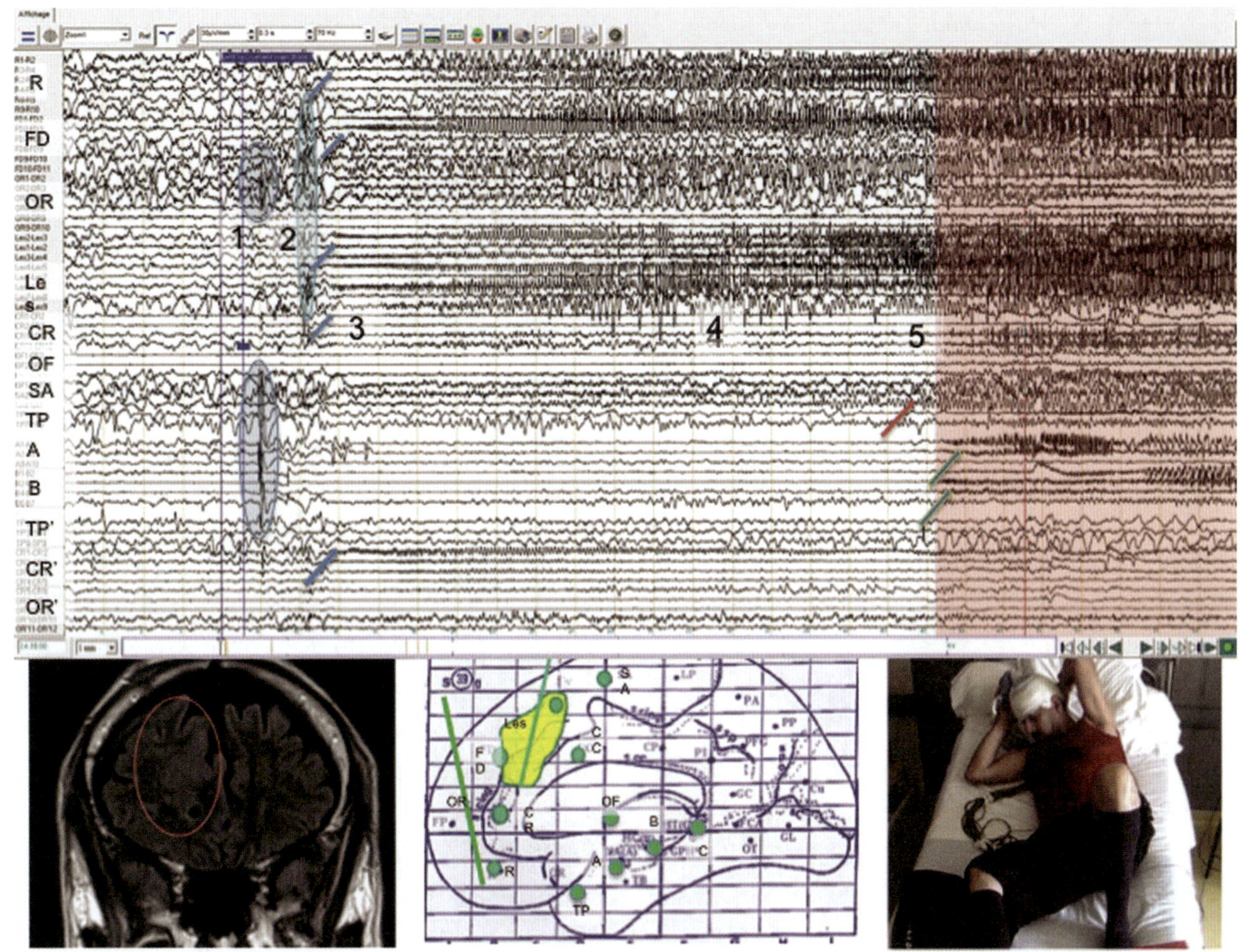

图 23-2 SEEG 研究右前额广泛灰质异位(主要位于内侧面)的额颞叶癫痫患者。广泛发作间期 SEEG 异常(这里未显示),主要包括右侧外侧面和左颞慢波活动,右侧前额叶慢波活动和多灶性发作间期的棘波[包括右侧眶额皮质、右侧前额叶内侧面(在灰质异位的区域)和右颞叶(颞极、杏仁核和海马)]。SEEG(1min)显示额颞叶癫痫。①在眶额皮质(OR 电极的内侧触点)和颞叶内侧结构(A 和 B 电极的内侧触点)之间的发作前期的同步化棘波;②发作前期的前额叶内侧结构间的同步化棘波(R、FD、OR、Les);③发作期脑电图以低波幅快节律起始,主要累及前额叶内侧,早期的强直性放电主要累及双侧前扣带回(CR 和 CR');④发作以节律性放电的形式继续,主要在右侧前额区,但此时仍无症状(5,粉色区域)。临床症状出现期:复杂的自动行为[在床上轻度的轴性左右扭转,双手置于面部,右上肢上抬和出现刻板动作(面部反复转向右肩)],伴意识障碍。此时可以看到运动前区(SA)出现较慢的节律性放电,然后在颞叶内侧出现快节律发放。该患者还记录到了不同的电 - 临床发作模式,即明显的额颞叶发作,其特征表现为在运动症状出现之前,已经出现意识丧失和愣神,为明显的颞叶内侧结构起始,很快波及前额叶区域

床分类特点外,更为重要的是揭示了临床症状学与脑区之前的关系存在着从前向后的梯度变化。简单运动症状(如强直、阵挛和偏转)与额叶最后部区域有关[如中央前回和/或前运动区],而更多的手部行为,伴或不伴情感或者自主神经症状,则定位更倾向于额叶前部。最自然、协调的行为仅发生于前额叶皮质为起始区和早期播散区,并且完全没有简单运动症状。相反,与姿势变化、面部肌肉收缩或者其他简单的动作有关,以肢体近端为主的复杂而不协调的行为,多为前额叶后部与前运动区前部之间的额叶中间区域起源。一些特殊的电 - 临床模式可参见下文。

(二) 恐惧相关的行为

在发作表型和发作的起始演变过程中,一个最显著的可重复的亚组就是以恐惧相关行为为特征的发作,有时表现为暴发性的非刻板性的过度运动,有时表现为防御性行为(将面部藏于手或枕头里,或因恐惧而“僵住”),同时,也可能出现带有情绪特征的发声(如尖叫或恸哭)和言语(包括咒骂)。这组发作起始于前额叶腹内侧网络,包括眶额回后内侧皮质(BA14 和 25 区)、前扣带区(BA32),有

时还包括颞极(见图 23-1)。特征性的临床表现与前期报道相一致,包括最初“眶额回发作”的观察(Tharp,1972;Ludwig et al.,1975),以及其他早期具有相似的症状学的病例报道均与前额叶内侧结构的发作有关(Williamson et al.,1985;Waterman et al.,1987;Chang et al.,1991)。电 - 临床模式也类似于过度运动 I 型的临床表现(Rheims et al.,2008);尽管与此相反,在本研究中,发作期的动作并不总是过度运动,这也表明其本质上可能是恐惧的情绪成分(Biraben et al.,2001),而不是任何与之相关的特定行为,这才是这一亚组最核心的定位特征。事实上,相对于姿势性运动行为的其他方面来说,尤其是存在刻板行为(近端与远端)(McGonigal and Chauvel,2014)以及流畅协调的或者是非流畅协调的运动行为,过度运动本身并没有明确的定位价值。

(三) 宪兵帽子征和发作期面部表情

“宪兵帽子”征(指大革命后法国警察所戴的三角帽形态,在地质学和木工中也用来描述钟形曲线的术语),在癫痫病学中用来描述发作时因双侧下面部强直收缩而产生的特征性的唇角向下弯,在我们的系列病例里,仅出现在前运动区前部或者前额叶后部的中间区亚组的发作中。然而,与随后的研究(Souirti et al.,2014)相反,我们使用的是经典定义,因此不包括由于情感色彩而出现同样面部表情改变的患者,我们的经验是这样的面部表情更多见于前额叶前部起源的发作。在我们的系列病例中,出现宪兵帽子征的病例均表现为由前运动区内侧向外侧的演变形式(从无外侧向内侧的演变形式),即前运动区内侧结构的强直性棘波活动较外侧结构更为明显。与此相反,发作起始主要累及外侧盖部(BA 44)的发作,口角的强直多为双侧非对称性的,或者合并双侧面部肌肉的收缩,较单纯中央前回引起的对侧面部或者口角抽搐更为复杂。面部强直性收缩伴咽喉部发声往往提示岛盖和前额叶腹外侧的后部同时受累。而其他患者可能会表现出复杂的鬼脸和“不自然的”面部表情(难以或不可能模仿),通常伴有不完整、不协调的姿势性运动行为,这与自然的面部表情明显不同,无论是恐惧、高兴或中性,都发生在自然协调的行为背景下,多定位于前额叶更靠前部位。特别需要注意的是,任何形式的情感表达(无论正性或是负性)往往与前扣带回和眶额回的腹内侧部皮质有关,而中性、相当固定的表情则指向前额叶的外侧。因此,从症状学全貌的背景下看,发作期面部表情改变可以提供从嘴侧向尾侧症状学梯度的有价值的定位线索。

(四) 发作期刻板动作

肢体近端或轴性与肢体远端的重复运动一样都能够提示定位,因为肢体远端的刻板行为(通常涉及物体操控或叩击行为)一般会出现在自然协调的行为中,与前额叶前部的起始和演变有关。另一方面,身体轴性摆动或肢体近端重复运动更容易发生在前额叶后部起始及演化的发作中,如果同时累及前运动区前部,可出现轴性或肢体的肌张力改变。此外,这些姿势的改变,如果存在,往往可能会在某种程度上阻碍运动顺序,造成不连贯、不协调的表现。在额叶发作中观察到的作为发作症状的某些形式的刻板运动与其他神经系统疾病(如 Rett 综合征、孤独症和抽动秽语综合征)中出现的刻板动作的相似程度似乎为未来的研究提供了一个丰富的领域(McGonigal and Chauvel,2014),因为这些重复运动在皮质 - 纹状体通路内的解剖病理基础越来越为人们所理解(Langen et al.,2011a,b;Edwards et al.,2012)。

六、广泛性与局灶性额叶癫痫

(一) 额颞叶癫痫与额顶叶癫痫

致痫区涉及一个以上脑叶的情况并不少见。根据已知的额叶结构的解剖和功能关系,可以识别出多种的模式。事实上,Bancaud 和 Talairach(1992)从他们最早使用 SEEG 的观察中强调的一个基本概念是要将发作视为发生在解剖系统内而不是与孤立的结构相关。他们观察到发作并不局限于脑叶的解剖边界,而是倾向于在功能上紧密相连的神经环路中发生和传播。起源于岛叶 - 眶额回 - 颞叶的发作就是这样的例子,以上述的恐惧行为和自主神经功能障碍为特征。事实上,Bancaud 和 Talairach(1992)首先强调了这种生理 - 发育学定义的旁边缘系统在癫痫病学上的重要性。另一种来自这一系统的发作类型是前扣带回皮质发作,在电刺激研究(Talairach et al.,1973;Chassagnon et al.,2008)和自发的发作(Alkawadri et al.,2013)中均进行了描述,其主要特征为手和口部高度协调的自动运动。因此，这种基于解剖系统的定位方法在额叶癫痫中至关重要。

额颞叶癫痫最常累及前额叶和颞叶内侧结构，但颞上回（包括 Heschl 回）也可能参与，比如发作中有听觉症状和复杂运动行为。事实上，对于这样的发作，考虑围外侧裂区前部和后部为解剖起源可能更合适，而不是单纯的额叶或颞叶。癫痫发作可能几乎同时发生在额叶和颞叶，也可能从额叶逐渐向颞叶传播（见图 23-2）。相反的情况当然也存在（从颞叶向额叶传导），有时见于同一个病人，通常出现发作时胃气上升感或似曾相识感，或是在发作期放电的起始和运动症状出现之间存在非常长的延迟。表现为复杂运动行为的前扣带回发作，如果同时存在遗忘特征，则提示颞叶受累（Bancaud and Talairach，1992）。如果额颞叶共同参与发作形成，而不是单纯累及额叶，通常会对发作的电 - 临床表现有重要影响。手术的决策以及是否需要多脑叶联合切除取决于每个病例的特点；皮质电刺激在这种情况下可能会有所帮助，即明确致痫网络中不同部分的独立性以及一个脑区在多大程度上充当整个发作的"领导者"。

就额顶叶网络系统而言，在涉及初级运动皮质的发作中，中央前回（额叶）和中央后回（顶叶）起着同等重要的作用，主要是因为这两个区域通过按躯体分布的 U 束紧密相连（Catani et al.，2012）。在这种情况下，将其定性为中央区癫痫更为恰当（而不是单纯的中央前回）。反映了感觉功能和动作控制之间的紧密联系，反射性和惊吓性发作可能产生于该区域，尤其是在出生早期的大面积损伤的偏瘫患儿中（Chauvel et al.，1992；Vignal and Maillard，2003）。局灶性阵挛发作是中央前回癫痫发作的特征，可能出现部分性癫痫持续状态这种罕见的形式，如在 Rasmussen 脑炎中（Oguni et al.，1991），其中，肌阵挛发作起源于运动皮质（Chauvel et al.，1992）。然而，中央区癫痫也可能出现更复杂的运动表现，如强直姿势（Bancaud and Talairach，1992），这时，则需要与更靠前的辅助运动区 SMA（BA6）发作鉴别。事实上，中央前区与前运动区发作，在症状学和脑电的起始演变均存在着重叠（Chauvel et al.，1992；Bonini et al.，2013）。

关于更广泛的额顶叶网络，发作的症状学涉及背外侧额叶皮质"中间区域"，可能包括姿势性行为、姿势改变和意识改变，如果不考虑额叶内部的皮质 - 皮质连接（前额叶 - 前运动区之间）、顶叶和额叶内侧面之间的连接以及皮质 - 皮质下结构的连接，同样也很难理解（Bancaud and Talairach，1992）。强直性眼球偏转，通常先于头部偏转，是该区域发作最常见的初始体征，提示额叶眼球活动中枢（BA8 区）的主导作用（Chauvel et al.，1996）。复杂的感觉和心理现象，包括强迫思维，可能反映了更高级的联合皮质参与了这些发作（Chauvel and McGonigal，2014）。在这些病例中，发作的发生演变和症状学表现可能反映额叶和顶叶结构的受累，但引起发作的主要部位很可能仍局限于额叶，尽管发作期脑电活动模式相当广泛，但仍有可能进行手术治疗。因此，仅依靠分析发作起始不太可能详细制订外科手术治疗的方案，这时必须强调 SEEG 的综合解释方法的必要性，不仅包括发作期活动，还包括发作间期活动和皮质刺激结果，以及影像学和临床信息。在一些更局灶的额叶癫痫病例中则是完全不同的情况，如在局灶性皮质发育不良（FCD）中，激惹区（发作间期棘波出现的区域）与发作起始区可能在同一区域，发作前的棘波与发作时的低波幅快节律存在特征性关系（图 23-3）。这种情况下，发作间期棘波的分析定位可以高度预测致痫区（Gavaret et al.，2006；McGonigal et al.，2008），从而有信心进行定位。因此，在潜在病理学背景下考虑致痫区组织的范围，以及是否局限于额叶或涉及额叶外结构，是可以通过调整 SEEG 置入策略来获取最大数据的另一个重要方面。

（二）"局灶性"与"全面性"额叶癫痫

额叶发作可能表现为双侧放电，有时是双侧同步化放电，导致其与全面性发作的鉴别具有挑战性，其中包括以"额叶失神"为特征的发作（Bancaud and Talairach，1992 年）。在某些患者，可能难以排除"原发性全面性"癫痫综合征的存在。早期，关于失神发作的病理生理学的争论中，间脑和额叶结构的相对作用就已经成为讨论的核心，现在的看法基本上又回到了体感皮质对 3Hz 棘慢波的启动作用（大鼠的研究）和双侧丘脑 - 皮质网络维持作用的概念（Meeren et al.，2005）。从各种电 - 临床观察以及其他数据中，也可以得出额叶皮质在此类发作形成中的作用的合理依据（Chauvel，2006）。据报道，存在前额叶内侧皮质和眶额区域病变的患者，也可能有 3Hz 的尖慢波放电，与"失神小发作"难以区分（Penfield and Jasper，1954）。在 SEEG 的早期研究中，也对一些"中心脑

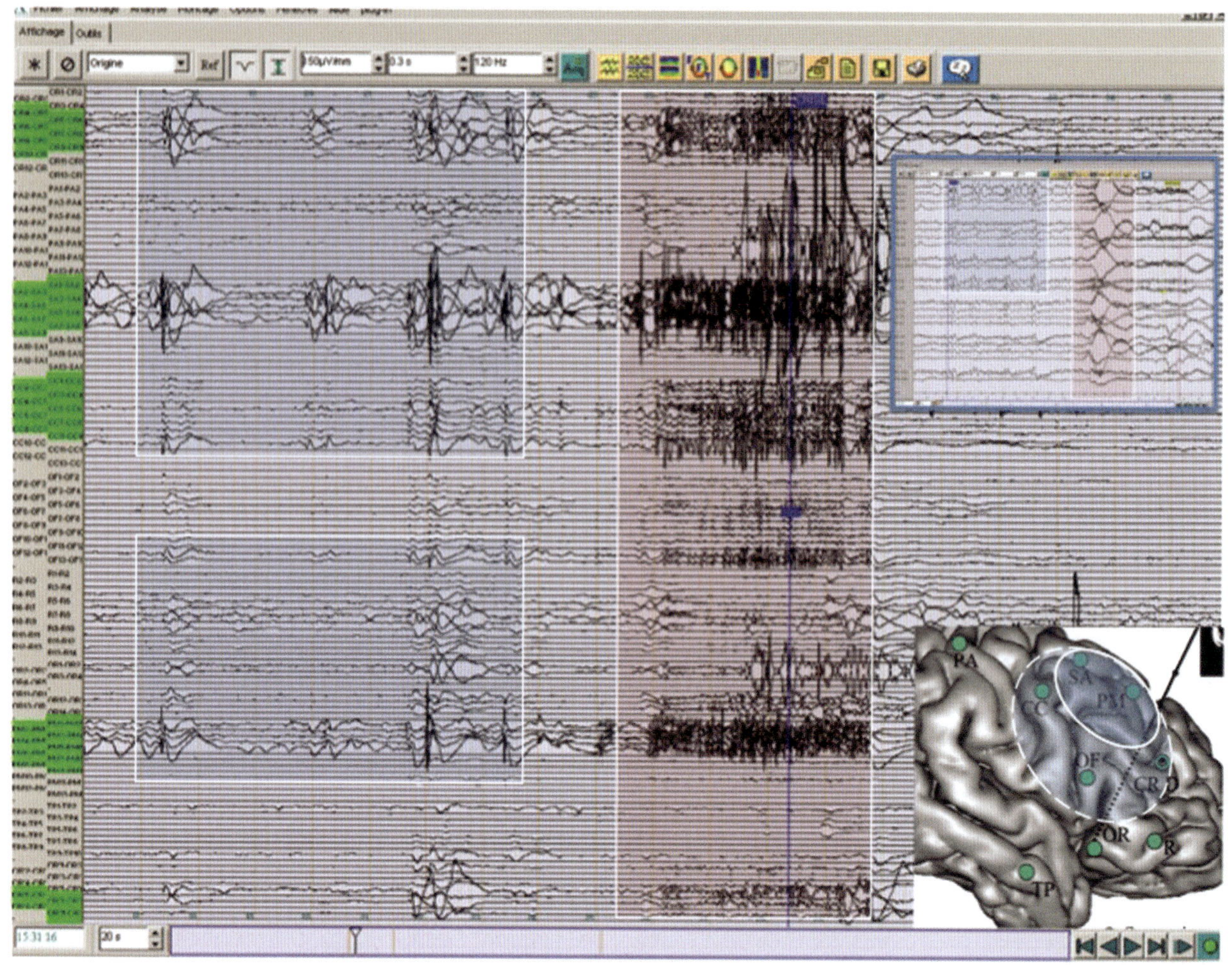

图 23-3 MRI 阴性的局灶性皮质发育不良（FCD）导致的额叶癫痫患者，SEEG 结果如图。所有的电极均为垂直入路置入，除了 OR 电极为斜插。SEEG 显示发作起始前可见右侧前运动区的前部（SA、PM、OF）电极和前额叶（CC、CR）多棘波同步发放（蓝色区域）（无临床症状）；继而，发作期同样部位出现更快的棘波节律上叠加快节律。在出现快节律时发作期症状学描述为奇怪的漂浮感，面部潮红，下颌和躯干上部的轴性收缩（有时出现头部右侧偏转），以 SA 和 PM 电极（前运动区）的内侧和外侧触点以及 OF 电极的外侧触点（额盖部）为著。前扣带回的也可见明显的发作期放电（CR 和 CC 电极的内侧触点），对侧半球的 CR' 电极的内侧触点（左侧前扣带回）也可见稍弱的强直性的电活动。蓝色方框里显示的是该患者头皮脑电图记录到的类似的发作期模式，即发作前的棘波以及快节律。皮质发育不良位于额上沟的深部（SA 与 PM 电极之间）

(centrecephalic)”癫痫患者进行了研究，这些患者的发作为失神发作、全面强直阵挛发作和 / 或肌阵挛发作，证实了皮质和丘脑结构在发作形成中的作用（Bancaud and Talairach，1965）。采用 SEEG 研究患者解剖 - 电 - 临床的相关性是一项非常有趣的事情。如在一个患者身上观察到一次发作表现为短暂的动作停止伴口唇的阵挛样抽动，这时，脑电图可见额颞叶广泛的慢棘慢波；当患者恢复言语能力时，异常电活动就仅局限在颞 - 中央区。同时，这位患者的另外一次发作表现为眼睑的阵挛，口部强直性收缩，继而发声，意识丧失，眼球垂直的强直性偏转，脑电图起始为广泛性的低平，继而低波幅快节律，之后在患者出现发声时再次出现低平，发作后期出现慢棘慢波活动。貌似全面性的活动与限局性的右额尖波和快活动共存，最终使这位患者诊断为可能的右侧病变性额叶癫痫。

在某些发作中，广泛的 3Hz 棘慢波的产生和维持反映了额叶皮质短的和长的纤维束连接，使电活动在半球内和半球间（通过胼胝体）可以快速传导。但是，出现广泛性棘慢波并有失神样症状和意识改变的情况在局灶性额叶癫痫中相对罕见，在一个 26 例的额叶癫痫系列研究中，仅有 3 例这种情况，其中 2 例与额极有关，1 例为额叶背外侧面。应该记住的是，“全面性”放电既可以产生阴性症状也可以产生阳性症状（Chauvel，2006），包括肌阵挛 - 运动不能发作（跌倒发作）。

如果失张力发作和全面强直阵挛发作表现为双侧性的EEG改变，诊断也具有挑战性。如果同时存在多种发作形式以及脑电图广泛的背景活动慢化，必须考虑到与Lennox-Gastaut综合征的鉴别（Dulac and N'guyen，1993）。一个重要的原因是对于这些患者，几乎不可能通过任何局灶性切除获得手术成功。因此，颅内电极置入是不适合的。继发性的双侧同步化是该综合征观察到的广泛性EEG异常和临床特征的起源（Gastaut et al.，1987）。最近的功能成像研究发现了与阵发性快节律和棘慢波放电相关的不同的皮质-皮质下功能障碍模式（Pillay et al.，2013）。不确定的皮质发育畸形导致的额叶癫痫和Lennox-Gastaut综合征之间可能存在重叠（Kaminska and Oguni，2013）。

七、结论

SEEG在额叶癫痫中的应用提供了关于大脑中这个定位困难区域的丰富信息。尤其是前额叶癫痫患者，似乎有可能在术前受益于SEEG研究而不是其他方法。对局灶性皮质发育不良所致的额叶癫痫的评估，尤其是在MRI正常的情况下，SEEG可能比硬膜下栅状电极更为适合（Chassoux et al.，2000；Jeha et al.，2007；McGonigal et al.，2007）。虽然我们在阐明额叶发作的症状学与大脑基质的关系方面已经取得了重要进展，但如果要获得有关电-临床谱系的"高分辨率"的视角，则仍有很多工作要做，希望进一步的研究将有助于更好地理解复杂运动行为和意识改变背后的皮质-皮质下网络。未来的研究方向可能包括症状学分析的更多定量方法（Chauvel and McGonigal，2014），多模态脑图谱绘制（Kahane et al.，2006）和癫痫活动的模型化（Jirsa et al.，2014）的结合。

八、鸣谢

十分感谢我的同事们，尤其是Dr Francesca Bonini，Dr Bernard Giusiano，Dr Agnès Trébuchon Da Fonseca，Dr Martine Gavaret，and Professor Fabrice Bartolomei.

（孟祥红 译，王爽 审校）

参考文献

Ajmone-Marsan C, Goldhammer L. (1973). Clinical ictal patterns and electrographic data in cases of partial seizures of frontal–central–parietal origin. In: Brazier MAB, ed. *Epilepsy: Its Phenomena in Man.* New York: Academic Press: 235–58.

Alkawadri R, So NK, Van Ness PC, Alexopoulos AV. (2013). Cingulate epilepsy: report of 3 electroclinical subtypes with surgical outcomes. *JAMA Neurol.* 70:995–1002.

Badre D. (2008). Cognitive control, hierarchy, and the rostro-caudal organization of the frontal lobes. *Trends Cogn Sci.* 12:193–200.

Bagla R, Skidmore CT. (2011). Frontal lobe seizures. *Neurologist.* 17:125–135.

Bancaud J, Talairach J. (1965). *La stéréo-électroencéphalographie dans l'épilepsie:informations neurophysiopathologiques apportées par l'investigation fonctionnelle stéreotaxique.* Paris: Masson.

Bancaud J, Talairach J. (1992). Clinical semiology of frontal lobe seizures. *Adv Neurol.* 57:3–58.

Bancaud J, Angelergues R, Bernouilli C, et al. (1970). Functional stereotaxic exploration (SEEG) of epilepsy. *Electroencephalogr Clin Neurophysiol.* 28:85–86.

Bancaud J, Talairach J, Geier S, Bonis A, Trottier S, Manrique M. (1976). [Behavioral manifestations induced by electric stimulation of the anterior cingulate gyrus in man]. *Rev Neurol (Paris).*1976; 132:705–724.

Bartolomei F, Guye M, Wendling F, Gavaret M, Régis J, Chauvel P. (2002). Fear, anger and compulsive behavior during seizure: involvement of large scale fronto-temporal neural networks. *Epileptic Disord.* 4:235–241.

Bartolomei F, Trébuchon A, Gavaret M, Régis J, Wendling F, Chauvel P. (2005). Acute alteration of emotional behaviour in epileptic seizures is related to transient desynchrony in emotion-regulation networks. *Clin Neurophysiol.* 116:2473–2479.

Bartolomei F, McGonigal A, Guye M, Guedj E, Chauvel P. (2007). Clinical and anatomic characteristics of humming and singing in partial seizures. *Neurology.* 69:490–492.

Bartolomei F, McGonigal A, Naccache L. (2014). Alteration of consciousness in focal epilepsy: the global workspace alteration theory. *Epilepsy Behav.* 30:17–23.

Baumgartner C, Flint R, Tuxhorn I, et al. (1996). Supplementary motor area seizures: propagation pathways as studied with invasive recordings. *Neurology.* 46:508–511.

Beleza P, Pinho J. (2011). Frontal lobe epilepsy. *J Clin Neurosci.* 18:593–600.

Biraben A, Taussig D, Thomas P, et al. (2001). Fear as the main feature of epileptic seizures. *J Neurol Neurosurg Psychiatry.* 70:186–191.

Bonelli SB, Lurger S, Zimprich F, Stogmann E, Assem–Hilger E, Baumgartner C. (2007). Clinical seizure lateralization in frontal lobe epilepsy. *Epilepsia.* 48:517–523.

Bonini F, McGonigal A, Wendling F, et al. (2013). Epileptogenic networks in seizures arising from motor systems. *Epilepsy Res.* 106:92–102.

Bonini F, McGonigal A, Trébuchon A, et al. (2014). Frontal lobe seizures: from clinical semiology to localization. *Epilepsia.* 55:264–277.

Bourien J, Bellanger JJ, Bartolomei F, Chauvel P, Wendling F. (2004). Mining reproducible activation patterns in epileptic intracerebral EEG signals: application to interictal activity. *IEEE Trans Biomed Eng.* 51:304–315.

Catani M, Dell'Acqua F, Vergani F, et al. (2012). Short frontal lobe connections of the human brain. *Cortex.* 48:273–91.

Chang CN, Ojemann LM, Ojemann GA, Lettich E. (1991). Seizures of fronto-orbital origin: a proven case. *Epilepsia.* 32:487–491.

Chassagnon S, Minotti L, Kremer S, et al. (2003). Restricted frontomesial epileptogenic focus generating dyskinetic behavior and laughter. *Epilepsia.* 44:859–863.

Chassagnon S, Minotti L, Kremer S, Hoffmann D, Kahane P. (2008).

Somatosensory, motor, and reaching/grasping responses to direct electrical stimulation of the human cingulate motor areas. *J Neurosurg*. 109:593–604.
Chassoux F, Devaux B, Landré E, et al. (2000). Stereoelectroencephalography in focal cortical dysplasia. A 3D approach to delineating the dysplastic cortex. *Brain*. 123:1733–1751.
Chauvel P. (2003). Can we classify frontal lobe seizures? In: Beaumanoir A, Andermann F, Chauvel P, Mira L, Zifkin B, eds. *Frontal Lobe Seizures and Epilepsies in Children*. Montrouge: John Libbey Eurotext: 59–64.
Chauvel P. (2006). What is a generalized seizure? In: Hirsch E, Andermann F, Chauvel P, Engel J, Lopes da Silva F, Lüders, H, eds. *Generalized Seizures: From Clinical Phenomenology to Underlying Systems and Networks*. Montrouge: John Libbey Eurotext: 3–22.
Chauvel P, McGonigal A. (2014). Emergence of semiology in epileptic seizures. *Epilepsy Behav*. 38:94–103.
Chauvel P, Buser P, Badier JM, Liegeois–Chauvel C, Marquis P, Bancaud J. (1987). [The 'epileptogenic zone' in humans: representation of intercritical events by spatio-temporal maps]. *Rev Neurol (Paris)*. 143:443–450.
Chauvel P, Trottier S, Vignal JP, Bancaud J. (1992). Somatomotor seizures of frontal lobe origin. *Adv Neurol*. 57:185–232.
Chauvel P, Landré E, Trottier S, et al. (1993). Electrical stimulation with intracerebral electrodes to evoke seizures. *Adv Neurol*. 63:115–121.
Chauvel P, Kliemann F, Vignal JP, Chodkiewicz JP, Talairach J, Bancaud J. (1995). The clinical signs and symptoms of frontal lobe seizures. Phenomenology and classification. *Adv Neurol*. 66:115–125; discussion 25–26.
Chauvel PY, Rey M, Buser P, Bancaud J. (1996). What stimulation of the supplementary motor area in humans tells about its functional organization. *Adv Neurol*. 70:199–209.
Devinsky O, Morrell MJ, Vogt BA. (1995). Contributions of anterior cingulate cortex to behaviour. *Brain*. 118:279–306.
Dulac O, N'guyen T. (1993). The Lennox--Gastaut syndrome. *Epilepsia*. 34:S7–S17.
Edwards MJ, Lang AE, Bhatia KP. (2012). Stereotypies: a critical appraisal and suggestion of a clinically useful definition. *Mov Disord*. 27:179–185.
Englot DJ, Wang DD, Rolston JD, Shih TT, Chang EF. (2012). Rates and predictors of long-term seizure freedom after frontal lobe epilepsy surgery: a systematic review and meta-analysis. *J Neurosurg*. 116:1042–1048.
Ferrier D. (1886). *The Functions of the Brain*. London: Smith, Elder.
Foerster O. (1931). The cerebral cortex in man. *Lancet*. 1931; 2:309.
Foerster O, Penfield W. (1930). The structural basis of traumatic epilepsy and results of radical operation. *Brain*. 53:99–119.
Frisch G, Hitzig E. (1870). Ueber die elektrische Erregbarkeit des Grosshirns. *Arch Anat Physiol Wissen*. 37:300–332.
Fuster JM. (2013). Cognitive functions of the prefrontal cortex. In: Stuss DT, Knight RT, eds. *Principles of Frontal Lobe Function*. New York: Oxford University Press: 11–22.
Gastaut H, Zifkin B, Maggauda A, Mariani E. (1987). Symptomatic partial epilepsies with secondary bilateral synchrony: differentiation from symptomatic generalized epilepsies of the Lennox–Gastaut type. In: Wieser HG, Elger CE, eds. *Presurgical Evaluation of Epileptics*. Berlin: Springer: 308–316.
Gavaret M, Badier JM, Marquis P, et al. (2006). Electric source imaging in frontal lobe epilepsy. *J Clin Neurophysiol*. 23:358–370.
Geier S, Bancaud J, Talairach J, Bonis A, Szikla G, Enjelvin M. (1977). The seizures of frontal lobe epilepsy. A study of clinical manifestations. *Neurology*. 27:951–958.
Goldman-Rakic PS. (1984). The frontal lobes: uncharted provinces of the brain. *Trends Neurosci*. 7:425–9.
Gonzalez-Martinez J, Bulacio J, Alexopoulos A, Jehi L, Bingaman W, Najm I. (2013). Stereoelectroencephalography in the 'difficult to localize' refractory focal epilepsy: early experience from a North American epilepsy center. *Epilepsia*. 54:323–30.
Jeha LE, Najm I, Bingaman W, Dinner D, Widdess-Walsh P, Lüders H. (2007). Surgical outcome and prognostic factors of frontal lobe epilepsy surgery. *Brain*. 130:574–584.
Jirsa VK, Stacey WC, Quilichini PP, Ivanov AI, Bernard C. (2014). On the nature of seizure dynamics. *Brain*. 137:2210–2230.
Jobst BC, Siegel AM, Thadani VM, Roberts DW, Rhodes HC, Williamson PD. (2000). Intractable seizures of frontal lobe origin: clinical characteristics, localizing signs, and results of surgery. *Epilepsia*. 41:1139–1152.
Kahane P, Landré E, Minotti L, Francione S, Ryvlin P. (2006). The Bancaud and Talairach view on the epileptogenic zone: a working hypothesis. *Epileptic Disord*. 8(suppl 2):S16–S26.
Kaminska A, Oguni H. (2013). Lennox–Gastaut syndrome and epilepsy with myoclonic–astatic seizures. *Handb Clin Neurol*. 111:641–652.
Knowlton RC. (2004). Multimodality imaging in partial epilepsies. *Curr Opin Neurol*. 17:165–172.
Kotagal P, Arunkumar GS. (1998). Lateral frontal lobe seizures. *Epilepsia*. 39(suppl 4):S62–S68.
Kotagal P, Arunkumar G, Hammel J, Mascha E. (2003). Complex partial seizures of frontal lobe onset: statistical analysis of ictal semiology. *Seizure*. 12:268–81.
Krause F, Thorek M. (1912). *Surgery of the Brain and Spinal Cord: Based on Personal Experiences*. New York: Rebman.
Langen M, Kas MJ, Staal WG, van Engeland H, Durston S. (2011a). The neurobiology of repetitive behavior: of mice . . .. *Neurosci Biobehav Rev*. 35:345–355.
Langen M, Durston S, Kas MJ, van Engeland H, Staal WG. (2011b). The neurobiology of repetitive behavior: . . . and men. *Neurosci Biobehav Rev*. 35:356–365.
Lazow SP, Thadani VM, Gilbert KL, et al. (2012). Outcome of frontal lobe epilepsy surgery. *Epilepsia*. 53:1746–1755.
Lee RW, Worrell GA. (2012). Dorsolateral frontal lobe epilepsy. *J Clin Neurophysiol*. 29:379–384.
Lüders H, Acharya J, Baumgartner C, et al. (1998). Semiological seizure classification. *Epilepsia*. 39:1006–1013.
Ludwig B, Marsan CA, Van Buren J. (1975). Cerebral seizures of probable orbitofrontal origin. *Epilepsia*. 16:141–158.
Manford M, Fish DR, Shorvon SD. (1996). An analysis of clinical seizure patterns and their localizing value in frontal and temporal lobe epilepsies. *Brain*. 119:17–40.
McGonigal A, Chauvel P. (2014). Prefrontal seizures manifesting as motor stereotypies. *Mov Disord*. 29:1181–1185
McGonigal A, Bartolomei F, Régis J, et al. (2007). Stereoelectroencephalography in presurgical assessment of MRI-negative epilepsy. *Brain*. 130:3169–3183.
McGonigal A, Gavaret M, Da Fonseca AT, et al. (2008). MRI-negative prefrontal epilepsy due to cortical dysplasia explored by stereoelectroencephalography (SEEG). *Epileptic Disord*. 10:330–338.
Meeren H, van Luijtelaar G, da Silva FL, Coenen A. (2005). Evolving concepts on the pathophysiology of absence seizures: the cortical focus theory. *Arch Neurol*. 62:371–376.
Mihara T, Tottori T, Matsuda K, et al. (1997). Analysis of seizure manifestations of 'pure' frontal lobe origin. *Epilepsia*. 38:42–47.
Mosewich RK, So EL, O'Brien TJ, et al. (2000). Factors predictive of the outcome of frontal lobe epilepsy surgery. *Epilepsia*. 41:843–849.
Niedermeyer E. (2005). Epileptic seizure disorders. In: Niedermeyer E, da Silva FL, eds. *Electroencephalography: Basic Principles, Clinical Applications, and Related Fields*. 5th ed. Philadelphia: Lippincott Williams & Wilkins: 505–620.
Nobili L, Francione S, Mai R, et al. (2007). Surgical treatment of drug-resistant nocturnal frontal lobe epilepsy. *Brain*. 130:561–573.
O'Brien TJ, Mosewich RK, Britton JW, Cascino GD, So EL. (2008). History and seizure semiology in distinguishing frontal lobe seizures and temporal lobe seizures. *Epilepsy Res*. 82:177–82.
O'Muircheartaigh J, Richardson MP. (2012). Epilepsy and the frontal lobes. *Cortex*. 48:144–155.
Oguni H, Andermann F, Rasmussen T. (1991). The natural history of the syndrome of chronic encephalitis and epilepsy: a study of the MNI series of forty-eight cases. In: Andermann F, ed. *Chronic Encephalitis and Epilepsy. Rasmussen's Syndrome*. Boston: Butterworth-Heinemann: 7–35.
Penfield W, Boldrey E. (1937). Somatic motor and sensory representation in the cerebral cortex of man as studied by electrical stimulation. *Brain*. 60: 309–443.
Penfield W, Jasper H. (1954). *Epilepsy and the Functional Anatomy of the Brain*. Boston: Little Brown: 896.
Penfield W, Rasmussen T. (1950). *The Cerebral Cortex of Man: A Clinical Study of Localization of Function*. New York: Macmillan.

Penfield W, Welch K. (1951). The supplementary motor area of the cerebral cortex: a clinical and experimental study. *Arch Neurol Psychiatry*. 66:289.

Pillay N, Archer JS, Badawy RA, Flanagan DF, Berkovic SF, Jackson G. (2013). Networks underlying paroxysmal fast activity and slow spike and wave in Lennox–Gastaut syndrome. *Neurology*. 81:665–673.

Quesney L, Constain M, Fish D, Rasmussen T. (1990). The clinical differentiation of seizures arising in the parasagittal and anterolaterodorsal frontal convexities. *Arch Neurol*. 47:677–679.

Quesney L, Constain M, Rasmussen T, Olivier A, Palmini A. (1991). Presurgical EEG investigation in frontal lobe epilepsy. *Epilepsy Res Suppl*. 5:55–69.

Rasmussen T. (1974). Surgery of frontal lobe epilepsy. *Adv Neurol*. 8:197–205.

Rasmussen T. (1983). Characteristics of a pure culture of frontal lobe epilepsy. *Epilepsia*. 124:482–493.

Rasmussen T. (1991). Tailoring of cortical excisions for frontal lobe epilepsy. *Can J Neurol Sci*. 18:606–10.

Rheims S, Ryvlin P, Scherer C, et al. (2008). Analysis of clinical patterns and underlying epileptogenic zones of hypermotor seizures. *Epilepsia*. 49:2030–2040.

Ryvlin P, Minotti L, Demarquay G, et al. (2006). Nocturnal hypermotor seizures, suggesting frontal lobe epilepsy, can originate in the insula. *Epilepsia*. 47:755–765.

Salanova V, Morris H, Ness P, Kotagal P, Wyllie E, Lüders H. (1995). Frontal lobe seizures: electroclinical syndromes. *Epilepsia*. 36:16–24.

Semendeferi K, Lu A, Schenker N, Damasio H. (2002). Humans and great apes share a large frontal cortex. *Nat Neurosci*. 5:272–276.

Serletis D, Bulacio J, Bingaman W, Najm I, González-Martínez J. (2014). The stereotactic approach for mapping epileptic networks: a prospective study of 200 patients. *J Neurosurg*. 121:1–8.

Sherrington CS. (1906). Lecture VIII: Some aspects of the reactions of the motor cortex. In: Sherrington CS. *The Integrative Action of the Nervous System*. New Haven, CT: Yale University Press: 269–307.

Simasathien T, Vadera S, Najm I, Gupta A, Bingaman W, Jehi L. (2013). Improved outcomes with earlier surgery for intractable frontal lobe epilepsy. *Ann Neurol*. .73:646–654.

So NK. (1998). Mesial frontal epilepsy. *Epilepsia*. 39 (suppl 4):S49–S61.

Souirti Z, Landré E, Mellerio C, Devaux B, Chassoux F. (2014). Neural network underlying ictal pouting ('*chapeau de gendarme*') in frontal lobe epilepsy. *Epilepsy Behav*. 37:249–257.

Talairach J, Bancaud J. (1966). Lesion, 'irritative' zone and epileptogenic focus. *Confin Neurol*. 27:91–94.

Talairach J, Bancaud J, Geier S, et al. (1973). The cingulate gyrus and human behaviour. *Electroencephalogr Clin Neurophysiol*. 34:45–52.

Talairach J, Bancaud J, Szikla G. (1974). La stereoelectroencephalography (SEEG) ou reparage stéréotaxique. Approche nouvelle de la neurochirurgie de l'epilepsie. *Neurochirugie*. 20:37–98.

Talairach J, Bancaud J, Bonis A, et al. (1992a). Surgical therapy for frontal epilepsies. *Adv Neurol*. 57:707–732.

Talairach J, Tournoux P, Musolino A, Missir O. (1992b). Stereotaxic exploration in frontal epilepsy. *Adv Neurol*. 57:651–688.

Téllez-Zenteno JF, Dhar R, Wiebe S. (2005). Long-term seizure outcomes following epilepsy surgery: a systematic review and meta-analysis. *Brain*. 128:1188–1198.

Tharp BR. (1972). Orbital frontal seizures. An unique electroencephalographic and clinical syndrome. *Epilepsia*. 13:627–642.

Vadlamudi L, So EL, Worrell GA, et al. (2004). Factors underlying scalp-EEG interictal epileptiform discharges in intractable frontal lobe epilepsy. *Epileptic Disord*. 6:89–95.

Vignal J, Maillard L. (2003). Reflex frontal lobe epilepsies. In: Beaumanoir A, Andermann F, Chauvel P, Mira L, Zifkin B, eds. *Frontal Lobe Seizures and Epilepsies in Children*. Montrouge: John Libbey Eurotext: 93–106.

Walsh GO, Delgado-Escueta AV. (1984). Type I1 complex partial seizures.: poor results of anterior temporal lobectomy. *Neurology*. 1984; 34:1–13.

Waterman K, Purves SJ, Kosaka B, Strauss E, Wada JA. (1987). An epileptic syndrome caused by mesial frontal lobe seizure foci. *Neurology*. 37:577–582.

Wendling F, Bartolomei F, Bellanger JJ, Bourien J, Chauvel P. (2003). Epileptic fast intracerebral EEG activity: evidence for spatial decorrelation at seizure onset. *Brain*. 126:1449–1459.

Williamson PD, Spencer DD, Spencer SS, Novelly RA, Mattson RH. (1985). Complex partial seizures of frontal lobe origin. *Ann Neurol*. 18:497–504.

Worrell GA, So EL, Kazemi J, et al. (2002). Focal ictal β discharge on scalp EEG predicts excellent outcome of frontal lobe epilepsy surgery. *Epilepsia*.43:277–282.

第 24 章

硬膜下电极脑电图在额叶癫痫的应用

Akio Ikeda，著

一、前言

20 世纪 70 年代，硬膜下脑电记录技术由克利夫兰诊所开创并完善。显然，硬膜下电极脑电图慢性置入记录提供了无法通过术中皮质电图(ECoG)获得的重要信息。有创性硬膜下电极的长程监测可以做到：

1. 通过记录发作期和发作间期的活动帮助确定致痫灶(epileptogenic focus)的范围。

2. 通过皮质刺激和皮质功能相关的固有脑电活动来评估癫痫灶周边功能皮质的功能。

这些信息对于制订合理外科手术切除计划至关重要(Lueders et al.，1981；Lüders et al.，1987)。本章从脑电图记录和皮质刺激的角度描述额叶癫痫(额叶癫痫)的硬膜下脑电图技术。

基于硬膜下电极脑电图的这两大优势，我们强调，在各种类型的难治性癫痫中，额叶癫痫是硬膜下电极脑电图评估最适当的临床适应证之一。在额叶癫痫中，硬膜下电极脑电图已经成为使用最频繁的有创性技术，大部分认为这是所谓的“金标准技术”，这在很大程度上是因为它能够精细而广泛地绘制功能皮质。最近，无论磁共振成像(MRI)是否能够识别病变，局灶性皮质发育不良(focal cortical dysplasia，FCD)已被认为是新皮质(包括额叶)癫痫中最主要的病因之一。它常常位于白质内、异常增厚的皮质内，或深埋在脑沟内。如果可能的致痫性病变不在皮质表面，硬膜下电极脑电图可能没有太大帮助。本章中，我们将描述额叶癫痫中硬膜下电极的有创性脑电图记录、额叶癫痫的常见临床症状、电极阵列、癫痫样异常活动记录、皮质电刺激功能区分布图、基于特殊脑电图记录(事件相关电位，event-related potential，ERP)的功能区分布图以及目前较新且正在发展的硬膜下脑电图技术。

二、额叶癫痫常见临床特征

额叶癫痫是第二常见的局灶性癫痫，有几个临床特征与内侧颞叶癫痫(mTLE)不同。

1. 由于额叶皮质大部分是新皮质，与内侧颞叶癫痫中的海马体相比，没有高致痫性的特殊结构。因此，在致痫灶形成过程中，额叶任何部位的任何类型的病因都是可能的。这些病因包括脑外伤、脑梗死、脑出血、局灶性皮质发育不良、脑肿瘤和先天性畸形等。这也意味着，对于许多额叶癫痫患者，通常需要使用高密度阵列(如硬膜下栅格电极)进行广泛的脑电图记录。

2. 与内侧颞叶癫痫的高致痫性的海马相比，在额叶网络系统中没有控制癫痫活动传播方向的特殊结构。一旦从某个致痫区域开始发作，可以很容易且非常迅速地扩散到额叶内以及额叶以外的许多区域。因此，这可能使单纯根据发作症状学进行致痫灶判定变得非常困难。致痫灶的错误假设非常常见；不同类型的发作症状学可能来自相同的额叶区域；相反，相同的癫痫发作症状也可能来自不同的额叶区域。传播模式也许可以解释这些发现。因此，采用硬膜下栅格状电极覆盖广泛的皮质区域往往是十分必要的。

3. 除了大脑半球的外侧凸面外，额叶内侧表面和眶额表面也相当平坦，甚至可能是凹面。正如本章后面所讨论的，必须特别注意这些区域的电极布置。

4. 额叶富含具有重要功能的区域，如初级运动皮质、内侧面及外侧面的运动前区［包括辅助运动区(assisted movement area，SMA)和 Broca44 区的后部］、额眼区、负性运动区、辅助运动前区(Pre-SMA)、运动性语言区和前额叶皮质(图 24-1)。因此，绘制皮质功能分布图的评估在癫痫术前是非常

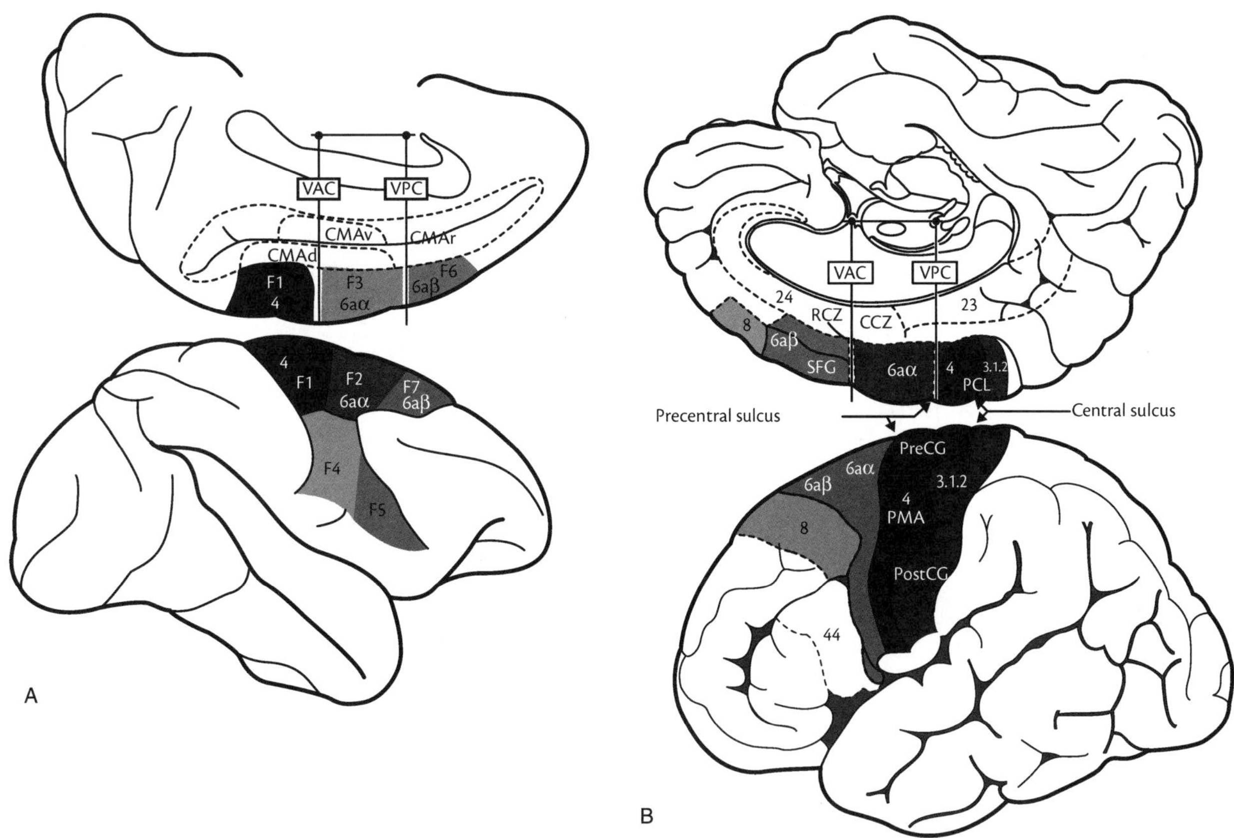

图 24-1 猕猴大脑（A）和人类大脑（B）示意图，显示了根据 Brodmann 细胞构筑分区的运动区。 *Reproduced from Dinner and Lüders, Cortical mapping by electrical stimulation of subdural electrodes: supplementary sensorimotor area. In: Lüders HO [ed], Textbook of epilepsy surgery, pp991-1000, Copyright (2008), with permission from Informa*

必要的。目前，硬膜下脑电图为我们提供了最广泛的空间分布信息。

三、电极阵列

硬膜下电极有多种阵列类型：栅格状电极包括 5×4、6×4、6×6、8×8、2×8 排列，条状电极通常包括 1×4、1×6 排列。每个电极的中心到中心间距离为 1cm。相同的电极触点提供适当的脑电信号记录以及皮质刺激信息。将电极间距离减少到 5mm 以下，所获得的信息不会有什么改善或差异（Ajmon-Marsan，1990）。青霉素溶液诱发棘波实验表明同一个脑回上两个间距 4mm 的棘波始终是“相关的”，而间距 6mm 以上的棘波间距多数是独立的（Lueders et al.，1981）。皮质中的柱状组织仅限于相距 1~2mm 的小柱，最大的水平分支向表层延伸约 2.5mm（Stentagotha，1969）。因此，临床上使用的电极间距为 5~10mm，通常为 10mm，但在特殊情况下，5mm 的间距也可用于绘制躯体感觉诱发电位短潜伏期皮质成分的详细分布图（Allison et al.，1989）。

在从 SMA 本体区（SMA proper）、SMA 前区或额叶内侧面皮质记录脑电图时，必须注意以下几个特殊特征。

1. 由于半球的内侧部比较狭窄（主要被额叶-枕叶的区域占据），桥静脉丰富，因此，普通栅格状电极不适合，需要使用条状电极（如 1×4 或 1×8）或狭窄的矩形栅格状电极（如 2×5 或 2×8）。

2. 对于功能分布来说，与背外侧额叶皮质相比，SMA 本体区、SMA 前区、足部的初级运动区和初级躯体感觉区（M1 和 S1）位于一个相对有限的区域。因此，在使用普通的 10mm 电极间距阵列时，50Hz 皮质刺激可能会产生多个并发的大脑皮质反应，使研究人员感到困惑。同样，在内侧面的 SMA 区中，在一个相对小的区域内存在整个躯体的运动代表区。因此，电极中心至中心间距应设置为 5mm 才能更精确地绘制功能分布图（Kanazawa et al.，2015）。

3. 临床上经常需要对双侧额叶内侧面进行有创性脑电图记录，因此采用“双面”半球间电极阵列。它们包括两片相同的硅橡胶片，每片含有

2×5 的电极触点，两片电极背对背粘在一起，这样两片具有 10 个电极触点的记录表面就可以相互远离(图 24-2)(Ikeda et al.,1992)。因此，一组 2×5 电极从内侧区域的硬膜下记录，另一组从对侧内侧区域的硬膜外记录(图 24-2)。一般来说，每个电极的记录表面直径为 2.3~3mm，电极间的中心到中心的距离为 10mm。

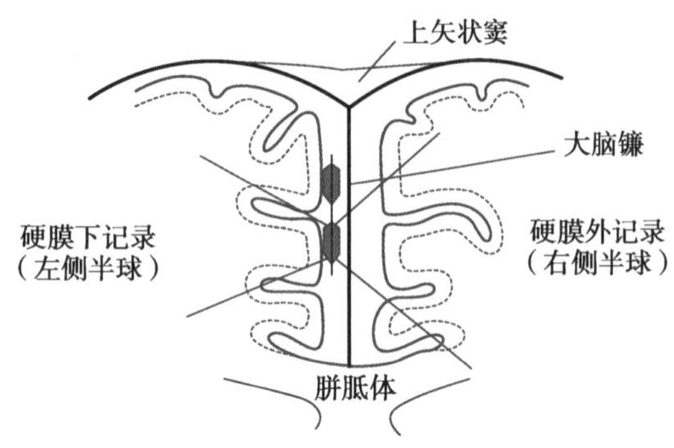

图 24-2　半球间片状电极的冠状位示意图。该片状电极由两个 2×5 的电极阵列组成，安装在硅橡胶板上，两片电极背靠背黏合在一起，朝向相反的方向，组成一个双侧记录的电极板。当双侧板置于左侧半球间纵裂里，左侧半球内侧面记录的是硬膜下电位，而右侧半球内侧面记录的是硬膜外的电位。*Reproduced from Brain, 115(4), Ikeda A, Lüders HO, Burgess RC, et al., Movement related potentials recorded from supplementary motor area and primary motor area: role of supplementary motor area in voluntary movements, pp.1017-1043, Copyright(1992), with permission from Oxford University Press*

四、癫痫样异常活动的记录

本章稍后将简要讨论致痫区(EZ)的宽波段脑电图分析，如慢波(DC)漂移和高频振荡(high frequency oscillation, HFO)，本书其他章节也有详细论述。

(一) 记录条件

随着数字脑电图系统的发展，长程脑电记录使我们能够以数字信号捕捉到惯常发作的发作期脑电图。对于普通头皮和有创性记录，带通滤波器设置为 0.1~70Hz，采样率至少为 200Hz(Nuwer et al., 1998)。对于高频脑电活动记录，根据奈奎斯特(Nyquist)采样定理，数字化采样率应尽可能高，如 2 000Hz 或 3 000Hz(取决于硬件能力)，高频滤波器应设置为 300Hz 或 400Hz。由于高频脑电图活动通常振幅很低，因此，还需要在较大的动态范围内进行记录，以涵盖高频低振幅活动和明显的高振幅棘波(Allen et al., 1992)。

要记录非常慢的或极低频慢活动(DC)，直流(DC)放大器并非必不可少，但需要具有长时间参数(如 10s)的交流放大器，才可以记录慢漂移，且以下 3 个问题需要仔细考虑。

1. 所用金属电极的类型
2. 记录表面的大小
3. 放大器的输入阻抗(Ikeda et al., 2000; Ikeda and Shibasaki 2004; Ikeda, 2008)

关于第一个问题，非极化或可逆电极对于最小化可能使慢电位信号失真的电极电位至关重要。目前可用的非极化电极是使用银 / 氯化银制成(Ag/AgCl)的。然而，非极化金属(包括银 / 氯化银)可使脑组织中毒。因此，要用作颅内电极，只能使用极化或不可逆的金属，如铂，其次是不锈钢合金。关于第二、三个问题，电极的电容与放大器的输入阻抗相结合，起到了低频滤波器的作用。由于电容与表面积成正比，大尺寸电极(如硬膜下触点)对慢电位的衰减最小；因此，低频滤波器是开放的。目前市售的数字脑电图放大器的输入阻抗 > 50MΩ，即使是表面较小的电极触点(如深度电极上的触点)也能有效使用。

(二) 常规发作间期硬膜下脑电图

“红色棘波”和“绿色棘波”的概念是由 Rasmussen 在 1987 年提出的。“红色棘波”代表强致痫性皮质区，必须切除该区后才能达到发作显著控制的目的；“绿色棘波”代表着致痫性为亚临床水平，不会产生临床发作；而“黄色棘波”则代表中间状态的致痫性，在最大致痫性皮质被切除后，这种组织的致痫性将下降并消失(Rasmussen, 1987)。由于在局灶性皮质发育不良或者神经节胶质瘤的患者，发作间期的棘波几乎是持续的、重复性出现，因此，红色棘波的概念很容易被接受(Palmini et al., 1995; Rosenow et al., 1998)。目前尚无法完全区分红色棘波和绿色棘波，而激惹区被定义为发作间期棘波出现的区域，包括红色棘波和绿色棘波，但是完全分出两者还是相当困难的。

最近，与发作间期棘波同时出现的高频振荡(HFO)使得红色棘波区域和其他棘波区分变得更加容易，但是由于高频振荡可以在没有尖波时出现，可以合并慢波活动出现，也可以在认知、记忆和睡眠等生理状态下出现，因此，这方面仍有工作要做(Jeffery et al.,2012)。本书第 11 章详细讨论了区分生理和病理 HFO 活动的困难。

(三) 常规发作期硬膜下脑电图

头皮脑电图,在一系列病例中已经详细描述了几种发作期模式,包括电衰减模式、重复性癫痫样放电模式(Blume et al.,1984)以及阵发性、节律性、持续性模式(Blume et al.,1984)。类似地,颅内发作期模式也被描述为持续性和节律性模式和低电压快速节律模式(Spencer et al.,1992)。随着数字脑电图的出现,采样频率越来越高,许多最初被描述为电衰减模式的发作期模式被揭示为频率更高(>100Hz)的活动(图 24-3)(Fisher et al.,1992)。已经描述了几种硬膜下脑电图发作模式。

1. 电衰减(图 24-4)
2. 低电压快节律
3. 短暂的不规则尖波爆发,夹杂慢波活动;
4. 规则或重复性癫痫样放电(图 24-5)

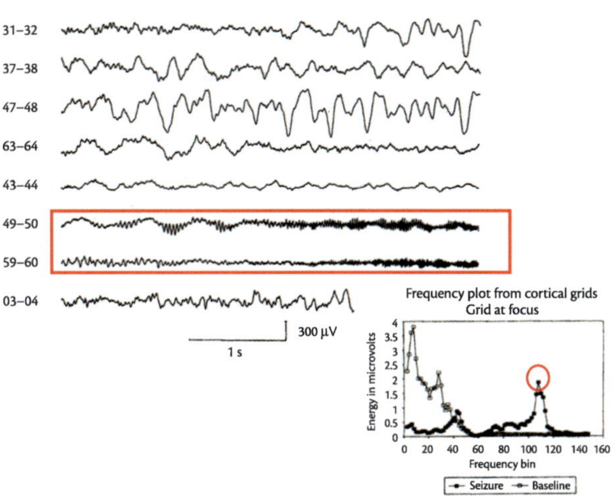

图 24-3　硬膜下电极记录额叶癫痫患者发作期脑电图的改变。高采样率的数字化脑电图成功地在额叶背外侧的第 49 和 50 号电极上记录到>100Hz 的高频电活动。SSMA. 辅助感觉运动区;M1. 初级运动区;S1. 初级躯体感觉区。*Reproduced from J Clin Neurophysiol.,9(3),Fisher RS, Webber WR,Lesser RP,et al.,High-frequency EEC activity at the start of seizures,pp.441-8,Copyright(1992),with permission from Wolters Kluwer*

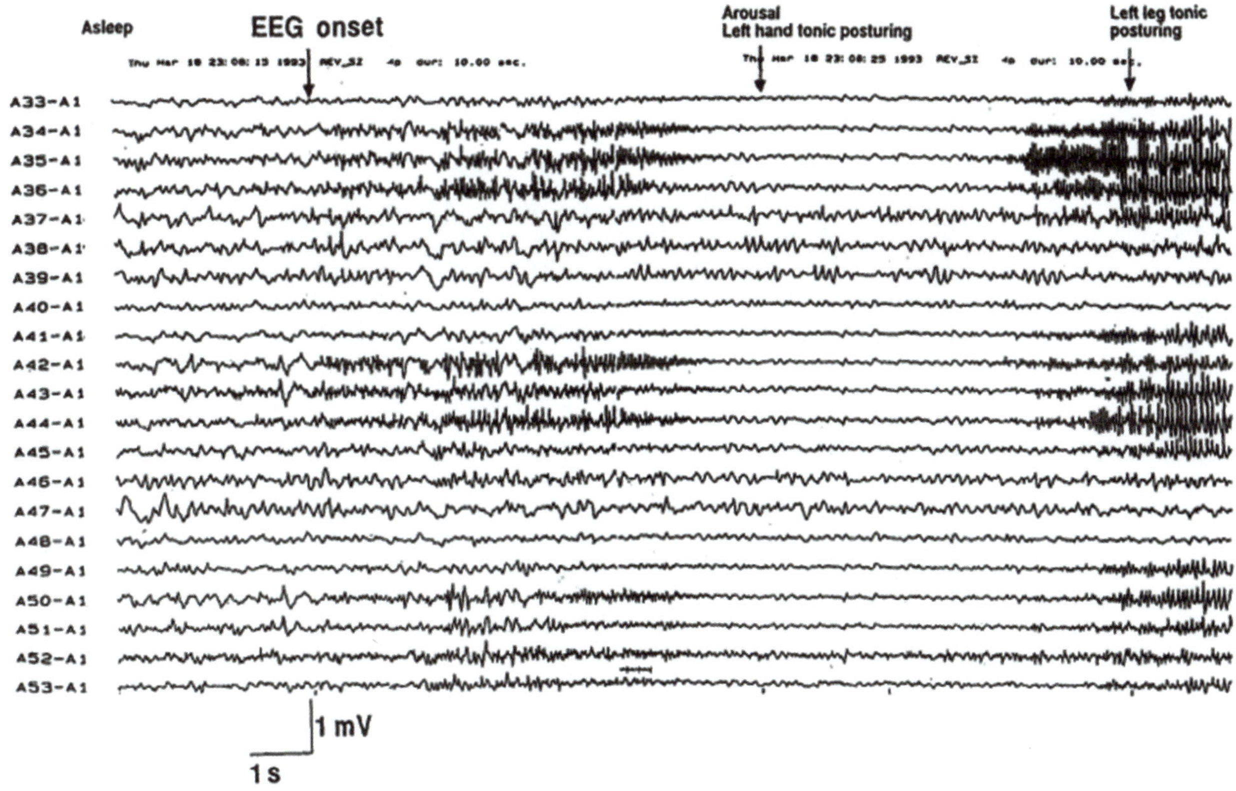

图 24-4　重复性棘波,继而是节律性快活动,之后表现为电衰减模式:这是硬膜下电极以 1.5Hz 的低频滤波记录到的具有代表性的发作期模式,该患者的局灶性癫痫发作起源于外侧凸面区。发作间期 A43 和 A42 电极触点记录到接近持续性的 20~25Hz 的低电压、相对节律性的活动。发作起始表现为 A42 和 A43 电极触点上 2~3Hz 的棘波节律,波幅逐渐增高,并形成 35~40Hz 的持续性发作期放电。当阵发性放电扩散到的邻近手部感觉运动区(A34-36,A44,and A50-52)时,出现先兆。这种活动的电压随后随着频率的增加而降低,并在临床发作后的 8~40s 出现。*Reproduced from Epilepsia,37(7),Ikeda A,Terada K,Mikuni N,et al.,Subdural recording of ictal DC shifts in neocortical seizures in human,pp.662-674,Copyright(1996),with permission from John Wiley and Sons*

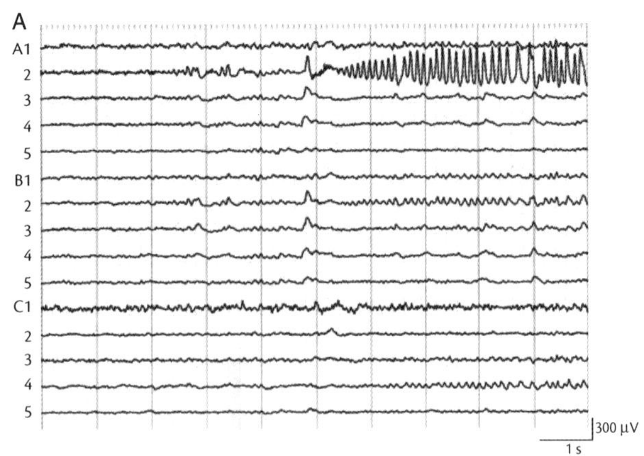

图 24-5　1 名额叶癫痫患者低电压快速和规则的癫痫样放电：惯常发作时，用硬膜下放置的电极记录到的发作期脑电图。所有发作都始于 A2 电极处持续不到 1s 的 100Hz 低波幅爆发快节律活动，继而同一区域上 7~8Hz 棘波活动。*Reproduced from Epilepsia, 50(9), Ikeda A, Hirasawa K, Kinoshita M, et al., Negative motor seizure arising from negative motor area: is it ictal apraxia? pp.2072-84, Copyright(2009), with permission from John Wiley and Sons*

5. 节律性发作期演变（Alarcon et al., 1995）

无论有无病理，初始发作期放电频率被分别归类为<13Hz 和>13Hz（Spencer et al., 1992）。简言之，与较慢频率相比，发作模式开始时较快的频率表明记录部位接近发作区。发作期起始为 γ 活动，提示非常局灶的发作起始（Lee et al., 2000）。最好的手术结果常见于以低电压快节律活动起始的患者中（Weinard et al., 1992）。发作期的直流电漂移（DC 漂移）伴随高频振荡，可以更精确地勾勒发作起始区（Kanazawa et al., 2015）。

五、通过皮质电刺激定位功能区

普通的高频皮质电刺激采用 50Hz 交替极性的方波脉冲电流序列，持续时间长达 5s。每个脉冲宽度设置为 0.5ms，最大强度为 15mA。Penfield 和 Jasper（1954），以及后来的 Lüders 等（1987）报道，在额叶皮质中存在着某一皮质区域，当他们对局灶性难治性癫痫患者进行高频皮质电刺激该区域时，会使患者的自主运动停止。这个皮质区域被命名为负性运动区（Lüders et al., 1987）（图 24-6）。它会使随意的、紧张性肌肉收缩停止或运动的快速改变，

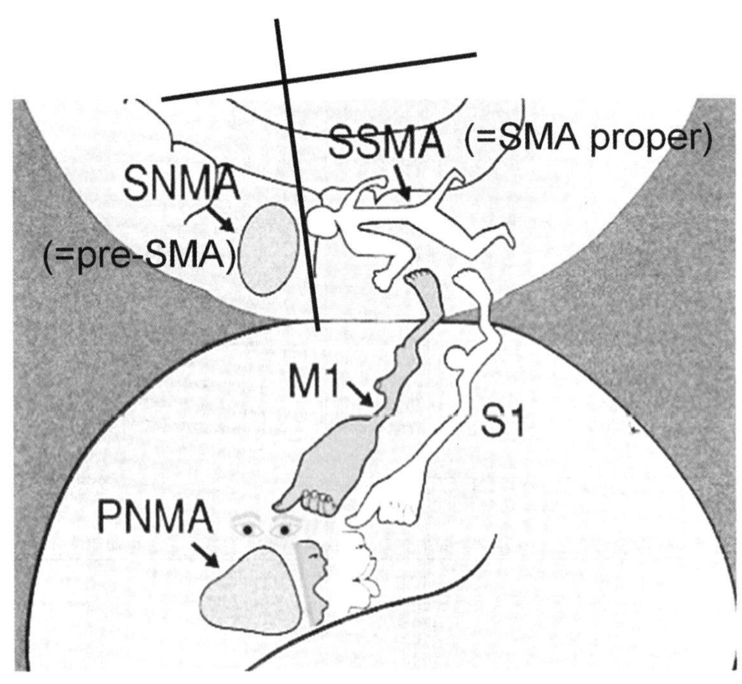

图 24-6　人类额叶内侧的辅助运动区本体区（SMA proper）和辅助运动前区（pre-SMA）的定位示意图。目前人类辅助运动区被前后连合连线的前垂直线（VAC 线）分为前部（pre-SMA）和后部（SMA 本体区）。VAC 线是通过前连合，垂直于前后连合连线的一条线。辅助运动区本体区有自己躯体分布图，就像初级运动皮质（M1）一样。辅助运动区本体区的足部代表区常常会延伸进入中央旁小叶的下部。辅助负性运动区（SNMA）和初级负性运动区（PNMA）在高频电刺激下会产生负性运动反应，如文中所述，分别大致对应于 Brodmann44 区和辅助运动前区（pre-SMA）。SSMA. 辅助感觉运动区；M1. 初级躯体运动区；S1. 初级躯体感觉区。*Reproduced from EEG and Clin.Neurophysiol., 91(3), Lim SH, Dinner DS, Pillay PK, et al., Functional anatomy of the human supplementary sensorimotor area: results of extraoperative electrical stimulation, pp.179-93, Copyright(1994), with permission from Elsevier*

而不伴随意识丧失，这称为负性运动反应。如果这种现象出现于发作过程，这种发作称为负性运动发作(Ikeda et al.，2009)，这与所谓的发作期运动瘫痪不同，前者是一种更高级的运动控制机制的丧失(如运动意志的丧失)，而不是力弱。

Lüders 等(1995)描述了皮质电刺激产生负性运动反应的两个不同区域：即辅助负性运动区(supplementary negative motor area，SNMA)和初级负性运动区(primary negative motor area，PNMA)。这些也代表负性运动发作的症状产生区。SNMA 位于 SMA 本体区的前方或其内部的前侧，因此，至少部分地对应于人类的 SMA 前区(图 24-6)。PNMA 位于额下回的后部，正好位于中央前沟的前方，位于 Brodmann's 分区的 44 区内或紧邻 44 区(图 24-7)。除这两个区域外，负性运动区也被描述为沿着中央前沟的长度分布，如额中回，甚至是额上回的背外侧面(图 24-6)(Nii et al.，1996；Mikuni et al.，2006)。

单脉冲皮质电刺激不仅会产生运动诱发电位，而且还会引起运动静息期，即刺激过程中，出现自发性肌肉收缩的短暂中断(Ikeda et al.，2000)。Rubboli 等(2006)描述了采用 1Hz 单脉冲分别电刺激 SMA 区时(3 名患者中的 2 名)和 SMA 前区(3 名患者中的 1 名)，对侧上肢三角肌上记录到了“纯”静息期，临床表现为患者在伸手姿势时，出现肌肉小抽动或者失张力。然而，他们并没有发现运动诱发电位或者言语的中断。该结果提示 SMA 本体区和 SMA 前区除了可以引起负性运动发作之外，还可能引起对侧肢体近端无力。单脉冲皮质电刺激人类 SMA 本体区可产生运动诱发电位和双侧肢体的运动静息期，但是与刺激初级运动区(M1)相比，其潜伏期延长。电刺激 SMA 本体区后，在对

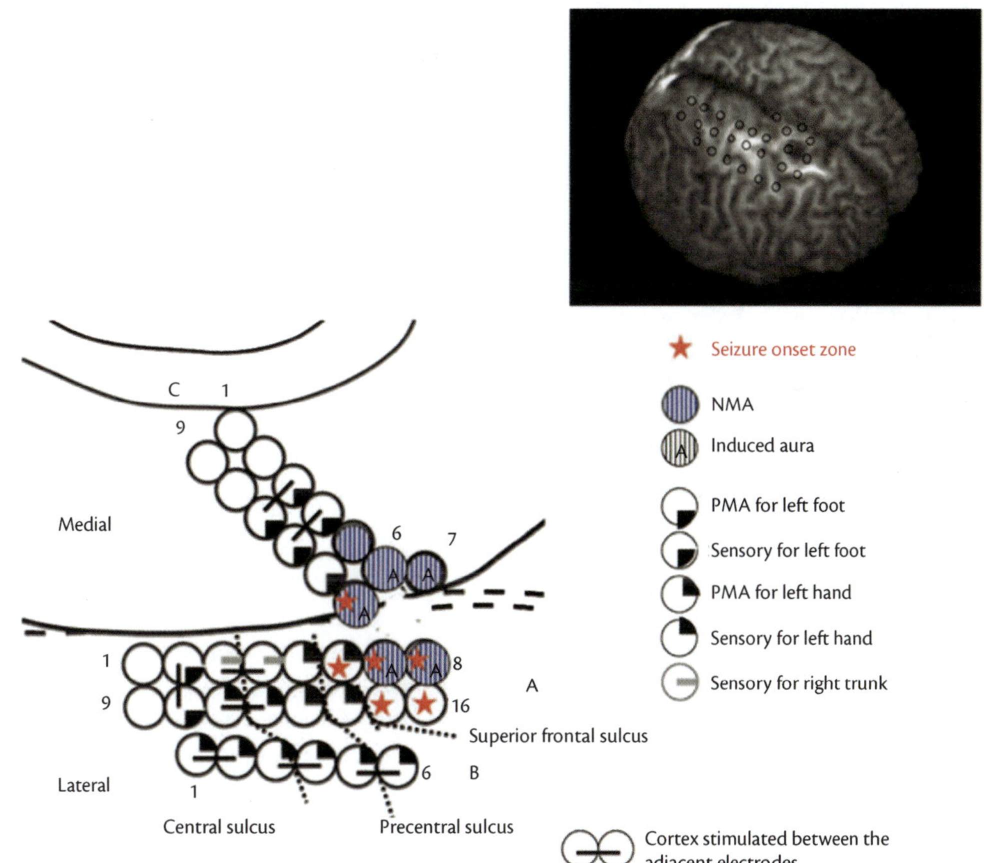

图 24-7　一位额叶癫痫患者发作起始区域和皮质功能分布图。发作起始区位于 A6、A7、A8、A15、A16 和 C14(星号标注)，负性运动区位于 A7、A8、C5、C6、C7 和 C14。皮质电刺激 A7、A8、C6、C7 和 C14 电极触点时诱发出惯常发作先兆。囊性病变位于 A7 电极的下方。用线连接在一起的成对电极代表着双极电刺激的模式。其余电极均采用单极刺激，使用一个公共参考电极(C9)。正性的皮质功能，如运动或者感觉反应，均用不同符号标记。NMA. 负性运动区；PMA. 正性运动区。*Reproduced from Epilepsia，50(9)，Ikeda A，Hirasawa K，Kinoshita M，et al.，Negative motor seizure arising from negative motor area：is it ictal apraxia? pp.2072-84，Copyright(2009)，with permission from John Wiley and Sons*

侧和同侧上肢记录到的运动诱发电位的反应和潜伏期，表明SMA本体区存在直接下行的通路，而且也可以用测量运动诱发电位的潜伏期来区分初级运动区（M1）和SMA本体区（Kikuchi et al.，2012）。

六、通过内源性脑电图记录绘制功能图谱（事件相关电位）

感觉运动性癫痫的硬膜下电极脑电图已经在本书29章介绍，因此，初级运动区功能区定位在这里就不做描述。这里描述其他更高级的额叶皮质功能，如随意运动前的前运动电位、前额叶和运动前区的判断相关电位、感觉运动整合电位、SMA的躯体感觉诱发电位和语言相关电位。有关更多详细信息，尽可参阅（Ikeda and Shibasaki，2004）。

（一）随意运动前的前运动电位

有关本小节讨论主题的更多详细信息，请参阅Ikeda（2003）。

前运动电位，也就是警示电位（Bereitschafts-potentials）（Kornhuber and Deecke，1965）或准备电位，指运动皮质在自主节奏的随意运动开始前1.5s左右产生的缓慢皮质电位，且仅在长时间常数和多个重复试验平均后才能获得。

在几天的常规长程硬膜下脑电图监测下，低频滤波（LFFs）和高频滤波（HFFs）设置为与头皮脑电图记录相同的条件。与头皮脑电图相比，将低频滤波调至0.03或甚至0.01Hz，即使患者不一定躺在床上不动，也能记录到令人满意的没有伪差的硬膜下脑电图慢波活动。持续记录脑电图信号的采样率至少需要200Hz，推荐500Hz的采样率连续记录。为了获得准备电位，可根据研究目的研究身体任何部位随意运动，只要精准标定运动起始的基准点。除此之外，动作必须完全一致，并且以5~10s的间隔自定义节奏。对硬膜下脑电图进行逆向平均叠加和前向与触发脉冲时间锁定，通常用表面肌电图（EMG）放电作为触发脉冲。虽然硬膜下脑电图的信噪比优于头皮脑电图，但每部分仍需要至少50次进行平均。

人们普遍认为，无论研究身体哪个部位，前运动电位都由三个成分组成：警示或准备电位（Kornhuber and De ecke，1965）、负斜率电位（Shibasaki et al.，1980）和运动电位（Kornhuber and De ecke，1965）。基于每个成分在头皮上的分布，运动相关准备电位被认为重现了双侧辅助运动区的活动，而负斜率和运动电位被认为主要反映了对侧初级运动区（M1）/初级躯体感觉区（S1）的活动。目前为止，硬膜下脑电研究表示初级运动区/初级躯体感觉区、辅助运动区的本体区和辅助运动区前区是产生这三种前运动电位的主要皮质来源（图24-8）（Ikeda and Shibasaki，2003）。表24-1总结了从运动皮质亚区中记录的运动相关准备电位的特征（Ikeda and Shibasaki，2004）。

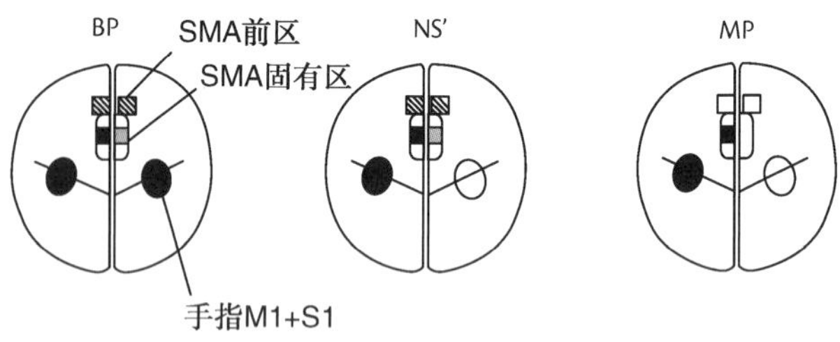

图24-8 手部运动的准备电位（bereitschaftspotentials，BP）、负斜率电位（negative slope，NS'）和运动电位（MP）的皮质产生区的上部视图。辅助运动区前区、辅助运动区本体区和初级运动区/初级感觉区中阴影的深浅程度与相应电位的波幅近似成比例

表24-1 运动皮质亚区记录到的准备电位特征

	SMA前区	SMA本体区	外侧前部	M1/S1额区
表面极性	负向	负向	正向	负向
躯体相关区	（-）	（+）	（-）	（+）
运动速率的影响	（++）	（+）	（-）	

SMA. 辅助运动区；M1/S1. 初级运动区/初级躯体感觉区；（-）. 缺失；（+）. 存在；（++）. 明显存在

Reproduced from Ikeda A，Shibasaki H，Special recording techniques for detection of the seizure onset zone：DC shifts and high-frequency discharges.In：Rosenow F，Lüders HO [Eds.]，Presurgical Assessment of the Epilepsies with Clinical Neurophysiology and Functional Imaging，Handbook of Clinical Neurophysiology，Volume 3，pp 135-145，Copyright（2003），with permission from Elsevier

1. 额叶的前外侧区　我们观察到，无论身体的哪一部分被随意移动，位于初级运动区（M1）面部代表区前部的初级辅助运动区（PNMA）（Lüders et al.，1995）或邻近PNMA的外侧额区都会产生表面阳性的前运动慢电位（Kunieda et al.，2004）。这种电位是由前额叶区（44和45区）产生的，还是由腹侧前运动区（6a区，位于前额叶沟后方（见图24-1））

产生的，仍有待解决。

2. 辅助运动区（SMA）前区和辅助运动区（SMA）本体区　在人类和猴子中，SMA 被前后连合连线的前垂直线（VAC）分为前部（pre-SMA）和后部（SMA 本体区）（Picard and Strick，1996）。SMA 本体区和 SMA 前区两者均可产生运动相关准备电位。直接皮质电刺激以及运动相关准备电位研究证实 SMA 本体区与初级运动皮质（M1）一样，拥有自己的躯体分布图（图 24-9）（Ikeda et al.，1992，1993，1995）。无论身体哪个部位活动，SMA 前区都会产生运动相关准备电位（Yazawa et al.，2000）。

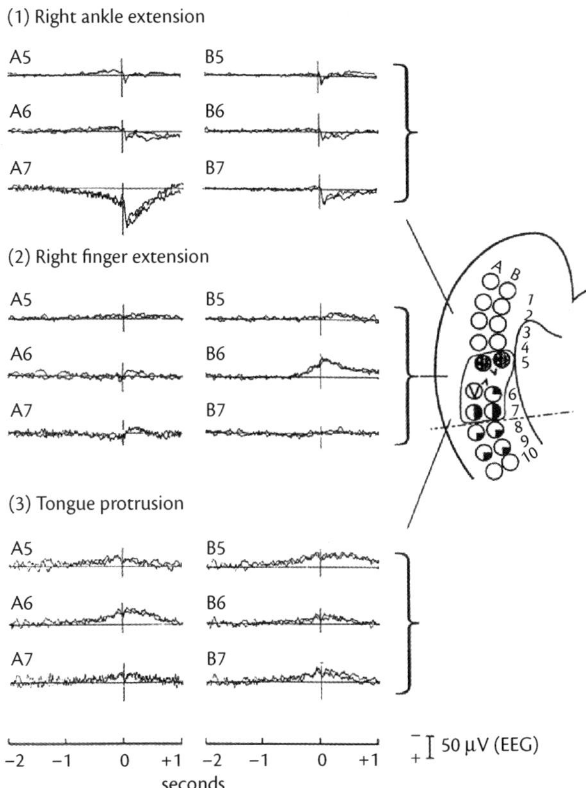

图 24-9　一位癫痫患者左侧 SMA 记录到的与右足（1）、右手指（2）和舌（3）的自定节奏的运动相关的皮质电位。图中显示了 SMA 本体区内警示电位的躯体分布特点与皮质电刺激结果一致。虚线显示了后面 M1 足部区域（右图的下部）和前面 SMA 本体区（右图的中部）之间的边界。符号表示皮质电刺激的结果：A5 和 B5= 面部的正性运动反应和双手负性运动反应；A6= 节律性发声；B6= 右手强直运动反应；A7 和 B7= 右手和右足正性运动反应；A8、B8、A9、B9= 右足阵挛运动反应。*Reproduced from Brain，115（4），Ikeda A，Lüders HO，Burgess RC，et al.，Movement related potentials recorded from supplementary motor area and primary motor area：role of supplementary motor area in voluntary movements，pp.1017-1043，Copyright（1992），with permission from Oxford University Press*

此外，以下发现有助于我们区分额叶内侧区域的运动皮质。

（1）初级运动区（M1）的足区和辅助运动区（SMA）本体区的足部代表区的运动前准备电位起始时间没有显著差异。然而，SMA 本体区的运动开始前的运动相关去同步化比 M1 区开始得早（Ohara et al.，2000）。SMA 本体区内的足部代表区不仅产生对侧肢体运动前的准备电位，也会产生于同侧肢体运动前的准备电位，而 M1 足区仅产生对侧足部运动前的准备电位。后者在运动开始后即刻产生明显的运动后电位（reafferent potentials，RAPs），而前者则不会（Ikeda et al.，1992）。由于 SMA 本体区通常位于旁中央小叶的下半部分（Lim et al.，1996），因此，不能仅靠解剖位置来划定初级运动区足区和 SMA 本体区足区的边界。

（2）在慢速重复随意运动时，SMA 前区和 SMA 本体区产生明显的运动准备电位，但在快速重复运动时几乎不能产生运动准备电位，而 M1 区在快速和慢速重复运动时同样产生运动准备电位（Kunieda et al.，2000）。

利用运动准备电位定位的运动区分布图主要有以下 4 个优点。

（1）它反映了实际参与准备和执行随意运动的运动皮质的活动情况。

（2）身体任何类型的随意运动都可以看到运动准备电位。

（3）中央沟的前岸或后岸产生的皮质活动被记录为切线偶极子。

（4）与高频皮质电刺激相比，它没有任何诱发发作的风险（Yazawa et al.，1997）。

另一方面，与皮质电刺激相比，运动准备电位具有一些负面特征。特别是，要获得准备电位的平均波形，一种随意运动至少需要重复 50 次，这就需要患者的配合才能获得满意的结果。

运动准备电位记录得到的分布图可以补充皮质电刺激和其他短潜伏期诱发电位的结果（Ikeda et al.，2002）。

（二）SMA 前区的决策相关电位

关联性负变（contingent negative variation，CNV）是 Walter 等（1964）最初报道的一种事件相关电位。它是一种缓慢的表面大脑负电位，只有当这两个刺激相互关联或依赖时，才会出现在两个连续的刺激之间，而仅仅是简单成对刺激时则不会发生。

记录这种电位也需要打开低频滤波，就像记录运动准备电位一样。

关联性负变的基本范式是一种恒定预备期、反应时间范式。一般来说，第一个刺激（s1）是对"命令"刺激（s2）的预备"警告"信号，通常会对其做出运动反应。因此，关联性负变被认为代表了皮质活动的各个方面，如注意力、识知、知觉、预期和准备。另一方面，从运动控制和运动障碍的角度来看，关联性负变代表了涉及感觉运动整合或关联的神经元活动，从这个意义上说，它也与外部节奏的随意运动的计划和执行有关（Matsumoto et al.，2001；Lopes da Silva and Halgren，2018）。

当成对的刺激被设置为s1（选择刺激）和s2（反应刺激）（S1的Go/NoGo选择范式和S2的反应-时间范式）时，早期关联性负变的后半部分与区分外界两个听觉刺激以及针对S2做出的运动反应决策有关（决策相关电位）。这主要在SMA前区出现，并且它的起始潜伏期和峰值潜伏期分别为S1之后的200ms和600ms（Ikeda et al.，1999）。这可能代表了SMA前区在认知运动控制中的特征功能（图24-10）。最近，根据诱发电位研究以及冲突情况下的皮质刺激时间锁定视觉刺激，SMA前区积极参与了冲突监测的决策制定（Usami et al.，2013）。

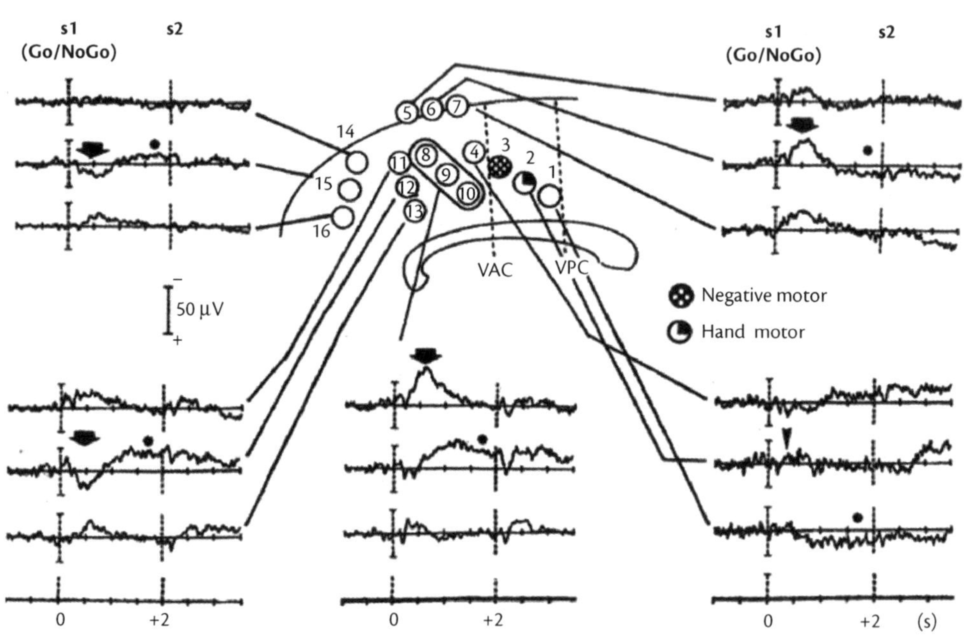

图24-10　在S1-选择（Go/NoGo）及S2-反应时间范式中，右半球内侧面硬膜下电极记录到的决策相关电位。在位于VAC线前（大箭头）的SMA前区可见到S1后的一过性电位。Go和NoGo任务一起平均。Reproduced from Brain，122（5），Ikeda A，Yazawa S，Kunieda T，et al.，Cognitive motor control in human pre-supplementary motor area studied by subdural recording of discrimination/selection-related cortical potentials，pp.915-931，Copyright（1999），with permission from Oxford University Press

（三）SMA本体区和SMA前区的躯体感觉诱发电位

短潜伏期的体感诱发电位（SEPs）也是从SMA本体区和SMA前区记录到的。最初，不管刺激身体哪个部位，在SMA本体区和SMA前区记录到的所有反应的潜伏期都晚于40ms（Allison et al.，1992，1996；Mima et al.，1999）。但后来采用深部电极记录时，在SMA前区和SMA本体区都发现了早期电位，尽管被认为产生于远隔的脑深部结构（Barba et al.，2001，2003）。因此峰值潜伏期超过40ms的电位在临床上可用于描绘功能区分布。但是，从实际应用角度来看，对于功能分布图，由于SMA内的足部代表区与足部的初级运动区之间相距很近，后者有时被界定在后方延伸至中央前沟的旁中央小叶下半部（Lim et al.，1994）。皮质电刺激不足以区分这两个区域，而胫神经刺激后诱发的短潜伏期体感诱发电位（SEP）有时可用于确定边界（Ikeda et al.，1992）。

（四）语言相关电位和其他额叶高级皮质功能

经典定义的语言区（如 Broca 区和 Wernick 区），是否会为语言过程产生清晰的事件相关电位（ERPs），这个问题仍未解决，迄今为止也鲜有正面研究。另一方面，基底颞叶语言区（Lüders et al., 1991; Schäffler et al., 1996）会产生稳健的电位，这可能是因为该区域与语义过程的关系远大于与语言功能的关系。

头皮记录到的 N400 是一种与语言相关的事件相关电位，当视觉呈现的句子以语义异常的单词结束时，N400 就会被引发，从而代表语义处理。当应用有创性电极进行术前评估时，单个词诱发的 N400 成分在侧副沟附近和前颞叶内侧的梭状回前部被集中记录到（Nobre et al., 1994; McCarthy et al., 1995, 1999）。这一区域与通过皮质电刺激确定的颞叶基底语言区明显重叠（Lüders et al., 1991; Schäffler et al., 1996）。与 Broca 区和 Wernicke 区相比，对这一区域进行高频皮质电刺激会引起具有更多接受性特征的失语症，切除该区域会导致命名过程出现明显的问题（Krauss et al., 1996; Drees et al., 2002）。语言相关电位能否可靠地划分语言区，包括颞基底语言区，是一个重要问题。

面孔特异性电位或面孔特异性事件相关电位在枕颞皮质腹侧面记录为 N200 电位，位于双侧梭状回内语言相关电位区域的后方。然而，额叶并不出现类似的电位（Allison et al., 1999）。关于记忆相关电位，在陈述性记忆的形成过程中，从难治性颞叶内侧癫痫患者的海马和海马旁回记录到了记忆相关事件相关电位成分，但该成分也同样在额叶中没有记录到（Fernández et al., 1999）。

七、利用硬膜下脑电图新的分析方法

（一）正常皮质功能的事件相关同步化、事件相关去同步化以及相关性分析

除了已经讨论过的事件相关电位分析之外，基于数字脑电图设备、数据收集和分析以及数据挖掘技术的发展，时频分析方法也有了快速发展（Crone et al., 2008）。可以对不同频段的皮质脑电图进行分析，以获取功率谱以及时空演变的信息。

关于对随意运动的运动控制产生部位的分析，已经发现在动作起始前产生了事件相关的去同步（event-related desynchronization, ERD）。Ohara 等（2001）观察到自定节奏的手指和手腕运动期间，运动触发前 2s 在 S1 和 M1 区产生 α 和 β 频段的事件相关的去同步，高 γ 频段的事件相关同步化（event-related synchronization, ERS）（60~90Hz）与运动开始呈锁时关系，并在运动开始后短暂存在。此外，α 和 β 频段的事件相关的去同步在对侧和同侧运动时都能观察到，但是，低频 γ 和高频 γ 频段的事件相关同步化仅在对侧运动时才能观察到。

在运动开始前 0.9s，SMA 本体区和 M1 间的相干性开始增强，并且在运动之后 0.3s 达到峰值。就相干性的时间过程和峰值而言，在 SMA 区内（SMA 本体区与 SMA 前区）或者在初级躯体感觉区和初级运动区之间没有系统差异（Ohaha et al., 2001）。这表明额叶内与运动相关的皮质之间存在层级结构。在语言功能方面，在听觉单词重复过程中，最早的高 γ 事件相关同步化出现在左侧颞上回，而在视觉物体命名和单词阅读过程中，最早的高 γ 事件相关同步化出现在颞枕皮质。高 γ 事件相关同步化也发生在提示语言处理中间阶段（如词汇语义）的潜伏期和皮质区域（Crone and Hao, 2002）。

（二）致痫区的宽频带脑电图分析：慢波漂移和高频振荡

临床脑电图通过反映癫痫神经元阵发性去极化漂移（paroxysmal depolarization shift, PDS）的尖波和棘波等癫痫样放电提供致痫性的诊断信息。技术的进步使宽频带脑电图的记录成为可能，因此，也能记录癫痫的慢波漂移（direct current, DC）和高频振荡（high frequency oscillation, HFO）。这两者都拓宽了致痫性的神经生理学定义。

20 世纪 60 年代，使用直流（DC）放大器记录了发作期直流电偏移（在本书第 12 章中讨论过），但技术难度相当大。但如今，使用具有较大输入阻抗（>200MΩ）的交流（AC）放大器和极低频率滤波（0.016Hz）就能轻松记录到患者的直流电位漂移（DC shifts）（Ikeda et al., 1996, 1999, 2008）。直流电位漂移可能反映致痫区神经元大规模同步阵发性去极化，以及相关的胶质细胞和星形胶质细胞去极化。HFO（第 11 章将讨论）最初是通过单元记录进行研究的（Bragin et al., 1999）。随着 2 000Hz 高采样率的应用，癫痫患者的有创性电极显示出这些振荡是涟波（80~250Hz）和快速涟波（250~500Hz）

(Jacob et al.,2009)。高频振荡(HFO)与发作期直流电漂移(DC shifts)之间的关系仍有待解决。

通过硬膜下电极,对难治性部分性癫痫患者的发作期直流电漂移和高频振荡同时进行了研究(Imamura et al.,2011; Kanazawa et al.,2015)。研究得出了一些观察结果。

1. 两者可以与电衰减模式同时出现,有时甚至早于典型的皮质脑电图变化出现。

2. 两者在同一电极上出现。

3. 发作期直流电漂移比高频振荡更多见。

4. 发作期直流电漂移可能早于HFO出现。

这些观察结果表明,神经胶质细胞可能不仅在直流电漂移的产生过程中发挥积极作用,而且还可能在致痫过程中发挥积极作用。在动物实验研究和人类癫痫中发现神经元、胶质细胞或星形胶质细胞在不同病因导致的癫痫发作中的作用可能不同。

(三)有创性三维脑电图溯源定位

在难治性额叶癫痫患者中,即使使用硬膜下栅格电极或深部电极进行有创性脑电图记录,发作间期棘波和发作期起始模式的分布也很广泛,这种情况并不少见。这可能表明:①真正的致痫区没有被现有的硬膜下栅格电极很好地覆盖,可能位于更深的部位,或者位于记录区域之外;②致痫区确实分布广泛。如果是前者,则需要额外放置有创性电极,但需要一个可靠的假设来指导额外的放置,而且再次置入会产生额外的风险(Lee et al.,1996)。有创性三维源定位可以为发现覆盖不充分的真实源或广泛分布的激惹区内的核心异常区域提供额外信息(Kim et al.,2010)。这方面仍有大量工作要做。

八、结论

在临床上对难治性额叶癫痫患者进行硬膜下脑电图记录和分析,可以直接记录癫痫状态和正常静息状态下额叶的皮质脑电图活动。前者的发作期和发作间期记录并不总是一致的,因此需要进一步开发新的致痫性的替代标记物或电生理生物标记(使用宽波带脑电图分析等)。此外,还需要对高分辨率MRI、组织代谢功能神经成像(可能使用新配体)和功能磁共振成像等其他模式进行综合分析。同时,在不久的将来,通过应用各种数学技术分析记录的硬膜下脑电图数据,应该有可能在癫痫脑网络的背景下开发出数据驱动的致痫性概念(Jirsa et al.,2014; Proix et al.,2014)。事实上,这种方法具有相当大的潜力,可在癫痫脑研究方面取得重大进展。

九、鸣谢

本研究得到了日本文部科学省(MEXT)创新领域科学研究补助金(15H05871,研究领域提案研究)的支持,该研究属于跨学科领域“非线性神经振荡学:从整合角度理解人类本质”,以及日本学术振兴会(JSPS)的科学研究补助金(B26293209)。京都大学大学院医学研究科癫痫、运动障碍与生理学系得到了葛兰素史克公司(Glaxo Smith Kline KK)、日本光电公司(Nihon Kohden Corporation)、大冢制药公司(Otsuka Pharmaceutical Co.)和优时比日本公司(UCB Japan Co.,Ltd.)的资助。

(孟祥红 译,王爽 审校)

参考文献

Ajmone-Marsan C (1990). Chronic intracranial recording and electrocorticography. In: Daly DD, Pedley TA, eds. *Current Practice of Clinical Electroencephalography*. New York: Raven Press: 535–560.

Alarcon GI, Binnie CD, Elwes RD, Polkey CE. (1995). Power spectrum and intracranial EEG patterns at seizure onset in partial epilepsy. *Electroencephalogr Clin Neurophysiol.* 94:326–337.

Allen PJ, Fish DR, Smith SJ. (1992). Very high-frequency rhythmic activity during SEEG suppression in frontal lobe epilepsy. *Electroencephalogr Clin Neurophysiol.* 82:155–159.

Allison T, McCarthy G, Wood CC, Darcey TM, Spencer D, Willliamson PD. (1989). Human cortical potentials evoked by stimulation of the median nerve. I. Cytoarchitecture areas generating short-latency activity. *J Neurosci*. 62:694–710.

Allison T, McCarthy G, Wood CC, Jones ST. (1992). Potentials evoked in human and monkey cerebral cortex by stimulation of the median nerve. *Brain.* 114:2465–2503.

Allison T, McCarthy G, Luby M, Puce A, Spencer DD. (1996). Localization of functional regions of human mesial cortex by somatosensory evoked potential recording and by cortical stimulation. *Electroencephalogr Clin Neurophysiol.* 100:126–140.

Allison T, Puce A, Spencer DD, McCarthy G. (1999). Electrophysiological studies of human face perception. I: Potentials generated in occipitotemporal cortex by face and non-face stimuli. *Cereb Cortex*. 9:415–430.

Barba C, Frot M, Guenot M, Mauguiere F. (2001). Stereotactic recordings of median nerve somatosensory-evoked potentials in the human pre-supplementary motor area. *Eur J Neurosci.* 13:347–356.

Barba C, Valeriani M, Restuccia D et al. (2003). The human supplementary motor area-proper does not receive direct somatosensory inputs from the periphery: data from stereotactic depth somatosensory evoked potential recordings. *Neurosci Lett.* 344:161–164.

Blume WT, Young GB, Lemieux JF. (1984). EEG morphology of partial epileptic seizures. *Electroencephalogr Clin Neurophysiol.* 57:295–302.
Bragin A, Engel J Jr, Wilson CL, Fried I, Buzsaki G. (1999). High-frequency oscillations in human brain. *Hippocampus.* 9:137–142.
Crone NE, Hao L. (1992). Functional dynamics of spoken and signed word production: a case study using electrocorticographic spectral analysis. *Aphasiology.* 16:903–926
Crone NE, Korzeniewska A, Sinai A. (2008). ERD/ERS and ERPs. In: Ikeda A, Inoue Y, eds. *Event-Related Potentials (ERPs) in Patients with Epilepsy: From Current State to Future Prospect.* Paris: John Libbey: 233–246.
Dinner DS, Lüders HO. (2008). Cortical mapping by electrical stimulation of subdural electrodes: supplementary sensori-motor area. In: Lüders HO, ed. *Textbook of Epilepsy Surgery.* London: Informa: 991–1000.
Dress C, Chelune G, Kulas J, et al. (2002). Relationship between extent of temporal resection and naming outcome in patients with temporal lobe epilepsy. *Epilepsia.* 43(suppl):322 (abst).
Fernandez G, Effern A, Grunwald T, et al. (1999). Real-time tracking of memory formation in the human rhinal cortex and hippocampus. *Science.* 285:1582–1585.
Fisher RS, Webber WR, Lesser RP, et al. (1992). High-frequency EEC activity at the start of seizures. *Clin Neurophysiol.* 9:441–448
Gotman J. (1985). Seizure recognition and analysis. *Electroencephalogr Clin Neurophysiol Suppl.* 37:133–145.
Ikeda A. (2003). Electrocorticography in motor control and movement disorders. In: Hallett M, ed. *Handbook of Clinical Neurophysiology: Movement Disorders.* Amsterdam: Elsevier: 31–44.
Ikeda A. (2008). DC recordings to localize the ictal onset zone. In: Lüders HO, ed. *Textbook of Epilepsy Surgery.* London: Informa: 659–666.
Ikeda A, Shibasaki H. (1992). Invasive recording of movement-related cortical potentials in humans. *J Clin Neurophysiol.* 9:509–520.
Ikeda A, Shibasaki H. (2003). Intracranial recording of Bereitschaftspotentials in patients with epilepsy. In: Jahanshai M, Mallett M, eds. *The Bereitschaftspotential: Movement-Related Cortical Potentials.* New York: Kluwer Academic/Plenum: 45–59.
Ikeda A, Shibasaki H. (2004). Special EEG recording with ictal pattern. In: Rosenow F, Lüders HO, eds. *Handbook of Clinical Neurophysiology: Epilepsy.* Amsterdam: Elsevier: 135–145.
Ikeda A, Lüders HO, Burgess RC, Shibasaki H. (1992). Movement related potentials recorded from supplementary motor area and primary motor area: role of supplementary motor area in voluntary movements. *Brain.* 115:1017–1043.
Ikeda A, Lüders HO, Burgess RC, Shibasaki H. (1993). Movement related potentials associated with single and repetitive movements recorded from human supplementary motor area. *Electroencephalogr Clin Neurophysiol.* 89:269–277.
Ikeda A, Lüders HO, Shibasaki H. (1995). Movement–related potentials associated with bilateral simultaneous and unilateral movement recorded from human supplementary motor area. *Electroencephalogr Clin Neurophysiol.* 95:323–334.
Ikeda A, Yazawa S, Kunieda T, et al. (1999). Cognitive motor control in human pre-supplementary motor area studied by subdural recording of discrimination/selection-related cortical potentials. *Brain.* 122:915–931.
Ikeda A, Ohara S, Matsumoto R, et al. (2000). Role of primary sensorimotor cortices in generating inhibitory motor response in humans. *Brain.* 123:1710–1721.
Ikeda A, Miyamoto S, Shibasaki H. (2002). Cortical motor mapping in epilepsy patients: information from subdural electrodes in presurgical evaluation. *Epilepsia.* 45(suppl 9):56–60.
Ikeda A, Hirasawa K, Kinoshita M, et al. (2009). Negative motor seizure arising from negative motor area: Is it ictal apraxia? *Epilepsia.* 50:2072–20849.
Imamura H, Matsumoto R, Inouchi M, et al. (2011). Ictal wideband ECoG: direct comparison between ictal slow shifts and high frequency oscillations. *Clin Neurophysiol.* 122:1500–1504.
Kanazawa K, Matsumoto R, Imamura H, et al. (2015). Intracranially-recorded ictal direct current shifts may precede high frequency oscillations in human epilepsy. *Clin Neurophysiol.* 126:47–59.
Jacobs J, Levan P, Chatillon CE, Olivier A, Dubeau F, Gotman J. (2009). High frequency oscillations in intracranial EEGs mark epileptogenicity rather than lesion type. *Brain.* 132: 1022–1037.
Jefferys JGR, Prida LM, Wendling F, et al. (2012). Mechanisms of physiological and epileptic HFO generation. *Prog Neurobiol.* 98:250–264.
Jirsa VK, William SC, Quilichini PP, Ivanov AI, Bernard C. (2014). On the nature of seizure dynamics. *Brain.* 37:2210–2230
Kikuchi T, Matsumoto R, Mikuni N, et al. (2012). Asymmetric bilateral effect of the supplementary motor area proper in the human motor system. *Clin Neurophysiol.* 123:324–334
Kim JS, Im CH, Jung YJ, Kim EY, Lee SK, Chung CK. (2010). Localization and propagation analysis of ictal source rhythm by electrocorticography. *Neuroimage.* 52:1279–1288
Kornhuber HH, Deecke L. (1965). Hirnpotentialänderungen bei Willkürbewegungen und passiven Bewegungen des Menschen: Berei tschaftspotential und reafferente Potentiale. *Pflugers Arch.* 284:1–17.
Krauss GL, Fisher R, Plate C, et al. (1996). Cognitive effects of resecting basal temporal language areas. *Epilepsia.* 37:476–483.
Kunieda T, Ikeda A, Ohara S, et al. (2000) Different activation of pre-supplementary motor area (pre-SMA), SMA-proper and primary sensorimotor area depending on the movement repetition rate in humans. *Exp Brain Res.* 135:163–172.
Kunieda T, Ikeda A, Ohara S, et al. (2004). Role of the lateral non-primary motor area in humans as revealed by Bereitschaftspotential. *Exp Brain Res.* 156:135–148.
Lee SA, Spencer DD, Spencer SS. (2000). Intracranial EEC seizure-onset patterns in neocortical epilepsy. *Epilepsia.* 41:297–307.
Lee SK, Kim KK, Nam H, Oh JB, Yun CH, Chung CK. (2004). Adding or repositioning intracranial electrodes during presurgical assessment of neocortical epilepsy: electrographic seizure pattern and surgical outcome. *J Neurosurg.* 100:463–471.
Lim SH, Dinner DS, Pillay PK, Lüders HO. (1994). Functional anatomy of the human supplementary sensorimotor area: results of extraoperative electrical stimulation. *Electroencephalogr Clin Neurophysiol.* 91:179–193.
Lim SH, Dinner DS, Lüders HO (1996). Cortical stimulation of the supplementary sensorimotor area. Adv. Neurol. 70:187–197.
Lueders H, Bustamante L, Zablow L, Goldensohn ES. (1981). The independence of closely spaced discrete experimental spike foci. *Neurology.* 31:846–851.
Lüders H, Lesser RP, Dinner DS, et al. (1987). Commentary: Chronic intracranial recording and stimulation with subdural electrodes. In: Engel J Jr, ed. *Surgical Treatment of the Epilepsies.* New York: Raven Press, 297–321.
Lüders H, Lesser RP, Hahn J, et al. (1991) Basal temporal language area. *Brain.* 114:743–754.
Lüders HO, Dinner DS, Morris HH, Wyllie E, Comair YG. (1995). Cortical electric stimulation in humans: the negative motor areas. *Adv Neurol.* 67:115–129.
Matsumoto R, Ikeda A, Ohara S, et al. (2003). Functional subdivisions of human premotor cortex: epicortical recording in visuomotor task. *Clin Neurophysiol.* 114:1102–1115.
McCarthy G, Nobre AC, Bentin S, Spencer DD. (1995). Language-related field potentials in the anterior–medial temporal lobe: I. Intracranial distribution and neural generators. *J Neurosci.* 15:1080–1089.
McCarthy G, Puce A, Belger A, Allison T. (1999). Electrophysiological studies of human face perception. II: Response properties of face-specific potentials generated in occipitotemporal cortex. *Cereb Cortex.* 9:31–44.
Mikuni N, Ohara S, Ikeda A, et al. (2006) Evidence of a wide distribution of negative motor areas in the perirolandic cortex. *Clin Neurophysiol.* 117:33–40.
Mima T, Ikeda A, Yazawa S, et al. (1999). Somesthetic function of supplementary motor area during voluntary movements. Neuroreport. 10:1859–1862
Nii Y, Uematsu S, Lesser RP, Gordon B. (1996). Does the central sulcus divide motor and sensory functions? Cortical mapping of human hand areas as revealed by electrical stimulation through subdural grid electrodes. *Neurology.* 46:360–367.
Nobre AC, Allison T, McCarthy G. (1994). Word recognition in the human inferior temporal lobe. *Nature.* 372:260–263.
Nuwer MR, Comi G, Emerson R, et al. (1998). IFCN standards for digital recording of clinical EEG. Elecroenceaphalogr Clin Neurophysiol. 106:259–261.
Ohara S, Ikeda A, Kunieda T, et al. (2000). Movement–related change

of electrocorticographic activity in human supplementary motor area proper. *Brain*. 123:1203–1215.

Ohara S, Mima T, Baba K, et al. (2001). Increased synchronization of cortical oscillatory activities between human supplementary motor and primary sensorimotor area during voluntary movements. *J Neurosci*. 21:9377–9386.

Ohara S, Ikeda A, Kunieda T, et al. (2004). Propagation of tonic posturing in supplementary motor area (SMA) seizures. *Epilepsy Res*. 62:179–187.

Palmini A, Gambardella A, Andermann F, et al. (1995). Intrinsic epileptogenicity of human dysplastic cortex as suggested by corticography and surgical results. *Ann Neurol*. 37:476–487.

Penfield W, Jasper H. (1954) *Epilepsy and the Functional Anatomy of the Human Brain*. Boston: Little, Brownn.

Picard N, Strick P. (1996). Motor area of the mesial wall: a review of their location and functional activation. *Cereb Cortex*. 6:342–353.

Proix T, Bartolomei F, Chauvel P, Bernard C, Jirsa VK. (2014). Permittivity coupling across brain regions determines seizure recruitment in partial epilepsy. *J Neurosci*. 34:15009–15021.

Rasmussen T. (1987). Localizational concepts in epilepsy: past, present and future. *Appl Neurophysiol*. 50:355–358.

Rosenow F, Lüders H. (2001). Presurgical evaluation of epilepsy. *Brain*. 124:1683–1700.

Rosenow F, Lüders HO, Dinner DS, et al. (1998). Histopathological correlates of epileptogenicity as expressed by electrocorticographic spiking and seizure frequency. *Epilepsia*. 39:850–856.

Rubboli G, Mai R, Meletti S, et al. (2006). Negative myoclonus induced by cortical electrical stimulation in epileptic patients. *Brain*. 129:65–81.

Schäffler L, Lüders HO, Beck GJ. (1996). Quantitative comparison of language deficits produced by extraoperative electrical stimulation of Broca's, Wernicke's, and basal temporal language areas. *Epilepsia*. 37:463–475.

Shibasaki H, Barrett G, Halliday E, Halliday AM. (1980). Components of the movement related cortical potentials and their scalp topography. *Electroencephalogr Clin Neurophysiol*, 49:213–226.

Spencer SS, Guimaraes P, Katz A, Kim J, Spencer D. (1992). Morphological patterns of seizures recorded intracranially. *Epilepsia*. 33:537–545.

Stengagothai J. (1969). Architecture of the cerebral cortex. In: Jasper HH, Ward AA, Pope A, eds. *Basic Mechanisms of the Epilepsies*. Boston: Little, Brown: 13–28.

Usami K, Matsumoto R, Kunieda T, et al. (2013). Pre-SMA actively engages in conflict processing in human: a combined study of epicortical ERPs and direct cortical stimulation. *Neuropsychologia*. 51:1011–1017.

Walter WG, Cooper R, Aldridge VJ, McCallum WC, Winter AL. (1964). Contingent negative variation: an electrical sign of sensorimotor association and expectancy in the human. *Nature*, 203:380–384.

Weinand ME, Wyler AR, Richey ET, Phillips BB, Somes GW. (1992). Long-term ictal monitoring with subdural strip electrodes: prognostic factors for selecting temporal lobectomy candidates. *J Neurosurg*. 77:20–28.

Yazawa S, Ikeda A, Terada K, et al. (1997). Subdural recording of Bereitschaftspotential is useful for functional mapping of the epileptogenic motor area: a case report. *Epilepsia*. 38:245–248.

Yazawa S, Ikeda A, Kunieda T, et al. (2000). Human pre-supplementary motor area is active before voluntary movement: subdural recording of Bereitschaftspotentials from mesial frontal cortex. *Exp Brain Res*. 131:165–177.

第 25 章

立体脑电图在后头部癫痫中的应用

Stefano Francione，Alexandra Liava，Francesco Cardinale，著

一、前言

立体脑电图（stereo electroencephalography，SEEG）技术由 Bancaud 和 Talairach 在 1962 年提出，旨在通过立体定向技术策略性向颅内置入多触点电极，以达到记录颅内癫痫样电活动的目的。这种方法的概念是将癫痫发作描述为一个具有空间 - 时间组织的动态过程，通常具有多向性，其目的是研究发作时脑电图在不同节点的变化（解剖 - 电关系），以及这些变化对应的初始或继发临床表现（电 - 临床关系）（Talairach and Bancaud，1973）。根据这一概念，发作放电的起始区、最早被累及和参与的区域被认为是致痫区（epileptogenic zone，EZ），对这个区域进行外科切除可使发作得到完全控制。

SEEG 电极是根据置入前的假定致痫区放置的，包括发作起始区和癫痫发作期活动早期（快速）扩散的区域，目的是证实或否定置入前的假定。因此，SEEG 是一种解剖 - 电 - 临床的方法学，旨在验证术前关于致痫区位置和范围的明显一致的假设（Bancaud and Talairach，1965）。

制订置入方案首先要仔细分析已有的无创性检查资料，并评估下面三个方面。①准确评估主观及客观症状学病史；②仔细评估发作间期及发作期脑电的波形和定位，并与同期临床表现结合分析；③评估电临床结果是否能用磁共振（magnetic resonance imaging，MRI）上可能存在的异常结构解释。在可能获益于外科手术的前提下，任何临床、影像（如果有异常存在）、电生理资料之间的不一致都是 SEEG 评估的指征。Bancaud 和 Talairach 所强调的工作假设是癫痫发作模式的概念（Bancaud and Talairach，1965），临床上的发作症状学必须视为一个整体，割裂地分析发作症状可能会导致错误的解释。

SEEG 的优点包括可以记录深部皮质结构，对假定的致痫病灶的内在电活动进行采样，在可能的多灶性发作的情况下探查双侧半球，对皮质和皮质下结构进行神经生理学定位，识别发作期放电募集与传播所依赖的病理连接网络以及因此而产生的临床症状学特征等。因此，SEEG 并无标准化的电极置入方案能够直接套用，每个方案都是针对患者的不同疾病特点及不同需求而个体化制订，从不会把一个患者的方案原封不动地应用到另一个患者身上。

二、SEEG 在后头部癫痫中的应用

后头部癫痫（posterior cortex epilepsies，PCEs）的致痫区范围判定尤为复杂。PCE 即起源于顶枕叶及其与颞叶交界区的癫痫，这一部位癫痫往往缺乏特异性临床发作模式（Bancaud，1969；Williamson et al.，1992；Boesebeck et al.，2002；Bartolomei et al.，2011）。PCE 的发作期症状因电传导途径不同而非常多样，并且很容易被错误定位到前部皮质区，部分原因是与颞叶在解剖和功能上的毗连性，但也由于与额叶的快速连接。事实上，起源于后头部的癫痫发作能够通过多条通路广泛传播，致使继发部位的症状更为典型突出，最终导致错误定位于“假致痫灶”（Jayakar et al.，1991）。

文献已经强调了顶叶癫痫症状学的误导性（Blume et al.，1991；Salanova et al.，1995；Ristic et al.，2012；Francione et al.，2015）。事实上，顶叶发作表现出多种发作表现，如局灶性强直发作和伴有自动症的发作，这反映出癫痫发作迅速扩散到顶叶以外的额叶区域或颞叶边缘系统结构。

枕叶癫痫发作也同样多变地向额叶或颞叶内侧结构双侧或独立地扩散，也因此被误判为颞叶癫痫或多灶性癫痫。经证实枕叶起源的癫痫

发作的普遍临床模式是颞叶模式(Salanova et al.,1992; Williamson et al.,1992; Blume et al.,2005; Binder et al.,2008; Tandon et al.,2009; Jobst et al.,2010; Liava et al.,2014),大多数以自主神经或植物神经症状及口咽自动症为特点。额叶模式则要少见一些(Ludwig and Ajmone-Marsan,1975),主要包括头部轴性偏转及随后的偏侧阵挛或偏转发作。

此外,多项研究还强调了头皮脑电图在 PCE 中定侧和定位上的局限性(Williamson et al.,1992; Kim et al.,2004a; Blumeet al,2005; Jobstet al,2010),这与枕叶起源的发作迅速传导至相邻脑区有关(Blume et al.,2005),或因为枕叶大部分被包埋,使得识别和精确定位发作间期放电颇具挑战性(Tandon et al.,2009)。此外,导致 PCE 的大量潜在致痫性病变为相对局限但界限不清晰的皮质发育不良(Liava et al.,2014),这类病变可能存在多灶的功能障碍和传导通路划分不清(Duchowny,2009),也可能与重要功能区混在一起。

在这方面,准确定位后头部皮质的致痫区极其困难,无创性信息往往不足以制订手术计划,只有在有创性检查的指导下,量身定制的手术才有较高的治愈机会。在单个脑叶内放置电极在 PCE 中极为罕见;可能的探查目标不仅包括枕叶、顶叶和后颞叶(根据放电的优先发作扩散模式),还包括外侧裂上、下区域。

考虑到要探索的结构的选择,以及电极的位置和数量都应个体化确定,对大脑后部起源癫痫的探索可按示意图分为三种主要模式。

1. 后头部模式　包括顶上小叶、顶内沟、角回和缘上回、楔前叶、舌回、楔叶、距状皮质、梭状回、枕颞顶交界区和后扣带回。

2. 颞叶 - 后头部模式　当置入假设超出了上述大部分结构时,还需考虑颞叶内侧结构、后岛叶、颞叶基底部以及颞叶的上、中、下脑回。

3. 中央区 - 后头部模式　这一模式中,除了后头部模式中的大部分结构外,还须探查中央后回、中央前回、岛盖(顶盖、颞盖和额盖)、额下回、后岛叶、扣带回(后部、中部及前部)。

本章节中,笔者将引用意大利米兰 Claudio Munari 癫痫外科中心的一组后头部癫痫患者数据以进一步阐述本节内容。

三、患者资料及研究方法

(一) 入组标准

我们回顾性分析了自 1996 年 5 月—2013 年 5 月于 Munari 中心接受手术的 1 356 名药物难治性局灶性癫痫患者。所有资料都前瞻性地存储在一个自制的关系数据库(home-made relational database)中。在这些患者中,652 例接受了局限于颞叶的致痫灶切除,在余下的 704 例患者中,我们根据以下标准选择纳入本研究的患者。

1. 手术切除的部位包括枕叶和顶叶,单独切除或包括颞叶合并切除。

2. 术后随访至少 12 个月。

(二) 分组

最终纳入了 208 名患者。我们对这 208 名患者进行了整体分析,然后将其细分为两组进行分析:①在 SEEG 评估后接受手术的患者(SEEG 组);②在未进行任何有创性术前评估的情况下接受手术的患者(非 SEEG 组)。

(三) 术前诊断

所有研究对象都接受了个性化的术前诊断方案。①视频脑电监测;②专用序列的高分辨率 MRI(Colombo et al.,2003; Cossu et al.,2005; Cardinale et al.,2013),必要时加做功能磁共振;③根据患者年龄采用标准化测试进行神经心理学评估。

(四) 分类

在无创性数据不一致或无法确定致痫区的情况下,则进行 SEEG 评估。在本研究中,发作期电生理模式以及头皮脑电图上的发作间期活动根据其侧向性和范围分为以下几类:①局灶型(localized):不超过两个相邻电极的范围;②脑区型(regional):包含后 1/4 脑区内的多个电极;③双侧后头部型(posterior bilateral):范围涉及双侧后 1/4 脑区者;④仅可定侧型(only-lateralizing):涉及一侧半球的多个电极;⑤双侧半球或弥漫型:涉及双侧半球的多个电极。

四、结果

208 例患者中,113 例患者接受了 SEEG 置入(SEEG 组,54.3%),95 例患者未进行有创性术前评估下的手术治疗(非 SEEG 组)。

表 25-1 总结了整体患者和这两组患者的一般特征。

表 25-1 行后头部癫痫手术的患者情况(1996 年 5 月—2013 年 5 月)

	病人总数(208 例)	SEEG 组(113 例)	非 SEEG 组(95 例)
发病起始年龄(范围)	6.8 岁(0—33 岁)	7.6 岁(0—24 岁)	6 岁(0—33 岁)
<16 岁	193(93%)	104(92%)	89(94%)
≥16 岁	15(7.2%)	9(8%)	6(6.3%)
平均手术年龄	22.4 岁(1—60 岁)	26 岁(2—53 岁)	18.14 岁(1—60 岁)
平均癫痫病程	15.5 岁(0—53 岁)	18.5 岁(1—44 岁)	12 岁(0—53 岁)
成人 / 儿童	125(60%)/83(40%)	84(74%)/29(26%)	41(43%)/54(57%)
男性 / 女性	128(61.5%)/80(38.5%)	69(61%)/44(39%)	59(62%)/36(38%)
家族史	42(20%)	24(21%)	18(19%)
个人史	66(32%)	40(35%)	26(27%)
视野缺损	38(18.3%)	21(18.6%)	17(17.9%)
同向性偏盲	19(9%)	8(7%)	11(11.6%)
眼球运动障碍	20(9.6%)	8(6.5%)	12(12.6%)
利手侧别			
右利手	158	88	70
左利手	35	22	13
双利手	5	2	3
无法定侧	10	1	9

癫痫发作的平均年龄为 6.8 岁,93% 的患者在 16 岁之前出现癫痫发作。41 例表现出了神经功能障碍,其中 17 例为不同程度的偏瘫,6 例出现运动障碍,6 例出现轻微神经系统体征。20 例患者存在眼球运动障碍,主要表现为致痫半球对侧眼睛的内斜视,38 例患者存在视野缺损,21 例患者无法完成视野检查。

在 20% 的人群中发现了阳性的癫痫家族史,在两组人群的分布几乎相等。而 32% 的患者中存在个人病史,包括围生期缺血缺氧性损伤(34 例)、母孕期并发症如先兆流产(12 例)和之前的脑部手术(11 例)。SEEG 组的这个比例要略高于非 SEEG 组。

电临床特点总结于表 25-2。在 SEEG 组中,患者的主观发作表现、多种先兆、颞叶发作模式和夜间发作的频率略高;而在非 SEEG 组中,痉挛发作和儿童患者占多数。然而,这些差异并不显著。在头皮脑电图结果方面,可识别的发作间期和发作期脑电图定位特征足以使患者无须进行有创性评估(分别为 P=0.003 8 和 P=0.000 1),同时还观察到背景不对称的趋势(P=0.094 6)。SEEG 组的发作间期和发作期放电更经常出现双侧皮质的后 1/4 部分,也包括脑电图仅定侧的模式,但在 SEEG 组中经常出现脑区性的发作期模式(P=0.003 8 和 P=0.000 1)。

在影像学方面,大多数 MRI 有孤立的脑叶或亚脑叶可识别病灶的患者无须 SEEG 程序即可进行手术,而所有影像学阴性或可疑的患者都进行了有创性记录(表 25-3)。此外,切除范围局限于枕叶解剖范围内的大部分患者都未接受 SEEG 评估,而切除范围局限于顶叶的患者中 59.3% 接受了有创性评估。在受益于局限性枕颞叶切除术的患者中——即包括邻近枕叶的颞叶和 / 或顶叶皮质的有限区域——有 60% 接受了 SEEG 检查,而在受

表 25-2　行后头部癫痫手术患者的电临床特点（1996 年 5 月—2013 年 5 月）

	病人总数（208 例）	SEEG 组（113 例）	非 SEEG 组（95 例）
发作频率			
高（≥25 次 / 月）	106（51%）	55（49%）	51（54%）
中（8~24 次 / 月）	54（26%）	38（34%）	16（17%）
低（≤7 次 / 月）	48（23%）	20（17%）	28（29%）
癫痫持续状态	19（9%）	12（10.6%）	7（7.4%）
先兆	138（66%）	81（74%）	57（60%）
视觉先兆	64	35	29
躯体感觉先兆	39	26	13
精神先兆	26	14	12
内脏感觉	16	9	7
眩晕	13	9	4
头部感觉先兆	8	5	3
听觉先兆	10	7	3
多种先兆并存	40（19%）	25（22%）	15（16%）
发作模式			
额叶模式	99（47.6%）	52（46%）	47（49.5%）
颞叶模式	99（47.6%）	58（51%）	41（43%）
痉挛	10（4.8%）	3（2.6%）	7（7.4%）
继发全面性发作	62（30%）	34（30%）	28（29.5%）
夜间性发作	25（12%）	16（14%）	9（9.5%）
脑电背景不对称	104（50%）	50（44%）	54（57%）
发作间期脑电			
局灶型	33（16%）	10（9%）	23（24%）
脑区型	83（40%）	49（43%）	34（36%）
仅可定侧型	38（18%）	24（21%）	14（15%）
双侧后头部型	16（8%）	13（12%）	3（3%）
定灶错误	21（10%）	9（8%）	12（13%）
定侧错误	2（1%）	2（2%）	0
双侧半球 / 弥漫型	13（6%）	6（5%）	7（7%）
正常	2（1%）	0	2
发作期脑电	（186 例）	（113 例）	（73 例）
局灶型	52（28%[a]）	15（13.3%）	37（51%[a]）
脑区型	93（50%）	68（60.2%）	25（34%）
仅可定侧型	16（9%）	13（11.5%）	3（4%）
双侧后头部型	9（5%）	7（6.2%）	2（3%）
定灶错误	9（5%）	5（4.4%）	4（5.5%）
定侧错误	1（0.5%）	1（0.88%）	0
双侧半球 / 弥漫型	6（2.5%）	1（0.88%）	5（6.6%）

a. 该比例基数不是该组总人数，而是该组中有发作期脑电者

表 25-3　行后头部癫痫手术患者的影像、手术及病理情况（1996 年 5 月—2013 年 5 月）

	病人总数（208 例）	SEEG 组（113 例）	非 SEEG 组（95 例）
磁共振			
阳性	179	84	95
单脑叶 / 脑叶局部	90	32（28%）	60（63%）
多脑叶	82	49（43%）	33（35%）
多处病灶	7	3	4
存疑	10	1	0
阴性	19	19	0
手术类型[a]			
Ct	28	28	0
Ct+Lt	73	41	32
Ct+Lp	42	32	10
Lt	28	2	26
Lp	6	1	5
Dt	10	1	9
C+Dt	9	3	6
C+Lt+Dt	6	2	4
C+Lp+Dt	6	3	3
病变的部分切除	54（26%）	36（32%）	18（19%）
手术侧别：左 / 右	95/113	50/63	45/50
手术切除范围[b]			
O	13	2	11
P	59	35	24
PT	13	11	2
OP	9	6	3
OT	20	13	7
TO	49	24	25
OTP p	14	12	2
OTP g	31	9	22
行 2 次开颅手术	6	6	0
病理结果			
FCD	89（43%）	56（49.5%）	33（35%）
1 型 /2 型 /3 型	30/50/9	23/25/8	7/25/1
肿瘤	44（21%）	12（11%）	32（34%）
胶质神经元混合 / 其他	41/3	12/0	29/3
瘢痕脑回 / 脑外伤遗留	6（3%）/ 7（3.5%）	4（3.5%）/ 5（4.5%）	2（2%）/ 2（2%）
胶质增生及其他非特异性改变	38（18%）	30（26.5%）	8（8%）
其他	24（11.5%）	6（5%）	18（19%）

a. Ct. 脑皮质裁剪切除；Lt. 病变完全切除；Lp. 病变部分切除；Dt. 离断手术

b. O. 枕叶；P. 顶叶；T. 颞叶；I. 岛叶；C. 中央区；p. 裁剪性局灶切除；g. 大范围切除

益于扩大的枕颞叶切除和/或离断患者中，有68%的没有接受SEEG评估。6名患者接受了第二次手术，均来自SEEG组。在SEEG组中，MRI可识别异常的次全切除术更常见(32%对19%)。在SEEG组中，Ⅰ型局灶性皮质发育不良(FCD)占多数，而在无须进行有创性评估的患者中，Ⅱ型局灶性皮质发育不良和肿瘤病变则更为常见。

术后永久性神经损伤见于43%的患者中，主要表现为不同程度的视野缺损(21%为术后出现的同向性偏盲)，1例患者发展为梗阻性脑积水(表25-4)。SEEG组出现2例手术并发症，但未遗留永久性后遗症：1例在电极置入后出现了颅内血肿，导致患者出现短暂的局部感觉功能障碍，另一例出现了梗阻性脑积水。整组患者的术后癫痫发作结果令人满意(Engel Ⅰ级：69.7%)，非SEEG组的结果更好一些(Engel Ⅰ级：80% vs 61%，P=0.003 9)

表25-4　行后头部癫痫手术预后情况(1996年5月—2013年5月)

	病人总数(208例)	SEEG组(113例)	非SEEG组(95例)
Engel预后分级			
Ⅰ级	145(69.7%)	69(61%)	76(80%)
Ⅰa/Ⅰb/Ⅰc/Ⅰd	119/8/9/9	52/4/6/7	67/4/3/2
Ⅱ级	21(10%)	17(15%)	4(4%)
Ⅱa/Ⅱb	15/6	12/5	3/1
Ⅲ级	26(12.5%)	14(12.4%)	12(12.6%)
Ⅳ级	16(7.7%)	13(11.5%)	3(3.1%)
抗癫痫药物			
术后停用	63(30.3%)	30(26.5%)	33(34.7%)
术后减少	98(47.1%)	53(47%)	45(47.3%)
同术前	43(20.7%)	26(23%)	17(18%)
再次开始用药	3(1.4%)	3(2.6%)	0
术后出现的功能缺失			
视野缺损	90(43.2%)	60(53%)	30(31.5%)
同向性偏盲	44(21%)	26(23%)	18(19%)
神经科并发症	1(0.5%)	1(0.9%)	0

SEEG置入模式示于表25-5。超过50%的患者(66例)应用了颞叶-后头部置入模式。这组患者大部分影像学阴性，主诉中多有视觉及听觉先兆，多表现为颞叶发作模式，并且较少出现继发全面性发作。头皮脑电图方面，超过50%患者表现出不对称的背景活动和同侧脑区性分布的放电，以及更频繁的双侧后头部的发作间期异常放电。在这组患者中，枕颞叶切除为最常见的手术类型，其次是局限性及扩大的枕颞顶切除。

中央区-后头部置入模式的27例患者几乎全部接受了顶叶切除(单纯顶叶内切除占70%，顶枕叶切除占11%)。此外，仅有1名本组患者磁共振为阴性，大部分患者表现为额叶发作模式并且多出现继发全面性发作，而躯体感觉和眩晕等主观表现则更为常见。至于后头部置入模式(20例患者)，精神和头部先兆更多见。发作间期脑电很少有能定位的发现，而错误定位的特征和仅能定侧的模式占主导地位。这组患者也多采用了单纯顶叶切除的手术方案，没有进行扩大切除。

最终，我们分析该系列病人时，又以2006年1月这一时间点为界分成两组，排除了接受过两次手术的6例病人(表25-6，表25-7)。时间点以前的那组患者(95例)中，73%在术前接受了SEEG评估，而时间点以后的那组患者(107例)，这一比例为35.5%。尽管后一组患者无论是否进行SEEG，Engel Ⅰ级的患者都有所增加，但两组患者的结果几乎相当。

表 25-5　行后头部癫痫手术患者的 SEEG 埋藏模式(1996 年 5 月—2013 年 5 月)

	颞叶 - 后头部组(66 例)	中央区 - 后头部组(27 例)	后头部组(20 例)
儿童 / 成人	17(26%)/49	6(22%)/21	6(30%)/14
术前视野缺损情况			
同向性偏盲	5(7.6%)	2(7.4%)	1(5%)
同象限偏盲			
下半象限	2(3%)	3(11%)	1(5%)
上半象限	4(6%)	0	2(10%)
无法测定	2(3%)	2(7.4%)	0
磁共振结果			
阳性	44(66.7%)	26(96.3%)	14(70%)
单脑叶 / 脑叶局部	12(18.2%)	13(48%)	7(35%)
多脑叶	30(45.5%)	13(48%)	6(30%)
多处病灶	2(3%)	0	1(5%)
存疑	6(9%)	1(3.7%)	3(15%)
阴性	16(24.3%)	0	3(15%)
发作类型			
额叶模式	31(32%)	20(74%)	11(55%)
颞叶模式	43(65%)	7(26%)	9(45%)
痉挛	2(3%)	0	0
继发全面性发作	11(17%)	14(52%)	9(45%)
先兆	(48 例患者)	(17 例患者)	(16 例患者)
视觉先兆	29(60%[a])	2(12%[a])	5(31%[a])
躯体感觉先兆	12(25%)	11(65%)	4(25%)
精神先兆	8(17%)	1(6%)	5(31%)
内脏感觉	6(12%)	2(12%)	1(6%)
眩晕	4(8%)	4(24%)	1(6%)
头部感觉先兆	3(6%)	0	3(19%)
听觉先兆	5(10%)	1(6%)	1(6%)
多种先兆并存	15(31%)	5(29%)	5(31%)
发作间期脑电			
局灶型	6(9%)	3(11%)	1(5%)
脑区型	31(47%)	12(44%)	6(30%)
仅可定侧型	11(17%)	5(18.5%)	8(40%)
双侧后头部型	9(14%)	2(7.5%)	2(10%)
定灶错误	3(4.5%)	3(11%)	3(15%)
定侧错误	1(1.5%)	1(4%)	0
双侧半球 / 弥漫型	5(8%)	1(4%)	0
正常	0	0	0
背景不对称	34(51.5%)	8(30%)	8(40%)
发作期脑电			
局灶型	8(12%)	4(15%)	3(15%)
脑区型	38(57%)	18(67%)	12(60%)
仅可定侧型	10(15%)	1(4%)	2(10%)
双侧后头部型	4(6%)	1(4%)	2(10%)
定灶错误	4(6%)	0	1(5%)
定侧错误	0	1(4%)	0
双侧半球 / 弥漫型	2(3%)	2(8%)	0

续表

	颞叶 - 后头部组(66 例)	中央区 - 后头部组(27 例)	后头部组(20 例)
SEEG 侧别			
左侧	24(36%)	12(44.5%)	9(45%)
右侧	37(56%)	12(44.5%)	9(45%)
双侧	5(8%)	3(11%)	2(10%)
行两次 SEEG 手术侧别	1(1.5%)	1(1.5%)	0
左侧	27(41%)	13(48%)	10(50%)
右侧	39(59%)	14(52%)	10(50%)
行两次开颅手术	4(6%)	2(8%)	0
手术切除范围[b]			
O	1(1.5%)	1(4%)	0
P	5(8%)	19(70%)	11(55%)
PT	8(12%)	1(4%)	2(10%)
OP	3(4.5%)	3(11%)	0
OT	12(18%)	0	1(5%)
TO	20(30%)	1(4%)	3(15%)
OTP p	8(12%)	1(4%)	3(15%)
OTP g	9(14%)	1(4%)	0
Engel 预后分级			
Ⅰ级	38(57.5%)	17(63%)	14(70%)
Ⅰa/ Ⅰb/ Ⅰc/ Ⅰd	30/3/1/4	12/1/4/0	10/0/1/3
Ⅱ级	11(16.7%)	5(18.5%)	1(5%)
Ⅲ级	10(15.2%)	3(11.1%)	1(5%)
Ⅳ级	7(10.6%)	2(7.4%)	4(20%)

a. 该比例基数不是该组总人数，而是该组中有先兆的患者数

b. O. 枕叶；P. 顶叶；T. 颞叶；I. 岛叶；C. 中央区；p. 裁剪性局灶切除；g. 大范围切除

表 25-6　于 1996—2005 年行后头部癫痫手术患者(95 例)

	SEEG 组(69 例，占 73%)	非 SEEG 组(26 例，占 27%)
达到 Engel Ⅰ级预后	40(58%)	20(77%)
Ⅰa+ Ⅰc	21	19
未达到 Engel Ⅰ级预后	29	6

表 25-7　于 2006 年至 2013 年间行后头部癫痫手术患者(107 例)

	SEEG 组(38 例，占 35.5%)	非 SEEG 组(69 例，占 64.5%)
达到 Engel Ⅰ级预后	24(63%)	56(81%)
Ⅰa+ Ⅰc	22	51
未达到 Engel Ⅰ级预后	14	13

五、讨论

起源于顶枕叶，包括(解剖和功能上)与之相邻的颞叶的癫痫，在局灶性癫痫中仅占 小部分(Boesebeck et al.，2002)。PCE 在临床和术中所表现出的低比例，要归因于其复杂的临床症状学，因此，很难精确定位后头部致痫区。我们所报道的这 208 例接受手术的 PCE 患者，仅占我中心同期接受手术的药物难治性癫痫患者总数的 15.3%。

在我们报道的这组病例中，93% 的患者在 16 岁以前初次发作，表明 PCE 主要是一个儿童综合征。然而，本组儿科患者的比例却相对较低(占所有病例的 40%，SEEG 组中的 26%)，这可能是因为从癫痫发病到手术治疗之间通常需要相当长的时间(Berg et al.，2003)，也可能是因为在日常实践中，很大一部分神经科医生仍然认为幼儿不适合

手术治疗（Hakimi et al.，2008 年）。这种情况在难以定位的推测是颞叶外癫痫中尤为明显。在这方面，我们强调 SEEG 对所有 2 岁以上的幼儿来说都是一种耐受性良好的手术（Guenot et al.，2001；Cossu et al.，2005）。此外，考虑到在儿科人群中进行功能性神经放射学检查的难度，SEEG 是一种重要的诊断工具，可使一些最复杂的年轻患者通过量身定制的切除手术得到治疗和治愈（Cossu et al.，2012；Taussig et al.，2014）。此外，及时将儿童转诊进行手术可提高手术成功的概率，并改善智力发育（Freitag and Tuxhorn，2005；Vendrame et al.，2009）。

在本系列研究中，大部分患者（54.3%）须进行有创性记录，这证实了后头部癫痫致痫区定位的困难。特别是在缺乏头皮脑电图定位特征的情况下，这种情况更为明显；事实上，在非 SEEG 组中，发作间期和发作期脑电图有良好定位特征模式的患者占多数，这在统计学上有显著差异。关于手术切除范围，严格局限于枕叶切除的患者中没有接受 SEEG 评估的人数明显较多。事实上，对于经过精心挑选的影像学枕叶病变界限明显的患者，其病变位置与电 - 临床信息一致，无须进行有创性术前评估即可获得极佳效果（Liava et al.，2014）。另一方面，“单纯”顶叶癫痫即使存在磁共振可识别的病灶，其精确定位也往往需要进行有创性检查，一方面是因为症状学上很容易误导，另一方面是需要进行感觉运动区的功能定位（Francione et al.，2015）。

每个病例的切除范围，都应根据解剖 - 电 - 临床提供的证据进行个体化量身定制。然而，31 例患者受益于枕颞顶扩大切除和 / 或离断，其中 68% 并未接受 SEEG 评估。在受益于扩大切除的病例中，最常见的影像学异常室半 - 偏侧巨脑回（hemi-hemimegalencephaly，即后 1/4 脑区的巨脑）和瘢痕脑回。这些影像学发现与脑电图、临床和神经心理学特征一致，因此无须进行有创性术前评估，但总体结果仍然令人满意（21 例中的 14 例即 67% 无癫痫发作）。

另一方面，更多受益于局限性切除术的患者接受了 SEEG 手术（60%），后者包括邻近枕叶的颞叶和 / 或顶叶皮质的局限性区域。这是因为大多数潜在病变表现为相对“局限”的皮质发育不良（FCD），其边界经常难以界定，并且可能与功能区重叠。值得注意的是，在 SEEG 组中，FCD Ⅰ型占多数，而在无须进行有创性评估的患者中，FCD Ⅱ型更为常见。此外，在 MRI 表现为多脑叶巨大病变，但电 - 临床特征提示致痫区可能更为局限，SEEG 有助于指导限局性切除术。

尽管多个脑区的切除方案很靠近核心功能区，但并未出现永久性的感觉运动障碍。这可能要归功于通过颅内电极刺激能够确定功能皮质以及皮质下的白质纤维传导束。

关于术前需要进行有创性记录的 113 名患者，我们应始终牢记，采样结构的选择完全是因人而异的，而且是基于个体患者的优先发作传导路径，但我们还是要概括一下所采用的三种主要置入策略的特点。

（一）颞叶 - 后头部模式（66 例患者）

参见病例 25-1

在枕颞部受累的病例，这种置入模式旨在区分枕叶而非颞叶为发作起始区，并评估枕颞通路中从后向前或反向的发作优先扩散路径。整体而言，枕颞关系如下所述：

1. 完全或明显主要是枕叶发作起始，颞叶 - 边缘系统受累是由于发作期放电通过枕颞通路传播所致。

2. 枕颞同时发作起始，枕部和颞部皮质区域均参与癫痫发作的产生，因此属于致痫区。

3. 患者完全或明显为颞叶发作起始，这表明颞区与患者的癫痫最相关，尤其在枕叶没有结构性病变的情况下（Palmini et al.，1993）。事实上，在我们最初的 1 356 名患者中，有 20 名患者（不包括在本系列 PCE 患者中）接受了颞叶 - 后头部置入模式的 SEEG 评估，并从仅限于颞叶的切除术中获益。

事实上，一些主要的发作症状和体征可能优先指向后头部皮质或颞叶边缘系统。术前即存在的视野缺损、视觉先兆，发作早期出现的眼球运动，诸如强直或阵挛性的眼球偏转、眼球旋转、早期双侧眨眼、眼球被动运动或牵拉感等通常表明发作起源于枕叶。相反地，非常早出现的腹部感觉或听觉先兆、记忆错觉或早期口咽自动症则提示发作起始区位于新皮质和 / 或颞叶边缘系统结构。至于主观视觉症状，一般认为较早出现的、单侧的简单视幻觉可以定位到枕叶（Penfield and Jasper，1954；Ludwig and Ajmone-Marsan，1975；Salanovaet al，1992；Williamson et al.，1992）。此外，对枕叶内侧面距状沟以上脑区进行皮质电刺激时，会引起对侧下半部视野的光幻视，而电刺激距状沟以下脑区则引起对侧上半部视野的光幻视(Munari et al.,1993；Lee et al.,2000)。而且刺激颞枕底面皮质会引起更为复杂的视幻觉(Bien et al.,2000；Lee et al.,2000；Jobst et al.,2010),通常包括梭状回与颞叶(或颞枕)的外侧皮质。而刺激颞枕底面皮质及顶下小叶,可以引起视错觉(Penfield and Jasper,1954)。发作期的黑矇则没有太大的定位价值,但是刺激枕颞及枕颞顶交界区的外侧面可导致黑矇和大面积视野缺损(Lee et al.,2000)。当症状和体征提示累及岛叶(如咽喉部运动及感觉异常并伴有自主的喉部摸索动作、喉咙紧缩感伴窒息、内脏痛温觉表现以及无杰克逊发作样扩展的感觉运动症状)或累及岛盖(如面部的强直或阵挛表现、构音障碍或运动性失语、味幻觉以及发作后面瘫等)时,无论出现在发作进程中的任何时间点,电极植入计划建议都要兼顾这两个脑区。

最后,在假定为后头部致痫区的情况下,如果出现影像学异常或术前同侧颞区棘波,则需要仔细评估同侧颞叶的致痫性。在这方面,我们强调一个事实,即头皮脑电图上的发作间期颞后放电是枕叶癫痫一个相对常见的发现(Salanova et al.,1992；Palmini et al.,1993)。这是因为枕叶向外侧和内侧颞叶结构有大量的投射。在缺乏颞叶影像学异常发现或非常早期即出现颞叶症状的情况下,这种脑电图发现不仅对于后头部致痫区的定位是一个负性的预后特征,而且当其他症状和体征指向枕叶时,还可以作为可能的枕叶致痫区的标记(Williamson et al.,1992；Jehi et al.,2009)。在我们的系列研究中,这一亚组患者中有很大一部分表现出视觉先兆和颞叶发作,而最常见的切除模式是枕颞叶切除术,其次是顶颞叶切除术,然后是不同程度的枕颞顶叶切除术。

病例 25-1

这是1例35岁女性患者,无家族史及明确个人病因。神经系统查体正常。除了存在选择性、中度的工作记忆障碍外,她的认知能力也很正常。右利手。9岁时一天内出现两次全面性发作而开始起病,表现为跌倒在地、眼球翻转及意识丧失,数分钟后缓解。随后患者开始服用抗癫痫药物。磁共振成像显示位于皮质和皮质下白质交界处的左侧额扣带回有一个小的、无对比增强的囊性病变,考虑为有占位效应的胚胎发育不良性神经上皮肿瘤(图 25-1A)。尽管多种药物联合治疗,患者每月仍有明显的全面性发作,每周有丛集的局灶性症状轻微的发作。后者有两种表现形式:第一种为自感心动过速,经常伴有恶心及左侧简单视幻觉,或是主要出现在左侧的视野模糊。发作开始时,患者还能发出预警并说话,之后会出现凝视、面色苍白、意识丧失和全身肌张力减退,有时会继发全身性发作。第二种表现为突然跌倒,随后肌张力增高,并有头及上肢的节律性抽搐,很少有心动过速的先兆。

发作间期脑电图示右侧顶 - 枕区慢波及偶有棘波,闭眼可出现双侧后颞顶枕区的棘慢波,常混杂快速类节律性电活动,有明显的右侧优势性(图 25-1B)。发作期脑电图在出现视觉先兆的同时,右侧后头部出现短暂的中等波幅快节律,并随后波及左侧后头部(图 25-1C)。

然而,磁共振上扫描到的左额病变并不与临床脑电结果相吻合,而是更加偏后。事实上我们定位到了一个位于顶内沟深部的非常局限的病灶,表现为皮质增厚,灰白质界限不清,白质中度高信号,考虑为Ⅱ型 FCD(图 25-1D)。

最终决定采用颞顶枕电极置入方案(图 25-1E),完成监测后得到如下结论。

1. 正常生理学　视觉皮质位于 V、O、J 电极的最深部触点,通过光刺激及低频、高频电刺激得到正常响应证实其生理功能。视觉联合皮质位于 E 电极深部触点以及 V 电极 L 电极的中部触点。位于 P 电极前方的初级感觉区没有得到典型的响应。

2. 间期电活动　最频繁最快速的发作间期放电位于 V 电极的中部及浅部触点,我们还发现大量的慢活动夹杂众多棘波与棘慢波,以及快活动放电,后者提示在此类电极触点水平存在皮质发育不良,但不是 MRI 显示异常的区域。

其次重要的间期放电异常涉及顶内沟处的电极(L、X、J 及 Z 电极),同样提示存在发育不良性病变,并与磁共振表现一致。最后,枕叶及颞叶内侧也可偶见异常电活动(图 25-1F)。

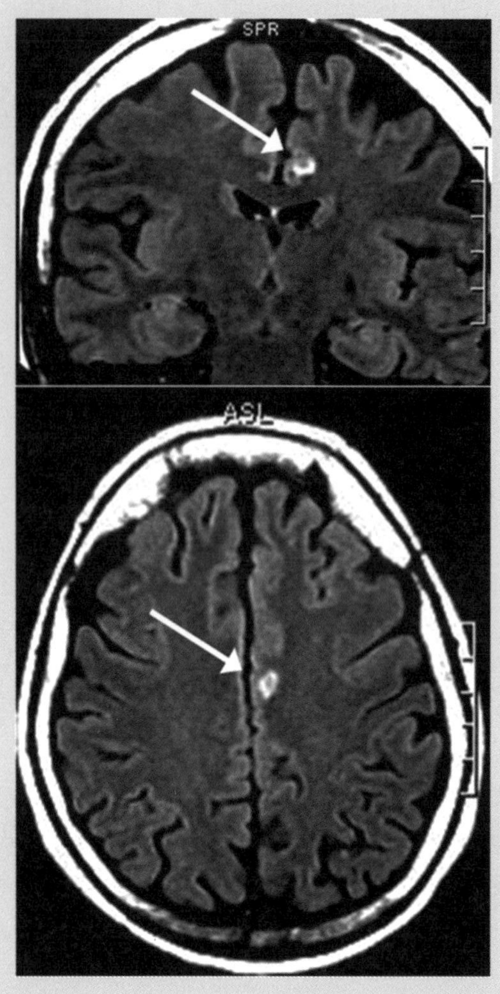

图 25-1A　术前磁共振可见位于左额扣带回的一个无强化的小囊性病变

3. 发作期电活动　枕顶部分电极的中部及浅部触点记录到大量临床下爆发性快活动放电，其持续时间及波幅多变。大多数情况下，枕外侧沟这些电活动要早于顶内沟。枕叶内侧可见较快、较多的临床下周期性放电，多为枕叶中间及外侧面传导所致。监测期间，患者有多次主诉感受，包括①左侧中央视野的彩色光芒及简单形状，②视野模糊伴热腹气上升感，③左侧视野的简单视幻觉伴心率过速。后者有时继而出现轻微的左上肢肌张力增高（图 25-1F 及 G）。患者同样出现了三次“大发作”，表现为视觉先兆伴心动过速，意识逐渐丧失，头左偏，左上肢肌张力增高，后全身肌张力增高，其中两次随后出现极度心动过缓及晕厥（图 25-1H 之（i）-（vi））。所有的发作起始均定位于枕顶皮质中间及外侧面，早期累及视觉皮质，并仅在最持久的发作中可见颞叶内侧及扣带回的累及。

4. 电刺激　根据我们的常规流程，一旦捕捉到惯常发作，之后就会对患者进行电刺激，即利用相邻两个触点，分别用低频（1Hz，脉宽 2ms，持续 30s）及高频（50Hz，脉宽 1ms，持续 5s）对皮质进行电刺激，以此确定感觉运动功能区及视觉功能区，并诱发患者惯常发作时产生的症状和体征。对视觉皮质进行高频电刺激，无论初级视觉皮质还是视觉联合皮质，都诱发出了类似患者惯常发作的视幻觉。对海马进行非常低波幅的高频刺激能够诱发出心动过缓。

5. 致痫区确定　症状产生区位于视觉皮质（初级视觉皮质及联合视觉皮质都涉及），发作期放电起始于枕顶交界皮质的背外侧面，与磁共振上发现的疑似发育不良性病变有密切关系。经常继发抽搐性晕厥的极度心动过缓，似乎是发作传导至边缘系统结构所致，这点在电刺激中得以证实。

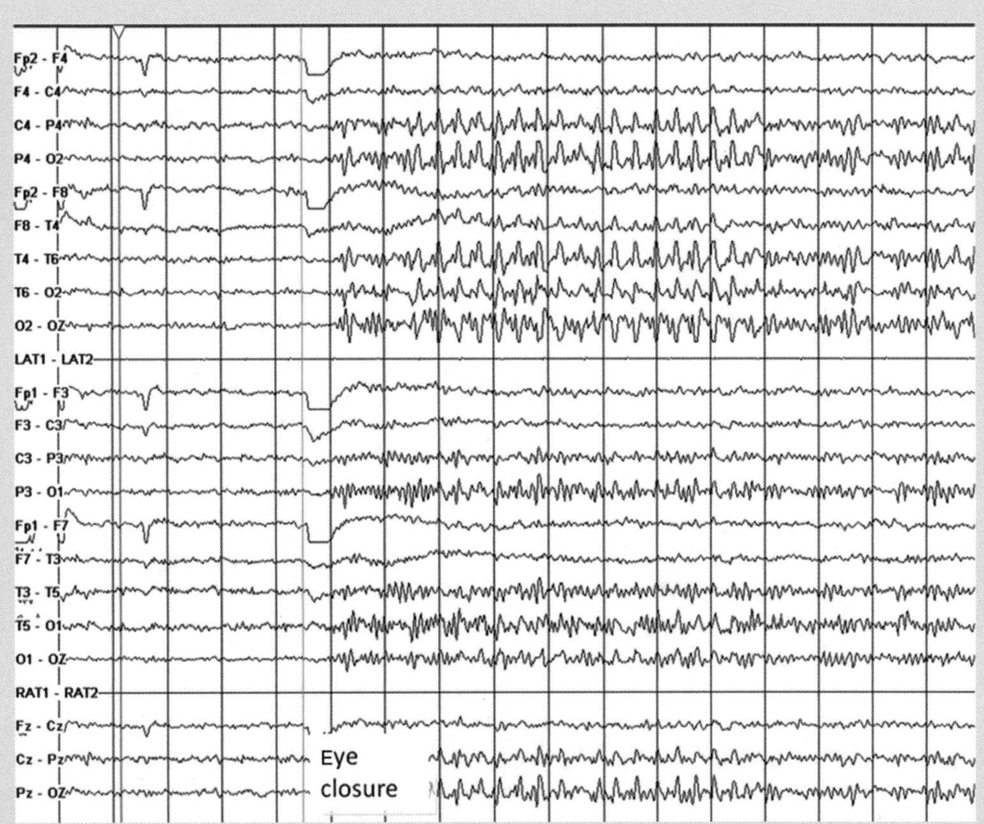

图 25-1B 发作间期脑电示右侧顶枕区慢波及偶见尖波，闭眼后可诱发出双侧颞顶枕区的尖慢波，右侧著

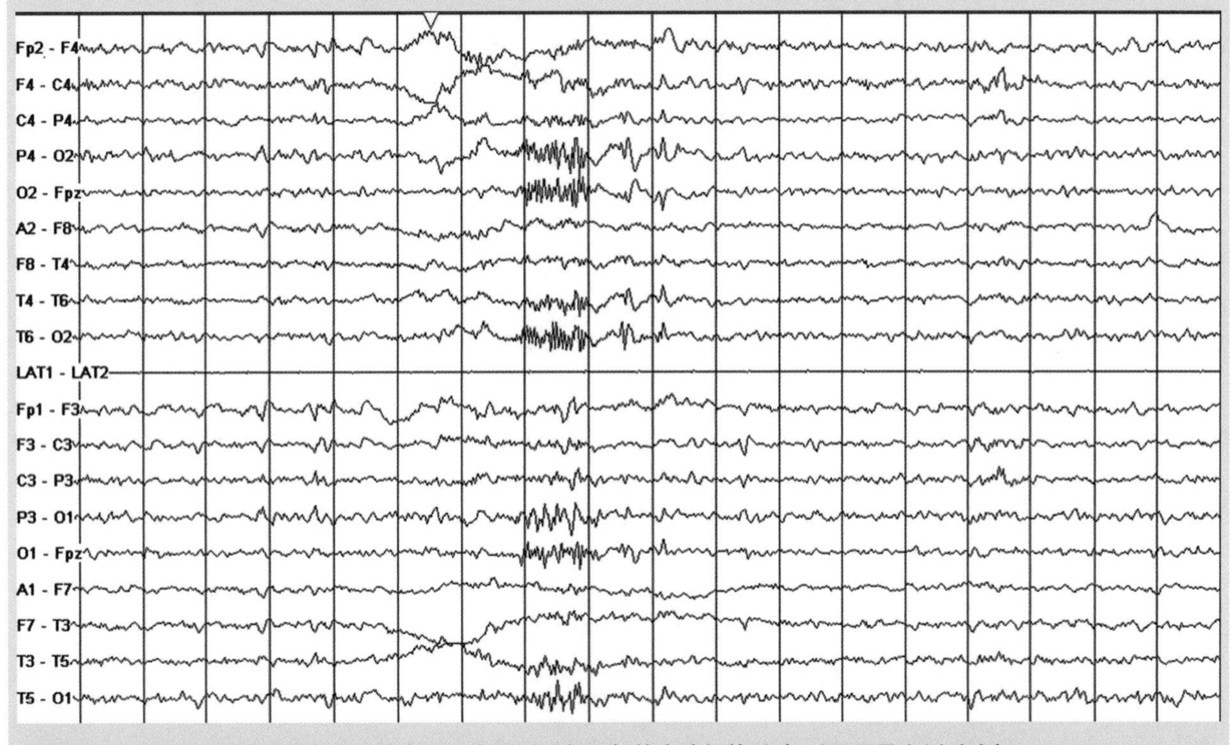

图 25-1C 视觉先兆同期的发作期脑电可见右侧后头部短暂的中波幅快活动，继而累及左侧后头部

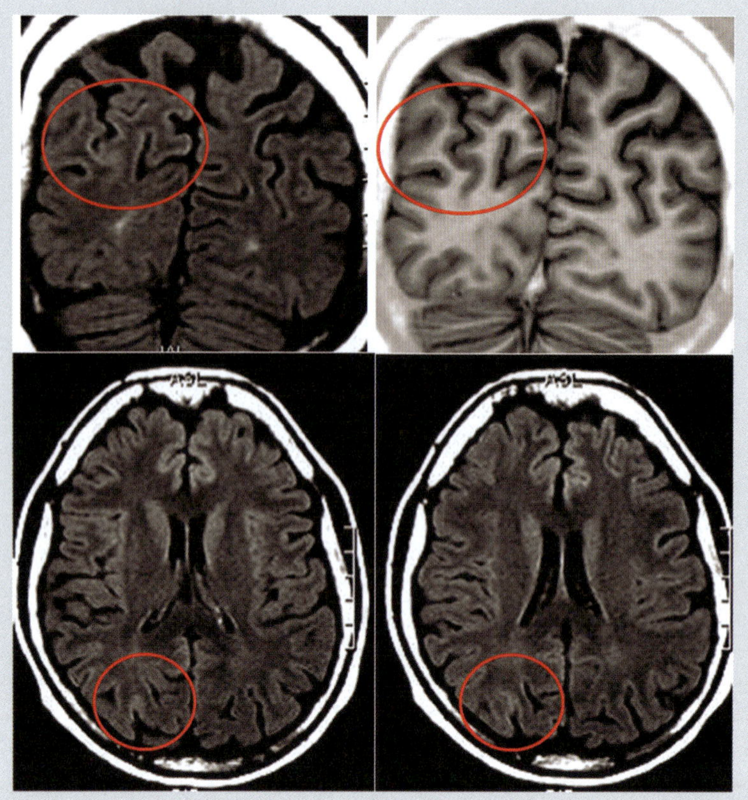

图 25-1D 术前 MRI 的重新评估显示一个位于顶内沟深部的病灶，表现为皮质增厚，灰白质界限不清，白质轻度高信号，考虑为 FCD Ⅱ型

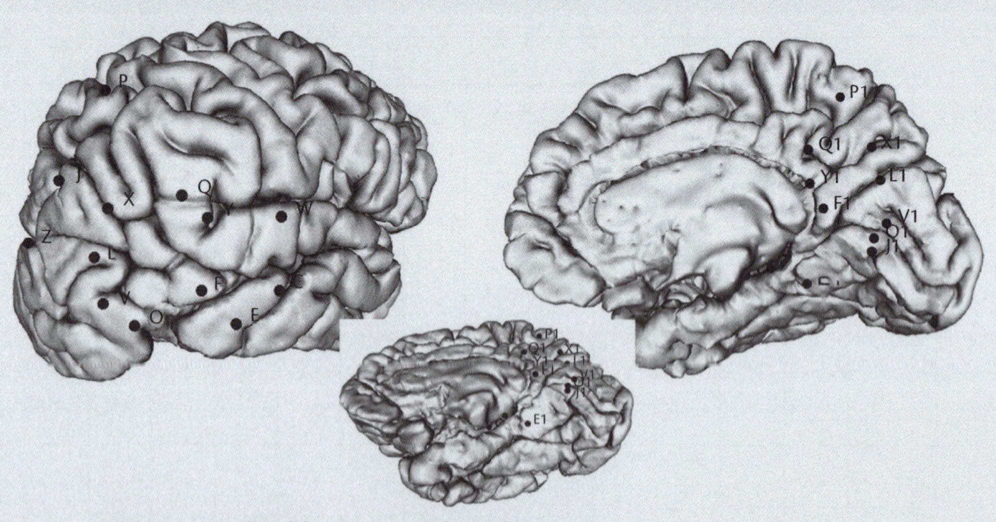

C电极：C1-4：海马中部，C7-12：颞中回中部；
E电极：E1-3：海马旁回，E4-9：颞下回；
F电极：F1-4：扣带回，压后皮质，F12-16：颞中回后部；
J电极：J1-2：枕叶底面，J3-4：距状沟旁皮质，J8-10：顶内沟，J12-14：顶下小叶；
L电极：L1-5：楔叶前部，L7-10：顶内沟（病变），L11-14：枕上回；
O电极：O1-4：距状皮质下部，O11-14：枕中回；
P电极：P1-2：中央旁小叶后部，P6-10：顶上小叶；
Q电极：Q1-4：扣带回，顶叶，Q13-17：缘上回；
V电极：V1-5：距状皮质上部，V10-14：枕上回；
W电极：W1-4：颞横回，W5-8：颞上回；
X电极：X1-2：楔前叶，X7-10：顶内沟，X11-13：顶下小叶；
Y电极：Y1-3：扣带回，顶叶，Y14-15：颞上回后部；
Z电极：Z1-3：海马旁回，Z12-15：顶内沟，Z17-18：枕上回。

图 25-1E 该患者颞顶枕区的 **SEEG** 置入

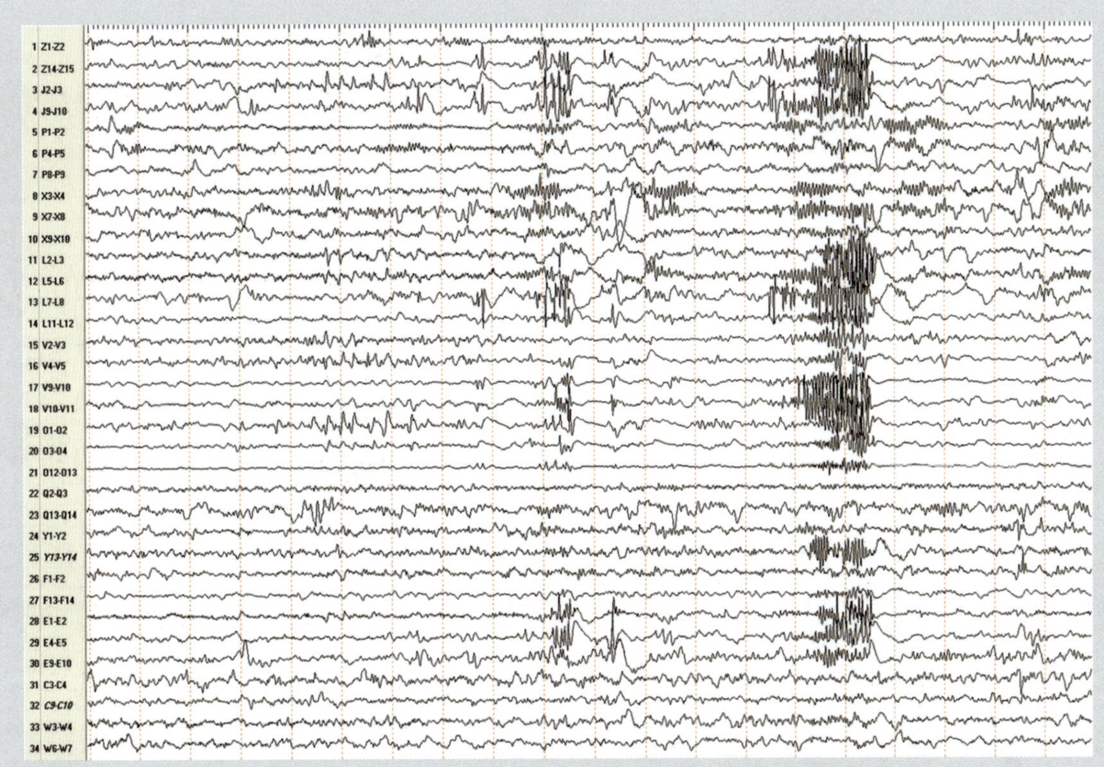

图 25-1F　SEEG 示发作间期枕上回(V 电极)及顶内沟(L、X、J 及 Z 电极)的快速放电

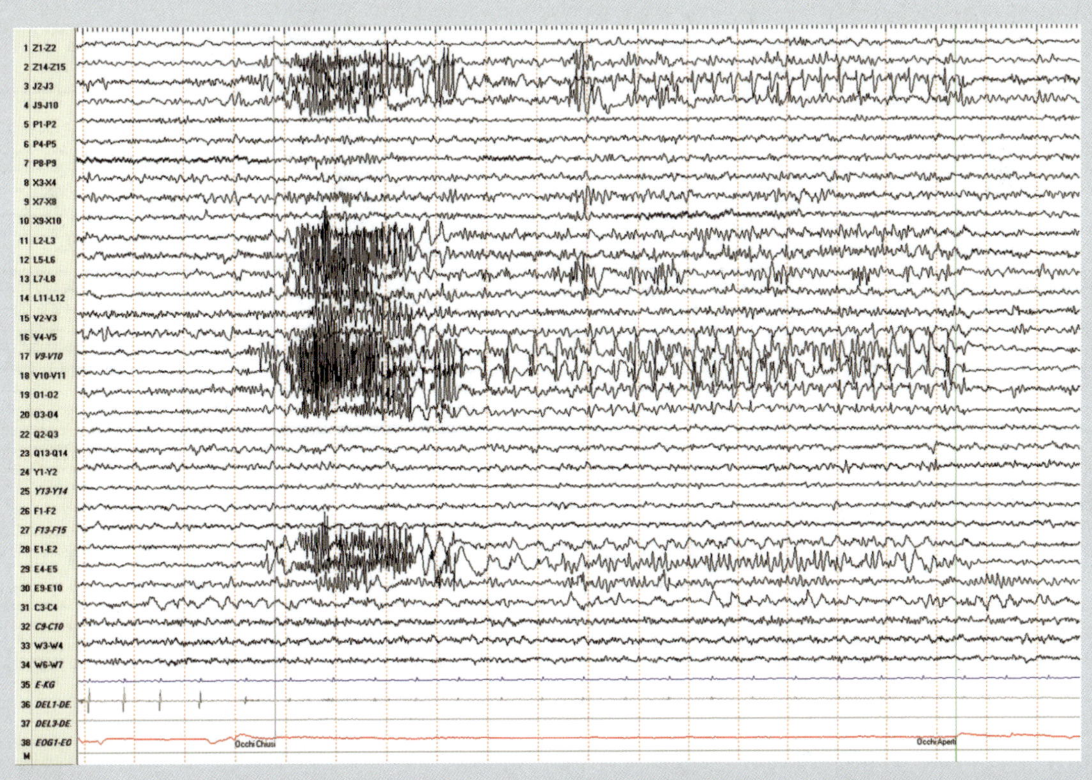

图 25-1G　SEEG 示枕顶区电极中部及浅部触点发作期存在持续时间及强度不一的快速放电，同期伴有视觉先兆，合并热腹气上升感或心动过速

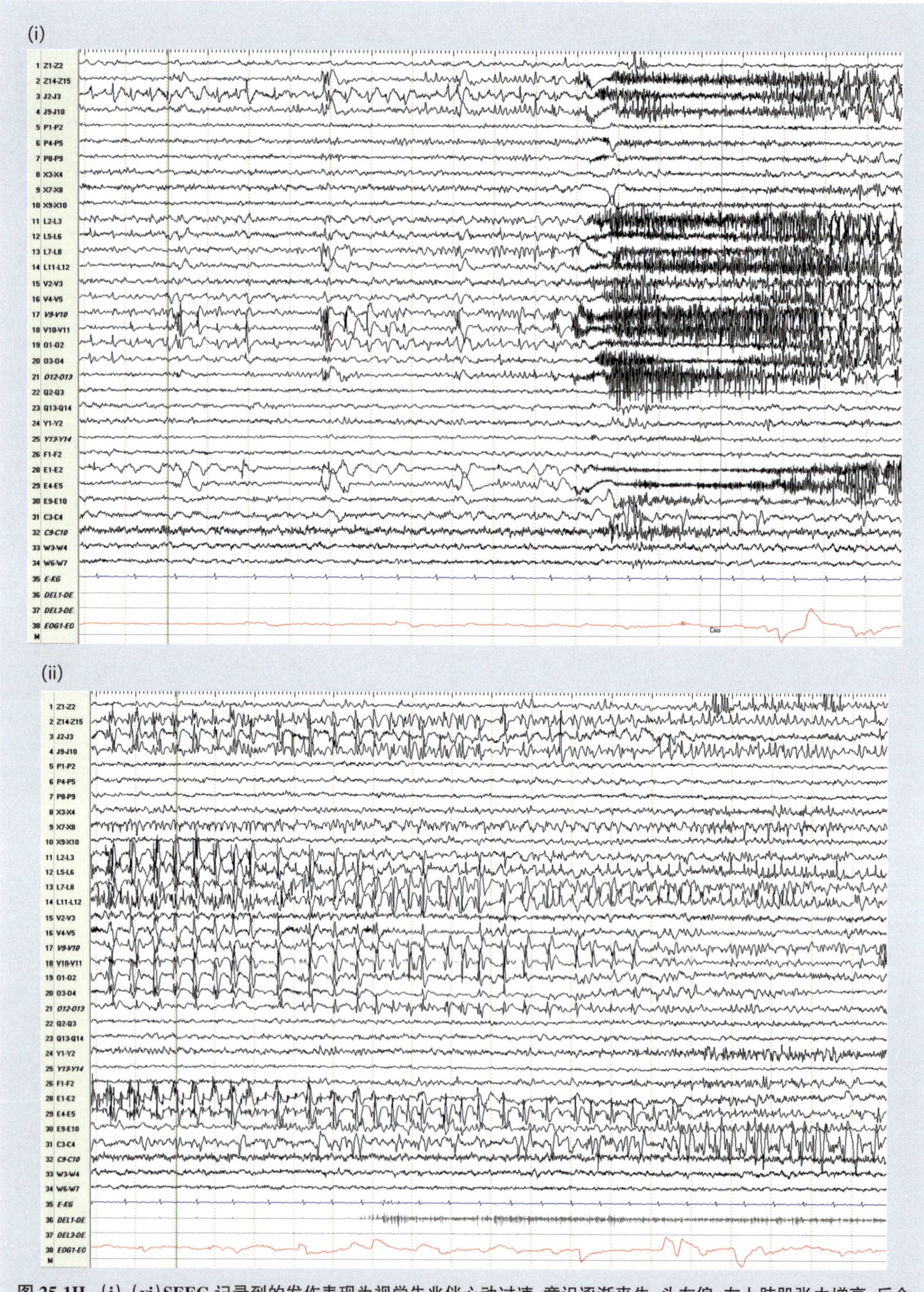

图 25-1H （i）-（vi）SEEG 记录到的发作表现为视觉先兆伴心动过速，意识逐渐丧失，头左偏，左上肢肌张力增高，后全身肌张力增高，其中两次随后出现极度心动过缓＆晕厥，其脑电起始于枕顶皮质中间到外侧面，早期累及视觉皮质

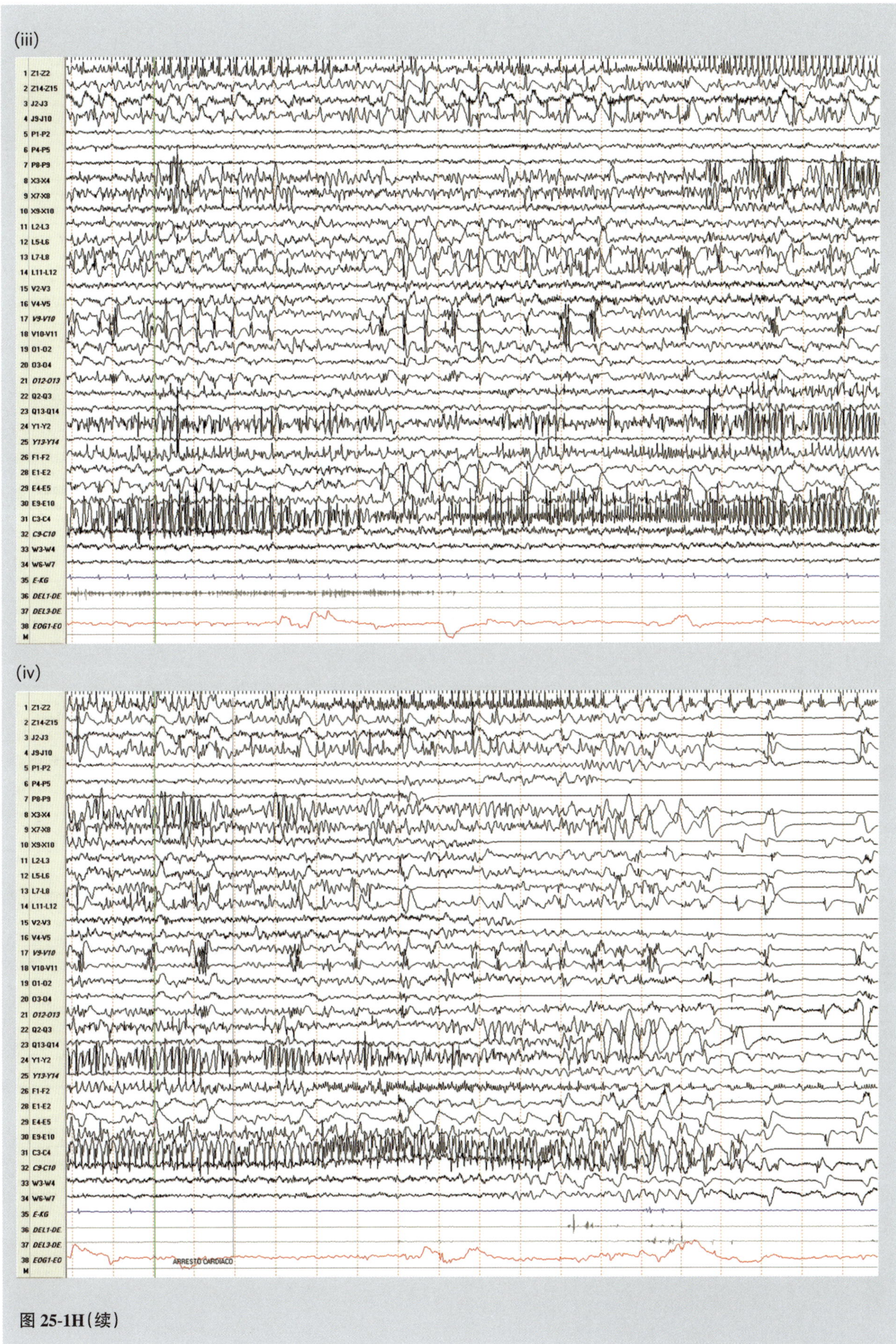
(iii)
1 Z1-Z2
2 Z14-Z15
3 J2-J3
4 J9-J10
5 P1-P2
6 P4-P5
7 P8-P9
8 X3-X4
9 X7-X8
10 X9-X10
11 L2-L3
12 L5-L6
13 L7-L8
14 L11-L12
15 V2-V3
16 V4-V5
17 V9-V10
18 V10-V11
19 O1-O2
20 O3-O4
21 O12-O13
22 Q2-Q3
23 Q13-Q14
24 Y1-Y2
25 Y13-Y14
26 F1-F2
28 E1-E2
29 E4-E5
30 E9-E10
31 C3-C4
32 C9-C10
33 W3-W4
34 W6-W7
35 E-KG
36 DEL1-DE
37 DEL3-DE
38 EOG1-EO
M
(iv)
1 Z1-Z2
2 Z14-Z15
3 J2-J3
4 J9-J10
5 P1-P2
6 P4-P5
7 P8-P9
8 X3-X4
9 X7-X8
10 X9-X10
11 L2-L3
12 L5-L6
13 L7-L8
14 L11-L12
15 V2-V3
16 V4-V5
17 V9-V10
18 V10-V11
19 O1-O2
20 O3-O4
21 O12-O13
22 Q2-Q3
23 Q13-Q14
24 Y1-Y2
25 Y13-Y14
26 F1-F2
28 E1-E2
29 E4-E5
30 E9-E10
31 C3-C4
32 C9-C10
33 W3-W4
34 W6-W7
35 E-KG
36 DEL1-DE
37 DEL3-DE
38 EOG1-EO
M
ARRESTO CARDIACO

图 25-1H(续)

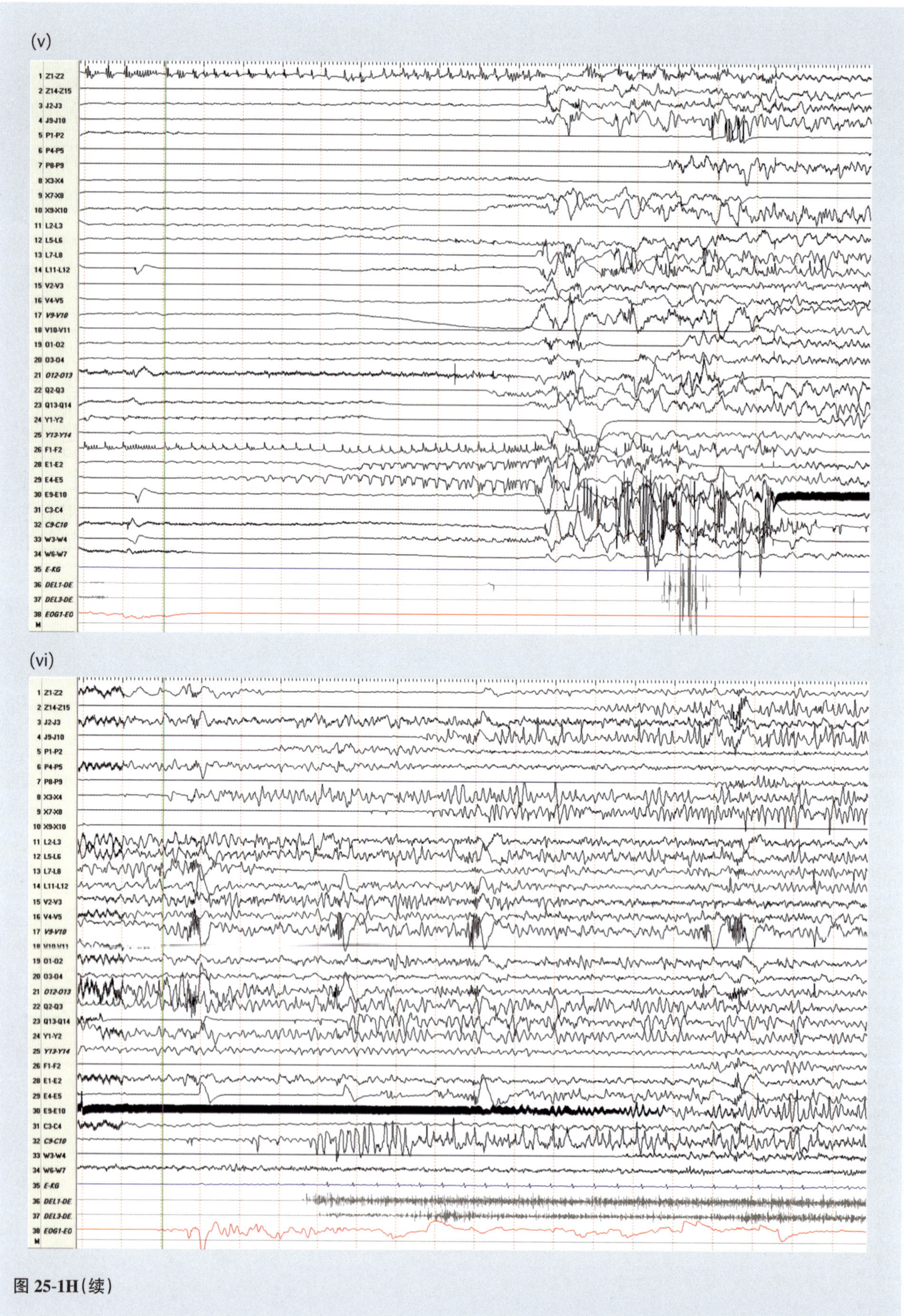

图 25-1H（续）

6. 切除方案确定 脑电监测完成后，基于对电临床资料的初步分析，我们对考虑的发作起始区进行了热凝毁损(L7-8，L8-9，V8-9，V9-10，V10-11)，参数为8.3W/500kHz，并同样处理了海马处的触点(C2-3，C3-4，C4-5)。针对后者的处理主要是为了切断发作期放电向这一结构的传导，从而避免心搏骤停。热凝毁损后效果明显，患者因发作导致的心动过缓及晕厥消失。此外，"小发作"在电极置入后的四个月里得到完全控制。基于这些结果以及保护视野的目的，我们确定了一个局限于枕顶区中部及浅部电极处的局灶性切除方案，尽管视觉皮质无疑存在高风险致痫可能。在被告知有术后视野缺损的风险以及癫痫控制不满意的可能后，患者选择接受我们提出的枕叶联合顶叶背外侧致痫灶切除方案(图25-1I)。幸运的是，患者术后超过四年完全无发作，并已很大程度地减少了抗癫痫药物的使用，从四种药物联合使用改为单用拉莫三嗪每日200mg。术后2年随访进行神经心理评估，结果示工作记忆正常，轻微视觉相关运动障碍，简单视觉分析任务缺陷。术后6个月及4年磁共振比较，未发现左额扣带回处可疑瘤样病变有任何变化。

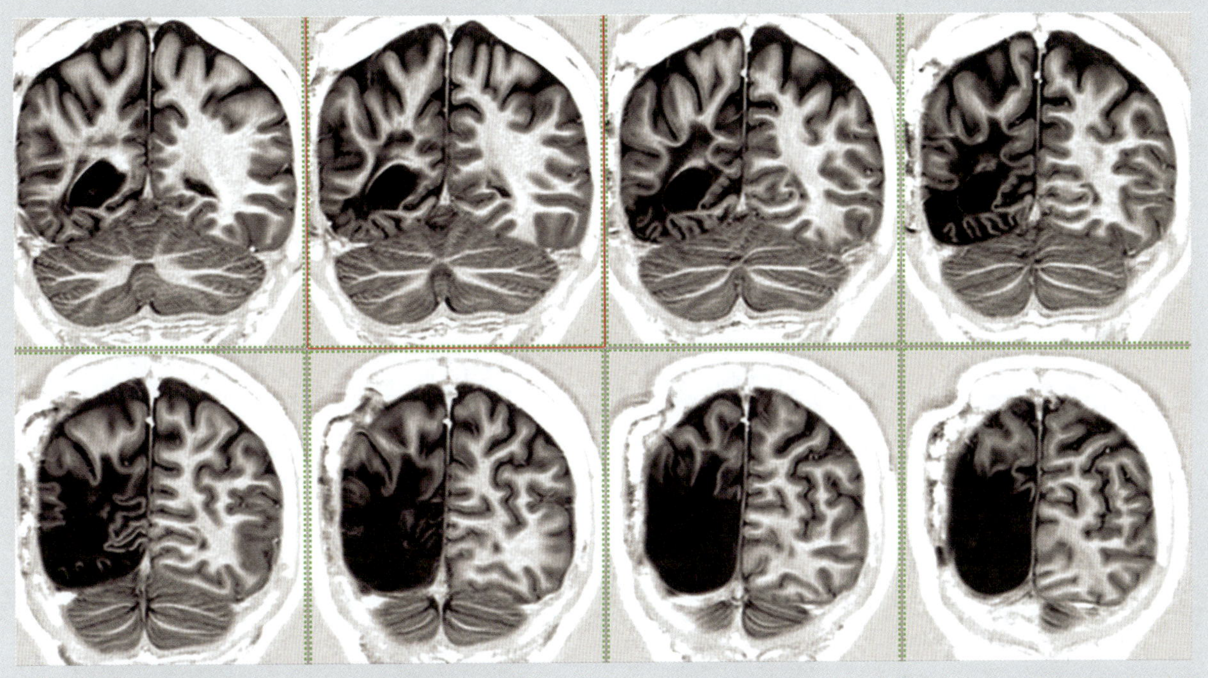

图 25-1I 术后磁共振显示枕叶切除及顶叶背外侧切除

Reproduced from Epilepsy Behav.，64(Pt A)，Liava A，Mai R，Cardinale F，et al.，Epilepsy surgery in the posterior part of the brain，pp.273-282，Copyright(2016)，with permission from Elsevier

(二) 中央区 - 后头部模式(27 例患者)

参见病例 25-2

这一亚组的患者中很大一部分表现出了额叶发作模式和继发的全面性发作。事实上，过度运动特征、阵挛发作、姿势性发作、偏转、运动性自动症以及发声都提示额叶及中央区有可能被累及，需要进行鉴别与定性。此外，该组中大部分患者接受了单纯顶叶的切除，并表现出主观的躯体感觉症状，后者被 高度提示为顶叶癫痫。然而，必须牢记的是，这种先兆并不总是具有可靠的定位价值，它可能出现在其他 PCEs(Williamson et al.，1992；Sveinbjornsdottir and Duncan，1993；Guldvog et al.，1994 年)以及颞叶内侧癫痫中(Tuxhorn，2005)。较早文献指出，躯体感觉先兆出现在肢体远端及面部而不累及肢体近端时，可能提示发作起源于第二感觉区(岛盖顶叶部分)(Penfield and Jasper，1954)。此外，躯体感觉先兆还可以通过刺激辅助运动区(supplementary motor area)产生(Guldvog et al.，1994)，并且在 12% 的局灶性癫痫患者中发现躯体感觉先兆，与定位无关(Tuxhorn，2005)。本组中另一个相对常见的先兆为眩晕(vertiginous sensations)。这种前庭相关症状要么被描述为单纯的耳迷路症状，要么被描述为一种头晕（Salanova et al.，1995；Kim et al.，2004b；Bartolomei et al.，2011；Francione et al.，2015），有报道认为其与顶上小叶有关（Bartolomei et al.，2011）。这种先兆可通过刺激定位于颞顶交界处的前庭区（Kahane et al.，2003）以及顶内沟（Blanke et al.，2000）而引出。

有趣的是，该组中近一半病例在 MRI 上都存在脑叶性或亚脑叶性的结构异常，而且大部分在顶叶切除后都能够获益。在研究这一类患者中经常经常涉及高级功能区在癫痫发作的发生和早期传播中的影响问题。事实上，人们普遍认为，即使存在磁共振成像可识别的病灶，顶叶致痫区的精确定位通常也需要进行有创性检查，因为顶叶癫痫发作的症状学具有误导性，而且有必要确定感觉运动区的功能定位（Francione et al.，2015）。此外，必须牢记的是，结构异常和致痫区并不总是重叠的，只有部分病变和 / 或周围皮质可能具有潜在致痫性。

病例 25-2

这是一例 7 岁的右利手男性，无明确家族史。因轻度宫内窒息行剖宫产出生。除了轻微的运动协调差以外神经系统检查基本正常。神经心理结果显示患儿注意力差，并且有轻度的书写与长时视觉 - 空间记忆障碍。患儿 2 岁起病，表现为站立不稳、双腿肌张力下降并且跌倒。患儿发作前有明显的“恐惧”感觉。脑电图显示右侧中央区存在大量的高波幅棘波与棘慢波，与负性肌阵挛相关。最初，患儿的癫痫被认为是特发性，多种抗癫痫药物治疗无效。后来患儿出现了夜间睡眠中发作，表现为突然惊醒、恐惧、尖叫以及全身肌张力增高，被诊断为夜惊（night terrors）。一年后进展为白天的左侧肢体强直性收缩或弥漫性肌张力过高及跌倒，发作后会有左上肢忽视。磁共振为阴性。抗癫痫药物改为卡马西平后发作控制了一年半时间。随后，癫痫复发，并伴有以下症状：最初是精神运动性躁动，随后是惊讶和 / 或恐惧的面部表情变化，然后是广泛性阵挛运动，左臂出现得更早、更剧烈。发作时间较长时，患儿常伴有广泛性肌张力过高，头向后偏、唇角向下偏或唇角阵挛性运动，左臂和双腿伸展。发作后会出现左侧偏身忽视。有时，发作前会有眩晕感，孩子会说“它在转动”。在这一阶段，患儿会出现夜间丛集发作，其特点是发出咕噜声、弥漫性肌张力亢进和双腿内旋。睡眠期间期脑电图示右侧额 - 中央 - 顶区的棘慢波（图 25-2A 和 2B）。发作期脑电图示中线及右侧额 - 中央区癫痫样放电起始，并迅速波及对侧额 - 中央区。尽管磁共振表面上看似阴性，但经过术前评估讨论，认为右侧顶叶前部可能存在皮质改变，紧靠中央旁小叶后方（图 25-2C）。为了更好地确定致痫区边界及其与运动功能区的关系，我们进行了 SEEG 置入（图 25-2D），得到如下结论。

1. 发作间期放电及发作期放电起始局限于可疑病变内的触点。

（1）K 电极的 5-7 触点，继而累及 K4、K8-10 触点。

（2）J 电极的 7 10 触点，继而累及 J5-6 和 J11-14 触点。

（3）Y 电极的 4-7 触点，继而累及 Y1-3 和 Y8-9 触点。

（4）Z 电极的 5-6 触点，继而累及 Z7 触点。

（5）P 电极的 6-7 触点和 I 电极的 3-5 触点（图 25-2E 和 F）。

2. 对上述触点进行 0.3~2mA 的高频电刺激，能够诱发出惯常发作，而 K、Y 和 J 电极中间触点的诱发阈值更低。

3. 运动功能区被确定位于 M 电极的外侧触点及 Z 电极的内侧触点附近。

监测结束时，针对 K4-10、J6-9、Y2-5、Y6-8、Z5-6、P5-6、I3-4 等触点进行了热凝毁损。患儿术后无发作，3 个月后复发。因此，在 SEEG 探查后 6 个月，对患儿进行了右侧顶叶内侧皮质切除（图 25-2G）。术后出现了右侧轻微而暂时的功能障碍。患儿术后 5 年保持 Engel 1 级的结果，术后 2 年停用抗癫痫药物。组织学显示为 FCD I 型。术后 2 年随访时进行神经心理评估认知功能基本正常。术后 5 年，在工作记忆、问题解决及视觉空间计划方面都有整体提高。

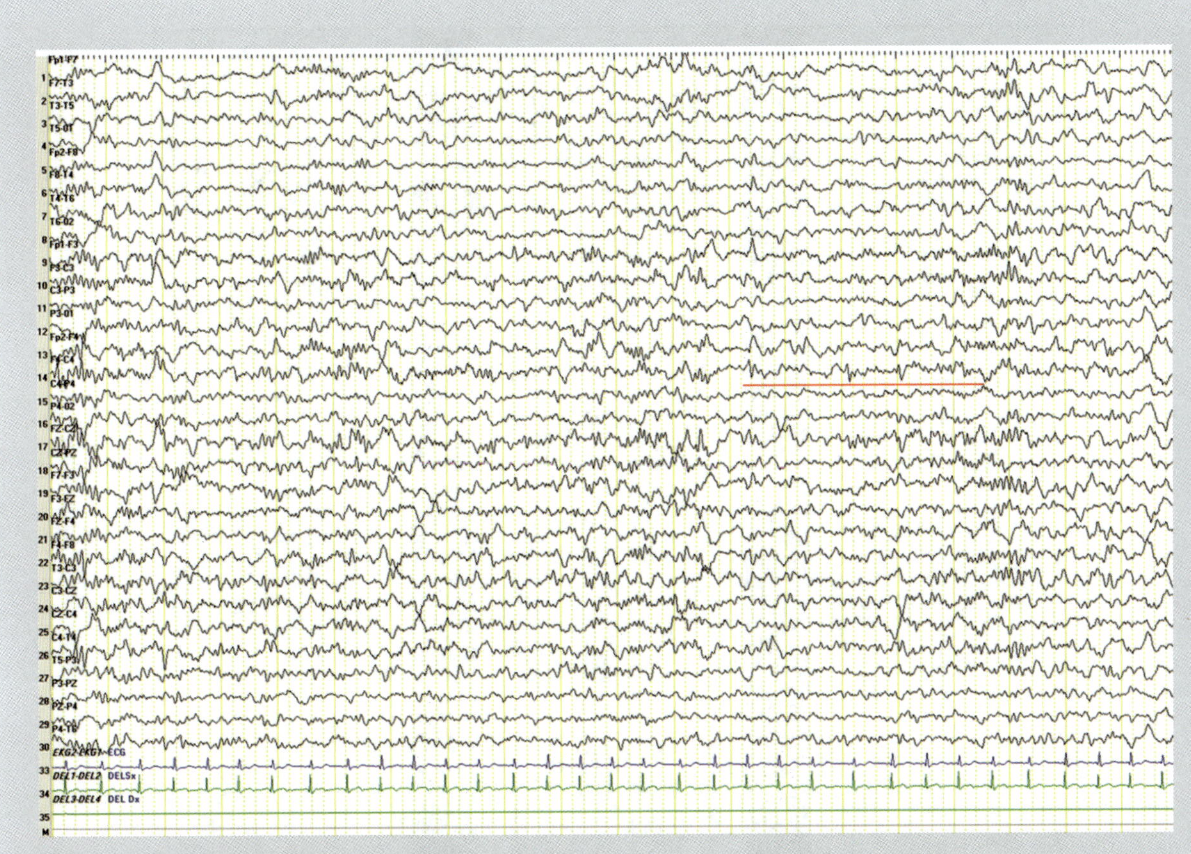

图 25-2A　发作间期脑电图示右侧中央 - 顶区节律性棘波

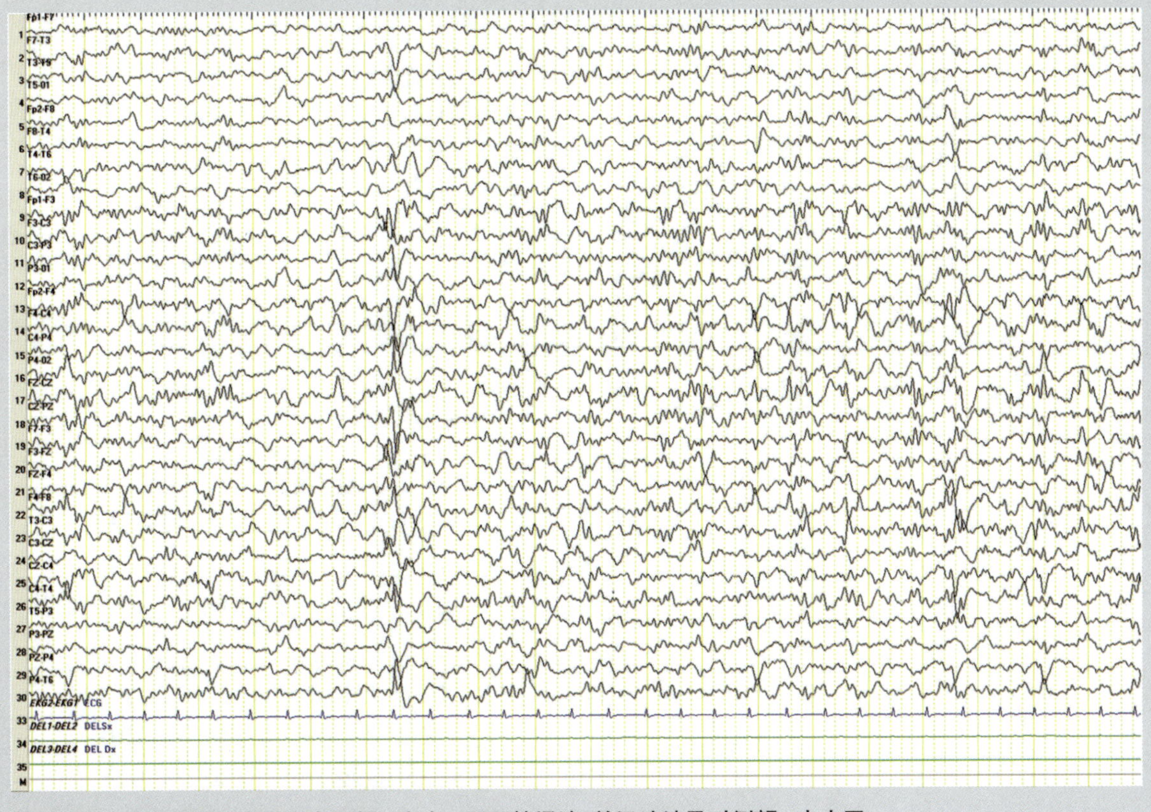

图 25-2B　发作间期脑电图示右侧额 - 中央 - 顶区棘慢波，并迅速波及对侧额 - 中央区

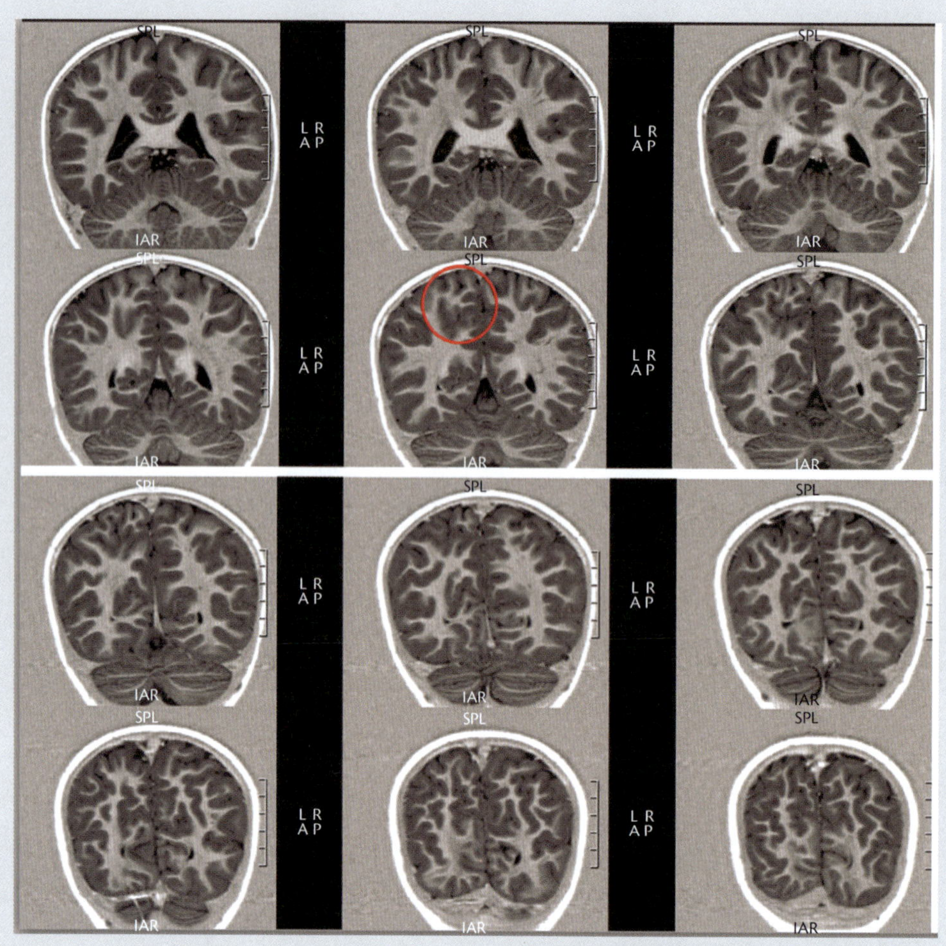

图 25-2C 术前磁共振示右侧顶叶前部可疑皮质改变，紧靠中央旁小叶后方

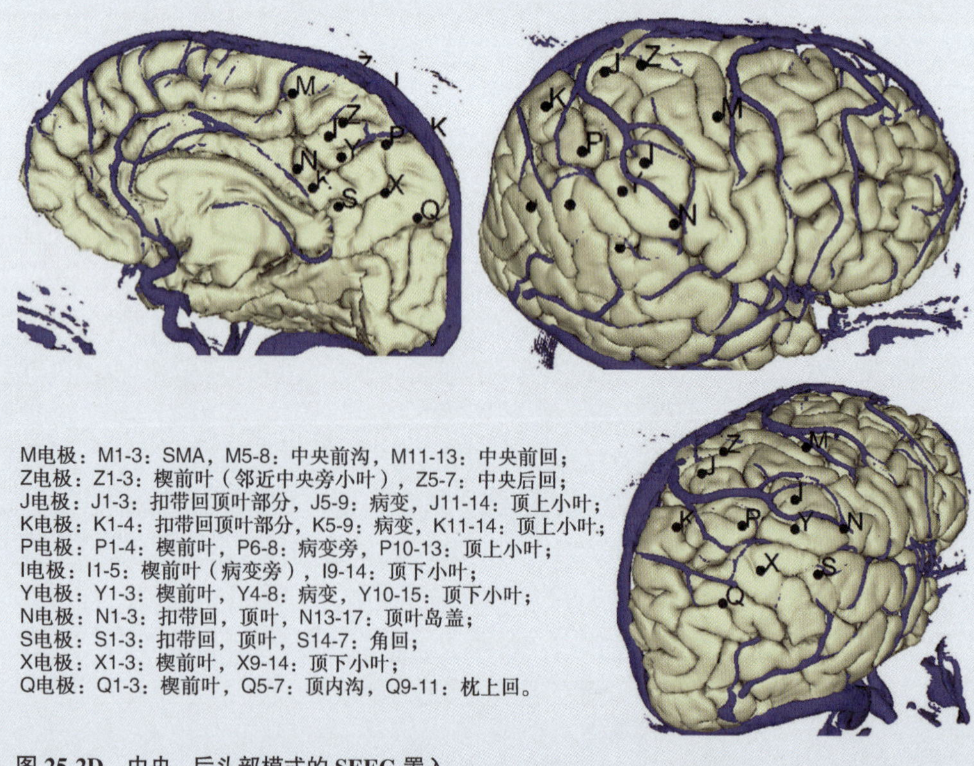

图 25-2D 中央 - 后头部模式的 SEEG 置入

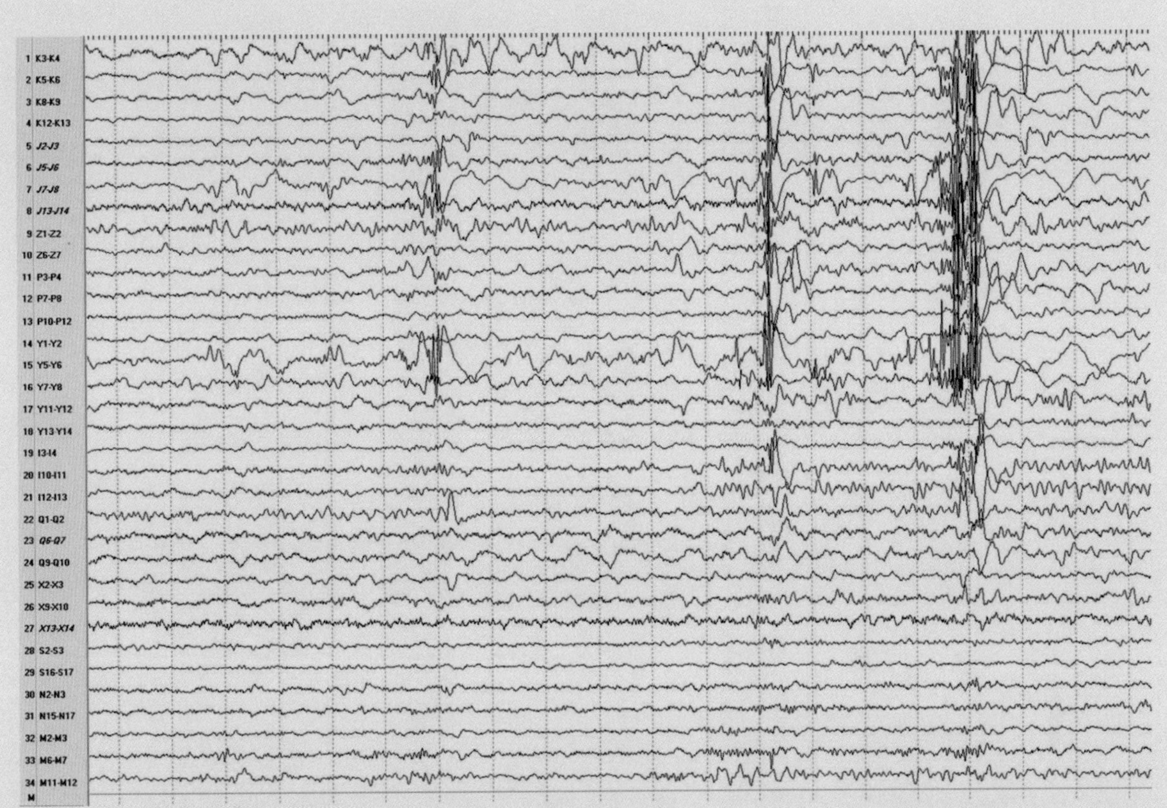

图 25-2E　SEEG 示发作间期可疑病灶处的异常放电，尤其是 K 电极 5-7 触点、J 电极 7-10 触点、Y 电极 4-7 触点、Z 电极 5-6 触点、P 电极 6-7 触点、I 电极 3-5 触点

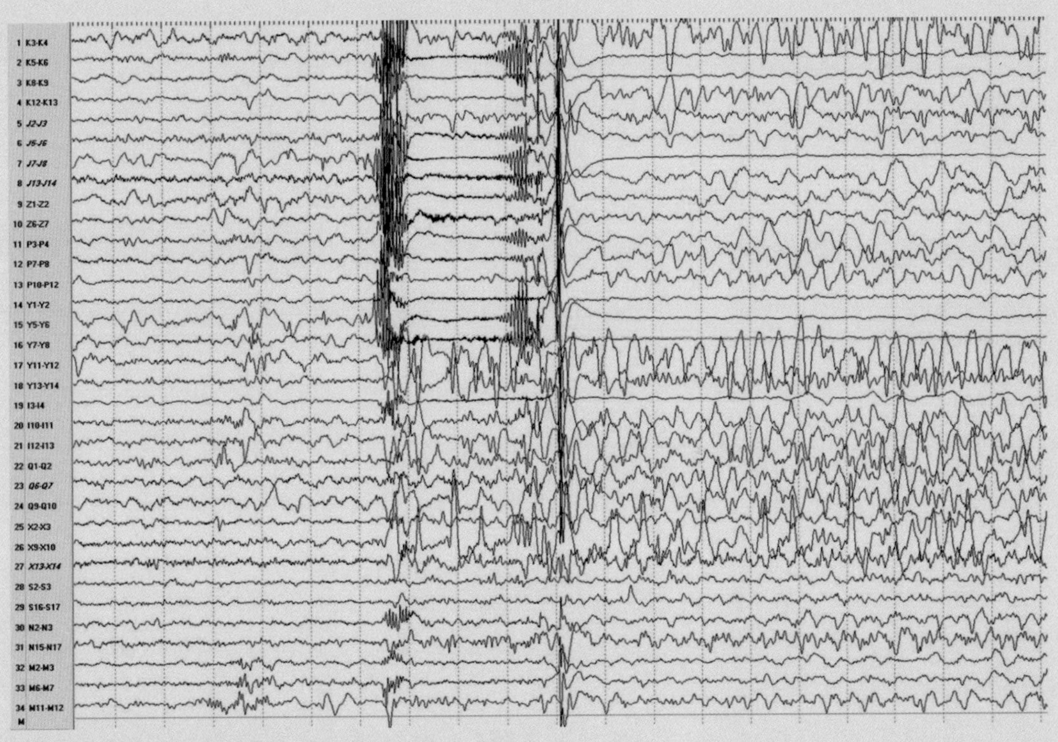

图 25-2F　SEEG 示发作起始放电局限于可疑病灶处

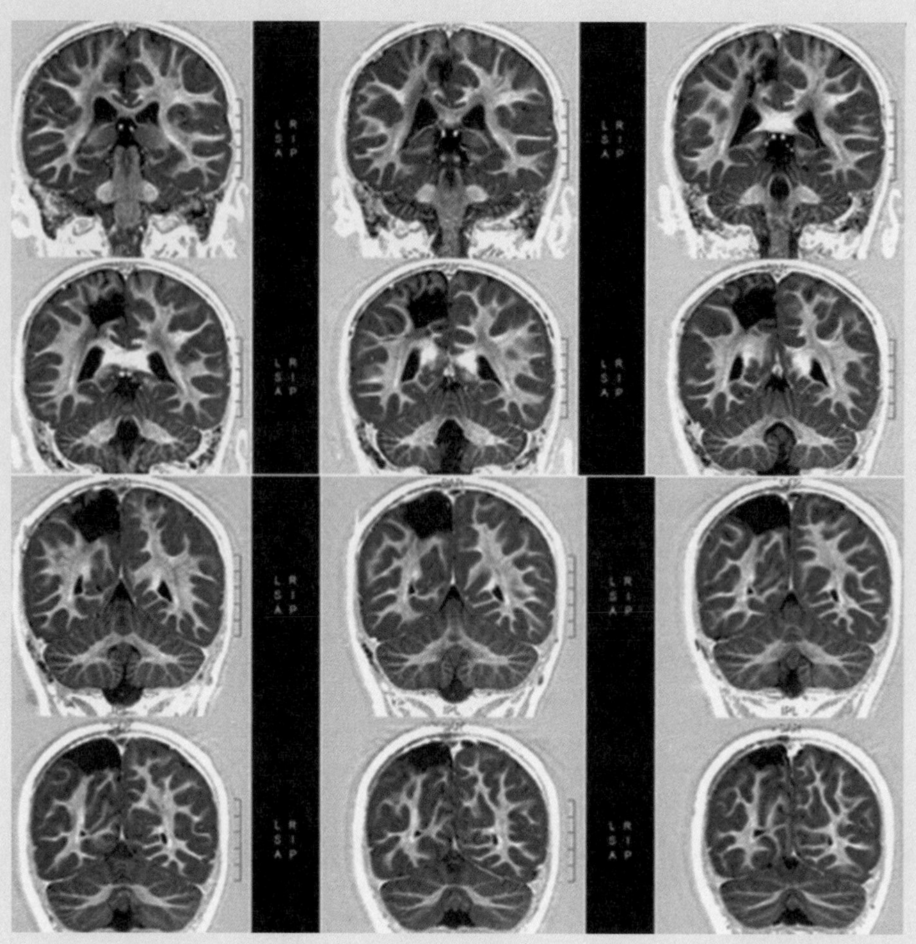

图 25-2G　术后磁共振示右顶内侧的皮质切除

Reproduced from Epilepsy Behav.,64(Pt A),Liava A,Mai R,Cardinale F,et al.,Epilepsy surgery in the posterior part of the brain,pp.273-282,Copyright(2016),with permission from Elsevier

（三）后头部模式（20 例患者）

参见病例 25-3

这一亚组患者的先兆更多的为非特异性，如精神性或头部先兆。这些可能与不同的症状产生区有关，主要是额叶、颞叶、顶叶。视觉先兆、躯体感觉先兆也包括多种先兆也同样存在。此外，发作症状学的时间顺序能够有助于选择假定的发作产生和相互关联的中继结构，以确定电极位置。通常，对所选择结构的内侧及背侧都要兼顾到，在头皮脑电图的发作间期及发作期观察到快速同步化现象时，尤其需要兼顾内侧。单纯顶叶内切除在这组也很常见，观察到的总体疗效较好。

病例 25-3

这是 1 例 20 岁右利手女性患者，无家族史及明确病因，神经系统查体及神经心理检查结果均正常。6 岁起病，表现为突发意识丧失及跌倒，卡马西平迅速控制了癫痫发作。由于她在 10 岁前一直没有癫痫发作，因此停止了药物治疗。3 年后再次出现耐药性发作，起初症状相同，但后来出现了局灶性症状，表现为左臂肌张力亢进和眼睛向右偏斜。罕见的是，惯常发作前会出现头部先兆（“好像我的能量减少了”)，随后出现视物模糊，物体轮廓模糊，但颜色、距离、尺寸或形状没有任何变化。患者从来没有口头预警过发作。

长程视频脑电监测显示发作间期右侧颞-顶-枕区的θ慢波，并频繁累及同侧额区及对侧后头部，睡眠期可见位于右侧颞-顶区的低波幅棘慢波(图25-3A)。在监测过程中，患者癫痫发作的特点是最初有明显的主观表现(患者没有任何预警)，同时右顶颞区的间期放电消失，并立即出现了缓慢的头眼右侧偏转、右手肌张力障碍、气喘和眨眼。发作时她无法说话，但发作停止后她立即开口说话，并表现出明显的情绪变化，面带微笑，神情愉悦。发作期放电位于右侧颞顶交界处，有向同侧颞枕区扩散的趋势，而非顶枕区(图25-3B)。磁共振可见右顶区巨脑回，其下方白质在T2像上界限不清的高信号(图25-3C)。

由此，SEEG置入覆盖了如下脑区(图25-3D)。

1. 病变下方(包括顶叶扣带部分)及上方(包括顶叶内侧皮质)。
2. 颞上、中、下回的后部。
3. 海马后部及海马旁回。
4. 舌回。
5. 顶上小叶。
6. 距状皮质周围。
7. 枕-顶交界区。

发作间期SEEG显示，除L和X电极(图25-3E)外，发作间期放电主要集中在外侧触点，而不是中间和内侧触点。L电极表现为快速、节律棘波和(多)棘慢波构成的连续阵发性活动，提示FCD Ⅱ型。监测期间，患者出现7次自发性发作，发作间期多棘波频率增多，几秒后L电极的中间和外部触点出现快速放电，200~330ms内传导至S、Q、X、F、D电极的外侧触点以及L和X电极的内侧触点，随后累及P电极的外侧和内侧触点(图25-3F)。利用1mA电流对L8-9和L10-11触点进行高频刺激，能够诱发出惯常发作(图25-3G)，而用2mA刺激L5-6能诱发出类似发作的主观感觉。

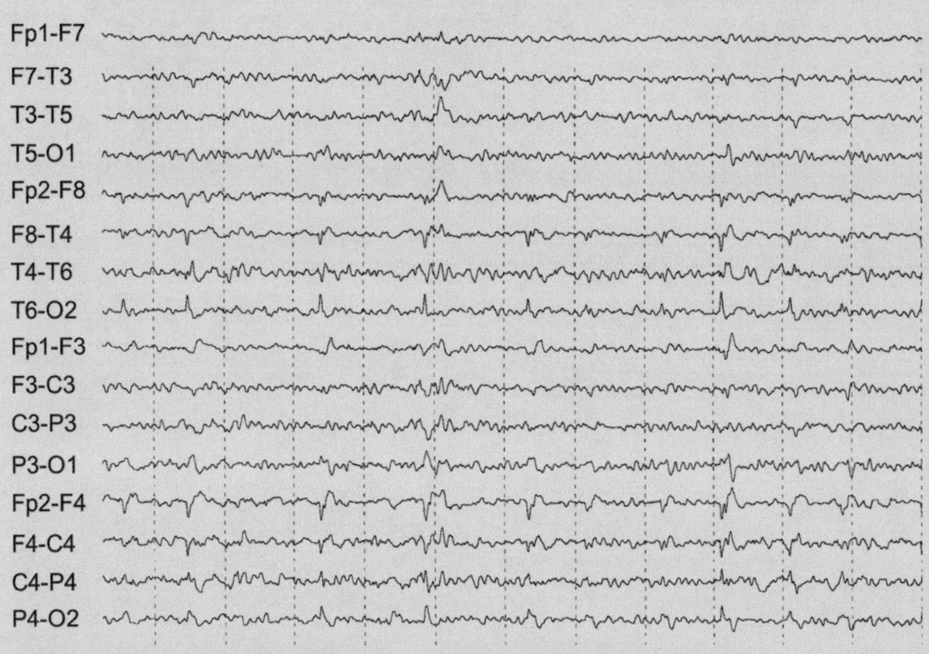

图25-3A　发作间期脑电示右侧颞-顶-枕区的θ慢波并频繁累及同侧额区

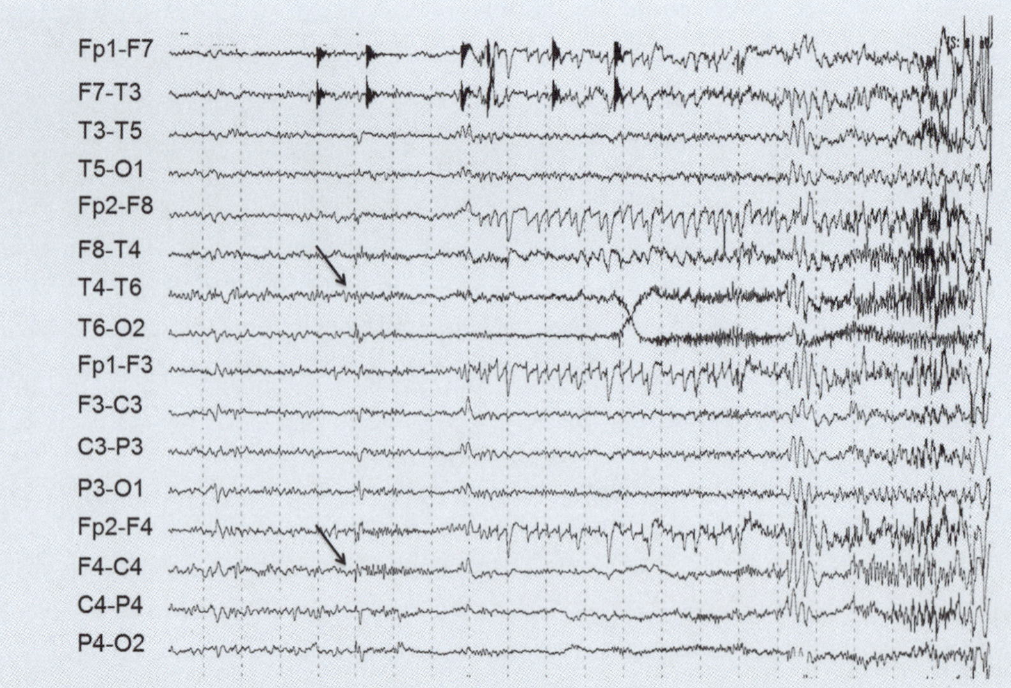

图 25-3B 发作期脑电示右侧颞顶交界区起始,并有扩散至颞 - 枕区的趋势

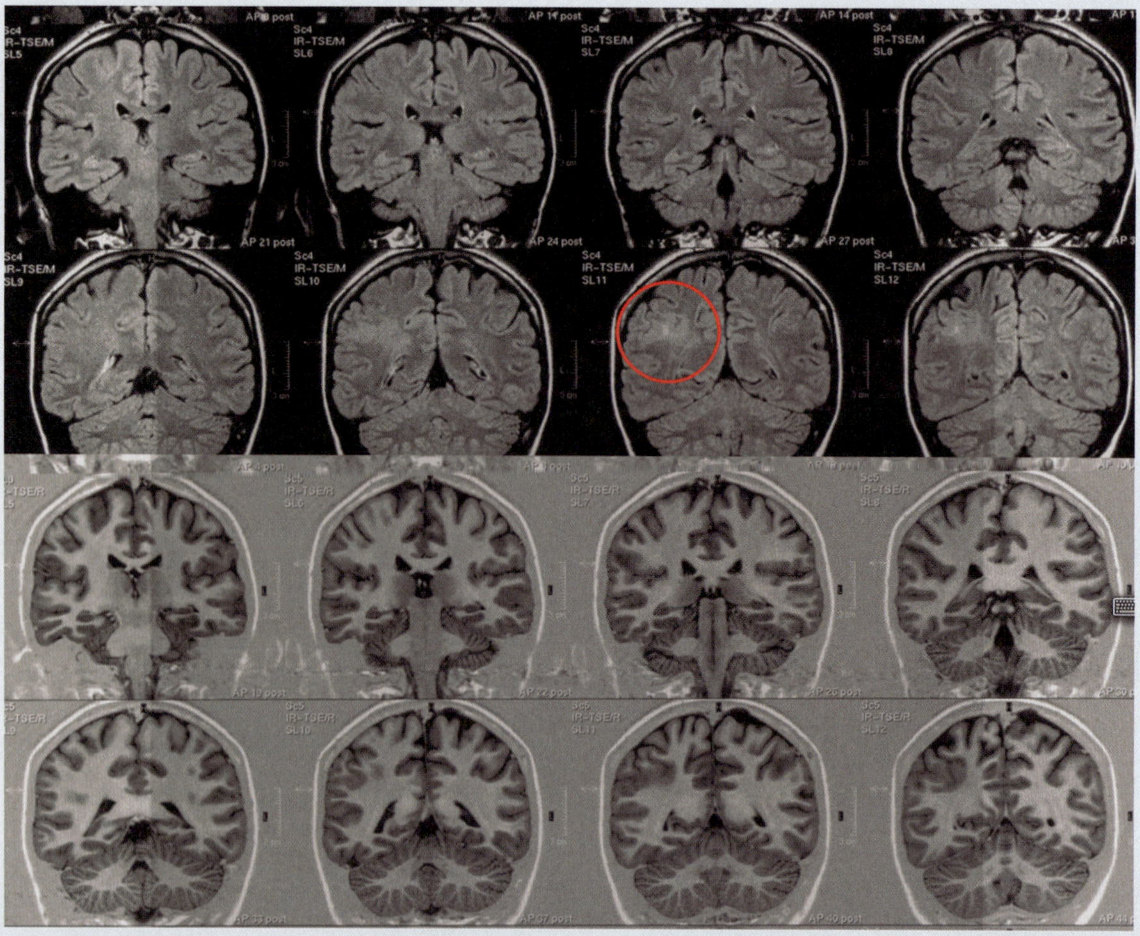

图 25-3C 术前磁共振可见右顶巨脑回伴其下方白质 T2 像上界限不清的高信号

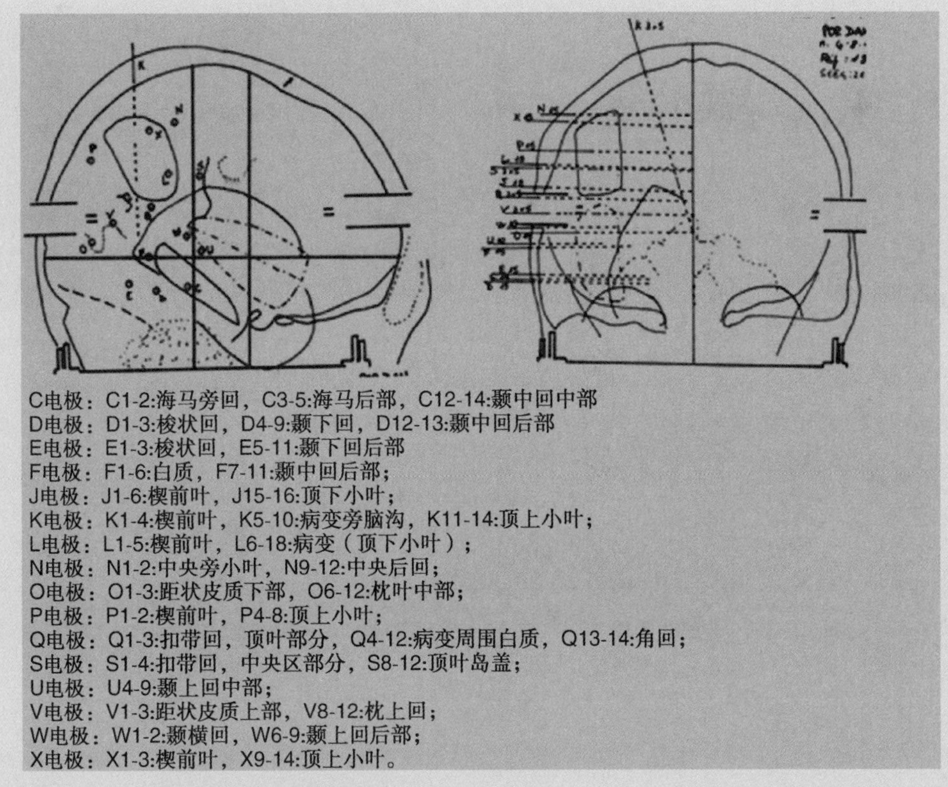

图 25-3D　后头部模式的 SEEG 置入

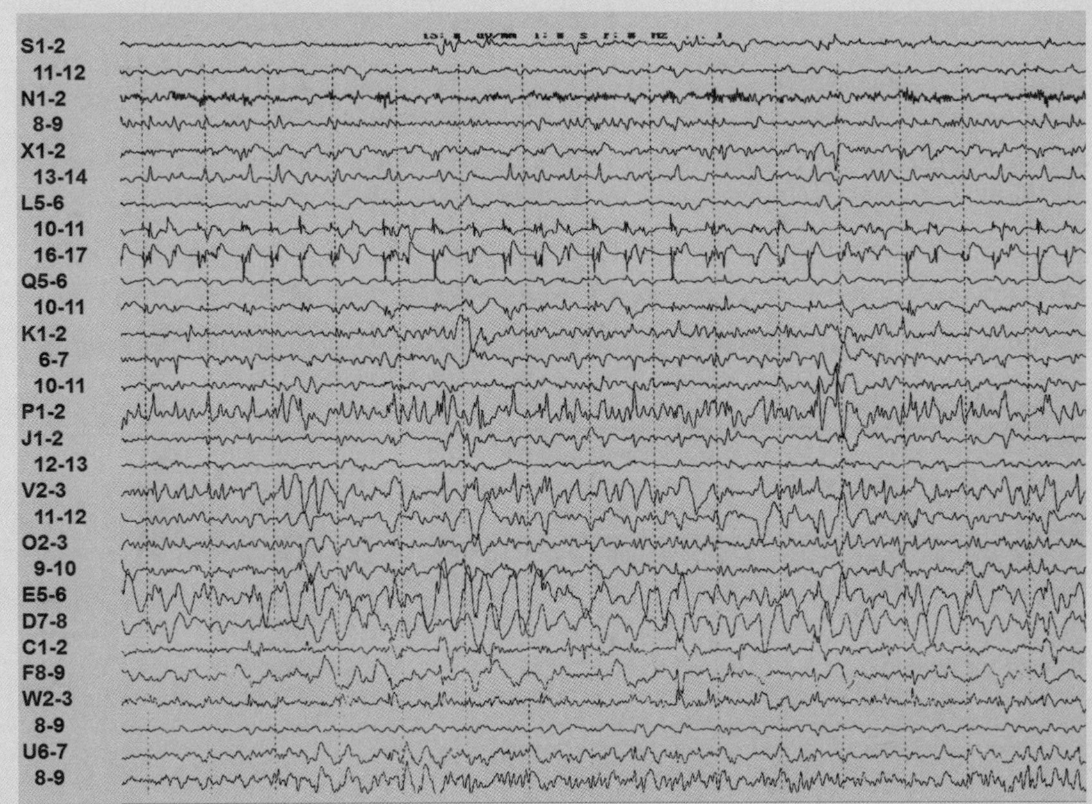

图 25-3E　SEEG 间期结果示除了 L 与 X 电极，外侧触点较中间及内侧触点放电明显，而且 L 电极中，表现为由快节律棘波和（多）棘慢波构成的连续阵发性活动，提示 Ⅱ 型 FCD

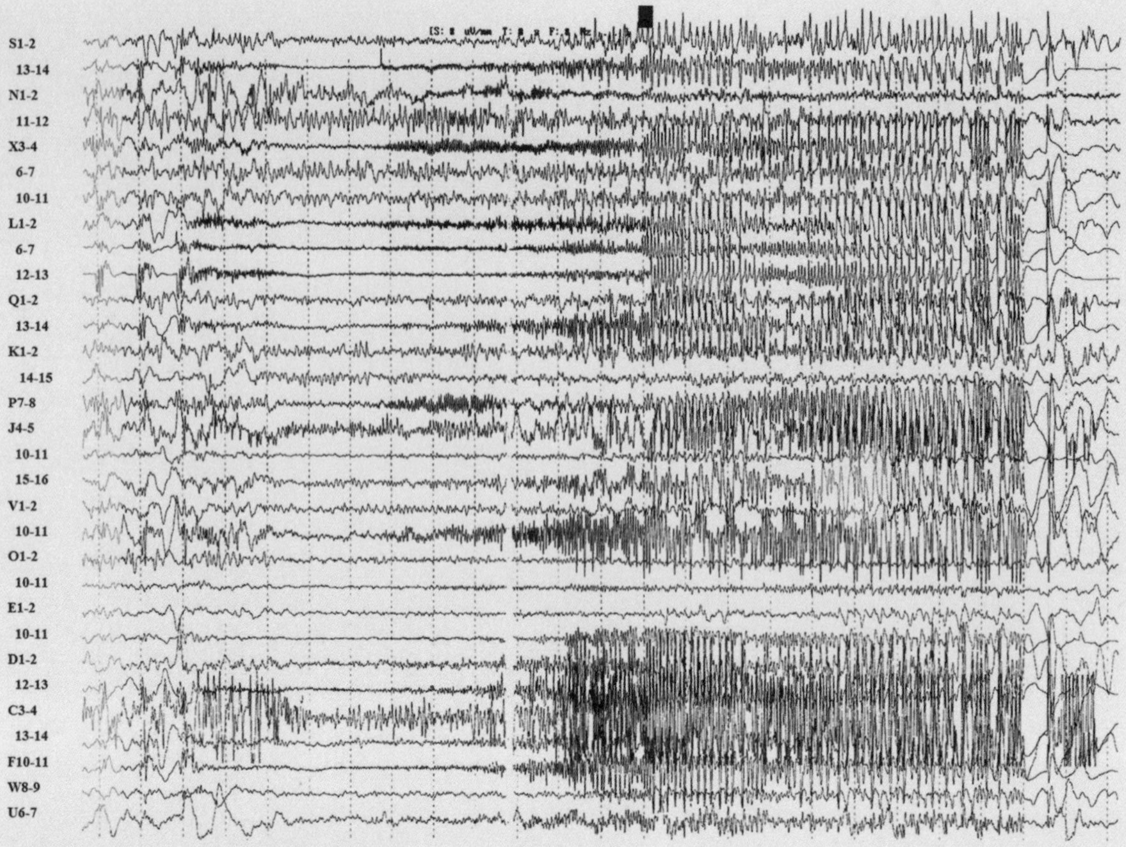

图 25-3F　SEEG 发作期可见 L 电极的中间及外侧触点起始，200~330ms 传导至 S、Q、X、F、D 电极的外侧触点以及 L 和 X 电极的内侧触点，随后累及 P 电极的外侧及内侧触点

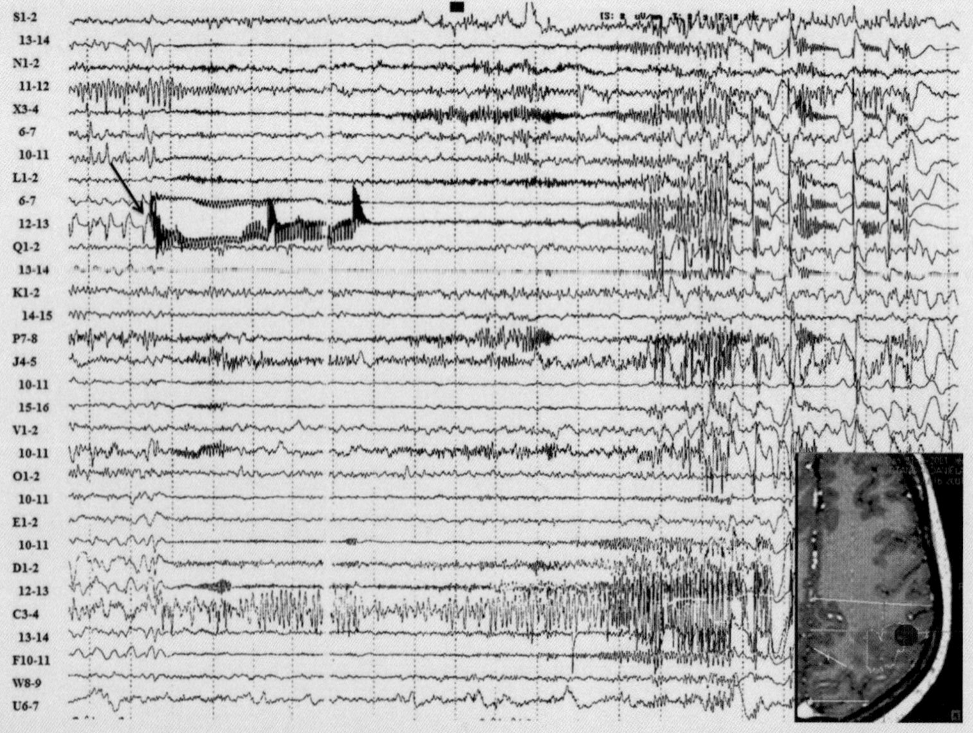

图 25-3G　电刺激结果：利用 1mA 电流给予 L8-9 和 L10-11 触点进行高频刺激，能够诱发出惯常发作

因此，尽管位于右顶区外侧的发育不良性病变是癫痫发作的原因，但自发性发作及电刺激结果均提示顶叶内侧皮质也与发作有关（电极 L 和 X）。该患者应倾向于采取扩大切除（包括 P 电极所在的顶叶内外侧皮质），而不是局灶性切除（仅顶叶外侧皮质）（图 25-3H）。

组织学显示 FCD ⅡB，不仅存在于手术标本的背侧（磁共振阳性）部分，而且存在于与 L 和 X 电极内侧触点对应的顶叶内侧皮质。术后正式视野检查显示下象限偏盲。患者手术后（13 年）完全无癫痫发作，术后 6 年停用抗癫痫药物。术后 5 年随访的神经心理学评估显示，与之前的术前和术后评估相比，所有认知功能都有显著改善。

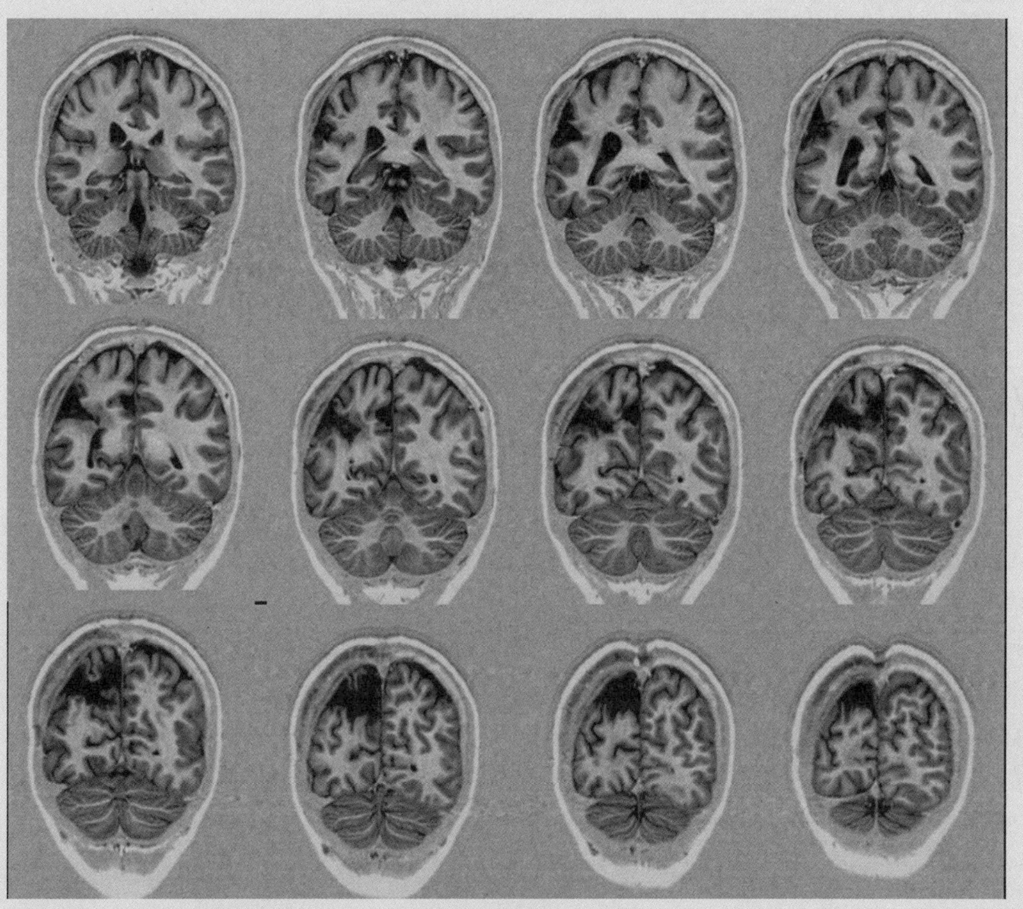

图 25-3H　术后磁共振显示包括楔前叶与顶上小叶的顶叶内外侧皮质切除

Reproduced from Epilepsy Behav.，64（Pt A），Liava A，Mai R，Cardinale F，et al.，Epilepsy surgery in the posterior part of the brain，pp.273-282，Copyright（2016），with permission from Elsevier

六、外科方面及未来方向

虽然越来越多以前被认为不是理想人选的患者现在可以从癫痫术中获益，但在过去几年中，有创性记录总体上有所减少。然而，需要进行有创性检查的复杂病例数量仍然很大，尤其是在专科中心，这些病例一般都要转诊到专科中心。这也是我们中心的经验，在过去 10 年中，需要进行 SEEG 评估的后头部皮质癫痫患者人数确实减少了 50%。这可能不仅与先进的结构和功能神经影像学在致痫区定位方面取得的重大成果有关，还与 SEEG 检查在既往病例中提供的大量信息和新见解有关，这些有助于目前对这些难以定位的癫痫的理解。

（王秀 译，张凯 审校）

参考文献

Bancaud J. (1969). Epileptic crises of occipital origin (stereo-encephalographic study). Rev Otoneuroophtalmol. 41:299–314.

Bancaud J, Talairach J. (1965). *La Stereoencephalographie dans l'Epilepsie*. Paris: Masson.

Bancaud J, Talairach J. (1973). Methodology of stereo EEG exploration and surgical intervention in epilepsy. Rev Otoneuroophtalmol. 45:315–328.

Bartolomei F, Gavaret M, Hewett R, et al. (2011). Neural networks underlying parietal lobe seizures: a quantified study from intracerebral recordings. Epilepsy Res. 93:164–176.

Berg A, Langfitt J, Shinnar S, et al. (2003). How long does it take for partial epilepsy to become intractable? *Neurology*. 60:186–190.

Bien CG, Benninger FO, Urbach H, Schramm J, Kurthen M, Elger CE. (2000). Localizing value of epileptic visual auras. *Brain*. 123:244–253.

Binder D, Von Lehe M, Kral T, et al. (2008). Surgical treatment of occipital lobe epilepsy. *J Neurosurg*. 109:57–69.

Blanke O, Perrig S, Thut G, Landis T, Seeck M. (2000). Simple and complex vestibular responses induced by electrical CS of the parietal cortex in humans. *J Neurol Neurosurg Psychiatry*. 69:553–556.

Blume WT, Whiting SE, Girvin JP. (1991). Epilepsy surgery in the posterior cortex. *Ann Neurol*. 29:638–645.

Blume W, Wiebe S, Tapsell LM. (2005). Occipital epilepsy: lateral versus mesial. *Brain*. 128:1209–1225.

Boesebeck F, Schulz R, May T, Ebner A. (2002). Lateralizing semiology predicts the seizure outcome after epilepsy surgery in the posterior cortex. *Brain*. 125:2320–2331.

Cardinale F, Cossu M, Castana L, et al. (2013). Stereoelectroencephalography: surgical methodology, safety and stereotactic application accuracy in 500 procedures. *Neurosurgery*. 72:353–366.

Colombo N, Tassi L, Galli C, et al. (2003). Focal cortical dysplasias: MRI imaging, histopathologic and clinical correlations in surgically treated patients with epilepsy. *AJNR Am J Neuroradiol*. 24:724–733.

Cossu M, Cardinale F, Castana L, et al. (2005). Stereoelectroencephalography in the presurgical evaluation of focal epilepsy: a retrospective analysis of 215 procedures. *Neurosurgery*. 57:706–718.

Cossu M, Schiariti M, Francione S, et al. (2012). Stereoelectroencephalography in the presurgical evaluation of focal epilepsy in infancy and early childhood. *J Neurosurg Pediatrics*. 9:290–300.

Duchowny M. (2009). Clinical, functional and neurophysiologic assessment of dysplastic cortical networks: implications for cortical functioning and surgical management. *Epilepsia*. 50:19–27.

Francione S, Liava A, Mai R, et al. (2015). Drug-resistant parietal epilepsy: polymorphic ictal semiology does not prevent a good postsurgical outcome. *Epileptic Disord*. 17:32–46.

Freitag H, Tuxhorn I. (2005). Cognitive function in preschool children after epilepsy surgery: rationale for early intervention. *Epilepsia*. 46:561–567.

Guenot M, Isnard J, Ryvlin P, et al. (2001). Neurophysiological monitoring for epilepsy surgery: the Talairach SEEG method. SteroElectroEncephaloGraphy. Indications, results, complications and therapeutic applications in a series of 100 consecutive cases. *Stereotact Funct Neurosurg*. 77:29–32.

Guldvog B, Løyning Y, Hauglie-Hanssen E, Flood S, Bjønæs H. (1994). Predictive factors for success in surgical treatment for partial epilepsy: a multivariate analysis. *Epilepsia*. 35:566–578.

Hakimi A, Spanaki M, Schuh LA, Smith BJ, Schultzet L. (2008). A survey of neurologists' views on epilepsy surgery and medically refractory epilepsy. *Epilepsy Behav*. 13:96–101.

Jayakar P, Duchowny M, Resnick TJ, Alvarez LA. (1991). Localization of seizure foci: pitfalls and caveats. *J Clin Neurophysiol*. 8:414–431.

Jehi LE, O'Dwyer R, Najm I, Alexopoulos A, Bingaman W. (2009). A longitudinal study of surgical outcome and its determinants following posterior cortex epilepsy surgery. *Epilepsia*. 50:2040–2052.

Jobst B, Williamson P, Thadani V, et al. (2010). Intractable occipital lobe epilepsy: clinical characteristics and surgical treatment. *Epilepsia*. 51:2334–2337.

Kahane P, Hoffmann D, Minotti L. (2003). Reappraisal of the human vestibular cortex by cortical electrical stimulation study. *Ann. Neurol*. 54:615–624.

Kim CH, Chung CK, Lee SK, Lee YK, Chi JG. (2004a). Parietal lobe epilepsy: surgical treatment and outcome. Stereotact Funct Neurosurg. 82:175–185.

Kim DW, Lee SK, Yun CH, et al. (2004b). Parietal lobe epilepsy: the semiology, yield of diagnostic workup, and surgical outcome. *Epilepsia*. 45:641–649.

Lee HW, Hong SB, Seo DW, Tae WS, Hong SC. (2000). Mapping of functional organization in human visual cortex: electrical cortical stimulation. *Neurology*. 54:849–854.

Liava A, Mai R, Tassi L, et al. (2014). Paediatric epilepsy surgery in the posterior cortex: a study of 62 cases, *Epileptic Disord*. 16:141–164.

Ludwig BI, Marsan CA. (1975). Clinical ictal patterns in epileptic patients with occipital electroencephalographic foci. *Neurology*. 25:463–471.

Munari C, Tassi L, Francione S, et al. (1993). Occipital seizures with childhood onset in severe partial epilepsy: a surgical perspective. In: Andermann F, Beaumanoir A, Mira L, Roger J, Tassinari CA, eds. *Occipital Seizures and Epilepsies in Children*. London: John Libbey: 203–211.

Palmini A, Andermann F, Dubeau F, et al. (1993). Occipitotemporal epilepsies: evaluation of selected patients requiring depth electrodes studies and rationale for surgical approaches. *Epilepsia*. 34:84–96.

Penfield W, Jasper H. (1954). *Epilepsy and the Functional Anatomy of the Human Brain*. Boston: Little, Brown.

Ristic AJ, Alexopoulos AV, So N, Wong C, Najm IM. (2012). Parietal lobe epilepsy: the great imitator among focal epilepsies. *Epileptic Disord*. 14:22–31.

Salanova V, Andermann F, Olivier A, Rasmussen T, Quesney LF. (1992). Occipital lobe epilepsy: electroclinical manifestations, electrocorticography, cortical stimulation and outcome in 42 patients treated between 1930 and 1991. Surgery of occipital lobe epilepsy. *Brain*. 115:1655–1680.

Salanova V, Andermann F, Rasmussen T, Olivier A, Quesney LF. (1995). Parietal lobe epilepsy. Clinical manifestations and outcome in 82 patients treated surgically between 1929 and 1988. *Brain*. 118:607–627.

Sveinbjornsdottir S, Duncan JS. (1993). Parietal and occipital lobe epilepsy: a review. *Epilepsia*. 34:493–521.

Tandon N, Alexopoulos A, Warbel A, Najm I, Bingaman W. (2009). Occipital epilepsy: spatial categorization and surgical management. *J Neurosurg*. 110:306–318.

Taussig D, Chipaux M, Lebas A, et al. (2014). Stereo-electroencephalography (SEEG) in 65 children: an effective and safe diagnostic method for pre-surgical diagnosis, independent of age. *Epileptic Disord*. 16:280–295.

Tuxhorn IEB. (2005). Somatosensory auras in focal epilepsy: a clinical, video EEG and MRI study. *Seizure*. 14:262–268.

Vendrame M, Alexopoulos A, Boyer K, et al. (2009). Longer duration of epilepsy and earlier age at epilepsy onset correlate with impaired cognitive development in infancy. *Epilepsy Behav*. 16:431–435.

Williamson PD, Boon PA, Thadani VM, et al. (1992). Parietal lobe epilepsy. Diagnostic considerations and results of surgery. *Ann Neurol*. 31:193–201.

第 26 章

硬膜下电极脑电图在后头部癫痫中的应用

Americo C. Sakamoto，Tonicarlo R. velasco，Jorge Gonzalez Martinez，著

一、前言

包括后头部皮质癫痫(posterior cortex epilepsies，PCEs)在内的颞叶外癫痫的手术治疗远比颞叶癫痫的手术治疗更具挑战性，手术后的总体效果虽然令人满意，尤其是在社会效果方面(Hamiwka et al.，2011)，但在癫痫发作控制方面却明显较差(Kim et al.，2004；Dalmagro et al.，2005；Lee et al，2005；Téllez-Zenteno et al，2005，2010；Binder et al.，2009；Jehi et al.，2009；Jobst et al.，2010；Davis et al，2012；Ibrahim et al，2012)。这是全球各地不同癫痫外科中心的共同观察结果，与这些中心的地理位置和可用技术资源水平无关。在所有被认为有助于预测或估计术后结果的临床和实验室变量中，最重要的预测因素无疑是致痫区(EZ)切除的完整性，尤其是局灶性皮质发育不良(FCD)(Kim et al.，2009；Krsek et al.，2009)。另一方面，致痫区的不完全切除在大多数情况下只能短暂改善癫痫发作控制，长期而言几乎必然导致手术失败或癫痫复发。换句话说，完全切除致痫区是癫痫术后无发作的必要条件。

在这种情况下，耐药性 PCE 患者术前检查需要考虑的两个关键点是，如何根据所有可用的临床和实验室数据，在术前确定需要切除或断开的致痫区的确切位置(定位)和精确边界(划界)。如果不满足这两个前提条件，就无法完全切除或断开致痫区，手术效果也会因此受到影响。显然，只要有必要，手术团队在必要的时候可以自主或战略性地选择进行不完全切除或离断，以保留大脑的基本功能，并将手术的并发症降至最低。这适用于致痫区与皮质功能区高度重叠或密切接壤的情况。总之，所有这三点对于合理规划手术策略至关重要，即准确定位致痫区、精确定义其在三维平面上的范围以及仔细评估周围皮质的功能。具体来说，对 PCE 患者的任何术前评估都必须针对这三个核心要点并提供精确的答案。

尽管从临床数据、功能和结构成像以及神经心理测试中收集到了相关信息，但电生理技术，即脑电图(EEG)，以及使用相对较少的脑磁图(MEG)，仍然是直接评估脑组织致痫性的唯一方法。磁共振成像(MRI)对结构性病变的发现对术前评估非常有帮助，但并不能保证所发现的病变就是导致癫痫发作的真正原因。事实上，大多数情况下，这些病灶或其周围紧邻的部分确实是致痫的，但偶尔也会发现他们是偶然的病灶。也有在结构成像中发现多个结构性病变的病例，或者在磁共振成像中没有发现任何病变的病例，但我们仍然面临着一个挑战，即如何确定多个病变中的哪个病变或表面看似正常的皮质中的哪一部分实际上是致痫的，从而确定最佳的手术策略。

无创性脑电图是 PCE 患者电生理评估的重要组成部分，当发作间期和发作期脑电图结果与其他术前检查结果一致时，头皮脑电图记录就足够了。然而，与许多其他新皮质癫痫一样，PCE 患者通常必须置入某种颅内电极。本书前几章讨论了有创记录的技术和实用方面以及识别和定位癫痫样活动的一般原则，包括每种有创性方法的适应证和局限性。本章的重点是硬膜下电极在 PCE 患者术前评估中的应用。

二、硬膜下电极在 PCE 患者中的适应证

当无创性数据不足以确定手术策略时，下一步通常是置入某种模式的颅内电极。关于不同类型有创性方法的选择，从概念上讲，当致痫区位于或接近皮质凸面时，硬膜下电极理论上可能更有优势，而深部(脑内)电极则有可能更好地采样深部

致痫源。重要的是，这些方法并不总是对立或相互排斥的，有时甚至可以结合使用，依次进行（Vadera et al.，2013）或同时进行（Enatsu et al.，2014）。关于硬膜下电极在术前检查中的应用，特别是在颞叶外性癫痫中的应用，已有大量确凿证据，包括成人和儿童（Widdess-Walsh et al.，2007；Bingaman 和 Bulacio，2014），严重并发症的发生率相对较低（Hader et al.，2013）。在我们中心，我们认为硬膜下脑电图可在以下临床情况用于颞叶外癫痫的术前评估，尤其是 PCE。

1. 致痫性病变与功能皮质区邻近或重叠。
2. 存在与耐药性 PCE 相关的多种结构性病变。
3. 耐药性 PCE 且磁共振检查为正常。

在接下来的章节中，我们将以 3 个病例为例，逐一说明我们处理这些情况的方法，然后再用第 4 个病例说明硬膜下记录的局限性。

三、结构性病变邻近功能区的 PCE（病例 1）

致痫区与邻近功能皮质区的结构性病变有关是我们中心硬膜下置入的标准指征，尤其是当发现的病变边界不清晰时，如皮质发育不良和胶质增生。这些病因通常表现为病变核心与周围正常皮质之间的逐渐过渡，这种过渡组织包括异常神经元、胶质增生、神经元缺失、芽生、不稳定连接、异常血管等，同时具有高度致痫性和多变的功能。因此，不仅要精确定位和确定致痫区的范围和界限，还要通过有创性技术仔细研究周围皮质的功能（Najm et al.，2002）。

深部电极和硬膜下电极既能完成对致痫区的定位和划界，又能提供对周围脑结构的功能图谱，但这些方法在个别病例中的适应证尚不完全清楚。理论上，对于凸面病变，硬膜下电极可提供更好的取样，而对于距离凸面较远的病变，深度电极则更为合适。不过，对于功能区的定位，硬膜下电极通常被认为优于深部电极。尽管颅内电极具有各种实际的优势，但应尽可能避免置入颅内电极和长期记录，因为手术会给患者带来并发症和不适感。在我们中心，每当有紧急需要时，都会通过术中急性皮质脑电图（ECoG）确定致痫区的范围，并通过术中皮质刺激定位功能区，但这种术中检查往往不足以避免慢性有创性电极置入，因为这在很大程度上取决于许多因素，包括患者的年龄、适当的麻醉水平和患者的合作（因为有时患者需要在手术过程中保持清醒）。

我们在此描述的病例是一名 14 岁的男孩，首次在我们的癫痫中心就诊。他的妊娠和分娩过程都很顺利，神经系统发育正常，没有癫痫的危险因素。9 岁时他开始抱怨不清楚且短暂的自己左手和左脚“不听使唤”的发作。几个月后，他开始出现其他短暂的凝视和意识丧失发作，不久后每周或每天都会出现无意识的大笑和可疑的视幻觉。10 岁时他开始出现跌倒发作，随后继发全身化。服用苯巴比妥、丙戊酸钠、奥卡西平、拉莫三嗪、卡马西平、托吡酯和氯巴占等药物均耐药。他的神经系统检查正常。2007 年他接受了 1.5T 磁共振成像检查，该检查最初被认为是正常的，但在复查时在右顶叶区域发现了 T2 加权像和 FLAIR 序列有信号改变的可疑病变（图 26-1A-C）。在无创性视频脑电图（VEEG）监测中，发作间期出现棘波和棘慢波，主要局限于右侧颞顶区，以脑电图 10-10 系统的 P8 电极为最大负性电位，偶尔也会呈弥漫性，但也是从 P8 电极开始的（图 26-2A）。期间捕捉到三次发作，表现为动作中止，面部表情改变，眨眼，双眼上翻，随后头向左侧阵挛性偏转，随后继发全身化。同步发作期脑电图示右侧后颞顶区出现弥漫性阵发性快活动，随后出现振幅较高的双侧节律性 θ-δ 活动（图 26-2B）。该患者接受了有创性评估，包括一个覆盖于右侧额顶区的 64 触点（8×8）硬膜下栅格电极（触点 P1-P64），以及一个覆盖于右颞凸面的 16 触点（2×8）硬膜下条状电极（触点 T1-T16）。发作间期棘波主要见于栅格电极的 P42、P43 和 P44 触点（图 26-3A）。期间捕捉到八次发作，其特点是初始为弥漫性阵发性快活动，随后出现重复性棘波，以 P41、P42、P43、P49、P50、P51、P57、P58、P59 及 T4、T5、T12、T13、T14 等触点最早受累（图 26-3B）。有创性脑电监测结束后，进行了皮质电刺激以确定运动区的位置。图 26-1D、E 示额部及侧位 X 线片中栅格状、条状电极和发作期、运动区所对应的触点位置，以及 2008 年 1 月行切除手术后的轴位 CT 结果。病理结果为轻度局灶性皮质发育不良（focal cortical dysplasia，FCD），患者自手术后一直没有癫痫发作。

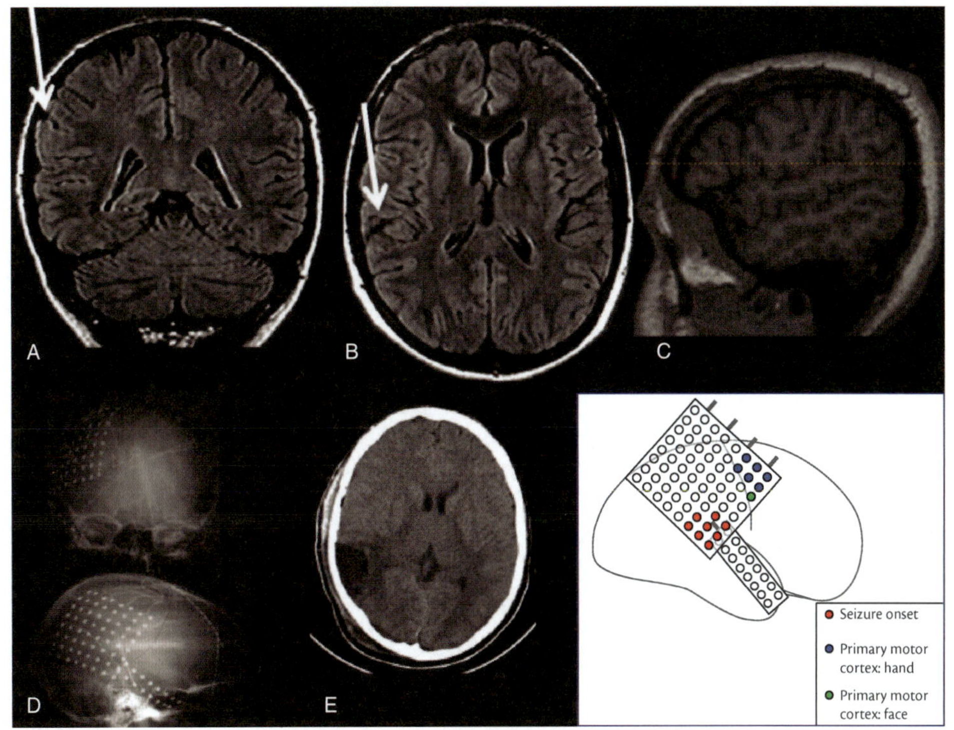

图 26-1　A-C. 1.5T 磁共振上可见 T2 像及 FLAIR 像上右顶可疑病灶；D. 冠位及侧位 X 线示电极位置；E. 术后 CT 示切除手术范围以及皮质功能定位结果

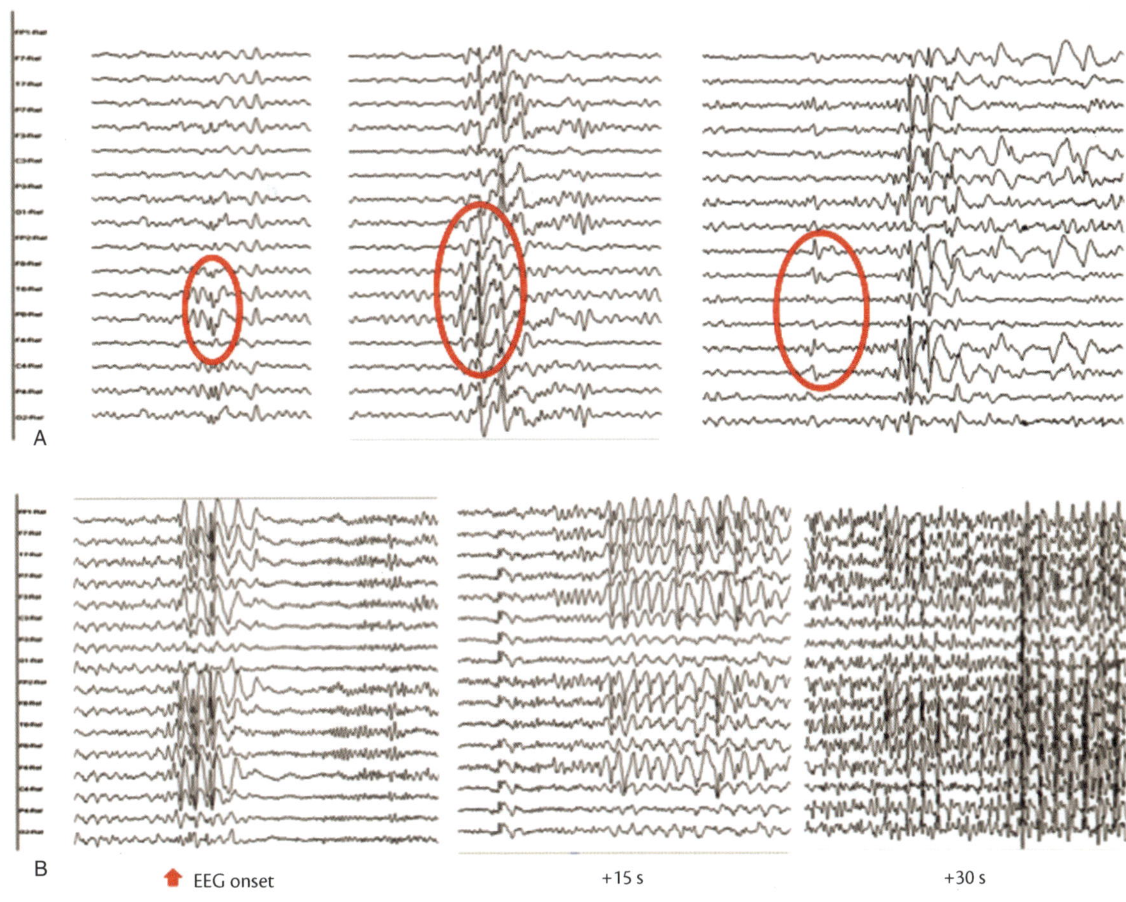

图 26-2　A. 发作间期脑电可见右侧颞 - 顶区棘波或棘慢复合波，最大负向电位或起始于 P8 触点；B. 发作期脑电可见放电快速扩散为双侧且以右后颞 - 顶区为主的 θ-δ 节律性活动

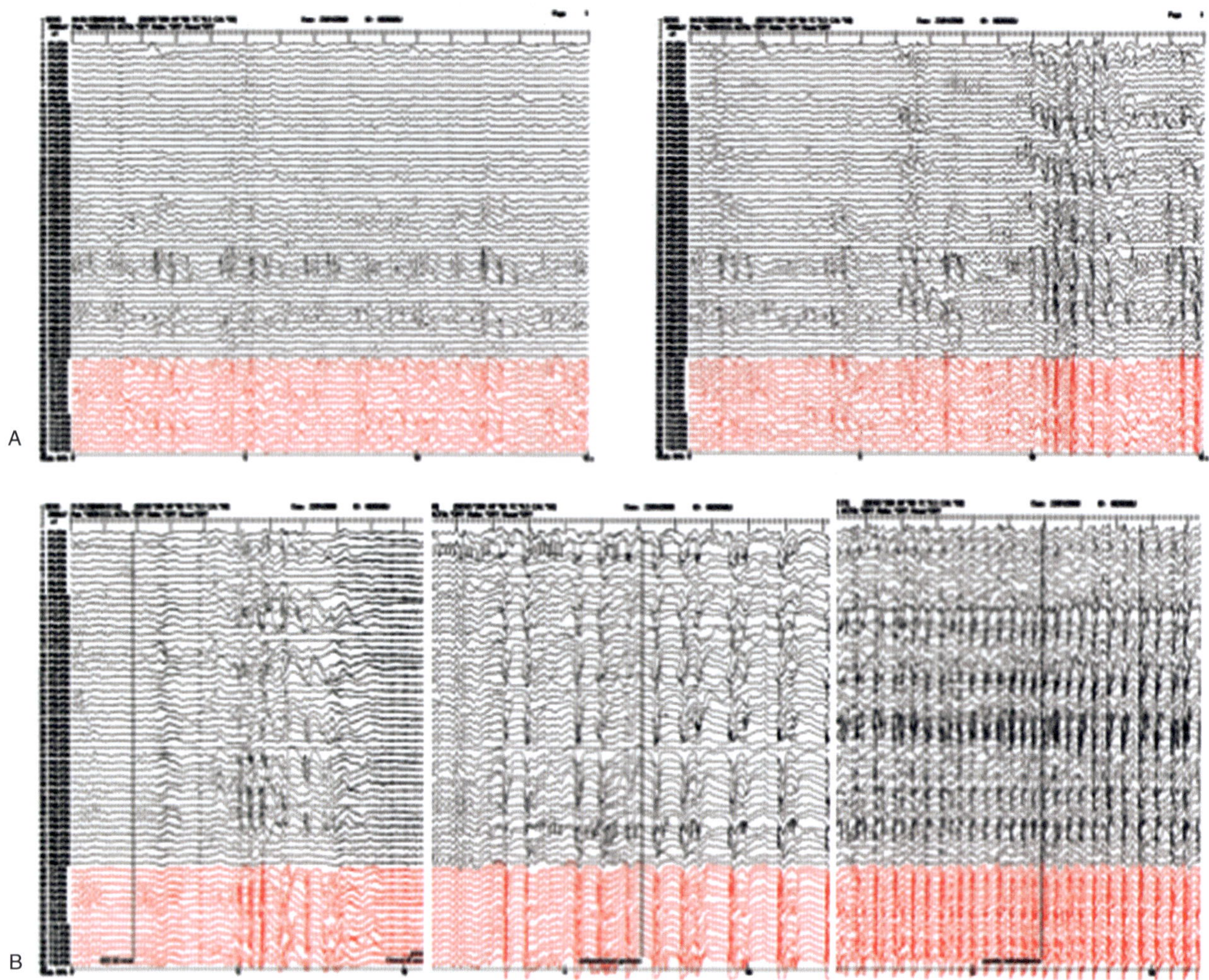

图 26-3　A. 硬膜下电极记录示发作间期棘波主要位于栅格状电极的 P42、P43 和 P44 触点；B. 发作期示弥漫性阵发性快活动，随后可见重复性棘波累及 P41、P42、P43、P49、P50、P51、P57、P58、P59 及 T4、T5、T12、T13、T14 等触点

在这个病变性颞叶外癫痫的病例中，头皮脑电图的发作间期及发作期结果一致，均指向右后颞-顶区，同时也与 1.5T 磁共振上所怀疑的异常结构相符合（我们中心目前使用的分辨率更高的 3T MRI 很可能比分辨率较低的扫描更能确定疑似病灶）。为了精确定位并确定致痫区的范围，我们决定置入硬膜下电极进行第二次评估。发作间期和发作期的有创性脑电图数据以及运动皮质的定位对手术切除的规划至关重要，可以优化病理性皮质的切除，并保留有功能的区域，在本例中就是运动区。在本病例中，硬膜下方法的成功很可能是由于头皮脑电图的发作间期记录清晰地提示了致痫区位于凸面的位置，从而指导了硬膜下栅格电极的放置。由于在 MRI 上轻度局灶性皮质发育不良通常只显示出界限不清的轻微变化，因此，使用硬膜下电极对于估计致痫区的范围以及随后的切除范围也至关重要。

四、合并多个结构性病变的 PCE（病例 2）

第二种临床情况带来了更多的困难和挑战，因为它强调了在术前区分致痫性和非致痫性结构性病变的必要性。在实践中，这经常出现在两种不同的情况下：①性质或病因相同的多个病灶，如结节性硬化症中的多个结节、多发性海绵状血管瘤中的多个血管畸形、脑囊虫病中的多个钙化病灶；②性质或病因不同的多个病灶，如局灶性皮质发育不良、海绵状血管瘤、囊虫病钙化、肿瘤和海马硬化（双重病理）的任何关联。

我们用来说明这种情况的病例是一名 7 岁男孩，诊断为结节性硬化症。他的癫痫发作始于 2 个月大，表现为突然短暂睁眼和上下肢强直伸展。他在国外的另一家中心接受了诊治和检查，最初接受的是氨己烯酸治疗。用药后，他一直没有发作，直到 3 岁时，在尝试用卡马西平替换氨己烯酸时，他再次发作，此后再也没有得到控制。他每天都会出现多次短暂的强直发作，发作前有时会出现难以描述的先兆（他会告诉父母，但无法描述自己的感受）。其中有些发作持续时间较长，患儿仍有部分反应，有时会出现手势自动症以及发作后意识模糊和定向障碍。他对多种抗癫痫药物无效，包括拉莫三嗪、苯妥英、卡马西平、丙戊酸和氨己烯酸。既往史显示他的妊娠和分娩过程都很顺利。癫痫发作后，他的神经系统和认知发育受到影响，发育迟缓。他在本中心接受了再次评估，体格检查显示他患有多发色素沉着、面部和手足部特征性的血管纤维瘤病。他的神经系统检查正常，只是有轻微的认知障碍和多动行为，没有运动或感觉障碍。磁共振成像显示双侧大脑半球的多发性结节，主要的病变结节位于右侧后颞 - 顶 - 枕区（图 26-4A）。发作间期和发作期单光子发射计算机断层扫描（SPECT）减影与磁共振成像融合（SISCOM）结果显示了与主要结节定位一致的局灶性发作期高灌注区域（图 26-4B）。头皮脑电监测记录到了右侧后头部连续的类节律性棘波，并在强直痉挛时混杂全面棘波暴发（图 26-5A、B）。在用两个硬膜下栅格电极（分别为 32 个和 16 个触点）覆盖右侧后头部外侧凸面和一个硬膜下条状电极（6 个触点）覆盖右侧颞叶新皮质的有创性记录期间（图 26-6A），发作起始定位在右侧颞后部 - 顶叶 - 枕叶区（图 26-6B），主要在电极 PO25-27 处出现低波幅快活动，图 26-6B、D 为连续显示。移除硬膜下电极的同时手术切除了该结节，此后 6 年患儿发作消失（Engel Ⅰ A 级）。

在这个结节性硬化症的病例中，患儿双侧半球存在多处结节，其中最主要的一处位于右侧后头部。这类病例在术前评估中的挑战，首先在于要确定癫痫发作是局灶性还是多灶性；其次，要确定哪个或哪些结节存在致痫性。多数情况下这种癫痫局限于一个结节，如果能够切除结节以及周围皮

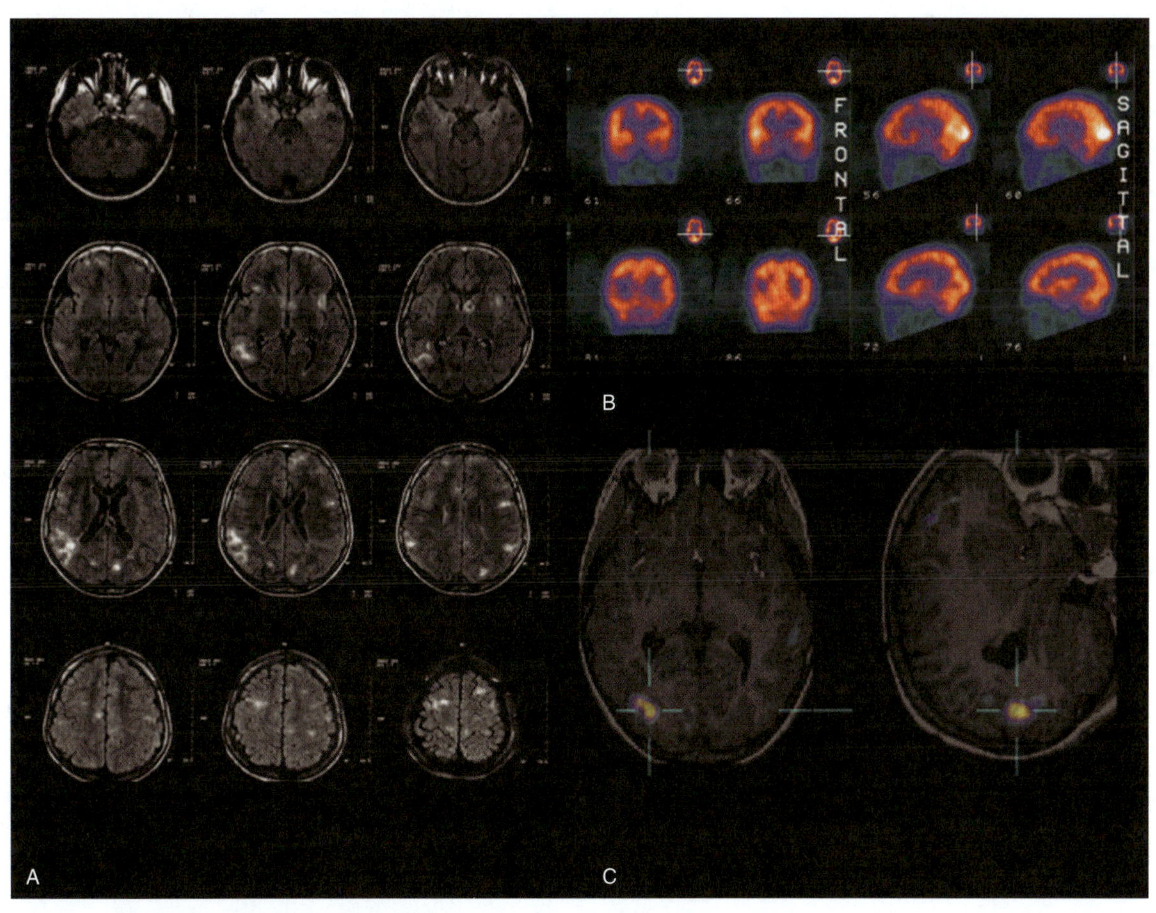

图 26-4 （A）磁共振上可见双侧半球多发结节，其中最主要的病变位于右侧后颞 - 顶 - 枕区。（B）发作期 SPECT 示主要结节处的局灶性高灌注，并被（C）SPECT 和磁共振融合的结果证实

质，则多数情况下能取得非常满意的术后疗效。该病例中，结构及功能影像已经清晰显示出了多个病灶，并且提示主要病灶应该就是癫痫发作的起源（图 26-4A、B），而且头皮脑电图也印证了这一点（图 26-5A、B）。鉴于后头部有多处结节并且边界不甚清晰，我们决定使用硬膜下电极这一有创性手段来记录发作间期和发作期脑电图，并进行功能区定位（图 26-6）。所有硬膜下记录到的癫痫发作都

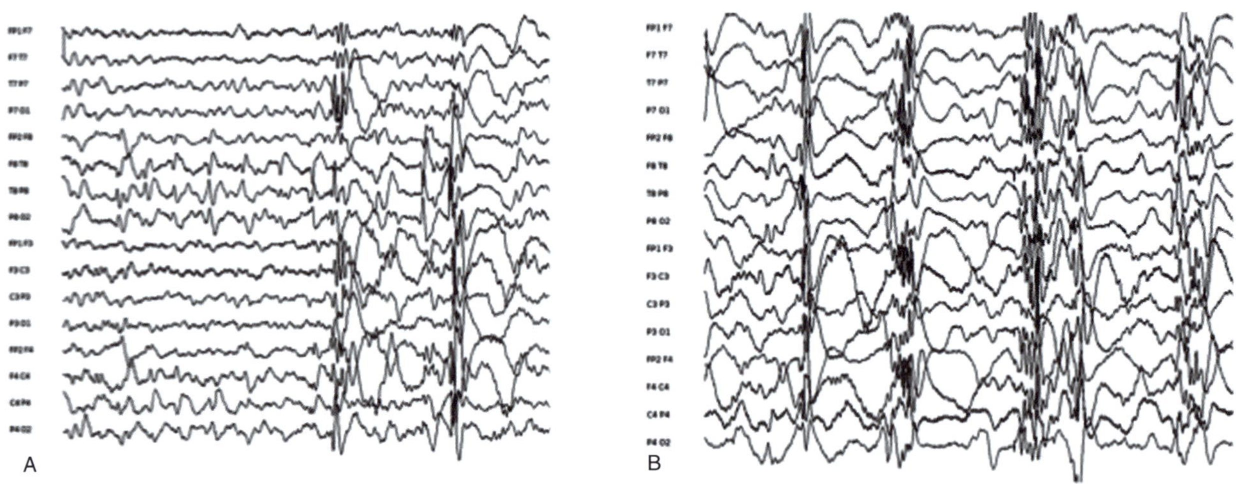

图 26-5 （A、B）头皮脑电图示右侧后头部连续的类节律性棘波，并在强直痉挛时混杂广泛性棘波爆发

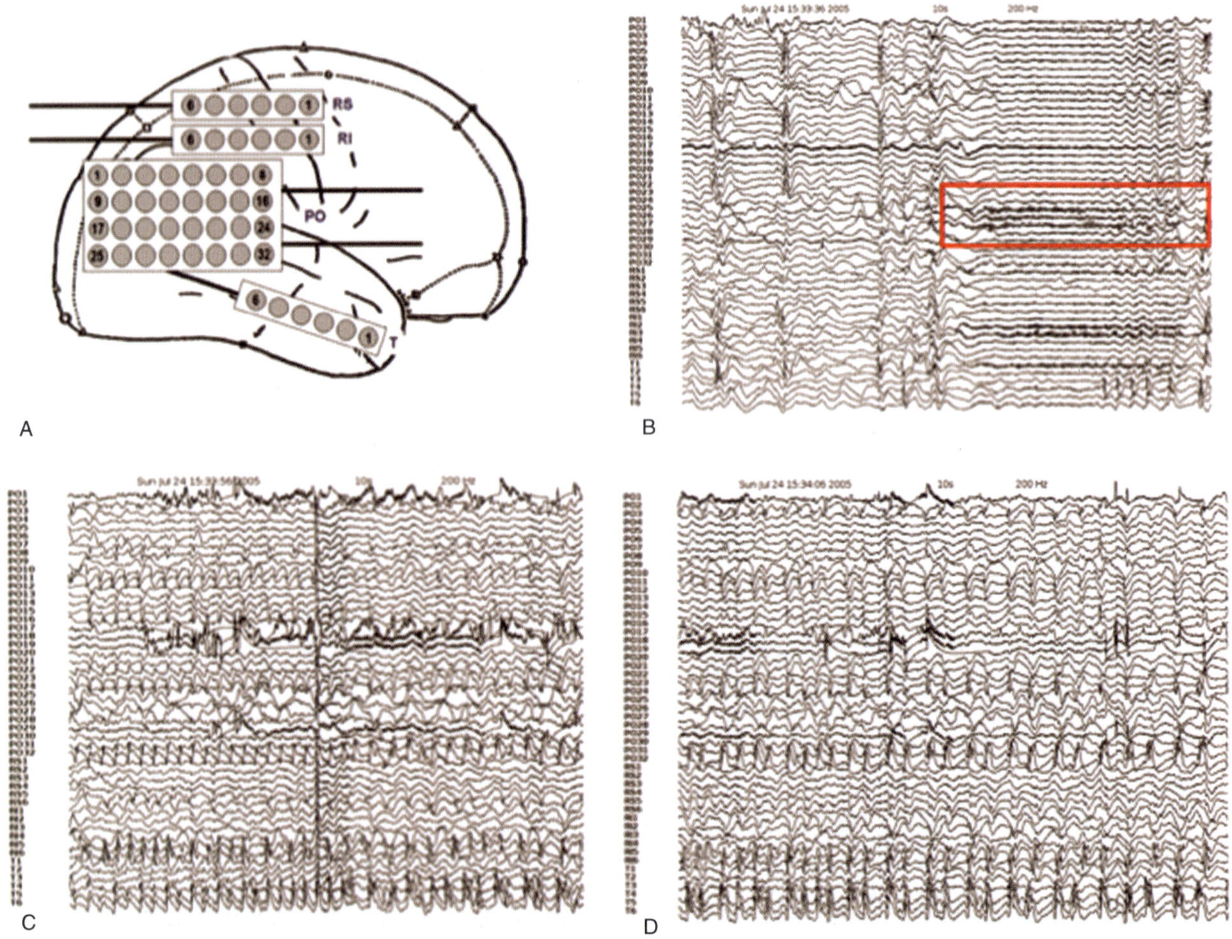

图 26-6 （A）右侧后头部及颞叶新皮质的广泛硬膜下电极覆盖示意图。**（B-D）**硬膜下电极记录可见右侧后颞 - 顶 - 枕区的局灶性的发作起始，其特征是主要在电极 **PO25-27** 处的低波幅快

起源于栅格电极的后部，因此，可以精确规划手术切除，术后癫痫发作得到了完全控制。该病例体现了硬膜下记录对治疗有多发病变的 PCE 的作用，只要病变主要累及皮质凸面，且无创性记录显示发作间期或发作期活动有明确的定位或能定位于脑区，我们就会考虑采用这种有创性方法。我们认为硬膜下栅格和条状电极是很好的选择，可提供决定手术策略所需的有关致痫区定义的关键信息，并可定位周围的皮质功能区，这通常也是手术规划所必需的。

五、磁共振正常的 PCE（病例 3）

第三种临床情况为致痫区的定位和划定增加了更多的复杂性和难度，对手术策略的定义提出了挑战，进而影响到手术过程的成败（Chapman et al., 2005; See et al., 2013）。这里的基本问题是如何制定术前评估策略，如何决定需要哪些电极和多少电极，如何优化颅内电极的置入，如何最大程度地降低手术并发症，以及如何最大限度地定位致痫区及其范围。这里的主要局限性在于，我们无法预先知道未被发现的病变是位于凸面附近，还是位于脑沟的深处，或是位于皮质的隐蔽部位等。从理论上讲，临床症状学可以在某种程度上帮助规划手术策略，但对症状产生区的分析通常并不精确，而且更令人担忧的是，这种分析可能会产生误导，因为它往往只在发作期放电传播到表达性皮质（功能区，译者注）时才会显示出来。在这种情况下，无创性电生理学的发现差异极大，从可以记录到极其局限和持续的发作间期棘波、多棘波或尖波（这表明发生源与记录电极的角度最佳，容易被记录到，因此靠近凸面），到完全没有记录到发作间期活动，或者同样具有挑战性地记录到多灶性的发作间期活动（这表明发生源位置较深，头皮记录电极采样较差）。

这里描述的病例为一个 30 岁男性，7 岁起病，孕期及生产过程正常，神经与认知发育正常，14 月龄会行走，24 月龄会说话。曾尝试多种抗癫痫药物，包括卡马西平、丙戊酸、拉莫三嗪、托吡酯、氯巴占以及氯硝西泮。发作仅在 10—13 岁期间得以控制，在 18 岁以后开始恶化，每周均有发作。目前患者发作形式表现为意识丧失、凝视、头向左偏、口咽部及手部自动症以及全身的强直收缩，没有任何先兆，很少继发全面性发作。3T 磁共振及 PET-CT 均正常，发作期 SPECT 示右顶区的高灌注。无创性脑电监测可见发作间期 C4、P4 导联的尖波，或双侧多棘波或棘慢复合波，右侧半球波幅更高（图 26-7A）。监测期间记录到 5 次发作，可见右侧半球弥漫性高波幅多棘波（图 26-7B）。基于这些证据，对患者进行了右侧额颞叶大面积开颅手术，术中进行了广泛的皮质脑电图检查后，在额颞叶区域放置了 64 个触点（8 × 8）的硬膜下栅格电极，并在额叶和颞叶区域分别放置了另外两个 16 个触点（2 × 8）硬膜下条状电极。在有创性 VEEG 监测期间，顶叶（P10-12、P18-20、P26-28 和 P60）和颞叶（T14-16）触点记录到发作间期活动（图 26-8A）。记录到了 3 次惯常发作，发作起始定位于顶上小叶和顶下小叶（图 26-8B）。监测结束时，我们还进行了皮质电刺激以对运动及感觉功能区进行定位。此外，还进行了语言测试，在刺激过程中，说话和理解没有受到干扰，从而确定左侧半球为语言优势侧。图 26-9A、B 示切除手术后的轴位及矢状位磁共振。发作间期、发作期、功能定位结果以及切除计划显示于图 26-9C。患者于 2011 年 1 月行手术治疗，术后无发作（Engel IA 预后）。术后病理为 1a 型 FCD，即柱状结构缺失及神经元发育不良。

在这个磁共振成像阴性的新皮质癫痫病例中，一些临床和无创性电生理数据表明致痫区在右侧半球，即头部向左侧偏转，发作间期和发作期放电主要或完全分布在右侧半球。更重要的是，每当发作间期放电限局性出现时，都会在 C4、P4 电极处振幅最高，这表明其定位在右顶叶区域。基于这些发现，医生决定进行大范围的开颅手术，包括额叶 - 颞叶 - 顶叶区域，大面积暴露额叶、颞叶和顶叶新皮质，以进行广泛的术中皮质脑电图检查。这些急性皮质记录有助于决定用一个 64 个触点的硬膜下栅格电极格（8 × 8）覆盖中央顶区皮质，并另外放置两个 16 个触点的硬膜下条状电极覆盖额叶前部和颞叶外侧皮质。如图 26-9C 所示，发作起始区明确定位在顶上和顶下区域。考虑到结构影像学无法提示致痫区的定位，慢性硬膜下记录对该病例的手术规划很有帮助。

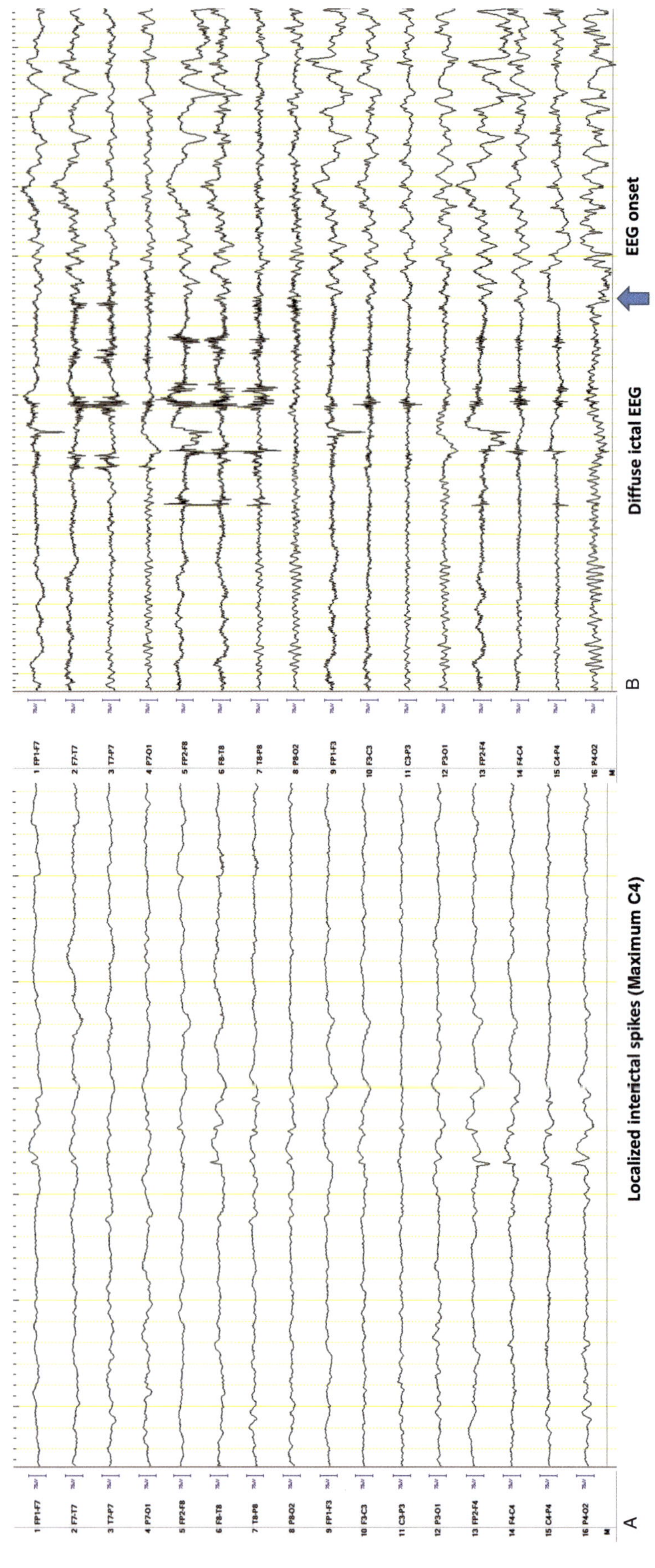

图 26-7 （A）发作间期头皮脑电图示 C4、P4 处尖波，或双侧多棘波或棘慢复合波，右侧半球波幅更高。（B）发作期脑电见右侧半球弥漫性高波幅多棘波

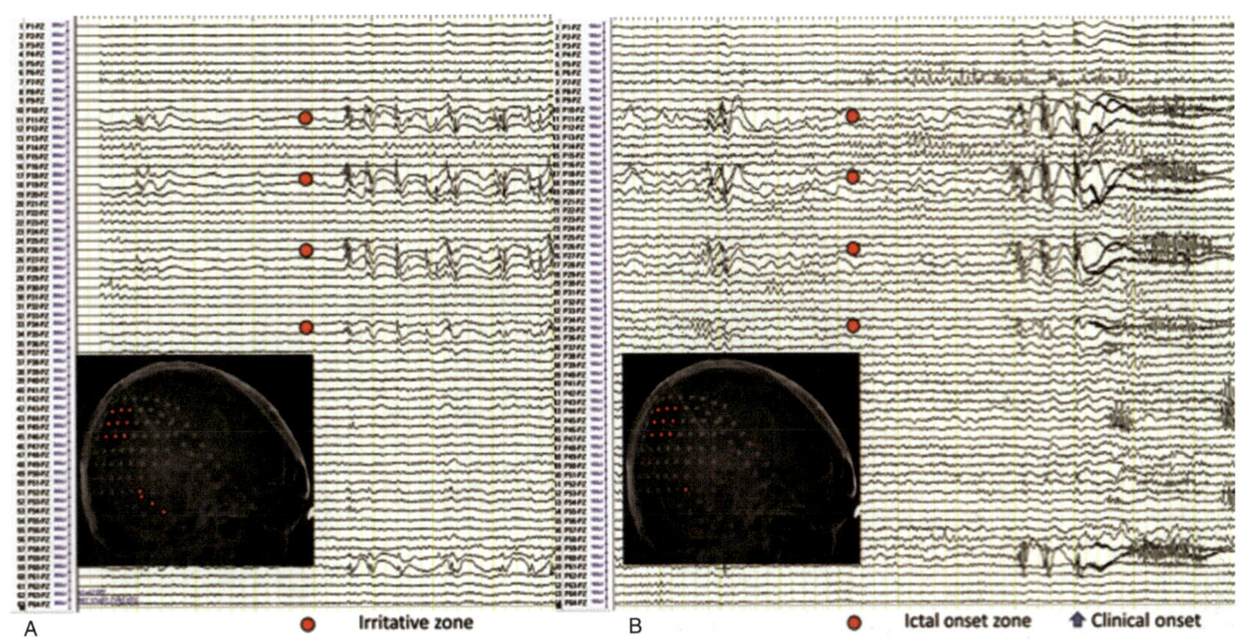

图 26-8 (A)有创性脑电监测期间，顶叶(P10-12，P18-20，P26-28，P60)及颞叶(T14-16)的触点记录到了发作间期异常放电。(B)记录到了 3 次惯常发作，起始定位于顶叶上部和顶叶下部

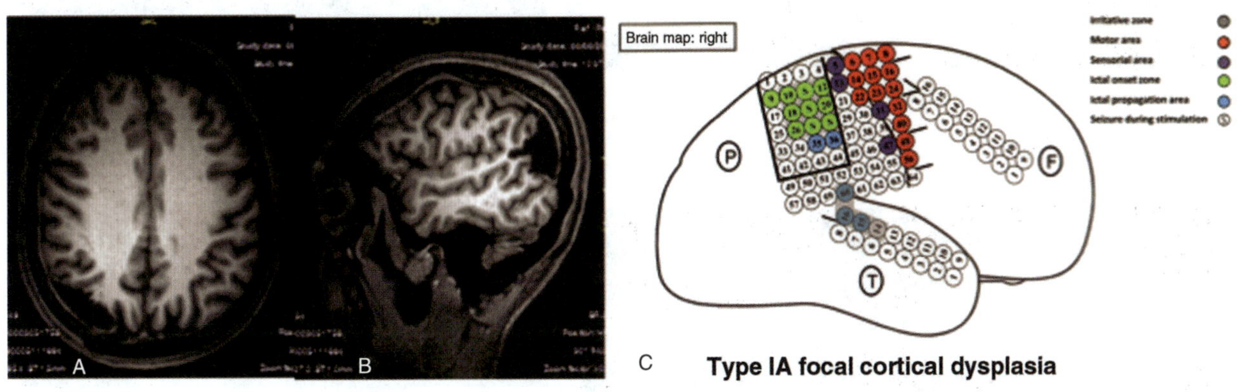

图 26-9 (A、B)示切除手术后的轴位及矢状位磁共振。(C)发作间期、发作期、功能定位结果以及切除计划

六、硬膜下电极的局限性(病例 4)

这里描述的病例是一名 30 岁男子，患有难治性局灶性癫痫约 15 年。曾尝试过 6 种抗癫痫药物以及迷走神经刺激术，但均无效。他的发作特点是突然出现不对称强直姿势，随后出现全身强直阵挛动作。他的发作频率很高，每天大约有 3 次全身强直阵挛发作。无创性 VEEG 监测显示，发作间期局灶性活动在额顶区的中线电极(Fz、Cz 和 Pz)处最显著，左侧的振幅较高。头皮脑电图发作期记录显示，左侧大脑半球最先出现慢波活动，随后两侧大脑半球出现弥漫性发作期放电，由于肌电伪差的干扰，解释起来有些困难。磁共振经一位富有经验的神经放射医师判断为阴性。FDG-PET 示左侧半球弥漫性低代谢区。发作期 SPECT(15s 注射)显示左额顶区示踪剂摄取增加。基于以上资料，病例讨论会决定为患者行有创性评估，包括硬膜下栅格状及条状电极。左侧大范围开颅后，置入硬膜下电极以广泛覆盖额顶颞枕的背外侧区，以及左侧额顶枕的内侧面(图 26-10A)。硬膜下电极记录到的发作期起始位于枕极处触点(图 26-10B)。鉴于有创性与无创性手段提供的结果不一致，最终决定拔除电极并放弃切除性手术。随后的讨论认为，尽管左侧大脑半球凸面已被广泛覆盖，但仍有可能遗漏了确切的发作起始区位置，而且发作起始区可能位于硬膜下电极未覆盖的深部皮质区域。根据这一讨论得出的观点，6 个月后再次行有创性检查。这次我们使用了立体脑电图(SEEG)来探查额顶网络，包括左半球的内侧面及背外侧面。发作期 SEEG 结果表明发作正是起源于脑深部结构，包括楔前叶和后扣带回，并快速传导至枕叶以及额叶内侧面的触点，此时患者才出现症状，表现为非对称性强直(图 26-10C)。6 周后，患者接受了左顶开颅的顶叶内侧面(楔前叶)切除术，切除范围还包括相连的后扣带回(图 26-10D)。手术顺利，术后病理为轻度皮质发育不良。患者已经有大约 3 年没有癫痫发作(服用一种抗癫痫药物)。

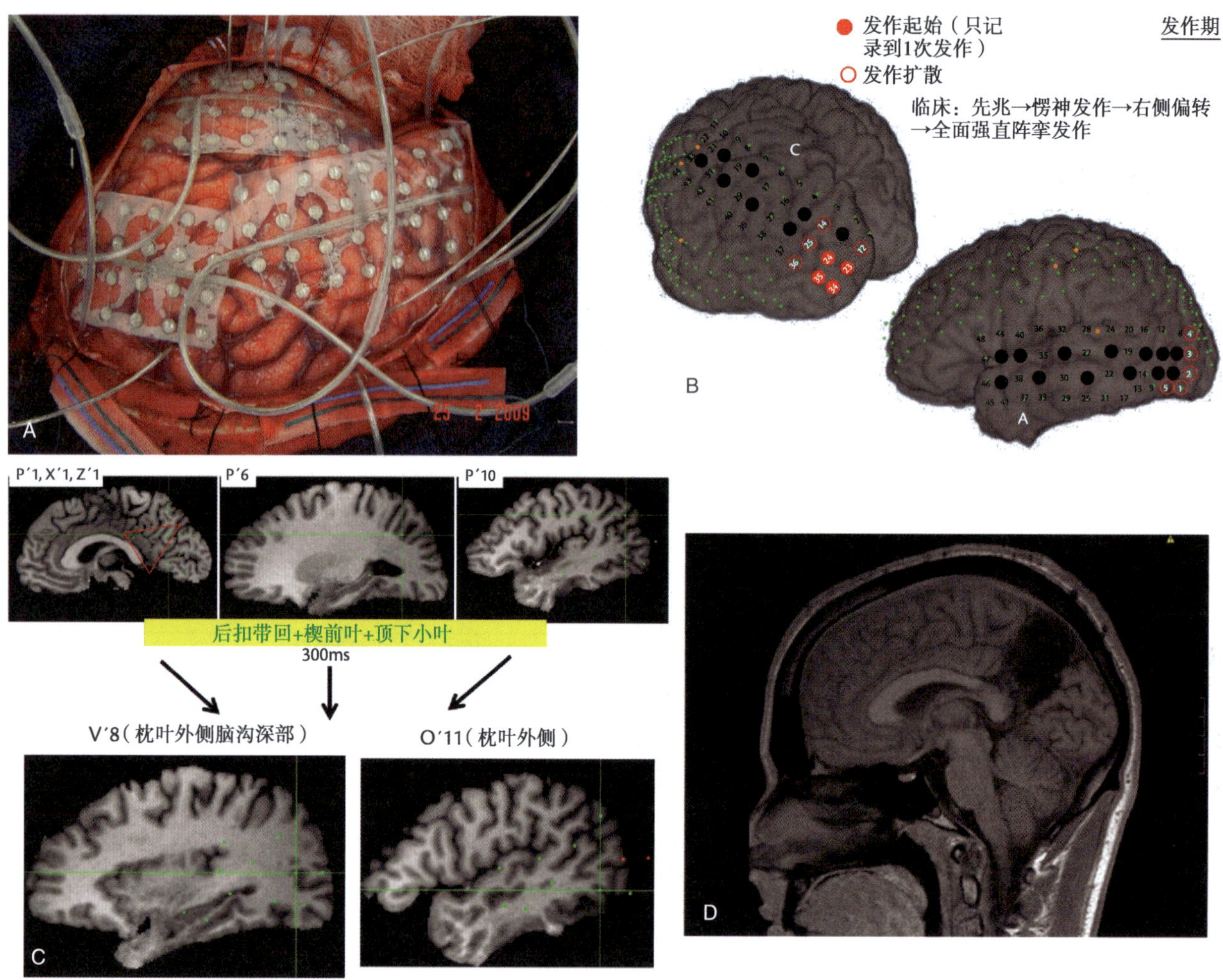

图 26-10 (A)硬膜下电极广泛覆盖于额顶颞枕叶凸面以及额顶枕内侧面。(B)发作期硬膜下记录显示枕极局灶起始发作。(C)SEEG 通过深部电极探查左额顶网络，提示发作起源于楔前叶及后扣带回，并快速传导至枕叶及额叶内侧面。(D)磁共振显示切除范围包括楔前叶及邻近的后扣带回

本病例说明了使用硬膜下栅格电极记录和定位起源于深部皮质结构的癫痫活动的局限性。在无创性方法提供的定位信息很少的情况下进行了第一次有创性监测。尽管硬膜下电极覆盖范围广泛且细致，但最初的记录显示枕极可能存在"边缘模式"。在置入前进行了充分的定位假设后再次置入 SEEG 电极，在顶叶皮质内侧和扣带回后部的深层皮质区域定位到了清晰的局灶性发作起始点。这些区域从临床和电生理学角度进行评估都尤其困难，经常会提供误导性的临床和电生理征象，从而限制了诊断和手术治疗(Bartolomei et al.,2011; Ristic et al., 2012)。更重要的是，SEEG 方法能更好地了解癫痫放电的时空演变，通过 SEEG 解剖 - 电 - 临床分析对癫痫发作模式进行精确定义，从而在切除术后实现持续的无发作(Gonzalez-Martinez et al.,2014)。

七、最后的考虑

有创性脑电图的适应证(何时使用)、有创性方法类型的选择(使用什么)以及颅内电极的放置策略(如何使用)在不同中心之间仍然存在很大差异。由于各中心采用的有创性方法不尽相同，欧洲传统上采用深部电极(SEEG)，而美洲大陆更多采用硬膜下电极，因此讨论的重点不是有创性方法的选择以及

深部电极与硬膜下电极的优缺点，而是如何优化使用特定中心现有的有创性技术，以及如何理解和预测这种方法在处理需要置入颅内电极的复杂病例时的局限性。然而，随着 SEEG 最近在北美的引进和更广泛的使用，许多癫痫术中心可能很快就会采用目前可用的各种有创性方法。届时，讨论的重点将发生转移，不再局限于如何优化深部置入（对于使用深部电极的中心而言）或硬膜下置入（对于使用硬膜下电极的中心而言）的问题，而是将讨论在更复杂的病例中应采用哪种技术的问题，以及每种技术在不同临床情况下的优缺点和局限性。可以预见的是，有创性程序最终将根据个体病例的特点来制定和应用，而不再由特定中心现有的有创性方法来决定。

（王秀　译，张凯　审校）

参考文献

Bartolomei F, Gavaret M, Hewett R, et al. (2011). Neural networks underlying parietal lobe seizures: a quantified study from intracerebral recordings. *Epilepsy Res.* 93(2–3):164–176.

Binder DK, Podlogar M, Clussmann H, et al. (2009). Surgical treatment of parietal lobe epilepsy. *J Neurosurg.* 110(6):1170–1178.

Bingaman WE, Bulacio J. (2014). Placement of subdural grids in pediatric patients: technique and results. *Childs Nerv Syst.* 30(11):1897–1904.

Chapman K, Wyllie E, Najm I, et al. (2005). Seizure outcome after epilepsy surgery in patients with normal preoperative MRI. *J Neurol Neurosurg Psychiatry.* 76(5):710–713.

Dalmagro CL, Bianchin MM, Velasco TR, et al. (2005). Clinical features of patients with posterior cortex epilepsies and predictors of surgical outcome. *Epilepsia.* 46(9):1442–1449.

Davis KL, Murro AM, Park YD, Lee GP, Cohen MJ, Smith JR. (2012). Posterior quadrant epilepsy surgery: predictors of outcome. *Seizure.* 21(9):722–728.

Enatsu R, Bulacio J, Najm I, et al. (2014). Combining stereo-electroencephalography and subdural electrodes in the diagnosis and treatment of medically intractable epilepsy. *J Clin Neurosci.* 21(8):1441–1445.

Gonzalez-Martinez J, Mullin J, Bulacio J, et al. (2014). Stereoelectroencephalography in children and adolescents with difficult-to-localize refractory focal epilepsy. *Neurosurgery.* 75(3):258–268; discussion 267–268.

Hader WJ, Tellez-Zenteno J, Metcalfe A, et al. (2013). Complications of epilepsy surgery: a systematic review of focal surgical resections and invasive EEG monitoring. *Epilepsia.* 54(5):840–847.

Hamiwka L, Macrodimitris S, Tellez-Zenteno JF, et al; CASES Investigators. (2011). Social outcomes after temporal or extratemporal epilepsy surgery: a systematic review. *Epilepsia.* 52(5):870–879.

Ibrahim GM, Fallah A, Albert GW, et al. (2012). Occipital lobe epilepsy in children: characterization, evaluation and surgical outcomes. *Epilepsy Res.* 99(3):335–345.

Jehi LE, O'Dwyer R, Najm I, Alexopoulos A, Bingaman W. (2009). A longitudinal study of surgical outcome and its determinants following posterior cortex epilepsy surgery. *Epilepsia.* 50(9):2040–2052.

Jobst BC, Williamson PD, Thadani VM, et al. (2010). Intractable occipital lobe epilepsy: clinical characteristics and surgical treatment. *Epilepsia.* 51(11):2334–2337.

Kim CH, Chung CK, Lee SK, Lee YK, Chi JG. (2004). Parietal lobe epilepsy: surgical treatment and outcome. *Stereotact Funct Neurosurg* 82(4):175–185.

Kim DW, Lee SK, Chu K, et al. (2009). Predictors of surgical outcome and pathologic considerations in focal cortical dysplasia. *Neurology.* 72(3):211–216.

Krsek P, Maton B, Jayakar P, et al. (2009). Incomplete resection of focal cortical dysplasia is the main predictors of poor postsurgical outcome. *Neurolog.* 72(3):217–223.

Lee SK, Lee SY, Kim DW, Lee DS, Chung CK. (2005). Occipital lobe epilepsy: clinical characteristics, surgical outcome, and role of diagnostic modalities. *Epilepsia.* 46(5):688–695.

Najm IM, Bingaman WE, Lüders HO. (2002). The use of subdural grids in the management of focal malformations due to abnormal cortical development. *Neurosurg Clin N Am.* 13(1):87–92.

Ristić AJ, Alexopoulos AV, So N, Wong C, Najm IM. (2012). Parietal lobe epilepsy: the great imitator among focal epilepsies. *Epileptic Disord.* 14(1):22–31.

See SJ, Jehi LE, Vadera S, Bulacio J, Najm I, Bingaman W. (2013). Surgical outcomes in patients with extratemporal epilepsy and subtle or normal magnetic resonance imaging findings. *Neurosurgery.* 73(1):68–76.

Téllez-Zenteno JF, Dhar R, Wiebe S. (2005). Long-term seizure outcomes following epilepsy surgery: a systematic review and meta-analysis. *Brain.* 128(5):1188–1198.

Téllez-Zenteno JF, Hernández RL, Moien-Afshari F, Wiebe S. (2010). Surgical outcomes in lesional and non-lesional epilepsy: a systematic review and meta-analysis. *Epilepsy Res.* 89(2–3):310–318.

Vadera S, Mullin J, Bulacio J, Najm I, Bingaman W, Gonzalez-Martinez J. (2013). Stereoelectroencephalography following subdural grid placement for difficult to localize epilepsy. *Neurosurgery.* 72(5):723–729.

Widdess-Walsh P, Jeha L, Nair D, Kotagal P, Bingaman W, Najm I. (2007). Subdural electrode analysis in focal cortical dysplasia: predictors of surgical outcome. *Neurology*. 69(7):660–667.

第 27 章

有创性脑电图在岛叶癫痫中的应用

Philippe Ryvlin, Fabienne Picard, 著

一、岛叶癫痫的历史回顾

岛叶癫痫的概念源于20世纪中叶，当时发现癫痫发作与手术切除的位于岛叶的占位性病变有关（Guillaume and Mazars, 1949a, b; Penfield and Flanigan, 1950; Guillaume et al, 1953）。不久以后的1955年，Penfield和Faulk观察到了起源于岛叶的自发性发作或被电刺激诱导的发作能够产生腹部感觉及胃肠道运动等症状。

彼时，颅内脑电主要依靠术中的皮质脑电图（electrocorticography, EcoG），其只能记录到发作间期的棘波，而无法捕捉到发作期放电。而岛叶的棘波通常是在颞叶癫痫患者在颞叶切除后才得以观察到，这一发现在50年后的SEEG长程监测中得以证实（Isnard et al, 2000）。蒙特利尔神经医学研究所（Montreal Neurological Institute, MNI）在1946—1962年，选择在颞叶切除术后继续切除有棘波放电的岛叶皮质（Silfvenius et al, 1964）。后来MNI的一项回顾性研究分析了106例通过ECoG证实有岛叶棘波的颞叶癫痫手术患者，比较58例切除岛叶的患者与48例保留岛叶的患者后，该中心最终决定终止据此进行的岛叶皮质切除（Silfvenius et al, 1964）。因为切除岛叶所获得的术后无发作率（44%）与保留棘波放电的岛叶所获得的术后无发作率（41.7%）相比，并未看到明显差异，而前者在术后出现神经科并发症的比例高达20.6%，在单纯颞叶切除的患者中这一数字只有2.8%（Silfvenius et al, 1964）。此外，对于岛叶皮质部分切除的患者，术后残留岛叶仍然存在棘波放电者获得良好手术预后的比例（60%）比棘波放电消失的患者（31.8%）还要高。近来使用SEEG记录的颞叶癫痫（temporal lobe epilepsy, TLE）患者发作期放电致痫指数（epileptogenicity index）的数据显示，岛叶发作期播散的早晚和强度都对预后没有影响（Blauwblomme et al, 2013）。

在MNI令人失望的尝试后，仅有很少的合并致痫性占位病变的岛叶癫痫的报道，无论是切除证实还是在磁共振上观察到（Hatashita et al, 1983; Fiol et al, 1988; Cascino and Karnes, 1990）。第一篇非术中的有关岛叶的颅内脑电研究来自1993年Roper等的报道。这是一个岛叶内的低级别毛细胞星形胶质瘤病例，研究者采用栅状硬膜下电极并将一个条状电极覆盖在岛叶皮质上，但是EEG的发作起始模式为脑区性，因此没有证实是严格意义的岛叶致痫区（epileptogenic zone, EZ）。

据我们所知，1996年我们（P.Ryvlin）在里昂癫痫手术中心对第一批进行SEEG手术中接受深部电极置入的患者进行了调查（笔者所在的里昂癫痫外科团队即法国里昂大学医院Lyon's University Hospital的癫痫中心，译者注）。随后的1997年，我们确定了第一个单纯岛叶起源的癫痫患者，并在10年后对其进行了个案报道（Ryvlin, 2006）。与此同时，我们团队还分享了岛叶癫痫以及颞叶癫痫岛叶传导方面所总结的宝贵经验（Isnard et al, 2000, 2004）。我们总结岛叶癫痫的特点应为喉咙紧缩感和波及大面积皮肤区域的不适感，并随后出现构音障碍及局灶性抽搐。2006年，我们和其他团队都报道了岛叶癫痫的另一种临床模式，即夜发性过度运动（Duffau et al, 2006; Kaido et al, 2006; Ryvlin et al, 2006）。在过去的10年里，许多岛叶癫痫的研究得以发表，其中新报道了很多我们下文将要提到的发作症状及表现。

二、岛叶的结构与功能解剖

岛叶的解剖结构如图27-1所示。岛叶（又称脑岛或赖耳氏岛）深藏于外侧沟即侧裂以下。岛

叶以环岛沟为边界，并被眶额回、额顶盖及颞盖所覆盖。颞横回（Heschl's gyrus）包绕岛叶后下部（Naidich et al，2004）。解剖上，岛叶被岛中央沟分为大小两部分（岛中央沟与中央沟对应，同样为额叶与顶叶交界）。前岛叶与额叶和边缘系统相联系，后岛叶与顶叶及颞叶相联系（Türe et al，1999）。较大的前岛叶又分为三个垂直排布的短脑回，即前岛短回、中岛短回、后岛短回。三者汇聚在前岛叶前下部并组成岛顶（insular apex）。中岛短回经常发育不全，遗留成为一个前岛短回和后岛短回之间的裂隙。后岛叶由两个近似水平走向的脑回组成，称前岛长回和后岛长回。后岛长回形态较为多变（Naidich et al，2004）。岛叶前面另有两个脑回，分别为岛副回（accessory gyrus）和岛横回（transverse gyrus）。岛横回（或称额 - 岛皮质 fronto-insular cortex）为一位于岛叶前下部的短脑回，构成岛叶与眶额回连接处的后部。前岛叶有时被分为两部分，中岛短回以前的岛前部（anterior insular portion），以及中岛短回和后岛短回组成的岛中前部（mid-anterior portion）。

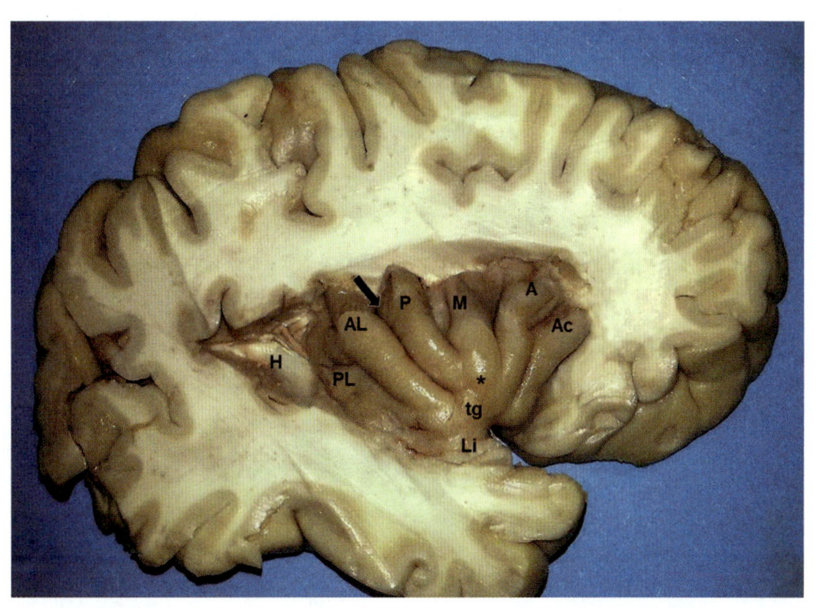

图 27-1　岛叶解剖，直接暴露为侧裂深部。为了显示后岛长回移除颞横回（初级听觉皮质），H 为颞横回的后内侧残留部分。黑箭头示岛中央沟，将岛叶外侧面分为一个较小的后岛叶和一个较大的前岛叶。后岛叶由前岛长回（AL）和后岛长回（PL）组成，两者汇聚至岛阈（Li）。前岛叶则由前岛短回（A）、中岛短回（M）、后岛短回（P）组成，三者汇聚至岛顶（*）。岛叶的前面为多变的岛副回（Ac）和岛横回（tg），两者连接额叶的眶面。岛叶最前下方的点也称为岛极。Adapted from Front Behav Neurosci.，10（21），Gschwind M，Picard F，Ecstatic Epileptic Seizures：A Glimpse into the Multiple Roles of the Insula，Copyright（2016），Gschwind and Picard，reproduced under the Creative Commons Attribution License（CC BY）

人类岛叶的细胞构筑沿长轴而变化。Mesulam 和 Mufson 于 1985 年提出了一个类似猴的人类岛叶细胞构筑结构，主要分三部分：无颗粒细胞区（agranular）、乏颗粒细胞区（dysgranular）、颗粒细胞区（granular）。围绕岛极（insular pole，即岛叶最前下端）呈同心圆排布，沿前腹侧（无颗粒细胞区）走向后背侧（颗粒细胞区）的轴而变化。乏颗粒细胞区范围最大，约占岛叶 50% 左右。而最近的研究显示细胞构筑可能更为复杂，这三个分区各自又包含不同的细胞构筑亚区，无论是在人类（Kurth et al，2010a）还是在猴子中（Evrard et al，2014）。

大量解剖及功能研究通过研究健康群体总结出了一些岛叶亚区的特殊功能（Evrard and Craig，2015）。岛叶背侧的后半部分构成了初级内感受器皮质，且为脊髓 / 延髓 - 丘脑 - 皮质通路的终端，负责编码内感受信息，即掌握身体所有组织的生理状况（Craig，2002）。沿岛叶背侧最后端向前，为躯体感觉区（包括痛觉、温觉、轻触觉等）（Craig et al，2000；Olausson et al，2008；Mazzola et al，2012），再往前为内脏感觉区（与心律、呼吸、动脉血压、内脏感受相关）（Craig，2009），再往前到达岛叶中部岛中央沟附近为初级味觉皮质（Avery et al，2015）。沿着岛叶背侧后部向岛叶前极这一自后向前的梯度，初级内感受信息所获得的外部“景象”被进一步重新表达与整合，即躯体感觉、视觉、听觉、初级前庭觉被传入后岛叶腹侧及岛叶中部（Bamiou et al，2003；Fink et al，2003；Mazzola et al，2012)，而边缘系统的信息被传入岛叶中部及前部。

Chang 等于 2013 发表的一份 Meta 分析认为岛叶根据功能可分为三部分：占大部分的岛叶后部(包括岛叶中部)、前腹侧部和前背侧部。岛叶后部负责对外感受器和内感受器接收的信号进行多重分析与整合。前腹侧部参与支配情感相关的化学感受器(包括嗅觉加工)或社会情感能力(Kurth et al，2010b)，包括情感处理、自主神经调节(Mutschler，et al，2009；Chang et al，2013)以及共情处理。位于味觉皮质以前的前背外侧分区，更倾向于与认知相关，如对厌恶事物进行预期以及分析预警错误(Preuschoff et al，2008；Craig，2009)。

岛叶能够对外部及内部世界接收到的刺激进行多种感觉的整合，包括从后岛向(双侧)前岛传导时进行信号再编码，而这一过程的实现是通过功能连接(如与前额或边缘系统皮质)将同时接收到的多种感觉元素进行加工(Marchant and Driver 2013)，并进行连贯的认知功能整合(Craig，2003)。这种整合过程能够让我们时时刻刻对感知有清晰的掌控(Craig，2009；Farb et al，2013)。前岛叶与前扣带回一道构成了“突显网络”(salience network)(Seeley et al，2007)，探测行为相关信号，对自我表达起重要作用(Murray et al，2015)。

有意思的是，岛叶最前端(无颗粒细胞区)与前扣带回拥有同一种特别类型的神经元——von Economo 神经元，即第一个被认为是高度进化的神经元(Allman et al，2011)。这种神经元同样被发现于类人猿、旧大陆猴与新大陆猴、鲸类、大象以及其他物种如斑马及马类中(Evrard et al，2012；Raghanti et al，2015)。有人认为这种神经元参与自主神经调节且有可能参与生物体的自我神经功能构建(Critchley and Seth 2012；Evrard et al，2012；Butti，et al.2013)。有意思的是，在早期行为变异型额颞痴呆中，这些神经元会出现选择性缺失，最终导致早期情绪及社会功能的损害(Kim et al，2012)。

三、探查岛叶的时机

对岛叶进行颅内有创性电极探查，方法上以 SEEG 最为理想，但也必须符合有创性探查的基本原则：①要有一个明确的 EZ 区假设而不能指望“钓鱼执法(fishing expedition)”；②存在指征的前提下，通过有创性电极去证实该假设正确与否；③无论是有创性电极探查还是假设成立后需要考虑的切除性手术，都需要对风险与获益进行积极而充分的考量。想要满足以上条件取决于诸多因素，包括无创性检查所能够提供的全部信息。每个患者总有一些无法并入常规临床特征的独有特点。我们这里总结了几种需要从其他脑区辨别出岛叶癫痫的典型情况：

1. 围侧裂区发作　该区域的症状可以通过不同脑区本身的功能而明显地表达出来，包括额盖与顶盖(面部的运动与感觉、咽喉与口腔症状、语言障碍)、颞盖后部(听幻觉与听错觉、语言优势侧的失语)、角回与缘上回(前庭感觉)、位于顶盖内侧面的第二初级躯体感觉区(经常表现为双侧且累及大范围皮表的躯体感觉异常，有时仅为同侧)以及岛叶皮质本身(感觉及自主神经症状)。如果强烈怀疑为围侧裂区相关癫痫，在磁共振阴性的病例中，单凭发作期表现、头皮脑电与功能影像，将无法判定发作起源于岛盖还是岛叶，或两者均参与发作起始。这种情况下，必须考虑通过 SEEG 彻底探查侧裂周围各个脑区。

2. 类似颞叶发作与颞叶附加型癫痫　表面上表现出颞叶癫痫特点的患者可能是岛叶起始传导至颞叶所致，或者颞叶及同侧岛叶同为 EZ 即颞岛癫痫(Ryvlin and Kahane，2005)。其中有些患者可能在磁共振上表现出海马硬化(hippocampal sclerosis，HS)(Barba et al，2016)。对于表现出颞叶癫痫特点的海马硬化患者，通常不需要有创性电极探查，除非我们遇到了很多警示点。这些警示点包括提示颞叶癫痫手术可能失败的相关因素(缺乏高热惊厥史、经常继发 GTCS、颞叶无间期异常放电或异常放电为双侧、无同侧前颞低代谢表现等)(Ryvlin et al.，2014)，或临床表现提示有颞叶附加症的可能(侧裂周围症状出现得非常早，特别是味幻觉、天旋地转感、听错觉、头和(或)眼向对侧偏转、立毛征、同侧强直、发作后躁动)(Barba et al.，2007)。若有中央前区间期放电或额叶前部、颞顶、中央前区的发作期放电也需要怀疑颞叶附加症(Barba et al.，2007)。然而以上警示因素在侵入电极指征中的权重仍存在争议。在磁共振阴性的病例中，一些团队会主张统一进行系统性的 SEEG 埋藏，以排除颞叶附加(或颞叶外)癫痫的可能，同时也能为更精准的手术方案提供依据。特别是当保留语言优势侧正常体积海马时，能够明显提升术后的语言记忆表现(Wagner et al.，2013)。其他团队则主张存在上述警示点时，才会在某些磁共振阴性病例中考虑使用 SEEG。无论如何，在任何尝试用有创性电极来明确颞叶癫痫手术指征的情况下，同时埋藏岛叶都是合理的。

3. 过度运动性发作　在发作形式表现为运动亢进或过度运动的磁共振阴性患者中，发作起源可能来自多个脑区，包括额叶（眶额回和额叶腹基底面、额叶内侧面、额极、额盖、额叶背外侧）（Rheims et al.，2008）、前颞叶（Nobili，et al.，2004；Wang et al.，2008；Staack et al.，2011；Yu et al.，2013）、岛叶（Kaido et al.，2006；Ryvlin et al.，2006；Dobesberger et al.，2008），甚至有可能是顶叶（Nishibayashi et al.，2009；Montavont et al.，2013；Gibbs et al.，2015）。尽管其他临床症状可能也支持其中某一脑区，但没有一个是与过度运动特异相关的（Nobili et al.，2004；Ryvlin et al.，2006；Rheims et al.，2008；Montavont et al.，2013）。如果是岛叶起源，患者的过度运动可能倾向于夜间发作，而且躯干侧向运动，好像在床上摩擦背部一样（Ryvlin et al.，2006）。头皮脑电、脑磁图（magnetoencephalography，MEG）、功能磁共振也能提示相关的局灶性异常，尤其当病因为磁共振不易明确的局灶性皮质发育不良时。大多数情况下证实，SEEG 探查都是必需的。根据所有能够获得的数据，通常不需要对所有过度运动可能产生的脑区进行探查，而多数情况下，无论怀疑额叶、颞叶或顶叶（更不用说岛叶是主要怀疑对象时），同时探查岛叶还是有很大价值的。

4. 磁共振阴性的额叶和颞叶癫痫　这种情况的癫痫患者很难制订出手术计划，除非所有无创检查都一致地指向一个磁共振上可疑的局灶性皮质发育不良（focal cortical dysplasia，FCD）病灶（即局灶性低代谢与高密脑电或脑磁图结果都定位到某个脑沟沟底，并且与发作期电 - 临床特点相一致）。在很多这种情况下，侵入脑电都针对额叶或顶叶实施，而其实也应考虑岛叶起源的可能并对其进行探查。

5. 岛叶存在病变　岛叶存在病变（FCD、低级别肿瘤、海绵状血管畸形）并且可能为致痫灶时，SEEG 能够非常有效地确定需要纳入切除的 EZ 范围，或为热凝毁损提供可能，后者在某些病例中有机会完全控制发作（Catenoix et al.，2015）。

以上列举的情况也适用于大多数需要 SEEG 埋藏的病例。因此，如今的 SEEG 病例中很大一部分都涵盖了岛叶至少一根电极的埋藏。如此反过来看，不需要考虑兼顾岛叶的 SEEG 埋藏主要有以下几种情况：①岛叶外病变，有创性电极实施的目的在于确定病变周围需要一并切除的范围；②明确的枕叶癫痫；③磁共振阴性但无创检查资料都指向一个明确的远离岛叶的 FCD 病灶。

四、岛叶电极的置入方法

第 1 例针对岛叶的 SEEG 是里昂团队（本节作者 Philippe Ryvlin 所在的法国里昂大学医院癫痫中心，译者注）利用 Talairach 头架完成的，距离 6m 的非变形远程血管造影术，以及经典的直插法（如图 27-2 中圆圈所示）（Guénot et al.，2001）。该技术有多种优势：①能够利用一根经岛盖直插电极同时探查岛叶皮质及相对应部分的岛盖（即额盖、顶盖或颞盖），从而在围侧裂区癫痫中分辨出两者扮演的角色（Dylgjeri et al.，2014）；②得益于头架提供精确而固定的针道，使得电极能够安全置入侧裂周围这种血管异常丰富的脑区；③能够在同一岛叶中同时容纳 7~8 根电极以探查不同亚区。而缺点在于，每根电极只有 1~2 个触点能够真正探查到岛叶皮质，并且难以到达侧裂壁后部。

法国格勒诺布尔癫痫外科中心发展出了一种岛叶电极的斜插法，其所沿的轴平行于岛叶平面（如图 27-2 中虚线所示）（Afif et al.，2008）。探查岛叶后部及上部的电极由后向前进入，探查岛叶前部及上部的电极由前向后进入。这种利用立体定向机器人的斜插方式能够使每根电极有 6~10 个触点置入到岛叶皮质，能够比直插法更好地采样。利用 5 根电极将近 40 个触点，基本可以探查全部岛叶区域。这种斜插法的主要缺点是不能够同时探查岛盖，而且有很大的风险使电极沿内外侧轴偏移而导致记录到的不是岛叶本身而是其深部屏状核的信号。

其实可以将直插法与斜插法联合起来应用，使得两者的优势得以同时发挥，以同时探查岛叶及岛盖。岛叶电极的数量与入路应该同其他类型 SEEG 一样进行个体化考量。如在明显的围侧裂区癫痫中，可能需要多一些经岛盖直插的电极以便更好地分别评估岛盖与岛叶皮质，同时用另外 2 根斜插电极以探查岛叶皮质。相反地，如果高度怀疑某个患者就是岛叶起源，则应主要应用斜插法以更多地探查岛叶皮质。

另有第三种埋藏方式，即联合应用硬膜下电极

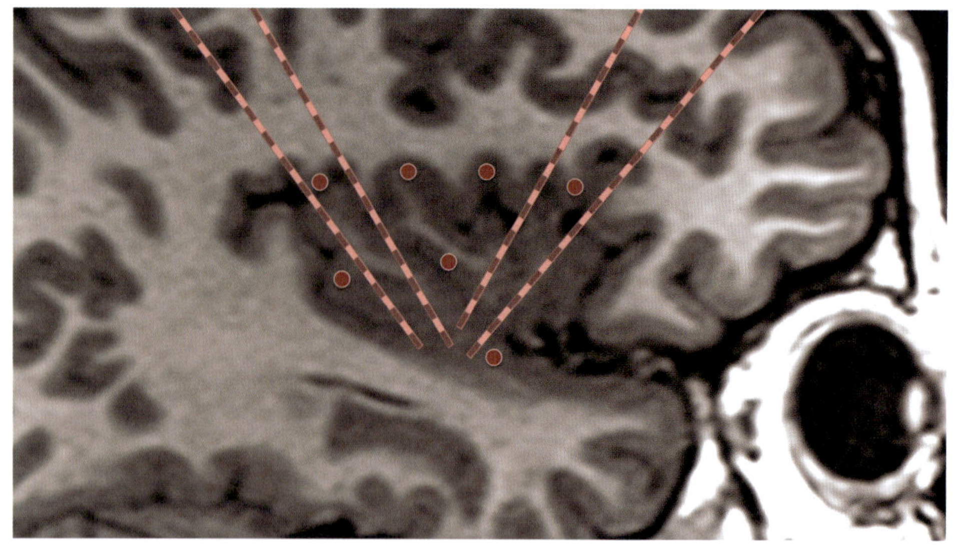

图 27-2　图示岛叶电极埋藏中的直插法（圆圈）及斜插法（虚线）

及深部电极（Surbeck et al.，2011）。

根据文献报道，对岛叶进行电极埋藏并未增加出血及其他 SEEG 相关并发症的风险。无论埋藏岛叶与否，整体 SEEG 出现手术并发症的风险大约在 3%，包括 1%~3% 的颅内血肿，有些可能造成永久性损伤甚至死亡（≤ 0.6%）（Guénot et al.，2001；Cossu et al.，2005；de Almeida et al.，2006；Gonzalez-Martinez et al.，2012；Cardinale et al.，2013）。事实上，大部分出血的情况主要是硬膜下出血或硬膜外出血，而不是脑实质内出血。

五、通过 SEEG 在岛叶癫痫中的发现

目前认为岛叶皮质参与到了多种类型的局灶性癫痫中，然而，岛叶癫痫更多见的是岛叶外 EZ 快速传导至岛叶的情况。这主要见于颞叶内侧结构，偶尔也可见于颞上回或颞极。岛叶放电则倾向于局限于岛叶内或传导至额区，也可能传导至对侧岛叶，但这方面尚无充分研究。

（一）脑电模式

头皮脑电间期可能显示额区或前颞的尖波或棘波，但发作期可能缺乏放电定位线索（Ryvlin et al.，2006），尤其是表现为夜间过度运动的岛叶癫痫发作。

SEEG 所见发作期脑电表现为低波幅快节律起始，逐渐演变为节律性高频棘波，通常见于岛叶的某一象限（Isnard et al.，2004；Ryvlin et al.，2006；Nguyen et al.，2009）。这种放电可能在几秒至 2min 内于空间上非常局限，随后才传播至岛叶其他部位，然后是侧裂上或侧裂下的岛盖，最终到达额叶内侧面结构，特别是同侧的辅助运动区和扣带回（Ryvlin et al.，2006），或是中央前回（Isnard et al.，2004），偶有岛叶放电传导至颞叶内侧结构的情况。

在一项多数为（额区）岛盖 - 岛叶区域 FCD 的儿童研究中，发作期脑电主要表现为节律性的慢波放电（Dylgjeri et al.，2014）。

（二）电 - 临床关系

岛叶癫痫具有典型的局灶性、简单部分性发作，起初意识完全保留。很少见继发全面的强直 - 阵挛发作。发作期表现可能没有定侧意义。主要有以下两种电 - 临床模式（有可能重叠）（Ryvlin，2006）。

1. 白天发作　（感觉异常起始表现为喉咙紧缩感（或绞窄感、窒息感、胸腔压迫感），或是躯体感觉症状，经常是不舒服的那种），经常累及面部（口周或口腔内）、躯干或大范围皮表（Isnard et al.，2004；Isnard，2009；Robles et al.，2009）。这种发作通常起源于岛叶后部。Montavont 等于 2015 年报道，数例病人躯体感觉症状表现为痛觉，累及广泛，如某一肢体或半身，同期 SEEG 证实对侧后岛 / 第二感觉区的背侧部分放电。另一个实例是，一个患有右侧颞岛胶质瘤的 42 岁男性表现出一种左腿刺痛感的癫痫发作，数秒内累及手臂，随后出现味幻觉，同期 SEEG 证实发作期放电局限于岛叶后部及上部触点（Rossetti et al.，2005）。

在传导至岛叶其他部位和 / 或颞叶结构后，

会出现言语障碍和/或其他多种症状(听觉症状、眩晕、味觉症状),甚至有可能继发意识丧失。根据Dylgieri及其同事对10例病人的总结报道(Isnard,2009;Dylgjeri et al.,2014),当传导累及额叶时,发作可能以局灶性阵挛或肌张力障碍姿势(有定侧意义,为放电对侧)(Isnard et al.,2004)或过度运动结束。有意思的是,这10例病人中有6例出现了同侧或双侧的眼睑肌阵挛,这点没有明确解释。

自主神经系统症状(心率及呼吸频率改变、面红或面色苍白)与前方的岛长回放电有关(Dylgjeri et al.,2014)。数个学者报道岛叶起源的发作能够导致心搏骤停,根据Seeck等2003年的报道,在1例右岛前2/3发育不良的患者中观察到了发作期的心动过缓,其头皮脑电显示右额区的半节律性δ慢波。Tayah等于2013年报道了一位左岛后腹侧肿瘤患者表现为发作期心动过缓,其发作期头皮脑电显示左前颞区的半节律性θ电活动(Tayah et al.,2013)。另一个左岛病变患者发作期表现为晕厥及同期短暂的三度房室传导阻滞,头皮脑电未见明显异常放电(Surges et al.,2009)。

2. 夜间性额叶发作模式　于睡眠中发作。主要的发作形式包括躯干及肢体的肌张力障碍,或以双脚蹬踏和扭胯为表现的躁狂性过度运动,意识通常保留。常出现气短以及哽噎、作呕。可有短暂的躯体感觉异常、内脏运动或难以描述的先兆。这种发作通常起源于岛叶的前背侧部(即前上部,或额盖-岛区),并迅速传导至额叶内侧,特别是辅助运动区或前扣带回(Ryvlin et al.,2006;Proserpio et al.,2011)。发作期头皮脑电经常价值不大,70%~80%的患者都无异常表现(然而夜间视频脑电常常能够捕捉到许多的刻板临床事件)。Dobesberger等于2008年报道的1例隐源性癫痫中,发作期头皮脑电仅显示了活动伪差,发作期SPECT显示右侧岛叶前部和右额盖过度灌注,有创性电极确定了额盖-岛叶为起始区。对右侧岛叶前部及额盖行切除手术后患者发作消失。Proserpio等于2011年对8例患者行SEEG,认为岛盖-岛叶起源主要位于中央盖区域。有些患者中,患者单纯因为哽噎(或作呕)而突然惊醒(Nesbitt et al.,2013;Geevasinga et al.,2014),2014年Geevasinga等报道的两个患者在这种感觉前都有喉咙紧缩感,其中一例还出现了意识丧失。

几乎没有白天出现过度运动而最终通过颅内电极证实为岛叶起源的报道。Zhang等于2008年报道的病例中,过度运动前患者表现为听幻觉(声音似乎很遥远),SEEG证实右岛前部起源,具体表现为低波幅快节律并快速(几秒内)传导至同侧额叶内侧面、眶额回以及额叶背外侧凸面。

(三)电刺激结果

在没有后放电的情况下,利用SEEG对人类岛叶皮质进行直接电刺激被认为与发作存在良好的因果关系。约50%的岛叶刺激无法诱发出症状,主要是岛叶的前部(Stephani et al.,2011;Stephani and Koubeissi,2015)。能够诱发出来的症状如下。

1. 躯体感觉症状(刺痛感、麻木感、电击感、风吹感,或不可名状)　这是电刺激最常诱发出的症状,会被患者表述为痛感、中性或不适感、非痛感,甚至为罕见的欣快感(但随后会主诉感觉不适)。这种感觉可以无定侧意义如面部(唇、舌、嘴、喉、鼻或颈)(Penfield and Faulk,1955;Ostrowsky et al.,2000),也可以定位至刺激的对侧(Ostrowsky et al.,2000;Isnard et al.,2004),甚至偶尔为同侧(10%的病例中)或是双侧(Nguyen et al.,2009),包括周身感觉,特别是刺激后岛最腹侧时(Stephani et al.,2011)。这种感觉可以从后岛的长脑回引出,但短脑回也可以。面部感觉更多的与短脑回相关,而下肢更多的与长脑回相关(Nguyen et al.,2009;Pugnaghi et al.,2011)。皮表大面积感觉异常的情况可能与岛叶大范围且经常为双侧的感觉处理有关(Mazzola et al.,2006)。

2. 痛感　此种症状由后岛背侧引出(Stephani et al.,2011)或源自岛叶后2/3部分(Ostrowsky et al.,2000)。岛叶患者中有10%可以诱发出这种感觉。法国的一项研究中这个数字则高达25%(Mazzola et al.,2009)。痛觉的定位通常为刺激的对侧(Ostrowsky et al.,2000),并且能体现出一定的层次分布:面部区位于肢体区以前,上肢区又在下肢区之上。需要指出的是疼痛感从未在第一躯体感觉皮质(S1)刺激出来(Mazzola et al.,2006)。根据Montavont等于2015年的报道,5例病人的类似于发作期自发性发作的疼痛症状可以通过电刺激产生,但其中1例刺激后岛叶所引起的疼痛位于双手,而不是惯常发作中的一只腿。

3. 温觉　这种感觉的刺激区与痛觉一样位于后岛背侧(Ostrowsky et al.,2000),有时也可以更偏腹侧一些(Stephani et al.,2011)。冷觉的出现频率是温觉的 50%(Mazzola et al.,2006)。

4. 内脏感觉(或自主神经)症状　这些症状刺激定位要更偏前一些(Nguyen et al.,2009; Stephani et al.,2011),具体包括恶心、欲吐、胃内或喉咙的不适(Ostrowsky et al.,2000; Stephani et al.,2011)。Penfield 与 Faulk 在 1955 年的相关研究中认为能引起内脏感觉反应的刺激定位主要位于前岛腹侧。所引出的以不舒服的紧缩感为主并常伴有感觉异常的喉咙不适被认为是岛叶电刺激所特有的(Isnard et al.,2004),尽管刺激侧裂上中央盖周围皮质也能够引起口咽的感觉异常(Mulak et al.,2008)。

5. 内脏运动症状　这些包括呼吸不适、面红、流汗或胃肠道活动亢进,刺激相关区为岛叶中部,并不包括腹侧半区域(Penfield and Faulk,1955)。Oppenheimer 等于 1992 年发表的研究显示刺激岛叶皮质能够引起心血管系统的反应,刺激左侧主要引起心动过缓而刺激右侧则引起心动过速。然而,后来除了另 1 例个案(Pugnaghi et al.,2011),其他团队罕有岛叶刺激引起心率改变的相关报道。在另一个案中,刺激左侧海马引起的后放电除了影响到所刺激的海马以外还波及了同侧岛叶的后岛长回后面,并导致发作期心搏骤停(Catenoix et al.,2013)。

6. 味觉症状　这种感觉,经常偏向不适(Ostrowsky et al.,2000),刺激区会比内脏感觉相关区偏前,岛中央沟,位于岛叶中部的背侧(Stephani et al.,2011)。值得注意的是,刺激该区域对应的岛盖也能够引起味幻觉(Hausser-Hauw and Bancaud,1987)。

7. 其他罕见症状　包括简单听幻觉(后岛叶),刺激中岛短回能够引起大约 1/5 的患者出现言语中止 / 构音障碍(Afif et al.,2010),前庭症状如周身的空间异位感,嗅幻觉(Ostrowsky et al.,2000; Mazzola et al.,2006),或被动动眼(Nguyen et al.,2009)。还有特殊的情绪相关个例也被报道过:刺激一个以狂喜为发作形式的患者前岛背侧时,诱发出了一种欣快感(Picard et al.,2013); Feindel 和 Penfield 于 1954 年报道过一个患者刺激岛叶腹侧时出现了一种"即将进入恍惚"的状态,而同一研究内的另一个患者(病例 11)则描述有恐惧感;最后,有 1 例病人在刺激左侧屏状核 / 前岛背侧时出现了意识障碍(Koubeissi et al.,2014)。

电刺激使通过低频刺激探究岛叶内功能联系得以实现。研究表明除了前岛短回和后岛短回之间没有联系外,所有的岛叶脑回都存在相互联系(Almashaikhi et al.,2014)。一侧岛叶很有可能向对侧产生快速传导,功能连接相关研究中利用 1Hz 电流对后岛短回进行电刺激时,12ms 后在对侧岛叶记录到了响应,这很有可能是通过胼胝体实现的(Lacuey et al.,2016)。

六、岛叶的热凝毁损

一般而言岛叶是热凝毁损的理想对象,包括 SEEG 引导的射频热凝毁损(Catenoix et al.,2008)。的确,这种热凝毁损方式结合了多种特性,以使之更具吸引力:①典型的 SEEG 引导下射频热凝毁损能够创造一个 7mm 直径的毁损灶(Guénot et al.,2004),足以完全损毁岛叶皮质 EZ 的深浅厚度;②沿着前后轴或腹背轴排布的 EZ 也小到可被热凝毁损完全消除(Catenoix et al.,2015);③对于岛叶这种切除手术难度较大的脑区,诸如热凝毁损的一种有创性更小的手术方式,或许能够得到更好的风险 / 获益平衡。

曾有报道针对 5 例岛叶发育不良性致痫灶患者进行了射频热凝毁损(Catenoix et al.,2015)。使用的触点数量为 2~31,表明要想在该结构中发挥充分的毁损效应,则须置入合适数量的电极。这 5 例患者中,1 例发作完全缓解,2 例发作长期减少 50%(Catenoix et al.,2015)。

最近同样的策略也被用于磁共振引导下的激光消融。一个优势侧为左侧的岛叶胶质瘢痕为致痫灶的 53 岁男性患者接受了该种手术治疗,岛叶几乎被完全损毁(Hawasli et al.,2014)。该患者在术后的 23 个月随访中发作消失,但在神经心理评估中多项言语指标显示下降(Hawasli et al.,2014)。

(王秀　译,王海祥　审校)

参考文献

Afif A, Chabardes S, Minotti L, Kahane P, Hoffmann D. (2008). Safety and usefulness of insular depth electrodes implanted via an oblique approach in patients with epilepsy. *Neurosurgery*. 62(5 suppl 2):ONS471–ONS480.

Afif A, Minotti L, Kahane P, Hoffmann D. (2010). Middle short gyrus of the insula implicated in speech production: intracerebral electric stimulation of patients with epilepsy. *Epilepsia*. 51(2):206–213.

Allman JM, Tetreault NA, Hakeem AY, et al. (2011). The von Economo neurons in the frontoinsular and anterior cingulate cortex. *Ann N Y Acad Sci*. 1225:59–71.

Almashaikhi T, Rheims S, ostrowsky-Costa K, et al. (2014). Intrainsular functional connectivity in human. *Hum Brain Mapp.* 35(6):2779–2788.

Avery JA, Kerr KL, Ingeholm JE, Burrows K, Bodurka J, Simmons WK. (2015). A common gustatory and interoceptive representation in the human mid-insula. *Hum Brain Mapp.* 36(8):2996–3006.

Bamiou DE, Musiek FE, Luxon LM. (2003). The insula (Island of Reil) and its role in auditory processing. Literature review. *Brain Res Brain Res Rev.* 42(2):143–154.

Barba C, Barbati G, Minotti L, Hoffmann D, Kahane P. (2007). Ictal clinical and scalp-EEG findings differentiating temporal lobe epilepsies from temporal 'plus' epilepsies. *Brain.* 130(7):1957–1967.

Barba C, Rheims S, Minotti L, et al. (2016). Reply: Temporal plus epilepsy is a major determinant of temporal lobe surgery failures. *Brain.* 139(7):e36.

Blauwblomme T, David O, Minotti L, et al. (2013). Prognostic value of insular lobe involvement in temporal lobe epilepsy: a stereoelectroencephalographic study. *Epilepsia.* 54(9):1658–1667.

Butti C, Santos M, Uppal N, Hof PR. (2013). Von Economo neurons: clinical and evolutionary perspectives. *Cortex.* 49(1):312–326.

Cardinale F, Cossu M, Castana Let al. (2013). Stereoelectroencephalography: surgical methodology, safety, and stereotactic application accuracy in 500 procedures. *Neurosurgery.* 72(3):353–366.

Cascino GD, Karnes WE (1990). Gustatory and second sensory seizures associated with lesions in the insular cortex seen on magnetic resonance imaging. *J Epilepsy.* 3(4):185–187.

Catenoix H, Mauguière F, Guénot M, et al. (2008). SEEG-guided thermocoagulations: a palliative treatment of nonoperable partial epilepsies. *Neurology.* 71(21):1719–1726.

Catenoix H, Mauguière F, Guénot M, Isnard J, Ryvlin P. (2013). Recording the insula during ictal asystole. *Int J Cardiol.* 169(2):e28–30.

Catenoix H, Mauguière F, Montavont A, Ryvlin P, Guénot M, Isnard J. (2015). Seizures outcome after stereoelectroencephalography-guided thermocoagulations in malformations of cortical development poorly accessible to surgical resection. *Neurosurgery.* 77(1):9–15.

Chang LJ, Yarkoni T, Khaw MW, Sanfey AG. (2013). Decoding the role of the insula in human cognition: functional parcellation and large-scale reverse inference. *Cereb Cortex.* 23(3):739–749.

Cossu M, Cardinale F, Castana L,et al. (2005). Stereoelectroencephalography in the presurgical evaluation of focal epilepsy: a retrospective analysis of 215 procedures. *Neurosurgery.* 57(4):706–718.

Craig AD. (2002). How do you feel? Interoception: the sense of the physiological condition of the body. *Nat Rev Neurosci* 3(8):655–666.

Craig AD. (2003). Interoception: the sense of the physiological condition of the body. *Curr Opin Neurobiol.* 13(4):500–505.

Craig AD. (2009). How do you feel—now? The anterior insula and human awareness. *Nat Rev Neurosci.* 10(1):59–70.

Craig AD, Chen K, Bandy Y, Reiman EM. (2000). Thermosensory activation of insular cortex. *Nat Neurosci.* 3(2):184–190.

Critchley H, Seth A. (2012). Will studies of macaque insula reveal the neural mechanisms of self-awareness? *Neuron.* 74(3):423–426.

de Almeida AN, Olivier A, Qusney F, Dubeau F, Savard G, Andermann F. (2006). Efficacy of and morbidity associated with stereoelectroencephalography using computerized tomography-or magnetic resonance imaging-guided electrode implantation. *J Neurosurg.* 104(4):483–487.

Dobesberger J, Ortler M, Unterberger I, et al. (2008). Successful surgical treatment of insular epilepsy with nocturnal hypermotor seizures. *Epilepsia.* 49(1):159–162.

Duffau H, Kujas M, Taillandier L. (2006). Episodic nocturnal wandering in a patient with epilepsy due to a right temporoinsular low-grade glioma: relief following resection. Case report. *J Neurosurg.* 104(3):436–439.

Dylgjeri S, Taussig D, Chipaux M, et al. (2014). Insular and insulo-opercular epilepsy in childhood: an SEEG study. *Seizure.* 23(4):300–308.

Evrard HC, Craig AD. (2015). Insular cortex. In Toga AW, ed. *Brain Mapping: An Encyclopedic Reference.* Vol 2. Amsterdam:Academic Press/Elsevier: 387–393.

Evrard HC, Forro T, Logothetis NK. (2012). Von Economo neurons in the anterior insula of the macaque monkey. *Neuron.* 74(3):482–489.

Evrard HC, Logothetis NK, Craig AD. (2014). Modular architectonic organization of the insula in the macaque monkey. *J Comp Neurol.* 522(1):64–97.

Farb NA, Segal ZV, Anderson AK. (2013). Attentional modulation of primary interoceptive and exteroceptive cortices. *Cereb Cortex.* 23(1):114–126.

Feindel W, Penfield W. (1954). Localization of discharge in temporal lobe automatism. *AMA Arch Neurol Psychiatry.* 72(5):603–630.

Fink GR, Marshall JC, Weiss PH, et al. (2003). Performing allocentric visuospatial judgments with induced distortion of the egocentric reference frame: an fMRI study with clinical implications. *Neuroimage.* 20(3):1505–1517.

Fiol ME, Leppik IE, Mireles R, Maxwell R. (1988). Ictus emeticus and the insular cortex. *Epilepsy Res.* 2(2):127–131.

Geevasinga N, Archer JS, Ng K. (2014). Choking, asphyxiation and the insular seizure. *J Clin Neurosci.* 21(4):688–689.

Gibbs SA, Figorilli M, Casaceli G, Proserpio P, Nobili L. (2015). Sleep related hypermotor seizures with a right parietal onset. *J Clinical Sleep Med.* 11(8):953–955.

Gonzalez-Martinez J, Bulacio J, Alexopoulos A, Jehi L, Bingaman W, Najm I. (2012). Stereoelectroencephalography in the 'difficult to localize' refractory focal epilepsy: early experience from a North American epilepsy center. *Epilepsia.* 54(2):323–330.

Gschwind M, Picard F. (2016). Ecstatic epileptic seizures: a glimpse into the multiple roles of the insula. *Front Behav Neurosci.* 10:21.

Guénot M, Isnard J, Ryvlin P, et al. (2001). Neurophysiological monitoring for epilepsy surgery: the Talairach SEEG method. StereoElectroEcephalography. Indications, results, complications and therapeutic applications in a series of 100 consecutive cases. *Stereotact Funct Neurosurg.* 77(1–4):29–32.

Guénot M, Isnard J, Ryvlin P, Fischer C, Mauguière F, Sindou M. (2004). SEEG-guided RF thermocoagulation of epileptic foci: feasibility, safety, and preliminary results. *Epilepsia.* 45(11):1368–1374.

Guillaume MMJ, Mazars G. (1949a). Cinq cas de foyers épileptogènes insulaires opérés. *Soc Française Neurol* 766–769.

Guillaume MMJ, Mazars G. (1949b). Technique de résection de linsula dans les épilepsies insulaires. *Rev Neurol (Paris).* 81:900–903.

Guillaume M, Mazars G, Mazars Y. (1953). Indications chirurgicales dans les épilepsies dites 'temporalis'. *Rev Neurol (Paris).* 88:461–501.

Hatashita S, Sakakibara T, Ishii S. (1983). Lipoma of the insula. Case report. *J Neurosurg.* 58(2):300–302.

Hausser-Hauw C, Bancaud J. (1987). Gustatory hallucinations in epileptic seizures. Electrophysiological, clinical and anatomical correlates. *Brain.* 110(2):339–359.

Hawasli AH, Bandt SK, Hogan RE, Werner N, Leuthardt EC. (2014). Laser ablation as treatment strategy for medically refractory dominant insular epilepsy: therapeutic and functional considerations. *Stereotact Funct Neurosurg.* 92(6):397–404.

Isnard J. (2009). [Insular epilepsy: a model of cryptic epilepsy. The Lyon experience]. *Rev Neurol (Paris).* 165(10):746–749.

Isnard J, Guénot M, Ostrowsky K, Sindou M, Mauguière F. (2000). The role of the insular cortex in temporal lobe epilepsy. *Ann Neurol.* 48(4):614–623.

Isnard J, Guénot M, Sindou M, Mauguière F. (2004). Clinical manifestations of insular lobe seizures: a stereo-electroencephalographic study. *Epilepsia.* 45(9):1079–1090.

Kaido T, Otsuki T, Nakama H, Kaneko Y. (2006). Hypermotor seizure arising from insular cortex. *Epilepsia.* 47(9):1587–1588.

Kim EJ, Sidhu M, Gaus SE, et al. (2012). Selective frontoinsular von Economo neuron and fork cell loss in early behavioral variant frontotemporal dementia. *Cereb Cortex.* 22(2):251–259.

Koubeissi MZ, Bartolomei F, Beltagy A, Picard F. (2014). Electrical stimulation of a small brain area reversibly disrupts consciousness. *Epilepsy Behav.* 37:32–35.

Kurth F, Eickhoff SB, Schleicher A, Hoernke L, Zilles K, Amunts K. (2010a). Cytoarchitecture and probabilistic maps of the human posterior insular cortex. *Cereb Cortex.* 20(6):1448–1461.

Kurth F, Zilles K, Fox PT, Laird AR, Eickhoff SB. (2010b). A link between the systems: functional differentiation and integration within the human insula revealed by meta-analysis. *Brain Struct Funct.* 214(5–6):519–534.

Lacuey N, Zonjy B, Kahriman ES, et al. (2016). Homotopic reciprocal functional connectivity between anterior human insulae. *Brain Struct Funct.* 221(5):2695–2701.

Marchant JL, Driver J. (2013). Visual and audiovisual effects of isochronous timing on visual perception and brain activity. *Cereb Cortex.* 23(6):1290–1298.

Mazzola L, Isnard J, Mauguière F. (2006). Somatosensory and pain responses to stimulation of the second somatosensory area (SII) in humans. A comparison with SI and insular responses. *Cereb Cortex.* 16(7):960–968.

Mazzola L, Isnard J, Peyron R, Guénot M, Mauguière F.(2009). Somatotopic organization of pain responses to direct electrical stimulation of the human insular cortex. *Pain.* 146(1–2):99–104.

Mazzola L, Faillenot I, Barral FG, Mauguiére F, Peyron R. (2012). Spatial segregation of somato-sensory and pain activations in the human operculo-insular cortex. *Neuroimage.* 60(1):409–418.

Mesulam M, Mufson E. (1985). The insula of Reil in man and monkey: architectonics, connectivity, and function. In: Peters A, Jones E, eds. *Cerebral Cortex.* Vol 4. *Association and Auditory Cortices.* New York: Plenum: 179–224.

Montavont A, Kahane P, Catenoix H, et al. (2013). Hypermotor seizures in lateral and mesial parietal epilepsy. *Epilepsy Behav.* 28(3):408–412.

Montavont A, Mauguière F, Mazzola L, et al. (2015). On the origin of painful somatosensory seizures. *Neurology.* 84(6):594–601.

Mulak A, Kahane P, Hoffmann D, Minotti L, Bonaz B. (2008). Brain mapping of digestive sensations elicited by cortical electrical stimulations. *Neurogastroenterol Motil.* 20(6):588–596.

Murray RJ, Debbané M, Fox PT, Bzdok D, Eickhoff SB. (2015). Functional connectivity mapping of regions associated with self- and other-processing. *Hum Brain Mapp.* 36(4):1304–1324.

Mutschler I, Wieckhorst B, Kowalevski S, et al. (2009). Functional organization of the human anterior insular cortex. *Neurosci Lett.* 457(2):66–70.

Naidich TP, Kang E, Fatterpekar GM, et al. (2004). The insula: anatomic study and MR imaging display at 1.5 T. *AJNR Am J Neuroradiol.* 25(2):222–232.

Nesbitt AD, Kosky CA, Leschziner GD. (2013). Insular seizures causing sleep-related breathlessness. *Lancet.* 382:1756.

Nguyen DK, Nguyen DB, Malak R, et al. (2009). Revisiting the role of the insula in refractory partial epilepsy. *Epilepsia.* 50(3):510–520.

Nishibayashi H, Ogura M, Taguchi M, Miki J, Uematsu Y, Itakura T. (2009). Nondominant parietotemporal cortical dysplasia manifesting as hypermotor seizures. *Epilepsy Behav.* 14(4):691–695.

Nobili L, Cossu M, Mai R, et al. (2004). Sleep-related hyperkinetic seizures of temporal lobe origin. *Neurology.* 62(3):482–485.

Olausson HW, Cole J, Vallbo A, et al. (2008). Unmyelinated tactile afferents have opposite effects on insular and somatosensory cortical processing. *Neurosci Lett.* 436(2):128–132.

Oppenheimer SM, Gelb A, Girvin JP, Hachinski VC. (1992). Cardiovascular effects of human insular cortex stimulation. *Neurology.* 42(9):1727–1732.

Ostrowsky K, Isnard J, Ryvlin P, Guénot M, Fischer C, Mauguière F. (2000). Functional mapping of the insular cortex: clinical implication in temporal lobe epilepsy. *Epilepsia.* 41(6):681–686.

Penfield W, Faulk ME Jr. (1955). The insula; further observations on its function. *Brain.* 78(4).445–470.

Penfield W, Flanigan H. (1950). Surgical therapy of temporal lobe seizures. *Arch Neurol Psychiatry.* 64:491–500.

Picard F, Scavarda D, Bartolomei F. (2013). Induction of a sense of bliss by electrical stimulation of the anterior insula. *Cortex.* 49(10):2935–2937.

Preuschoff K, Quartz SR, Bossaerts P. (2008). Human insula activation reflects risk prediction errors as well as risk. *J Neurosci.* 28(11):2745–2752.

Proserpio P, Cossu M, Francione S, et al. (2011). Insular–opercular seizures manifesting with sleep-related paroxysmal motor behaviors: a stereo-EEG study. *Epilepsia.* 52(10):1781–1791.

Pugnaghi M, Meletti S, Castana L, et al. (2011). Features of somatosensory manifestations induced by intracranial electrical stimulations of the human insula. *Clin Neurophysiol.* 122(10):2049–2058.

Raghanti MA, Spurlock LB, Treichler FR, et al. (2015). An analysis of von Economo neurons in the cerebral cortex of cetaceans, artiodactyls, and perissodactyls. *Brain Struct Funct.* 220(4):2303–2314.

Rheims S, Ryvlin P, Scherer C,et al. (2008). Analysis of clinical patterns and underlying epileptogenic zones of hypermotor seizures. *Epilepsia.* 49(12):2030–2040.

Robles SG, Gelisse P, El Fertit H, et al. (2009). Parasagittal transinsular electrodes for stereo-EEG in temporal and insular lobe epilepsies. *Stereotact Funct Neurosurg.* 87(6):368–378.

Roper SN, Lévesque MF, Southerling WW, Engel J Jr. (1993). Surgical treatment of partial epilepsy arising from the insular cortex. *J Neurosurg.* 79(2):266–269.

Rossetti AO, Mortati KA, Black PM, Bromfield EB. (2005). Simple partial seizures with hemisensory phenomena and dysgeusia: an insular pattern. *Epilepsia.* 46(4):590–591.

Ryvlin P. (2006). Avoid falling into the depths of the insular trap. *Epileptic Disord.* 8(suppl 2):S37–S56.

Ryvlin P, Kahane P. (2005). The hidden causes of surgery-resistant temporal lobe epilepsy: extratemporal or temporal plus? *Curr Opin Neurol.* 18(2):125–127.

Ryvlin P, Minotti L, Demarquay G, et al. (2006). Nocturnal hypermotor seizures, suggesting frontal lobe epilepsy, can originate in the insula. *Epilepsia.* 47(4):755–765.

Ryvlin P, Cross JH, Rheims S. (2014). Epilepsy surgery in children and adults. *Lancet Neurol.* 13(11):1114–1126.

Seeck M, Zaim S, Chaves-Vischer V, et al. (2003). Ictal bradycardia in a young child with focal cortical dysplasia in the right insular cortex. *Eur J Paediatr Neurol.* 7(4):177–181.

Seeley WW, Menon V, Schatzberg AF, et al. (2007). Dissociable intrinsic connectivity networks for salience processing and executive control. *J Neurosci.* 27(9):2349–2356.

Silfvenius H, Gloor P, Rasmussen T. (1964). Evaluation of insular ablation in surgical treatment of temporal lobe epilepsy. *Epilepsia.* 5:307–320.

Staack AM, Bilic S, Wendling AS, et al. (2011). Hyperkinetic seizures in patients with temporal lobe epilepsy: clinical features and outcome after temporal lobe resection. *Epilepsia.* 52(8):1439–1446.

Stephani C, Koubeissi M. (2015). Differences of intracranial electrical stimulation thresholds in the human brain. *Brain Stimul.* 8(4):724–729.

Stephani C, Fernandez-Baca Vaca G, Maciunas R, Koubeissi M, Lüders HO. (2011). Functional neuroanatomy of the insular lobe. *Brain Struct Funct.* 216(2):137–149.

Surbeck W, Bouthillier A, Weil AG, et al. (2011). The combination of subdural and depth electrodes for intracranial EEG investigation of suspected insular (perisylvian) epilepsy. *Epilepsia.* 52(3):458–466.

Surges R, Scott CA, Walker MC. (2009). Peri-ictal atrioventricular conduction block in a patient with a lesion in the left insula: case report and review of the literature. *Epilepsy Behav.* 16(2):347–349.

Tayah T, Savard M, Desbiens R, Nguyen DK. (2013). Ictal bradycardia and asystole in an adult with a focal left insular lesion. *Clin Neurol Neurosurg.* 115(9):1885–1887.

Türe U, Yaşargil DC, Al-Mefty O, Yaşargil MG. (1999). Topographic anatomy of the insular region. *J Neurosurg.* 90(4): 720–733.

Wagner K, Uherek M, Horstmann S, et al. (2013). Memory outcome after hippocampus sparing resections in the temporal lobe. *J Neurol Neurosurg Psychiatry.* 84(6):630–636.

Wang L, Mathews GC, Whetsell WO, Abou-Khalil B. (2008). Hypermotor seizures in patients with temporal pole lesions. *Epilepsy Res.* 82(1):93–98.

Yu T, Zhang G, Wang Y, et al. (2013). Surgical treatment of hypermotor seizures originating from the temporal lobe. *Seizure.* 22(10):862–866.

Zhang H, Yao Q, Zhao X, et al. (2008). A hypermotor seizure with a focal orbital frontal lesion originating in the insula: a case report. *Epilepsy Res.* 82(2–3):211–214.

第 28 章

深部脑电图在感觉运动皮质癫痫中的应用

Bertrand Deraux, Franeine Chassoux, Elisabeth Londre, Baris Turak,著

一、前言

手术治疗起源于感觉运动皮质的难治性癫痫发作,对于神经外科医生来说,是一个挑战,他们面临两个相反的风险:完全切除致痫组织会损伤功能皮质和皮质下结构,从而导致难以接受的永久性神经功能障碍,或者为保留功能性结构而要冒着致痫皮质切除不全导致癫痫发作复发的风险。然而,早在20世纪30年代末,Penfield就报道了脑瘫患者切除运动皮质,但并没有引起患者的运动功能障碍加重(Penfield,1939,1952)。此后,对于不同病因导致的部分性癫痫行中央区切除性手术,癫痫发作结果满意,并且功能结果也可以接受(Talairach et al.,1992)。更确切地说,当运动前区或中央前区切除,同时切除辅助运动区后,观察到永久性术后功能障碍;而在严重的婴儿性偏瘫或肿瘤患者进行中央盖区切除后,并没有观察到永久性功能障碍(Chassoux,1999)。尽管感觉运动皮质的切除手术后癫痫发作结果不如颞叶手术好,而且与术后残留神经功能缺损的高发生率相关(Pondal-Sordo et al.,2006),然而最近也相继报道了一些累及感觉运动皮质的局灶性病变成功切除的经验。结果显示这些病变的完全切除和术后无发作结果并未造成永久性的神经功能障碍完全是有可能的(Urban et al.,2002; Cohen-Gaol et al.,2004; Devaux et al.,2008a; Marnet et al.,2008; Sarkis et al.,2010; Chassoux et al.,2012)。因此,对于该区域的手术,准确辨认致痫组织和功能性结构对于充分的手术计划和安全切除是必需的。这种识别是术前应用结构和功能影像学,以及通过脑内置入深部电极立体脑电图(stereo electroencephalogrphy,SEEG)进行有创性监测而得以实现。对于位于感觉运动区、在影像学上非常明确的病变,有创性发作的监测并不会改变手术计划,这是由于在感觉运动区,为保留功能性结构,应避免超出病变边界的扩大性切除。然而,即使在应用最新的磁共振成像(MRI)扫描,也可能会遗漏一些离散性(discrete)脑病变,如局灶性皮质发育不良(focal cortical dysplasia,FCD)(McGonigal et al.,2007; Chassoux et al.,2012; Mellerio et al.,2012),从而将可能成功手术切除的病人排除在外。对于这些患者,功能影像学如正电子发射断层扫描(PET)研究有可能揭示局灶性异常,应进一步探索(Chassoux et al.,2010)。在这类病人中,SEEG为致痫组织的识别和随后的手术计划提供很有价值的数据(Chassoux et al.,2000; Tassi et al.,2002)。尽管以Talairach和Bancaud(Bancaud,1959,1980; Talairach and Bancaud,1974; Talairach and Szikla,1980)为先驱的SEEG基本原理依然很有价值,但是在过去数十年内,相关技术方法和有创性监测的指征发生了显著变化。从外科观点来看,SEEG探查提供的信息依然与置入策略和步骤直接相关。

本章将①回顾大脑中央区的解剖特点以及感觉运动区癫痫的主要特点;②回顾感觉运动区癫痫的过去和现在的SEEG适应证;③描述SEEG技术;④阐述深部记录在不同临床情况下指导手术切除中的作用。

二、感觉运动区的功能解剖:SEEG探查的基础

感觉运动区是一个高度组织化和功能化的区域,它将几个皮质和皮质下相互连接的结构联系在一起。在大脑半球的外侧面,中央前回和中央后回被中央沟(Rolandic沟)(大脑最深的脑沟)分开。初级运动皮质(Brodmann4区)位于中央沟的前岸,是中央前回的最后面,而中央前回的前方皮质是运

动前区（Brodmann6 区）。初级感觉皮质位于中央沟的后岸和邻近的中央后回（Brodmann3、1、2 和 5 区）（Uematsu et al.，1992）。中央区的下部是中央盖（Rolandic 盖），在运动区和感觉区之间有一个不恒定的软膜折痕，以及组成外侧裂上盖（Brodmann43 区）的水平部，其前部为支配口咽肌肉的运动皮质，后部为第二躯体感觉区。紧邻运动皮质的盖部前方是抑制性躯体运动区，位于额下回的最后部（Brodmann44 区）。在大脑半球的内侧面，旁中央小叶最上面的部分被分为两部分：其中下肢运动代表区位于前方，而下肢感觉代表区位于后方，而中央沟的最上面部分在旁中央小叶的上部形成一个可见的斜形切迹。旁中央小叶的下面是胼胝体缘沟。在额叶内侧面，辅助运动区（supplementary motor area，SMA）在功能上常与运动皮质紧密相关，尽管在解剖上与其不同，SMA 位于旁中央小叶的前面，其前部（pre-SMA）在前连合垂直线（vertical anterior commissure，VAC）的嘴侧，后部（the SMA proper），在 VAC 的尾侧。除这一经典的解剖功能模型外，越来越多地利用功能影像和术中功能定位技术的实验，为比经典的狭长条带更广泛的初级运动皮质代表区提供了证据（Kombos et al.，1999），由于感觉运动功能组织的巨大个体差异，感觉运动区可被认为是一种功能的嵌合，因此对此区域进行任何切除性术前，仍然需要进行个体化的功能定位（Hlustik et al.，2001；Duffau et al.，2007；Farrell et al.，2007）。此外，额叶眼区（Brodmann8 区）位于额中回的尾端和中央前沟的前方，属于运动前区，支配主动性共轭性眼球运动。

这些皮质区通过局部脑区和长距离的环路紧密连接在一起，不仅支持大脑功能，也支持发作的扩散，同时也是手术决策的条件，包括 SEEG 手术、手术切除或局灶性毁损。皮质内纤维和短 U 纤维联系运动皮质、运动前皮质和感觉皮质（4，6，5 区），而运动皮质同时接受来自丘脑、第二躯体感觉区（secondary somatosensory area，SS Ⅱ）和 SMA 的传入纤维，并向脊髓、丘脑、网状结构和脑桥投射。锥体束由来自 4、3、2、1 和 5 区、SMA、SS Ⅱ 的长传导纤维构成（Carpenterdeng，1983）。SMA 与同侧的初级感觉区（3、2、1 区）有联系，并与运动区、运动前区（4 区和 6 区）和腹侧丘脑有交互纤维联系。SMA 发出的纤维投射到纹状体、红核、脑桥和脊髓（直接皮质脊髓束）。近年来，利用弥散张量成像（diffusion tensor imaging，DTI）对人类白质纤维联系的研究证明从额叶和中央后回经扣带（内侧部）、弓状束和上纵束（背外侧面）（Catani et al.，2012）存在长距离的纤维投射。DTI 和功能 MRI（fMRI）的研究显示感觉运动区具有非常强的局部联系，而联络区则具有更多的远距离联系。因此，感觉运动区具有区域特异性的分层联系，不同于从广泛分布脑系统接收广泛连接（Sepulcre et al.，2010）的异模联络区。

三、感觉运动区 SEEG 置入的指征和策略

早在 20 世纪初，Bravais 和后来的 Jackson 就对起源自感觉运动区皮质的癫痫发作进行了描述（Eadie，2010）。与经典的描述比较，这些癫痫发作在临床表现上呈现出多样性。强直和阵挛性运动症状伴 Jackson 扩散仅见于大约 1/3 的中央区癫痫患者（Chauvel et al.，1992）。对于其他不同特征如肌阵挛、痉挛、复杂的强直或姿势性癫痫发作也有描述。感觉症状经常伴有运动表现，也可出现头和眼的强直性运动、发声和言语中止。值得一提的是，某些运动性发作可能在头皮 EEG 记录上表现为电静息，双侧的运动症状是由于癫痫发作快速向对侧扩散，但是继发全身化并不常见。特殊的发作类型和综合征如惊吓性癫痫（Chauvel et al.，1992；Job et al.，2014）及部分性发作持续状态（EPC）都是起源于这一区域。因此，发作期症状学和头皮 EEG 都可能对识别中央区作为发作起始区产生误导作用。

Sainte-Anne 医院的早期经验（即 1960—1980）认为，无论癫痫起源于哪个区域，利用置入的电极直接从脑结构记录发作间期和发作期的放电，都是难治性、部分性癫痫病人术前评估的必需步骤。因此，切除性术前所有患者均须接受 SEEG 置入。将来自神经放射影像和 SEEG 记录的数据整合到每个患者大脑的正侧位示意图上，在每个患者的每次切除过程中指导手术医生。所有脑区均可进行颅内电极置入，包括感觉运动区。SEEG 探查可识别致痫区（epileptogenic zone，EZ）、功能性皮质定位，并指导手术切除（Talairach and Bancaud，1974；Bancaud，1980）。

在现代神经影像技术出现以前，对于感觉运动皮质癫痫，SEEG 的指征非常有限，如婴儿偏瘫或大而分散的病变，这些患者一般发作预后良好，功

能性并发症也往往可以接受（Chauvel et al.,1992）（图 28-1）。今天，对于大多数患者，现代结构和功能影像学可显示引起局灶性癫痫的各种大脑病变和异常，从而减少了切除性术前对有创性 EEG 检查的需要。如患者在影像学上有孤立的大脑病变，且位于感觉运动区，此时非有创性检查已经提供足够的资料，证实发作起始于上述病变，则无须 SEEG 检查。应用影像学导航和术中皮质 / 皮质下刺激可进行局限于致痫病灶范围内的切除，而保留正常的功能皮质和皮质下结构。然而，利用高分辨率 MRI 能够提高病变的检出，但不能解决其致痫性组织（Alarcon et al.,2006）。此外，中央区癫痫发作的临床表现具有多样性，经常快速向对侧扩散，并且头皮 EEG 的定位价值具有不确定性，特别是对于 MRI 无明确异常的患者，不能确定安全手术区。这些患者包括成人和儿童，就需要进行深部电极置入及有创性的癫痫发作记录（Cossu et al.,2005；Harkness,2010；Cardinale et al.,2013；Taussig et al.,2014）。

电极置入数量、部位以及穿刺深度首先由发作症状决定，有鉴于此，通常需要探查不同水平的初级运动皮质、相应对侧的感觉皮质区和 SMA，以及在发作扩散中涉及的远隔联系区，如额叶眼区、SS Ⅱ、顶叶和岛叶皮质，这些区域是中央区癫痫发作经常扩散的脑区。当 EZ 难以定侧时，需要双侧电极置入。SEEG 可能会证实单侧局灶性起源的发作，把岛盖与岛叶起源的癫痫发作区分开，或证明头皮 EEG 呈电静息的局灶性发作。

然后电极置入策略是在癫痫相关和影像学显示的大脑病变类型指导下制订的。然而，即使高分辨率 MRI 也有可能依然无法识别出 FCD，而 FCD 是造成中央区严重部分性癫痫的常见病

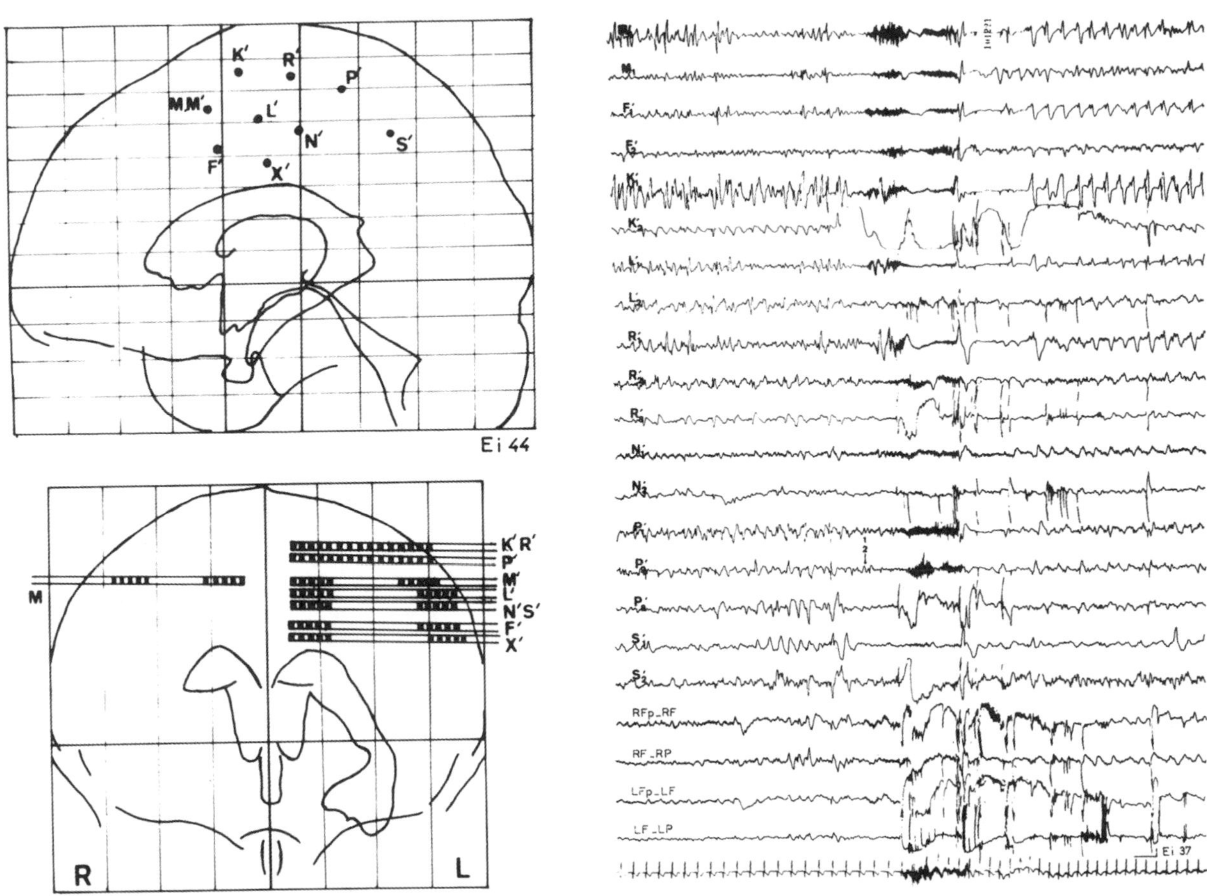

图 28-1　20 世纪 70 年代开展 SEEG 的示例，患者 26 岁，表现为部分性癫痫持续状态，9 根电极中有 6 根置入于左侧中央区；3 根位于中央前回，3 根位于中央后回。SEEG 记录的结果显示致痫区位于中央区的内侧面，对应于旁中央小叶的位置。Reproduced from Adv Neurol, 57, Chauvel P, Trottier S, Vignal JP, et al., Somatomotor seizures of frontal lobe origin. In: Chauvel P, Delgado-Escueta AV, Halgren E, et al. [Eds], Frontal Lobe Seizures and Epilepsies, pp.185-232, Copyright (1992), with permission from Wolters Kluwer

因。通过SEEG发现MRI阴性的隐匿性FCD Ⅱ型代表SEEG一个新的重要指征。在这些患者中,SEEG主要用于寻找FCD Ⅱ型的典型放电模式(Chassoux et al.,2000)。有限数量的电极可能足以识别发育不良,尽管即使至少有一根电极置入FCD内就可看到这种典型模式,但在没有提示性MRI发现时,这一目标很难实现。因此,有时需要在可疑皮质发育不良的脑回置入多根电极,以提高记录到所希望的典型模式的机会。其他电极则应该在可疑的FCD周围置入,以识别癫痫发作扩散的路径(图28-3)。因此,揭示MRI阴性的FCD直接取决于适当的电极置入。[^{18}F]FDG-PET扫描与MRI的融合有助于FCD识别和适当的电极置入(Chassoux et al.,2010)。如果在影像上清楚显示,通常位于感觉运动区的FCD Ⅱ型(Palmini et al.,2004)可以直接切除而无须SEEG。皮质发育不良(malformations of corticl development,MCD)中SEEG经验的积累表明,癫痫发作的起源均来自发育不良的皮质,不管其大小——无论是脑沟的一部分、单个脑回或多个脑回或一个脑叶(Palmini et al.,1995; Chassoux et al.,2000; Tassi et al.,2002)。然而,对于MRI不明确、位于高功能区的小FCD,SEEG仍是适应证。

其他类型的MCD则需要不同的SEEG方案。对于脑室旁结节状灰质异位和皮质下灰质异位,必须明确异位皮质与正常皮质在EZ中各自的作用。因此,经常需要更大量的电极覆盖更广泛的区域。同样,对于累及高度功能区的多小脑回(polymicrogyria,PMG),EZ可能仅为畸形的一部分,也可能累及明显正常的皮质,因此,为确定PMG的哪一部分为致痫性的,及其与功能区的关系,需要置入多个电极(图28-5)(Chassoux et al.,2008; Ramantani et al.,2013)。

位于感觉运动区的生长缓慢的神经发育性肿瘤——胚胎发育不良性神经上皮性肿瘤(DNETs)和节细胞胶质瘤,通常边界清楚,一般不需要SEEG就可以直接行切除性手术(详见本书第16章)。

对于与产前或围生期脑损伤有关的感觉运动区癫痫患者,SEEG的设计是为了探寻半球性大脑异常的局灶性起源。对于由新生儿缺氧、脑膜炎、脑炎或严重脑损伤引起的婴儿性偏瘫患者,发作症状学和视频EEG提示癫痫发作起源于局灶性的脑区,对于这些患者,在局灶性切除前需要SEEG探查,以确定癫痫发作的局灶性起源。那么,此类患者需要覆盖大脑半球较大范围的区域,一般需要10根以上的深部电极(图28-4)。通常联合应用电极的直插法和斜插法,来避免脑穿通性囊肿。

总体而言,脑穿通性囊肿,如手术后囊腔或婴儿偏瘫,在电极路径中应避免。而囊肿边缘电极置入风险相对较小。

四、感觉运动区SEEG的手术技术

SEEG方法最早于20世纪50年代由Sainte-Anne医院的Bancaud和Talairach开创,并已用于1 200例患者,时至今日依然应用着同一基本原则。然而,SEEG置入及记录技术方面令人瞩目的发展,已在全世界很多中心实现和应用。多模态影像、术前计划、术中影像等的改进使SEEG在难治性局灶性癫痫患者的有创性监测中更加安全可靠(Cossu et al.,2005; Gonzales-Martinez and Najm,2014; Munyon et al.,2015)。在此对目前用于感觉运动区的SEEG方法学做简要介绍(图28-2)。

(一) 置入计划

对于每一个病例,神经外科和神经内科医生需要根据非有创性检查的结果及工作站(VoXim软件,IVS Technology,Chemnitz,德国)上显示的患者大脑解剖,选择置入电极的数量和大脑结构。利用颅脑MRI和血管造影的影像详细选择实际置入的路径,以便针对所有选择的结构并避开动脉和静脉。因此,在电极置入术前数日就要进行动脉和静脉期相的3D-血管造影检查(Innova IGS,GE,Buc,法国),同时进行多序列MRI扫描。所有电极的坐标被传至手术机器人的计算机系统(Neuromate,Renishaw plc,New Mills,Gloucestershire,英国)。如前详述,置入电极的数量和精确置入位置的确定取决于发作期症状、MRI上可见的病变或疑似MRI阴性的脑沟或脑回。

通常利用电极置入到运动皮质的多个躯体部位水平(盖部、中部和上部/旁中央小叶),以及对局部和远隔的联系脑区——中央后回皮质、前SMA和SMA、运动前区、岛叶和顶叶皮质、旁中央小叶和扣带回(当癫痫发作的症状和脑电图异常或功能影像提示上述结构受累时)来探索中央区。考虑到中央沟的走行方向,通过中央沟上部从外侧垂直置入电极可以探查下肢运动代表区(远端的

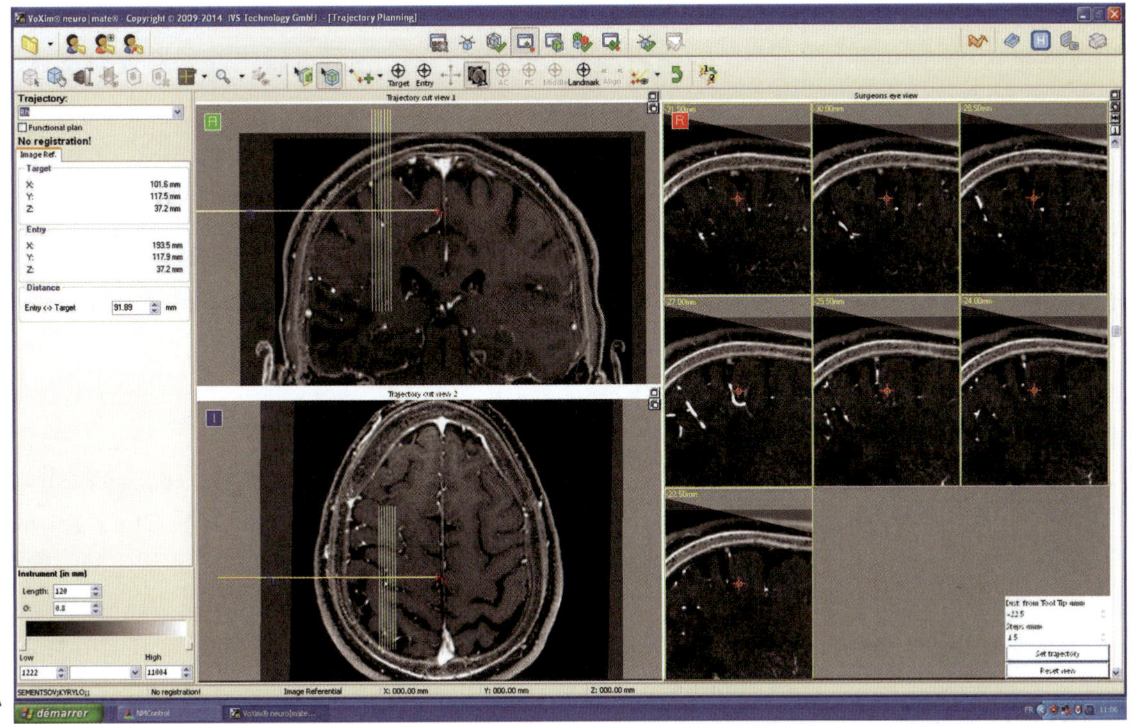

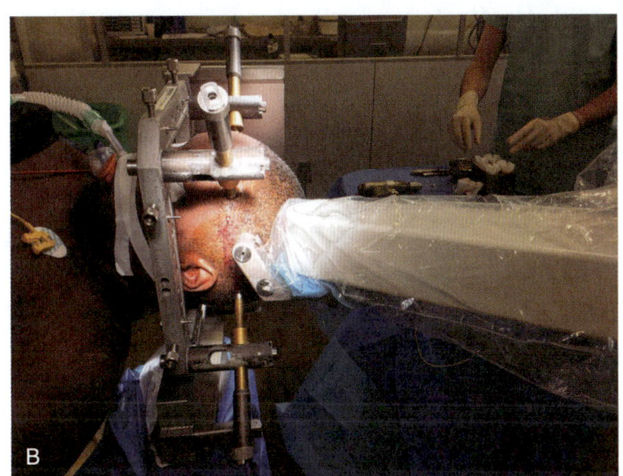

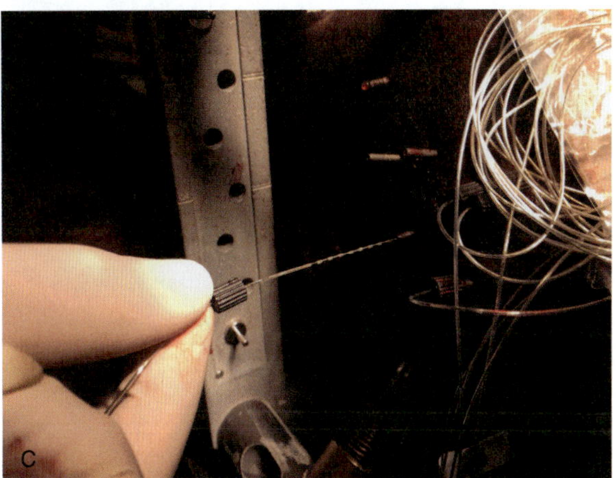

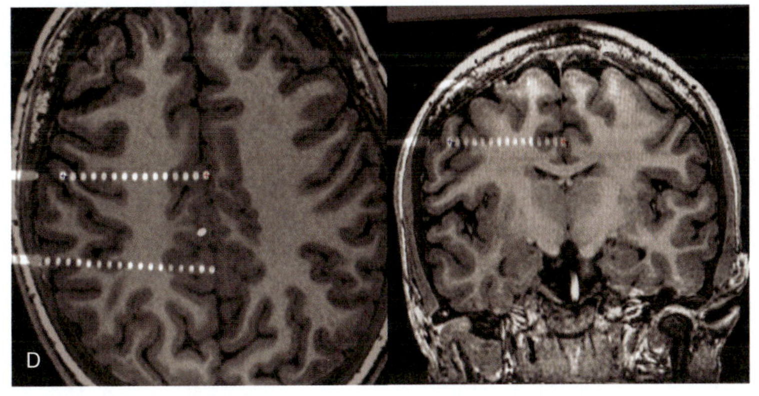

图 28-2 感觉运动区 SEEG 置入的技术概况

A. 置入策略，对于每一根电极设计，利用多平面的 MRI 和 3D 数字减影血管造影图像，选择无血管的路径；B. 电极放置：全麻下安装立体定向头架，沿每一根电极路径的长轴安置机器人的机械臂；C. 将导向螺丝固定于颅骨，作为置入每一根电极的导向；D. 术后 CT 与术前的 MRI 扫描融合，显示每一个电极触点的准确位置，保证电生理数据和解剖数据之间良好的相关性

电极触点)、中央沟的深部(中间的触点)和中央后回的初级感觉区(外侧的触点)。同样,在中央沟前方垂直置入的电极也可以同时探查辅助运动区(supplementary motor area,SMA)(远端的触点)和中央前回的运动前区皮质(6区)。在中央区的下部,垂直置入的电极可根据电极的前后位置探测岛叶上部皮质(远端的触点)和岛盖的运动或感觉皮质。因此,中央前回通常要用多根电极覆盖。与前SMA和SMA区类似,岛盖最好由侧向路径来探查。然而,当额叶背外侧面皮质的上部也必须探查时,这些内侧面的皮质区也可通过斜插法覆盖。

(二)电极置入

全麻下将Talairach立体定向头架固定于患者头部,外科手术机器人校准和对齐每一根电极计划的路径,是从外侧还是斜插入路取决于每个解剖靶点的位置。经皮钻一个小孔(直径2.5mm),仅在切口局部剃掉少量头发,把一个导向螺丝插入颅骨。利用直径1.2mm的单极电极穿过硬脑膜,并将一个硬的导丝(直径0.8mm)插入导向螺丝,然后在电极置入前取出导丝以创建一个路径,避免电极在脑内偏离。深部电极通常为半硬质电极、直径约0.8mm、铂/铱多触点(5、10、15或18个触点)电极(Microdeep,DIXI医疗,Besancon,法国)。每一触点长2mm,两个触点之间以1.5mm的隔离鞘隔开。因此,5-、10-、15-、18-触点的电极探测长度分别为16.5mm、33mm、51mm和62mm。

(三)术后管理和深部电极脑电图记录

电极置入后患者于恢复室内可立即开始脑内记录。对每个电极触点都需要测试电阻和EEG信号质量。术后当日行非增强的CT扫描,以除外手术并发症,而术前MRI和术后CT的融合可以精确定位每个电极触点在大脑内空间中的解剖位置。

此后在SEEG监测单元用64-导EEG监测仪(Micromed S.p.a.,Mogliano Veneto,意大利)进行数天的深部记录,并进行24h监测。记录发作间期和发作期的异常、自发的癫痫发作,以及通过低频和高频电刺激所选的电极触点的反应。根据电极的位置,对运动和/或感觉功能定位,并与fMRI的数据进行比较。

功能区定位——多数为运动区功能定位,也是通过置入电极,用低频(2Hz)和高频(50Hz)的双极对皮质和皮质下结构水平进行刺激,为了定位功能皮质和识别由于神经发育性病变导致的可能的功能重组。通过SEEG获得功能性数据与fMRI的结果匹配。

一旦SEEG记录完成,所有置入的电极就会在短暂镇静下谨慎拔除,因为在电极拔除后可能会出血,这可能是由于在皮质穿过处的电极周围的蛛网膜瘢痕受到移动引起。拔除电极的当天应进行CT扫描,除外出血性并发症。

(四)并发症

由颅内电极置入导致的死亡罕见,仅报告2例死亡(Cardinale et al.,2013;Serletis et al.,2014)。绝大多数并发症包括出血,从术后CT扫描显示穿刺路径上的线样高密度到需要手术清除的脑内血肿、蛛网膜下腔出血、感染(脑膜炎和脓肿),以及脑肿胀(Cossu et al.,2005;Cardinale et al.,2013;Serletis et al.,2014)。

并发症的发生率1%~15%(Tanriverdi et al.,2009;Cardinale et al.,2013)。总结法国多个癫痫中心的经验显示,在1 266例有创性记录的患者中,并发症发生率为4.3%(Devaux et al.,2008b);2.2%表现为出血性并发症,其中多数采用非手术治疗,1.1%感染。有趣的是,仅0.4%的深部电极置入患者、3.6%其他电极置入技术(硬膜下栅状或条状电极)患者发生感染。已有报道硬膜下栅状和条状电极置入后并发症发生率较高,其中感染发生率为0.85%~15%,出血发生率为2%~17%(Spencer,1989;Wyler et al.,1991;Behrens et al.,1997;Blauwblomme et al.,2011)。

在感觉运动区,手术并发症如血肿或脓肿,可能会导致非常严重的后果,导致永久性神经功能障碍。因此,术前设计置入计划和术中的电极置入管理均应特别小心,如果需要,我们总是在置入中利用正侧位X线片来检测和校正任何从原计划路线的电极偏离。

五、深部EEG记录作为术中导航的外科工具

深部EEG记录是从外科角度来实施的。当显示为病变性或非病变性癫痫,尤其在中央区者,SEEG可指导大多数患者进行手术切除,或指导替换为其他切除性技术如多靶点立体定向热凝毁损。后者主要依据患者的解剖和大脑病变,以及SEEG

记录的结果。因此，通常可能遇到下列几种情况，在此进行描述。

对于肿瘤相关性癫痫，SEEG 的指征、应用方法和结果已于本书的第 16 章中进行叙述，在此将不做详细叙述。

对于 MRI 阴性的 FCD，当已经发现提示为 FCD 的典型的电生理记录异常时(图 28-3)(Chassoux et al.,2000)，将会指导脑沟 / 回切除的最优化。SEEG 电极记录到异常放电的脑回 / 脑沟深部，外科医生可利用神经导航设备到达这些部位，并切除发育不良皮质。神经导航和术中皮质 / 皮质下结构的电刺激可用于完成手术切除和保护功能性脑组织。

一旦精确辨认和定位，就可对发育不良的组织做局限性切除，大多数患者术后无发作(Urbach et al.,2002; Chassoux et al.,2010,2012)，同时无(或仅轻微)永久性功能障碍(Marnet et al.,2008)。对 FCD 的充分切除首先有赖于术中对发育不良组织边界及其与功能脑结构关系的准确辨认。

对于其他影像学发现的皮质发育畸形，如多小脑回或灰质异位，SEEG 提供的数据对于实现充分切除的手术计划是非常必要的，包括畸形组织和明显的正常皮质。

对于婴儿性偏瘫患者，主要的病变范围可能累及整个半球，但通常主要累及额叶、初级运动皮质、运动前皮质和 SMA。与大脑半球切除术相比，

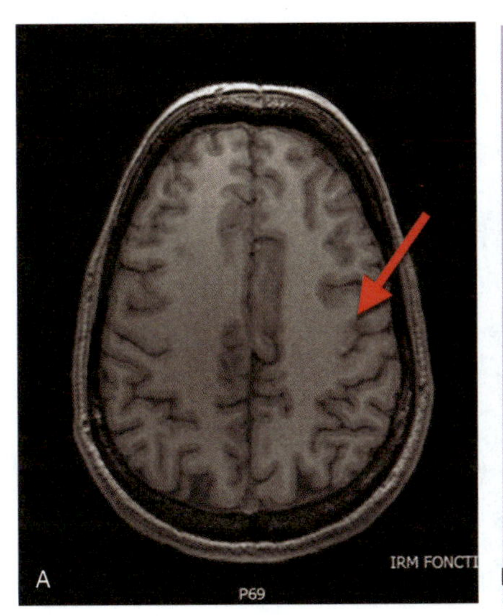

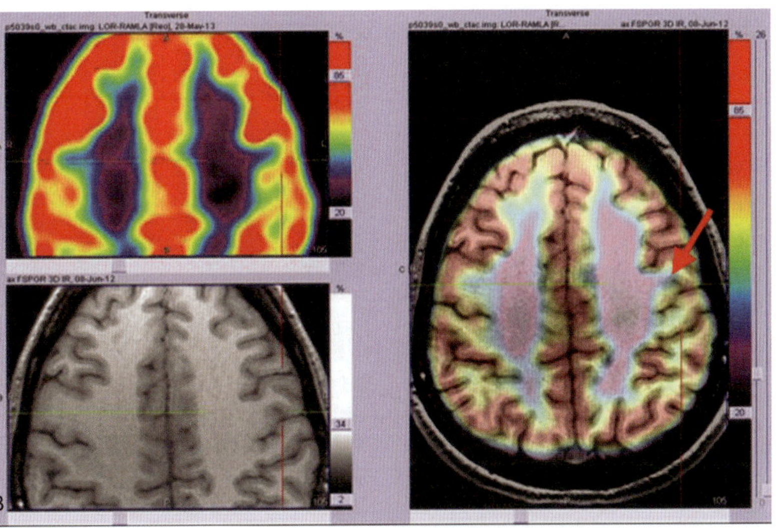

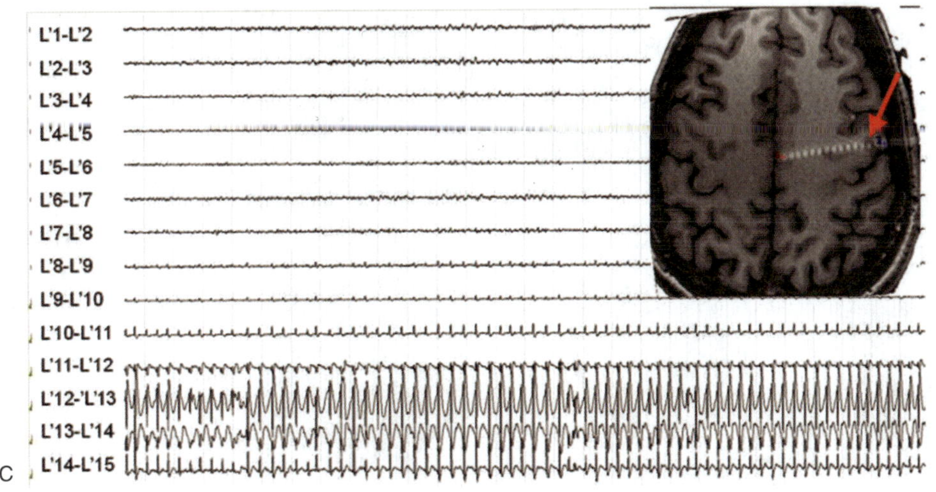

图 28-3　29 岁患者，从 9 岁开始表现为频繁的运动性癫痫发作，标准 MRI 未见明显异常

A. 3TMRI 显示一个异常脑沟，皮质增厚，位于左侧中央沟一个分支的前面；B. FDG PET 扫描与 MRI 融合后显示该脑沟为低代谢；C. 位于中央沟前方的斜插法置入电极，探查该异常脑沟分支，该电极的外侧触点记录典型的 FCDI Ⅱ型放电模式，手术包括完全切除这一异常脑沟和保护正常的功能区皮质

更局限的皮质切除术足以实现术后无发作。因此，SEEG 可用于确定手术切除的范围(图 28-4)。此外，电刺激运动皮质和皮质下的白质传导束可用于评价可能的残余运动功能，在这些患者中，常见到这些功能在术后出现短暂性运动功能恶化。

感觉运动区癫痫患者的术前评估需要可靠的功能定位。应用恰当的范式完成运动、感觉和语言的 fMRI，上述功能激活图可显示于 T1 加权和表面重建 MRI 影像上，术中可利用这些影像辅助神经导航。手术过程中，fMRI 的运动激活图可与术中运动皮质和皮质下白质电刺激在对侧面部和肢体的运动反应进行匹配。

因此，感觉运动区癫痫手术切除过程中的术中指导是基于①利用神经导航探针和高分辨率 3D T1 加权序列 MRI 对脑沟和脑回的辨认；② fMRI 和皮质 / 皮质下电刺激提供的功能数据；③ SEEG 记录得到的电生理数据。

进行手术时，切除开始首先要辨认和分离硬膜与蛛网膜之间因置入 SEEG 引起的每个粘连点。这些瘢痕的解剖位置可提供术中对相对应电极的实际位置的控制。神经导航可用于辨认每一个电极瘢痕的位置，并辨认暴露脑区的表面解剖，即脑沟和脑回，以提高对手术的指导。

由于感觉运动区的手术切除存在功能损伤的风险，即对功能皮质和锥体束或上行感觉白质纤维束的意外机械性或血管损伤，可考虑利用 SEEG 记录提供的信息作为替代性技术。Guenot 等(2004)描述了一种姑息性的外科技术，SEEG 指导下的射

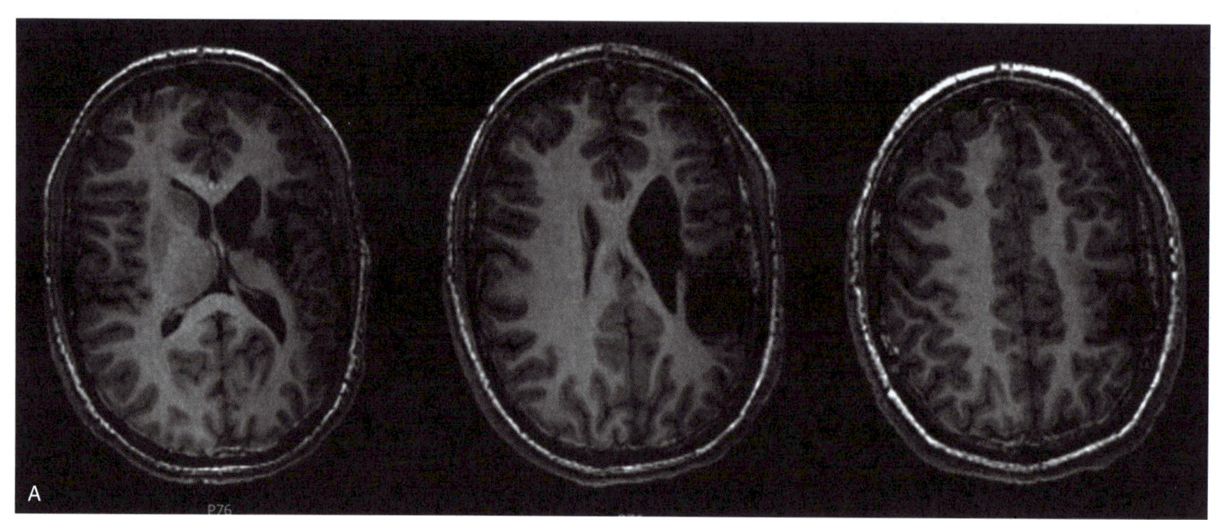

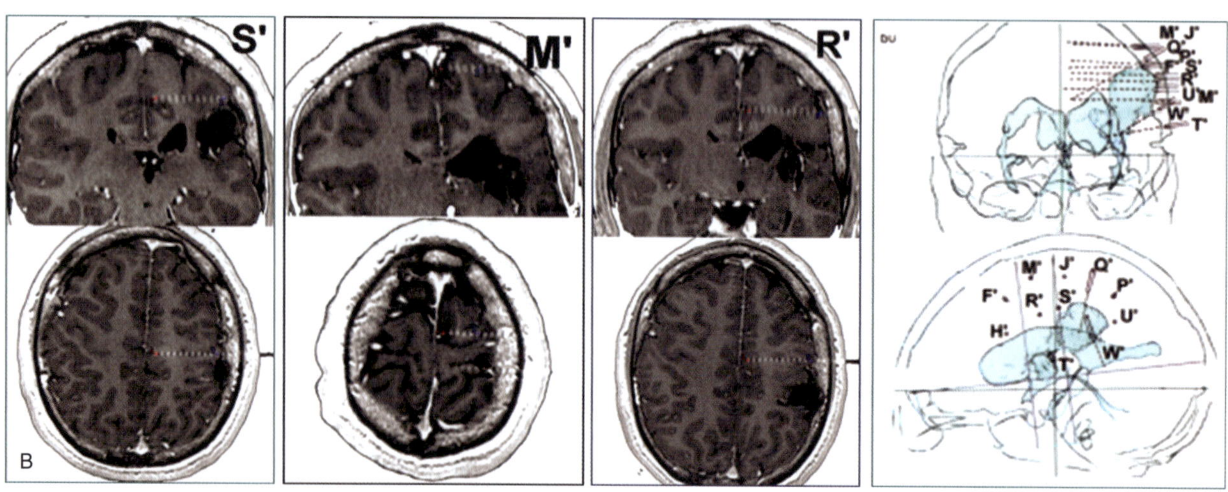

图 28-4　17 岁患者，婴儿性偏瘫和感觉运动区癫痫

A. MRI 显示左侧半球明显萎缩、脑室扩大，岛叶和中央后脑区的散发病变；B. SEEG：在左侧大脑半球置入 11 根电极，分别探查散发病变周围的额叶、中央区和顶叶，以及大脑半球内侧面皮质；C. 发作间期和发作期记录结果显示，阵发性放电（电极触点 M'、S' 和 R'）累及半球内侧面皮质和外侧面病变周围皮质（电极 R'）。切除范围包括整个中央前皮质，从盖部到内侧面的旁中央小叶皮质

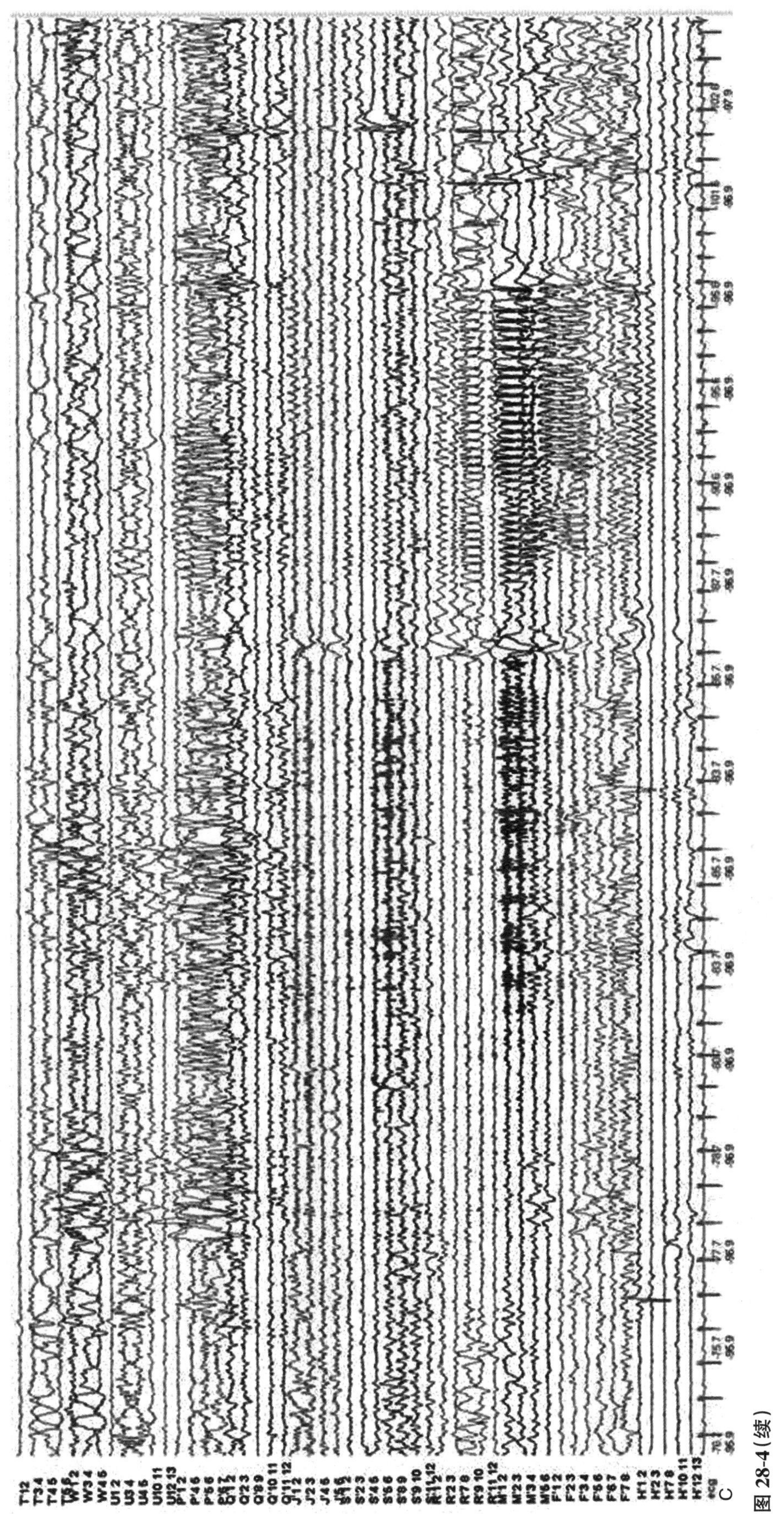

图 28-4（续）

频热凝术。在拔除置入的 SEEG 电极之前，利用射频（radiofrequency，RF）电流直接作用于一个或多个电极的某些特定触点，从而实现对发作期放电区 RF 的双极热凝毁损。因此，在一次手术过程中对某些致痫性病变，如脑室旁灰质异位，可联合应用深部电极记录和局灶热凝毁损。尽管报道对癫痫发作的结果尚不能与标准的切除性手术匹敌，然而这些手术耐受性良好，能够提供即时的发作频率减少（Catenoix et al.，2008；Guenot et al.，2011）。从治疗的角度来看，我们已经发展了一个替代性手术方式，即多靶点立体定向热凝（multipe stereotactic thermocoagulation，MSTC），旨在毁损致痫组织，同时改善手术耐受性和降低对高级功能脑组织切除的风险（Devaux et al.，2008a）。MSTC 是利用直径 1.5mm 的电极，尖端的长度约 3mm，通过立体定向的手段置入靶组织内，并连接至 RF 发生器（Radionics Inc.，Burlington，MA），经由温度耦联实现对电极尖端的温度实时控制。通过数个 RF 热凝（每一个温度 75℃，时间 60s）实现毁损组织间的重叠，毁损热凝范围是术前根据 SEEG 的结果和颅脑解剖设计好的（图 28-5）。MSTC 可在初次术中实施，也可在对癫痫病灶切除不完全而发作复发的时候作为第二次手术的选择。当术前评估准确辨认了独立病灶——如 FCD Ⅱ型、DNET 或节细胞

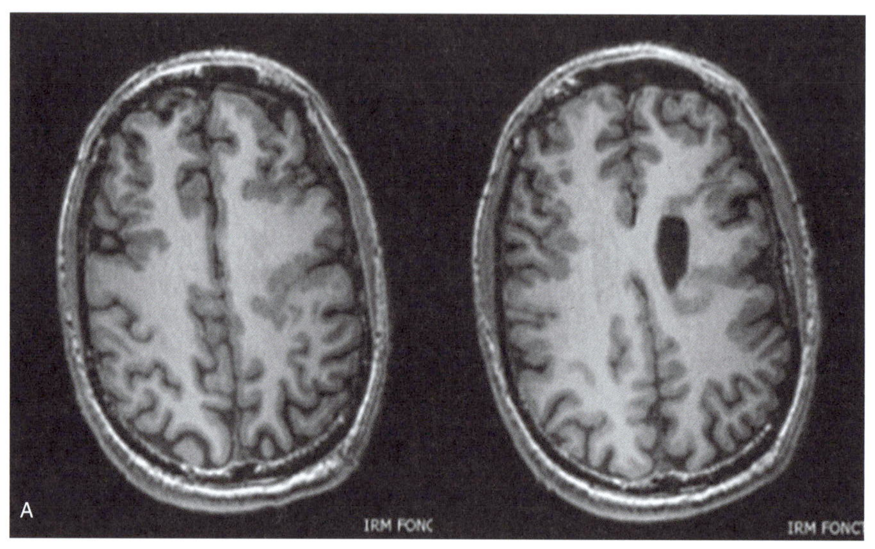

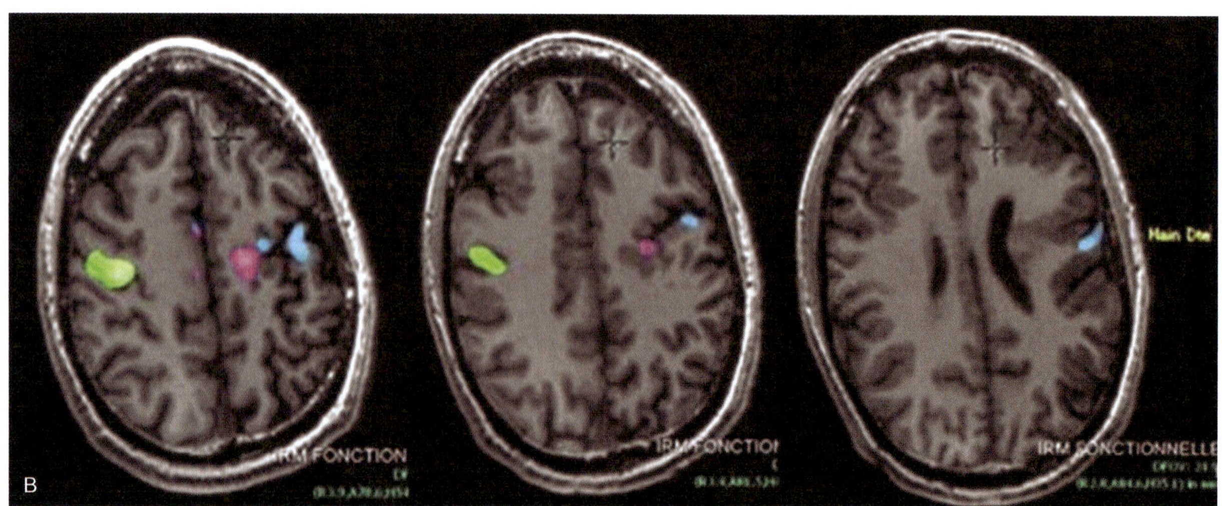

图 28-5　一例 32 岁的患者，左侧大脑半球的多小脑回。（A）T1 加权 MRI 显示多发的多小脑回的脑沟，位于左侧额叶和中央区。（B）fMRI 的运动激活区显示多小脑回的皮质具有运动功能。（C）SEEG：电极置入采用斜插法，以便对多小脑回的皮质进行最佳探查。（D）发作间期和发作期记录显示致痫皮质定位邻近功能区皮质。（E）作为切除性手术的替代治疗，利用多靶点立体定向热凝术治疗（23 个热凝触点，经由 4 根电极路径）；术后第一天的 MRI 显示圆形的低信号区，中心为点状高信号，周围为早期水肿；（F）术后 6 个月的 MRI 显示水肿完全消退，沿热凝后的多小脑回区域呈现低信号，患者的发作改善明显，发作频率和严重程度均明显降低，无永久性神经功能障碍

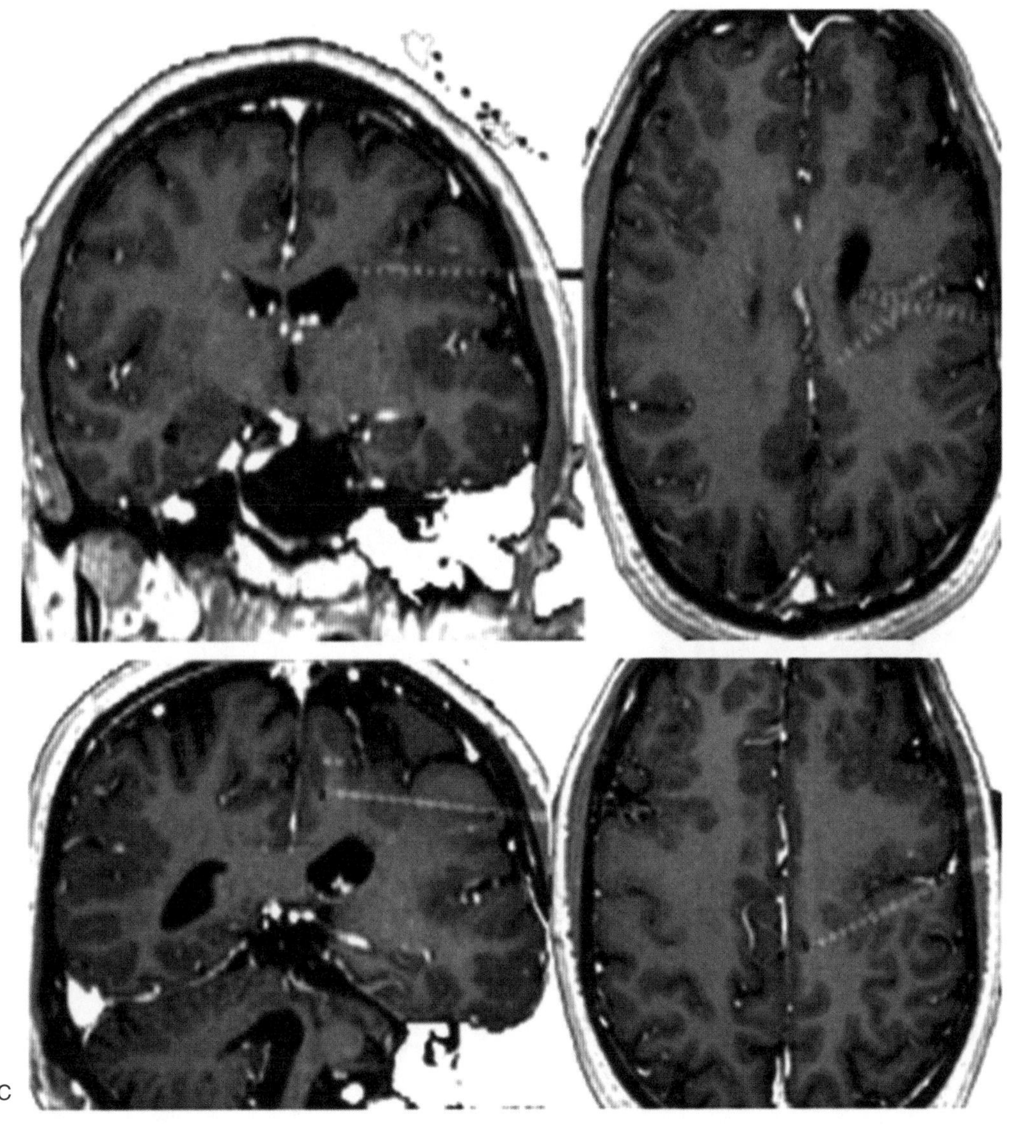

图 28-5(续)

胶质瘤,则应该将神经导航结合术中皮质 / 皮质下电刺激引导的显微神经外科切除性手术作为首选治疗。然而,如果 fMRI 运动区和术中电刺激显示运动皮质或纤维束与病变的边缘非常邻近,则很难保证可以完全切除病变。此时可考虑将 MSTC 作为再次切除性手术的替代治疗手段。

六、结论

SEEG 是一种安全可靠的用于感觉运动区癫痫的评估和致痫皮质或病变,以及运动和感觉功能区的辨认的工具。

有创性癫痫发作监测技术对于某些经选择的感觉运动区癫痫患者依然是非常必要的。随着过去数十年利用 SEEG 对于神经发育性肿瘤和新近 MRI 证实的 FCD 相关癫痫经验的积累,对于此类病人 SEEG 不再是必需的,根据临床、影像和电生理资料就可以实现充分手术切除。

相反地,对于那些可疑范围大、影像上 EZ 边界难以确定的感觉运动区癫痫,如婴儿性偏瘫或 MRI 上无明确病灶的患者(尤其是可疑的 MRI 阴性 FCD),或那些复杂的皮质发育畸形(如多小脑回或灰质异位)的患者,SEEG 对于致痫组织和功能皮质的充分辨认依然是必需的。此外 SEEG 对于切除性手术的替代治疗选择也是非常有用的,如利用 MSTC 的 RF 毁损。

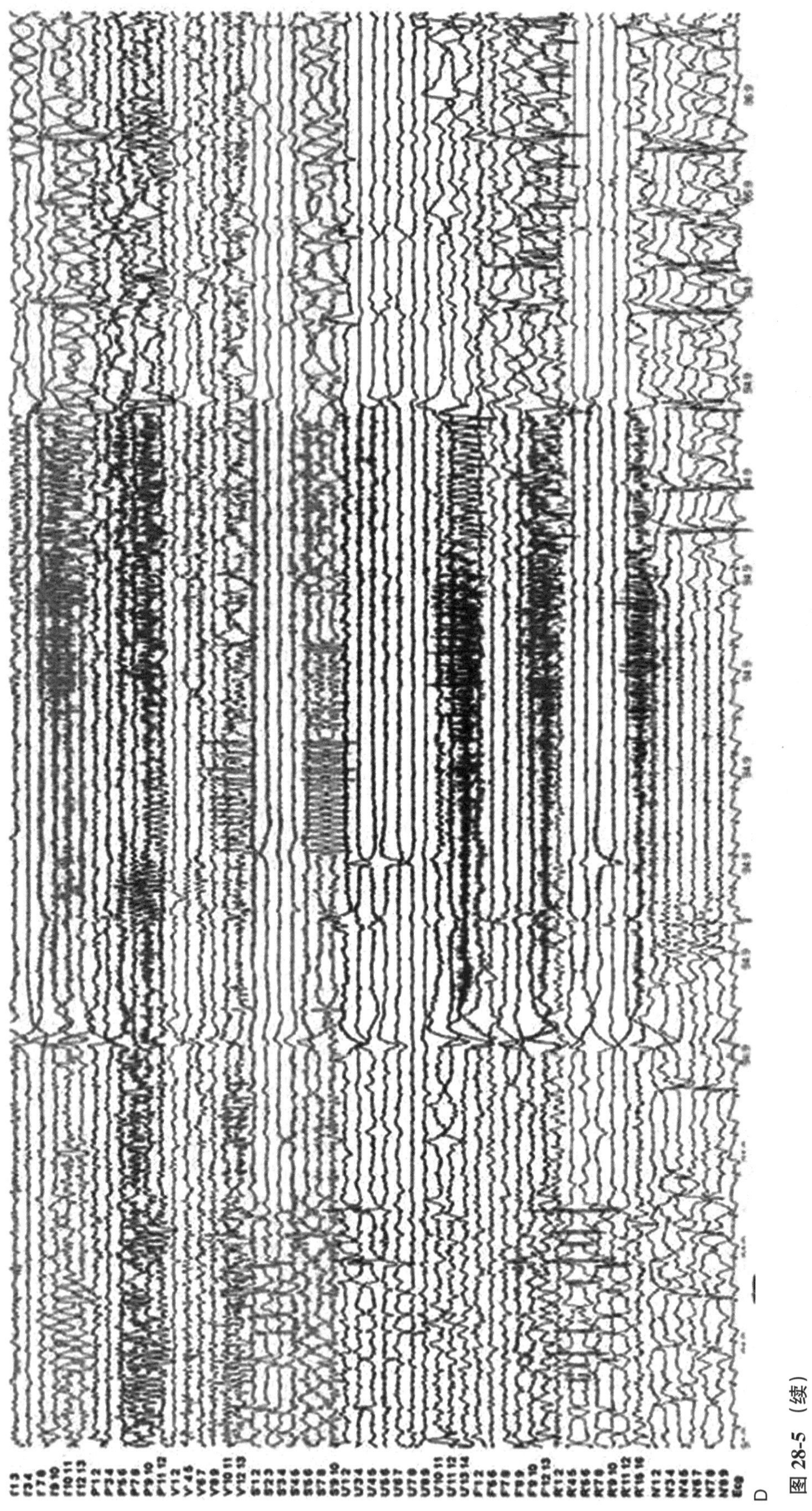

图 28-5（续）

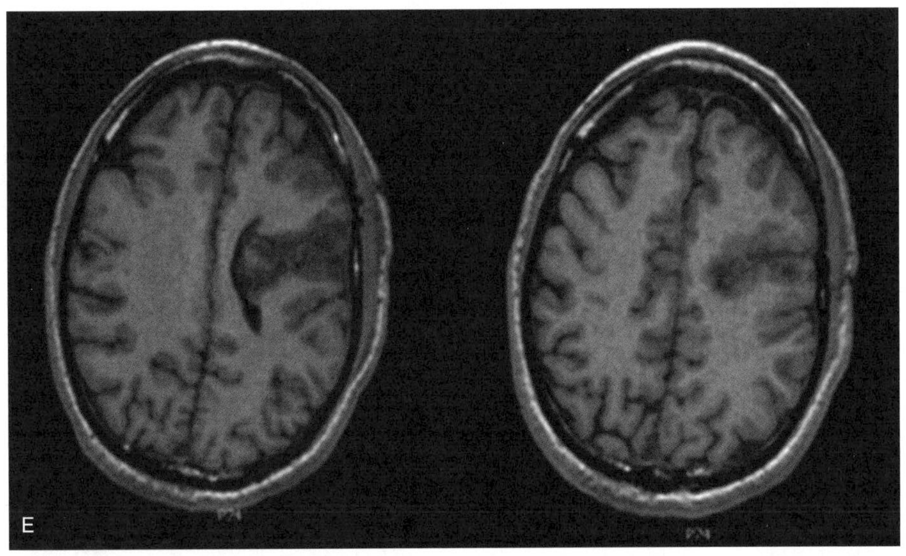

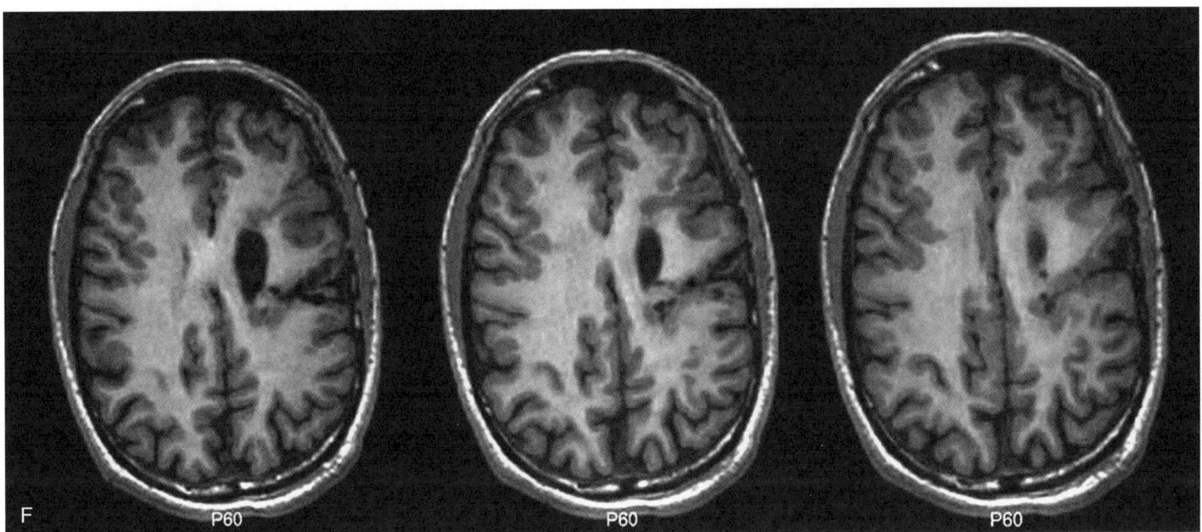

图 28-5 （续）

然而值得记住的是 SEEG 依然是一种外科手段和技术，对此资料的质量和相关性与 SEEG 置入和记录策略密切相关。如电极覆盖不充分，即使延长监测时间也可能导致 EZ 界定的错误和手术切除的不成功。对于某些患者，一旦出现疑惑或不一致的 SEEG 结果，要考虑 SEEG 的二次置入，以提高致痫组织的确认，尤其是在 MRI 和 PET 扫描均未发现明确病变的时候。

（张凯　陈超 译，邵晓秋 审校）

参考文献

Alarcon G, Valentin A, Watt C, et al. (2006). Is it worth pursuing surgery for epilepsy in patients with normal neuroimaging? *J Neurol Neurosurg Psychiatry*. 77:474–80.

Bancaud J. (1959). [Apport de l'exploration fonctionnelle par voie stéréotaxique à la chirurgie de l'épilepsie]. *Neurochirurgie*. 5:55–112.

Bancaud J. (1980). Surgery of epilepsy based on stereotactic investigations—the plan of the SEEG investigation. *Acta Neurochir Suppl (Wien)*. 30:25–34.

Behrens E, Schramm J, Zentner J, König R. (1997). Surgical and neurological complications in a series of 708 epilepsy surgery procedures. *Neurosurgery*. 41:1–10.

Blauwblomme T, Ternier J, Romero C, et al. (2011). Adverse events occurring during invasive electroencephalogram recordings in children. *Neurosurgery*. 69 (2 suppl operative):ons169–ons175.

Cardinale F, Cossu M, Castana L, et al. (2013). Stereoelectroencephalography: surgical methodology, safety and stereotactic application accuracy in 500 procedures. *Neurosurgery*. 72:353–366.

Carpenter MB, Sutin J. (1983). *Human Neuroanatomy*. Baltimore: Williams & Wilkins.

Catani M, Dell'Acqua F, Bizzi A, et al. (2012). Beyond cortical localization in clinico-anatomical correlation. *Cortex*. 48:1262–1287.

Catenoix H, Mauguière F, Guénot M, et al. (2008). SEEG-guided thermocoagulations. A palliative treatment of nonoperable partial epilepsies. *Neurology*. 71:1719–1726

Chassoux F, Devaux B, Landre E, Chodkiewicz J., Talairach J, Chauvel P. (1999). Postoperative deficits and recovery after cortical resections. *Adv Neurol*. 81:189–199.

Chassoux F, Devaux B, Landré E, et al. (2000). Stereoelectroencephalography in focal cortical dysplasia: a 3D approach to delineating the dysplastic cortex. *Brain*. 123:1733–1751.

Chassoux F, Landre E, Rodrigo S, et al. (2008). Intralesional recordings and epileptogenic zone in focal polymicrogyria. *Epilepsia*. 49:51–64.

Chassoux F, Rodrigo S, Semah F, et al. (2010). FDG-PET improves surgical outcome in negative MRI Taylor-type focal cortical dysplasias. *Neurology*. 75:2168–2175.

Chassoux F, Landre E, Mellerio C, et al. (2012). Type II focal cortical dysplasia: electroclinical phenotype and surgical outcome related to imaging. *Epilepsia*. 53:349–358.

Chauvel P, Trottier S, Vignal JP, Bancaud J. (1992). Somatomotor seizures of frontal lobe origin. *Adv Neurol*. 57:185–232.

Cohen-Gadol AA, Ozduman K, Bronen RA, Kim JH, Spencer DD. (2004). Long-term outcome after epilepsy surgery for focal cortical dysplasia. *J Neurosurg*. 101:55–65.

Cossu, M, Cardinale F, Castana L, et al. (2005). Stereoelectroencephalography in the presurgical evaluation of focal epilepsy: a retrospective analysis of 215 procedures. *Neurosurgery*. 57, 706–718; discussion 706–718.

Devaux B, Chassoux F, Landré E, et al. (2008a). [Surgical resections in functional areas: report of 89 cases]. *Neurochirurgie*. 54:409–417.

Devaux B, Chassoux F, Guénot M, et al. (2008b). [Epilepsy surgery in France. Evaluation]. *Neurochirurgie*. 54:453–465.

Duffau H. (2007). Contribution of cortical and subcortical electrostimulation in brain glioma surgery: methodological and functional considerations. *Clin Neurophysiol*. 37:373–382.

Eadie M. (2010). Louis-François Bravais and Jacksonian epilepsy. *Epilepsia*. 51:1–6.

Farrell DF, Burbank N, Lettich E, Ojemann GA. (2007). Individual variation in human motor–sensory (rolandic) cortex. *J Clin Neurophysiol*. 24:286–293.

Gonzales-Martinez J, Najm I. (2014). Indications and selection criteria for invasive monitoring in children with cortical dysplasia. *Childs Nerv Syst*. 30:1823–1829.

Guénot M, Isnard J, Ryvlin P, Fischer C, Mauguière F, Sindou M. (2004). SEEG-guided RF thermocoagulation of epileptic foci: feasibility, safety, and preliminary results. *Epilepsia*. 45:1368–1374.

Guénot M, Isnard J, Catenoix H, Mauguière F, Sindou M. (2011). SEEG-guided RF-thermocoagulation of epileptic foci: a therapeutic alternative for drug-resistant non-operable partial epilepsies. *Adv Tech Stand Neurosurg*. 36:61–78.

Harkness W. (2010). Do we still need invasive recordings? If so for how much longer? *Childs Nerv Syst*. 26:503–511.

Hlustik P, Solodkin A, Gullapalli RP, Noll DC, Small SL. (2001). Somatotopy in human promary motor and somatosensory hand representations revisited. *Cerebr Cortex*. 11:312–321.

Job AS, De Palma L, Principe A, et al. (2014). The pivotal role of the supplementary motor area in startle epilepsy as demonstrated by SEEG epileptogenicity maps. *Epilepsia*. 55:e85–e88.

Kombos T, Suess O, Kern BC, et al. (1999). Comparison between monopolar and bipolar electrical stimulation of the motor cortex. *Acta Neurochir (Wien)*. 141:1295–1301.

Marnet D, Devaux B, Chassoux F, et al. (2008). [Surgical resection of focal cortical dysplasias in the central region]. *Neurochirurgie*. 54:399–408.

McGonigal A, Bartolomei F, Régis J, et al. (2007). Stereoelectroencephalography in presurgical assessment of MRI-negative epilepsy. *Brain*. 130:3169–3183.

Mellerio C, Labeyrie MA, Chassoux F, et al. (2012). Optimizing MR imaging detection of type 2 focal cortical dysplasia: best criteria for clinical practice. *AJNR Am J Neuroradiol*. 33:1932–1938.

Munyon C, Sweet J, Lüders H, Lhatoo S, Miller J. (2015). The 3-dimensional grid: a novel approach to stereoelectroencephalography. *Neurosurgery*. 11(suppl 2):127–133; discussion 133–134.

Palmini A, Gambardella A, Andermann F, et al. (1995). Intrinsic epileptogenicity of human dysplastic cortex as suggested by corticography and surgical results. *Ann Neurol*. 37:476–487.

Palmini A, Najm I, Avanzini G, et al. (2004). Terminology and classification of the cortical dysplasias. *Neurology*. 62(suppl 3):S2–S8.

Penfield W. (1939). Epilepsy and the cerebral lesions of birth and infancy. *Can Med Assoc J*. 41:527–534.

Penfield W. (1952). Ablation of abnormal cortex in cerebral palsy. *J Neurol Neurosurg Psych*,. 15:73–78.

Pondal Sordo M, Diosy D, Tellez-Zenteno JF, Girvin JP, Wiebe S. (2006). Epilepsy surgery involving the sensory–motor cortex. *Brain*. 129:3307–3314.

Ramantani G, Koessler L, Colnat-Coulbois S, et al. (2013). Intracranial evaluation of the epileptogenic zone in regional infrasylvian polymicrogyria. *Epilepsia*. 54:296–304.

Sarkis RA, Jehi LE, Bingaman WE, Najm IM. (2010). Surgical outcome following resection of rolandic focal cortical dysplasia. *Epilepsy Res*. 90:240–247.

Sepulcre J, Liu H, Talukdar T, Martincorena I, Yeo TB, Buckner RL. (2010). The organization of local and distant functional connectivity in the human brain. *PLoS Comput Biol*. 6:e1000808.

Serletis D, Bulacio J, Bingaman W, Najm I, Gonzales-Martinez J. (2014). The stereotactic approach for mapping epileptic networks: a prospective study of 200 patients. *J Neurosurg*. 121:1239–1246.

Spencer S. (1989). Depth versus subdural electrode studies for unlocalized epilepsy. *J Epilepsy*,. 2:123–127.

Talairach J, Bancaud J. (1974). Stereotaxic exploration and therapy in epilepsy. In: Vinken PJ, Bruyn GW, eds. *Handbook of Clinical Neurology*. Vol 15. *The Epilepsies*. Amsterdam: North-Holland: 758–782.

Talairach J, Szikla G. (1980). Application of stereotactic concepts to the surgery of epilepsy. *Acta Neurochir Suppl (Wien)*. 30:35–54.

Talairach J, Bancaud J, Bonis A, et al. (1992). Surgical therapy for frontal epilepsies. *Adv Neurol*. 57:707–732.

Tanriverdi T, Abdulrazag A, Poulin N, Olivier A. (2009). Morbidity in epilepsy surgery:an experience based on 2449 epilepsy surgery procedures from a single institution. *J Neurosurg*. 110:1111–1123.

Tassi L, Colombo N, Garbelli R, et al. (2002). Focal cortical dysplasia: neuropathological subtypes, EEG, neuroimaging and surgical outcome. *Brain*. 125:1719–1732.

Taussig D, Chipaux M, Lebas A, et al. (2014). Stereoelectroencephalography in 65 children: an effective and safe diagnostic method for pre-surgical diagnosis, independent of age. *Epileptic Disord*. 16(3):280–295.

Uematsu S, Lesser R, Fisher R, et al. (1992). Motor and sensory cortex in humans: topography studied with chronic subdural stimulation. *Neurosurgery*. 31:59–72.

Urbach H, Scheffler B, Heinrichsmeier T, et al. (2002). Focal cortical dysplasia of Taylor's balloon cell type: a clinicopathological entity with characteristic neuroimaging and histopathological features, and favorable postsurgical outcome. *Epilepsia*. 43:33–40.

Wyler AR, Walker G, Somes G. (1991). The morbidity of long-term seizure monitoring using subdural strip electrodes. *J Neurosurg*. 74:734–737.

第 29 章

感觉运动皮质癫痫的有创性研究

Jonathan Edwards，Ekrem Kutluay，William A. Vandergrift，著

一、感觉运动皮质癫痫的临床特点

由于感觉运动皮质的功能非常重要，因此，对产生于感觉运动皮质或其周围的癫痫进行颅内评估值得特别考虑。我们对大脑皮质控制运动功能的现代认识可以追溯到 John Hughlings Jackson 时代。在 19 世纪后半叶，在没有今天的成像和电生理工具的情况下，Jackson 利用出色的观察和推理能力阐明了感觉运动皮质在控制功能活动中的作用。Jackson 的名字与沿着运动皮质传播的局灶性癫痫发作活动有关，其临床运动特征随着癫痫发作沿着运动小人(homunculus)“扩散(marches)”而逐渐移行。“杰克逊扩散”可能是最著名的经典局灶性症状学。

对于以局灶性躯体感觉和阵挛症状起始的症状，通常怀疑感觉运动皮质癫痫。尽管局部麻木会很明显地使临床医生警惕初级感觉皮质受累的可能性，但在部分顶叶癫痫患者也可能会出现疼痛症状。局灶性阵挛活动强烈提示致痫灶位于运动皮质内或附近，尽管也有负性运动症状的描述(Maillard et al.，2014)。上述经典症状的出现，虽然提示感觉运动皮质受累，但并不能证明感觉运动皮质为发作起始部位。其他区域(如运动前区、次级运动区、感觉区以及辅助感觉运动区)的发作活动可能会产生与初级感觉运动性癫痫非常相似的体征或症状。此外，癫痫发作可能起始于邻近或远隔部位，当发作传播到感觉运动皮质时，会产生典型的感觉运动症状。

在怀疑为感觉运动皮质癫痫，或由其他部位传播到感觉运动皮质所引起癫痫的术前评估中，颅内研究可以更准确地确认发作来源，并定位极其重要的感觉和运动区域。

二、感觉运动皮质的解剖

临床医生可能会很熟悉“运动带”一词。对中央沟和周围脑回的识别可以追溯到早期的解剖学家，但最早刺激未麻醉狗的大脑皮质并产生运动的是 Eduard Hitzig(1839—1907)和 Gustav Fritsch(1837—1927)。他们于 1870 年在论文“关于大脑的电兴奋性”中发表了他们的研究结果。神经外科和癫痫外科领域的先驱 Wilder Penfield 建立了运动和感觉区的第一幅外科手术地图，现在通常被称为大脑小人，并在其题为“通过电刺激研究人类大脑皮质躯体运动和感觉代表区”的文章中进行了阐述(Penfield and Boldrey，1937)(图 29-1)。

实际上，初级运动带被认为是中央沟前部脑回，其从上内侧纵裂中的扣带沟延伸到下外侧的侧裂。基于倒立的运动小人，腿和足的代表区位于纵裂内，而躯干、手臂、手和面部则从上到下排列在凸面上。初级感觉带是紧邻中央沟后部的脑回，并且以类似的方式排布。运动带的某些区域，如“手节”，已被识别，但是需要记得，协调控制通常是通过使用肌肉群而实现的。

就感觉运动皮质的总面积而言，将运动和感觉脑回合在一起，其最大长度在外侧面皮质上约为 9cm，其宽度约为 4cm。当使用症状学和脑电图学的线索时，多数情况下，这一区域足够用常规的 8×8 甚至 6×6 硬膜下栅格状电极覆盖(图 29-2 和图 29-3)。完整覆盖整个感觉运动皮质存在一些解剖学挑战。首先，最下方的部分毗邻于侧裂，若不进行额外的解剖分离则无法轻易接近这一区域。其次，最上方的部分有时会特别黏附于皮质桥静脉，从而无法完全暴露。

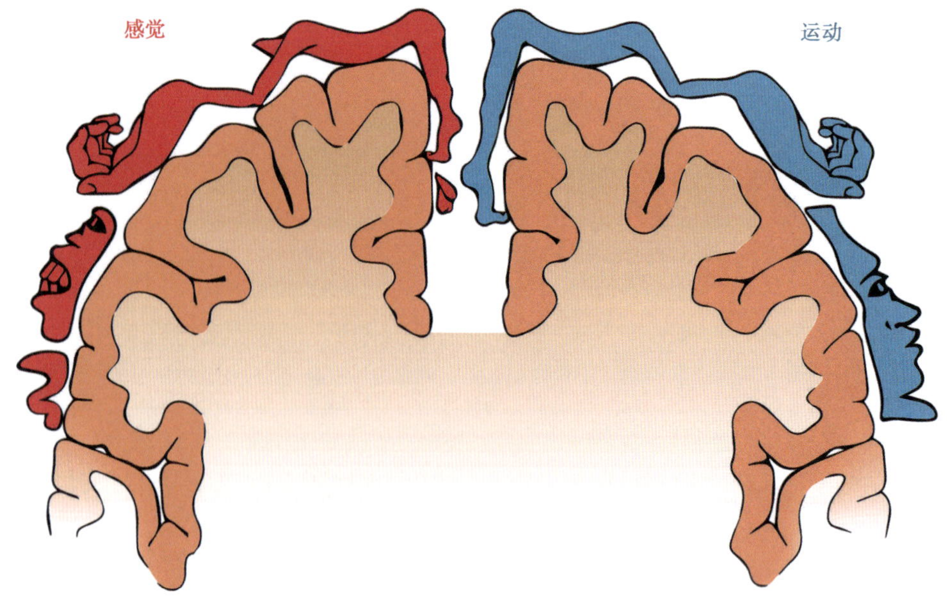

图 29-1 艺术家绘制的感觉和运动倒立小人。***Illustration by Emma Vought***

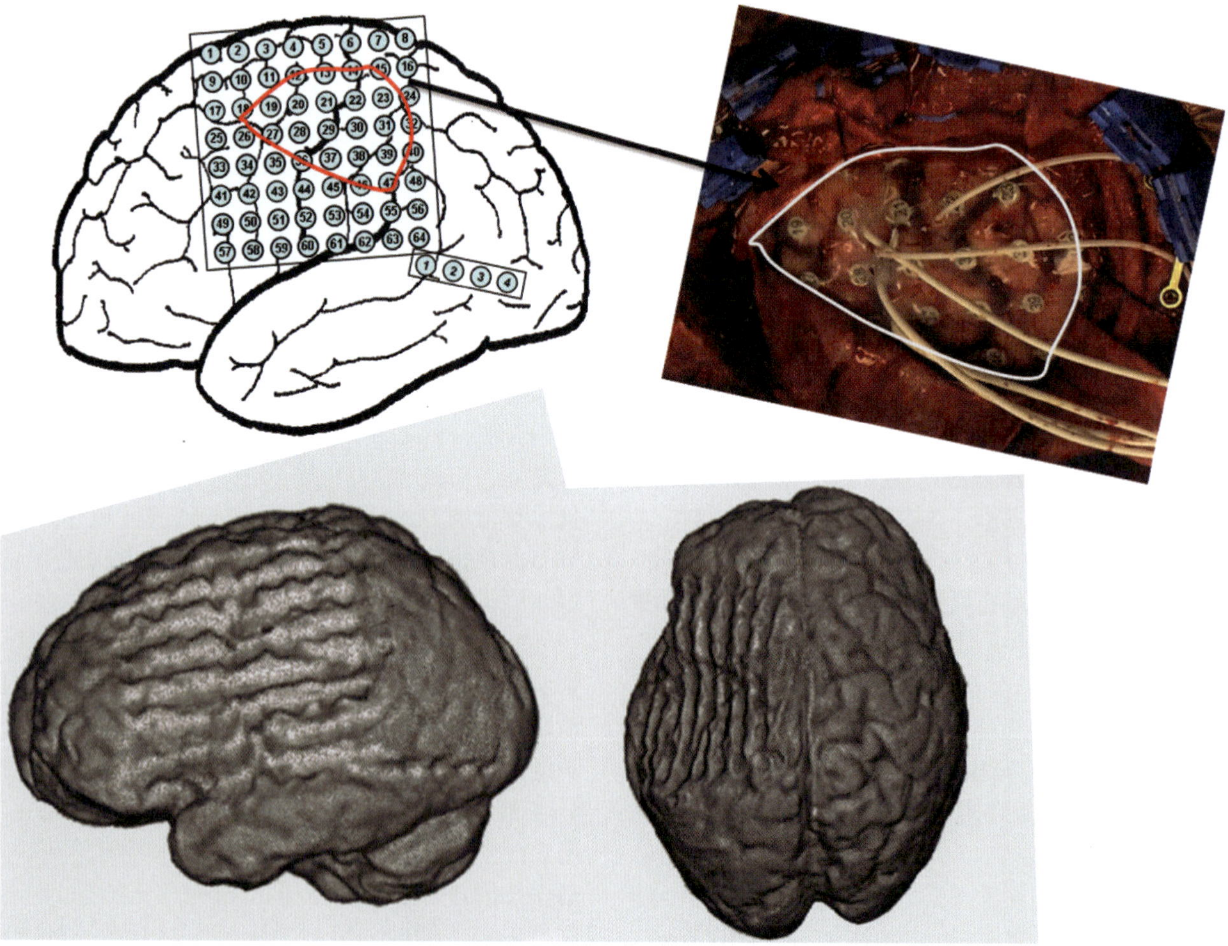

图 29-2 该图和术中照片显示了左侧额顶区的覆盖范围，包括感觉运动皮质在内的 8×8 个栅格状硬膜下电极。MRI 的三维重建图。***Image courtesy of Leonardo Bonilha, MD, PhD***

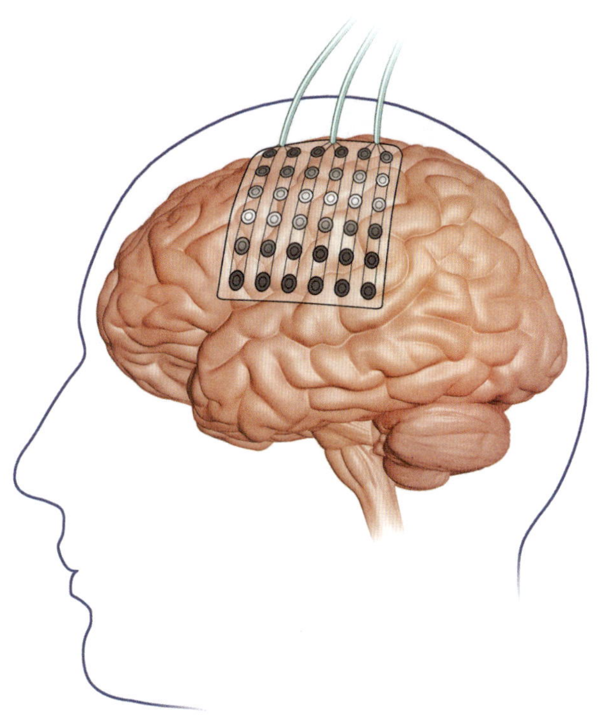

图 29-3　示意图显示典型的 6×6 硬膜下栅格状电极覆盖于感觉运动皮质

三、感觉运动皮质的固有节律

人脑在不同的频率范围和不同的唤醒状态下会产生各种生理节律。最常见的例子包括清醒状态下后头部以 α 频段为主的电活动（“清醒背景活动”）和在睡眠过程中出现的睡眠纺锤波。后头部 α 节律多见于顶枕区，闭眼状态下活动突出，睁眼时活动减弱。睡眠纺锤波位置靠前，主要位于额区和额中央区，其会因唤醒而消失。这两种节律在头皮脑电记录中常见，且易于识别。

另一个常见生理节律为 μ 节律，也称为中央区或罗兰多（Rolando）区 μ 节律。μ 节律最常见频率范围为 9~11Hz。其并非在每个受试者中都可记录到。当使用头皮脑电图进行记录时，μ 节律在中央区最突出，在 C3-C4 电极位置波幅最大。传统观点认为，对侧肢体活动时 μ 节律受到抑制。在睡眠状态下 μ 节律也会消失。μ 节律被认为是感觉运动皮质的一种“空闲”节律，因此在没有处理躯体感觉输入时记录效果最佳（Pfurtscheller et al.，1997）。

通常，放置在罗兰多区（中央区，译者注）周围的颅内电极会呈现以 β 或 β/α 频率为主的节律。Arroyo 等（1993）在接受外科手术检查的癫痫患者中，采用硬膜下电极研究了感觉运动皮质的皮质节律。对 9 名患者的单侧额顶颞栅格状电极记录进行了分析。在每位患者中，均在中央区发现了频率为 7~11Hz 的节律。但是，其中只有 2 名患者在头皮脑电图中出现了类似发现。μ 节律广泛分布在硬膜下栅格状电极中，每名患者中，平均 10 个电极触点出现了 μ 节律。研究同时观察到患者对侧面部、舌、对侧手臂 / 手的运动或对侧手臂的被动运动均可以抑制 μ 节律。在所有患者中，μ 节律均在睡眠期间消失了。感觉运动皮质直接记录得到的 μ 节律与头皮脑电图记录的节律形态相似。此外，这项研究也同先前结论一致，认为 μ 节律代表了在静息状态下皮质的振荡行为。

通过硬膜下电极覆盖感觉运动皮质，一般均可记录到 μ 节律。μ 节律形态单一，不会出现演变，会因对侧主动或被动运动而减弱，在睡眠中消失。利用 μ 节律的这些特点，可以很容易地将其与异常节律，诸如发作间期棘波或阵发性快活动区分开来（图 29-4）。

四、感觉运动皮质电刺激

（一）目的

在癫痫术中，去除致痫区（epileptogenic zone，EZ）是最基本的目标。如果不切除产生发作的区域，就不可能实现完全的无发作。在某些切除手术（如前颞叶切除术或杏仁核 - 海马切除术）中，这通常可以在不造成任何永久性神经功能损害的情况下实现。但是，有时致痫区可能直接与功能区重叠或紧邻。据估计，20%~55% 的部分性癫痫是颞叶外起源（Pondal-Sordo et al.，2006），而其中大多数起源于额叶或罗兰多（Rolando）区周围（Sandok and Cascino，1998；Pondal-Sordo et al.，2006）。感觉运动皮质整体上是一个大的功能区，包括了初级运动区和感觉区。手术期间对这些区域的任何伤害都可能导致明显并严重的神经功能缺损。因此，大部分感觉运动皮质是必不可少的。传统上，任何涉及感觉运动皮质的手术都需要通过硬脑膜下电极进行有创性脑电记录，以描绘发作起始区，并行电刺激对运动和感觉功能区进行描绘定位。后者对于确定功能皮质与癫痫发作起始区的解剖关系至关重要。

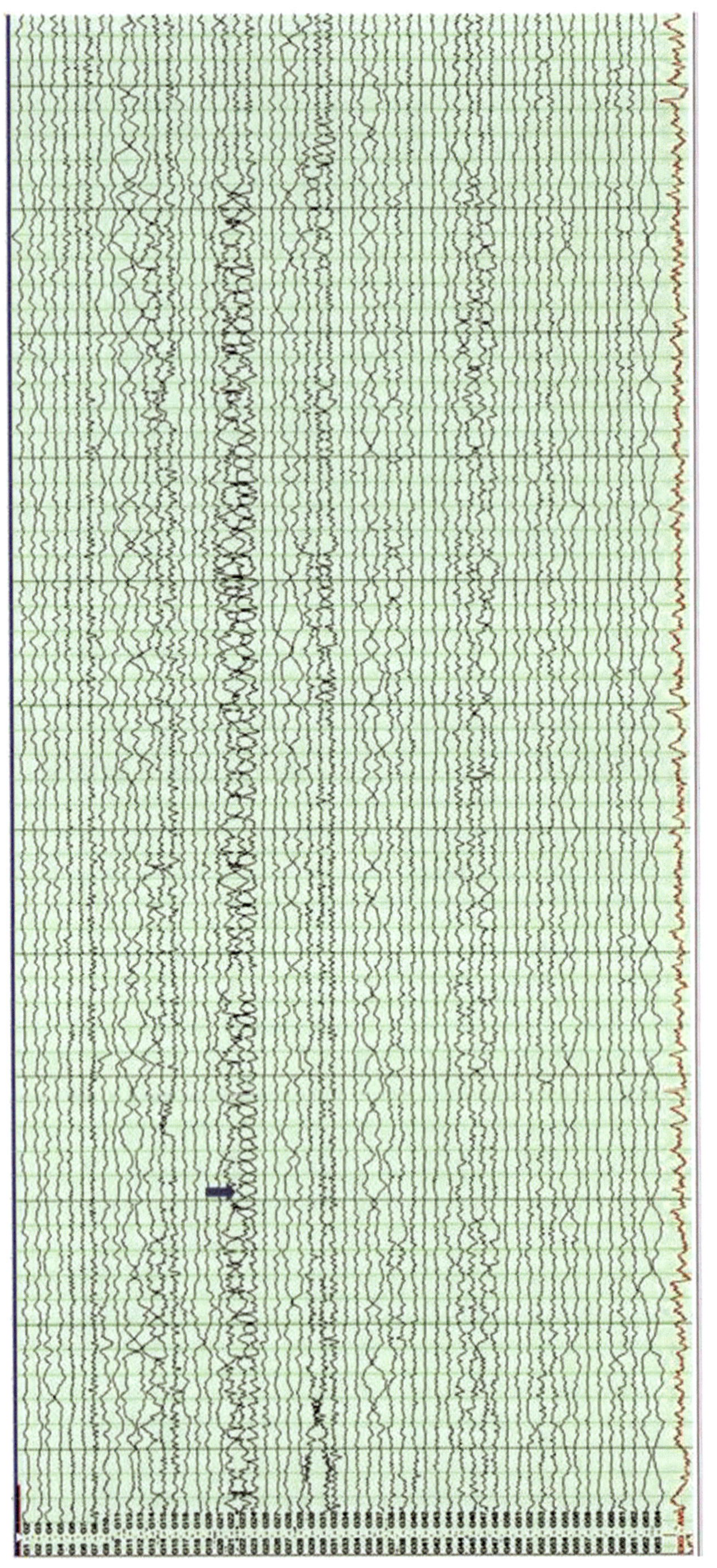

图 29-4　颅内（硬脑膜下栅格状电极）记录显示 μ 节律

(二) 技术

在功能区描绘定位技术方面，尽管可在市场上获得其他合适的刺激器，但在我们的机构中，我们使用 Carefusion 公司的 Nicolet 皮质刺激器。我们的刺激方案与其他主要的癫痫外科中心相似。刺激参数为 0.3ms 的脉冲持续时间 2~5s 的脉冲序列和 50Hz 的脉冲频率，刺激强度从 1mA 开始并以 1mA 递增，最大增加到 15mA，或者直到获得响应。通常，单个栅格电极（如 8 × 8，64 个触点）应足以覆盖初级运动皮质和感觉皮质。但是，对于较小的儿童或曾接受过手术的患者，可能无法放置单个大的栅格电极。在这种情况下，可以使用两个或更多个较小的栅格电极。

(三) 响应

刺激初级运动区（MI）会引起典型的特征性反应。通常，阳性反应表现为阵挛性收缩，主要来自远端肌群。但是，较高强度的刺激也可引起较大肌群更大幅度的收缩，这很可能是由于电流扩散到相邻电极上造成的（Ikeda et al.，2002）。运动皮质的刺激也可引起一些模糊的感觉反应。随着感觉运动皮质图谱描绘（mapping）的进展，相关发现通常遵循倒立小人功能代表区的解剖学位置。但是，由于电极的间距和方向，以及栅格电极仅仅接触脑沟的最外层部分等原因，某些解剖部位可能不会出现刺激响应。大部分功能皮质位于脑回的两侧，这些部位并不会与电极触点接触。

儿科患者可能需要比成人更高的刺激强度才能对运动功能进行描绘定位（Chitoku et al.，2001）。年龄较小的儿童和婴儿的阈值较高，此外有证据表明在该人群中更难定义功能皮质（Chitoku et al.，2001）。有时，即使最大的刺激强度也可能无法引起儿童的阳性响应，从而导致假阴性结果（Ikeda et al.，2002）。另一方面，初级感觉皮质刺激引起对侧身体部位的感觉，与运动皮质具有类似的体表分布。正如通过运动刺激可引起某些感觉响应一样，运动响应也可以通过刺激初级感觉皮质而引起，尤其是在较高的刺激强度下（Tanner and Lüders，2008）。

重要的是，来自感觉运动皮质的刺激研究和发作期记录不仅可能显示阳性症状或响应，还可能产生一些负性感觉运动现象。造成负性运动现象的区域通常在中央前回或其嘴侧区域（Matsumoto et al.，2000）。进一步的研究表明，负性运动区广泛分布在中央区周围皮质的上肢初级运动区（M1）。然而，负性运动症状也常出现在初级躯体感觉区（SI）病灶中，提示了这一脑区参与上述病理生理作用的可能性（Matsumoto et al.，2005；Mikuni et al.，2006）。

五、感觉运动皮质癫痫发作期记录

与颞叶癫痫相比，颞叶外癫痫的手术治疗更具挑战性，因为其需要将致痫区定位在大范围的功能性皮质上（Sandok and Cascino，1998）。临床上，多数由感觉运动皮质引起的癫痫为简单部分性发作（SPS），主要表现为躯体运动或感觉先兆，伴或不伴有继发性全身泛化，以及复杂部分性发作（CPS）（Sandok and Cascino，1998；Pondal-Sordo et al.，2006）。可能影响手术结果的最重要参数是癫痫发作起始区的正确定义。硬膜下记录对于捕捉感觉运动性癫痫中的发作期活动至关重要。但是，感觉运动区发作扩散至其他脑区和从其他脑区传播到感觉运动区都很常见（Cukiert et al.，2001；Jenssen et al.，2011）。因此，患有简单运动性发作或合并躯体感觉发现的患者可能发作起始于其他脑区（Cukiert et al.，2001）。

硬膜下记录的发作期模式可以揭示其传播特性的重要信息。人们普遍认为，初始高频振荡和高振幅的快棘波活动与靠近发作起始区密切相关（Koubeissi，2008；Lee et al.，2000）。癫痫发作活动的传播可以是连续的，即首先扩散到邻近的皮质；也可以是非连续性的，即不直接沿局部路线扩散（Kutsy et al.，1999）。另外，初始发作期电活动的速度也可能对手术结果具有重要意义。一项研究表明，与连续或非连续脑区的快速传播相比，向毗邻脑区的缓慢传播（慢于 1s）意味着更好的预后（Kutsy et al.，1999）。在同一组患者中，有 12 例中央区癫痫，涉及部分中央区周围脑区。其中 1/3 的患者中有手术后无效，这很可能是由于手术切除受限所致（Kutsy et al.，1999）。

六、感觉运动皮质癫痫研究的手术考量

既要广泛切除致痫灶，又要避免造成新的神经功能缺损，两者之间始终存在着谨慎的平衡。对于整个大脑而言，感觉运动皮质手术是这种平衡

的最佳体现。在进行术前，我们必须首先确认癫痫手术是值得的。毫无疑问，手术切除致痫灶治疗顽固性癫痫比药物治疗效果更好（Bien et al., 2001; Wiebe et al., 2001; Spencer et al., 2003; Perry and Duchowny, 2013）。在达成上述共识后，我们必须确定在大脑感觉运动区进行手术对患者是否安全。在肿瘤方面，可以通过使用多种技术，如静脉注射染料（Feigl et al., 2010）、分期手术及术外功能区描绘（Bollo et al., 2009）、术中功能区描绘（Kim et al., 2009）、术中磁共振成像（MRI）（Zimmermann et al., 2001）和清醒开颅手术（Shinoura et al., 2009）等，感觉运动皮质的肿瘤切除已被证明是相对安全的。文献所报道的癫痫手术技术在一定程度上与肿瘤手术技术类似，包括使用清醒开颅（Kim et al., 2009）、脑磁图（MEG）结合术中功能区描绘（Castillo et al., 2004），功能 MRI（fMRI）结合术中功能区描绘（Liu et al., 2009），以及两阶段手术与术外测绘相结合（Behdad et al., 2009; Benifla et al., 2009）。所有这些方法的目的都是为了在进行切除手术之前，在一定程度上了解当前大脑皮质的功能。使用硬膜下栅格状和条状电极，并行术外功能区描绘的方法仍是其他技术所要对比的历史标准（Ikeda et al., 2002; Blount et al., 2008）。放置硬膜下栅格状电极确实会带来一定的风险（Johnston et al., 2006; Wellmer et al., 2012），但没有其他方法可以获得识别功能皮质和定位致痫区所需的信息。将这一金标准与脑电图、fMRI、高清晰度脑电图、单光子发射计算机断层扫描（SPECT）和正电子发射计算机断层扫描（PET）的信息相结合，可以提高神经外科医生在尝试切除前可获得信息的广度。

尽管在这 区域进行手术可能会给患者带来严重的并发症，而且只有在有具体的假设指向这一区域时才应考虑。不过，只要注意细节，手术干预还是可以成功的。Benifla 等（2009）和 Behdad 等（2009）分别对 22 名和 24 名儿童和青少年患者进行了两次系列报道，结果显示分别有 72% 和 77% 患者术后疗效达到 Engel Ⅱ级或更高水平。术后出现的不同程度偏瘫，在第 1 年内有明显改善。Pondal-Sorto 等（2006）发表了一系列接受中央区和围中央区癫痫手术的成年患者。他们报道，46% 的患者达到 Engel Ⅱ级或更高，73% 的患者达到 Engel Ⅲ级或更高水平。大约 50% 的患者存在术后功能障碍，其中 50% 为轻度障碍。正如预期，术后功能障碍的比例随着年龄的增长而增加。

由于各种原因，切除初级感觉运动皮质可能不会导致立即或持久的功能障碍。一项研究中，5 例患者手术切除感觉运动皮质致痫灶后产生了暂时的功能障碍，但是在最后一次随访中均已完全恢复（Cohen-Gadol et al., 2003）。神经可塑性和功能皮质从病变中的移位得到了很好的描述，有趣的是，有一些证据表明存在重塑，功能性脑区被神经胶质发育畸形挤到了一边（Burneo et al., 2004）。这与一般皮质出现发育畸形相反，后者可能不会导致重组（Gondo et al., 2000）。也有人描述了大脑不同区域共同发挥作用的可能性（Mikuni et al., 2005）。

硬膜下电极描绘感觉运动区的手术规划与其他区域的描绘类似。与往常一样，开颅手术的大小反映了放置大栅格状电极的需求。术中应努力保留静脉结构，识别并保护过路动脉血管。感觉运动区的定位可以通过简单的表面解剖、手术导航、术中电刺激或上述方法的组合来完成。尽管硬膜下电极通常足以捕获大多数颞叶外癫痫患者的发作起始区，但如果病变位于皮质表面下的深部，则可能需要进行深部电极记录（Privitera et al., 2000），如对于运动区位于脑裂畸形裂隙内的病例来说，单纯放置栅格电极是不够的。在这种情况下，放置深部电极或立体脑电图（SEEG）电极可能是必不可少的。而究竟是使用术中或是术外功能区描绘则由不同外科医生和团队自行决定。值得注意的是，术外功能区描绘可让癫痫内科团队进行更加全面的评估。在摆脱了手术室紧张的气氛且患者处于舒适环境中的情况下，时间可被充分利用于仔细地描绘功能区并检查结果之间是否相互矛盾。两阶段手术的方法还可以允许进行电极位置成像。并在计划工作站电脑上将电极位置图像与术前影像融合，从而显示出栅格电极与解剖结构和病理学的位置关系，最终使外科医生更加自信。住院期间利用更多的时间对患者进行监测还有可能发现不止一处的致痫灶，从而改变手术计划和假设。

当进行根治性手术时的切除按常规方式进行。术前规划信息可为切除区域提供指导。应尽力确保局部的准确性。放置时和切除时皮质表面的栅格电极照片、显示电极位置的颅骨 X 线片、术中手术导航以及切除时额外的运动功能区地图都可用于验证功能皮质和切除部位的位置。在切除时额外使用术中皮质电图（ECoG）可能会有所帮助，因为研究表明，切除后棘波的存在与较差的手术结果相关（Pondal-Sordo et al., 2006）。多点软膜下横切术(MST)的作用更具争议性和局限性。一些中心报告称,当多点软膜下横切术与切除性手术相结合时,其成功率更高(Devinsky et al.,2003)。

无论是否进行了周密的规划,也无论是否从功能区描绘中获得了相关信息,手部和腿部主要感觉运动区域的切除显然只有在郑重的术前咨询的情况下才能进行。患者和家属应具体了解永久性缺失的后果。在术前讨论中,应将这一点与患者长期癫痫发作的发病率(和死亡率)进行权衡。有时,对感觉运动皮质进行颅内探查的结果会让患者感到切除手术可能不是最佳治疗方法。应提前告知患者,考虑到目前已有的手术替代方案,这些信息仍然是非常有益的,如从颅内探查中获得的信息可用于精确指导反应性神经刺激(RNS)电极的放置。但是,应该记住,尽管反应性神经刺激之类的方法为功能区癫痫患者带来了其他选择,但手术治疗的有效性决定了它在癫痫团队的"武器库"中仍将继续存在。

(张弨 译,张凯 审校)

参考文献

Arroyo S, Lesser RP, Gordon B, Uematsu S, Jackson D, Webber R. (1993). Functional significance of the mu rhythm of human cortex: an electrophysiologic study with subdural electrodes. *Electroencephalogr Clin Neurophysiol*. 87(3):76–87.

Behdad, A., et al. A, Limbrick DD Jr, Bertrand ME, Smyth MD. (2009). Epilepsy surgery in children with seizures arising from the rolandic cortex. *Epilepsia*. 50(6):1450–1461.

Benifla M, Sala F Jr, Jane J, et al. (2009). Neurosurgical management of intractable rolandic epilepsy in children: role of resection in eloquent cortex. Clinical article. *J Neurosurg Pediatr*. 4(3):199–216.

Bien CG, Kurthen M, Baron K, et al. (2001). Long-term seizure outcome and antiepileptic drug treatment in surgically treated temporal lobe epilepsy patients: a controlled study. *Epilepsia*. 42(11):1416–1421.

Blount JP, Cormier J, Kim H, Kankirawatana P, Riley KO, Knowlton RC. (2008). Advances in intracranial monitoring. *Neurosurg Focus*. 25(3):E18.

Bollo RJ, Carlosn C, Schevon C, Wisoff JH, Devinsky O, Weiner HL. (2009). Extraoperative functional mapping and staged resection of supratentorial tumors near eloquent cortex in children. *Pediatr Neurosurg*. 45(3):175–180.

Burneo JG, Kuzniecky RI, Bebin M, Knowlton RC. (2004). Cortical reorganization in malformations of cortical development: a magnetoencephalographic study. *Neurology*. 63(10):1818–1824.

Castillo EM, Simos PG, Wheless JW, et al. (2004). Integrating sensory and motor mapping in a comprehensive MEG protocol: clinical validity and replicability. *Neuroimage*. 21(3):973–983.

Chitoku S, Otsubo H, Harada Y, et al. (2001). Extraoperative cortical stimulation of motor function in children. *Pediatr Neurol*. 24(5):344–350.

Cohen-Gadol AA, Britton JW, Collignon FP, Bates LM, Cascino GD, Meyer FB. (2003). Nonlesional central lobule seizures: use of awake cortical mapping and subdural grid monitoring for resection of seizure focus. *J Neurosurg*. 98(6):1255–1262.

Cukiert A, Buratino JA, Machado E, et al. (2001). Results of surgery in patients with refractory extratemporal epilepsy with normal or nonlocalizing magnetic resonance findings investigated with subdural grids. *Epilepsia*. 42(7):889–894.

Devinsky O, Romanelli P, Orbach D, Pacia S, Doyle W. (2003). Surgical treatment of multifocal epilepsy involving eloquent cortex. *Epilepsia*. 44(5):718–723.

Feigl CG, Ritz R, Moraes M, et al. (2010). Resection of malignant brain tumors in eloquent cortical areas: a new multimodal approach combining 5-aminolevulinic acid and intraoperative monitoring. *J Neurosurg*. 113(2):352–357.

Gondo K, Kira H, Tokunaga Y, et al. (2000). Reorganization of the primary somatosensory area in epilepsy associated with focal cortical dysplasia. *Dev Med Child Neurol*. 42(12):839–842.

Ikeda A, Miyamoto S, Shibasaki H. (2002). Cortical motor mapping in epilepsy patients: information from subdural electrodes in presurgical evaluation. *Epilepsia*. 43(suppl 9):56–60.

Jenssen S, Roberts CM, Gracely EJ, Dlugos DJ, Sperling MR. (2011). Focal seizure propagation in the intracranial EEG. *Epilepsy Res*. 93(1):25–32.

Johnston JM Jr, Mangano FT, Ojemann JG, Park TS, Trevathan E, Smyth MD. (2006). Complications of invasive subdural electrode monitoring at St. Louis Childrens Hospital, 1994–2005. *J Neurosurg*. 105(5 suppl):343–347.

Kim SS, McCutcheon IE, Suki D, et al. (2009). Awake craniotomy for brain tumors near eloquent cortex: correlation of intraoperative cortical mapping with neurological outcomes in 309 consecutive patients. *Neurosurgery*. 64(5):836–845; discussion 345–836.

Koubeissi MZ. (2008). Subdural electrodes. In Lüders HO, ed. *Textbook of Epilepsy Surgery*. London: Informa Healthcare: 641–648.

Kutsy RL, Farrell DF, Ojemann GA. (1999). Ictal patterns of neocortical seizures monitored with intracranial electrodes: correlation with surgical outcome. *Epilepsia*. 40(3):257–266.

Lee SA, Spencer DD, Spencer SS. (2000). Intracranial EEG seizure-onset patterns in neocortical epilepsy. *Epilepsia*. 41(3):297–307.

Liu H, Buckner Rl, Talukdar T, Tanaka N, Madsen JR, Stufflebeam SM. (2009). Task-free presurgical mapping using functional magnetic resonance imaging intrinsic activity. *J Neurosurg*. 111(4):746–754.

Maillard L, Gavaret M, Régis J, Wendling F, Bartolomei F. (2014). Fast epileptic discharges associated with ictal negative motor phenomena. *Clin Neurophysiol*. 125(12):2344–2348.

Matsumoto R, Ikeda A, Ohara S, et al. (2000). Nonconvulsive focal inhibitory seizure: subdural recording from motor cortex. *Neurology*. 55(3):429–431.

Matsumoto R, Ikeda A, Hitomi T, et al. (2005). Ictal monoparesis associated with lesions in the primary somatosensory area. *Neurology*. 65(9):1476–1478.

Mikuni N, Ikeda A, Yoneko H, et al. (2005). Surgical resection of an epileptogenic cortical dysplasia in the deep foot sensorimotor area. *Epilepsy Behav*. 7(3):559–562.

Mikuni N, Ohara S, Ikeda A, et al. (2006). Evidence for a wide distribution of negative motor areas in the perirolandic cortex. *Clin Neurophysiol*. 117(1):33–40.

Penfield W, Boldrey E. (1937). Somatic motor and sensory representation in the cerebral cortex of man as studied by electrical stimulation. *Brain*. 60(4):389–443.

Perry MS, Duchowny M. (2013). Surgical versus medical treatment for refractory epilepsy: outcomes beyond seizure control. *Epilepsia*. 54(12):2060–2070.

Pfurtscheller G, Neuper C, Andrew C, Edlinger G. (1997). Foot and hand area mu rhythms. *Int J Psychophysiol*. 26(1–3):121–135.

Pondal-Sordo M, Diosy D, Téllez-Zenteno JF, Girvin JP, Wiebe S. (2006). Epilepsy surgery involving the sensory–motor cortex. *Brain*. 129(12):3307–3314.

Privitera MD, Yeh HS, Blisard K, Sanchez N. (2000). Detection of epileptogenic focal cortical dysplasia by depth, not subdural electrodes. *Neurosurg Rev*. 23(1):49–51.

Sandok EK, Cascino GD. (1998). Surgical treatment for perirolandic lesional epilepsy. *Epilepsia*. 39(suppl 4):S42–S48.

Shinoura N, Yoshida M, Yamada R, et al. (2009). Awake surgery with continuous motor testing for resection of brain tumors in the primary motor area. *J Clin Neurosci*. 16(2):188–194.

Spencer SS, Berg AT, Vickrey BG, et al. (2003). Initial outcomes in the Multicenter Study of Epilepsy Surgery. *Neurology*. 61(12):1680–1685.

Tanner AS, Lüders HO. (2008). Cortical mapping by electrical stimulation of subdural electrodes: primary somatosensory and motor areas.

In Lüders HO, ed. *Textbook of Epilepsy Surgery*. London: Informa Healthcare: 978–982.

Wellmer J, von der Groeben F, Klarmann U, et al. (2012). Risks and benefits of invasive epilepsy surgery workup with implanted subdural and depth electrodes. *Epilepsia*. 53(8):1322–1332.

Wiebe S, Blume WT, Girvin JP, et al. (2001). A randomized, controlled trial of surgery for temporal-lobe epilepsy. *N Engl J Med*. 345(5):311–318.

Zimmermann M, Seifert V, Trantakis C, Raabe A. (2001). Open MRI-guided microsurgery of intracranial tumours in or near eloquent brain areas. *Acta Neurochir (Wien)*. 143(4):327–337.

第四篇　4

人类脑功能定位

第 30 章

应用硬膜下电极进行人类脑功能定位

Stephanie Gollwitzer，Hajo M. Hamer，著

一、前言

与非有创性记录相比，硬膜下电极直接从皮质记录信号，这大大增加了灵敏度，并可区分较小神经元群的活动。有创性视频脑电图监测的指征包括癫痫发作起始区的界定及其与功能表达皮质的区分。在探讨邻近功能表达皮质区，如语言、认知、运动或感觉区等区域的致痫区时，有必要进行有创性脑电图检查。每个电极的电刺激是大多数完整的有创性脑电图检查的一部分，因为它可激活刺激电极下的皮质，有助于确定功能表达皮质。与深部电极相比，硬膜下条状电极和栅状电极的优点是可以对皮质（脑回）进行广泛的二维功能定位（Lesser et al.，1986，1987；Hamer et al.，2002）。硬膜下电极的一个局限性是很难或甚至不可能对大脑深部结构（如内侧颞叶结构、岛叶或脑裂及脑沟的盖）进行记录。但是，硬膜下电极和深部电极联合会有助于解决这个问题。通过电刺激获得的神经生理学信息使外科医生可以将切除范围扩大到功能区附近，而不会显著增加永久性神经功能后遗症的风险。本章的目的是描述硬脑膜下电极在人类大脑不同区域进行的脑功能定位。

二、额叶

运动

1. 初级运动区（M1） 初级运动区（M1）对应于 Brodmann 分区的 4 区和 6 区后部，包括中央前回和中央沟的前壁。组织学特征是大脑皮质中存在最大神经元，即第Ⅳ层中的巨大 Betz 锥体细胞，其轴突形成了大脑（皮质）脊髓束。Hughlings Jackson 率先指出了特定的皮质区域具有运动功能，并且具有与脊髓的运动核的传出联系（Jackson，1873）。在 20 世纪初期进行的电刺激研究不仅能够证实这一假说，而且能够绘制出初级运动皮质运动代表区的躯体特定分布的详细图谱（Foerster，1936；Penfield，1937）。作为对初级运动皮质中躯体部位代表区的总结，Wilder Penfield 引入了最常用的小矮人模型，该模型应用至今。

基于这些早期的电刺激研究（Foerster，1936；Penfield，1937）和后来的改进（Lüders et al.，1988），沿着中央前回从底部到顶部的运动代表顺序可以概述如下。在中央前回最下部，靠近外侧裂部分电刺激可以诱发出舌的运动。可以预期舌的反应是向对侧偏的。前述区域的上部诱发出下颌肌肉活动，主要导致口部的简单张开和闭合运动。紧接着上部可以产生下面部的运动，包括下唇、上唇、口角和下颌的抽动，再接着更上面的部分产生上面部肌肉收缩（眼睑和前额）。由于锥体束的双侧投射，下颌和上面部肌肉的反应通常是双侧的。邻近面部运动代表区上部是上肢代表区，从拇指、示指、中指、环指和小指开始，然后是手、前臂、上臂和肩（图 30-1）。Foerster 描述的屈曲动作比伸展更常见，而且成组手指的运动比单个手指的反应更常见（Foerster，1936）。再往上部是躯干代表区，包括由下往上排列的胸部、腰部和腹部。下肢的皮质代表区，位于半球的内侧和外侧，足趾、足和踝位于内侧，而大腿位于外侧凸面。

通常刺激初级运动皮质后的运动反应为简单运动，大多数是对侧，更倾向于远端，这些运动不会超过刺激的持续时间。3~6mA 的低电流强度通常足以起刺激电极附近皮质产生局限的刺激效应。肌肉反应的模式取决于刺激的波幅，在较低的刺激强度下主要是阵挛性的，随着刺激强度的增加变成强直。

2. 辅助运动区 / 辅助感觉运动区 辅助运动区（supplementary motor area，SMA）位于初级运动

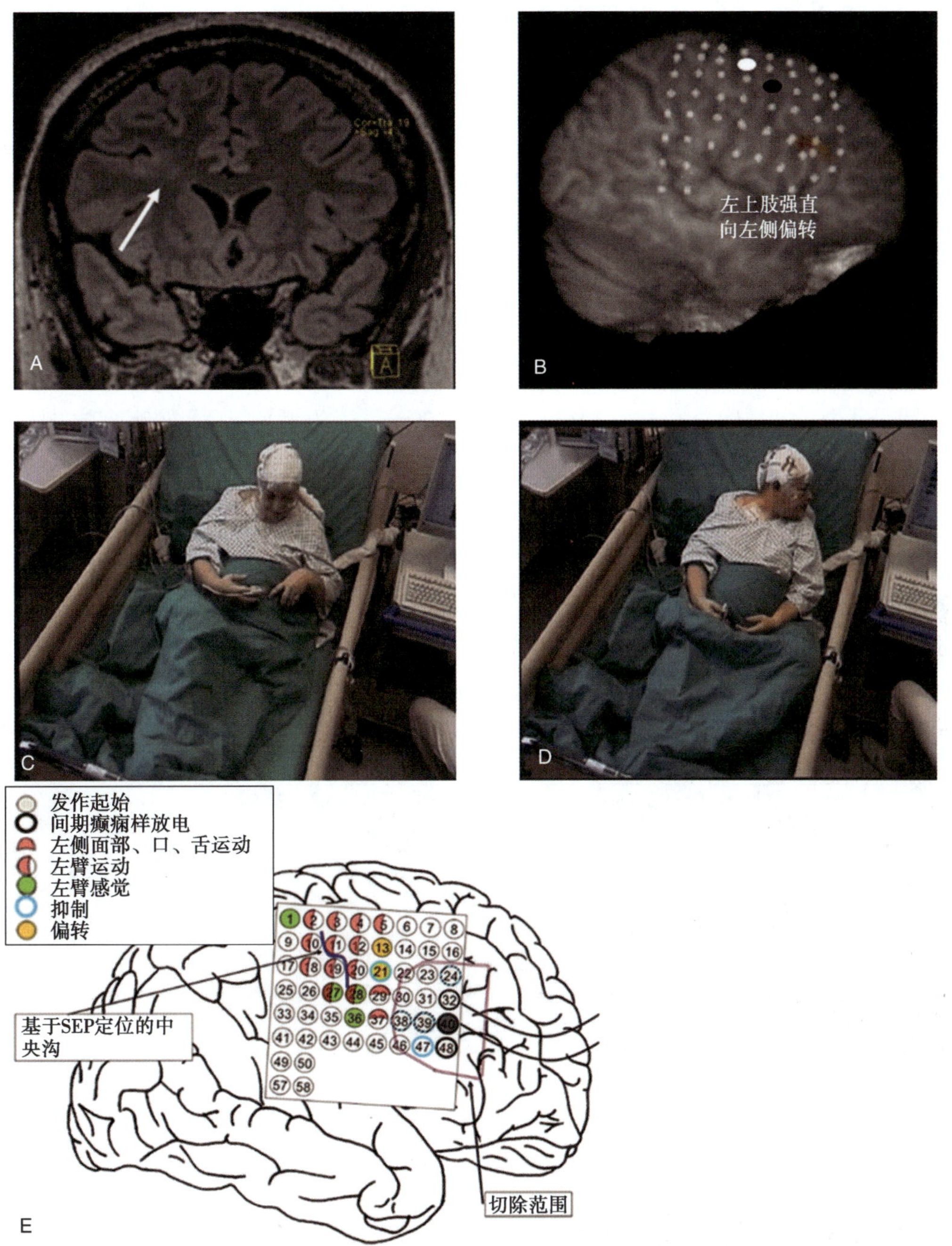

图 30-1　一名 42 岁右额叶皮质发育不良ⅡB（A，白色箭头）伴过度运动发作的患者。使用硬脑膜下栅状和条状电极进行有创视频 EEG 监测，以描绘癫痫发作起始区并将其与功能表达区进行区分。刺激初级运动区（B，白色圆圈）的电极会引起左臂的强直运动（C）。刺激中央前回之前的电极（B，黑色圆圈）引起左侧偏转（D）。在监测结束时，会生成一幅区分发作起始区和皮质表达区的定位图，该图是安全、成功手术操作的基础（E）

区的前部，主要局限于额叶内侧面，但延伸到半球的上外侧凸面，也可能占据部分中央旁小叶和扣带回。它是 Brodmann 6 区的一部分，前部是前额叶联合皮质，外侧面是运动前区皮质（Fried et al.，1991）。它有助于运动控制和运动计划（双侧）。最早对电刺激该区域诱发涉及多个肌群的复杂运动的描述可追溯到 20 世纪初（Foerster，1936）。后来的研究证实并对这些发现进行了详细说明，通过刺激 SMA 不仅能够诱发运动协同效应和姿势，还诱发了感觉症状、自主神经变化和言语中止（Penfield and Welch，1951）。基于大量的电刺激研究，SMA 对刺激的“典型”反应以单侧或双侧的近端肌肉强直而不是阵挛性运动为特征。涉及多个部位的双侧非对称性强直姿势的假说是其常见的一种表现形式（图 30-2）（Lim et al.，1994）。通过刺激同一区域而诱发出另外的双侧或对侧感觉症状（如刺痛、麻木或热感或轻度疼痛）重复性结果让人意识到 SMA 是一个感觉和运动的混合脑区主要但不单纯是运动区。因此，术语“辅助感觉运动区（supplementary sensorimotor area，SSMA）”被认为是一种更合适的表达方式。近年来，越来越多的证据表明 SSMA 具有特定的躯体分布特征，上肢代表区位于下肢的前部，头部和面部代表区位于最前部。通过插入深部电极可以对 SSMA 进行脑功能定位（图 30-2），但也可以通过将硬膜下条状电极放到额叶内侧面来实现。但是，在某些情况下，桥静脉可能会妨碍条状电极的精确放置。

3. 运动前区（M Ⅱ） 根据 Brodmann 4 区（M1）和中央前沟前沿和额上回后部的无颗粒皮质之间的细胞构筑的差异以及临床观察和电刺激实验的结果，研究者们提出了区分初级运动区和运动前区的建议。后者对应于 Brodmann 6 区和 8 区尾部，并称为 M Ⅱ。多种运动症状与刺激该区域有关，如头和眼的对侧偏转、对侧肢体的协同运动和抑制性运动反应（见图 30-1）（Foerser，1936）。后来人们认为，由于早期电刺激实验中采用了高刺激强度，诱发的症状可能至少部分是由于容积传导到 SSMA 的结果（Penfield and Welch，1951）。目前，认为运动前区的作用复杂，并且有人建议将其进一步细分为几个功能独立的区域（Chouinard and Paus，2006）。认为运动前区背侧会影响运动的产生（图 30-3），并根据空间线索选择合适的运动反应。运动前区腹侧则被认为主要参与与对象有关的手部运动的执行和观察。

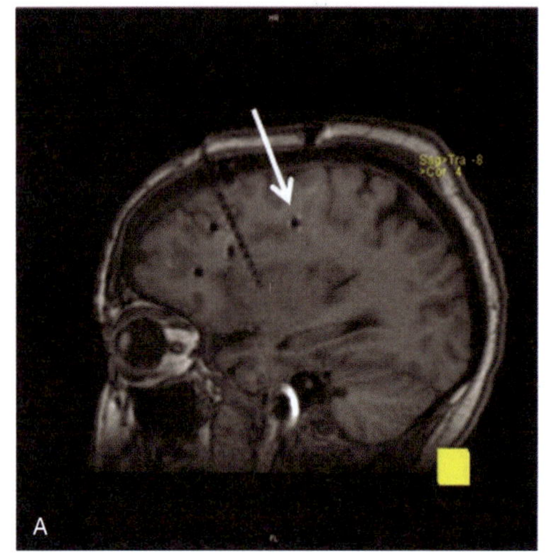

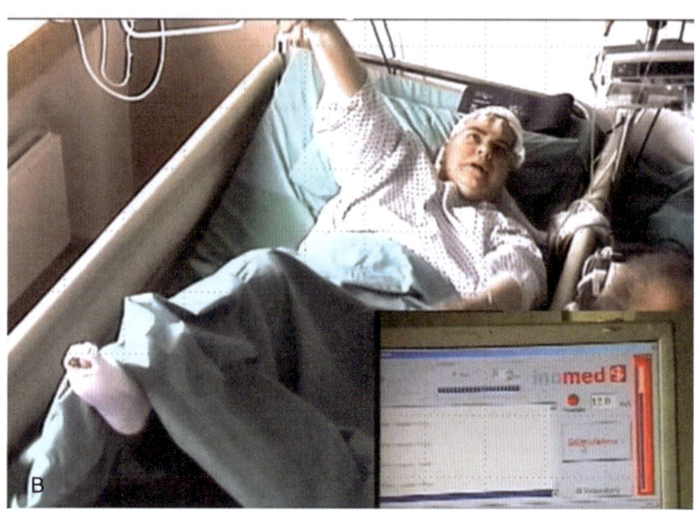

图 30-2 一名 32 岁左额叶皮质发育不良 Ⅱ B 的癫痫患者，频繁地过度运动发作和继发全身性癫痫发作。用深部电极（SEEG）进行有创性视频 EEG 监测，以界定癫痫发作起始区并与功能表达区进行区分。刺激 SMA 的电极触点（A，白色箭头）诱发出双侧非对称强直反应（B）

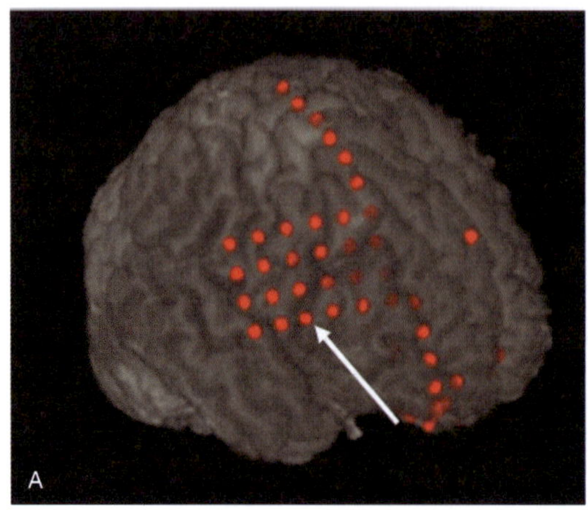

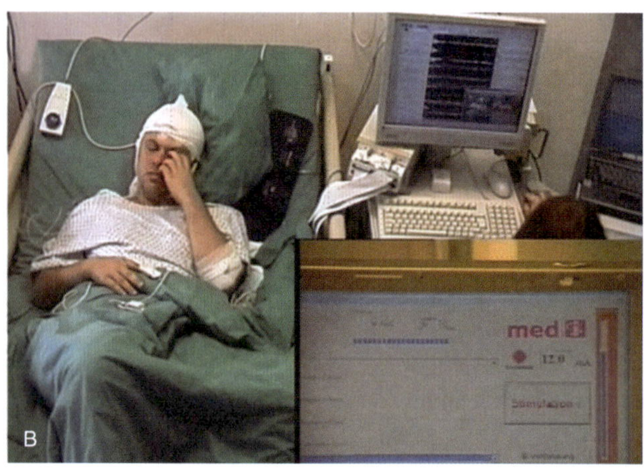

图 30-3 一名 18 岁眶额区皮质发育不良 Ⅱ B 伴复杂运动发作的右额叶癫痫患者。使用硬膜下栅状和条状电极进行有创视频 EEG 监测，以描绘癫痫发作起始区并将其与功能表达区进行区分。大约在 BA45 区的电极触点（A，白色箭头）电刺激引起手势动作（挠鼻子，B）

4. 额眼区　Brodmann 8 区内中央前回之前的局部区域的刺激会引起强烈的眼球运动，因此该区域被称为额眼区。它的确切范围仍在讨论中，并且已经有建议涉及较大区域，包括额上、中和下回后部以及部分中央前回（Rasmussen and Penfield，1948）。根据最近的刺激结果，最大的共识是紧邻中央前沟前部的额中回后部为额眼区（Godoy et al.，1990；Blanke et al.，2000）。该部位的特征是较低的刺激阈值和一致的反应，表现为对侧的共轭性眼球偏转，持续时间与整个刺激过程一致。水平性偏斜可也可有轻微向上的成分，主要是扫视型，而平滑性眼球运动少见。不一致的是眼的偏转运动可能伴随头的偏转。

5. 负性运动区　负性运动区（Negative motor areas，NMAs）的皮质刺激导致运动抑制，即它破坏了正在进行的随意运动并导致无法启动运动。由于 NMA 的刺激也会使言语中断，因此很容易将其误解为失语症或构音障碍。如果电极的刺激导致语速减慢或中断，建议测试该电极对不同类型运动功能（如手、舌或眼睛的交替运动）的刺激效果，以区分负性运动区和语言区。

传统上，外侧 NMA 位于额下回背侧，紧靠中央前回之前（Lesser et al.，1987），但在刺激其他部位时也表现出抑制性运动效应。特别是在额上回的内侧壁，SSMA 的前面已识别出 NMA，并称其为 pre-SSMA 或辅助 NMA（Lüders et al.，1988）。该区域与 SMA 的手部运动区相邻，上肢远端运动的抑制效应已有报道。有趣的是，Mikuni 等（2006）报道了在刺激邻近面部运动区且仅在优势半球的外侧的 NMA 后，诱发出了舌的负性运动效应，得出的结论是正性的面部运动、负性的舌部运动和语言功能三者密切相关。

尽管对 NMA 的功能相关性尚不完全清楚，但通常认为切除或部分切除这些区域是可行的，并且永久性的术后缺陷很少见。切除后会出现短暂的精细运动功能障碍，这一事实强调了 NMA 在抑制性行动控制和执行决策中的作用。

6. 额叶语言区　从历史上看，语言的皮质代表区被分为颞叶的接收性 Wernicke 区和优势半球额下回的执行性 Broca 区（Broca，1861）。除了需要有一些说明外，这个概念仍然适用。

在 20 世纪，许多刺激研究已经解决了语言区定位的问题。尽管已经描述了皮质语言代表区的个体差异，但一致证明前语言区（ALA，Broca 区）的核心位置定位于额下回的盖部和三角部（Ojemann，1979）。但是，从更广的额叶区域，如 SSMA 和 pre-SSMA，均可以诱发出语言障碍（Ojemann，1979）。后面这些区域的刺激效果完全是负性的，即语言的停止、减慢或中断。必须区分这些负性的运动效应和直接干扰皮质语言网络而产生的真正语言异常（Lüders et al.，1988）。因此，如果刺激一个电极引起语言停顿、语速减慢或语言中断，也应对这个电极进行基本运动功能，如舌、眼或四肢的运动的测试。刺激前语言区可以看到特异的典型现象是语义和语音上的错乱、误称、持续性语言或者虽然保留说话能力但不能命名。刺激过程中的语言测试可以包括阅读、物体命名、自发讲话，听觉理解、动词生成、重复或词干生成。

额下回语言区通常被认为是必不可少的，并且该区域的切除术存在较高的永久性言语障碍的风险。相反，即使在刺激过程中表现出负性语言效应，SMA 通常被认为是非必要的，切除最多会导致短暂的言语丧失。

三、颞叶

（一）颞叶语言区

1. Wernicke 区　两个主要语言区的历史概念，即 Broca 运动语言区和 Wernicke 感觉语言区，主要来自病灶研究。Karl Wernicke 首先描述了颞叶后上部的病变导致言语错误表现为命名、重复和理解的损害但保留了语言流利性（Wernicke，1874）。Wernicke 区定位于颞叶外侧凸面并紧邻外侧裂，并且主要局限于优势半球的颞上回后部。语义错误通常显示更广泛的分布，颞中回后部、额下回和缘上回均能诱发出此种现象（Corina et al.，2010）。但是，个体之间存在相当大的变异，尤其是在癫痫患者中，癫痫病灶可能诱导了皮质重构，使功能表达区向邻近的脑皮质甚至对侧半球发生了转移。特定患者中 Wernicke 区的确切位置是无法预测的，而电刺激对于制订安全的切除计划至关重要。理想情况下，刺激 Wernicke 区会引起感知缺陷，例如听觉理解障碍、无法遵循指令或反应性命名受损。事实上，Broca 区和 Wernicke 区的刺激可以产生比较类似的效果，如命名中断或自发言语停止。目前产生性语言区和感知性语言区之间严格的二分法正在弱化，这两个方面高度整合在一个语言通路中，其中任何一点受到干扰都会导致比较一致的功能障碍。与额叶语言区相反，颞叶诱发的负性言语效应被认为是纯粹的语言干扰，因为没有负性运动效应会影响到刺激诱发的语言缺陷（Lüders et al.，1991）。Wernicke 区也被认为是必不可少的，该区域的损害与永久性语言功能缺陷有关。

2. 颞叶底面语言区　最近的刺激研究已经特别指出了涉及语言处理的第三特定区域，即所谓的颞叶底面语言区（basal temporal language area，BTLA）。BTLA 的位置比 Wernicke 区的变异性要小，并且始终定位在梭状回，其后缘大约距离颞极 7cm。刺激 BTLA 主要引起整体性失语症，无法理解书面或口头语言或不能复述单词以及失读、失写、失算和命名障碍。在该区域没有发现负性运动效应（图 30-4）。非语言任务，如复制几何图形、模仿面部或通过手势识别物体不会因刺激 BTLA 而受损。

刺激紧靠 BTLA 后部的优势侧梭状回中部，可以引出一种特殊表现模式包括失读和图像命名受损，但保留了自发言语、写作、听觉理解和计算能力（Mani et al.，2008）。通常被称为“无失写的失读症”的这一表现支持以下观点：颞叶底面的这一特定区域与视觉语言处理有关。

BTLA 的刺激常通过深部电极（图 30-4）或从颞叶外侧至颞叶内侧底面放置硬脑膜下条状电极进行，这种电极甚至可以采集海马旁回的信号。

与 Wernicke 区相反，BTLA 通常被认为是非必要的。由于补偿性机制，该区域的切除在大多数情况下不会造成永久性语言缺陷（Lüders et al.，1991）。

（二）听觉区

初级听觉区位于双侧颞平面的 Heschl 颞横回（Brodmann 41 区）。它只涉及基本的声音处理，即分析声音信号的频率结构、持续时间和强度。有证据表明初级听觉区和次级听觉区具有层次结构，后者涉及进一步的听觉处理，尤其是有关来自噪声的语言解码，其位于颞上回和远离 Heschl 回的缘上回（Molholm et al.，2014）。初级听觉区的刺激通常会导致对侧非特异的哼唱声、嗡嗡声或铃声的感知（Penfield，1958）。在刺激次级听觉区域时，出现更复杂的听幻觉，如有意义的声响、声音或音乐的感知，这些反应个体之间的差异似乎变化很大。

四、顶叶

（一）初级躯体感觉区

初级躯体感觉占据顶叶前部，位于中央后回和中央沟后壁。类似于初级运动皮质，初级感觉皮质以躯体特定代表区的组织方式出现，这最早由 Foerster（1936）进行描述。在中央旁小叶的内壁，刺激诱发的感觉出现在生殖器官、直肠和膀胱。沿中央后沟的外侧凸面，身体各部分代表区按顺序从上到下为足、小腿、大腿、腹部、胸部、肩膀、手臂、手、手指、拇指、颈部、头后部和口腔（Lüders et al.，1988）。但是，存在一些个体差异。面部和口腔代表区的刺激可引起双侧感觉症状，而躯干和四肢代表区的感觉通常严格地位于受刺激半球的对侧。患者通常将诱发的感觉描述为刺痛、麻木、针刺或发痒。刺激初级感觉区引起的症状很少令人不适，也几乎没有疼痛感（Silverstein，2012）。

（二）次级躯体感觉区

关于次级躯体感觉区是否存在的问题讨论了几十年，这些区域的范围和确切位置仍然存在争议（Rasmussen 和 Penfield，1947）。功能磁共振成像（fMRI）和细胞构筑研究得出了这样一个假设，即人类顶盖内存在不止一个次级感觉区，其中包含一个完整的人体图谱（Eickhoff et al.，2007）。也有报道顶盖的电刺激引起旋转或身体运动的幻觉（Kahane et al.，2003）。由于切除这些区域不会引起感觉缺陷，因此通常认为它们是非必要的。

有趣的是，顶上小叶和顶下小叶病变中常见的神经功能缺损，如忽视或失用，刺激这一区域却不能刺激出这些症状。关于与非优势侧顶下小叶刺激相关的间距检测和直线分隔任务错误的病例报道表明，这种不一致的结果也可能是由于刺激期间的测试范式不同所致（Kleinman et al.，2007）。

（三）角回：Gerstmann 综合征

优势半球的角回刺激可引起各种症状，这些症状可以孤立或合并出现。失写、失算、手指失认和左右失认的一组症状以前被称为 Gerstmann 综合征。但是，这些症状的关联是不一致的，该综合征中的某个单一症状，如手指失认或失算，也可以在顶叶的其他区域，如缘上回或顶内沟中诱发出。然而，在刺激角回时，完

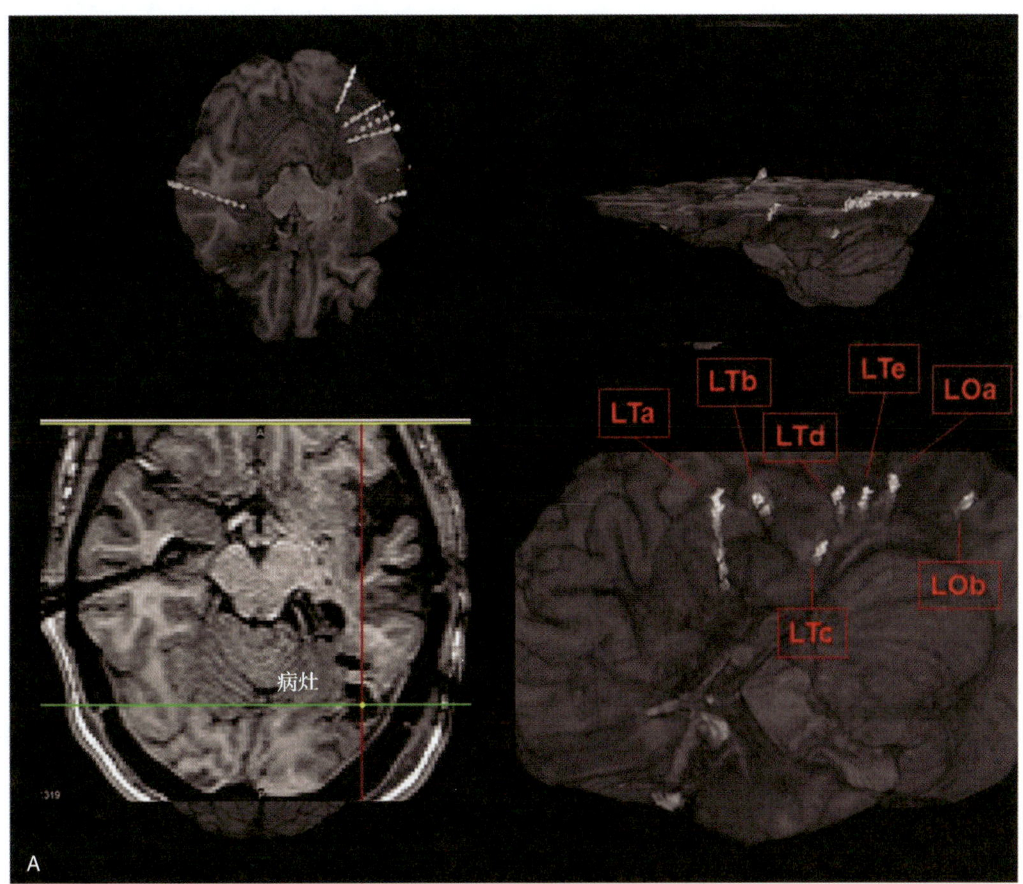

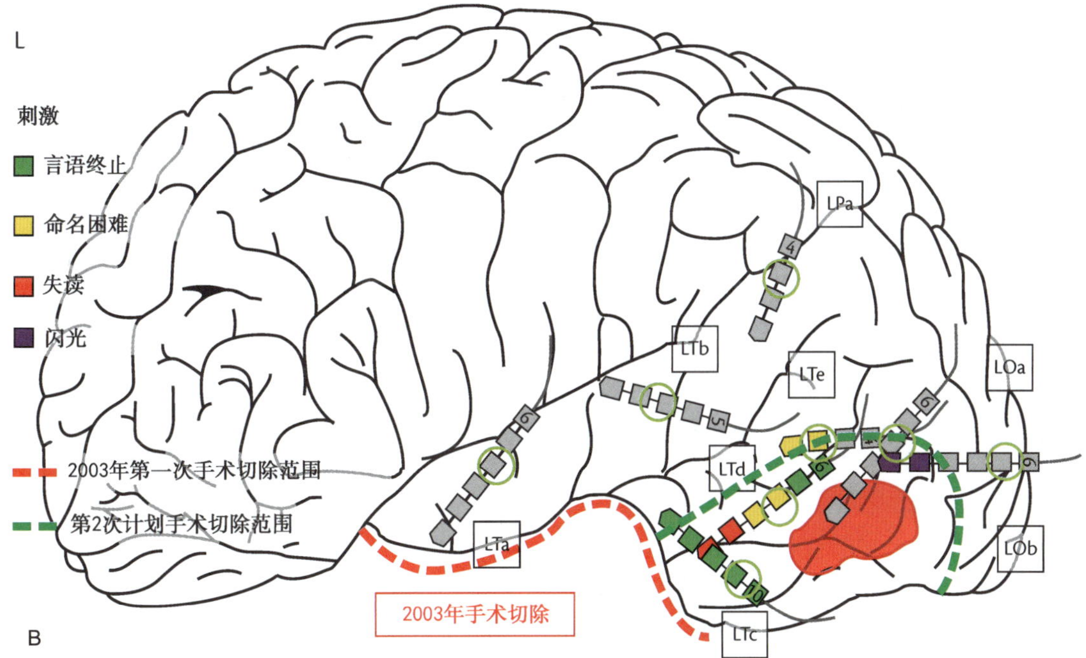

图 30-4 一名 31 岁颞叶底面肿瘤和左侧海马硬化患者。2003 年前颞叶切除（包括内侧结构，但不包括肿瘤）后，自动运动发作持续存在。用深部电极（SEEG）进行有创视频 EEG 监测描绘发作起始区，该区域位于肿瘤周围（A）。颞叶底面电极（A，B）的刺激引起言语停止（LTc 和 LTd 电极）和失读，而不会干扰单词和句子的自发生成（LTd 电极）。包括这些电极在内的病灶周围切除术后（B），患者无癫痫发作。术后无语言缺陷

整或不完整的 Gerstmann 综合征的反复出现建立了这些功能在该区域的定位(Roux et al.,2003)。

五、岛叶

三角形的岛叶皮质位于外侧裂的深部,被额、颞及顶盖所覆盖。岛叶癫痫的诊断具有挑战性,因为该区域存在广泛连接并且癫痫发作活动持续快速扩散至周围结构。此外,无论是头皮还是硬脑膜下置入的栅格状和条状电极,都无法对岛叶皮质进行采样。实际上,只有通过立体定向置入的深部电极才能对来自深部皮质(如岛叶)进行 EEG 记录和功能定位(有关详细信息,请参见本卷的第 27 章)。

刺激岛叶引起的反应主要是感觉异常。大致来说,岛叶的后 3/4 与躯体感觉有关,这些感觉可能是中性的,令人不愉快的,甚至是痛苦的(Isnard et al.,2004)。岛叶皮质(痛性)感觉的空间分布似乎是按照特定的躯体部位进行组织的,面部代表区的位置比下肢和上肢更靠后,而上肢代表区则在下肢代表区的上面。大多数患者报道的感觉症状位于岛叶被刺激侧的对侧,但也可能位于双侧和同侧(Ostrowsky et al.,2002; Mazzola et al.,2009)。

岛叶前部的刺激通常与内脏感觉反应有关,其中大多数被描述为咽部不适或紧缩感。一些患者甚至经历窒息感或绞窄等可怕的感觉。岛叶刺激产生的其他反应包括腹部感觉,类似于颞叶内侧癫痫的发作症状(如腹气上升感或腹部沉重感),以及胸腔压迫感,面部潮红或恶心。颞盖下面的岛叶后下部皮质可以刺激出初级听觉症状(嗡嗡声或口哨声)。另外,岛叶皮质的刺激也会引起自主反应,如心动过缓、心动过速或血压变化。不一致的是,患者也描述了岛叶刺激的其他效应,如不真实感、整个身体的移位或旋转或嗅觉 - 味觉反应。

六、枕叶

枕叶通过顶枕沟与内侧面的顶叶清晰地分开,而枕叶和颞叶在外侧面的分界不太清楚。距状沟划分出枕叶上部和枕叶下部。枕叶的关键任务是视觉信息的处理。

围绕在枕极距状沟周围的 Brodmann 17 区为初级视觉代表区。该区域通常被称为 Gennari 纹或纹状区。Brodmann18 区和 19 区,在后前方向上紧邻,被定义为次级视觉皮质或纹外皮质。

通过条状或栅状电极对枕叶进行皮质功能定位而产生的效果通常是初级视幻觉,如黑点或白点、球、闪光或条纹,称为光幻视。皮质刺激的研究发现视皮质存在视网膜拓扑图,刺激距状裂上方的内侧枕叶皮质出现对侧下视野的视幻觉和刺激距状裂下方的皮质引起上视野的光幻视反应(Brindley et al.,1972)。中央凹代表区位于枕极。如"中央凹表征分割理论"所提出的那样,中央视野代表区是否定位于双侧,仍然是一个存在争论的问题(Lavidor and Walsh,2004)。

在非人类的灵长类动物中,视觉皮质可细分为与视觉的不同功能方式有关的几个区域。在该模型中,V1 是位于枕极的初级视觉皮质,周围是 V2-V6 区。在猕猴中,V4 似乎处理彩色信息,而 V5 与运动感知有关(Zeki,1971; Tanaka et al.,1986)。将该系统从动物移植到人的可能性是有限的,但是有一些证据表明对应于猕猴 V4 和 V5 区,人类相应脑区位于枕叶底面和顶枕叶内侧面(Lee et al.,2000)。

(王海祥 译,张凯 审校)

参考文献

Blanke O, Spinelli L, Thut G, et al. (2000). Location of the human frontal eye field as defined by electrical cortical stimulation: anatomical, functional and electrophysiological characteristics. *Neuroreport*. 11(9):1907–1913.

Brindley GS, Donaldson PE, Falconer MA, Rushton DN. (1972). The extent of the region of occipital cortex that when stimulated gives phosphenes fixed in the visual field. *J Physiol*. 225(2):57P–58P.

Broca P. (1861). Remarques sur le siège de la faculté du languagearticulé, suivies d'une observationd'aphémie. *Bull Soc Anat*. 36:330–357.

Chouinard PA, Paus T. (2006). The primary motor and premotor areas of the human cerebral cortex. *Neuroscientist*. 12(2):143–152.

Corina DP, Loudermilk BC, Detwiler L, Martin RF, Brinkley JF, Ojemann G. (2010). Analysis of naming errors during cortical stimulation mapping: implications for models of language representation. *Brain Lang*. 115(2):101–112.

Eickhoff SB, Grefkes C, Zilles K, Fink GR. (2007). The somatotopic organization of cytoarchitectonic areas on the human parietal operculum. *Cereb Cortex*. 17(8):1800–1811.

Foerster O. (1936). The motor cortex in man in the light of Hughlings Jackson's doctrines. *Brain*. 59(2):135–159.

Fried I, Katz A, McCarthy G, et al. (1991). Functional organization of human supplementary motor cortex studied by electrical stimulation. *J Neurosci*. 11(11):3656–3666.

Godoy J, Lüders H, Dinner DS, Morris HH, Wyllie E. (1990). Versive eye movements elicited by cortical stimulation of the human brain. *Neurology*. 1990;40(2):296–9.

Hamer HM, Morris HH, Mascha EJ, et al. (2002). Complications of invasive video-EEG monitoring with subdural grid electrodes. *Neurology*. 58(1):97–103.

Isnard J, Guénot M, Sindou M, Mauguière F. (2004). Clinical manifestations of insular lobe seizures: a stereo-electroencephalographic study. *Epilepsia*. 45(9):1079–1090.

Jackson JH. (1873). On the anatomical investigation of epilepsy and epileptiform convulsions. *Br Med J*. 1:531–533.

Kahane P, Hoffmann D, Minotti L, Berthoz A. (2003). Reappraisal of the human vestibular cortex by cortical electrical stimulation study. *Ann Neurol*. 54(5):615–624.

Kleinman JT, Sepkuty JP, Hillis AE, et al. (2007). Spatial neglect during electrocortical stimulation mapping in the right hemisphere. *Epilepsia*. 48(12):2365–2368.

Lavidor M, Walsh V. (2004). The nature of foveal representation. *Nat Rev Neurosci*. 5(9):729–735.

Lee HW, Hong SB, Seo DW, Tae WS, Hong SC. (2000).Mapping of functional organization in human visual cortex: electrical cortical stimulation. *Neurology*. 54(4):849–854.

Lesser RP, Lüders H, Morris HH, et al. (1986). Electrical stimulation of Wernicke's area interferes with comprehension. *Neurology*. 36(5):658–663.

Lesser RP, Lüders H, Klem G, et al. (1987). Extraoperative cortical functional localization in patients with epilepsy. *J Clin Neurophysiol*. 4(1):27–53.

Lim SH, Dinner DS, Pillay PK, et al. (1994). Functional anatomy of the human supplementary sensorimotor area: results of extraoperative electrical stimulation. *Electroencephalogr Clin Neurophysiol*. 91(3):179–193.

Lüders H, Lesser RP, Dinner DS, Morris HH, Wyllie E, Godoy J. (1988). Localization of cortical function: new information from extraoperative monitoring of patients with epilepsy. *Epilepsia*. 29(suppl 2):S56–S65.

Lüders H, Lesser RP, Hahn J, et al. (1991). Basal temporal language area. *Brain*. 114(2):743–54.

Mani J, Diehl B, Piao Z, et al. (2008). Evidence for a basal temporal visual language center: cortical stimulation producing pure alexia. *Neurology*. 71(20):1621–1627.

Mazzola L, Isnard J, Peyron R, Guénot M, Mauguière F. (2009). Somatotopic organization of pain responses to direct electrical stimulation of the human insular cortex. *Pain*. 146(1–2):99–104.

Mikuni N, Ohara S, Ikeda A, et al. (2006). Evidence for a wide distribution of negative motor areas in the perirolandic cortex. *Clin Neurophysiol*. 117(1):33–40.

Molholm S, Mercier MR, Liebenthal E, et al. (2014). Mapping phonemic processing zones along human perisylvian cortex: an electro-corticographic investigation. *Brain Struct Funct*. 219(4):1369–1383.

Ojemann GA. (1979). Individual variability in cortical localization of language. *J Neurosurg*. 50(2):164–169.

Ostrowsky K, Magnin M, Ryvlin P, Isnard J, Guénot M, Mauguière F. (2002). Representation of pain and somatic sensation in the human insula: a study of responses to direct electrical cortical stimulation. *Cereb Cortex*. 12(4):376–385.

Penfield W. (1937). Somatic motor and sensory representation in the cerebral cortex of man as studied by electrical stimulation. *Brain*. 60(4):389–443.

Penfield W. (1958). Functional localization in temporal and deep sylvian areas. *Res Publ Assoc Res Nerv Ment Dis*. 36:210–226.

Penfield W, Welch K. (1951). The supplementary motor area of the cerebral cortex; a clinical and experimental study. *AMA Arch Neurol Psychiatry*. 66(3):289–317.

Rasmussen T, Penfield W. (1947). The human sensorimotor cortex as studied by electrical stimulation. *Fed Proc*. 6(1 Pt 2):184.

Rasmussen T, Penfield W. (1948). Movement of head and eyes from stimulation of human frontal cortex. *Res Publ Assoc Res Nerv Ment Dis*. 27:346–361.

Roux FE, Boetto S, Sacko O, Chollet F, Tremoulet M. (2003). Writing, calculating, and finger recognition in the region of the angular gyrus: a cortical stimulation study of Gerstmann syndrome. *J Neurosurg*. 99(4):716–727.

Silverstein J. (2012). Mapping the motor and sensory cortices: a historical look and a current case study in sensorimotor localization and direct cortical motor stimulation. *Neurodiagn J*. 52(1):54–68.

Tanaka K, Hikosaka K, Saito H, Yukie M, Fukada Y, Iwai E. (1986). Analysis of local and wide-field movements in the superior temporal visual areas of the macaque monkey. *J Neurosci*. 6(1):134–144.

Wernicke C. (1874). *Der Aphasische Symptomen Komplex*. Breslau: Cohn & Weigart.

Zeki SM. (1971). Convergent input from the striate cortex (area 17) to the cortex of the superior temporal sulcus in the rhesus monkey. *Brain Res*. 28(2):338–340.

第 31 章

颅内事件相关电位

Milan Brázdil，Pavel Jurák，Ivan Rektor，著

一、前言

事件相关电位（event-related potential，ERP）是对外部或内部刺激的任何刻板的 EEG 反应，与处理刺激或准备动作中涉及的认知或情感活动有关。通过对感兴趣事件（刺激或受试者的动作）之前和（或）之后的信号求平均值，从正在进行的 EEG 中提取 ERP。该技术已广泛用于认知神经科学研究和相关领域，包括情感神经科学和实验精神病理学。

认知 ERP 的历史可以追溯到 20 世纪 60 年代。1964 年，Walter 及其同事在《自然》杂志上发表了一篇文章，描述了一种关联性负变化（contingent negative variation，CNV）现象的突破性发现。CNV 是头皮 EEG 中线部位记录的缓慢负向偏斜，可以在警告性刺激（S1）和命令性刺激（目标，S2）之间观察到（Walter et al.，1964）。为了更好地理解这种波形，近几十年来，研究人员已经系统地研究了 S1-S2 范式的几个方面（包括受试者的任务、刺激概率、命令性刺激的可辨别性等），但是 些基本问题仍然没有答案。目前，CNV 被认为是一种复杂的内源性电位，反映了多种心理过程，包括预期和受试者对目标反应的准备。1965 年，Kornhuber 和 Deecke 发现了另一种与反应相关的 ERP：备用电位（bereitschafts potential，BP），也称准备电位（readiness potential，RP）。这是在反复的、偶然的、自愿（自我调控）的受试运动之前，在额区和中央区头皮电极记录的缓慢负向偏移。为了测量这种电位，将 EEG 试验逆向平均到一个动作（肌肉收缩）上。产生的 BP 至少有两个子成分：早期成分（BP1）和晚期成分（负性偏斜，negative slope，NS）。BP1 开始于运动前 2s，可能反映出皮质兴奋性的缓慢增加和为即将运动的无意识准备。NS 相对于做动作的手具有轻度侧向性（对侧具有较高的波幅），反映了运动前准备处理过程功能上的不同方面。关于 BP 的大量研究引发了有关自由意志、确定性和自由的定义以及脑机接口中 BP 应用的很多争议。同年 Sutton 和 Desmedt 分别发现了 P300，其已经成为认知神经科学研究中研究最多、应用最广的 ERP（Desmedt et al.，1965；Sutton et al.，1965）。P300 波形，或更正确地说是 ERP 的 P3 成分，是在简单的 oddball 范式任务中不断产生的，随机交替呈现两种类型的感觉刺激：一种是频繁的，一种是偶然的。受试者被要求忽略频繁的刺激，当检测到偶然刺激（目标）时，做出响应（例如按下按钮或计数）。目标刺激在受试者的平均头皮脑电图上诱发出中线中央 - 顶区突出的长潜伏期正向波形，典型的潜伏期大约为 300ms（因此称为“P300”）。这种明显的认知诱发电位在频繁的刺激后基本消失。P3 通常被视为反映了再识别过程中的决策或认知闭合。它已经被关联到定向和记忆机制中（Squires et al，1975；Paller et al.，1987）。但是，由于在 P3 波形的时间范围内已证实存在多个可区别的 ERP 成分，有时称为 P3 家族，因此对于 P3 的解释更具挑战性（请参阅下文）。在本章中，我们将重点介绍各种颅内记录的 ERP，包括应答相关 ERP 成分（BP 和 CNV）、主要的 P3 家族、后来被确定的 N400 家族（与语言相关的 ERP 成分）以及其他较少被研究的认知和情感 ERP。

即使在当代的神经认知研究中，使用传统的 ERP 也有许多优点。它们很容易获得，该方法比其他技术便宜得多［特别是与神经影像或脑磁图（MEG）相比］，并且可以在健康人和患者、成人和儿童中重复进行。可能最重要的优势是其突出的时间分辨率。通过测量特定 ERP 成分的潜伏期，可以在数十毫秒的时间范围内分析大脑的激活情况。在使用正电子发射断层扫描（PET）或功能磁共振

成像(fMRI)的实验中,绝对不能达到这种精度。另一方面,头皮 ERP 技术受到空间分辨率的严重限制。即使可以非常精确地测量特定头皮 ERP 的潜伏期和波幅,实际上仍然不可能完全识别其特定的神经来源。不了解先验的大脑中同时活动的发生源数量,我们无法解决仅从头部表面观察到的已知的电位和电压模式分布来推测 ERP 的来源问题。这是众所周知的一个反向推测的问题。近几十年来人们反复提出了大脑 ERP 来源的问题,这并不意外。有几种方法可以解决此问题。一种有前途的方法是利用密集的电极阵列(高密脑电图)和基于大脑结构成像计算的偶极子模型。但假定可能的发生源数量足够少,这是有问题的。另一个有争议的方法是有效结合影像学和电生理学记录或对患有特定结构性脑部病变[真实或虚拟的可逆性的重复经颅磁刺激(TMS)产生的病变]的患者进行 ERP 研究。最后一个选择是直接从脑结构记录 ERP。这些颅内记录相对罕见,仅在针对非人类灵长类动物的动物实验和难治性癫痫患者的术前评估中才有报道(Woodman,2010)。最近,已经通过脑深部刺激(DBS)电极从皮质下结构中记录了 ERP。

从有创性脑电信号中提取颅内 ERP(intracranial ERP,iERP)的方式与从头皮脑电图中提取的方法大致相同。它们具有比头皮 ERP 更高的波幅,并且具有出色的时间分辨率和非常高的空间分辨率(图 31-1)。这实际上仅受记录触点大小和间距的限制。像有创性脑电图一样,ERP 的颅内记录可以使用多触点深部(脑内)电极进行或多触点硬膜下电极[栅状和(或)条状]。颅内电极触点的表面积在 0.8~50mm^2,具体取决于电极类型。与为研究人员提供一个或多个神经元(微观水平)的动作电位的单细胞或多细胞记录的微电极相反,临床上使用的大电极采集的是局部场电位水平的大组神经元中总的突触后电位。更准确地说,颅内记录的局部场单位测量离子流过细胞膜时在细胞外液中产生的电位和通过神经递质传递的神经元相互作用的电位(Woodman,2010)。神经胶质活动对产生慢的电位漂移的贡献(例如在 CNV 中)仍然不清楚。随着记录触点尺寸的增加,LFP 中会反映出更多神经元活动。然后,可以在某些电极触点中看到 ERPs 的特异成分,并且根据发现的特征,可以可靠地识别出这些电位的局部来源。有两种模式可识别深层发生源 - 相邻触点中的急剧电压梯度变化(即当接近发生源结构时,电位波幅会迅速增加)以及具有开放电场特性的结构中电位成分的相位翻转(Vaughan et al.,1986)。

确切地识别特定 ERP 成分的局部来源无疑是颅内 ERP 的最重要贡献之一。随着 20 世纪末现代神经影像技术(特别是 fMRI)的发明和快速引入到神经认知领域的研究,许多研究人员预测 ERP 的总体前景是不利的。fMRI 很快能可靠地识别出大脑所有相关激活并取代有创 ERP 记录的观念非常强烈。由于这种普遍的想法,PubMed 数据库中的颅内 ERP 论文数量在 1990—2010 年大幅下降。但是,功能磁共振成像的实践逐渐确定了其也存在局限性和弱点。当前,大多数认知神经科学家认为,在阐明认知机制及其神经基础等方面,ERP(头皮和颅内)是神经影像技术的重要补充。颅内 ERP 可以用于更精确地解决有关给定操作会影响哪些认知或情感过程的问题。因此,即使现在某种程度上关于大脑中认知过程发生在哪里的问题被轻视,而代之以它如何发生的问题,ERP 的价值似乎并没有发生太大变化。

二、方法学

(一) 技术方面

通常,诱发电位的处理对测量质量非常敏感。这会极大地影响数据和处理结果中包含的信息。数据中的信息必须与我们感兴趣的内容相对应。

决定结果的基本测量参数和条件如下。

1. 采样频率,带通和采集系统的动态范围　这些参数在微弱电位和高频电位的测量中起着至关重要的作用。采样频率可以是 250Hz,但也可以是 5kHz。实际带宽取决于去频叠滤波器,并且始终小于采样率的 50%。如果我们对 γ 频率的正常生理活动的诱发电位感兴趣,那么以 100Hz 带宽进行 250Hz 采样就足够了。如果我们记录来自颅内电极的信号,预期高达 1kHz 的振荡。在这种情况下,5kHz 是理想的采样率。另一个关键参数是动态范围。动态范围定义了模拟信号的数字量化。具有 16 位分辨率的模数转换器共有 65 536 个电平,并且 1V 范围内的信号以 15μV 的步幅进行量化。具有 24 位分辨率的转换器总共具有 16 777 216 个电平,并且 1V 以 0.06μV 的步幅进行量化。对于单极信号的时间分析,通常 16 位就足够了。如果我

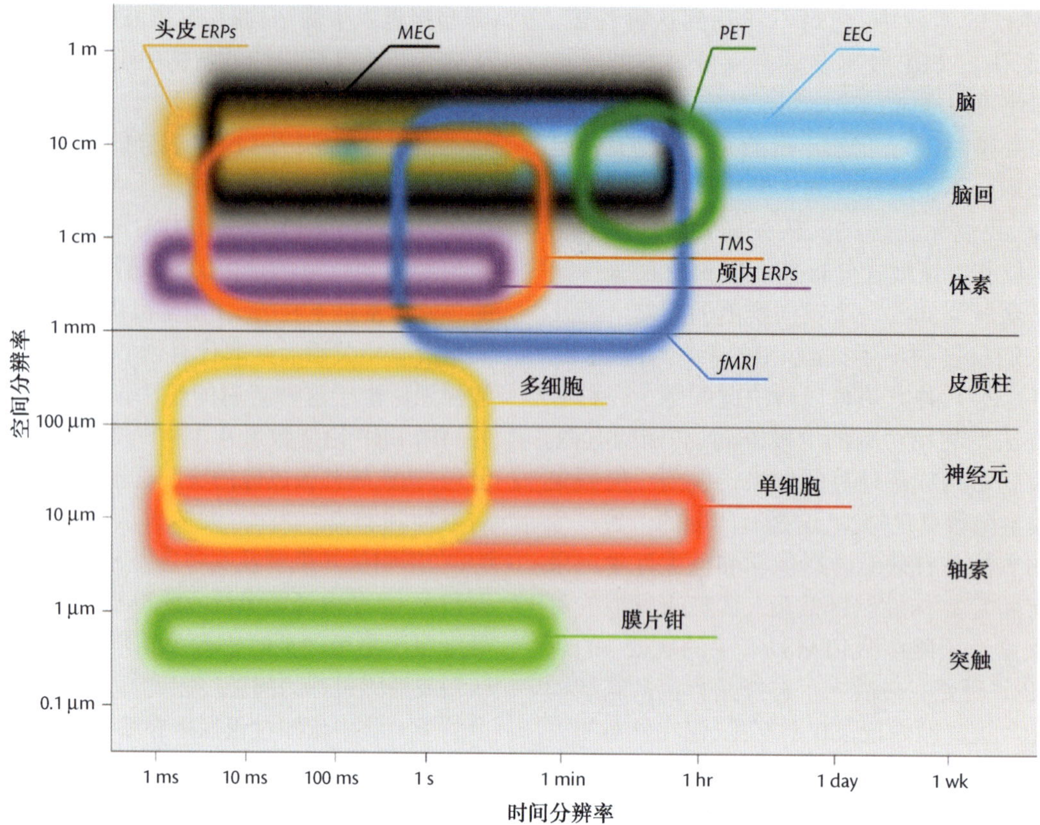

图 31-1　不同神经科学技术的时空分辨率示意图。*Adapted from Huettel SA, Song AW, McCarthy G, Functional Magnetic Resonance Imaging, 2nd Edition, Copyright (2009), with permission from Sinauer*

们对超低局部电位感兴趣,24 位分辨率比较理想。鉴于采集系统的技术水平,没有理由使用较低的采样率或较低的动态范围。

2. 电磁清洁的环境　外部干扰会大大降低信号质量,尤其是常见的参考导联质量。外部电源产生的谐波是颅内记录的最高风险。通过在诊断室中进行适当的电源设计以及使用具有光信号传输功能的电池供电采集技术,可以消除这些负面影响。为了获得完美的清洁环境,可以通过使用 Faraday 笼进行无源电磁屏蔽。

3. 方案设计和测量质量控制　诱发电位是对重复事件的信号平均分析得出的。平均会增加信噪比,并增强刺激锁定的响应。平均试验次数越多越好。响应与刺激之前选定的一段时间间隔(基线)进行比较。基线时间越长越好。基线不包含先前刺激的持续响应,这一点非常重要。如果不满足此条件,或者反应时间和响应时间过长,就无法评估 ERP。通常,最佳范式是 100 多次试验,用于计算平均值和较长的刺激间隔。不幸的是,由于伦理的原因,让患者保持长时间的注意和进行长时间测试是不可能的。患者的舒适度、专注度和合作程度或多或少决定了测试的设计。

4. 单极导联和双极导联 ERP 记录　采集系统记录颅内脑电信号有一个共同的参考。此类数据不能直接使用,而必须在任何可视化和处理之前进行预处理。具有共同参考的颅内记录主要通过所有触点的平均值或选定的颅内触点来计算。这样可以消除人为的谐波和其他外部电源的电磁噪声。

双极导联计算的是一个深度电极 / 硬膜下条状或栅状电极的相邻触点之间的差异。双极导联消除了较强的远场信号干扰,这对于更多触点是很常见的。它们还消除了颅内电极特性(如容积传导)的负面影响。容积传导降低了局部电位。这种不好的现象无法完全消除。它的影响可以通过比较相邻双极信号的差异来评估。

导联类型会严重影响结果的解读。存在着完全不同的信息内容。单极导联和双极导联应同时处理并同时讨论(图 31-2)。

(二) ERP 处理

常规的颅内 ERP 计算包括伪迹剔除,滤波,刺激相关的平均,解读和统计分析。这对于头皮脑电图很常见。

1. 数据检查和分类　伪迹的检测和剔除是处理中非常重要的阶段。伪迹与刺激无关，平均会降低其影响。但是，伪迹波幅通常很高，少量刺激可能会导致完全不准确的结果。可以通过数据检查手动或自动检测伪迹。自动检测的方法大多对标准偏方差值使用滑动窗口方法或识别预定义的波形或图形。

存在一些技术性伪迹，如外部噪声和干扰；生理伪迹包括各种肌电干扰；机械伪迹，如身体的运动；血液动力学引起的周期性伪迹；以及病理性神经系统事件，它们的特征在于不同频带脑电图振荡的强烈激活 / 失活，而且与刺激无关。伪迹有可能出现在每个触点和频带上。因此，通常不可能完全消除它们。相对于基线的 ERP 可以帮助区分随机事件和重复事件。精确的伪迹识别对于正确的 ERP 解读至关重要。

2. 滤波技术和带通　脑电信号可以分解为不同的频带。在每个频带中，我们分析滤波信号的时间过程以及幅度 / 能量的包络线或相位。对于带通滤波，我们可以使用标准滤波方法。为了计算包络或相位，Hilbert 变换是最常用的方法。在分析诱发电位时，我们必须考虑到滤波后的信号和包络给出的信息完全不同。刺激后的逐渐相位损失取决于频带，并且在滤波后的信号和包络中有所不同。

与较低频率下的振荡相比，较高频率的振荡失去相位锁定的速度要快得多。因此，刺激后不久，在 150~200ms 处，可以看到快速而尖锐的峰（P1，N1，P2，N2）。识别出正向 Px 峰和负向 Nx 峰对应的 ERP 波形。ERP 的常见规定是将其向上为负电压，向下为正电压。但是，该领域的许多研究人员使用相反的极向，因此必须始终弄清楚向上 / 向下的规定方式。双极导联可以产生各种极性。Px 和 Nx 峰是 α 和更高频率上的事件相关的振荡同步化。P1 和 N1 峰表示一个同步周期。另外的 P2 和 N2 峰意味着两个同步周期。在这种解释中，可以忽略信号极向。在刺激之后的 1 000ms 内，较慢的变化（δ 和 θ）会发生（P3 波）。

包络线会出现完全不同的表现。平均包络线仅提供有关波幅和功率变化的信息。相位差被完全抑制了。平均包络线的变化在刺激后要晚得多（最多到几秒钟）。虽然平均滤波信号会增加 ERP，但平均包络线会增加事件相关的同步化（event-related synchronization，ERS）和事件相关的去同步化（event-related desynchronization，ERD）。ERS/ERD 表示波幅或功率的增加或减少。这并不意味着同步地增加或减少。ERS 或 ERD 的名称有点误导，一个更合适的名称可能是事件相关功率（event-related power，ERPW）。

ERP 的典型频率范围是 0.2~45Hz。ERS/ERD 为 1~80Hz 或更高。

3. 平均技术　平均技术是突出显示事件相关的微弱反应的一项基本技术。事件触发通常是选定刺激的开始（如 oddball 范式中的目标刺激或频繁刺激）或受试者的反应（响应）。需要平均的试验部分通常包括刺激之前的基线和刺激与反应之间的间隔部分。重要的是，基线无任何先前刺激消退的反应。剔除伪迹后颅内脑电平均用的试验最少数量取决于信号质量，一般为 20~40 次。这取决于患者对任务的专注程度和信噪比。通常，与表面头皮记录相比，颅内记录需要较少的试验次数。例外的情况是，当电极直接位于局部发生源内时，即使在单个或几次平均试验中就可以看到电位。

4. 统计　ERP 统计的主要目标是确定相对于基线的显著变化以及不同刺激之间（如目标刺激和频繁刺激）的变化。配对样本的非参数检验用于估计基线平均值与试验滑动窗口中计算的平均值之间差异的统计显著性。不同任务之间的差异可以通过非配对 t 检验来估计。当 $P<0.05$ 时，通常认为该变化具有统计学显著性。与基线相比的显著性可以在图形上用更深的颜色表示。刺激之间的差异可以通过曲线下方的水平条表示，如图 31-2 和图 31-8 所示。统计学的意义在很大程度上受到平均的试验次数影响。如果目标刺激和频繁刺激的数量差异很大，则有必要补偿频繁刺激数量减少带来的影响。

5. 数值输出　数值结果试图定义诱发电位的参数，通常包括波幅、持续时间和所有电极触点相对于刺激的潜伏期。这些参数是在统计上有意义的响应下估算的。数值结果可以在受试者之间进行比较。但是，与头皮记录相比存在很大差异。每个受试者在颅内都有个体化的电极放置。此外，被测对象的数量是有限的。因此，测试的任何统计数据都是值得怀疑的。由于参数之间存在很大的个体差异，因此较大范围的平均技术应用受到了限制。

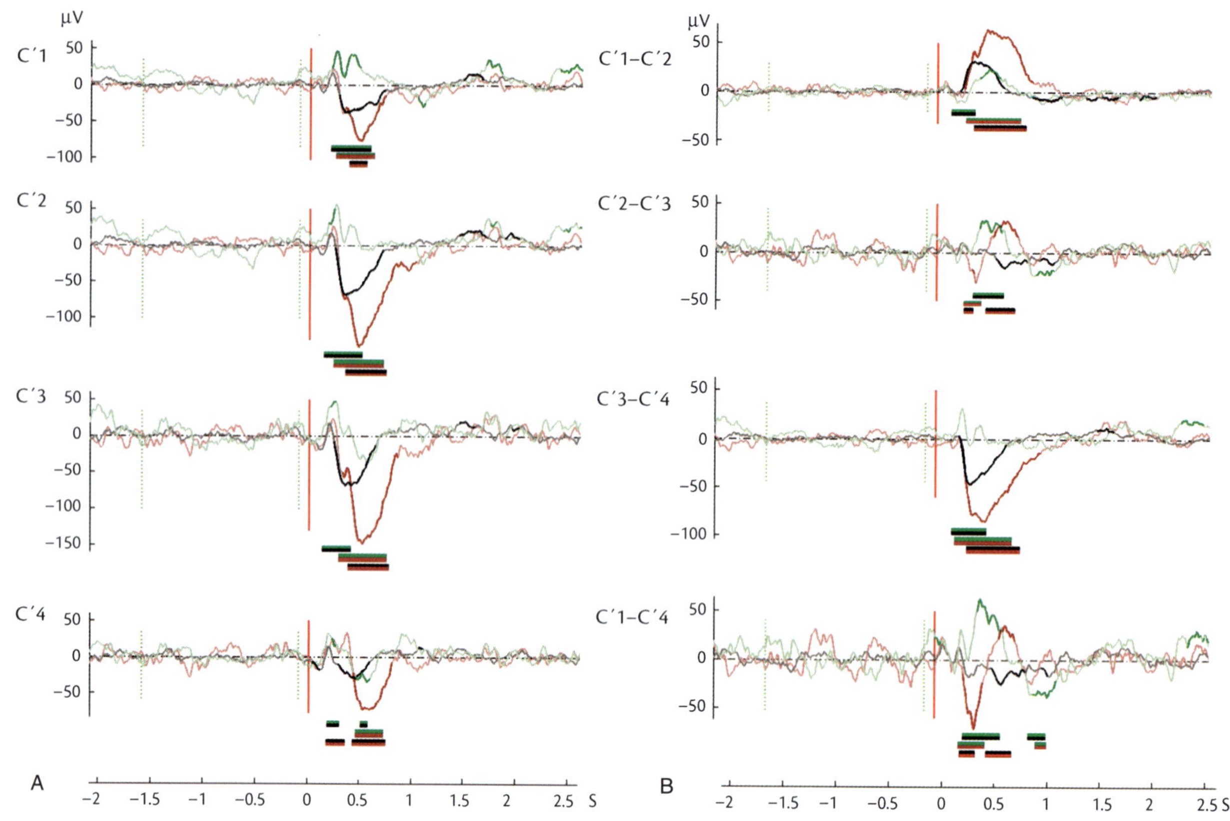

图 31-2 (A)单极导联(C'1,C'2,C'3 和 C'4)和(B)双极导联(C'1-C'2,C'2-C'3,C'3-C'4)。尽管单极导联 ERP 的形状几乎相同,但波幅有所不同。这些差异可以通过双极导联 C'1-C'2 和 C'3-C'4 的相位反转来体现。在 C'2-C'3 中只看到很小的波幅。因此,发生源位于 C'2 和 C'3 触点之间的某个位置。突出显示的线定义了与基线相比有显著差异的 ERP(刺激之前的垂直绿线)。红色,目标刺激;黑色,频繁刺激;绿色,干扰项。三种刺激的 oddball 范例,记录来自左侧海马,单被试数据。50 次试验的平均值,带通 0.2~45 Hz

三、反应相关的 ERP 成分

(一) BP 电位 / 准备电位

在 BP 被发现后近五十年,其在临床和认知神经生理学方面仍然是一种富有成效的研究工具。尽管取得了丰硕的研究成果,但有关 BP 的部分基本问题仍没有答案。

(1)BP 在大脑中产生的确切位置?

(2)BP 与其他一些与 BP 具有共同特征[例如运动准备和执行(CNV)]的现象有什么关系?

(3)BP 代表什么样的生理活动?

颅内记录可能有助于回答这些问题。

1. 答案 1:BP 的颅内发生源 在过去的三十年中,对 BP 的有创性研究一致地揭示了其在多个皮质和皮质下结构的发生源,直接或间接与运动控制相关。通过颅内记录定位的 BP 皮质来源(图 31-3)位于运动对侧的初级运动皮质和躯体感觉皮质以及双侧辅助运动区(supplementary motor area, SMA)、pre-SMA 和扣带回皮质(Lee et al.,1986; Ikeda et al.,1992; Rektor et al.,1994,1998; Lamarche et al.,1995; Yazawa et al.,2000)。在尚未能充分探索的结构中,可能还有更多的发生源需揭示。在单细胞和场电位研究中,从动物获得的实验数据揭示了在运动开始之前数百毫秒,躯体感觉区、初级运动区、运动前区和双侧 SMA 出现电位(Arezzo and Vaughan,1975; Gemba and Sasaki,1984)。但是,人类受试者中局限的皮质 BP 与从猴子中获得的数据不同。

在基底节(壳核、苍白球和尾状核头:Rektor et al.,2001c)和丘脑(后侧丘脑和腹中间核(VIM):Rektor et al.,2001b; Fève1993)中发现了 BP 的皮质下发生源。根据先前在脑干和运动丘脑核中观察到的 BP(Haider et al.,1981; McCallum,1993),我们可以假定在各种皮质下结构中都有 BP 的发生源。有许多核团还从未被测试过是否有慢波电位的存在。因此,将来可能会发现一些新的发生源,但这应该基于多名患者的一致记录。

头皮记录的 BP 发生源 BP 广泛分布在

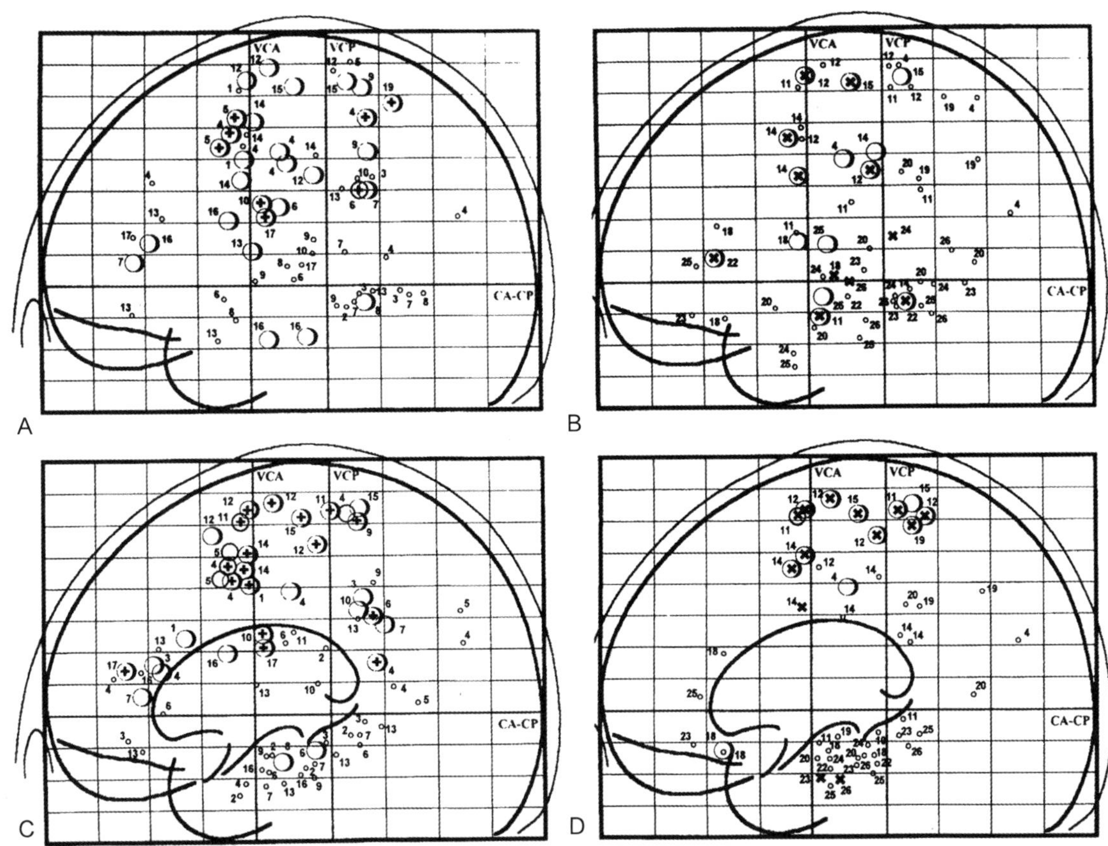

图 31-3　26 例癫痫患者 BP(A,C)和 CNV(B,D)的皮质记录位点。(A,B)大脑外侧面。(C,D)大脑内侧面。在胼胝体部分,多触点电极的大多数内侧触点都到达了内侧壁。在(C)和(D)中,一些记录点位于更靠外侧面的位置。此示意图将结果显示在一侧或两侧半球。大圆圈表示运动伴随电位(movement accompanying potential,MAP)。当 BP 位于 MAP 之前时,它们会标记为"+"。"×"表示 CNV。小圆圈表示没有记录到慢波电位的电极。*Reproduced from EEG and Clin.Neurophysiol.,107(4),Rektor I,Louvel J,Lamarche M, Intracerebral Recording of Potentials Accompanying Simple Limb Movements:A SEEG Study in Epileptic Patients,pp.277-286,Copyright(1998),with permission from Elsevier*

中线区、中央区、前额叶和顶叶脑区上方的头皮上(Kornhuber and Deecke,1965; Shibasaki et al.,1981; Brunia and Damen,1988)。BP 通常被认为是皮质现象。通常与 BP 同义词使用的术语是与运动有关的皮质电位(movement-related cortical potential,MRCP)。BP 的几个发生源位于皮质。然而,在壳核、尾状核头、苍白球和几个丘脑核中也有 BP 发生源(见上文)。McCallum 等(1975)在丘脑前部和脑干,即在大脑脚底、脚周核、丘脑枕和内侧膝状体观察到 BP(更早的综述,请参见 Haider et al.1981; McCallum 1993)。我们不知道头皮上记录的 BP 多大程度上受皮质或皮质下发生源的影响。根据理论模型(Birbaumer et al.,1990),慢波必须具有皮质源,偶尔会有来自皮质下发生源的输入。以前的观察结果不能解释头皮 BP 发生源是仅仅来自皮质或皮质下。颅内皮质的记录与头皮记录 BP 的广泛分布相矛盾。头皮 BP 分布的地形学研究表明,BP 分布在头部的较大区域,两侧半球累及,在后面的 BP 成分有轻微的不对称性(Kornhuber and Deecke,1964; Shibasaki et al.,1980)。非常有限的脑区产生的皮质偶极子,波幅为 50~100μV,不太可能是头皮 BP 的唯一来源。这些非常局限的皮质发生源可能无法解释头皮上 BP 的广泛的双侧分布。在我们的研究中,头皮 BP 恰好在颅内电极不存在 BP 的皮质上方出现(Rektor,2003)。这种差异的原因仍然不清楚。但是,皮质下结构(最大波幅为 30~50μV)中产生的偶极子不可能到达头皮电极,其波幅为 25~50μV。在颞叶内侧结构中产生的发作间期癫痫活动的深部记录和头皮记录之间波幅的相关性表明,深部记录与表面记录的比率约为 1∶2 000(Alarcon et al.,1994)。另一方面,位于半球深度的发生源可能是广泛分布的头皮电位的额外来源。皮质的电磁活动广泛同步化时,其可以在头皮上被记录到。基于颅内记录,我们强烈地怀疑头皮上记录的BP是多个皮质以及皮质下结构同时产生的电位之和。McCallum等(1975)得出结论:“发现较高皮质功能的电生理现象也在像中脑这样的深部结构中。”表面BP是几个偶极子的空间合成。

2. 答案2:BP与CNV和MAP的关系

(1)关联性负变化(CNV):在发现这种现象后不久,就开始讨论CNV的大脑分布图。几项动物实验确定了CNV来源于运动前区皮质、感觉运动区、一些皮质下非特异性核(脑干网状结构和下丘脑后部)以及黑质、丘脑前核、基底核、红核和中缝核(Borda,1970年;Rebert,1972;Rebert et al.,1986,1989)。使用颅内记录进行的人体研究一致地发现,它有很多发生源,包括初级感觉运动区S1、辅助运动区、运动前区皮质、眶额皮质、扣带回、颞叶的某些部分、基底节、岛叶以及丘脑后部(Lamarche et al.,1995;Rektor et al.,2001b;Bares and Rektor,2001;Bares et al.,2003)。有趣的是,颅内CNV的出现比BP更宽。同样,在运动结构中,CNV的躯体拓扑分布没有BP那么严格(Rektor,2003)。

基于头皮记录,CNV分为两个不同的时相。后来有几位作者将其与BP相关联(e.g.Grünewald et al.,1979)。颅内记录揭示的CNV解剖学分布倾向于支持另外一种观点(Ruchkin et al.,1986;Frost et al.,1988),其认为后面的CNV时相不能仅仅被认为BP。CNV的第二时相可能与运动准备有共同的关键特征(Brunia and Damen,1988),但并不等同于BP(Lamarche et al.,1995)。

(2)运动伴随电位:运动伴随电位(MAP)定义为在简单的重复运动过程中出现的大脑电位。MAP是单相的或多相的,并且在运动之前或运动期间出现。它在BP研究方案中是自主调控的,在CNV研究方案中的外部信号触发的(Rektor et al.,1998)。在BP方案中,在两种情况下大脑皮质和基底节可以记录到MAP:跟随BP之后或自己独立出现。我们的记录显示其分布广泛,涉及双侧SMA、运动前区、前额叶、顶叶(BA5、7和40区)和颞中回皮质。与CNV方案相反,扣带回皮质参与度很高,但在初级运动皮质中,MAP仅出现在运动的对侧。在某些脑区(初级运动皮质,扣带回),MAP的发生取决于任务。在灵长类动物中纹状体神经元的分离群体参与了自主调控运动和刺激触发运动的产生(Romo et al.,1992)。

BP和MAP中的电生理特性(如极性和波幅梯度)不同。尽管关系密切,但它们的来源不同。这些观察结果与以下理论相符:在准备和执行运动过程中,不同的神经元群体被激活。Kropotov和Etlinger(1999)报告了人类基底节分离神经元群体负责准备运动反应和运动行为。在对自控运动和提示运动的MAP皮质研究之后,我们提出MAP不是或不仅仅是皮质脊髓系统的运动表现。MAP也可能至少部分代表某种认知活动(Rektor et al.,1998)。MAP的复合组成表明它也是一个复杂的现象。

3. 答案3:BP代表的生理活性　据推测,与运动相关的大脑电位是由皮质神经元的耦合的突触活动产生的(Fuster,1984;Lang et al.,1994),神经胶质细胞可能参与了慢波漂移的产生(Bauer et al.,1993)。BP由几个元素组成,反映了慢波激活是一种复合现象的概念。它们在大脑的分布更多地取决于运动之前的任务,而不是运动本身。在此期间发生了一些事件,包括一些可以被认为是认知的行为:时机、执行运动的决定、运动的准备和发起。这些事件大多数都是无意识的(Libet,1985)。

BP所表达的确切功能意义尚不清楚。现有证据表明,潜在的处理过程与随后的运动有关(Libet,1985)。该过程是自主调控的,即无须外部提示即可触发它。但是“自主调控”到底是什么意思?与注意力、认知和期望相关的处理过程不能完全解释BP。BP是通过专门涉及运动准备或执行运动意向的处理过程而产生的(Libet et al.,1982)。

通过将标准的BP与熟悉的复杂任务(看书中的图片,决定采取行动并随后执行翻页的运动动作)所诱发的BP进行比较,我们发现执行简单的运动任务之前的BP皮质分布(Rektor et al.,1994,1998;Ikeda et al.,1992)与复杂运动有关的BP分布没有不同(Rektor et al.,2001a)。两种情况下的BP在形态、持续时间和波幅上也没有显著差异(简单的运动任务和复杂的运动)。显然,与看图片有关的认知活动对BP的产生没有影响。在Libet等(1982)的实验中,与外源刺激有关的认知活动也不能单独解释BP。对于这种差异的缺乏,有一个简单的解释。尽管运动方式不同,但与BP相关的行为事件仍可能是在两种条件下是相同的。这意味着在经典的自控运动方案中,BP与为完成早期的内隐任务而执行的一系列动作有关(通过内部时钟进行的运动之间的时间测量、运动的决定、运动本身的准备和发起)。Libet 等 1982 年的结果支持我们提出如下建议:长时间的无意识状态与近期行动的准备有关,而行为开始前 0.5s 的过程与自愿选择和内在的行动愿望有关。在这种情况下,“自主调控”并不意味着“自发”。相反,此概念涵盖了与指定任务相关的内部程序。

根据 Alexander(Alexander,1994)设计的模型,运动基于皮质 - 基底节 - 丘脑 - 皮质环路中各结构的顺序活动,这些结构由多个皮质下环路调控。我们的结果表明,除了信息的顺序处理外,还存在皮质和皮质下结构的同时缓慢激活,持续时间从几百毫秒到几秒钟不等(Rektor,2003 年)。这些结果与以下概念一致:感觉运动处理是一种并行操作,在多个大脑部位同时进行。除了快速顺序地处理信息外,在准备和执行运动时,还会在运动系统中持久地同时激活皮质和皮质下结构。哪些区域同时处于活动状态取决于任务。

总而言之,尚不清楚慢波电位代表哪种脑功能。BP、CNV 和 MAP 的出现并不总是与运动的准备和执行直接相关。这在我们的研究以及对基底节病变病例的研究中都得到了证实,当执行运动时慢波电位并没有出现(Deecke,1985; Fève et al.,1991a,b)。运动区在执行及想象运动时都处于活动状态(Lang et al.,1994; Beisteiner et al.,1995)。如果行动不是目标导向的或没有动机,仅长时间自主肌肉收缩就不会在运动之前或之后引起任何大脑负向电位(Tecce et al.,1984; quoted in Birbaumer et al.,1990)。至少在大脑的某些区域,MAP 的存在与否取决于测试的方案,而不是动作的执行。BP 和 MAP 并不(或不仅如此)反映与皮质脊髓下行束的产生和与运动本身相关的感觉反馈信息到达等相关的结构的神经元放电。慢波电位的作用似乎与准备、接受和可能的资源动员状态有关(McCallum,1993)。

(二) P3 家族

如上所述,在一个简单的 oddball 任务中,目标刺激会在头皮记录中诱发出一个显著的正向波,其潜伏期为 300ms 或更长,即典型的 P300(也标记为 P3)。这种与任务相关的 ERP 相对独立于刺激的物理属性,但是对呈现刺激的心理环境高度敏感(如它的波幅随着目标出现概率的降低而增加,它的潜伏期随着刺激越难辨别而增加)。因此,P3 可以被视为诱发大脑反应的典型内源性成分,而不是早期的外源性感觉成分。在过去的 50 年中,发表了成千上万的 P3 实验成果,描述了认知的神经基础研究(有关综述,请参见 Hillyard and Picton,1979; Picton,1992; Linden,2005; Polich,2007)。许多论文也讨论了 ERP 的神经发生源问题。除了病灶研究和新的功能磁共振成像研究外,关于 P3 在大脑中何处产生的问题,最重要的贡献是由颅内记录明确地提供的。

在 20 世纪 80 年代初期,Halgren 和 Wood 研究组进行的开创性有创性研究主要集中在颞叶内侧结构(Halgren et al.,1980; Wood et al.,1980)。使用听觉和视觉两种刺激的 oddball 范例,Halgren 等揭示了在头皮 P3 的时间范围内,海马中显著 ERP 的局部极向反转。与此同时,Wood 等在同年发现,在脑内 MTL 探针的深部触点,P3 样的听觉和躯体感觉活动的波幅显著升高,提示 P3 的来源是皮质下,而不是先前预期的皮质。从那时起,P3 的 MTL 发生源(尤其是海马)已在多项使用颅内记录的研究中得到了广泛描述(Stapleton and Halgren,1987; McCarthy et al.,1989; Halgren et al.,1995b; Brázdil et al.,1999a,2001)。对目标刺激反应产生的较大且大多为负向的海马 ERP 与头皮 P3 有着相同的刺激和任务条件(Squires et al.,1976; McCarthy,1989; Brázdil et al.,2003)。最近,在海马结构中描述了两种不同的 P3 来源(Ludowig et al.,2010)。在研究 MTL 结构 P3 的确切分布时,作者发现了其两个发生源:一种在前下托,另一种在海马体后部。尚不能确定两种结构中的 P3 电位具有共同功能,还是各自独立功能。在 MTL 结构内生成的 P3 潜伏期范围内的 ERP 代表对目标刺激最稳定和最一致的大脑响应。不过,似乎它对头皮 P3 波形的贡献非常有限(Halgren et al.,1986)。对具有单侧和双侧颞叶内侧损伤的受试者的病灶研究反复显示了对头皮 P3 几乎没有影响(Johnson and Fedio,1987; Johnson 1988,1989,Knight,1996)。在现阶段,很明显,一定有其他的大脑结构参与了头皮 P3 的形成。

一致的是,在 MTL 结构外的 P3 发生源已被报道来自不同的皮质和皮质下结构。毫无疑问,最详细和最系统绘制 P3 神经源图谱的研究是 Halgren 组的一系列论文(Halgren et al.,1995a,b,1998; Baudena et al.,1995)。这些作者证实了之前在前额皮质(Wood and McCarthy,1985)、前扣带和在顶下小叶(Smith,et al.,1990)发现的发生源。他们还发现 ERP 的 P3 成分的神经源分布于顶上小叶、颞上沟的局限区域、颞叶前底面和额叶的内侧面、外侧面和底面的不同部分。Yingling 和 Hosobuchi(1984),Kropotov 和 Ponomarev(1991)和 Rektor 等(2003)曾提出丘脑和基底节也参与。在丘脑底核中,只有 oddball 任务中认知负荷增加,但标准的听觉 oddball 任务却无法产生类似 P3 样的电位(Balaz et al.,2010)。但这还不是"故事"的结束。

P3 至少分为两个部分:晚期的头皮记录中的中央 - 顶区最大"经典"P3(P3b)和早期的额叶最大的正向 P3a- 由 Squires 等(1975 年)定义。两种 P3 都是由不可预测的稀有刺激引起的,但只有这些刺激是任务相关的情况下才存在 P3b。这个成分通常通过目标检测而增强。相反,具有额中央最大的早期 P3a 通常是由稀有的非目标刺激引起的。研究 ERP 的这一成分通常需要三种刺激的 oddball 范式,其中频繁和稀有的目标刺激与稀有的非目标(新)刺激随机混合。颅内研究的三种刺激 oddball 任务显示,在不同的皮质区域(N2a/P3a/SW 复合波)中,尖形三相负 - 正 - 负波形在 200~220ms、280~320ms 和 390~420ms 处达到峰值,在其他皮质结构中,单相波形的峰值约为 380ms。N2a/P3a/SW 复合波似乎与头皮 P3a 相对应,是被稀有刺激诱发的,无论刺激是目标刺激还是非目标刺激(Halgren et al.,1998)。该颅内 P3a 是在额 - 顶 - 扣带系统的解剖结构中产生的(Baudena et al.,1995;Halgren et al.,1995a,1998;Brázdil et al.,1999a)。对应于头皮 P3b 的宽单相波形由需明确处理的目标刺激引起的。它的发生源被证实位于海马,颞上沟,腹外侧前额叶皮质,也可能包括顶内沟(Halgren et al.,1995a,b,1998)(图 31-4)。

迄今为止进行的颅内研究清楚地表明,头皮 P3 是由位于广泛的皮质甚至可能是皮下区域的多个 P3a 和 P3b 发生源活动总和产生的。这些区域以并行方式激活,反映了异常项目检测过程中不同神经元群的协调参与。另一方面,不清楚还有哪些其他电位事件对头皮 P3 有贡献。如有任务特异性 P3 样电位参与其中,这是由不同作者推测的(Kok,1988;Salisbury et al.,2001)。在我们的颅内研究中,评估了不同的解剖大脑部位在按钮按压与心理计数任务方面对 P3 现象发生的贡献,我们很少但重复记录了来自不同大脑结构的特定任务的 P3 样电位(Brázdil et al.,2003)。明确地按下按钮会在运动前区皮质产生额外的 P3 样电位。心理计数反复诱发左侧颞中回、颞下回的其他 P3 样波形(图 31-5)。我们可以推测所描述的运动特定任务 P3 样电位和运动相关电位的相似性。最可能的是,我们的发现反映了 MAP,该 MAP 在运动过程中在多个皮质和皮质下部位均有描述(见上文)。在以前的研究中,MAP 大部分记录于双侧运动前区皮质。在按按钮的 oddball 任务中,它的发生会包括所讨论的皮质结构,并且在心理计数任务中不会出现。在某些大脑部位,所描述的运动相关的

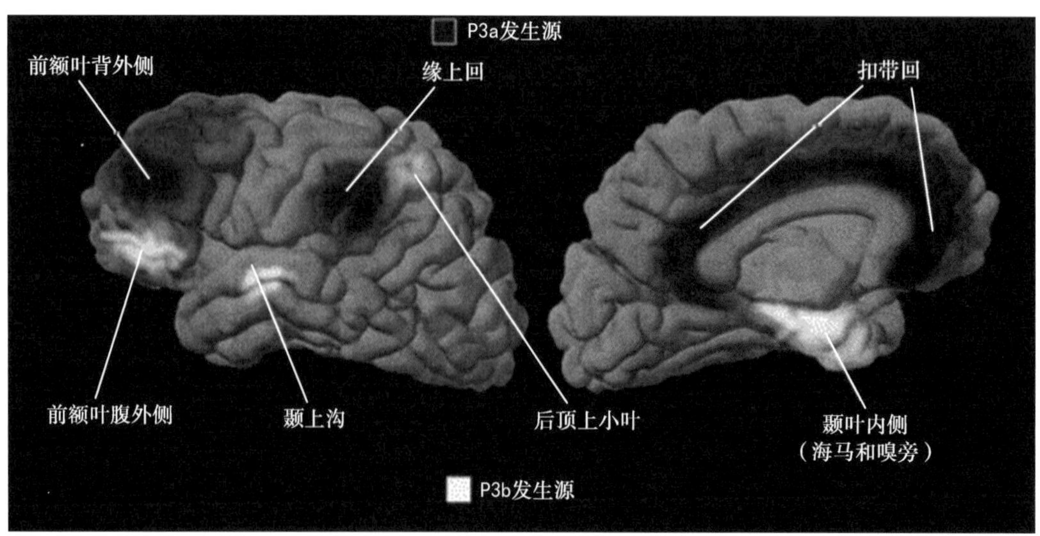

图 31-4 产生 P3a 和 P3b 的皮质区域图。基于大约 4 000 个颅内位点的记录。 ***Reproduced from EEG and Clin.Neurophysiol.,106(2),Halgren E,Marinkovic K,Chauvel P,Generators of the Late Cognitive Potentials in Auditory and Visual Oddball Tasks,pp.156-64,Copyright(1998),with permission from Elsevier***

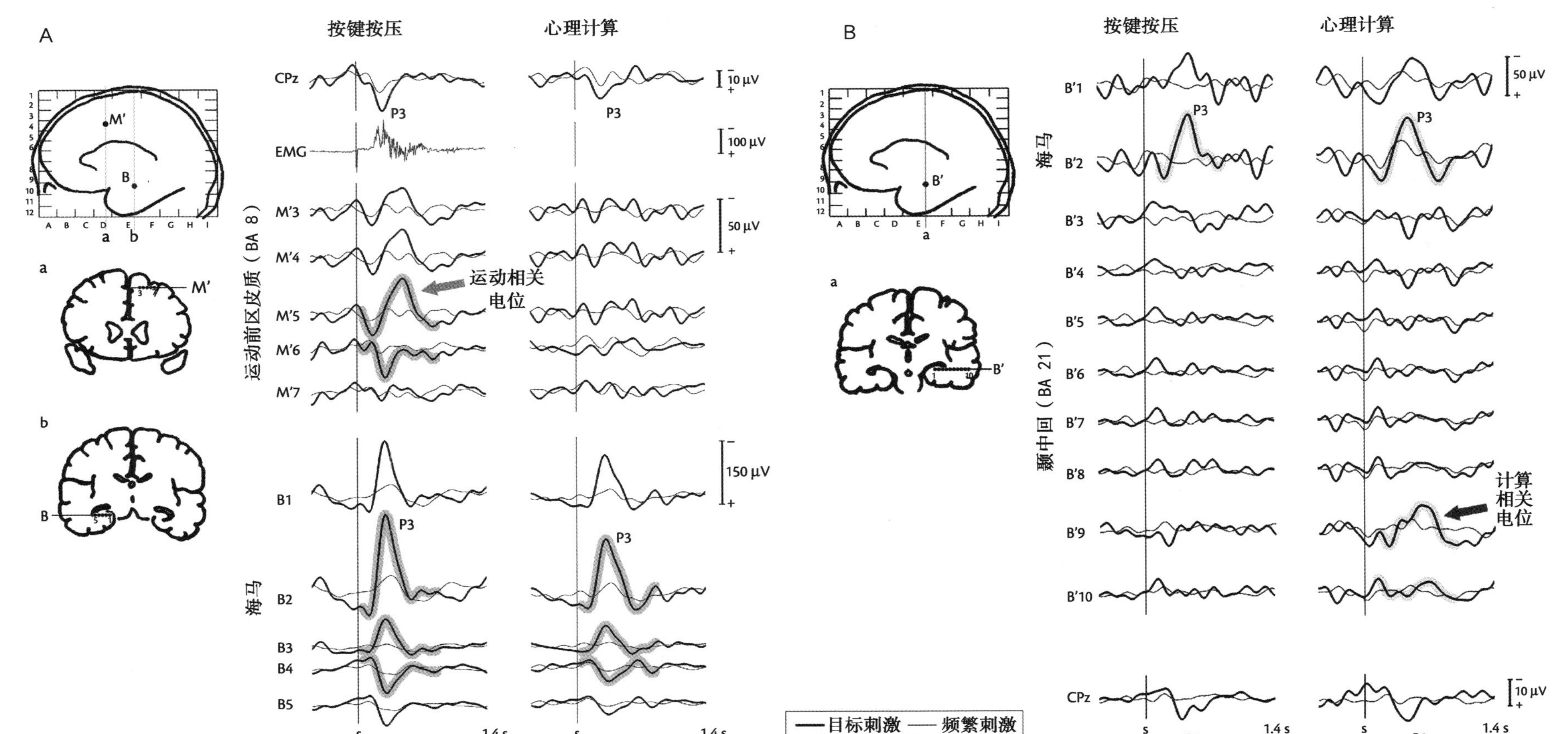

图 31-5　在简单的 **oddball** 任务中特定任务的 **P3** 样电位发生源:(**A**)对侧运动前区皮质的运动反应类型(**BA8**;坐标:**-30,+9,+45**);(**B**)优势侧颞叶新皮质的心理计算反应类型(颞中回;坐标:**-52,-17,-12**,如箭头所示)。***Reproduced from Clin.Neurophysiol.,114(8),Brázdil M,Roman R,Daniel P,et al.,Intracerebral Somatosensory Event-Related Potentials: Effect of Response Type(button Pressing versus Mental Counting)on P3-like Potentials within the Human Brain,pp.1489–1496,Copyright(2003),with permission from Elsevier***

P3 样电位可能代表具有不同功能意义的两个或多个相邻神经元群的同时突触活动之和。因此，即使在深部电极记录中，运动相关的电位与 P3 活动同时发生的情况也可能会被发现。运动执行似乎对海马 ERP 没有显著影响（Roman et al.，2013）。以此类推，在心理计数试验中，一些脑区记录了与计数相关的 P3 样电位。毫不奇怪，这种电生理现象的唯一发生源被证实是在优势侧颞叶新皮质。计算功能与优势半球皮质结构的关系是众所周知的。涉及计数的脑区的激活可以反映在任务特定的 P3 样电位的起源中。在个体内部与 P3 波形的潜伏期相比，与执行相关的电位的潜伏期更长，与目标刺激从感知和分类到后续计划和执行所要求动作的假定顺序处理相对应。总之，除了反映目标检测处理的多个脑内 P3a 和 P3b 发生源外，还可以在人脑中找到其他特定于任务的 P3 样电位发生源，这些发生源可以反映所要求响应的计划和执行。它们的活动可能会影响在不同的响应任务中头皮 P3 的分布图和精确参数。

这种 ERP 的典型特征是缺乏对频繁刺激的显著 EEG 反应。在头皮记录中，即使经过频繁的刺激，我们有时仍可以观察到微小的长潜伏期慢波电位，类似于不完全的 P3。有趣的是，可以在某些大脑结构的深部记录中找到相同的对目标刺激和频繁刺激响应的 ERPs（Kukleta et al.，2003）。通过研究 20 个被试和 660 个大脑部位，我们在杏仁核、海马旁回、颞上回、梭状回和梭状回中较频繁地观察到了相同的 ERP。在感觉运动皮质、前额叶皮质的底部和背外侧部、海马中较少发现相同的反应，在扣带回中很少发现。在位于基底节和顶叶皮质的记录位点，根本找不到相同的 ERP。在所讨论的研究中，大多数 ERP 记录中都发现了对目标刺激和频繁刺激的不同反应。在同一患者和同一结构中同时发现对目标刺激、频繁刺激相同的和不相同的 ERPs 是件普通的事情。在几乎所有表现出相同反应的患者中都观察到了这种现象。所描述的结果并不表示与对目标刺激和非目标刺激出现不同 EEG 反应的发现相矛盾。它只是表明，除了对目标刺激的处理是特异性的，其他大脑部位对目标刺激和频繁刺激的处理也一样。这一发现很可能反映了在频繁刺激的情况下对信号识别和决策的预期需求（Kukleta et al.，2003）。没有理由相信这些需求与目标刺激所引起的需求有原则上的不同。另一方面，许多结构中并行的和连续的神经元激活复杂性是完成实验任务所需智力操作的基础。显然，所有这些操作过程尚未完全研究清楚。

长期以来，颅内 ERP 记录和病变研究是对 P3 发生源进行定位的唯一方法。随着功能磁共振成像的发明，更具体地说，是事件相关的功能磁共振成像（efMRI）的发明，并将其迅速引入认知神经科学研究后，情况发生了变化。很快，efMRI 被用于寻找 ERPs 的神经源并确定大脑参与目标刺激检测的脑区（McCarthy et al.，1997；Menon et al.，1997；Linden et al.，1999；Opitz et al.，1999；Yoshiura et al.，1999；Clark et al.，2000；Kirino et al.，2000；Stevens et al.，2000；Kiehl et al.，2001；Ardekani et al.，2002；Mulert et al.，2004）。多个作者一致发现，他们通过颅内测量发现了大多数脑区内显著的血流动力学变化，这表明电生理学和血流动力学反应之间的高度一致性。同时，还发现 efMRI 数据与先前发表的颅内 ERP 研究结果之间存在显著差异。尽管海马结构已被广泛接受为 P3 活动的主要发生源，但大多数血液动力学研究很少揭示颞叶内侧结构内的任何目标刺激后的激活。同样，在颅内 ERP 研究中，已证明了前扣带回内更广泛的 P3 电位空间分布。为了评估 efMRI 在确定人脑 P3 成分来源的实际能力，我们进行了一项创新研究，在相同的 8 位受试者中同时进行了 efMRI 和颅内 ERP 记录（Brázdil et al.，2005a）。受试者完成了两次相同的听觉 oddball 任务，并通过深部电极对总共 606 个脑内部位进行了电生理学研究。与多个脑内 P3 电位发生源的发现一致，目标刺激在多个脑区都诱发出了 MRI 信号的增强。但是，具有明显血流动力学和电生理反应的脑区仅有部分重叠。如果通过深部电极对这些位点进行血流动力学研究，则总是在血液动力学活性位点发现 P3 发生源。另一方面，P3 电位的明确来源显然是位于明显血流动力学反应脑区之外（图 31-6）。fMRI 技术的另一个严重局限性是其时间分辨率较差，因为它可能会记录了头皮 ERP 中表现为其他与目标关联的信号（例如 N2 或 γ 振荡）（Linden，2005）。因此，在研究 oddball 任务期间，皮质和皮质下激活的空间分布时，这两种方法是互补的。从更实际的观点来看，颞叶癫痫患者海马 P3 的改变是值得注意的。P3 在预测 TLE 患者原发性致痫区侧别方面并没有明确的敏感性和特异性，这个问题已经被反复讨论过。即使某些结果提供了有力的证据证明海马 P3 波幅和潜伏期测

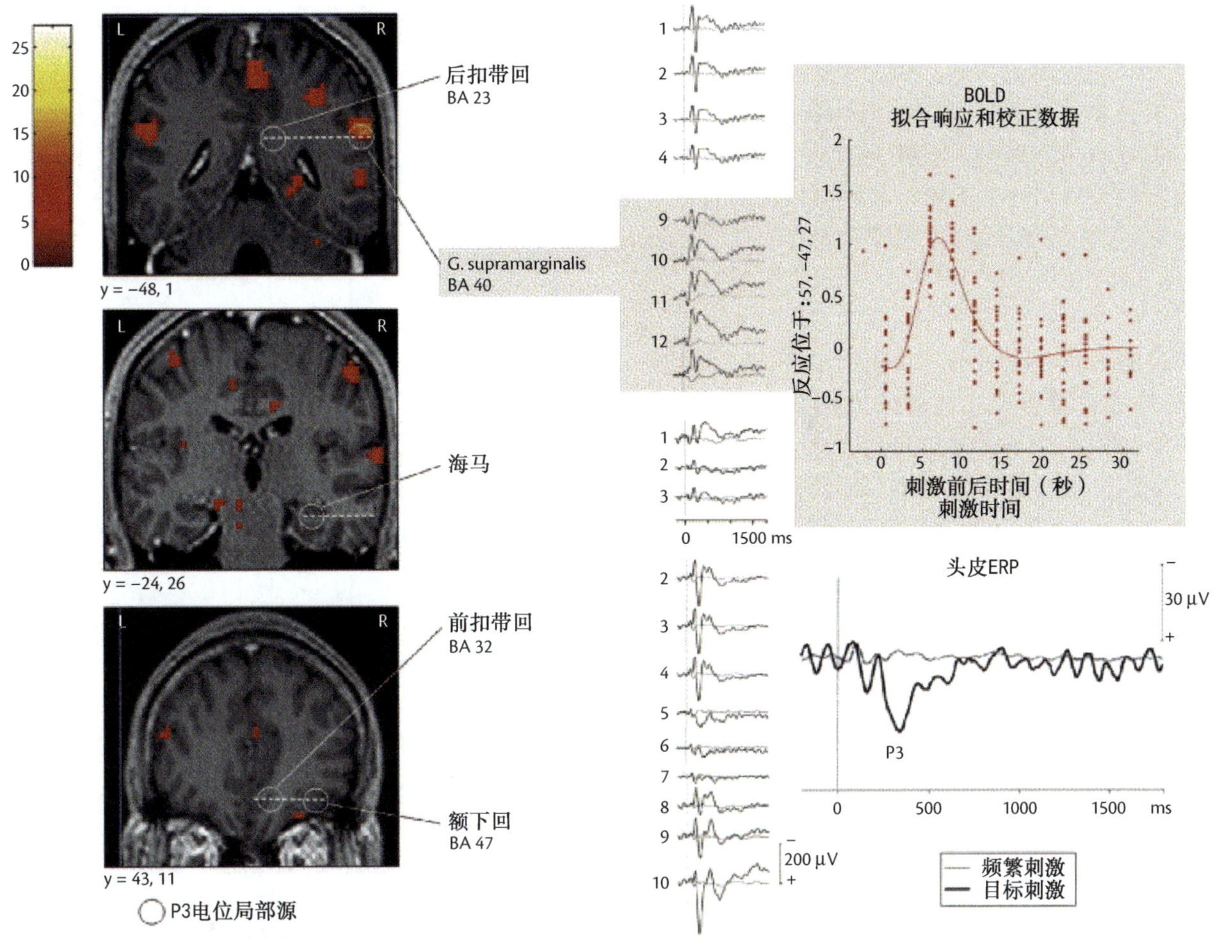

图 31-6　单个受试者数据中电生理和血液动力学反应的部分重叠。在几个研究过的大脑部位（冠状解剖扫描中的圆圈表示）证明了明显的 P3 样电位发生源的存在（深部电极相邻触点中陡峭的电压梯度）。目标刺激后，仅在一个部位（缘上回）观察到血氧水平（BOLD）反应显著增加。*Reproduced from NeuroImage, 26(1), Brázdil M, Dobšík M, Mikl M, et al., Combined Event-Related fMRI and Intracerebral ERP Study of an Auditory Oddball Task, pp.285-293, Copyright (2005), with permission from Elsevier*

量在癫痫灶定侧中的作用，但仍有很多其他的报告结果不一致（Meador et al., 1987; Watanabe et al., 1988; Puce et al., 1989a, b, 1991; 和 Grunewald et al., 1995; Grunewald et al., 1995; Brázdil et al., 1999b）。最近，注意力转向颞叶内侧结构对单词进行反应的 ERP（N400），这个电位似乎对术后癫痫发作控制的预测比对图片的反应电位更敏感。因此，建议如果将边缘系统 ERP 记录作为有创性术前评估的一部分，则应采用言语范式而不是图示识别范式（Grunewald et al., 1999; Dietl et al., 2008）。另一种方法可能是使用在连续识别记忆任务期间记录颅内 ERPs（Guillem et al., 1995, 1998）。在任何情况下，颅内 ERPs 作为诊断性工具时，都应仔细评估其结果（有关综述，请参阅 Axmacher et al., 2008）。

（三）语言相关 ERP 成分（N400/P600）

Kutas 和 Hillyard（1980）率先报告了 ERP 的 N400 成分。这是与语言有关的负向波，通常在头皮记录的中央和顶叶最大。N400 是由语义上不一致（但在语法上正确）的书面单词引起的。通常，N400 的波幅似乎与语义的不一致程度成正比：中度不一致的单词引起的 N400 小于强烈不一致的单词引起的 N400。听觉模式中语义异常（McCallum et al., 1984; Connolly et al., 1992）和手语中嵌入的不一致语义（Neville, 1985）可引起很大的 N400。在头皮记录中，与左半球电极相比，N400 在右半球上的波幅更大，这显然与左颞叶为主发生源的推测相矛盾。另一个与语言相关的独特 ERP 是标记为 P600，这是由语法(而非语义)错误引起的(Kutas and Hillyard，1983 年)。颅内 ERP 记录的证据表明，双侧海马旁回和梭状回前部为语言相关的 N400 发生源(Nobre et al.，1994；McCarthy et al.，1995)。N400 的进一步研究可能对检测语义启动有关的理论和模型以及对我们更好地理解语言处理的时间顺序有重要的帮助(Van Petten and Kutas，1987)。在头皮记录和颅内记录中可以独立观察到与语言相关的 N400/P600 时间上接近的不同 ERP 成分。在大脑中，ERP 的 N400 和 P600 成分都可能在连续的识别记忆任务中被激发出来(Halgren and Smith，1987；Rugg，1987)。新的刺激可引起更大的 N400，而重复刺激引起更大的 P600。深部记录反复揭示了这些记忆相关 ERP 的神经源主要位于颞叶内侧结构，也包括在记忆过程中起重要作用的广泛脑区，如颞前叶、前额叶和可能的顶叶(Halgren et al.，1984；McCarthy and Wood，1985；Smith et al.，1986；Guillem et al.，1995，1998)。图形和面部识别记忆任务也可以诱发出 N400 和 P600 成分，并可以通过重复刺激来调节。在颅内也已经对 ERP 的这些特异 N400/P600 成分进行了研究(Halgren et al.，1994；Seeck et al.，1997，2001)。最后，海马内 P600 也能够区分已识别和未识别的视觉对象(Guillem et al.，1995；Vannucci et al.，2006)。

(四) 错误相关负电位

在 20 世纪 90 年代初期，两个研究小组各自发现了 ERP 的一个负向成分，这种成分仅在错误试验中才发生(Falkenstein et al.，1991；Gehring et al.，1993)。这种负向电位最大值位于头皮记录的额中央区，在错误的运动响应后 50~100ms 达到峰值。它被称为“错误负电位”(Ne)或“错误相关负电位”(ERN)，通常被解读为与错误检测具有相关性或与响应检查本身具有相关性(Falkenstein et al.，2000；Vidal et al.，2000)。关于大脑中特定错误检测系统位置的研究日益活跃。较早的偶极子源定位分析表明，ERN 的局部起源位于额叶内侧壁(FMW)结构 - 最有可能在前扣带回(ACC)或 preSMA。在过去的十年中，少量针对错误检测的颅内研究提示了多个皮质位点参与了 ERN 的产生。除了最一致的累及结构 - 额叶内侧壁结构(前扣带回前部和后部、preSMA 以及部分临近 ACC 的额叶内侧面结构)外，ERN 的其他神经源还存在于前额叶背外侧皮质、眶额叶皮质、颞叶外侧新皮质和颞叶内侧结构(海马，海马旁回和杏仁核)(Brázdil et al.，2002，2005b；Wang et al.，2005；Pourtois et al.，2010a)(图 31-7)。直接从伏隔核中记录到 ERN，这表明它参与了人类的行动监测(Münte et al.，2008)。

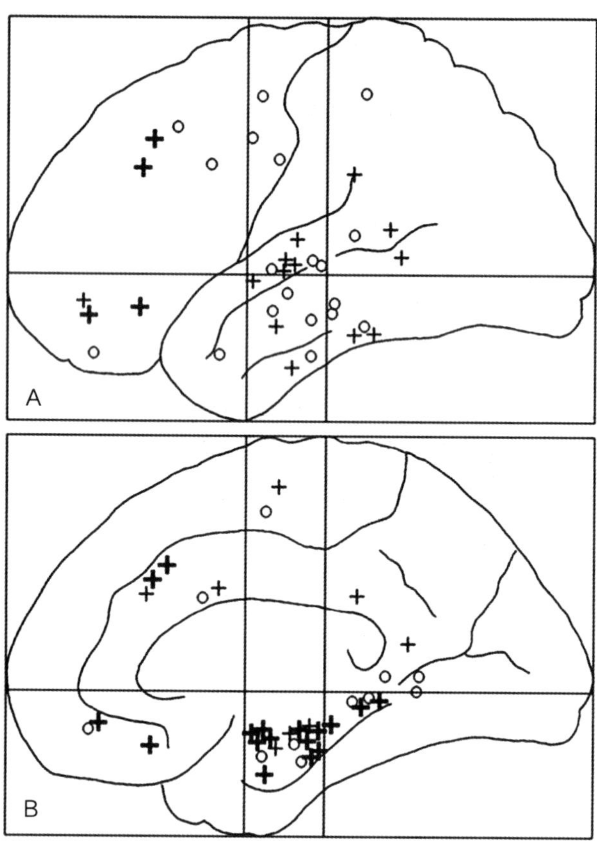

图 31-7 错误相关电位的皮质记录部位：(A)大脑外侧面；(B)大脑内侧面。粗十字表示 ERP 局部发生源位置，细十字表示存在电位的位置，圆圈表示发现负向电位。 *Reproduced from Exp Brain Res，146(4)，Brázdil M，Roman R，Falkenstein M，et al.，Error Processing—Evidence from Intracerebral ERP Recordings，pp.460-466，Copyright (2002)，with permission from Springer*

(五) 情绪相关电位

颅内 ERP 也不例外地探索了情绪。大多数已发表的研究都集中在对情绪的感知上，通过使用带有情绪表情的静态面孔图片进行研究(Marinkovic et al.，2000；KrolakSalmon et al.，2003，2004；Pourtois et al.，2010b，c；RømerThomsen et al.，2011；Meletti et al.，2012)。在杏仁核、梭状回、前扣带回、前岛叶和前额下回皮质中反复记录到了与情绪面孔识别相关的诱发的神经元活动(有关综述，请参见 Guillory and Bujarski，2014)。另一种方法是测量对积极和消极的效价刺激产生的情绪体验。在一项使用了国际情感图片系统(IAPS)的情感刺激的研究中,我们一致地观察到,令人不愉快的图片与中性或令人愉悦的图片产生的 ERP 之间存在显著差异,这些 ERP 的记录来自颞叶和额叶多个脑区(杏仁核、海马、颞叶外侧面、前扣带回、额叶外侧面皮质及其他)。在一些很少研究的脑区(后顶叶,楔前叶和岛叶)观察到另外明显的阳性结果(Brázdil et al.,2009)。有趣的是,Naccache 和其他研究者使用具有令人恐惧或威胁性内容的下意识呈现的单词,证明了长潜伏期(> 800ms)杏仁核调节活动(Naccache et al.,2005)。这项研究还证实了颅内 ERP 技术对研究潜意识心理过程是有用的(Brázdil et al.,2001)。目前,更多开始使用颅内 ERP 来研究复杂的社会现象,包括奖赏和共情(图 31-8)

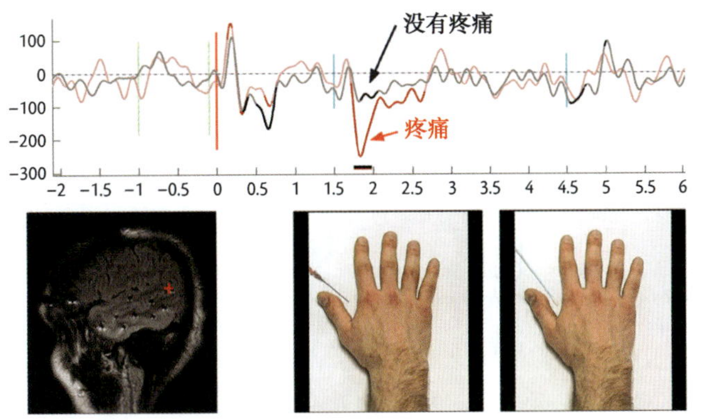

图 31-8 颅内左颞枕交界处记录的疼痛共情相关电位。基于动态视觉刺激图片的范式,图片描绘了右手疼痛(插入针头)和非疼痛(棉签接触)两种情况

四、颅内 ERPs 的局限性

ERP 的颅内记录有一些重要的局限性,对此进行了广泛的讨论。

首先,只能从患病的大脑中获得记录。通常,顽固性癫痫患者是进行 iERP 实验的对象,但大脑中或多或少有严重的局灶性功能障碍,有时还存在结构性病理改变。即使从 ERP 分析中排除了结构和(或)功能受损脑区的记录,我们仍然很难将其他脑区视为正常的神经样本。癫痫发作开始得越早和癫痫持续时间越长,慢性癫痫引起的皮质重组程度越高。另一个问题是长期用药可能造成的复杂影响,在有创脑电图监测中进行 iERP 实验时,这种影响会明显降低。颅内患者数据如何有助于健康大脑活动研究的历史例子是 Wilder Penfield 在研究初级感觉和运动皮质的躯体特定分布方面的工作(Guillory and Bujarski,2014 年)。研究更复杂的功能可能会使这个问题更加困难。

第二个局限性是只能对大脑有限区域进行研究。颅内电极的放置严格取决于临床需要。这意味着一个受试者中的记录部位数量有限,通常是包括颞前叶结构、扣带回和额叶的一部分。即使我们合并了较大受试群体的数据以增加大脑的空间覆盖范围,仍然存在一些皮质区域无法进行测试(从技术和伦理角度而言)。动物实验可能会部分克服这种采样不足的问题,但是以并行方式利用可选择的神经成像技术的多模态方法更有希望(fMRI,MEG,TMS 等)。

其他一些限制是不可能在同一病人身上重复有意义的时间延后的测试和测试的生态效度。

五、结论

人类颅内 ERPs 仍然是研究许多高级大脑功能的极为有用的工具,它们可以帮助更好地了解某些认知或情感过程(空间信息)所涉及的皮质区域以及不同皮质区域的参与顺序(时间信息)。可以在许多基础研究问题的背景下充分利用这种能力。iERP 在个体患者术前评估中的临床应用(作为术后记忆缺陷的预测指标或作为致痫区指标)是有希望的,但必须得到进一步认可。脑深部 ERP 提供了一个进入人脑和大脑心理过程神经元环路的窗口,也作为全面评价非有创性技术的试金石。事件相关的功能磁共振成像和其他一些新的先进的神经影像技术是对 iERP 的补充而非替代。

(王海祥 译,邵晓秋 审校)

参考文献

Alarcon G, Guy CN, Binnie CD, Walker SR, Elwes RD, Polkey CE. (1994). Intracerebral propagation of interictal activity in partial epilepsy: implications for source localisation. *J Neurol Neurosurg Psychiatry*. 57(4):435–449.

Alexander GE. (1994). Basal ganglia–thalamocortical circuits: their role in control of movements. *J Clin Neurophysiol*. 11(4):420–431.

Ardekani, BA, Choi SJ, Hossain-Zadeh GA, et al. (2002). Functional magnetic resonance imaging of brain activity in the visual oddball task. *Cogn Brain Res*. 14(3):347–356.

Arezzo J, Vaughan HG. (1975). Cortical potentials associated with voluntary movements in the monkey. *Brain Res*. 88(1):99–104.

Axmacher N, Rosburg T, Elger C. (2008). Intracranial ERPs in presurgical evaluation and basic research. In: Ikeda A, Inoue Y, eds. *Event-Related Potentials in Patients with Epilepsy: From Current State to Future Prospects*. Paris: John Libbey Eurotext: 159–170.

Baláz M, Srovnalová H, Rektorová I, Rektor I. (2010). The effect of cortical repetitive transcranial magnetic stimulation on cognitive event-related potentials recorded in the subthalamic nucleus. *Exp Brain Res*.203(2):317–327.

Bares M, Rektor I (2001) Basal ganglia involvement in sensory and cognitive processing. a depth electrode CNV study in human subjects. *Clinl Neurophysiol*. 112(11):2022–2030.

Bares M, Rektor I, Kanovský P, Streitová H. (2003). Cortical and subcortical distribution of middle and long latency auditory and visual evoked potentials in a cognitive (CNV) paradigm. *Clin Neurophysiol* 114(12):2447–2460.

Baudena P, Halgren E, Heit G, Clarke JM. (1995). Intracerebral potentials to rare target and distractor auditory and visual stimuli. III. Frontal cortex. *Electroencephalogr Clin Neurophysiol*. 94(4):251–264.

Bauer H, Korunka C, Leodolter M. (1993). Possible glial contribution in the electrogenesis of SPs. In: McCallum WC, Curry SH, eds. *Slow Potential Changes in the Human Brain*. New York: Springer: 23–34.

Beisteiner, R. Höllinger P, Lindlinger G, Lang W, Berthoz A. (1995). Mental representations of movements. brain potentials associated with imagination of hand movements. *Electroencephalogr Clin Neurophysiol*. 96(2):183–93.

Birbaumer N, Elbert T, Canavan AG, Rockstroh B. (1990). Slow potentials of the cerebral cortex and behavior. *Physiol Rev*. 70(1):1–41.

Borda RP (1970). The effect of altered drive states on the contingent negative variation (CNV) in Rhesus monkeys. *Electroencephalogr Clin Neurophysiol*. 29(2):173–80.

Brázdil M, Rektor I, Dufek M, Daniel P, Jurák P, Kuba R. (1999a). The role of frontal and temporal lobes in visual discrimination task—depth ERP studies. *Neurophysiol Clin*.29(4):339–350.

Brázdil M, Rektor I, Fanfrdlová Z, et al. (1999b). Hippocampal visual P3 potential in lateralization of primary epileptogenic focus and in assessment of hippocampal memory function in temporal lobe epilepsy. *Epilepsia* 40(suppl 2):261–262.

Brázdil M, Rektor I, Daniel P, Dufek M, Jurák P. (2001). Intracerebral event-related potentials to subthreshold target stimuli. *Clin Neurophysiol*. 112(4):650–661.

Brázdil M, Roman R, Falkenstein M, Daniel P, Jurák P, Rektor I. (2002). Error processing—evidence from intracerebral ERP recordings. *Exp Brain Res*. 146 (4):460–466.

Brázdil, M, Roman R, Daniel P, Rektor I. (2003). Intracerebral somatosensory event-related potentials: effect of response type (button pressing versus mental counting) on P3-like potentials within the human brain. *Clin Neurophysiol*. 114(8):1489–1496.

Brázdil M, Dobsík M, Mikl, et al. (2005a). Combined event-related fMRI and intracerebral ERP study of an auditory oddball task. *Neuroimage* 26(1):285–293.

Brázdil M, Riman R, Daniel P, Rektor I.(2005b). Intracerebral error-related negativity in a simple go/nogo task. *J Psychophysiol*19 (4):244–255.

Brázdil M, Roman R, Urbánek T, et al. (2009). Neural correlates of affective picture processing—a depth ERP study. *Neuroimage* 47 (1):376–383.

Brunia CH, Damen EJ. (1988). Distribution of slow brain potentials related to motor preparation and stimulus anticipation in a time estimation task. *Electroencephalogr Clin Neurophysiol*. 69(3):234–43.

Clark VP, Fannon S, Lai S, Benson R, Bauer L. (2000). Responses to rare visual target and distractor stimuli using event-related fMRI. *J Neurophysiol* 83(5):3133–3139.

Connolly JF, Phillips NA, Stewart SH, Brake WG. (1992). Event-related potential sensitivity to acoustic and semantic properties of terminal words in sentences. *Brain Lang*. 43(1):1–18.

Deecke L. (1985). Cerebral potentials related to voluntary actions: parkinsonian and normal subjects. In: Delwaide PJ, Agnoli A, eds. *Clinical Neurophysiology in Parkinsonism: Contribution to Assessment and Pathophysiology*. Amsterdam: Elsevier: 91–105.

Desmedt JE, Debecker J, Manil J. (1965). Mise en evidence d´un signe électrique cerebral associé a la detection par le sujet d´un stimulus sensoriel tactile. *Bull Acad R Med Belg*. 5(11):887–936.

Dietl T, Kurthen M, Kirch D, et al. (2008). Limbic event-related potentials to words and pictures in the presurgical evaluation of temporal lobe epilepsy. *Epilepsy Res*. 78(2–3):207–215.

Duncan CC, Barry RJ, Connolly JF, et al. (2009). Event-related potentials in clinical research: guidelines for eliciting, recording, and quantifying mismatch negativity, P300, and N400. *Clin Neurophysiol*. 120(11):1883–1908.

Falkenstein M, Hohnsbein J, Hoormann J, Blanke L. (1991). Effects of crossmodal divided attention on late ERP components. II. Error processing in choice reaction tasks. *Electroencephalogr Clin Neurophysiol*. 78(6):447–455.

Falkenstein M, Hoormann J, Christ S, Hohnsbein J. (2000). ERP components on reaction errors and their functional significance: a tutorial. *Biol Psychol*. 51(2–3):87–107.

Fève AP. (1993). *Origine sous corticale des potentials pre-moteurs (movement-related-potentials) chez l'homme* [doctoral thesis]. Université Paris.

Fève AP, Bathien N, Rondot P. (1991a). Evolution des potentiels corticaux lies au mouvements chez patients parkinsoniens, avant et apres traitement par la levodopa. *Neurophysiol Clin*. 21(2):105–119.

Fève AP, Bathien N, Rondot P. (1991b). Les potentiels corticaux lies au mouvement de lhomme age. *Neurophysiol Clin*. 21(4):281–291.

Frost BG, Neill RA, Fenelon B. (1988). The determinants of the non-motoric CNV in a complex, variable foreperiod, information processing paradigm. *Biol Psychol*. 27(1):1–21.

Fuster JM. (1984). Behavioral electrophysiology of the prefrontal cortex. *Trends Neurosci*. 7(11):408–14.

Gehring WJ, Goss B, Coles MGH, Meyer DE, Donchin E. (1993). A neural system for error detection and compensation. *Psychol Sci*. 4 (6):385–390.

Gemba H, Sasaki K. (1984). Distribution of potentials preceding visually initiated and self-paced hand movements in various cortical areas of the monkey. *Brain Res*. 306(1–2):207–214.

Grünewald G, Grünewald-Zuberbier E, Netz J, Hömberg V, Sander G. (1979). Relationships between the late component of the contingent negative variation and the Bereitschaftspotential. *Electroencephalogr Clin Neurophysiol*. 46(5):538–545.

Grunwald T, Elger CE, Lehnertz K, Van Roost D, Heinze HJ. (1995). Alterations of intrahippocampal cognitive potentials in temporal lobe epilepsy. *Electroencephalogr Clin Neurophysiol*. 95(1):53–62.

Grunwald T, Lehnertz K, Pezer N, et al. (1999). Prediction of post-operative seizure control by hippocampal event-related potentials. *Epilepsia*. 40(3):303–306.

Guillem F, N'Kaoua B, Rougier A, Claverie B. (1995). Intracranial topography of event-related potentials (N400/P600) elicited during a continuous recognition memory task. *Psychophysiology*. 32(4):382–392.

Guillem F, N'Kaoua B, Rougier A, Claverie B. (1998). Location of the epileptic zone and its physiopathological effects on memory-related activity of the temporal lobe structures: a study with intracranial event-related potentials. *Epilepsia*. 39(9):928–941.

Guillory SA, Bujarski KA. (2014). Exploring emotions using invasive methods: review of 60 years of human intracranial electrophysiology. *Soc Cogn Affect Neurosci*. 9(12):1880–1889.

Haider M, Groll-Knapp E, Ganglberger JA. (1981). Event-related slow (DC) potentials in the human brain. *Rev Physiol Biochem Pharmacol*. 88:125–197.

Halgren E, Smith ME. (1987). Cognitive evoked potentials as modulatory processes in human memory formation and retrieval. *Hum Neurobiol*. 6(2):129–139.

Halgren E, Squires NK, Wilson CL, Rohrbaugh JW, Babb TL, Crandall PH. (1980). Endogenous potentials generated in the human hippocampal formation and amygdala by infrequent events. *Science* 210:803–805.

Halgren E, Smith ME, Stapleton JM. (1985). Hippocampal field-potentials evoked by repeated vs. non-repeated words. In: Buzsaki G, Vanderwold CH, eds. *Electrical Activity of the Archicortex*. Budapest: Hungarian Academy of Sciences Press: 67–81.

Halgren E,Stapleton JM, Smith M, Altafullah I. (1986). Generators of the human scalp P3(s). In: Cracco RQ, Bodis-Wollner I, eds. *Evoked Potentials*. New York: Alan R Liss: 269–284.

Halgren E, Baudena P, Heit G, Clarke JM, Marikovic K, Clarke M. (1994). Spatio-temporal stages in face and word processing. I. Depth-recorded potentials in the human occipital, temporal and parietal lobes [corrected]. *J Physiol Paris* 88(1):1–50.

Halgren E, Baudena P, Clarke JM, et al. (1995a). Intracerebral potentials to rare target and distractor auditory and visual stimuli. I. Superior temporal plane and parietal lobe. *Electroencephalogr Clin Neurophysiol.* 94 (3):191–220.

Halgren E, Baudena P, Clarke JM, et al. (1995b). Intracerebral potentials to rare target and distractor auditory and visual stimuli. II. Medial, lateral and posterior temporal lobe. *Electroencephalogr Clin Neurophysiol.* 94(4):229–250.

Halgren E, Marinkovic K, Chauvel P. (1998). Generators of the late cognitive potentials in auditory and visual oddball tasks. *Electroencephalogr Clin Neurophysiol.* 106(2):156–164.

Hillyard SA, Picton TW. (1979). Event-related potentials and selective information processing in man. In: Demedt JE, ed. *Progress in Clinical Neurophysiology*. Basel: Karger: 1–52.

Huettel SA, Song AW, McCarthy G. (2009). *Functional Magnetic Resonance Imaging.* 2nd ed. Sunderland, MA: Sinauer.

Ikeda A, Lüders HO, Burgess RC, Shibasaki H. (1992). Movement-related potentials recorded from supplementary motor area and primary motor area. Role of supplementary motor area in voluntary movements. *Brain.* 115(4):1017–1043.

Johnson R. (1988). Scalp-recorded P300 activity in patients following unilateral temporal lobectomy. *Brain.* 111(6):1517–1529.

Johnson R. (1989). Auditory and visual P300s in temporal lobectomy patients: evidence for modality-dependent generators. *Psychophysiology.* 26(6):633–650.

Johnson R, Fedio P. (1987). Task-related changes in P300 scalp distribution in temporal lobectomy patients. *Electroencephalogr Clin Neurophysiol Suppl.* 40:699–704.

Kiehl KA, Laurens KR, Duty TL, Forster BB, Liddle PF. (2001). Neural sources involved in auditory target detection and novelty processing: an event-related fMRI study. *Psychophysiology.* 38(1):133–142.

Kirino E, Belger A, Goldman-Rakic P, McCarthy G. (2000). Prefrontal activation evoked by infrequent target and novel stimuli in a visual target detection task: an event-related functional magnetic resonance imaging study. *J Neurosci.* 20(17):6612–6618.

Knight R. (1996). Contribution of human hippocampal region to novelty detection. *Nature.* 383:256–59.

Kok A. (1988). Overlap between P300 and movement-related-potentials: a response to Verleger. *Biol. Psychol.* 27(1):51–58.

Kornhuber HH, Deecke L. (1964). Hirnpotentialaenderung beim Menschen vor und nach Willkuerbewegungen, dargestellt mit Magnetbandspeicherung und Rueckwaertsanalyse. *Pflügers Arch Gesamte Physiol Menschen Tiere.* 281(1):52.

Kornhuber HH, Deecke L. (1965). Hirnpotentialänderungen bei Willkürbewegungen und passiven Bewegungen des Menschen: Ber eitschaftspotential und reafferente Potentiale. *Pflügers Arch Gesamte Physiol Menschen Tiere.* 284(1):1–17.

Krolak-Salmon P, Hénaff MA, Isnard J, et al. (2003). An attention modulated response to disgust in human ventral anterior insula. *Ann Neurol.* 53(4):446–453.

Krolak-Salmon P, Hénaff MA,Vighetto A, Bertrand O, Mauguière F. (2004). Early amygdala reaction to fear spreading in occipital, temporal, and frontal cortex: a depth electrode ERP study in human. *Neuron.* 42(4):665–676.

Kropotov JD, Etlinger SC. (1999). Selection of actions in the basal ganglia–thalamocortical circuits: review and model. *Inte J Psychophysiol.* 31(3):197–217.

Kropotov JD, Ponomarev VA. (1991). Subcortical neuronal correlates of component P300 in man. *Electroencephalogr Clin Neurophysiol.* 78(1):40–49.

Kukleta M, Brázdil M, Roman R, Jurák P. (2003). Identical event-related potentials to target and frequent stimuli of visual oddball task recorded by intracerebral electrodes. *Clin Neurophysiol.* 114(7):1292–1297.

Kutas M, Hillyard SA. (1980). Reading senseless sentences: brain potentials reflect semantic incongruity. *Science* 207:203–205.

Kutas M, Hillyard SA. (1983). Event-related brain potentials to grammatical errors and semantic anomalies. *Memory Cogn.* 11(5):539–550.

Lamarche M, Louvel J, Buser P, Rektor I. (1995). Intracerebral recordings of slow potentials in a contingent negative variation paradigm: an exploration in epileptic patients. *Electroencephalogr Clin Neurophysiol.* 95(4):268–276.

Lang W, Höllinger P, Eghker A, Lindinger G. (1994). Functional localization of motor processes in the primary and supplementary motor areas. *J Clin Neurophysiol.* 11(4):397–419.

Lee BI, Lüders H, Lesser RP, Dinner DS, Morris HH 3rd. (1986). Cortical potentials related to voluntary and passive finger movements recorded from subdural electrodes in humans. *Ann Neurol.* 20(1):32–37.

Libet B. (1985). Unconscious cerebral initiative and the role of conscious will in voluntary action. *Behav Brain Sci.* 8(4):529–539.

Libet B, Wright EW, Gleason CA. (1982). Readiness-potentials preceding unrestricted spontaneous vs. pre-planned voluntary acts. *Electroencephalogr Clin Neurophysiol.* 54(3):322–335.

Linden DEJ. (2005). The P300: Where in the brain is it produced and what does it tell us? *Neuroscientist.* 11(6):563–576.

Linden DE, Prvulovoc D, Formisano E, et al. (1999). The functional neuroanatomy of target detection: an fMRI study of visual and auditory oddball tasks. *Cereb Cortex.* 9(8):815–823.

Ludowig E, Bien CG, Elger CE, Rosburg T. (2010). Two P300 generators in the hippocampal formation. *Hippocampus.* 20(1):186–195.

Marinkovic K, Trebon P, Chauvel P, Halgren E. (2000). Localised face processing by the human prefrontal cortex: face-selective intracerebral potentials and post-lesion deficits. *Cogn Neuropsychol.* 17(1):187–199.

McCallum WC. (1975). Behavioural and clinical correlates of brain slow potential changes. *Proc R Soc Med.* 68(1):3–6.

McCallum WC. (1993). Human slow potential research: a review. In: McCallum WC, Curry SH, eds. *Slow Potential Changes in the Human Brain*. New York: Springer: 1–12.

McCallum WC, Farmer SF, Pocock PV. (1984). The effects of physical and semantic incongruities on auditory event-related potentials. *Electroencephalogr Clin Neurophysiol.* 59(6):477–488.

McCarthy G, Wood CC. (1985). Human intracranial ERPs during lexical decision. *Soc Neurosci Abst.* 11:880.

McCarthy G, Wood CC, Williamson PD, Spencer DD. (1989). Task-dependent field potentials in human hippocampal formation. *J Neurosci.* 9(12):4253–4268.

McCarthy G, Nobre AC, Bentin S, Spencer DD. (1995). Language-related field potentials in the anterior–medial temporal lobe: I. Intracranial distribution and neural generators. *J Neurosci.* 15(2):1080–1089.

McCarthy G, Luby M, Gore J, Goldman-Rakic P. (1997). Infrequent events transiently activate human prefrontal and parietal cortex as measured by functional MRI. *J Neurophysiol.* 77(3):1630–1634.

Meador KJ, Loring DW, King DW, et al. (1987). Limbic evoked potentials predict site of epileptic focus. *Neurology.* 37(3):494–497.

Meletti S, Cantalupo G, Benuzzi F, et al. (2012). Fear and happiness in the eyes: an intra-cerebral event-related potential study from the human amygdala. *Neuropsychologia.* 50(1):44–54.

Menon V, Ford JM, Kim KO, Glover GH, Pfefferbaum A. (1997). Combined event-related fMRI and EEG evidence for temporal–parietal cortex activation during target detection. *Neuroreport.* 8(14):3029–3037.

Mulert C, Jäger L, Schmitt R, et al. (2004). Integration of fMRI and simultaneous EEG: towards a comprehensive understanding of localization and time-course of brain activity in target detection. *Neuroimage.* 22(1):83–94.

Münte TF, Heldmann M, Hinrichs H, et al. (2008). Nucleus accumbens is involved in human action monitoring: evidence from invasive electrophysiological recordings. *Front HumNeurosci.* 1:11.

Naccache L, Gaillaird R, Adam C, et al. (2005). A direct intracranial record of emotions evoked by subliminal words. *Proc Natl Acad Sci U S A*. 102(21):7713–7717.

Neville HJ. (1985). Biological constraints on semantic processing: a comparison of spoken and signed languages. *Psychophysiology*. 22:576.

Nobre AC, Allison T, McCarthy G. (1994). Word recognition in the human inferior temporal lobe. *Nature*. 372:260–263.

Opitz B, Mecklinger A, Von Cramon DY, Kruggel F. (1999). Combining electrophysiological and hemodynamic measures of the auditory oddball. *Psychophysiology*. 36(1):142–147.

Paller KA, Kutas M, Mayes AR. (1987). Neural correlates of encoding in an incidental learning paradigm. *Electroencephalogr Clin Neurophysiol*. 67(4):360–371.

Picton TW. (1992). The P300 wave of the human event-related potential. *J Clin Neurophysiol*. 9(4):456–479.

Picton TW, Bentin S, Berg P, et al. (2000). Guidelines for using human event-related potentials to study cognition: recording standards and publication criteria. *Psychophysiology*. 37(2):127–152.

Polich J. (2007). Updating P300: an integrative theory of P3a and P3b. *Clin Neurophysiol*. 118(10):2128–2148.

Pourtois G, Vocat R, N'diaye K, Spinelli, Seeck M, Vuilleumier P. (2010a). Errors recruit both cognitive and emotional monitoring systems: simultaneous intracranial recordings in the dorsal anterior cingulate gyrus and amygdala combined with fMRI. *Neuropsychologia*. 48(4):1144–1159.

Pourtois G,Spinelli, Seeck M, Vuilleumier P. (2010b). Modulation of face processing by emotional expression and gaze direction during intracranial recordings in right fusiform cortex *J Cogn Neurosci*. 22(9):2086–2107.

Pourtois G, Spinelli, Seeck M, Vuilleumier P. (2010c). Temporal precedence of emotion over attention modulations in the lateral amygdala: intracranial ERP evidence from a patient with temporal lobe epilepsy. *Cogn Affect Behav Neurosci*. 10(1):83–93.

Puce A, Kalnins RM, Berkovic SF, Donnan GA, Bladin PF. (1989a). Limbic P3 potentials, seizure localization, and surgical pathology in temporal lobe epilepsy. *Ann Neurol*. 26(3):377–385.

Puce A, Donnan GA, Bladin PF.. (1989b). Comparative effects of age on limbic and scalp P3. *Electroencephalogr Clin Neurophysiol*. 74 (5):385–393.

Puce A, Andrewes DG, Berkovic SF, Bladin PF. (1991). Visual recognition memory. Neurophysiological evidence for the role of temporal white matter in man. *Brain*. 114(4):1647–1666.

Rebert CS. (1972). Cortical and subcortical slow potentials in the monkeys brain during a preparatory interval. *Electroencephalogr Clin Neurophysiol*. 33(4):389–402.

Rebert CS, Henry MB, Donovan WJ. (1986). Slow potentials in substantia nigra and other regions of monkey brain during a cued reaction time task. In: McCallum WC, Zappoli R, Denoth F, eds. *Cerebral Psychophysiology: Studies in Event-Related Potentials and Behavior*. Amsterdam: Elsevier: 343–392.

Rebert C, Matteucci M, Diehl J, Hennessy M, Bauer H. (1989). Cerebral physiology of preparatory set. *Int J Psychophysiol*. 7(2–4).368–369.

Rektor I. (2003). Intracerebral recordings of the Bereitschaftspotential and related potentials in cortical and subcortical structures in human subjects. In: Jahanshahi M, Hallett M, eds. *The Bereitschaftspotential*. New York: Springer: 61–77.

Rektor I, Fève A, Buser P, Bathien N, Lamarche M. (1994). Intracerebral recording of movement related readiness potentials: an exploration in epileptic patients. *Electroencephalogr Clin Neurophysiol*. 90(4):273–283.

Rektor I, Louvel J, Lamarche M. (1998). Intracerebral recording of potentials accompanying simple limb movements: a SEEG study in epileptic patients. *Electroencephalogr Clin Neurophysiol*. 107(4):277–286.

Rektor I, Bares M, Kanovský P, Kukleta M. (2001a). Intracerebral recording of readiness potential induced by a complex motor task. *Mov Disord*.16(4):698–704.

Rektor I, Kanovsky P, Bares M, Louvel J, Lamarche M. (2001b). Event-related potentials, CNV, readiness potential, and movement accompanying potential recorded from posterior thalamus in human subjects. A SEEG study. *Neurophysiol Clin*. 31(4):253–261.

Rektor I, Bares M, Kubová D. (2001c). Movement-related potentials in the basal ganglia: a SEEG readiness potential study. *Clin Neurophysiol*. 112(11):2146–2153.

Rektor I, Kaňovský P, Bareš M, et al. (2003). A SEEG Study of ERP in motor and premotor cortices and in the basal ganglia. *Clin Neurophysiol*. 114(3):463–471.

Roman R, Brázdil M, Chládek J, et al. (2013). Hippocampal negative event-related potential recorded in humans during a simple sensorimotor task occurs independently of motor execution. *Hippocampus*. 23(12):1337–1344.

Rømer Thomsen K, Lou HC, Joensson M, et al. (2011). Impact of emotion on consciousness: positive stimuli enhance conscious reportability. *PloS One*. 6(4):e18686.

Romo R, Scarnati E, Schultz W. (1992). Role of primate basal ganglia and frontal cortex in the internal generation of movements. II. Movement-related activity in the anterior striatum. *Exp Brain Res*. 91(3):385–395.

Ruchkin DS, Sutton S, Mahaffey D, Glaser J. (1986). Terminal CNV in the absence of motor response. *Electroencephalogr Clin Neurophysiol*. 63(5):445–463.

Rugg MD. (1987). Dissociation of semantic priming, word and non-word repetition effects by event-related potentials. *Q J Exp Psychol Sec A*. 39(1):123–148.

Salisbury DF, Rutherford B, Shenton ME, McCarley RW (2001). Button-pressing affects P300 amplitude and scalp topography. *Clin Neurophysiol*.112(9):1676–1684.

Seeck M, Minwaring N, Cosgrove R, et al. (1997). Neurophysiologic correlates of implicit face memory in intracranial visual evoked potentials. *Neurology*. 49(5):1312–1316.

Seeck M, Michel CM, Blanke O, Thut G, Landis T, Schomer DL. (2001). Intracranial neurophysiological correlates related to the processing of faces. *Epilepsy Behav*. 2(6):545–557.

Shibasaki H, Barrett G, Halliday E, Halliday AM. (1980). Components of the movement-related cortical potential and their scalp topography. *Electroencephalogr Clin Neurophysiol*. 49(3–4):213–226.

Shibasaki H, Barrett G, Halliday E, Halliday AM. (1981). Cortical potentials associated with voluntary foot movement in man. *Electroencephalogr Clin Neurophysiol*. 52(6):507–516.

Smith ME, Stapleton JM, Halgren E. (1986). Human medial temporal lobe potentials evoked in memory and language tasks. *Electroencephalogr Clin Neurophysiol*. 63(2):145–159.

Smith ME, Halgren E, Sokolik M, et al. (1990). The intracranial topography of the P3 event-related potential elicited during auditory oddball. *Electroencephalogr Clin Neurophysiol*. 76(3):235–248.

Squires KC, Wickens C, Squires NK, Donchin E. (1976). The effect of stimulus sequence on the waveform of the cortical event-related potential. *Science*. 193:1142–1146.

Squires NK, Squires KC, Hillyard SA. (1975). Two varieties of long-latency positive waves evoked by unpredictable auditory stimuli in man. *Electroencephalogr Clin Neurophysiol*. 38(4):387–401.

Soltani M, Edwards E, Knight RT, Berger MS. (2005). ERPs and intracranial recordings. In: Handy TC, ed. *Event-Related Potentials: A Methods Handbook*. Cambridge, MA: MIT Press: 323–343.

Stapleton JM, Halgren E. (1987). Endogenous potentials evoked in simple cognitive tasks: depth components and task correlates. *Electroencephalogr Clin Neurophysiol*. 67(1):44–52.

Stevens AA, Skudlarski P, Gatenby JC, Gore JC. (2000). Event-related fMRI of auditory and visual oddball tasks. *Magn Reson Imaging*. 18(5):495–502.

Sutton S, Braren M, Zubin J, John ER. (1965). Evoked-potential correlates of stimulus uncertainty. *Science*. 150:1187–1188.

Van Petten C, Kutas M. (1987). Ambiguous words in context: an event-related potential analysis of the time course of meaning activation. *J Memory Lang*. 26(2):188–208.

Vannucci M, Grunwald T, Pezer N, et al. (2006). Hippocampus proper distinguishes between identified and unidentified real-life visual objects: an intracranial ERP study. *Neurosci Lett*. 401(1–2):165–170.

Vaughan HG Jr, Weinberg H, Lehmann D, Okada Y. (1986). Approaches to defining the intracranial generators of event-related electrical and magnetic fields. *Electroencephalogr Clin Neurophysiol Suppl*. 38:505–544.

Vidal F, Hasbroucq T, Grapperon J, Bonnet M. (2000). Is the 'error negativity' specific to errors? *Biol Psychol*. 51(2–3):109–128.

Walter WG, Cooper R, Aldridge VJ, McCallum WC, Winter AL (1964). Contingent negative variation: an electric sign of sensorimotor association and expectancy in the human brain. *Nature* 203:380–384.

Wang C, Ulbert I, Schomer DL, Marinkovic K, Halgren E. (2005). Responses of human anterior cingulate cortex microdomains to error detection, conflict monitoring, stimulus-response mapping, familiarity, and orienting. *J Neurosci.* 25(3):604–613.

Watanabe Y, Mihara T, Matsuda K, et al. (1988). P300 in sphenoidal recordings and depth recordings in temporal lobe epilepsy. *Jpn J Psychiatry Neurol.* 42 (3):635–637.

Wood CC, McCarthy G. (1985). A possible frontal lobe contribution to scalp P300. Paper presented at: 18th International Conference on Event-Related Potentials of the Brain; Stanford, CT.

Wood CC, Allison T, Goff WR, Williamson PD, Spencer DD. (1980). On the neural origin of P300 in man. *Prog Brain Res.* 54:51–56.

Woodman GF. (2010). A brief introduction to the use of event-related potentials in studies of perception and attention. *Atten Percept Psychophys.* 72(8):2031–2046.

Yazawa S, Ikeda A, Kunieda T, et al. (2000). Human presupplementary motor area is active before voluntary movement: subdural recording of Bereitschaftspotential from medial frontal cortex. *Exp Brain Res.* 131(2):165–177.

Yingling CD, Hosobuchi Y. (1984). A subcortical correlate of P300 in man. *Electroencephalogr Clin Neurophysiol.* 59(1):72–76.

Yoshiura T, Zhong J, Shibata DK, Kwok WE, Shrier DA, Numaguchi Y. (1999). Functional MRI study of auditory and visual oddball tasks. *Neuroreport.* 10(8):1683–1688.

第 32 章

皮质 - 皮质诱发电位

Riki Matsumoto，Takeharu Kunieda，著

一、前言

皮质电刺激最早由 Bartholow 于 1874 年应用，并在 20 世纪初至中叶，由蒙特利尔学院广泛开发。它已成为探索各种皮质功能的金标准，通过确定功能表达皮质区而极大地加强了功能神经外科的领域。标准的皮质刺激是使用一串双相或单相（交替极相）方波脉冲刺激，刺激时间为 0.1~0.5ms，频率为 10~50Hz。每串电刺激刺激皮质的持续时间为 2~5s。自 20 世纪末以来，各种功能性神经成像技术的进步，例如正电子断层扫描（PET）和功能磁共振成像（fMRI），与直接皮质电刺激一起，为皮质功能组织带来了更多的见解。

为了更好地理解大脑系统的工作原理，详细了解这些功能皮质区域之间的神经元连接性至关重要。有关大脑连接方式的知识也有助于我们更好地了解与癫痫发作产生和功能缺陷有关的癫痫发作网络。直到最近，关于人类脑区间或皮质 - 皮质间神经元连接性的了解还很少。这主要是由于这样一个事实：可以在活体人类大脑中使用的、合适的解剖学技术有限。在 20 世纪，人类白质连接性（如皮质 - 皮质和皮质 - 皮质下连接）的知识主要来自通过对非人类灵长类动物有创性注入逆行和顺行示踪剂研究结果的推断。除解剖学的示踪剂研究之外，还通过在非人类灵长类动物中使用电刺激方法对神经元的连接性进行生理学研究。皮质内微刺激技术与单细胞或多细胞记录相结合，已成功评估了通过皮质 - 皮质连接的远隔皮质区的顺行性和逆行性反应（Godschalk et al.，1984；Tokuno and Nambu，2000）。值得注意的是，一种基于追踪实验诱发的癫痫发作传播的技术，即士的宁神经元检查法，在现代纤维追踪技术发明之前已被用来研究这些传导路径（Bailey et al.，1943，1944；Pribam and MacLean，1953）。

当涉及人类特有的高级脑功能，如语言和认知功能时，在非人类灵长类动物中进行的研究就不太相关了。它对直接探索人类脑区间或皮质 - 皮质间连接至关重要。此外，对功能神经外科每个患者的大脑功能系统，如运动和语言系统都须进行在体评估。在 20 世纪，人类的这类信息几乎完全来自尸体解剖研究获得的数据，如大体解剖（Dejerine，1985）或使用改进的还原银法进行尸体大脑临床病理相关性研究（Nauta，1957）。显然，由于无法控制病变的大小和位置，后者具有局限性。

随着 21 世纪的到来，我们现在有了几种探测人类大脑连接性的方法。这些方法通常分为两类：解剖学上的和功能上的大脑连接性（Fingelkurts et al.，2005）。体内的弥散张量成像（diffusion tensor imagining，DTI）展示了解剖性连接。弥散张量纤维束成像使我们能够可视化活体解剖中的联络纤维和连合纤维，并证实了活体人脑中存在的主要白质纤维束（Catani et al.，2002；Wakana et al.，2004）。然而，这些路径完全是由水分子各向异性的数学计算决定的。而且，由于比较差的信噪比，很难将白质束追踪到纤维交叉或“吻合”之外的特定灰质区域。

广义上的功能性大脑连接进一步分为功能性连接和效应性连接。功能性连接是指在不同空间的神经生理事件似乎在时间上是相关的，而效应性连接是指一个神经系统对另一个神经系统的影响（Friston et al.，1993；Lee et al.，2002）。功能性连接可以通过非有创性神经生理学［脑电图（electroencephalogram，EEG）与脑磁图（magnetoencephalography，MEG）］和功能性神经影像学（PET 和 fMRI）确定。由于实用性强，静息态 fMRI 通过计算血氧水平依赖性（blood oxgen level dependent, BOLD)超慢波动的相关性而被广泛使用。它当然可以提供几毫米的分辨率,并且可以作为很有应用前景的非有创性研究工具。但是,由于其产生机制尚不明确,仅靠其连接性结果进行术前评估还为时过早。

有效连接是指脑区之间的因果影响。探测有效连接方法有两种:非干预性方法和干预性方法。非干预性方法是通过分析同步记录的神经活动,应用 Granger 因果关系和动态因果建模等方法来量化功能连接的方向性,从而间接地观察和推断因果关系(Keizer et al., 1983; Brovelli et al., 2004; Kiebel et al., 2009)。相反,干预性方法使用干预来直接推断有效连接性。电刺激可以直接通过皮质刺激或间接通过经颅磁刺激来施加,这在时间和空间上都有精确的定义。然后,直接通过电活动[脑电图或皮质电图(electrocorticography, ECoG)]或间接通过 fMRI 来记录诱发反应,以评估其对其他脑区的影响。

在本章中,作为从事开发和建立皮质-皮质诱发电位(cortico-cortical evoked potentials, CCEP)的两名临床神经生理学家,我们将 CCEP 作为一种探讨有效连接的有创性、干预性方法进行介绍。我们回顾了这种方法对功能性脑网络学术理解的影响,及其在功能性"系统"定位和探测癫痫性和发作网络方面的临床应用。本章的某些部分已作为评论文章发表在其他地方(Matsumoto et al., 2017)。

二、CCEP 方法学

(一) 历史回顾

尝试通过直接刺激来记录诱发皮质反应的历史可以追溯到 20 世纪上半叶 Adrian(1936)的工作,他通过宏电极将直接单一脉冲电刺激(single-puls electrical stimulation, SPES)施加到麻醉的猫或猴的大脑皮质上,并记录了紧邻(不足几毫米)皮质诱发的皮质反应。这些反应后来被称为"直接皮质反应"(direct cortical responses, DCRs)。在 20 世纪中叶,在微电极刺激和示踪技术等现代方法问世之前,DCRs 已在动物中得到了广泛的研究(Purpura et al., 1957; Li and Chou, 1962; Sugaya et al., 1964)。

首次尝试使用 SPES 在活体人脑中探索连接性是在 20 世纪 60 年代。Buser、Bancaud 和巴黎的同事在手术室(紧急情况)中,将 SPES(方波脉冲,持续时间为 1ms,2~6mA 和 0.1Hz,单次或多次试验)应用到深部电极以探测同侧杏仁核和海马之间的连接性。Buser 等(1968)将结果以摘要形式发表,Buser 和 Bancaud(1983)以全文形式发表。后来,Wilson 等(1990, 1991)使用长期植入的深部电极探测了邻近和远隔的皮质反应。他们将 SPES(双相方波脉冲,持续时间为 0.1ms,强度为 4~5mA,频率为 0.1Hz,30~50 次试验)应用于颞叶内侧结构,在同侧和对侧颞叶内侧区记录皮质诱发反应。Goldring 等(1994)率先通过硬膜下电极将 SPES 应用于感觉运动皮质,以记录紧邻的 DCR 反应,他们试图通过定义 DCRs 波形(CCEP 中的 N1 波)来绘制皮质构筑图,DCRs 波形也是初级运动、初级感觉或运动前区皮质的特征。

在 21 世纪初,克利夫兰诊所(Matsumoto et al., 2004a, b)、爱荷华大学(Howard et al., 2000)和伦敦国王学院(Valentin et al., 2002)的组织各自独立地发展了他们自己的方法,他们使用 SPES 来探测皮质的有效连接或皮质兴奋性。从那时起,SPES 在癫痫外科手术领域中广泛用于探测功能和癫痫发作网络以及探索致痫性(表 32-1)。术语"皮质-皮质诱发电位"(CCEP),由于其表述清楚而被广泛使用(Mataumoto et al., 2004a, b),它最初是由克利夫兰学派介绍的(Matsumoto, Nair, Lüders, and colleagues)(Mataumoto et al., 2004a, b)。SPES 一词也被使用,特别是在探测致痫性时(Valentin et al., 2002, 2005; van't Klooster et al., 2011)。这一技术从某种意义上来说是"陈旧"的,因其在 20 世纪上半叶才最初尝试,但也是"新的",因为由于数字 EEG 设备的发展,在过去十年中其临床应用已通过多通道颅内记录得到了扩展。CCEP 无法直接识别给定环路的实际解剖路径。从这一点来说,与以弥散纤维追踪为代表的"解剖性纤维追踪"相比,CCEP 或许更应该被认为是"功能性纤维追踪"。

表 32-1　功能性脑网络的 CCEP 连接研究

直接皮质反应	
功能性皮质反应	Goldring 等（1994）
语言系统	
背侧语言网络	Matsumoto 等（2004），Conner 等（2011），Keller 等（2011），Enatsu 等（2013），David 等（2013），Yamao 等（2014*，2017*），Saito 等（2014*），Tamura 等（2016*）
腹侧语言网络	Matsumoto 等（2004），Umeoka 等（2009），Koubeissi 等（2012），Araki（2015）
认知运动系统	
pre-SMA/SMA- 外侧 PM/MI	Matsumoto 等（2007），Kikuchi 等（2012*），Swann 等（2012）
负性运动网络	Enatsu 等（2013）
半球间连接	Terada 等（2008，2012）
额叶网络	
IFG 连接	Greenlee 等（2004*，2007*），Garell 等（2014），Ookawa 等（2017）
额顶叶连接	Matsumoto 等（2012）
额颞叶连接	Lacruz 等（2007）
边缘系统网络	
边缘系统通路	Buser 等（1968*），Buser and Bancaud（1983*），Wilson 等（1990），Catenoix 等（2005），Kubota 等（2013），Koubeissi 等（2013），Lacuey 等（2015），Enatsu 等（2015）
半球间连接	Wilson 等（1991），Umeoka 等（2009），Jimenez-Jimenez 等（2015）
岛叶连接	Almashaikhi 等（2014a，b）
听觉系统	
A1-pSTG 连接	Howard 等（2000），Brugee 等（2003），Oya 等（2007）
视觉系统	
V1- 高级视皮质	Matsuzaki 等（2014）
丘脑皮质网络	
丘脑枕皮质	Rosenberg 等（2009）
连接图谱	
BA 分割图谱	Entz 等（2014），Donos 等（2016）
与 ECoG 宽 γ 包络比较	Keller 等（2014）
与静息态 fMRI 比较	Keller 等（2014）

(二) CCEP 操作规程

在这里，我们将详细介绍 CCEP 的方法学，包括一些有用的技巧，以帮助读者遵循这些程序在自己的机构中记录 CCEP。为避免可能的癫痫发作诱发，通常在已经记录癫痫发作、将抗癫痫药物重新恢复到基线剂量并已经完成 50Hz 皮质电刺激功能定位后再进行 CCEP 检查。根据我们的经验，癫痫发作诱发极为罕见。SPES 通过颅内电极（如硬膜下电极或深部电极）作用于皮质。代表性的 CCEP 数据采集（原始 ECoG）和平均的 CCEP 反应如图 32-1 所示。

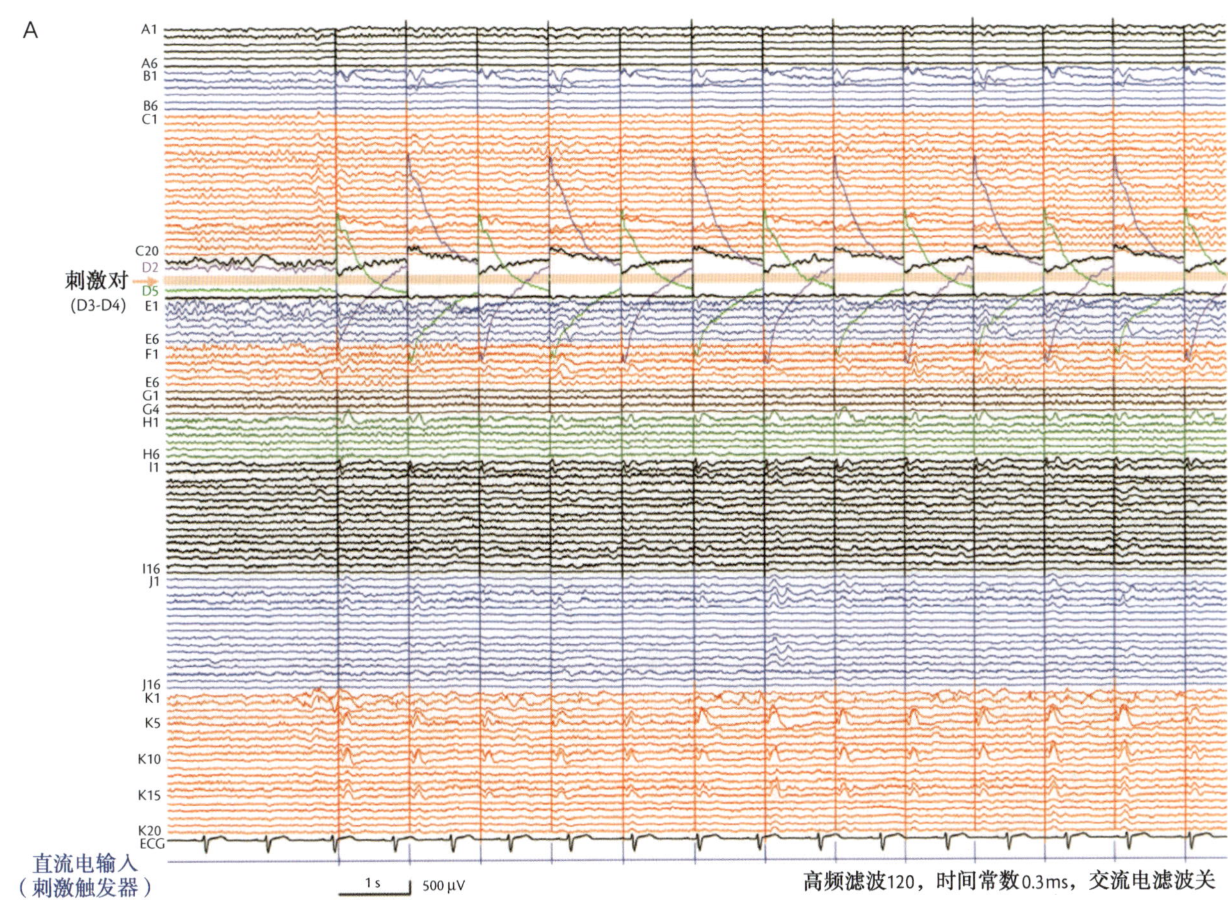

图 32-1 （A）CCEP 采集过程中的代表性原始 ECoG 和（B）平均的 CCEP 反应

（A）在电极对 D3-D4（角回）施加单一脉冲刺激（单相方波脉冲，交替极向，脉冲宽度 0.3 ms，1 Hz，10 mA）和使用 128 通道数字 EEG 机（EEG-1100，日本东京，Nihon Kohden）从其余电极（为便于显示，带通 0.53~120 Hz）记录原始 ECoG（带通 0.08~300 Hz，采样率为 1 kHz）。注意记录了两种伪迹：刺激伪迹（尖形偏转）和随后在邻近刺激部位的电极中的基线漂移（如电极 D2 和 D5 处较大的基线漂移）。脑电放大器的动态范围足够大，以记录整个漂移。当基线漂移超过动态范围时，应降低强度以允许记录来自相邻电极的 CCEP 反应。因此操作时线上检查原始 ECoG 非常重要。还要注意，即使在每个单独的试验中，在相邻电极（如 D2 和 D5）和远端电极（如 B1，K5，K10 和 K15）上，都可以观察到 CCEP 反应。代表刺激开始的 TTL 脉冲是从电刺激器发送到 EEG 机器的 DC 输入口，以便为计算与刺激锁时的诱发电位而将 ECoG 离线平均化，即 CCEP。

（B）D3-D4 刺激的离线平均化的 CCEP 反应。垂直线对应于单一脉冲电刺激的时间。根据 MRI 电极配准显示的电极解剖位置（右下图）。电极 A 和 B 是插在条状电极之间的深部电极。请注意顶叶 3D MRI 上的蓝点（电极 A）和红点（电极 B）。除了通过短 U 型纤维（如 D2 和 D5）在相邻电极中记录的大的 CCEP 外，还在背侧运动前区（最大在 K5）、顶叶小叶（F3）、楔前叶（最大在 H1）、后扣带回（最大在 I1）和深部电极（最大在 B1，大概位于脑沟的皮质）记录了远距离孤立的 CCEP 场。角回和楔前叶之间的有效连接可能反映了默认模式网络。PreCS，中央前沟；CS，中央沟；PostCS，中央后沟；SFS，额上沟；IFS，额下沟；IPS，顶内沟。*Part（B）adapted from Japanese Journal of Clinical Neurophysiology，45（2），Kobayashi K，Matsumoto R，et al.，Offline analysis and interpretation of CCEP，pp.91-101，Copyright（2017），with permission from Japanese Society of Clinical Neurophysiology*

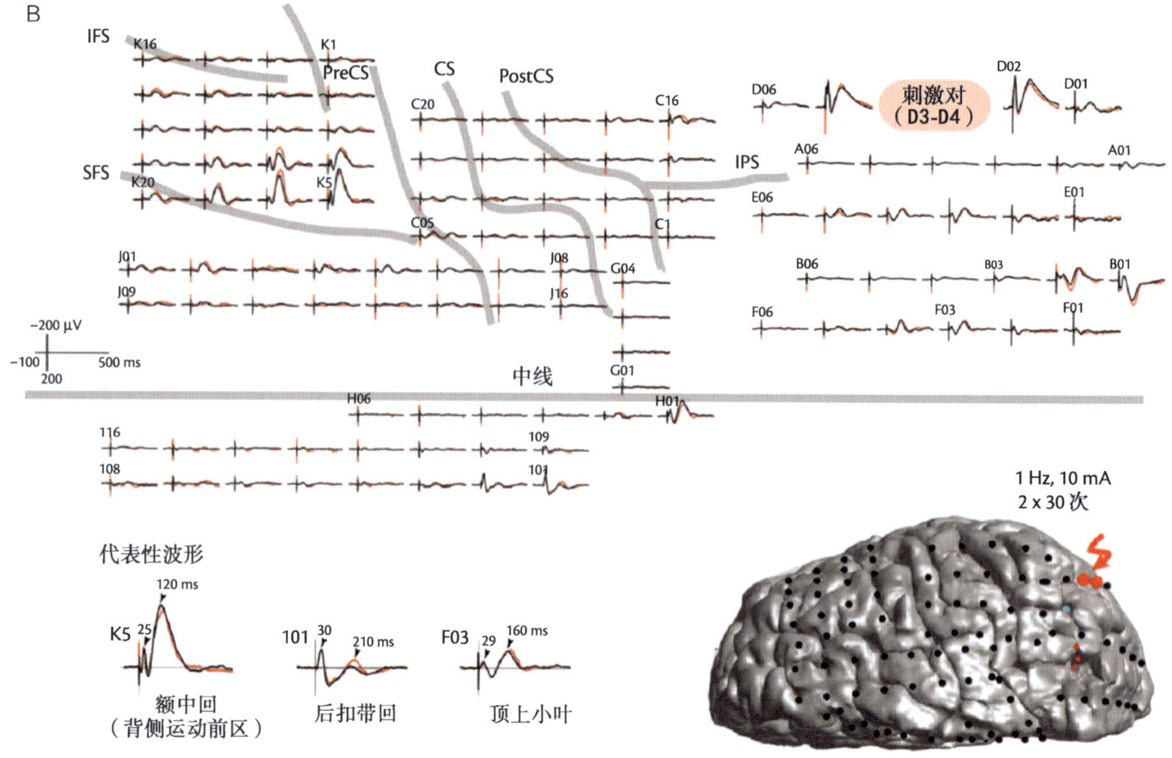

图 32-1 (续)

1. 刺激参数 通过一对传递局部电流的相邻电极以双极方式给出电刺激。优选恒定电流刺激器，如 Grass S88 刺激器(Astro-Med, Inc., RI) 或 SEN7203 或 MS-120B 刺激器(Nihon Kohden, 日本东京)。在我们研究所，用于此目的的电刺激包括一个持续时间为 0.3ms 的恒流方波脉冲，固定频率为 1Hz。刺激电流极相交替变化，以①减少刺激伪迹；②避免皮质积聚电荷(出于安全考虑)；③避免铂电极极化，其极化后随着时间延长会使电流强度降低。所给电流强度是标准 50Hz 刺激期间产生临床症状或后放电(ADs)强度的 80%~100%。如果在 15mA 时仍没有临床症状或 ADs，通常将强度设置为 10~12mA，对于联合皮质通常是这样的。在我们研究所，我们有时会在感觉运动区及其周围增加强度至 5~10mA，以便通过视频或 EMG 评估肌肉抽搐来同时进行运动区功能定位。

2. 刺激伪迹 观察到两种伪迹：持续的刺激伪迹(尖形偏转)和基线漂移。刺激伪迹可能会持续数毫秒。这不仅取决于电极阻抗，也取决于记录放大器的规格[如高频反应的共模抑制比(CMRR)和浮动电路的隔离电容]。在我们研究所，这种伪迹通常持续 1~4ms(图 32-2)。当实验者想要关注从刺激开始不到 10ms 的第一个 P1 电位时，需要认识这种伪迹(请参阅本章中有关波形形态部分)(Terada et al., 2008; Yamao et al., 2014)。基线漂移伪迹在刺激部位周围的电极处更为明显。由于较差的电极阻抗或者可能由于刺激电极下方存在脑脊液，这种伪迹会变大(图 32-2)。如果基线漂移在放大器的动态范围内，我们可以通过使用具有交替极向的单个脉冲来抵消漂移(见图 32-1A)。如果基线漂移过大超出了动态范围，则应以 1mA 逐步降低强度，直到伪迹变得足够小以至于可以看到原始的 ECoG 迹线。

3. 记录条件 对于术前 CCEP 记录，CCEPs 最初是使用术中诱发机器(Axon Epoch 2000Neuroologic Workstation, Axon Systems Inc., NY 或 Biotop; NECSanei, 日本东京)在线记录的，带宽滤波为 1~1 000Hz，采样频率为 2 500Hz。现在，我们使用带有反映刺激开始的 DC 输入口(如 TTL 脉冲)的 EEG 机器记录原始 ECoG，然后对与 DC 输入锁时的 ECoG 信号进行离线平均来测量 CCEP。这是因为我们这样做可以记录所有植入电极的 CCEP(相对于使用诱发机器的有限通道)而且放大器规格(如动态范围)适合于记录 ECoG 信号，包括靠近刺激部位电极的基线漂移。与使用诱发电位机的在线方法(在这种方法中，SPES 是内部产生的，因此触发脉冲的时间是精准的)相比，关于这种离线方法的一个警告是：它可能会产生较长的内刺激伪

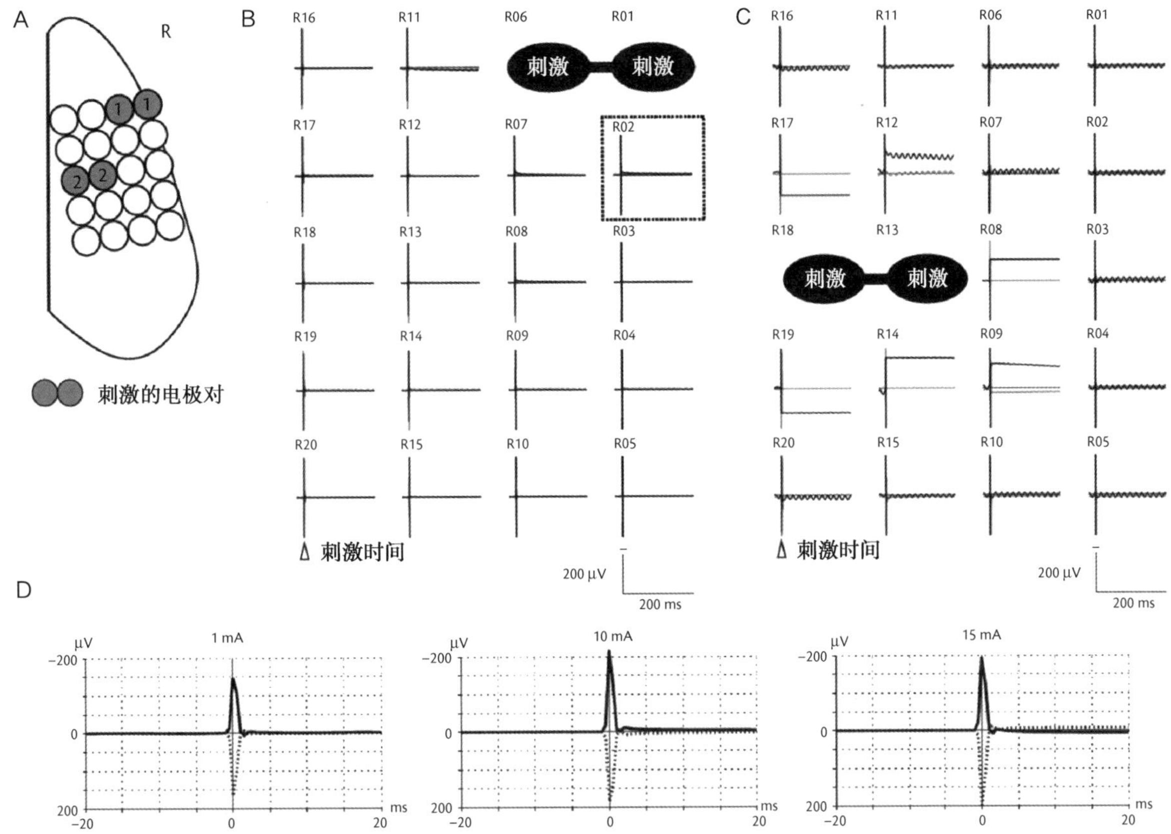

图 32-2 从死亡的猪脑中记录的单一脉冲电刺激的刺激伪迹

A. 单一脉冲刺激传递到刺激部位 1(电极对 R1-R6)和 2(R13-R18)。ECoG 采集、记录和离线均是使用与临床记录相同的参数和设置来完成的。使用完全相同的设备(EEG 机器和刺激器)和栅状电极。记录参考位于小脑背侧表面的电极。请注意,所有电极的电极阻抗均保持在 20 kΩ 以下,但是刺激部位 2 及其周围的电极未牢固地附着在大脑表面,这些区域下方留有一些脑脊液。

B. 通过刺激电极对 R1-R6(10 mA,两组,每组 30 次试验)记录的 CCEP。所有电极都看到了刺激伪迹(尖形偏转)。两次平均显示了可重复性(每个实验连续 30 次,黑色和灰色)。

C. 通过刺激电极对 R13-R18 记录的 CCEP(10 mA,两组,每组 30 次试验)。请注意,刺激部位周围基线过度漂移,这很可能是由于刺激部位和邻近区域的下方脑脊液引起的。两次平均显示了可重复性(每个实验连续 30 次,黑色和灰色)。

D. 在电极 R2 处(在 B 中用虚线框围起来)围刺激时间内刺激伪迹的放大(尖形偏转)。在三种刺激强度(1 mA、10 mA 和 15 mA)之间比较刺激伪迹。尽管刺激伪迹的波幅在一定程度上有所变化,但伪迹在所有情况下都从刺激开始持续 3~4 ms。黑色和灰色线分别表示奇数和偶数试验。

其他与图 32-1 相同。*Adapted from PLoS One, 10(6), Kobayashi K, Matsumoto R, Matsuhashi M, et al., Different Mode of Afferents Determines the Frequency Range of High Frequency Activities in the Human Brain: Direct Electrocorticographic Comparison between Peripheral Nerve and Direct Cortical Stimulation, Copyright (2015), Kobayashi et al., reproduced under the Creative Commons Attribution License 4.0*

迹(1~2ms)。这是因为触发检测期间由于直流信号(TTL 脉冲)的采样而产生的时间跳动。在我们研究所,根据所植入电极的数量,带通滤波器分别设置为 0.08~300 或 0.08~600Hz,采样率设置为 1 000 或 2 000Hz(EEG-1100,Nihon Kohden,日本东京)。所有硬膜下电极均以置于植入电极对侧乳突上的头皮电极为参考。CCEP 是通过使用 200~500ms 的时间窗对 ECoG 进行平均而获得的,并使用内部 MATLAB 脚本将其与刺激进行锁时。在每个部分,至少要进行 2 组,每组 20~30 个反应分别进行平均以确定反应的可重复性。最初,我们应用了两组 100 次的刺激,但现在我们意识到每组 20~30 个刺激的 2 组刺激就足以显示可重复性。在具有代表性的 CCEP 记录中(图 32-1A),即使是一次试验也可以显示离散的附近和远隔的 CCEP 反应。

其他研究人员采用不同类型的电脉冲或间隔。一些人使用在单个脉冲内进行电荷平衡的双相脉冲，取代通过在奇数和偶数试验之间交替极性进行电荷平衡的单相脉冲（Howard et al.，2000；Keller et al.，2011；Garell et al.，2013）。脉冲宽度通常为 0.1~1ms。刺激强度取决于电极类型［硬膜下与深部电极 / 立体脑电图（SEEG）］和脉冲宽度。硬膜下电极（网格和条形）的刺激电极位于脑实质外，且具有较大的表面积，导致比深部电极或 SEEG 的电阻更大，电荷密度更低。持续时间也会影响电荷密度 / 相位。如在较长的脉冲宽度（如 1ms）的情况下，刺激强度应为我们使用的强度（脉冲宽度为 0.3ms）的 1/3，以便传送相同数量的电荷密度 / 相位。使用较长脉冲宽度的研究人员通常使用的强度约为 4mA（Valentin et al.，2002）。用于深部电极 /SEEG 的强度范围为 1~3mA（脉冲宽度为 1 或 3ms）（Rosenberg et al.，2009；David et al.，2013）至 4~8mA，脉冲宽度为 1ms（Valentin et al.，2002；Lacruz et al.，2010）或 0.3ms（Kubotaet et al.，2013；Enatsu et al.，2015）。刺激的频率因机构而异。在分析窗口和总采集时间之间须要权衡。专注于电传导束追踪或功能性纤维束成像的研究使用更高的频率，多数为 1Hz，或某些为 0.5Hz（Keller et al.，2011）或 2Hz（Howard et al.，2000；Garell et al.，2013）。那些致力于探查致痫性以记录延迟反应的人（请参阅本章中有关使用 SPES 探测致痫性和癫痫发作网络的部分）使用较低的频率，如 0.1Hz 或 0.2Hz。不同的参数，如脉冲宽度、双相与单相（交替极向）脉冲以及电极类型，可能是解释诱发反应的潜在混杂因素。但是，这应该不是一个严重的问题，因为在使用不同参数的机构之间，背侧语言通路（通过弓形束）这一最常被研究的领域之一的研究结果是非常一致的（Matsumoto et al.，2004b；Keller et al.，2011；David et al.，2013；Garell et al.，2013）。

4. 波的形态　初步研究发现，CCEP 通常由早期的尖形负向电位（N1：峰值 10~50ms）和随后的慢波样电位（N2：峰值 50~300ms）组成（Matsumoto et al.，2004a，b，2007 年）。N1 之前有一个小的正向偏转，即 N1 的开始，一些学者称之为 P1，因为它可以反映向目标皮质的第一个投射（Rosenberg et al.，2009；Terada et al.，2012）。在过去的 10 年中，已经报道了许多 CCEP 研究，现在知道 CCEP 波形有一些变异。一些报道描述了这些电位的各种极向和潜伏期（Keller et al.，2011；Araki et al.，2015）。N1 可能记录为正电位，可反映脑沟内偶极子活动的正向成分（Matsumoto et al.，2004a，b；Keller et al.，2014a）。CCEP 响应偶尔具有很小的 N1 波，随之出现较大的 N2 电位。在某些情况下，N1 峰潜伏期可能超过 50ms（Araki et al.，2015），并且 N2 电位（峰值潜伏期超过 100ms）可能单独发生。CCEP 波形随着反应位点的细胞构筑而变化是很自然的，正如人类初级和次级感觉运动皮质的 DCR 记录所强调的一样（Goldring et al.，1994）。实际上，某些 CCEP N1/N2 反应伴随着随后的电位或成分（未发表的数据）。未来的全球合作数据库将保证建立每个解剖分区的 CCEP 形态。

CCEP 的记录非常实用，因为①受试者只须躺或坐在床上，无须执行任何特定任务；②可以在 1min 之内用一个刺激部位来探测带有方向性信息的皮质与皮质之间的连接性。由于 CCEP 在全身麻醉期间也具有很高的实用性和可行性，因此 CCEP 现在已在术中用于监测功能性脑网络（如语言）（Yamao et al.，2014）。

这里应该提到的是，神经成像技术的进步，尤其是融合和导航技术，术外和术中每个电极的精确解剖定位取得了巨大进步（Matsumoto et al.，2004b；Dykstra et al.，2012；Pieters et al.，2013）。结合神经影像学研究提供的解剖学精度，CCEP 方法具有出色的时间分辨率和相当好的空间分辨率，电极间距离为 0.5~1cm。

三、CCEP 的产生机制

CCEP 的产生机制尚不清楚。由于用来平衡刺激伪迹和电荷的刺激电流的极向交替，被刺激的神经元实际上是由阳极和阴极刺激去极化的不同神经元种群的混合神经元（Amassian et al.，1990；Rattay，1999）。因此，投射神经元的兴奋可能是通过传入输入的激活和初始节段的直接去极化的突触作用而发生的。在人类局部诱发的 DCR 中观察到的相对较长的峰潜伏期（大约 10ms）（Purpura et al.，1957；Goldring et al.，1994）支持这一观点，即直接皮质刺激在局部皮质回路中产生单突触或多突触反应。刺激部位和靶皮质中突触活动的这种局部抖动可以解释相对较长的潜伏期和 N1 电位的钝性负向峰（例如在非常相邻的电极处约为 10ms，

图 32-3A)。

已经提出了两种可能的脉冲传播模式:通过白质束的直接皮质 - 皮质传播,和通过皮质下结构的间接皮质 - 皮质下 - 皮质传播。关于后一种回路,非双向的皮质 - 丘脑 - 皮质回路(McFarland 和 Haber,2002)或皮质 - 基底节 - 丘脑 - 皮质回路(Alexander et al.,1986)可能是候选回路。我们的研究为支持直接皮质 - 皮质连接的发生机制提供了一些见解。我们的顶额 CCEP 连接性研究表明,N1 峰潜伏期与从顶叶刺激点到额叶最大反应位点的表面距离之间呈线性关系(图 32-3A)(Matsumoto et al.,2012)。这个观察结果支持直接皮质 - 皮质白质纤维途径,因为表面距离越长,连接两个皮质部位的实际白质路径按比例就越长,相应的传播时间也就越长。的确,在另一项研究中,由运动前区的 SPES 记录到了来自上纵束顶叶深部电极的短潜伏期 CCEP(Enatsu et al.,2013)。在我们对肿瘤手术过程中弓状束(arcuate fasciculus,AF)进行的术中 CCEP 研究中,我们有机会将 SPES 应用于前语言区(anterier language area,AL)和位于切除腔底部的 AF,这两处均被 50Hz 电刺激证实为语言相关的皮质或传导束(Yamao et al.,2014)。在后语言区域(posterior language area,PL)记录到了 CCEP,并且在前语言区和后语言区成功地记录到了皮质下 - 皮质诱发电位(SCEP)(图 32-3B)。对 SCEP 和 CCEP 潜伏期的比较提供了进一步的理解。SCEP 的 N1 起始或 P1 峰潜伏期($SCEP_{AF \to AL}$+ $SCEP_{AF \to PL}$)的总和与 $CCEP_{AL \to PL}$ 的 N1 起始(=P1 峰)潜伏期大致相对应。提出第一个正向偏转,即 N1 起始或 P1 峰,代表通过大的皮质 - 皮质投射纤维投射至中间或深层皮质层的最快单突触冲动,从而产生一个小的正向表面电位(Felleman 和 Van Essen,1991;Terada et al.,2012)。如果真是这样,那么我们的发现就支持这一假设:即冲动,至少是第一个冲动是直接通过白质途径传递的。另一方面,SCEP N1 峰潜伏期的总和比 $CCEP_{AL \to PL}$ N1 峰潜伏期更长。CCEP N1 峰很可能代表了直接的皮质 - 皮质冲动的总和,这些冲动是通过传导速度较慢的小纤维和通过由间接单突触的皮质 - 皮质投射激活的大的有髓鞘纤维所传递的。

联合纤维突触前轴突末端的逆向激活也可能在 CCEP 的产生中发挥作用。与高度结构化的锥体神经元或中间神经元相比,这些小的轴突末端的排列不当不利于有效地直接激活(Nieuwenhuys et al.,1988)。然而,突触前末端的大量分支可能会增加皮质表面刺激的兴奋机会。在这种情况下,目标皮质的深层皮质中的锥体神经元的逆向活化将是一个小的表面正电位,它反映了第一次的冲动投射。随后的较大的钝的负电位可能是第一个顺向冲动达到时在目标皮质产生的,或者是目标皮质中神经元顺向和逆向兴奋相混合的结果。

四、利用 CCEP 探索功能性脑网络

尽管仅限于术前评估有创性慢性颅内电极植入的情况,但自 21 世纪初引入 CCEP 方法学以来,CCEP 已广泛应用于在体探测各种功能性大脑系统(表 32-1)。

(一) 语言网络

由于语言这种较高的大脑功能是人类独有的,因此我们一直专注于语言系统(Matsumoto et al.,2004b)。我们首先探索了经典语言网络,现在被认为是主要参与听觉到运动的功能定位的背侧语言通路(图 32-4A)(Hickok 和 Poepel,2007;Friederici,2009)。由 50Hz 刺激定义的 AL 或 Broca 区,不仅与经典的 Wernicke 区(颞上回的后部)有连接,而且还与相邻的颞中回和顶下小叶有连接。CCEP 分布通常大于 50Hz 刺激定义的核心语言区(图 32-4B)。这种连接是针对特定点的:对邻近面部运动区的刺激显示出完全不同的 CCEP 分布,主要分布在中央后回。从 Broca 区到顶下小叶外侧和颞区的 CCEP 连接模式很快被扩散张量纤维追踪研究证实(图 32-4C)(Catani et al.,2005)。有效连接性研究和解剖连接性研究相辅相成,从而建立了背侧语言通路中当代连接。其他研究组也一致报道了关于背面语言通路中 CCEP 的连接模式(Conner et al.,2011;Keller et al.,2011;Davis et al.,2013;Garell et al.,2013;Saito et al.,2014 年;Tamura et al.,2016 年)。

此外,我们的 CCEP 研究表明,通过 AF 可以在 AL 和 PL 之间建立双向连接,而传统上认为是从 PL 到 AL 的单向通路(Wernicke-Geschwind 模型,后来在手术室的大量病例中得到了证实:Yamao et al.,2017)。这里展示的有效性连接支持当代语言组织的概念,即神经元群通过前馈和反馈投射参与网络的组成(Damasio et al.,2000)。

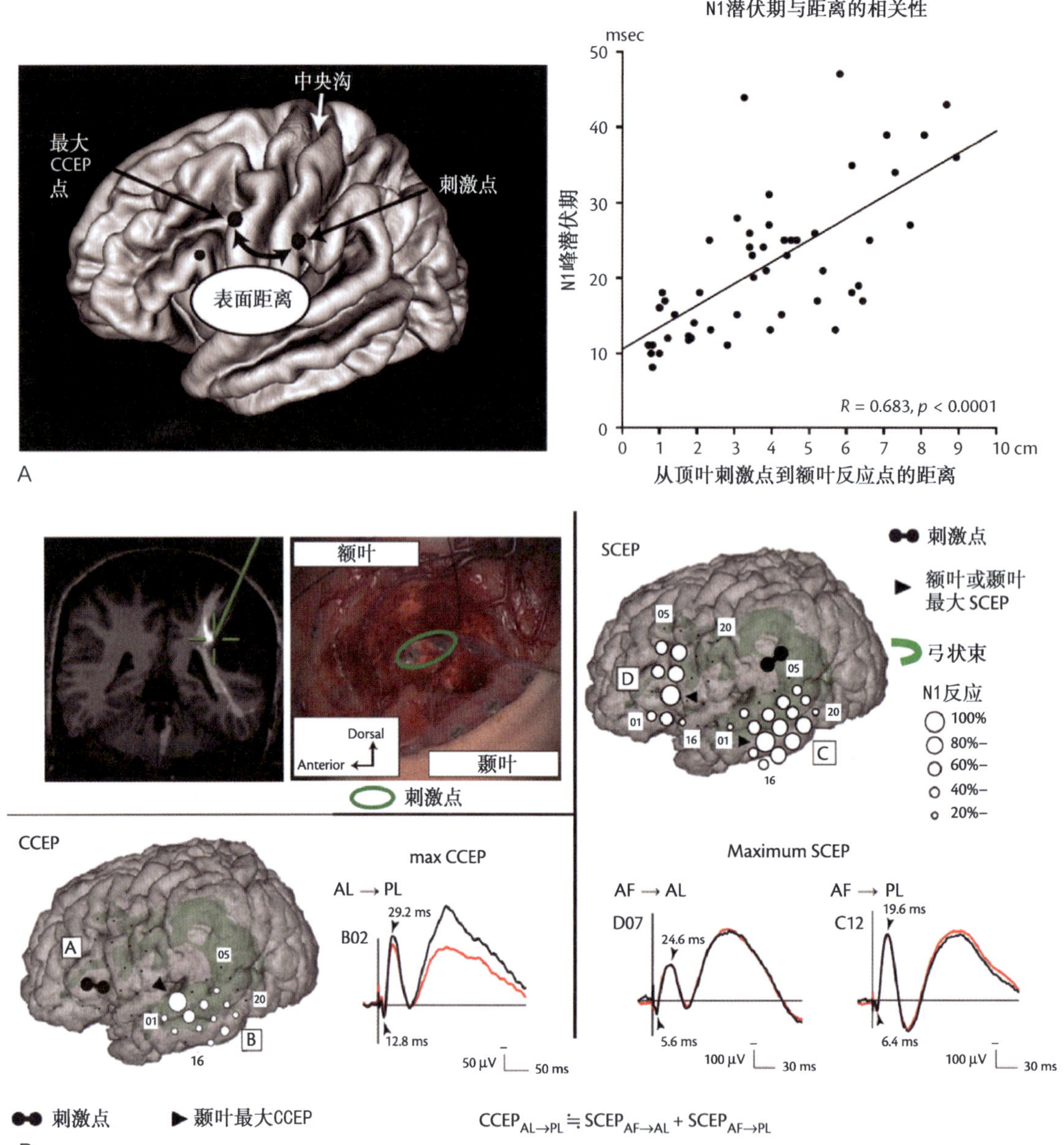

图 32-3　CCEP 产生的直接皮质 - 皮质连接的证据

A. 通过刺激顶叶电极并记录额叶的 CCEP 反应来探索顶 - 额叶连接。测量从顶叶刺激位点（该对的中点用于计算）到最大额叶 CCEP 反应的表面距离。在表面距离和最大响应的 N1 峰潜伏时间之间观察到正相关关系。当回归线外推至零距离时，潜伏期约为 10 ms。这可能对应于人类局部诱发的 DCR 中观察到的相对较长的峰潜伏期（约 10 ms）（Goldring et al.，1994）。也就是说，直接皮质刺激在局部皮质回路中产生单突触或多突触反应。

B. 典型病例中的皮质下 - 皮质诱发电位（SCEP）。左上图：肿瘤切除腔底部深部白质处的刺激部位（电极对，绿色圆圈）。该部位（绿色十字）在神经导航系统的融合图像上位于 AF 束。右图：将 SPES（1 Hz，脉冲宽度 0.3 ms，极向交替，15 mA，两组 30 次试验）传递到刺激部位，并记录了 AL（$SCEP_{AF\rightarrow AL}$，D）和 PL 的 SCEP（$SCEP_{AF\rightarrow PL}$，C）在 AF 区域的末端及其周围。每个电极处的圆直径代表最大 SCEP 响应位点处最大波幅（N1）的百分位数。左下图：AL 的 SPES（通过 50 Hz 电刺激确认）在颞叶（假定为 PL）中产生了 CCEP。每个电极处的圆直径代表最大 CCEP 响应位点处最大波幅（N1）的百分位数。在最大响应位点，SCEP 的 P1 峰 /N1 起始潜伏期的总和（$SCEP_{AF\rightarrow AL}+SCEP_{AF\rightarrow PL}$，12.0 ms）非常接近 CCEPAL → PL 的 P1 峰 /N1 起始的潜伏期（12.8 ms）。

AF. 弓形束；AL. 前语言区；DCR. 直接皮质反应；PL. 后语言区；其他标注与图 32-1 相同。

Part（A）reproduced from Human brain mapping，33（12），Matsumoto R，Nair DR，Ikeda A，et al.，Parieto-frontal network in humans studied by cortico-cortical evoked potential，pp.2856-2872，Copyright（2012），with permission from John Wiley and SonsPart（B）adapted from Human brain mapping，35（9），Yamao Y，Matsumoto R，Kunieda T，et al.，Intraoperative dorsal language network mapping by using single-pulse electrical stimulation，pp.4345-4361，Copyright（2014），with permission from John Wiley and Sons

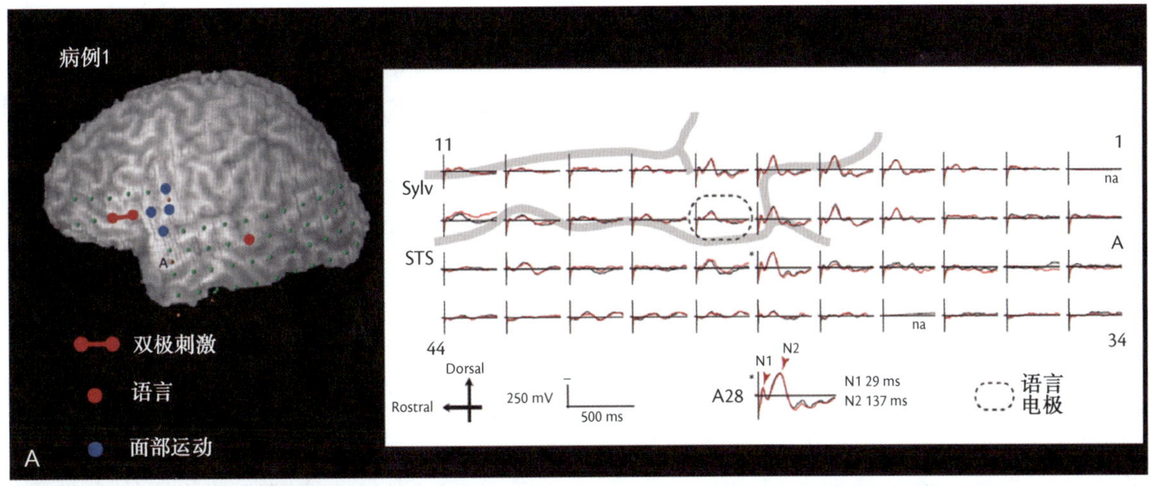

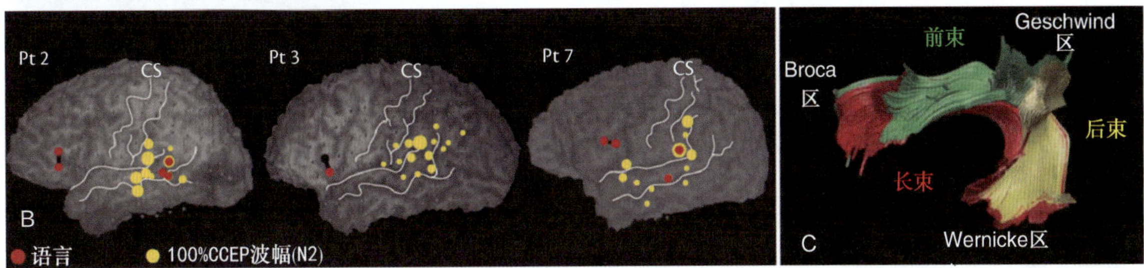

图 32-4 (A)术外的典型 $CCEP_{AL \to PL}$。通过 50 Hz 电刺激(红色电极对)将 SPES 传递到 AL,并在后语言区记录 CCEP。将两组试验每个电极叠加绘图。诱发反应主要在颞上回的后部和颞中回的相邻部分,位于标准皮质刺激所定义的语言区电极及其周围(A18:以虚线圆圈突出显示)。(B)其他患者中 $CCEP_{AL \to PL}$(N2 波幅),用圆圈表示。语言相关电极(红色)由 50 Hz 电刺激定义。主要的脑沟用白线(CS,中央沟)突出显示。来自 AL 的 CCEP 连接模式表明,较大的后语言区网络分布在语言区内和紧邻语言区电极周围的颞上回的后部、颞中回的相邻部分以及缘上回。(C)确定性扩散张量神经束成像提供的在 AL 和 PL(下顶叶小叶以及颞上和中颞回的后部)之间解剖上的白质通路补充了 CCEP 连接模式。其他标注与图 32-3 相同

STS. 颞上沟;Sylv. 外侧裂;na. 由于记录电极的高阻抗未记录到 CCEP。

Part(A) reproduced from Brain,127(10),Matsumoto R,Nair DR,LaPresto E,et al.,Functional connectivity in the human language system:a cortico-cortical evoked potential study,pp.2316-2330,Copyright(2004),with permission from Oxford University PressPart(B) adapted from Brain,127(10),Matsumoto R,Nair DR,LaPresto E,et al.,Functional connectivity in the human language system:a cortico-cortical evoked potential study,pp.2316-2330,Copyright(2004),with permission from Oxford University PressPart(C) reproduced from Ann Neurol.,57(1),Catani M,Jones DK,ffytche DH,Perisylvian language networks of the human brain,pp.8-16,Copyright(2005),with permission from John Wiley and Sons

语言功能的偏侧性是人脑功能的突出特征。由于通常在一个半球内进行颅内电极植入,因此很难在同一患者中研究与语言相关的通路(如 AF)的偏侧性。弥散张量纤维追踪可以弥补这一缺点。一些文献表明,在健康受试者(Parker et al.,2005;Catani et al.,2007;Glasser et al.,2008)以及癫痫和肿瘤患者(Matsumoto et al.,2008a)中,AF 是左半球优势。在 Wada 试验确定的语言优势侧的患者中,在上纵束 / 弓状束中,终止于颞叶而不是顶叶的纤维束显示出明显的不对称性(Matsumoto et al.,2008a)。

对健康受试者的神经影像学研究以及对词义性痴呆和卒中患者的病变研究表明,腹侧语言通路在语言理解(声音到含义功能定位)中起作用(Hickok and Poeppel,2007;Binder et al.,2009;Friederici,2009;Visser et al.,2010;Turken and Dronkers,2011)。尽管它在语言理解或语义认知中很重要,但对腹侧语言通路或语义网络中涉及的基础连接知之甚少。尽管一些学者为此网络提出了一些不同的构想(Hickok and Poeppel,2007;Friederici,2009;Ueno et al.,2011),但是它通常包括颞上回的前 / 中部,颞中回的前部、中部和后部,以及颞前叶的腹侧部(前梭状回 / 颞下回)。前颞叶的腹侧部已被视为该网络的枢纽之一(Patterson et al.，2007；Mion et al.，2010）。在癫痫术中，自从发现高频电刺激该皮质区会损害阅读和命名以来，这一区域就被视为一个重要的语言区 - 颞叶底面语言区（BTLA）（Lüders et al.，1986，1991）。在 6 名患者中，我们利用各种语义评估方法，评估并确认 BTLA 在多模态、接受性和表达性语义处理过程中至关重要（Shimotake et al.，2015）。保留该区域及其纤维通路可改善神经外科手术后言语记忆的预后（Mikuni et al.，2016）。我们发现 AL 和颞中回的后部与 BTLA 存在连接（Matsumoto et al.，2004b）。语义网络被认为是双侧的（Patterson et al.，2007），CCEP 文献证明双侧颞叶底面参与了语义网络（Umeoka et al.，2009；Koubeissi et al.，2012）。弥散张量纤维束成像研究揭示了在这一网络中的三个重要传导束 - 下额枕束、下纵束和钩束，但是由于交叉纤维和信噪比问题，未能追踪到颞叶内的纤维束。初步研究只是最近才开始的（Matsumoto et al.，2013；Araki et al.，2015），并且有必要进行进一步的 CCEP 研究以详细说明腹侧语言 / 语义网络之间的联系。

（二）认知运动网络

为了理解通过涉及发作期运动症状的皮质 - 皮质网络进行的癫痫性放电的快速扩散，了解外侧和内侧运动皮质之间的皮质 - 皮质连接非常重要。这一网络对于理解各种认知运动控制也很重要，这些控制运动的外侧和内侧运动前区皮质相互协调。通过 CCEP，我们证明了人类皮质 - 皮质网络连接：①外侧和内侧运动皮质的解剖同源区沿前后认知运动梯度分布（Ikeda et al.，1999；Yazawa et al.，2000；Matsumoto et al.，2003；Usami et al.，2013）［例如辅助运动区（supplementary motor area，SMA）到运动前区 / 初级运动区（MI）的后外侧，pre-SMA 到运动前区前外侧］。②外侧和内侧运动皮质的肢体分布同源区相互连接（如 SMA 面代表区对应中央前回手面代表区：参见图 32-5 中的电极对 1 和 2 刺激）（Matsumoto et al.，2007）。在临床上，这些回路可解释癫痫放电起始于 / 传播到 SMA 的传播情况（Baumgartner et al.，1996；Aghakhani et al.，2004 年）和标准皮质刺激中很少见的非典型运动反应：在 M1 和 SMA 刺激中分别出现强直和阵挛性反应（Lim et al.，1991）。从功能上讲，连接到 pre-SMA 和 SMA 的不仅是背侧运动前区（主要是额上回后部和邻近的中央前回），还有腹侧运动前区（主要是额下回后部和邻近的中央前回）（图 32-5B，C）。

此处讨论的连接是有关外侧和内侧运动前区中的负性运动区的。负性运动区（nagtive motor area，NMA）定义为由 50Hz 电刺激产生的负性运动反应，其特征是抑制远端（如手指和脚趾、舌头和眼睛）正在进行的运动。初级 NMA 通常位于运动前区外侧（更常见于腹侧运动前区），而辅助 NMA 位于 pre-SMA 和 SMA 交界区。在我们的 CCEP 研究中，位于腹侧运动前区的初级负性运动区与前联合垂直（VAC）线附近的 pre-SMA/SMA 边界相连接（图 32-5C）。后者的连接已通过弥散张量纤维成像确定为额斜束（Catani et al.，2012）（图 32-5D）。功能磁共振成像、ECoG 相干和 CCEP 的联合研究发现，单个难治性局灶性癫痫患者中，参与动作停止的两个皮质区，即辅助 NMA（pre-SMA）和额下回后部在功能上和解剖学上是相互关联的（Swann et al.，2012）。该网络在动作控制或抑制中的重要性得到了额斜束的术中白质刺激（60Hz）的进一步支持，该刺激对正在进行的运动或言语产生了抑制作用（Kinoshita et al.，2015）。

顶 - 额脑网络的详细信息对于理解顶枕叶癫痫中从顶叶到额叶的棘波扩散很重要。从行为神经病学的角度来看，该网络对于各种复杂行为的感觉运动整合必不可少，其破坏与失用症和视空间疾病的病理生理学相关联。我们通过 CCEP 研究了活体内外侧顶 - 额脑网络的脑区间连接（Matsumoto et al.，2012）。我们研究了 6 例癫痫患者和 1 例脑肿瘤患者。通过追踪从顶叶刺激点到记录到最大 CCEP 的额叶点的连接来研究网络结构。它的特征：①跨中央沟近对近和远对远的镜像 - 对称构型；②保留了背侧腹侧结构（顶下小叶到腹侧运动前区和顶上小叶到背侧运动前区）；③ 56% 所探索的连接投射到多个额叶皮质区。这些发现也被蒙特利尔神经病学研究所（MNI）标准空间中最新的 Jülich 细胞结构图谱构建的标准化顶 - 额 CCEP 连接图谱得到了证实（图 32-6）。CCEP 的这项研究提供了外侧顶 - 额网络的解剖学蓝图，并在人类新近发育的顶下小叶中证明了类似于非人类灵长类动物的连接性模式。使用相同的 Jülich 细胞结构图谱进行的概率性弥散纤维束成像研究（解剖学连接性）也支持了后者的发现（Caspers et al.，2011）。Enatsu 等（2013 年）比较了初级运动区、初级躯体感觉区和初级 NMA 之间的

CCEP 连接性，发现初级 NMA 通过与运动前区、中央前回、中央后回、后顶叶皮质和颞顶联合区相连接，构成了比初级运动或感觉区更广泛的额 - 顶网络。这些广泛的联系可能与更高的运动控制有关，如复杂动作的精细调节机制（Filevich et al.，2012）。

（三）边缘系统网络

边缘系统网络因为参与了颞叶内侧癫痫的发作网络以及重要的脑功能，如记忆而被广泛研究。继 1960 年代 Buser 及其同事（Buser et al.，1968；Buser and Bancaud，1983）和 1990 年代初期 Wilson 及其同事（Wilson et al.，1990，1991）进行的开创性工作之后，在最近几年中，连接性得到了广泛研究。克利夫兰学派利用 SEEG 研究了边缘系统内网络，发现海马与同侧穹隆和后扣带回之间存在紧密联系（Koubeissi et al.，2013；Kubota et al.，2013；Lacuey et al.，2015）。他们进一步增加了受试者的数量（28 名患者），发现边缘系统网络内的各个区域在反射回路中紧密相连，并与特定的同侧和对侧脑区相连，这可能反映了不同的功能作用（Enatsu et al.，2015）。

几个小组已经对半球之间的边缘系统和颞叶的连接进行了研究（Wilson et al.，1991；Umeoka et al.，2009；Lacruz et al.，2010；JimenezJimenez et al.，2015）。颞叶底面（梭状或颞下回）之间的联系很少（占探查部位的 7%~29%），而双侧海马和杏仁核则很少（少于 5%）（Umeoka et al.，2009；Jimenez-Jimenez et al.，2015）。后者部分是因为将双侧内嗅皮质相互连接的背侧海马连合是唯一的功能连接，而腹侧海马连合在人类实际上已经消失。颞叶内侧和底面半球间这种连接稀少现象，与额叶形成鲜明对比。Lacruz 等（2010 年）报道了一大批患者（51 名患者），发现双额叶连接更常见且更快（57%~67%），而两个脑叶中脑叶内连接常见（43%~95%）。

（四）其他皮质 - 皮质下网络

除了上述网络之外，还研究了各种其他功能网络，表 32-1 进行了详细总结。利用 SEEG，法国研究人员试图绘制出深部结构（如岛叶和丘脑）的连通图谱。他们发现丘脑内侧丘脑枕核与各个皮质区域（如颞叶新皮质、颞顶联合、额顶盖皮质和岛叶）相互连接（Rosenberg et al.，2009）。通常都能观察到双向相互连接，而在颞叶内侧区和丘脑枕核之间却能观察到明显的不对称现象。他们对岛叶内连接和岛叶传出的连接进行了广泛研究，为与非人类灵长类动物不同的连接模式提供了宝贵的见解（Almashaikhi et al.，2014a，b）。

五、联合高频和低频电刺激进行临床系统功能定位

为了进行功能相关皮质定位，如语言区和运动区，知道功能区与病灶区是否共存是非常重要的。局灶性皮质发育不良（focal cortical dysplasia，FCD）是难治性局灶性癫痫的常见病因之一。虽然功能重组可能发生在 FCD 及其周围，但皮质功能可以定位于“MRI 阴性”FCD 上，在此处可以发现皮质分层异常和柱状组织紊乱而不存在气球细胞（Marusic et al.，2002）。CCEP 研究成功地描述了“MRI 阴性”FCD 中运动和语言网络的存在，而部分 CCEPs 偶尔在“MRI 阳性”FCD 中被记录到（Matsumoto et al.，2004b，2007）。在这些情况下，理想的是绘制整个功能系统、皮质区域和脑区间的连接图，以区分病灶周围或病灶部位的皮质区是否具有功能以及是不是构成功能网络的一部分。因此，当在病灶及其周围假定的功能构成发生变化时，联合 50Hz 和 1Hz 刺激将有助于在有病灶的情况下识别某一功能的皮质 - 皮质网络，以及由此产生的脑功能可塑性。我们的初步研究表明，功能系统定位在探测腹侧顶 - 额网络内的子网络方面很有用（Shimotake et al.，2010）。

CCEP 研究可应用于术中功能定位和监测，因为从一个刺激部位探查皮质 - 皮质连接只需不到 1min 的时间。我们已经应用 CCEP 来监测皮质运动网络和背侧语言通路。手初级运动区的 SPES 可以帮助探测 SMA 手代表区，以便我们可以将每次 5 串的刺激局限于候选的电极上（Kikuchi et al.，2012）。在开颅唤醒术中，我们可以通过对初级手部运动区施加每次 5 串的刺激来确认是否存

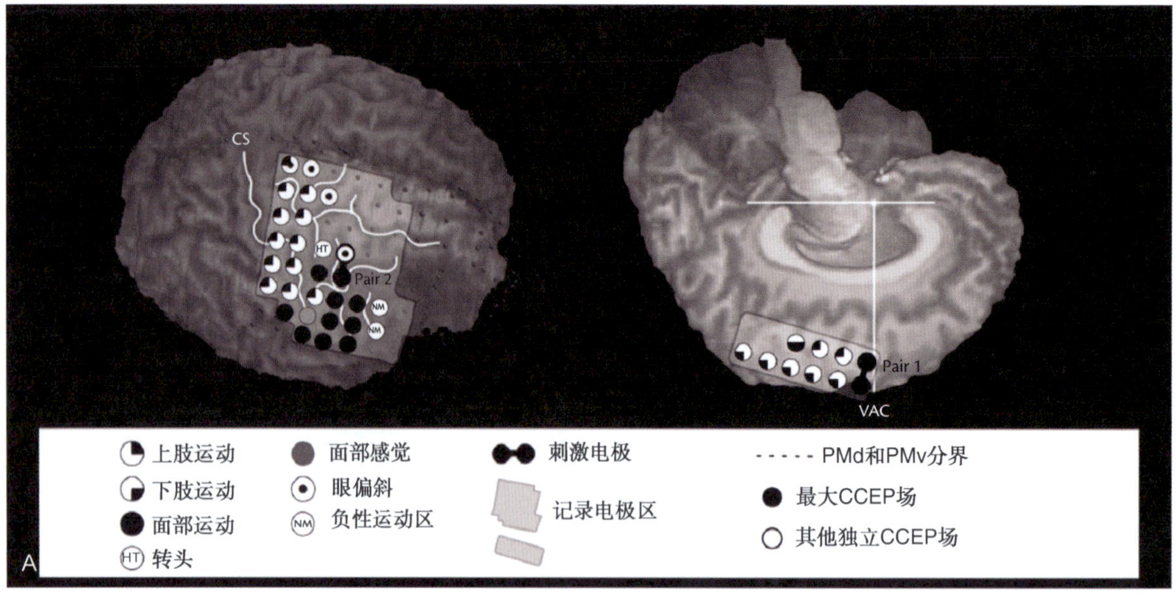

CS
Pair 2
HT
NM
Pair 1
VAC
上肢运动
下肢运动
面部运动
转头
面部感觉
眼偏斜
负性运动区
刺激电极
记录电极区
PMd和PMv分界
最大CCEP场
其他独立CCEP场
A

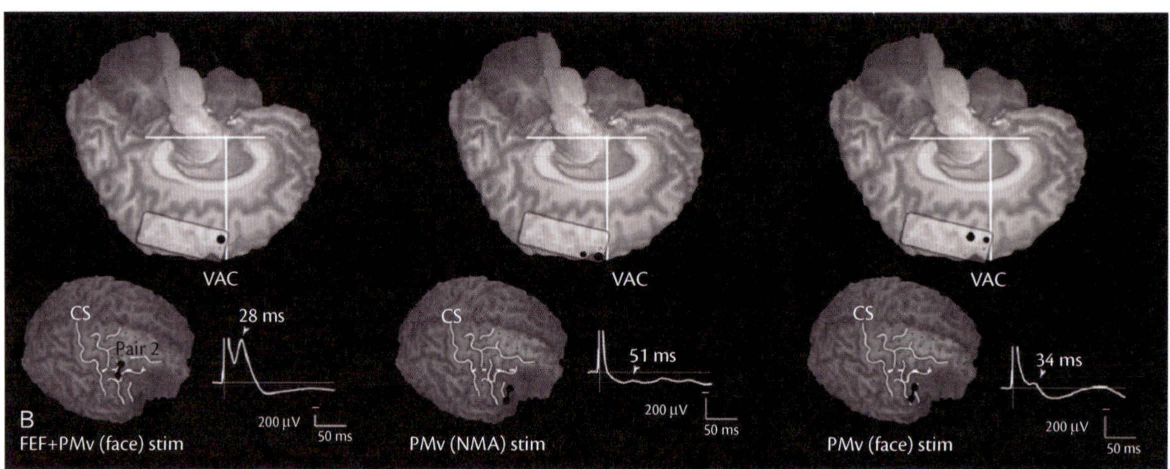

VAC
CS
Pair 2
28 ms
200 µV
50 ms
B
FEF+PMv (face) stim
51 ms
PMv (NMA) stim
34 ms
PMv (face) stim

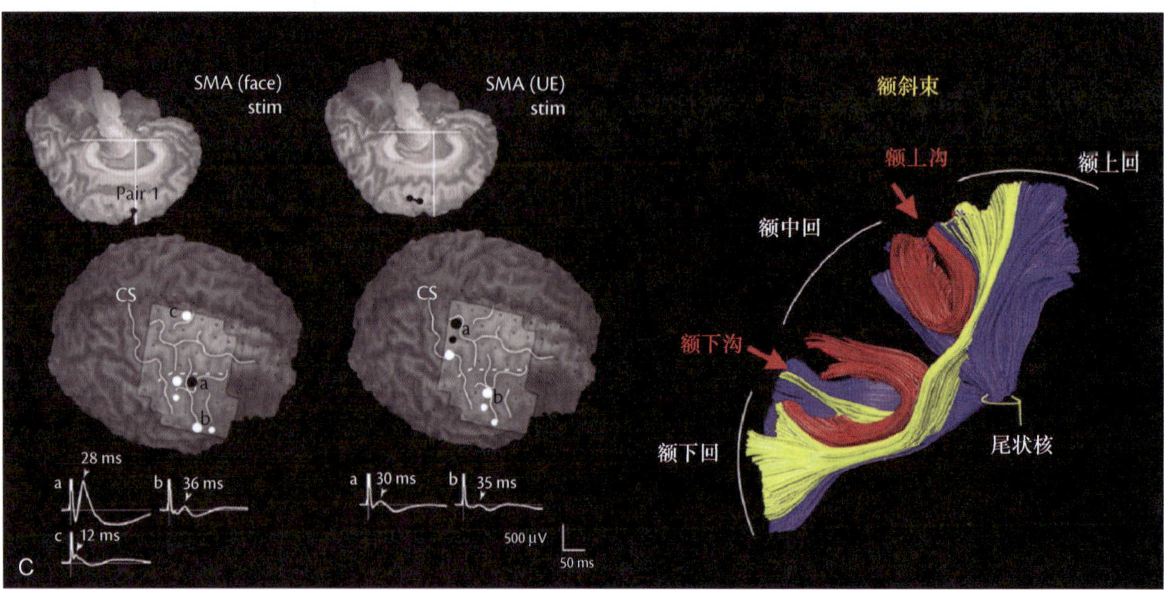

SMA (face) stim
SMA (UE) stim
Pair 1
CS
a
b
c
28 ms
36 ms
12 ms
30 ms
35 ms
500 µV
50 ms
C
额斜束
额上沟
额上回
额中回
额下沟
额下回
尾状核

图 32-5 续

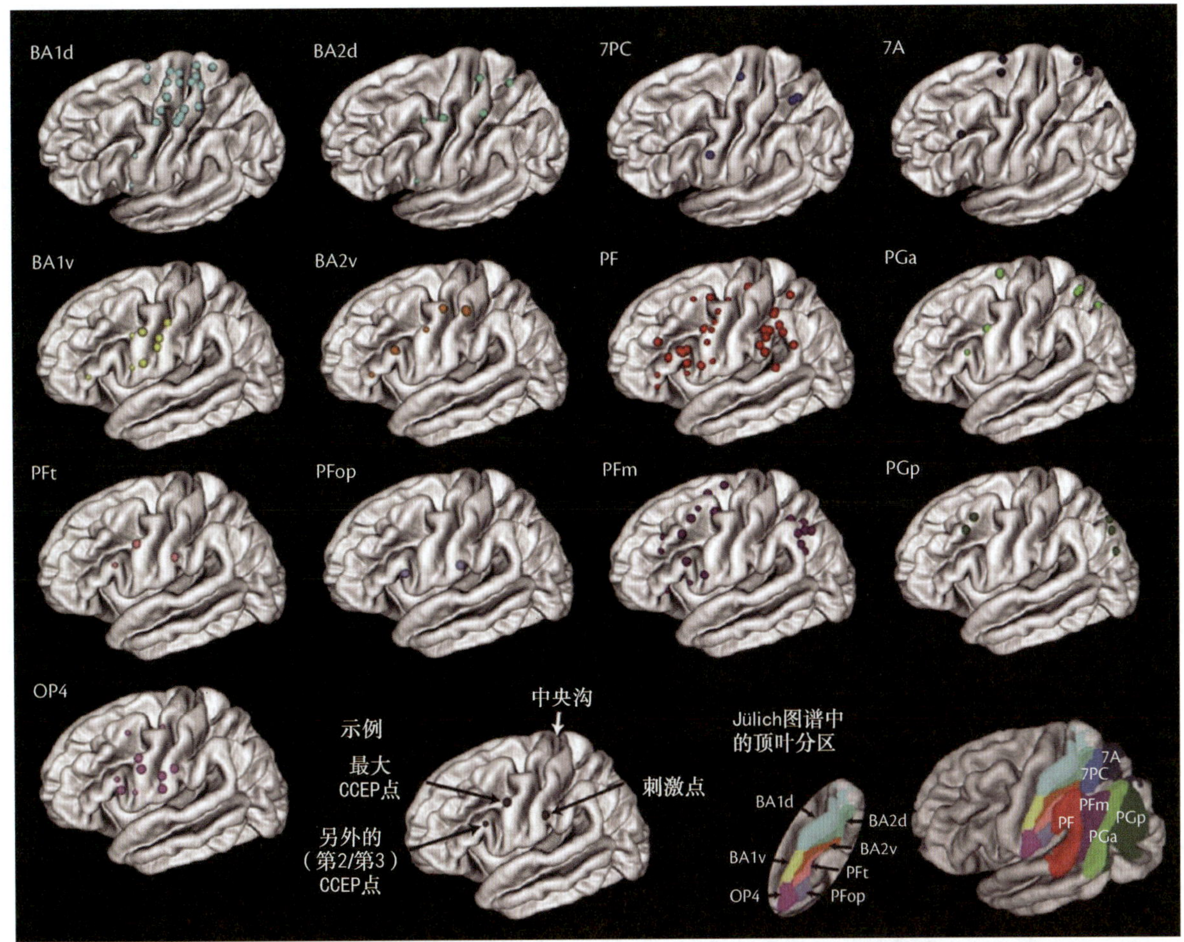

图 32-6　标准的顶 - 额 CCEP 连接图。MNI 标准空间中的刺激点和反应点的三维显示。所有 7 名患者的刺激点和反应点累加并融合到 MNI 标准空间中。为了显示，所有的刺激点和反应点都显示在左侧凸面上。根据 Jülich 细胞构筑图谱在同一 3D 大脑上标记并显示刺激部位（请参见每个 3D 大脑左上角的标注）。对于额叶 CCEP 反应，大球代表最大 CCEP 反应的电极位置，即来自刺激点的主要连接靶点。小球代表显示额外的、独立的 CCEP 场的最大反应电极，即来自刺激点的其他分散连接的靶点。注意，最大反应点和额外反应点的位置可能在外侧额叶区域内重叠。还要注意，顶额叶连接并不是沿着中央沟均匀分布，部分原因是背侧的电极覆盖率小于腹侧。右下角的 3D 脑部侧视图显示了电刺激的 Jülich 图谱的顶叶分区。从 CCEP 连接性研究的发现中可以得出两个大体架构：跨中央沟近对近和远对远的镜像 - 对称性构型；保留了背腹侧结构组织形式（顶下小叶到腹侧运动前区和顶上小叶到背侧运动前区）。

Reproduced from Human brain mapping, 33 (12), Matsumoto R, Nair DR, Ikeda A, et al., Parieto-frontal network in humans studied by cortico-cortical evoked potential, pp.2856-2872, Copyright (2012), with permission from John Wiley and Sons

---

图 32-5　外侧和内侧运动区之间的认知运动网络。通过刺激内侧运动皮质并在外侧运动皮质记录 CCEP 来探索皮质 - 皮质连接，反之亦然。一个典型病例的展示

A. 50 Hz 皮质电刺激进行功能皮质定位的结果。B. 刺激腹侧运动前区，在内侧运动皮质记录的 CCEPs：功能性定义为额眼区（FEF），负性运动区（NMA）或正性面部运动区。在辅助运动区（SMA）前部记录的 CCEPs。C. 刺激内侧运动皮质（SMA 面部或手臂部）从外侧运动皮质记录的 CCEPs。为了展示圆圈图中的多个 CCEP，将最大的 CCEP 绘制为实心圆，而将其他独立的 CCEP 绘制为非实心圆。不仅在背外侧区，还在腹外侧区记录到 CCEP。注意在躯体分布区同源区域之间的相互连接，如 SMA 和中央前回运动区面部代表区之间的连接。第 1 对刺激诱发出中央前回面部运动区域最大的 CCEP（C 中的左图：实心圆圈 a），对该区域刺激（第 2 对刺激）在 SMA 面部区中引起最大的 CCEP（B 中的左图）。电极对 1 和 2 的位置，请参阅（A）。D. 通过确定性弥散张量成像显示额叶内的长纤维和短纤维束。额斜束（黄色）是解剖性的白质通路，是 SMA 前部与额叶腹外侧后部之间相互 CCEP 连接的基础。其他标注与图 32-3 相同

Parts (A)-(C) adapted from Brain, 130 (1), Matsumoto R, Nair DR, LaPresto E, et al., Functional connectivity in human cortical motor system: a cortico-cortical evoked potential study, pp.181-197, Copyright (2007), with permission from Oxford University PressPart (D) reproduced from Cortex, 48 (2), Catani M, Dell'acqua F, Vergani F, et al., Short frontal lobe connections of the human brain, pp.273-291, Copyright (2012), with permission from Elsevier

在运动诱发电位，从而诊断出 SMA 综合征的偏瘫（Shibata et al.，2014）。

正如 Duffau 及其同事所倡导的那样，高频白质刺激可以探测功能表达区纤维，如与运动和语言功能有关的纤维（Duffau et al.，2002，2003；Kamada et al.，2005）。这些表达皮质纤维的离断可导致运动和语言的障碍。通过类似于运动诱发电位监测的方法，在我们的初步研究中，尝试通过刺激 AL 并在 PL 记录 CCEPs 来监测 AF 的完整性（Yamao et al.，2014）。受试者为 6 例肿瘤患者，肿瘤位于靠近左侧语言优势半球的 AF。在全麻下，将 SPES 应用于几个候选皮质位置，根据非有创性解剖（脑回形态）和功能性（fMRI）的检查结果来确定额叶刺激部位（假定的 AL）。通过比较 CCEP 分布与外侧颞 - 顶区的解剖（AF 束的末端）和功能（语言 fMRI），可以确定每位患者的额叶刺激部位，即假定的 AL。然后，我们在全麻和清醒状态下，通过刺激 AL 并连续记录 PL 的 CCEP 来监测语言网络的完整性（图 32-7）。一项针对较大队列（20 名患者）的后续研究将 50% CCEP N1 幅度下降作为临界值，以防止由于 AF 受损而导致的永久性语言功能障碍（Yamao et al.，2017）。术中 CCEP 监测在临床上可用于评估背侧语言网络的完整性，的确已有一些研究证实了其实用性（Saito et al.，2014；Tamura et al.，2016）。值得注意的是①在全身麻醉过程中可重复记录 CCEPs；② CCEP 连接模式成功地将额叶刺激部位定位在 AL 的核心部位，当患者被唤醒后进行 50Hz 刺激时，所有患者会产生语言障碍。

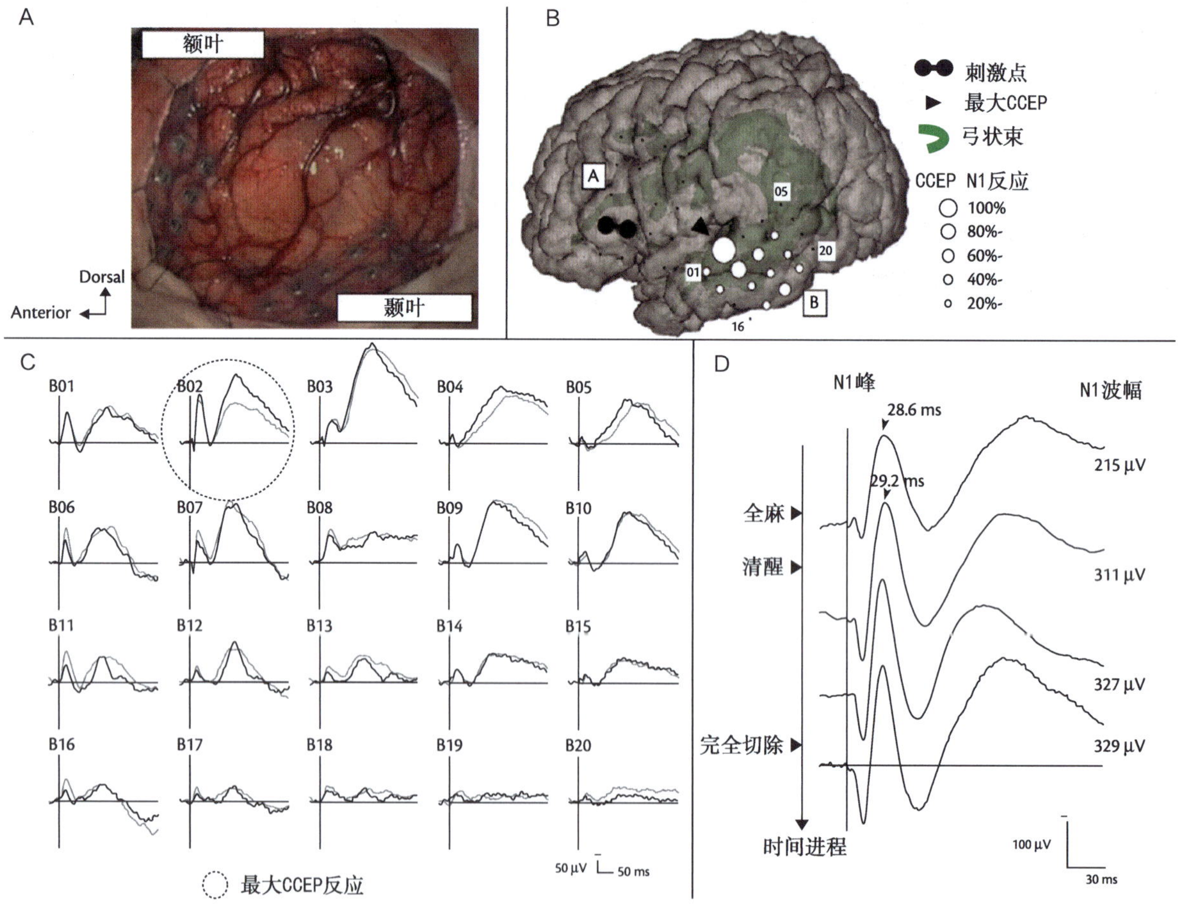

图 32-7　应用 CCEPs 进行术中背侧语言网络的定位。A. 典型病例患者术中所见的电极排列方式；B. 全身麻醉期间的 CCEP 分布图，CCEP 分布于颞上、颞中和颞下回的中部至后部（最大值位于颞上回 B02 电极）；C. 处于清醒状态（肿瘤切除之前）的 CCEP 波形（片 B），两次实验以叠加方式绘制，在全身麻醉和清醒状态下，CCEP 分布没有变化；D. 手术期间最大 CCEP 响应部位（电极 B02）N1 波幅的变化，CCEP 波形沿手术时间顺序从上到下依次显示，随着患者的清醒，N1 波幅从 215μV 增加到 311μV（145%）。切除肿瘤后，N1 波幅未下降（329μV）。病人在手术期间或之后没有表现出语言障碍。其他标注与图 32-3 相同。 ***Reproduced from Human brain mapping，35（9），Yamao Y，Matsumoto R，Kunieda T，et al.，Intraoperative dorsal language network mapping by using single-pulse electrical stimulation，pp.4345-4361，Copyright（2014），with permission from John Wiley and Sons***

(Yamao et al.,2017)。当与非有创性功能和解剖神经影像学技术相结合时,在全身麻醉下进行术中语言网络定位有望保留背侧语言网络。有必要将全身麻醉下的发现与清醒状态下的发现进行比较,以建立更多的临床应用。类似的尝试可能适用于术中功能定位和监测其他功能系统,例如实践网络和腹侧语言通路。

六、CCEP 连接图谱作为无创性人类脑连接组研究的可靠参考

尽管受限于难治性局灶性癫痫患者进行有创性评估的机会较少,但利用其以高时空分辨率探测有效连接的能力,CCEPs 可提供最可靠的连接性图谱之一。当然,其局限性在于我们正在研究的是难治性癫痫或肿瘤患者的大脑。为克服这一局限性,许多研究都从癫痫病灶之外精心选择刺激部位,并试图通过去除带有棘波的时期来消除自发性棘波的影响。另外,患者背景因抗癫痫发作药物、电极位置、电极数量和刺激强度等而不同,所有这些都会导致潜在的偏倚。通过将患者分为一组而不是单独进行分析,并使用归一化值比较不同脑叶和患者之间的连接,我们可以解决或至少减少这些潜在的偏倚。

多项研究试图在 MNI 标准空间中提供连接图谱,以共享从一组患者中获得的发现,例如丘脑 - 皮质连接(Rosenberg et al.,2009)和额下回 - 颞上回连接(Garell et al.,2013)。David 等(2013 年)率先将概率方法引入 CCEP 连接,通过 SEEG 构建了一个"概率性功能性神经束图"的连接体图谱。几位作者应用解剖分区来构建 CCEP 连接图谱,如 Brodmann 分区(Entzl et al.,2014; Donos et al.,2016)和 Jülich 细胞构筑图谱(Matsumoto)et al.,2012)(图 32-6)。这些 CCEP 连接图谱可以用作非有创性连接研究的参考,如静息态 fMRI 连接或用弥散张量纤维追踪成像的解剖学连接。Keller 等(2014b)对来自 CCEP 和静息态 ECoG(宽带 γ 包络线的相关性分析)得出的连接图谱进行比较,发现同一源节点的空间分布相似。但是,通过图论对大型网络拓扑进行分析,发现 CCEPs 与静息态 ECoG 分析之间存在差异。在背侧语言和顶 - 额网络中,CCEP 连接性和弥散神经束成像检查结果之间存在普遍的对应关系(Matsumoto et al.,2008b; Conner et al.,2011; Yamao et al.,2014)。

迄今为止,尚未建立用于人类脑连接组研究的通用的解剖功能分区。通用框架需要通过整合有创性和非有创性连接发现,保证多学科方法去建立标准化的人类连接图谱。为建立涵盖数百名患者的大规模标准化 CCEP 连接图谱,全球合作收集硬膜下电极和 SEEG 的 CCEP 数据至关重要。

七、SPES 探测致痫性和发作网络

关于癫痫,SPES 已经用于两个主要目的:探测病灶皮质的兴奋性,即致痫性和探测癫痫发作网络。Alarcon 及其同事首先应用 SPES 探测致痫性。通过用较低频率(如 0.1Hz 或 0.2Hz)的 SPES,他们发现发生了两组皮质反应:早期反应和延迟反应。早期反应相应于 CCEP,并且可以从正常和癫痫皮质中记录到。延迟反应通常在电刺激后 100~1 500ms 发生,似乎对致痫区具有特异性,可以认为是致痫性的标志物(Valentin et al.,2002,2005; Flanagan et al.,2009)。切除引起迟发反应的脑区与良好的癫痫发作控制有关(Valentin et al.,2005)。

克利夫兰学派基于 CCEPs 反应刺激和 / 或反应部位的皮质兴奋性的概念,聚焦于 CCEP 波形 / 早期反应的变化。通过比较可能由致密的短 U 型纤维产生的较大的邻近的 CCEP 反应,他们发现与刺激正常对照皮质相比,刺激发作起始区产生的 N1 波幅更大(Iwasaki et al.,2010)。此外,以重复性棘波为特征的发作起始模式比以局灶阵发性快活动为特征者显示出更大的 CCEP 波幅(Enatsu et al.,2012a)。这些早期或延迟的反应可用作发作间期替代性的致痫性标志物。其他候选标志物是早期反应(CCEP N1)或延迟反应对应的高频振荡(high-frequency oscillation,HFO),即 SPES 诱发的高 γ 活动(higher-gamma activity,HFA)。类似于发作间期癫痫性高频振荡(HFO)叠加于痫性棘波之上,已经开始尝试对由 SPES 诱导的 HFA 进行研究。一些研究已经证明了它们的临床应用(van't Klooster et al.,2011; Mouthaan et al.,2016; Kobayashi et al.,2017)。有必要进一步积累病例,以确定 CCEP 对应的 HFO 或 SPES 诱导的 HFA 的临床有效性。

SPES/CCEP 已被用来探测个别患者的癫痫发作网络。通过对发作起始区应用单脉冲刺激,我们可以描绘出每个患者发作间期棘波扩散所涉及

的皮质 - 皮质网络。这在临床上有助于区分“绿色”扩散棘波和源自致痫灶的“红色”棘波。也开始尝试去探测发作期扩散模式。由 CCEPs 确定的皮质 - 皮质网络分布图并不总是与癫痫发作的扩散相一致。Enatsu 等（2015 年）比较了发作期 EEG 扩散模式和局部刺激的 CCEP 连接模式，发现 2/3 的后扣带回癫痫患者结果基本一致。并且，在局灶性癫痫伴有继发性泛化的情况下，CCEP 分布与发作期扩散模式之间的差异要大于没有继发性泛化的患者（Enatsu et al.，2012b）。癫痫发作期向给予局部刺激并不能产生 CCEP 的脑区扩散，这一现象支持癫痫发作向不受发作起始区直接影响的脑区逐步扩散的观点。

目前还不清楚癫痫发作网络内的连接是否与正常网络内连接不同。Lacruz 等（2007）发现正常半球和癫痫性半球之间的同侧和对侧连接相似。之后对 CCEP 连接性的图论分析证实了发作起始区和对照皮质之间的网络拓扑相似（Kelleret et al.，2014b）。考虑到癫痫发作网络中发作间期的 N1 波幅增加（Iwasaki et al.，2010；Enatsu et al.，2012b），可能是功能连接的强度而不是它们的分布会受到癫痫状态的影响。确实，我们在局部刺激出现先兆发作时偶然记录的 CCEP 显示，发作起始区和扩散区 CCEP 波幅均有增加，但分布仍然相同（图 32-8A，C）（Matsumoto et al.，2005）。与这一观点相一致的是，联合弥散神经束成像和 ^{18}F 脱氧葡萄糖（FDG）PET 的研究揭示，颞叶内侧癫痫中连接病灶区和远隔功能缺失区之间的发作扩散路径中（通过存在的传导束，如钩束）可见明显的白质完整性改变，即部分各向异性（fractional anisotropy，FA）降低（Imamura et al.，2016）。通过概率性弥散纤维束成像未检测到异常的白质路径。在癫痫发作扩散路径中，FA 降低的程度远远高于其他主要的白质传导束。

关于可能正常皮质中的连接性，CCEP 波幅或形态以及 CCEP 的高频对应物（SPES 诱导的 HFA），确实会依赖患者的状态而变化[如 NREM 与 REM 睡眠期（Usami et al.，2015，2017）或认知任务]。但是，根据我们的初步观察，其分布并没有变化（未发表的数据）。

在一个特殊患者中（Matsumoto et al.，2005），我们难得有机会在局灶和对照皮质处进行成对脉冲皮质刺激，以探测从发作间期到发作期过渡过程中皮质兴奋性的动态变化。我们没有用运动诱电位研究运动皮质刺激时皮质兴奋性程度，而是评估了 CCEPs 的大小变化。类似于运动皮质的经颅磁刺激诱发出的运动诱发电位，CCEPs 用于评估电刺激局灶引起的癫痫发作灶内及其周围脑区皮质或“皮质 - 皮质”的兴奋性。在发作间期的状态下，与手部初级躯体感觉区的对照刺激相比，局灶的成对脉冲刺激显示皮质内抑制异常增强（图 32-8B）。当患者出现躯体感觉先兆，然后演变为左腿阵挛性发作，病灶处的单次和成对刺激分别显示出皮质兴奋性增加（增大的 CCEP）和皮质内抑制降低。

八、未来展望

尽管仅限于接受有创性术前评估的患者，但 CCEPs 提供了一种新的探索活体内人脑的脑区间连接性的方法。除了对基本系统神经科学的影响外，此方法与 50Hz 皮质电刺激相结合，在单个患者中可通过追踪功能性皮质区之间的皮质 - 皮质连接，在临床上有助于大脑系统的功能定位。这种方法可能有助于识别病灶内的正常皮质 - 皮质网络或与病理相结合的脑系统的可塑性。由于实用性强，也适用脑肿瘤患者的功能性脑网络的术中监测。它已经开始应用于临床，并且初步研究表明其具有临床应用价值。大量患者的进一步研究将确立其作为术前评估一部分进行功能性脑网络定位的临床效用。

到目前为止，已经对静息状态下的有效性连接进行了评估，因此 CCEP 的发现可以视为脑网络研究的“蓝图”。凭借出色的时间分辨率，CCEP 还可以通过评估任务期间 CCEP 的变化来评估生理活动期间皮质 - 皮质连接的动态变化。这将有助于识别特定任务所必需的皮质 - 皮质网络，并有助于对大脑系统进行全面的功能定位，二者均与适合手术候选者的特点密切相关。

关于致痫性，CCEPs 帮助我们研究皮质兴奋性以及定位与癫痫性放电扩散有关的网络。特别地，SPES 诱发的早期（即 CCEP）和延迟反应以及它们的 HFO 对应物可以认为是发作间期替代性致痫性标志物。机构间合作可确保其临床效用的建立。

关于其对人类连接组学研究的影响，有必要进行全球合作，收集大量患者特点，以确保建立标准化的 CCEP 有效连接性图谱。通用的连接组框架需要多学科方法通过整合有创性和非有创性连接

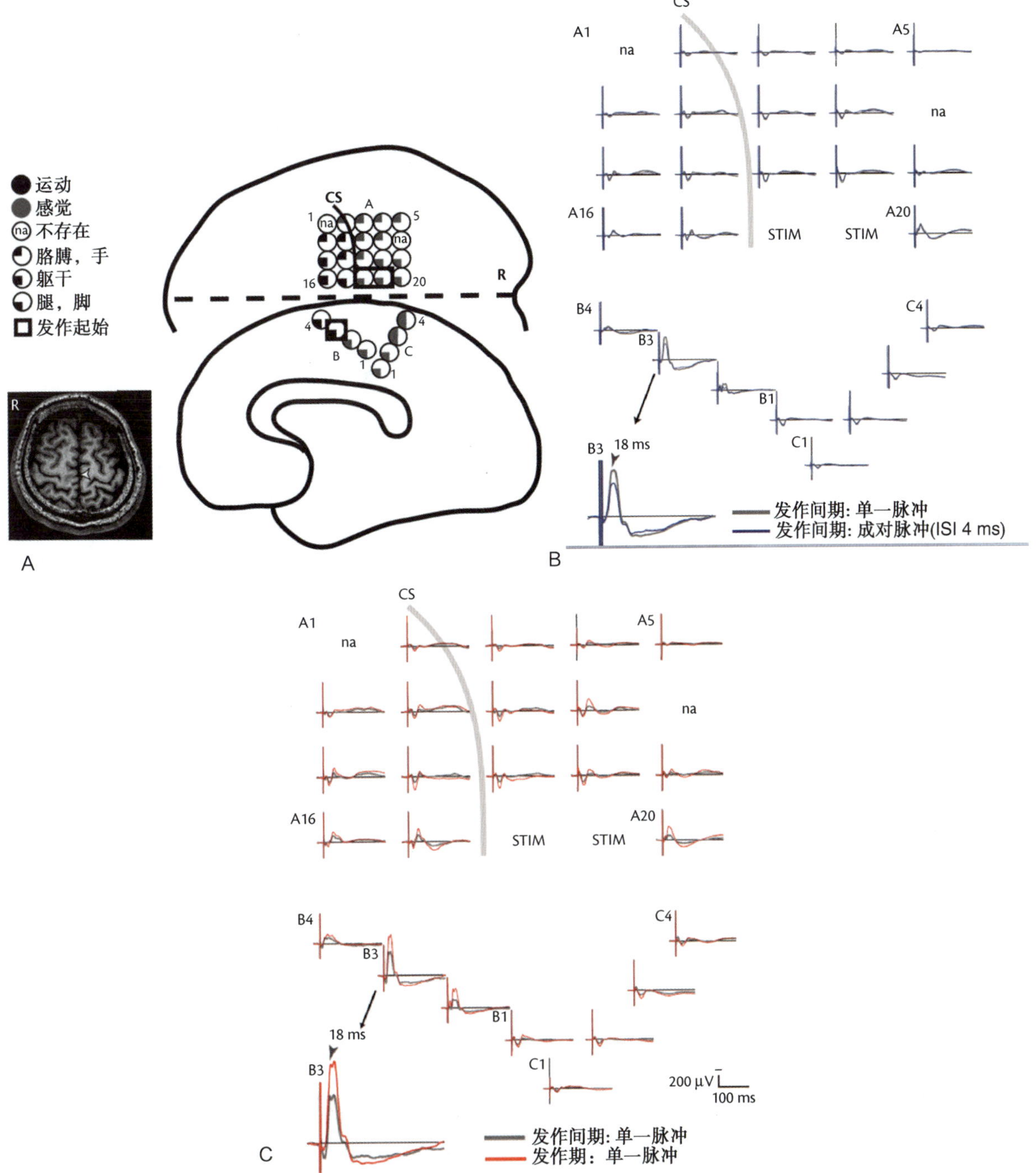

图 32-8　癫痫灶的刺激引起的发作间期和发作期 CCEPs

A. 功能性皮质定位和癫痫发作起始区结果。该患者右中央沟脚代表区局灶性皮质发育不良(箭头，灰 / 白质交接处模糊)。B. 单一脉冲(未调节的，3.0 mA)和成对脉冲(间隔为 4 ms：条件刺激 1.5 mA，测试刺激为 3.0 mA)刺激发作间期记录的 CCEP 的比较。灰色和蓝色波形分别表示由无条件刺激和有条件刺激诱发的 CCEP。注意，成对脉冲刺激使 CCEP 减小(皮质内抑制)，在脚部运动区 M1(电极 B3，左下)最大。竖线对应于无条件或有条件测试刺激的时间。C. 在 3.5 mA 的单一脉冲(无条件)刺激诱发的发作间期和发作期状态 CCEP 的比较。灰色和红色波形分别表示在发作间期和发作期状态下记录的 CCEP。当患者左脚有躯体感觉先兆时，记录到放大的 CCEPs(140% 位于电极 B3，左下)，先兆在一分钟内演变为左脚阵挛发作。STIM. 以双极方式刺激的一对电极，na. 由于电极阻抗不好，没有获得数据。*Adapted from Epilepsia, 46(11), Matsumoto R, Kinoshita M, Taki J, et al., In vivo epileptogenicity of focal cortical dysplasia: a direct cortical paired stimulation study, pp.1744-1749, Copyright(2005), with permission from John Wiley and Sons*

研究结果来建立一个标准化的人类连接图谱。未来聚焦于状态 / 任务 - 依赖的动态变化的 CCEP/SPES 研究必将阐明人类连接组学的解剖功能特性。

九、致谢

作者感谢 Hiroshi Shibasaki，Hans Lüders，and Akio Ikeda 教授长期以来对建立 CCEP 方法学提供的支持和建议。一系列 CCEP 研究得到了克利夫兰诊所基金会国际高级临床研究奖学金的部分支持，KAKENHI 17790578、20591022、23591273、26282218，26560465、15H05874、17H05907、18H02709、18K19514 来自日本教育、文化、体育和科学技术（MEXT）部，日本癫痫研究基金会研究资金和京都大学 SPIRITS 项目（基于交互的创新团队支持计划）。

（王海祥 译，邵晓秋 审校）

参考文献

Adrian E. (1936). The spread of activity in the cerebral cortex. *J Physiol (Lond).* 88:127–161.

Aghakhani Y, Rosati A, Olivier A, Gotman J, Andermann F, Dubeau F. (2004). The predictive localizing value of tonic limb posturing in supplementary sensorimotor seizures. *Neurology.* 62:2256–2261.

Alexander GE, DeLong MR, Strick PL. (1986). Parallel organization of functionally segregated circuits linking basal ganglia and cortex. *Annu Rev Neurosci.* 9:357–381.

Almashaikhi T, Rheims S, Ostrowsky-Coste K, et al. (2014a). Intrainsular functional connectivity in human. *Hum Brain Mapp.* 35:2779–2788.

Almashaikhi T, Rheims S, Jung J, et al. (2014b). Functional connectivity of insular efferences. *Hum Brain Mapp.* 35:5279–5294.

Amassian VE, Quirk GJ, Stewart M. (1990). A comparison of corticospinal activation by magnetic coil and electrical stimulation of monkey motor cortex. *Electroencephalogr Clin Neurophysiol.* 77:390–401.

Araki K, Terada K, Usui K, et al. (2015). Bidirectional neural connectivity between basal temporal and posterior language areas in humans. *Clin Neurophysiol.* 126:682–688.

Bailey P, von Bonin G, Garol H, McCulloch W. (1943). Long association fibers in cerebral hemispheres of monkey and chimpanzee. *J Neurophysiol.* 6:129–134.

Bailey P, von Bonin G, Davis E, Garol H, McCulloch W. (1944). Further observations on associational pathways in the brain of *Macaca mulatta. J Neuropathol Exp Neurol.* 3:413–415.

Baumgartner C, Flint R, Tuxhorn I, et al. (1996). Supplementary motor area seizures: propagation pathways as studied with invasive recordings. *Neurology.* 46:508–514.

Binder JR, Desai RH, Graves WW, Conant LL. (2009). Where is the semantic system? A critical review and meta-analysis of 120 functional neuroimaging studies. *Cereb Cortex.* 19:2767–2796.

Brovelli A, Ding M, Ledberg A, Chen Y, Nakamura R, Bressler SL. (2004).Beta oscillations in a large-scale sensorimotor cortical network: directional influences revealed by Granger causality. *Proc Natl Acad Sci U S A.* 101:9849–9854.

Buser P, Bancaud J. (1983). Unilateral connections between amygdala and hippocampus in man. A study of epileptic patients with depth electrodes. *Electroencephalogr Clin Neurophysiol.* 55:1–12.

Buser P, Bancaud J, Talairach J, Szikla G. (1968). Amygdalo-hippocampal interconnections in man. Physiological study during stereotaxis explorations. *Electroencephalogr Clin Neurophysiol.* 26:637.

Caspers S, Eickhoff SB, Rick T, et al. (2011). Probabilistic fibre tract analysis of cytoarchitectonically defined human inferior parietal lobule areas reveals similarities to macaques. *Neuroimage.* 58:362–380.

Catani M, Howard RJ, Pajevic S, Jones DK. (2002). Virtual *in vivo* interactive dissection of white matter fasciculi in the human brain. *Neuroimage.* 17:77–94.

Catani M, Jones DK, ffytche DH. (2005). Perisylvian language networks of the human brain. *Ann Neurol.* 57:8–16.

Catani M, Allin MP, Husain M, et al. (2007). Symmetries in human brain language pathways correlate with verbal recall. *Proc Natl Acad Sci U S A.* 104:17163–17168.

Catani M, Dell'acqua F, Vergani F, et al. (2012). Short frontal lobe connections of the human brain. *Cortex.* 48:273–291.

Conner CR, Ellmore TM, DiSano MA, Pieters TA, Potter AW, Tandon N. (2011). Anatomic and electro-physiologic connectivity of the language system: a combined DTI–CCEP study. *Comput Biol Med.* 41:1100–1109.

Damasio A, Damasio H. (2000). Aphasia and neural basis of language. In: Mesulam M, ed. *Principles of Behavioral and Cognitive Neurology.* New York: Oxford University Press: 294–315.

David O, Job AS, De Palma L, Hoffmann D, Minotti L, Kahane P. (2013). Probabilistic functional tractography of the human cortex. *Neuroimage.* 80:307–317.

Dejerine J. (1985). *Anatomie des centres nerveux.* Paris: Rueff.

Donos C, Maliia MD, Mindruta I, et al. (2016). A connectomics approach combining structural and effective connectivity assessed by intracranial electrical stimulation. *Neuroimage.* 132:344–358.

Duffau H, Capelle L, Sichez N, et al. (2002). Intraoperative mapping of the subcortical language pathways using direct stimulations. An anatomo-functional study. *Brain.* 125:199–214.

Duffau H, Capelle L, Denvil D, et al. (2003). Usefulness of intraoperative electrical subcortical mapping during surgery for low-grade gliomas located within eloquent brain regions: functional results in a consecutive series of 103 patients. *J Neurosurg.* 98:764–778.

Dykstra AR, Chan AM, Quinn BT, et al. (2012). Individualized localization and cortical surface–based registration of intracranial electrodes. *Neuroimage.* 59:3563–3570.

Enatsu R, Piao Z, O'Connor T, et al. (2012a). Cortical excitability varies upon ictal onset patterns in neocortical epilepsy: a cortico-cortical evoked potential study. *Clin Neurophysiol.* 123:252–260.

Enatsu R, Jin K, Elwan S, et al. (2012b). Correlations between ictal propagation and response to electrical cortical stimulation: a cortico-cortical evoked potential study. *Epilepsy Res.* 101:76–87.

Enatsu R, Matsumoto R, Piao Z, et al. (2013). Cortical negative motor network in comparison with sensorimotor network: a cortico-cortical evoked potential study. *Cortex.* 49:2080–2096.

Enatsu R, Gonzalez-Martinez J, Bulacio J, et al. (2015). Connections of the limbic network: a corticocortical evoked potentials study. *Cortex.* 62:20–33.

Entz L, Toth E, Keller CJ, et al. (2014). Evoked effective connectivity of the human neocortex. *Hum Brain Mapp.* 35:5736–5753.

Felleman DJ, Van Essen DC. (1991). Distributed hierarchical processing in the primate cerebral cortex. *Cereb Cortex.* 1:1–47.

Filevich E, Kuhn S, Haggard P. (2012). Negative motor phenomena in cortical stimulation: implications for inhibitory control of human action. *Cortex.* 48:1251–1261.

Fingelkurts AA, Fingelkurts AA, Kahkonen S. (2005). Functional connectivity in the brain—Is it an elusive concept? *Neurosci Biobehav Rev.* 28:827–836.

Flanagan D, Valentin A, Garcia Seoane JJ, Alarcon G, Boyd SG. (2009). Single-pulse electrical stimulation helps to identify epileptogenic cortex in children. *Epilepsia.* 50:1793–1803.

Friederici AD. (2009). Pathways to language: fiber tracts in the human brain. *Trends Cogn Sci.* 13:175–181.

Friston KJ, Frith CD, Liddle PF, Frackowiak RS. (1993). Functional connectivity: the principal–component analysis of large (PET) data sets. *J Cereb Blood Flow Metab.* 13:5–14.

Garell PC, Bakken H, Greenlee JD, et al. (2013). Functional connection between posterior superior temporal gyrus and ventrolateral prefrontal cortex in human. *Cereb Cortex.* 23:2309–2321.

Glasser MF, Rilling JK. (2008). DTI tractography of the human brain's language pathways. *Cereb Cortex.* 18:2471–2482.

Godschalk M, Lemon RN, Kuypers HG, Ronday HK. (1984). Cortical afferents and efferents of monkey postarcuate area: an anatomical and electrophysiological study. *Exp Brain Res.* 56:410–424.

Goldring S, Harding GW, Gregorie EM. (1994). Distinctive electrophysiological characteristics of functionally discrete brain areas: a tenable approach to functional localization. *J Neurosurg.* 80:701–709.

Hickok G, Poeppel D. (2007). The cortical organization of speech processing. *Nat Rev Neurosci.* 8:393–402.

Howard MA, Volkov IO, Mirsky R, et al. (2004). Auditory cortex on the human posterior superior temporal gyrus. *J Comp Neurol.* 416:79–92.

Ikeda A, Yazawa S, Kunieda T, et al. (1999). Cognitive motor control in human pre-supplementary motor area studied by subdural recording of discrimination/selection-related potentials. *Brain.* 122(5):915–931.

Imamura H, Matsumoto R, Takaya S, et al. (2016). Network specific change in white matter integrity in mesial temporal lobe epilepsy. *Epilepsy Res.* 120:65–72.

Iwasaki M, Enatsu R, Matsumoto R, et al. (2010). Accentuated cortico-cortical evoked potentials in neocortical epilepsy in areas of ictal onset. *Epileptic Disord.* 12:292–302.

Jimenez-Jimenez D, Abete-Rivas M, Martin-López D, et al. (2015). Incidence of functional bi-temporal connections in the human brain *in vivo* and their relevance to epilepsy surgery. *Cortex.* 65:208–218.

Kamada K, Todo T, Masutani Y, et al. (2005).Combined use of tractography-integrated functional neuronavigation and direct fiber stimulation. *J Neurosurg.* 102:664–672.

Keizer K, Kuypers HG, Huisman AM, Dann O. (1983). Diamidino yellow dihydrochloride (DY.2HCl); a new fluorescent retrograde neuronal tracer, which migrates only very slowly out of the cell. *Exp Brain Res.* 51:179–191.

Keller CJ, Bickel S, Entz L, et al. (2011). Intrinsic functional architecture predicts electrically evoked responses in the human brain. *Proc Natl Acad Sci U S A.* 108:10308–10313.

Keller CJ, Honey CJ, Megevand P, Entz L, Ulbert I, Mehta AD. (2014a). Mapping human brain networks with cortico-cortical evoked potentials. *Philos Trans R Soc Lond B Biol Sci.* 369:20130528.

Keller CJ, Honey CJ, Entz L, et al. (2014b). Corticocortical evoked potentials reveal projectors and integrators in human brain networks. *J Neurosci.* 34:9152–9163.

Kiebel SJ, Garrido MI, Moran R, Chen CC, Friston KJ. (2009). Dynamic causal modeling for EEG and MEG. Hum Brain Mapp. 30:1866–1876.

Kikuchi T, Matsumoto R, Mikuni N, et al. (2012). Asymmetric bilateral effect of the supplementary motor area proper in the human motor system. *Clin Neurophysiol.* 123:324–334.

Kinoshita M, de Champfleur NM, Deverdun J, Moritz-Gasser S, Herbet G, Duffau H. (2015). Role of fronto-striatal tract and frontal aslant tract in movement and speech: an axonal mapping study. *Brain Struct Funct.* 220:3399–3412.

Kobayashi K, Matsumoto R, Matsuhashi M, et al. (2017). High frequency activity overriding cortico-cortical evoked potentials reflects altered excitability in the human epileptic focus. *Clin Neurophysiol.* 128:1673–1681.

Koubeissi MZ, Lesser RP, Sinai A, Gaillard WD, Franaszczuk PJ, Crone NE. (2012). Connectivity between perisylvian and bilateral basal temporal cortices. *Cereb Cortex.* 22:918–925.

Koubeissi MZ, Kahriman E, Syed TU, Miller J, Durand DM. (2013). Low-frequency electrical stimulation of a fiber tract in temporal lobe epilepsy. *Ann Neurol.* 74:223–231.

Kubota Y, Enatsu R, Gonzalez-Martinez J, et al. (2013). *In vivo* human hippocampal cingulate connectivity: a corticocortical evoked potentials (CCEPs) study. *Clin Neurophysiol.* 124:1547–1556.

Lacruz ME, Garcia Seoane JJ, Valentin A, Selway R, Alarcon G. (2007). Frontal and temporal functional connections of the living human brain. *Eur J Neurosci.* 26:1357–1370.

Lacruz ME, Valentin A, Seoane JJ, Morris RG, Selway RP, Alarcon G. (2010). Single pulse electrical stimulation of the hippocampus is sufficient to impair human episodic memory. *Neuroscience.* 170:623–632.

Lacuey N, Zonjy B, Kahriman ES, Kaffashi F, Miller J, Lüders HO. (2015). Functional connectivity between right and left mesial temporal structures. *Brain Struct Funct.* 220:2617–2623.

Lee L, Harrison L, Mechelli A. (2002). A report of the Functional Connectivity Workshop, Dusseldorf 2002. *Neuroimage.* 19:457–465.

Li C, Chou S. (1962). Cortical intracellular synaptic potentials and direct cortical stimulation. *J Cell Comp Physiol.* 60:1–16.

Lim S, Dinner D, Lüders H. (1991). Comparison of contralateral upper extremity movements elicited from stimulation of the supplementary and primary motor areas. *Epilepsia.* 32(suppl 3):22.

Lüders H, Lesser RP, Hahn J, et al. (1986). Basal temporal language area demonstrated by electrical stimulation. *Neurology.* 36:505–510.

Lüders H, Lesser RP, Hahn J, et al. (1991). Basal temporal language area. *Brain.* 114:743–754.

Marusic P, Najm IM, Ying Z, et al. (2002). Focal cortical dysplasias in eloquent cortex: functional characteristics and correlation with MRI and histopathologic changes. *Epilepsia.* 43:27–32.

Matsumoto R, Ikeda A, Ohara S, et al. (2003). Motor-related functional subdivisions of human lateral premotor cortex: epicortical recording in conditional visuomotor task. *Clin Neurophysiol.* 114:1102–1115.

Matsumoto R, Nair DR, LaPresto E, Najm I, Bingaman W, Lüders HO. (2004a). Cortico-cortical evoked potentials. In: Lüders HO, ed. *Deep Brain Stimulation and Epilepsy.* London: Martin Dunitz: 105–111.

Matsumoto R, Nair DR, LaPresto E, et al. (2004b). Functional connectivity in the human language system: a cortico-cortical evoked potential study. *Brain.* 127:2316–2330.

Matsumoto R, Kinoshita M, Taki J, et al. (2005). *In vivo* epileptogenicity of focal cortical dysplasia: a direct cortical paired stimulation study. *Epilepsia.* 46:1744–1749.

Matsumoto R, Nair DR, LaPresto E, Bingaman W, Shibasaki H, Lüders HO. (2007). Functional connectivity in human cortical motor system: a cortico-cortical evoked potential study. *Brain.* 130:181–197.

Matsumoto R, Okada T, Mikuni N, et al. (2008a). Hemispheric asymmetry of the arcuate fasciculus: a preliminary diffusion tensor tractography study in patients with unilateral language dominance defined by Wada test. *J Neurol.* 255:1703–1711.

Matsumoto R, Sawamoto N, Urayama S, et al. (2008b). *In vivo* tracking of cortico-cortical connections in humans: a combined study of CCEP and probabilistic diffusion tractography. *Neuroimage.* 41:146.

Matsumoto R, Nair DR, Ikeda A, et al. (2012). Parieto-frontal network in humans studied by cortico-cortical evoked potential. *Hum Brain Mapp.* 33:2856–2872.

Matsumoto R, Kunieda T, Shimotake A, et al. (2013). Basal temporal language area revisited in Japanese—its anatomy, function and connectivity. In: Proceedings of the American Epilepsy Society Annual Meeting, 2013. Abstract 3.255.

Matsumoto R, Kunieda T, Nair D. (2017). Single pulse electrical stimulation to probe functional and pathological connectivity in epilepsy. *Seizure.* 44:27–36.

McFarland NR, Haber SN. (2002). Thalamic relay nuclei of the basal ganglia form both reciprocal and nonreciprocal cortical connections, linking multiple frontal cortical areas. *J Neurosci.* 22:8117–8132.

Mikuni N, Miyamoto S, Ikeda A, et al. (2006). Subtemporal hippocampectomy preserving the basal temporal language area for intractable mesial temporal lobe epilepsy: preliminary results. *Epilepsia.* 47:1347–1353.

Mion M, Patterson K, Acosta-Cabronero J, et al. (2010). What the left and right anterior fusiform gyri tell us about semantic memory. *Brain.* 133:3256–3268.

Mouthaan BE, van 't Klooster MA, Keizer D, et al. (2016). Single pulse electrical stimulation to identify epileptogenic cortex: clinical information obtained from early evoked responses. *Clin Neurophysiol.* 127:1088–1098.

Nauta W. (1957). Silver impregnation of degenerating axons. In: Windle W, ed. *New Research Techniques of Neuroanatomy.* Springfield, IL: Charles C. Thomas: 1049–1059.

Nieuwenhuys R, Voogd J, van Huizen C. (1988). *The Human Central Nervous System. A Synopsis and Atlas.* Berlin: Springer.

Ookawa S, Enatsu R, Kanno A, et al. (2017). Frontal fibers connecting the superior frontal gyrus to broca area: a corticocortical evoked potential study. *World Neurosurg.* 107:239–248.

Parker GJ, Luzzi S, Alexander DC, Wheeler-Kingshott CA, Ciccarelli O, Lambon Ralph MA.(2005). Lateralization of ventral and dorsal auditory-language pathways in the human brain. *Neuroimage.* 24:656–666.

Patterson K, Nestor PJ, Rogers TT. (2007). Where do you know what you know? The representation of semantic knowledge in the human

brain. *Nat Rev Neurosci.* 8:976–987.
Pieters TA, Conner CR, Tandon N. (2013). Recursive grid partitioning on a cortical surface model: an optimized technique for the localization of implanted subdural electrodes. *J Neurosurg.* 118:1086–1097.
Pribam K, MacLean P. (1953). Neuronographic analyis of medial and basal cerebral cortex. II . Monkey. *J Neurophysiol.* 16:324–340.
Purpura D, Pool J, Ransohoff J, Frumin M, Housepian E. (1957). Observations on evoked dendritic potentials of human cortex. *Electroencephalogr Clin Neurophysiol Suppl.* 9:453–459.
Rattay F. (1999). The basic mechanism for the electrical stimulation of the nervous system. *Neuroscience.* 89:335–346.
Rosenberg DS, Mauguière F, Catenoix H, Faillenot I, Magnin M. (2009). Reciprocal thalamocortical connectivity of the medial pulvinar: a depth stimulation and evoked potential study in human brain. *Cereb Cortex.* 19:1462–1473.
Saito T, Tamura M, Muragaki Y, et al. (2014). Intraoperative cortico-cortical evoked potentials for the evaluation of language function during brain tumor resection: initial experience with 13 cases. *J Neurosurg.* 121:827–838.
Shibata S, Kunieda T, Matsumoto R, et al. (2014). Intraoperative supplementary motor area (SMA) monitoring for medial frontal lesions. In: Proceedings of the American Epilepsy Society Annual Meeting, 2014. Abstract 3.255.
Shimotake A, Matsumoto R, Fumuro T, et al. (2010). Parieto-frontal network in praxis of human: a combined study of high frequency cortical stimulation and CCEP study. *Clin Neurophysiol.* 121:S198 (abst).
Shimotake A, Matsumoto R, Ueno T, et al. (2015). Direct exploration of the role of the ventral anterior temporal lobe in semantic memory: cortical stimulation and local field potential evidence from subdural grid electrodes. *Cereb Cortex.* 25:3802–3817.
Sugaya E, Goldring S, O'Leary J. (1964). Intracellular potentials associated with direct cortical response and seizure discharge in cat. *Electroencephalogr Clin Neurophysiol.* 17:661–669.
Swann NC, Cai W, Conner CR, et al. (2012). Roles for the pre-supplementary motor area and the right inferior frontal gyrus in stopping action: electrophysiological responses and functional and structural connectivity. *Neuroimage.* 59:2860–2870.
Tamura Y, Ogawa H, Kapeller C, et al. (2016). Passive language mapping combining real-time oscillation analysis with cortico-cortical evoked potentials for awake craniotomy. *J Neurosurg.* 125:1580–1588.
Terada K, Usui N, Umeoka S, et al. (2008). Interhemispheric connection of motor areas in humans. *J Clin Neurophysiol.* 25:351–356.
Terada K, Umeoka S, Usui N, et al. (2012). Uneven interhemispheric connections between left and right primary sensori-motor areas. *Hum Brain Mapp.* 33:14–26.
Tokuno H, Nambu A. (2000). Organization of nonprimary motor cortical inputs on pyramidal and nonpyramidal tract neurons of primary motor cortex: an electrophysiological study in the macaque monkey. *Cereb Cortex.* 10:58–68.
Turken A, Dronkers NF. (2011). The neural architecture of the language comprehension network: converging evidence from lesion and connectivity analyses. *Front Syst Neurosci.* 5:1.
Ueno T, Saito S, Rogers TT, Lambon Ralph MA. (2011). Lichtheim 2: synthesizing aphasia and the neural basis of language in a neurocomputational model of the dual dorsal–ventral language pathways. *Neuron.* 72:385–396.
Umeoka S, Terada K, Baba K, et al. (2009). Neural connection between bilateral basal temporal regions: cortico-cortical evoked potential analysis in patients with temporal lobe epilepsy. *Neurosurgery.* 64:847–855; discussion 855.
Usami K, Matsumoto R, Kunieda T, et al. (2013). Pre-SMA actively engages in conflict processing in human: a combined study of epicortical ERPs and direct cortical stimulation. *Neuropsychologia.* 51:1011–1017.
Usami K, Matsumoto R, Kobayashi K, et al. (2015). Sleep modulates cortical connectivity and excitability in humans: direct evidence from neural activity induced by single-pulse electrical stimulation. *Hum Brain Mapp.* 36:4714–4729.
Usami K, Matsumoto R, Kobayashi K, et al. (2017). Phasic REM transiently approaches wakefulness in the human cortex—a single-pulse electrical stimulation study. *Sleep.* 40. doi:10.1093/sleep/zsx077.
Valentin A, Anderson M, Alarcon G, et al. (2002). Responses to single pulse electrical stimulation identify epileptogenesis in the human brain *in vivo*. *Brain.* 125:1709–1718.
Valentin A, Alarcon G, Honavar M, et al. (2005). Single pulse electrical stimulation for identification of structural abnormalities and prediction of seizure outcome after epilepsy surgery: a prospective study. *Lancet Neurol.* 4:718–726.
van 't Klooster MA, Zijlmans M, Leijten FS, Ferrier CH, van Putten MJ, Huiskamp GJ. (2011). Time–frequency analysis of single pulse electrical stimulation to assist delineation of epileptogenic cortex. *Brain.* 134:2855–2866.
Visser M, Jefferies E, Lambon Ralph MA. (2010). Semantic processing in the anterior temporal lobes: a meta-analysis of the functional neuroimaging literature. *J Cogn Neurosci.* 22:1083–1094.
Wakana S, Jiang H, Nagae-Poetscher LM, van Zijl PC, Mori S. (2004). Fiber tract-based atlas of human white matter anatomy. *Radiology.* 230:77–87.
Wilson CL, Isokawa M, Babb TL, Crandall PH. (1990). Functional connections in the human temporal lobe. I. Analysis of limbic system pathways using neuronal responses evoked by electrical stimulation. *Exp Brain Res.* 82:279–292.
Wilson CL, Isokawa M, Babb TL, Crandall PH, Levesque MF, Engel J Jr. (1991). Functional connections in the human temporal lobe. II. Evidence for a loss of functional linkage between contralateral limbic structures. *Exp Brain Res.* 85:174–187.
Yamao Y, Matsumoto R, Kunieda T, et al. (2014). Intraoperative dorsal language network mapping by using single-pulse electrical stimulation. *Hum Brain Mapp.* 35:4345–4361.
Yamao Y, Suzuki K, Kunieda T, et al. (2017). Clinical impact of intraoperative CCEP monitoring in evaluating the dorsal language white matter pathway. *Hum Brain Mapp.* 38:1977–1991.
Yazawa S, Ikeda A, Kunieda T, et al. (2000). Human presupplementary motor area is active before voluntary movement: subdural recording of Bereitschaftspotential from medial frontal cortex. *Exp Brain Res.* 131:165–177.

第 33 章

动态波谱成像：应用立体脑电图高频活动（50~150Hz）进行在线和离线脑功能定位

Jean-Philippe Lachaux，著

一、前言

当被问到如何向普通大众解释我的工作时，我经常说癫痫大脑就像一个教室，大多数孩子渴望听老师讲课，还有几个孩子试图扰乱课堂。临床团队试图找出顽皮的孩子并将他们踢出去，而我试图确保好学生留在教室里。而且我有时会补充说，当站在外面时，我们很难知道谁是开始，这就是为什么我们必须在教室 / 大脑中放置麦克风（电极）以清楚地识别制造麻烦者的原因。这当然是一种简化的比喻，因为神经科医生也尝试识别好孩子，就像他们多年以来所做的那样，利用皮质直接电刺激方法（这个比喻显然就到此为止了）。通过颅内电极传递的微小电流激活或破坏附近的神经活动（Borchers et al.，2011），如引起运动皮质的运动或语言区的语言停止。因此，直接皮质电刺激用于患者的脑功能定位，即了解电极记录的每个神经群在行为过程中所起的作用。这项技术是患者进行脑功能定位的“金标准”，但它有很大的局限性。如仅仅通过刺激一个支持心算功能的脑区来强迫患者进行心算是不常见的（如果可能的话）。记忆、注意力、言语思维、白日梦、策略规划等也是如此，实际上，大多数更高级的认知功能均是如此。刺激可能会损害这些能力，如使心理计算突然变得极其困难，但没有人会注意到，直到患者在被刺激时真的进行数学运算时—因为在整个颅内脑电图（iEEG）监测中，由于时间紧迫和可能存在后放电风险，刺激部位很少会超过 1 分钟，所以这是一个不太可能发生的事件。简而言之，除了极少数情况外，仅当神经科医生对被刺激区域的确切功能有非常强的假设时，电刺激才具有结论性。我从 Grenoble 和 Lyon 的临床团队了解到，大多数刺激都无法诱发出可观察到的有关认知的效应，但是它们仍然对于运动区和语言区的功能定位非常有用，这两个脑区是手术时必须保留的。但是，迫切需要更好地适合高级认知功能的其他方法。

可能有人认为，20 年来的功能性神经影像学已经提供了足够的数据和图谱，可根据解剖坐标将任何可能的皮质区与一种（或多种）功能相关联。但是个体间的变异使情况变得复杂，尤其是在大脑中，即使不是完全，癫痫也可能使大脑轻微重组。一种替代方法是每位患者都使用功能磁共振成像（fMRI），但是记录时间会太长而不能测试所有主要的大脑功能。而对颅内电极植入患者进行长时间脑功能定位似乎是合理的。原则上所需要的只是一种研究电极记录的每个神经元群在患者正做某件事情时是如何反应的方法，无论是在自发行为期间，还是在被指示执行特定的认知任务时。在本章中，我将根据与 Grenoble 医院 15 年的合作以及与 Lyon 神经病医院的稍短时间的合作，提供有关如何进行此种方法的建议。

癫痫患者颅内脑电图电极的认知研究有两个主要应用。首先，他们告知临床团队患者大脑的各个功能组织，如上所述。但是它们也提供了独特的数据，以了解支持人类认知功能的大规模神经网络的动态，即大脑如何让我们思考、感觉和行动。iEEG 记录之所以独特，是因为它们具有很高的时间和空间分辨率。仅依靠非有创性脑成像的认知，神经科学家必须在高时间精度（使用 EEG 或脑磁图，MEG）和高空间精度（使用 fMRI 或正电子发射断层扫描，PET）之间进行选择，这解释了为什么越来越多的研究团队开始与癫痫团队合作，以获得 iEEG 数据。在这一点上，需要提醒的是研究质量在很大程度上取决于研究人员与临床医生之间在专业以及人文、社会层面的交流质量，这一点非常重要。研究人员必须充分了解临床环境的局限性，了解癫痫的病理生理学，确保他们的实验不会干扰

临床安排，并让临床团队不仅参与实际的"脚踏实地"问题，还要参与研究项目的高级探索。毋庸置疑，他们必须确保患者从实验中受益，并且伦理方面遵循以下标准流程(由当地伦理委员会批准，等等)。一切准备就绪即将进行实验时，就会出现一个关键问题：在患者大脑中应该测量什么？我将重点强调 iEEG 信号的高频成分，称为γ带活动或高频活动(HFA)(50Hz 以上)，本章的标题是"动态频谱成像"，指的是一种随着具有较高解剖学精度的 iEEG 信号的特定频率成分("频谱")的时间进程("动态")，并跨过与认知能力有关的脑区的成像技术。这种方法(Dynamical Spectral Imaging，DSI)在 15 年前由位于大西洋两岸的两个实验室发起(见下文)，目前已成为 iEEG 研究的主流，以至于逐渐发展成为人类认知神经科学领域中的一个独立领域。

二、一些历史背景

直到 1990 年代后期，大多数基于 iEEG 记录的认知研究都集中在事件相关电位(ERPs)上，以得出有关神经处理的动态变化结论。ERPs 的提取基于一个简单的假设，40 年来其一直在脑电图研究方面占主导地位：在对感觉刺激进行的反应中，在重复刺激时，与该刺激处理相关的神经活动或多或少在相同的潜伏期内发生。如果是这样，那么多次重复刺激后，记录的被平均的 EEG 信号应清除与刺激无关的任何活动，并留下神经反应的"实质"：与事件相关的电位，即 ERP。如当向患者一张一张地展示人脸的照片时，ERP 提取过程显示在梭状回有限的一部分在刺激开始后大约 170ms 出现了一个很好的峰(EEG 研究人员所熟知的 N170 的来源)(Allison et al.，1999)。iEEG 的开创性研究已经用 ERPs 来促进我们对视觉系统的理解(如 Halgren et al.，1994)，或揭示对某一感觉刺激注意和不注意处理之间的区别(Nobre et al.，1998)。然而，ERP 计算有一个主要缺点，这一缺点在 1990 年代末才充分显现出来：它平均了神经反应中的任何成分，并不是精确锁定刺激。不难理解，如果刺激触发神经振荡，如从一个试验到另一个试验其相位发生反转，则该振荡将在 ERP 平均中消失(图 33-1)。此外，振荡在平均过程中幸存所必需的时间精度随着频率的增加而增加：10ms 的偏移将使慢θ振荡(4~7Hz)保持完整，但消除了γ范围(>40Hz)振荡。

一些 EEG 研究人员注意到了这一局限性，并

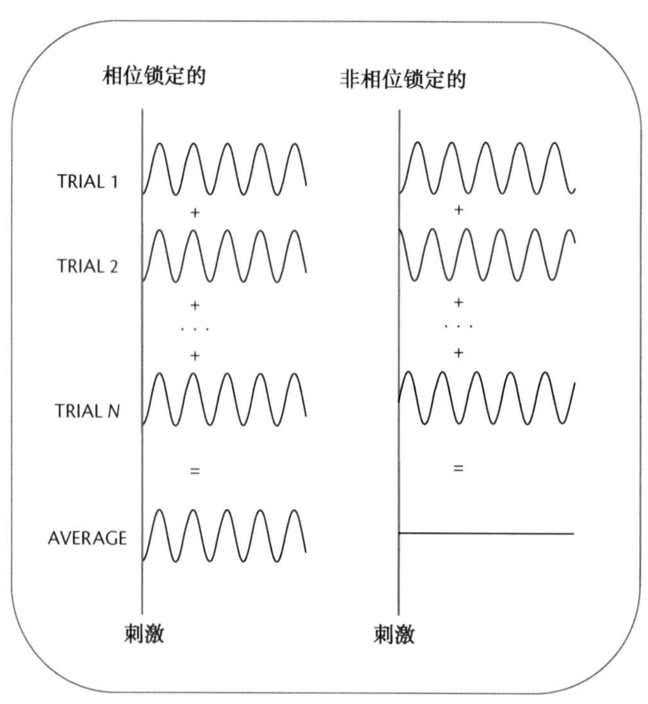

图 33-1　相位锁定对 ERP 平均的影响。如果神经元群在重复刺激时以与刺激完全相同的时序做出振荡反应，则称神经反应与刺激是相位锁定的。对刺激重复进行平均时，反应被保留。相反，如果时间上存在抖动(反应不是相位锁定的)，则其在平均时趋于消失，这取决于抖动的数量和试验的次数

决定应用新的信号处理技术来揭示神经反应可能存在的高频成分，并已经取得了巨大的成功。在1990年代中期，具有开创性的EEG研究发现，当将一组视觉特征被整体地识别为物体时，视觉刺激会引起的视觉系统40Hz以上反应（有关综述，请参见Tallon-Baudry和Bertrand，1999）。他们称此反应为“诱导的γ反应”，并声称这是早在几年前在猫的视觉皮质中发现的现象：神经同步化。在1980年代后期，德国的研究小组（有关综述，请参见Singer，1999年）已经发现，视觉感知的第一步，即将基本的视觉特征（如线条）整合成复杂的物体（四条线组成一个正方形），同时又是对这些特征做出响应的神经元内动作电位的同步化。这种引人注目的实验观察结果对视觉神经科学产生了深远影响，并很快被整合到视觉知觉和意识的理论中（Singer，1999）。这就是为什么在人类脑电图中可观察到这种同步的可能踪迹，以及这一发现如此重要的原因（刺激后能量增加到40Hz以上，即“诱导的γ响应”）。这些连续的发现引发了iEEG研究的新潮流，聚焦于高频振荡，暂时不再关注ERP。我们Lyon的同事（Tallon-Baudry et al.，1996）在头皮EEG上发现诱发的γ反应后，我们立即使用相同的范例在颅内的水平寻找这种反应的来源，这要归功于与巴黎癫痫科（Hopital de la Salpétrière）的合作。顶枕联合皮质的栅状电极显示出马赛克样γ带反应，而不是在头皮水平上见到的简单而同源的模式（Lachaux et al.，1999，2000）。在Baltimore，Nathan Crone和他的团队研究了感觉运动皮质，发现在肢体活动时，γ带活动增加，与运动皮质的小矮人排列模式一致（Crone et al.，1998b）。不久之后，新的研究团队开始与癫痫科合作，研究各种各样的实验范式和观察脑区中的颅内γ带反应（Crone et al.，2006；Kahana，2006年；Jerbi et al.，2009）。15年后，该研究领域尚未达到平台期，但已经有了可靠的结论：每次一个神经元群参与感觉、认知或运动过程时，局部测定的iEEG信号显示在整个处理期间γ带活动的增加。50~150Hz或$HFA_{(50\text{-}150Hz)}$的高频活动是神经元群正在处理信息的最可靠指标（Lachaux et al.，2012）（请注意，在实际操作中，选择该频率范围确切下限，40Hz或50Hz，差异很小）。

HFA增强的确切神经机制尚未完全阐明。最初的假说提出，这是由于靠近电极的神经元群内节律性神经放电的同步化，频率在40Hz以上：如Gray等（1989）所发现的那样，γ带神经的同步化。但是，最近有几位学者声明，这仅反映了该神经元群中动作电位数量的增加（Manning et al.，2009）。换句话说，iEEG信号会受到棘波活动的“污染”。无论如何，普遍的共识是，HFA波动揭示神经处理的起起落落：对于任何对工作中的人脑活动动态变化或患者大脑的功能结构感兴趣的人来说，这都是一个金矿。正如Buszáki等在2012年的综述中指出的那样：“应该将LFP的棘波污染视为一个好消息，因为高频LFP功率可以为神经输出评估提供一个代理人。”

三、实践

有几种提取iEEG信号γ频段成分的时间波动的方法。所有这些方法都以这样或那样的方式依赖于约瑟夫·傅里叶（Joseph Fourier）在18世纪的观察，即任何信号都可以被认为是振荡成分之和，即信号在局部最大值和最小值之间有规律地交替（图33-1）。每个成分都有特定的频率，即它每秒达到一个局部最大值的时间数。在监测过程中，在原始iEEG信号中有可能轻易地看到某些类似成分，如α节律（看起来像大约每秒10个周期的振荡）（请参见图33-2）或者稍快的β节律。iEEG的一个特征是，频率较快成分的波幅往往比频率较慢的低：它们在原始信号中很难看到，通常在屏幕上表现为描记轨迹变平和变粗。

由于通常很难用肉眼观察高频成分（有一些例外，见图33-2），因此研究人员可以依靠信号处理技术来单独研究它们，而不会被较慢频率成分所掩盖。源自傅立叶发现的数学工具被称为“时频分析技术”，可将原始信号转换为二维（2D）图，其中一个轴表示时间，另一个轴表示频率：换句话说，时频（TF）图在每个时间（时间轴）显示信号的每个频率成分（频率轴）的相对功率（图33-3）。就其本身而言，TF转换不会放大快的、低波幅的高频成分，但可以通过简单的归一化程序（图33-3）来完成这一工作，并充分揭示出γ带活动随时间的波动。重要的是应注意此时频率成分的绝对值并不重要。重要的是在患者执行认知（或运动）操作时，它们是如何随时间变化的。

现在有几个TF分析技术的家族可以应用，这归功于异常活跃的应用数学领域（Wigner-Ville变换、小波分析、匹配追踪、自回归建模、多锥度等等），但大多数或多或少展示了相同的“大”图景。这应该被视为一个好消息：DSI 及其提供的动态功能图都不是依赖方法学的。提取 γ 带活动的最简单、最直观的方法之一是我们团队所用的可论证的方法（图 33-4）：从所谓的“带通滤波”开始。带通滤波器由两个频率值（如 60Hz 和 70Hz）定义，并将原始 iEEG 信号作为输入，以提供相同的信号作为输出，而没有该频率范围之外的任何成分。因此，输出看起来像是在选定频率范围内的振荡（不过，这并不是一个完美的振荡，因为该频率成分在 EEG 信号的某些时间可能更强，振荡的局部峰值有时更强，有时更弱，就像波一样）。我们应用的下一个转换称为 Hilbert 转换。不必深入分析其数学细节（有关详细信息，请参阅 Le Van Quyen，2001），因为重要的是它的实际作用：它会创建一条平滑的曲线，精确地覆盖振荡，就像一条绳索放在上面（图 33-2）。该平滑曲线称为“包络线”，似乎通过一条直线一个接一个地连接了振荡的所有局部最大值（实际上，它更平滑一些）。当原始 iEEG 信号中的频率成分（在我们的示例中为 60~70Hz）很强时，包络线达到较高的值。一旦计算出该包络，就将其除以整个记录的平均值，然后乘以 100。这个过程可能看起来很奇怪，但是它只是将包络线的每个值表示为平均值的百分比，我们称其为“标准化包络”。标准化包络中的值 150 表示在该特定时间，该特定频率范围内的活动比在同一频率范围在整个记录中的平均活动高 1.5 倍，就像说 8 月 13 日的温度比 1 年中的平均温度高 1.5 倍。分析的最后一步是对 10 个频带（50~60Hz，60~70Hz……140~150Hz）重复整个过程，以创建 10 个标准化的包络，我们将它们简单地平均在一起就可以提供一个单一的称为 $\text{HFA}_{[50\text{-}150\text{Hz}]}$ 的高频包络线（同样的过程也可以用于计算 $\text{HFA}_{[40\text{-}150\text{Hz}]}$，但实际上并不会有太大区别）。如果仔细阅读，您可能已经注意到，HFA 提取将 50~150Hz 的所有活动平均在一起，同时纠正了一个事实，即较高频率活动（接近 150Hz）倾向于较低频率活动（接近 50Hz）具有更低的波幅。这样，接近 150Hz 的活动变化将不那么明显，并且对总 HFA 的影响与接近 50Hz 的变化相同（注意，在括号中指定频率范围的想法仅是由于 Fernando Lopez da Silva 认为术语 HFA 或“γ 频带”的含糊性表达令人困惑）。

经验丰富的 TF 分析专家可能会理所当然地抱怨，在结果曲线中不再可以看到 iEEG 信号在频域中的精确分布。如无法区分 60Hz 和 80Hz 与 70Hz 和 90Hz 之间的活动增强。这是我们为降低 iEEG 信号的复杂性（这对于我们和临床团队来说是最重要的）而付出的代价：一种稳定的具有高信噪比，而且非常易于操作的方法。实际上，熟悉 ERPs 的读者可能会注意到，它们用来进行分析的完全相同的分析链（平均，统计，等等）可以很容易地用于 HFA。当然，总有可能转换到原始信号的完整 TF 表示，但是 TF 图更难以解释并且不适合临床应用。

一旦 HFA 被提取，当患者执行认知任务时，研究它的增加或减少就变得相对容易了。例如，当患者被指示对一个明显的运动反应刺激做出反应时，HFA 可以针对每个单独的刺激以图形方式表示出来，并根据反应时间（患者对刺激做出反应所花费的时间）对试验进行排序。这是一个二维表示方法，以时间为横轴，试验排列作为垂直轴，最短的反应时间位于底部，比较慢的反应位于顶部（图 33-5）。当患者正在处理刺激以产生反应时（其特征是从刺激到反应的 HFA 持续升高），这种表示形式对于识别活跃的皮质位点非常方便。HFA 可以在整个实验中进行平均，遵循应用于原始 EEG 信号的经典程序计算 ERPs 或进行实时监测，如同在 BrainTV 系统中一样（请参阅下文）。

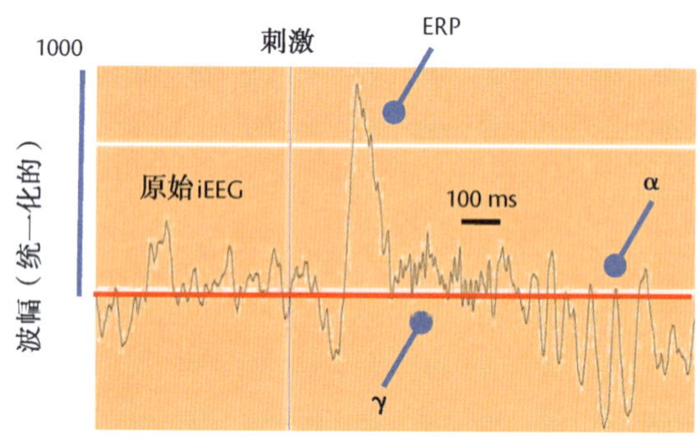

图 33-2　原始 iEEG 信号中的振荡成分。在这个特殊例子中，显示颞下回对视觉刺激的神经反应，可以用肉眼看到高频活动（“γ”），就像随后的 α 节律一样。ERP 是在这些脑区观察到的典型视觉诱发电位

四、脑功能定位中的应用

到 2005 年，只有少数 iEEG 研究使用 HFA 研究人类认知的动态变化。如今，该类研究的列表太长了，无法进行全面的综述。许多文章（Crone et al.，2006；Kahana et al.，2006；Jerbi et al.，2009；

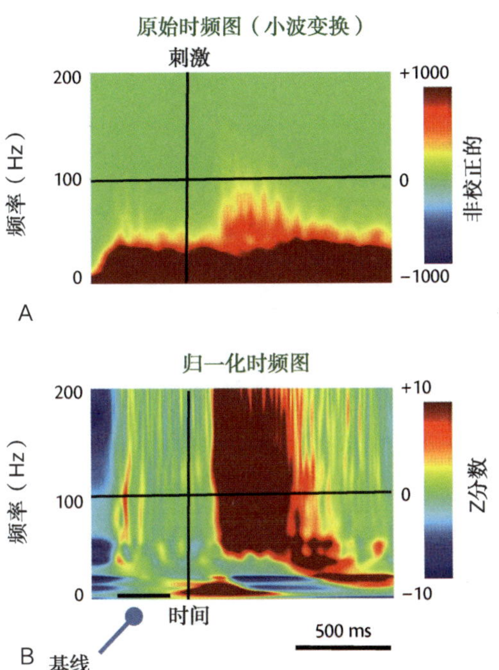

图 33-3　归一化对时频（TF）图的影响。A. 原始 TF 图（40 个试验的平均值）显示了视觉刺激（刺激开始 = 垂直线）引起的绝对能量变化，在 100Hz 以上看不到任何影响；B. 相同数据的归一化 TF 图显示了与刺激前基线水平（−300~−100ms）的 Wilcoxon 比较结果。这次，可以清楚地看到刺激后 HFA 升高的较宽频率范围。Wilcoxon 比较方法对每个 TF 值，逐个频率进行比较（将能量与基线相同频率的值进行比较）。数据是在颞下回记录的

Lachaux et al.，2012）已经讨论了该领域发展中的主要过程，我将仅提供一两个示例。在 iEEG 记录中发现任务诱发的 HFA 之后不久，主要存在的问题是该反应是感觉和运动处理过程的特征表现还只是个更为普遍的反应。当时，几项开创性的动物研究表明，γ 频带的神经同步化参与基本的感觉处理和运动产生，但没有迹象表明它可在与更高层次认知功能有关的联合脑区中被发现。iEEG 的多项研究表明，情况确实如此，例如，在对单个单词进行语义处理时，Broca 区的额下回三角部的 HFA 升高，而在语音处理时，在盖部的 HFA 升高（Mainy et al.，2008）。另一项研究发现，当要求患者记住字母列表时，盖部的 HFA 随记忆负荷而增加（Mainy et al.，2007）。

随着越来越多的研究团队带着新的实验范式加入该领域，很明显，只要特定的皮质区域参与了正在进行的任务，HFA 就会在皮质的任何地方增加。毫不奇怪，很快发现 HFA 与 fMRI 上的血氧水平依赖性（BOLD）信号呈正相关，以至于现在 DSI 有时被等同于一种具有时间分辨的 fMRI 形式（当然，考虑到 iEEG 的有限脑采样，这种说法有些夸大）。与 HFA 相反，在相同情况下，7~30Hz 的活动倾向于被抑制。最著名的例子是肢体运动过程中对运动皮质的 μ 节律的抑制（Crone et al.，1998a）和在主动视觉处理期间视觉区域中的 α 节律的抑制，但是这些作用扩展到频率略高的 β 波段。在大多数报告中，LF（低频）抑制通常表现为 HF 增加的阴影，但在解剖学上并不特异：大概来讲，LF 抑制的皮质区超出了 HF 中心的边界（HF 增加部位）。如在上面提到的语言研究中，我们发现在语义和语音处理过程中，Broca 区的两个部分（三角部和盖部）均出现低频抑制。总之，LF 抑制没有像 HF 一样准确的功能图。在我们的数据中，我们经常在单个记录位点发现任务诱发的 HF 升高，而在其距其 3.5mm 的近邻没有反应：这就是 DSI 的解剖精度（图 33-6）。需要注意的是，使用双极导联（我们的常规做法）时会更高。双极导联方法指在进行任何分析之前，每个部位记录的 iEEG 信号是与同一电极紧邻触点中的信号相减得到的。

五、制作影集

当然，DSI 主要适用于单个患者。一个任务的结果是在个体水平上获得和解释的，主要是因为电极位置在各个患者之间总是不同的。但是，对几个患者进行的观察数量很快就会变得不堪重负，因此通常希望有个“大图片”，也就是说，在感兴趣的认知任务中，一个平均的大脑是如何反应的。我们已经开发出一种简单的方法来制作影集，该影集展示了在时间过程中 HF 激活和抑制的动态变化（图 33-7）。在蒙特利尔神经病学研究所（MNI）单个被试大脑的 3D 模型中，根据在特定时间激活处近距离内的所有位置测量的平均 HFA，对任务的每个时刻进行着色。也就是说，我们的软件会读取完成任务的所有患者所有位点的 MNI 坐标，并识别出位于以激活处为中心的“球体”内的坐标（这等效于数据的空间平滑，以“球体”的半径为参数，如 15mm）。对 3D 模型的每个面和每个时间都重复此处理过程，以提供一个大脑在任务过程中反应的 3D 模型影集。这部影集当然并非完全准确，因为患者的解剖结构与 MNI 单一对象的大脑之间存在差异，但该影片突出了激活和去激活的主要聚集脑区，并为后续的更精确、更个性化的分析提供了有用的指导。重要的是，可以将其与个人数据进行

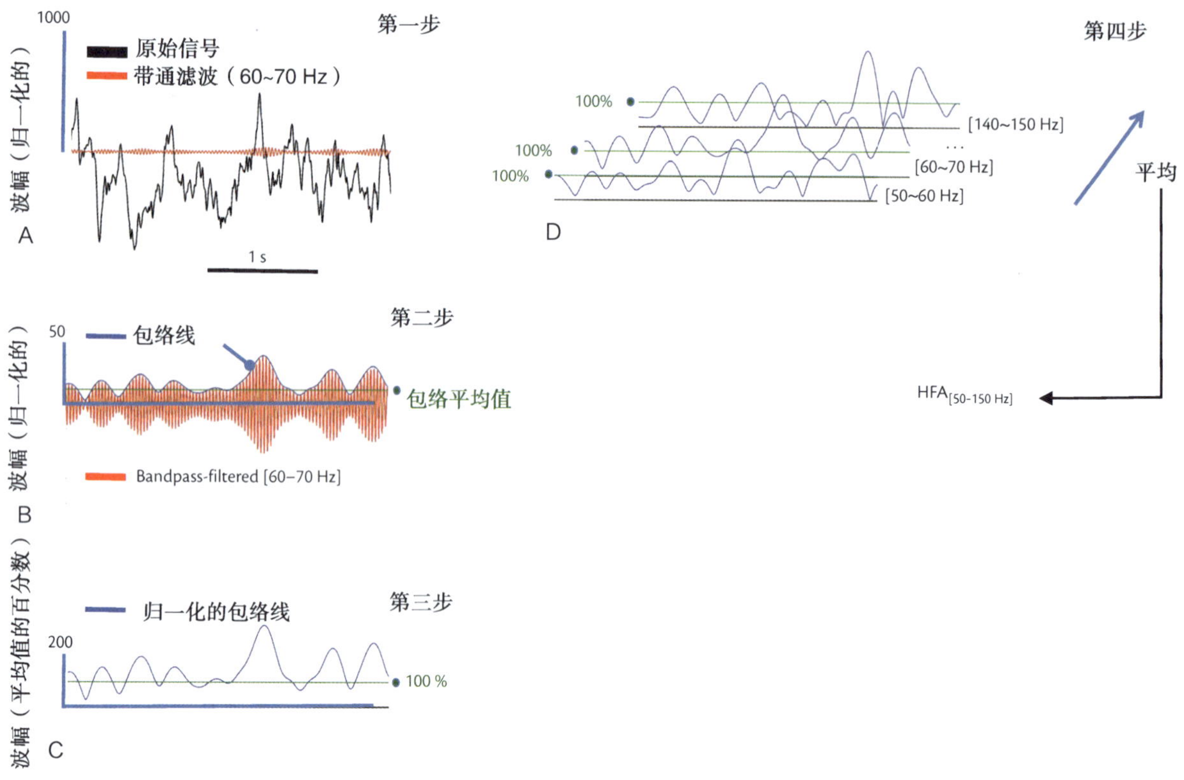

图 33-4　从原始 iEEG 信号中提取 HFA。A. 原始信号在 60~70 Hz 进行带通滤波；B. 将 Hibert 变换应用于带通滤波后的信号，以提取该频率范围内的包络线（蓝色）；C. 包络线除以整个记录的平均值（绿色），再乘以 100（值表示为平均值的百分比）；D. 对其他频率［(50~60 Hz) ··· (130~140) Hz，(140~150Hz)］重复该过程，并将所有 10 个包络（对应 10 个频带）平均从而产生 $HFA_{[50\text{-}150\ Hz]}$

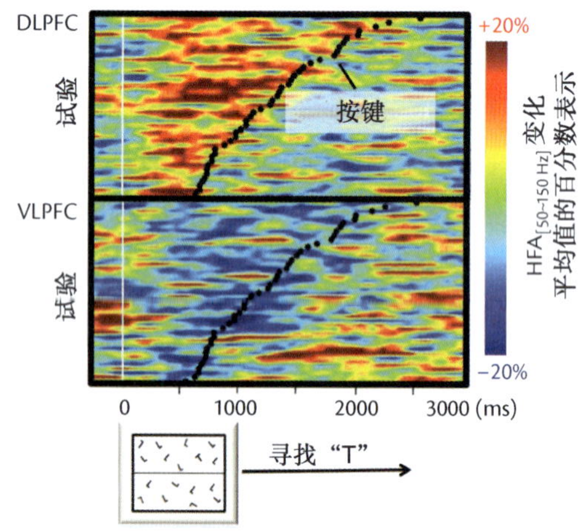

图 33-5　宽 γ 频带中的同时活化和去活化。患者必须在干扰阵列中找到字母“T”，并在操作完成后按下按钮（黑点）。该组试验显示了外侧前额叶皮质中两个部位的相反反应模式：背侧（DLPFC，上图，HFA 升高）和腹侧（VLPFC，下图：HFA 降低）。正如根据反应时间对所有单个试验进行排序分类所能清楚看到的那样，只要患者执行任务，激活和抑制作用就会持续。HFA 值为 20% 意味着比整个实验中测得的平均 HFA 值增加 20%

比较，以识别其大脑动态与整体情况偏离的患者。在从庞大的患者数据库中构建影集时，在给定颅内部位坐标的情况下，该影集可用于预测执行任务时新患者的 HFA 时程。强烈的和意外的偏差可能会给予患者存在神经系统疾病的提示信息。

六、功能定位器

神经影像学研究有时会使用功能定位器来识别个体参与者中具有特定功能的区域（如将词形区域定位在腹侧颞叶或手代表区定位于运动皮质）。我们认为，相同的使用 HFA 的方法可以应用到癫痫患者中，一旦电极所在位置确定就可提供一个粗略而有用的有关患者脑的功能定位图。该程序依赖于现有标准的观察，即任务诱发的 HFA 增加（和降低，见下文）可以在单一实验水平观察到。为了便于统计分析，范例可以使用多个试验，但是与无创脑成像相比，患者所需重复相同认知操作以获得合理的统计学结论的次数相对较少。如可为参与者依次显示不同类别（面孔、风景、动物、字母

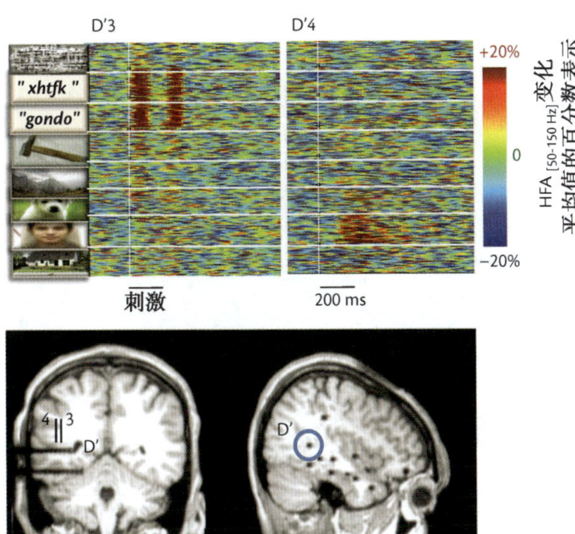

图 33-6　视觉“定位器”和 HFA 反应的特异性。该图显示了颞中回两个相邻部位（D’3 和 D’4，垂直于矢状平面插入的电极 D’）对不同类别图片的响应情况。每一行显示了一张特定图片的 HFA 增加，按图片类别排序（表示为整个实验中平均 HFA 的百分比）。从单项试验中可以看出，D’3 和 D’4 对特定的刺激类别（分别为字符串和面部）都具有极高的选择性，尽管空间间距仅为 3.5 mm，但它们的选择性有着显著的不同

串、工具等）的图片，并要求在每次看到水果时按下按钮（保持他们的注意力在显示屏上）（见图 33-6）。上面详述的简单数据分析过程足以揭示对某一视觉类别的反应引起的特异性 HFA 升高的皮质位点（如对面部的系统性反应，如图 33-6 所示）。在这一特定的位点，对于优选类别的每幅图像的反应中，都会观察到 HFA 的明显增强，并且在仅几张图片之后，特异性就会显示出来。在这个特殊的示例中，几分钟就足以检测出视觉皮质类别选择性脑区，并提供高级视觉区的功能定位图。相同方法可以通过听觉刺激重复用于听觉皮质中的类别选择性研究中，或更广泛地应用于识别工作记忆、注意力、语言、运动行为等的网络。在 Grenoble 和 Lyon，我们系统地使用相同的八个功能定位器对这些网络进行定位：所有植入 iEEG 电极的患者都接受测试，测试共花费几小时，之后确定其中某一个功能网络所涉及的所有记录位点。该程序在 iEEG 监测的开始阶段进行，因此临床团队可以使用正式报告来总结各种目的的每个位点的“个性”。值得记住的是，在认知神经科学中，要研究多个任务的个体大脑是非常少见的。通常的做法不是检查一个任务中的多个参与者。但是，我们的经验是，不同的任务可以相互启发。如果我们知道听觉皮质的亚区对讲话的反应比对其他类型声音更敏感（“听觉”本地化器），那么更容易理解为什么在默读（“阅读”定位器）期间听觉皮质的亚区被激活。通过联合多个任务，我们建立了一个关于多个功能网络如何相互作用和重叠以实现多个认知功能壮举的全局认识。多年来，我们已经建立了一个 50 多名患者的相当出色的数据库，他们均在相同的八个功能定位器中进行了 iEEG 记录（2014 年接近 100 名，并且还在不断增长）。

七、Brain TV 和实时 HFA

就像我之前说过的那样，iEEG 信号中 HFA 的一个特征是，可以在单个试验中观察到它对任务需求的调节，也就是说，无须对同一认知任务多次重复求平均值（与非有创性影像学相比）。如果电极记录是来自一个支持心理计算的脑区，则一旦参与者开始添加两个数字，即使她仅添加一次，HFA 也会在该部位增强（Dastjerdi et al.，2013）。当然，可能有必要请她重复该计算以检查 HFA 再次增加，以确保增加不是由于其他偶然事件，但是重复不是由于信号本身质量差。实际上，如果每次要求患者进行计算时，HFA 都没有系统地增加，则可能得出结论，兴趣区域可能不是特定认知活动所必需的。该规则适用于所有其他认知过程：如果某个区域明显参与该过程，则每次进行该过程时，HFA 均应增加。由此可见，只须通过要求患者从事不同类型的任务并观察伴随的 HFA 变化，就可以通过反复试验来推断特定脑区的功能。10 年前，这种想法导致了实时 DSI 的发展，并被称为 BrainTV 的系统，因为患者可以从电极记录的任何皮质位点观看 HFA，并且像浏览电视频道一样从一个位点切换到另一个位点（Lachaux et al.，2007）。在 BrainTV 中，计算机屏幕为患者和房间中的任何人显示过去 10 秒内选定脑区的 HFA 调节，并进行准连续刷新。BrainTV 可以由实验者和（或）患者使用。实验者将尝试触发患者大脑中的特定认知操作，并测试屏幕上显示的皮质部位是否对这种任务产生反应。可要求患者数数、说话，或进行心理想象，回忆过去的情节或几乎任何内容。如果皮质位点对特定情况或触发有反应（HFA-wise），则可以很好地说明其功能作用。当参与者自己观看 BrainTV 时，会向她提供一个将自己的私人心理生活与大

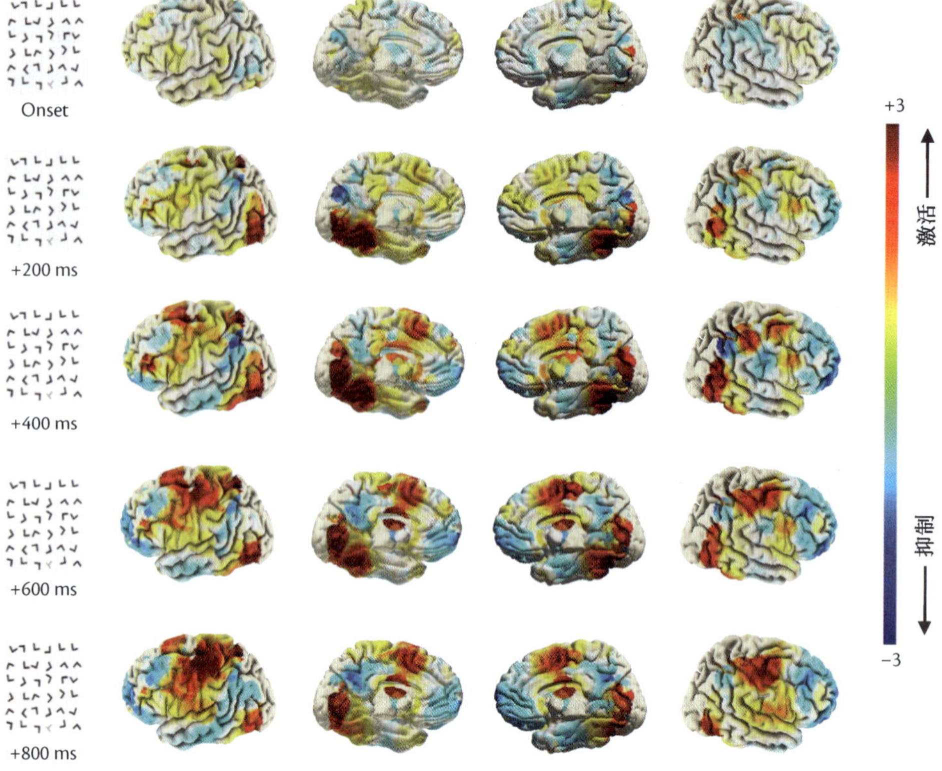

图 33-7 在简单的视觉搜索过程中，相对的神经激活和去激活的动态变化。患者必须在一系列干扰项（“L”）中搜索字母“T”。搜索开始之后的五个不同潜伏期，相对于开始之前基线的 HFA [50~150 Hz] 变化采用颜色编码（任意单位）。当在电影中描绘时，清晰可见一侧的视觉皮质与背侧注意力网络（激活）和另一侧的默认网络（去激活，蓝色）之间的动态相互作用

脑活动联系起来的绝佳机会。当兴趣区涉及外部观察者看不到的精神现象（如言语思维或微妙的情感）时，这一点尤其有趣。在 2012 年发表的一项研究（Hamamé et al.，2012）中，我们描述了一个 BrainTV 时段，期间患者可以通过产生生动的心理图像（外部观察者完全看不见）随意增加颞下回（ITG）的 HFA。有趣的是，该特定 BrainTV 的时段的目的是检验以下假设：ITG 是视觉工作记忆所必需的。通过反复试验，我们很快发现 ITG 更广泛地参与了任何需要心理想象的认知活动。这说明了 BrainTV 的工作原理以及它的优点。BrainTV 提供了一种可快速建立关于单一患者大脑功能假说的原型，并快速地一个接着一个进行测试的工具。BrainTV 就像测试墙上的按钮是不是一个正确的电灯开关：按一次按钮，灯亮，再按一次按钮，灯熄灭。无须更多统计信息即可得出这是正确的按钮。自从 2000 年代中期在 Grenoble 开发 BrainTV 以来，几个癫痫中心开发了类似的工具，并取得了同样的成功（如 Dastjerdi et al.，2013）。考虑到 BrainTV 样系统的多种潜在用途，我们预计在未来 10 年中，许多 iEEG 中心都将配备此类系统，如可作为皮质电刺激（ECS）的补充来对表达皮质进行功能定位。如在一次 ECS 中，神经科医师在刺激听觉皮质附近的区域时，与患者交谈，询问她是否注意到任何异常情况。刺激对该患者没有任何作用。但是，当天晚些时候，我们用 BrainTV 对该特定位点进行监测，发现该位点对音乐具有独特的反应能力，而不是言语。我们决定与神经科医生在同一位点进行第二次 ECS 检查，这一次是在播放音乐的同时，患者报告声音在刺激过程中减弱了。这个简单的例子表明，应将 BrainTV 与现有技术相结合，作为患者脑功能定位的另一工具。此外，BrainTV 为真正的生态神经科学铺平了道路，即在日常生活情况下中研究人脑，而不只是囿于实验室实验的框架内。

八、HFA 的抑制

自从功能性神经影像学开始应用以来，已经了解到在某些固定的脑区中，每次将注意力主动向外注意以处理外部刺激时，该脑区活动都会减少。这些区域统称为“默认网络”（DMN），因为参与者不做任何特别的事情时，它们似乎也是通过默认活动的（Raichle et al.，2001）。在过去的10年中，iEEG研究在电生理学水平上发现了类似的现象，在注意力集中的任务中，HFA具有显著而短暂的抑制。最经典的情况之一是视觉搜索嵌入到一系列干扰项中的预定目标（见图33-5）。Ossandón等（2011年）清楚地展示了DMN区会在整个搜索过程中失活，并在外部任务完成后不到数百毫秒的时间内立即重新激活。这有力地表明，这些区域不论支持哪种功能，大脑都不能承受超过其严格必需时间的干扰。这些必然是我们日常生活中非常重要的部分。以前有关DMN主要涉及随机思维、心神游离和做白日梦的说法与我们的观察结果不符，因为我们找不到任何理由让大脑在几分之一秒内立即从走神中恢复（除非这是一个至关重要的功能）。一种替代解释是DMN的一部分处理了当前环境的复杂性，并找到了应对意外挑战的解决方案。传统上，大多数关于DMN的研究都将主观世界划分为两个不同的领域：外部世界（外部存在的事物）和内部世界（思想，心理现象……）。这是忘记了DMN去激活的发现是在参与者必须执行具有明确规则和刺激的任务的情况中得出的。因此，我认为可以将外部世界进一步划分为与任务相关的事物（通常是计算机屏幕和带有有限刺激集的耳机，必须根据向参与者解释的规则进行处理）和其他的世界（随机刺激，如对话、噪声，没有明确的规则来处理它们）。让患者从事一项任务意味着她将在一个简单且可预测的世界中度过短暂的实验时间。因此，可以预期，在患者专注于自己的任务时，任何积极参与处理复杂环境（其行为不是由简单的“如果A，然后做B”规则所决定）的脑区都不会那么活跃，因此会被误解为‘静默’ 区域，如DMN。我们经常使用BrainTV来寻找激活记录位点的情况，这些位点会在激活、需要注意的任务中减少活动。如我们会认为在视觉搜索范式中显示出短暂HFA抑制的区域（见图33-5），并在我们与患者互动时使用BrainTV在线监测其活动。在几个公认的DMN区域中，我们观察到，当患者的注意力再次转移到意外事件时，如有人叫她的名字或有东西掉在了地板上，HFA会增加。在没有特定规则提供答案时，正是这类情况，需要对事件进行快速分析并决定如何应对。尽管具有推测性，但这种理论强调了DMN区域在持续的注意力集中任务中保持沉默可能对人类认知至关重要，因此手术时应保留，或至少应慎重考虑。DSI非常适合于识别DMN区域，如在简单的视觉搜索任务中观察到的HFA抑制。在几分钟之内，就可以显示DMN中所有位点，如果用经典脑功能定位方法ECS，即使可能实现，也会很困难。实际上，DSI似乎是识别属于患者DMN记录位点的最快、最方便的方法。这在将来可能成为强制性的方法。

九、脑区间的相互作用

到目前为止，本章介绍的所有研究的目的都是确定特定脑区的功能作用。但是，通常公认的是，尽管人脑中有相当多的功能专门化（一种结构=一个功能），但大多数复杂的认知任务仍需几个大脑区域相互作用，共同协作来处理信息。在介导这些相互作用的精确神经机制上已经提出了许多假说，其中强烈强调了节律性活动的同步化：神经元群共同将其活动同步化以实现最大的交流效率（Varela et al.，2001）。事实上，α和β节律经常跨距离实现同步化，如颞叶在工作记忆中保持视觉项目时（Tallon-Baudry et al.，2001；Lachaux et al.，2005）。在γ频带中，很少发现同步化，可能是因为神经激活会产生一个非常宽带的能量增加，从大约40Hz或50Hz开始，直到高达150Hz。由于同步化被定义为两个振荡之间的恒定的相位关系（类似于两个赛车在环形轨道上保持它们之间的相同距离），因此其检测需要信号大致呈现振荡特性。宽带γ活动不会产生振荡，因此不能归因于一个“相位”。但是，这并不排除计算用作远程相互作用标记物的其他指标。最简单的是根据上面讨论的普遍观察结果，当认知过程中一个神经元群活化时，附近测定的HFA会增加。因此，当两个独立的神经元群协作时，他们的HFA应该同时增加（或减少），正如我们所期望的他们能够共同处理信息，因此是同时的，简而言之，就是“我工作，你也工作；我停止工作，你也停止工作”。在iEEG记录中，相互作用应导致HFA随时间的相关性变化（图33-8）。这引导几位学者去验证这种假说，并测量了远隔位点测得的HF波幅波动之间的相关性，这些研究提供的强有力的证据表明这种相关性确实存在，如在静止状态下，双侧半球的同源听觉皮质存在这种相关性（Nir et al.，2008）。再进一步，我们认为当某一网络被一个任务募集时，在属于同一功能网络的皮质位点之间应该可以观察到强烈的相关性。我们确实发现(Vidal et al.,2013)，如当患者正在阅读时，在额下回和颞中回等属于语义网络的位点会共同激活和共同波动。将来，这种非常简单的衡量脑区之间相互作用的方法(也许是最简单的方法)可能会越来越多地用于揭示患者大脑中的功能网络，并从总体上得出有关人脑的大规模的结论。最后，该方法可以轻松地实时计算，并且是成为BrainTV的系统的一部分，以研究皮质区域之间的功能性相互作用，以支持生态环境中的现实生活行为(图 33-8)。

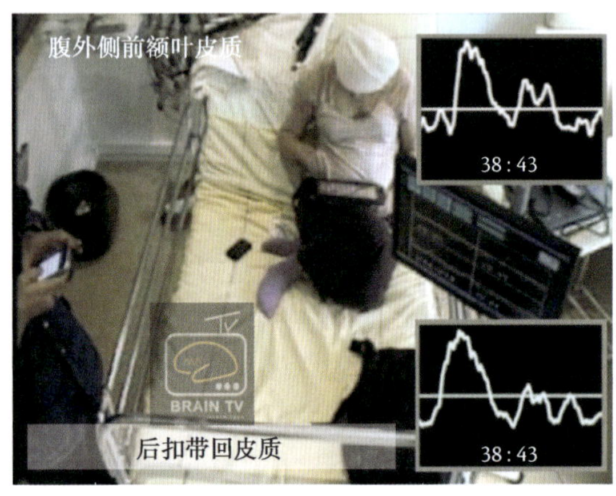

图 33-8 在 BrainTV 系统中，HFA 的在线波动可以在患者参与日常生活活动(例如玩视频游戏，如此处)中进行监测。两个记录位点的叠加还可以研究认知的哪些方面会增加大脑区域之间的功能连接性(正如此处通过两个 HFA 时间波动之间的相关性来测定)。时间刻度：每个窗口显示在最后 10s 内腹外侧前额叶皮质(上面)和后扣带回皮质(下面)中测量的 HFA

十、结论

在认知和运动任务期间对 HFA 的分析提供了一种可以在每位患者中识别支持关键功能脑区的方便方法。目前，该方法仍需要工程师或研究人员的兼职辅助来建立认知任务范例和数据分析流程，但是在不久的将来，整个设置将成为 iEEG 采集设备的一部分，包括类似于 BrainTV 的实时分析。技术人员将简单地为患者提供类似于 iPad 的设备，并为他们提供一系列简单的应用程序，他们可以在业余时间玩这些应用程序，就像视频游戏一样。整个游戏过程将与数据获取同步，并且会及时分析 iEEG 数据，从而在几分钟内甚至实时地完成该任务期间 HF 激活和失活的简短报告，甚至几乎无须临床团队的介入。在 iEEG 记录的第 1 天结束时，所有记录位点都将显示其“HFA 个性”：“他们喜欢做什么和不喜欢做什么”，他们倾向于参与哪些认知过程，以及哪些其他过程让他们保持沉默。

但是，当所有植入的皮质位点都与某一功能相关时，神经科医生的决定是什么？根据我们的经验，我们经常发现大多数位点对患者执行的至少一项任务有反应。除了被癫痫样放电严重污染的脑区以外，几乎没有“沉默”脑区(没有任务诱导的 HFA 调节)。切除这些脑区安全吗？没有对“HFA 反应”的皮质区引起的所有认知功能障碍的全面性了解，很难回答这个问题。但是，根据经验可以建议，如果大脑某个脑区没有系统地参与某项任务(也就是说，在某些正确的试验中没有 HFA 的增加或减少)，那么这个脑区对于该任务可能就不是至关重要的了，因为患者能够在没有募集这个神经元群的情况下可以尽量像往常一样快速而准确地执行任务。不过，在相同的任务中对该部位进行电刺激，以检查该任务是否能完整地完成，这一直是个好主意。

总之，我们希望本章能促使 HFA 分析成为癫痫科标准临床实践的一部分，从而使患者受益。

十一、致谢

这项工作是在 Lyon 大学的 LABEX CORTEX (ANR-11-LABX-0042) 及法国国家研究局(ANR)“Investissements d' Avenir”计划项目(ANR11-IDEX-0007)的框架下进行的。它还获得了协议编号 604102 (人类大脑项目)下的欧盟第七框架计划(FP7/2007-2013)的资助和法国国家研究局(ANR)的 IHU CESAME(ANR-10-IBHU0003)和 Neurodis 基金会的资助。

(王海祥 译，邵晓秋 审校)

参考文献

Allison T, Puce A, Spencer DD, McCarthy G. (1999). Electrophysiological studies of human face perception. I: Potentials generated in occipitotemporal cortex by face and non–face stimuli. *Cereb Cortex*. 9(5):415–430.

Borchers S, Himmelbach M, Logothetis N, Karnath HO. (2011). Direct electrical stimulation of human cortex—the gold standard for mapping brain functions? *Nat Rev Neurosci*.13(1):63–70.

Buzsáki G, Anastassiou CA, Koch C. (2012). The origin of extracellular fields and currents—EEG, ECoG, LFP and spikes. *Nat Rev Neurosci*. 13(6):407–420.

Crone NE, Miglioretti DL, Gordon B, et al. (1998a). Functional mapping of human sensorimotor cortex with electrocorticographic spectral analysis. I. Alpha and beta event-related desynchronization. *Brain*. 121(12):2271–2299.

Crone NE, Miglioretti DL, Gordon B, Lesser RP. (1998b). Functional mapping of human sensorimotor cortex with electrocorticographic spectral analysis. II. Event-related synchronization in the gamma band. *Brain*. 121(12):2301–2315.

Crone NE, Sinai A, Korzeniewska A. (2006). High-frequency gamma oscillations and human brain mapping with electrocorticography. *Prog Brain Res*. 159:275–295.

Dastjerdi M, Ozker M, Foster BL, Rangarajan V, Parvizi J. (2013). Numerical processing in the human parietal cortex during experimental and natural conditions. *Nat Commun*. 4:2528.

Gray CM, König P, Engel AK, Singer W. (1989). Oscillatory responses in cat visual cortex exhibit inter-columnar synchronization which reflects global stimulus properties. *Nature*. 338:334–337.

Halgren E, Baudena P, Heit G, Clarke M, Marinkovic K. (1994). Spatio-temporal stages in face and word processing. 1. Depth recorded potentials in the human occipital and parietal lobes. *J Physiol (Paris)*. 88(1):1–50.

Hamamé CM, Vidal JR, Ossandón T, et al. (2012). Reading the mind's eye: online detection of visuo-spatial working memory and visual imagery in the inferior temporal lobe. *Neuroimage*. 59(1):872–879.

Jerbi K, Ossandón T, Hamame CM, et al. (2009). Task-related gamma-band dynamics from an intracerebral perspective: review and implications for surface EEG and MEG. *Hum BrainMapp*. 30(6):1758–1771.

Kahana MJ. (2006). The cognitive correlates of human brain oscillations. *J Neurosci*. 26(6):1669–1672.

Lachaux JP, Rodriguez E, Martinerie J, Varela FJ. (1999). Measuring phase synchrony in brain signals. *Hum Brain Mapp*. 8(4):194–208.

Lachaux JP, Rodriguez E, Martinerie J, Adam C, Hasboun D, Varela FJ. (2000). A quantitative study of gamma-band activity in human intracranial recordings triggered by visual stimuli. *Eur J Neurosci*. 12(7):2608–2622.

Lachaux JP, George N, Tallon-Baudry C, et al. (2005). The many faces of the gamma band response to complex visual stimuli. *Neuroimage*, 25(2):491–501.

Lachaux JP, Jerbi K, Bertrand O, et al. (2007). A blueprint for real-time functional mapping via human intracranial recordings. *PLoS One*. 2(10):e1094.

Lachaux JP, Axmacher N, Mormann F, Halgren E, Crone NE. (2012). High-frequency neural activity and human cognition: past, present and possible future of intracranial EEG research. *Prog Neurobiol*. 98(3):279–301.

Le Van Quyen M, Foucher J, et al. (2001). Comparison of Hilbert transform and wavelet methods for the analysis of neuronal synchrony. *J Neurosci Methods*. 111(2):83–98.

Mainy N, Kahane P, Minotti L, Hoffmann D, Bertrand O, Lachaux JP. (2007). Neural correlates of consolidation in working memory. *Hum Brain Mapp*. 28(3):183–193.

Mainy N, Jung J, Baciu M, et al. (2008). Cortical dynamics of word recognition. *Hum Brain Mapp*. 29(11):1215–1230.

Manning JR, Jacobs J, Fried I, Kahana MJ. (2009). Broadband shifts in local field potential power spectra are correlated with single-neuron spiking in humans. *J Neurosci*. 29(43):13613–13620.

Nir Y, Mukamel R, Dinstein I, et al. (2008). Interhemispheric correlations of slow spontaneous neuronal fluctuations revealed in human sensory cortex. *Nat Neurosci*. 11(9):1100–1108.

Nobre AC, Allison T, McCarthy G. (1998). Modulation of human extrastriate visual processing by selective attention to colours and words. *Brain*. 121(7):1357–1368.

Ossandón T, Jerbi K, Vidal JR, et al. (2011). Transient suppression of broadband gamma power in the default-mode network is correlated with task complexity and subject performance. *The Journal of Neuroscience*, 31(41):14521–14530.

Raichle ME, MacLeod AM, Snyder AZ, Powers WJ, Gusnard DA, Shulman GL. (2001). A default mode of brain function. *Proc Natl Acad Sci U S A*. 98(2):676–682.

Singer W. (1999). Neuronal synchrony: a versatile code for the definition of relations? *Neuron*.24(1):49–65.

Tallon-Baudry C, Bertrand O. (1999). Oscillatory gamma activity in humans and its role in object representation. *Trends Cogn Sci*. 3(4):151–162.

Tallon-Baudry C, Bertrand O, Delpuech C, Pernier J. (1996). Stimulus specificity of phase-locked and non-phase-locked 40 Hz visual responses in human. *J Neurosci*. 16(13):4240–4249.

Tallon-Baudry C, Bertrand O, Fischer C. (2001). Oscillatory synchrony between human extrastriate areas during visual short-term memory maintenance. *J Neurosci*. 21(20):RC177.

Varela F, Lachaux JP, Rodriguez E, Martinerie J. (2001). The brainweb: phase synchronization and large-scale integration. *Nat Rev Neurosci*. 2(4):229–239.

Vidal JR, Freyermuth S, Jerbi K, et al. (2012). Long-distance amplitude correlations in the high gamma band reveal segregation and integration within the reading network. *J Neurosci*. 32(19):6421–6434.

第五篇　5

使用有创性脑电图的治疗方法

第 34 章

借助立体脑电图热凝癫痫发作起始区(THERMO-SEEG)

Marc Guénot, Pierre Bourdillon, 著

一、前言

20 世纪 60 年代开始考虑应用立体定向毁损治疗药物难治性部分性癫痫。首份报告可以追溯至 1965 年(Schwab et al., 1965),最初的资料来自旨在通过选择性杏仁核切除术减轻难以控制行为的研究。因此,对癫痫发作的影响最初是这项技术的意外效果。由于缺乏标准化的随访,几项针对不同靶点的研究获得了不同的、难以解释的结果。1999 年(Parrent and Blume, 1999)提出了杏仁核和海马的立体定向毁损(即比先前发表的立体定向局灶损毁范围更大)作为杏仁核 - 海马切除术的替代方案,但相比之下结果并没有那么理想。由于立体定向毁损术治疗癫痫的结果比较令人失望,这项流行于 20 世纪 60—70 年代的技术在很大程度上被弃用了。

本文引用的结果均是根据非损伤性检查计划的单一局灶性立体定向毁损,而非准确或可靠地界定发作起始区。

几种物理方法,如立体定向放射外科、聚焦电磁波、化学毁损、聚焦超声以及低温,已推荐用于局灶性病变。由于射频(radiofrequency, RF)加热固有的在神经外科应用的某些技术优势,其仍然是一项应用较广的技术(Cosman and Cosman, 2005)。事实上,它提供了边界明确的毁损区域,可进行阻抗监测、刺激和记录,而且很容易适用于立体定向设备。

许多适合手术治疗的、药物难治性、部分性癫痫患者受益于立体脑电图(stereo electroencephalography, SEEG)。该检查可准确划定发作起始区(Talairach and Bancaud, 1973; Guenot et al., 2002)。此外,还可用 SEEG 电极借助与 SEEG 电极相连的发生器进行射频热凝术产生局灶性病损(gueénot et al., 2004)。此项技术(SEEG 引导下射频热凝术,通常称为热凝 -SEEG)已在癫痫外科中发展了 10 余 年(Cossu et al., 2015; Bourdillon et al., 2017)。热凝 -SEEG 解决了先前立体定向术的一些局限性,并且具有多项证据支持的优点。

1. 用于记录的电极已经植入颅内,因此,无额外的(电极植入相关)出血风险。

2. 利用阻抗监测,射频热凝术可提供明确的损毁范围。

3. 对用于诊断性记录的电极进行病变毁损可保证靶点选择的质量,这使应用基于非有创性数据计划的立体定向过程不可能实现的。

4. 在视频 -SEEG 记录过程中系统地进行电刺激,以模拟损毁可能带来的不良反应。因此,在热凝 -SEEG 过程中无须额外进行刺激,这对患者而言是舒适的。

5. 由于植入电极数量众多,因此,可获得多个靶点进行多次射频热凝,并有可能借助相邻靶点形成融合损毁灶。

6. 手术过程无须麻醉,在操作过程中,可由神经科内科医生对病人进行监护。

7. 进行射频热凝术不会进一步增加后续的常规手术的风险。

二、物理原理

(一) 理论原理

射频损毁是基于专用发生器产生的一种 RF 电压。连接到 RF 发生器的活化电极通过将 RF 电流的能量传输到靶点上,产生热损毁。RF 电流 i_{RF} 在活化电极上所选择的两个触点之间传播。这两个触点之间的热损毁是由射频发生器输出在活化电极上产生的射频电压所致。此种 RF 电压在触点之间的空间内产生电场($\vec{E}$ 场)。在空间内的所有给定点,$\vec{E}$ 场随 RF 频率振荡。导致电解质中附

近的带电离子以相同高频在空间中来回移动，产生振荡的离子电流密度$\vec{J}$。$\vec{J}$场和$\vec{E}$场是具有相同方向的向量（图 34-1）。RF 热损毁是$\vec{J}$场导致的组织内摩擦加热的结果。$\vec{J}$场（即离子振荡）越大，在组织中堆积的功率沉积越高，温度也越高。

体外研究数据

为进行体外研究，我们使用了与目前临床实践中所使用的相同材料。损毁发生器系统是 Radionics Medical Products（美国马萨诸塞州伯灵顿）制造的 RFG-3 模型。活化电极由 Dixi Medical（法国贝桑松）制造。每个触点长 2mm，直径 0.8mm，触点间距 1.5mm。每根电极有 5~18 个触点。

2001 年，首次报道借助因脑深部电刺激置入的电极所进行的热凝（Oh，2001），之后，首个使用 SEEG 电极的射频损毁体外数据（BIOMATECH，2006）在 2006 年报道，并于 2016 年发表（Bourdillon et al.，2016），从而提供了基于兔脑的研究结果。基于这些观察结果，我们发现兔脑 RF 损毁体积与蛋清 RF 损毁体积之间呈线性相关（损毁直径减小二分之一）。此模型已被多名学者使用（Strickland et al.，2013）。

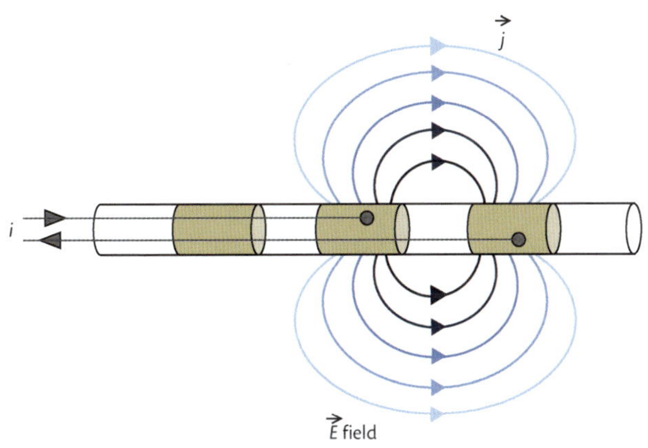

图 34-1　电流 i 产生的$\vec{E}$场和电流密度$\vec{J}$的示意图。偶极子由电极的两个相邻触点产生

（二）影响损毁形态的参数

当需要在同一电极上进行多点射频损毁时，可选择相邻或非相邻的电极触点形成偶极子。在体外，我们进行了多次热凝实验的比较，以确定这两种条件下毁损的空间形态与体积。

通过相邻电极触点的热凝呈融合的圆柱形，而在非相邻电极触点上进行的热凝呈串珠样（图 34-2）。此外，相邻电极触点的毁损容积（平均 25.9mm³）显著高于非相邻电极触点（平均 11.9mm³）（P=7.7×10⁻¹³，t 值 =8.7）。

因此，我们强烈建议使用相邻触点（如触点 1- 触点 2，然后触点 2- 触点 3，再是触点 3- 触点 4，…）进行热凝毁损。

（三）影响毁损体积的参数

尽管上述参数通过影响空间形态的方式对毁损体积产生影响，但决定毁损体积的主要因素是产生 RF 损毁输送的电流的电压和强度。

我们在体外对各种电压（18~50V）和电流强度（从 10~50mA）的固定参数进行了测试。电流输送直至输送的电流强度降低或毁损范围停止扩大。将这些条件与增加这些参数直至输送电流的强度突然降低的条件进行比较后，我们发现，使用短时电流按照后一种损毁方式的效率明显高于低电压、低强度的长时间毁损（P=0.008，t=4.9）。

获得最佳射频损毁所需的平均电压为 54.2V［标准差（STD）5.6V］，获得此结果的平均电流强度为 176.9mA（STD 21.4mA）。这些参数代表 9.6W（标准差 1.8W）的平均能量输送。

三、操作方法

在诊断性 SEEG 记录时间结束时（即Ⅱ期术前评估），根据对发作期和发作间期颅内 EEG 和临床资料的分析，与神经科医师讨论相关靶点。在损毁术前对所有符合条件的靶点进行电刺激。如刺激产生短暂不良反应，该靶点则不再考虑。

热凝 -SEEG 手术在手术室进行，无须麻醉，患者保持空腹。使用与前述相同的设备进行损毁。

RF 热凝过程通过选定电极上位于靶点内的两个相邻触点之间进行。由于体内电极触点处的温度无法监测，因此，使用电压为 50V，强度为 120mA 的电流进行 RF 热凝。根据上述体外数据，该参数可在几秒内将局部温度升高至 78~82℃。热凝发生时，患者通常会听到一种类似于水滴落在热炉上的声音，并且大多情况下外科医师也可听到这种声音。半秒钟后，RF 损毁发生器系统所传输的电流强度就会减弱。当靶点靠近脑池、脑室或大脑凸面时，可能由于所输送能量发生弥散而不会引起组织凝固。对硬脑膜附近的靶点进行热凝会引起轻微疼痛。

凝固性坏死灶直径在 5~7mm。患者在整个过程中接受神经科医师的实时评估。

热凝毁损前对相关触点进行深部 EEG 记录，

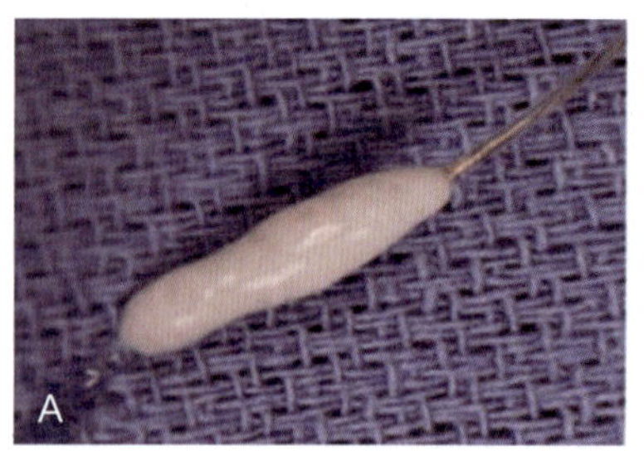

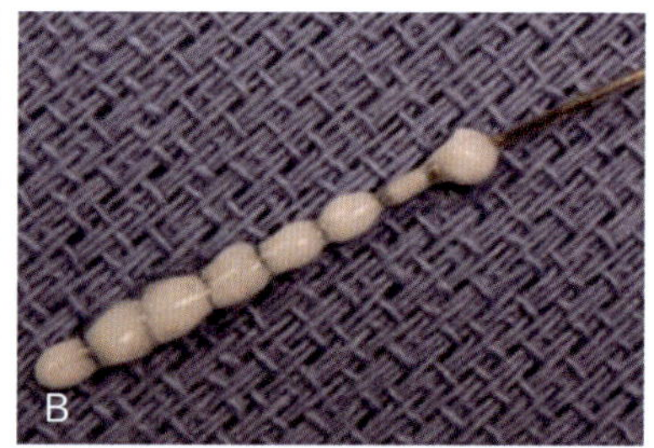

图 34-2 A. 在相邻电极触点(5 触点电极)上进行的热凝; B. 在非相邻电极触点(8 触点电极)上进行热凝

并且在每次热凝后重复。在存在发作间期 EEG 异常情况下,经常可以观察到 RF 热凝损毁后病灶部位局灶性癫痫样活动立即消失。双极 RF 热凝损毁可在一个或多个解剖靶点进行(图 34-3)。

热凝过程结束后移除电极。患者在癫痫科接受 24 小时的临床观察后出院(图 34-4)。

四、我们的经验

热凝 -SEEG 的有效性和安全性将通过对 186 例患者的数据分析进行详细说明(Bourdillon et al., 2017)。

(一) 患者选择

所有选择外科治疗的药物难治性、部分性癫痫的患者均接受了无创性术前评估,包括长时程视频 -EEG 记录、神经心理测试、高分辨率 3T 磁共振成像(MRI)检查、代谢影像(^{18}[F]氟脱氧葡萄糖正电子发射断层扫描(FDG-PET)检查,以及发作期和发作期间单光子发射计算机断层扫描(SPECT)检查和脑磁图(MEG)。当所有无创性检查的资料综合后不足以勾画出癫痫源区,在讨论可能的外科决定前进行视频 -SEEG 记录。

为符合热凝 -SEEG 的条件,接受 SEEG 的患者必须满足两个要求。

1. 至少有一根电极必须有两个连续的触点位于皮质区内,这两个相邻触点在癫痫发作起始呈低波幅快波模式或棘慢复合波放电。需要注意的是,对于发育不良,尽管发作间期阵发性活动显然有助于定位发作起始区,但如果它们是孤立的,则不足以考虑用于计划热凝部位。

2. 选定靶点后,通过双极电刺激(先低频后高频脉冲刺激高至 3mA)对靶点皮质功能进行评估。如果在评估过程中未出现神经功能不良反应,则可确定靶点。

因此,如果这两个条件均满足,即使靶点可能位于初级功能区内或邻近,也可实施热凝 -SEEG(图 34-5)。

(二) 我们的病例组

我们对基于里昂大学医院神经外科(里昂大学附属医院神经内科和 Pierre Wertheimer 神经外科)10 年间(2003—2013)数据库的 186 次手术进行了分析。这些手术涉及 162 例患者(72 例女性和 90 例男性)。这些患者中有 22 人进行了 2 次热凝 -SEEG,其中 2 人进行了 3 次热凝 -SEEG。平均年龄为 28 岁(STD 12,范围 4—59),16 例患者年龄在 18 岁以下。

药物难治性部分性癫痫患者的病因如表 34-1 所示。

五、结果与安全性

(一) 结果

主要结果指标是术后 2 个月和 12 个月的癫痫发作效率(由于已知结果在 1 年后较为稳定: Catenoix et al., 2008),术后分为五组。

0 组:术后无改善。

1 组:术后改善低于 50%。

2 组:术后改善 50%~80%。

3 组:术后改善 80% 以上。

4 组:术后无癫痫发作。

属于第 2、3 和 4 组的患者被认为疗效良好。

值得一提的是,其中 50 例患者(27%)在术后 12 个月的随访前接受另一种治疗(47 例常规手术,2 例伽玛刀手术和 1 例二次热凝 -SEEG)并从中获益。在这 50 例患者中,属于 0 组者 15 例(30%),1 组 9 例(18%),2 组 12 例(24%),3 组 9 例(18%),4 组 5 例(10%)。

没有患者出现发作频率增加的情况。发作结果详见图 34-6。

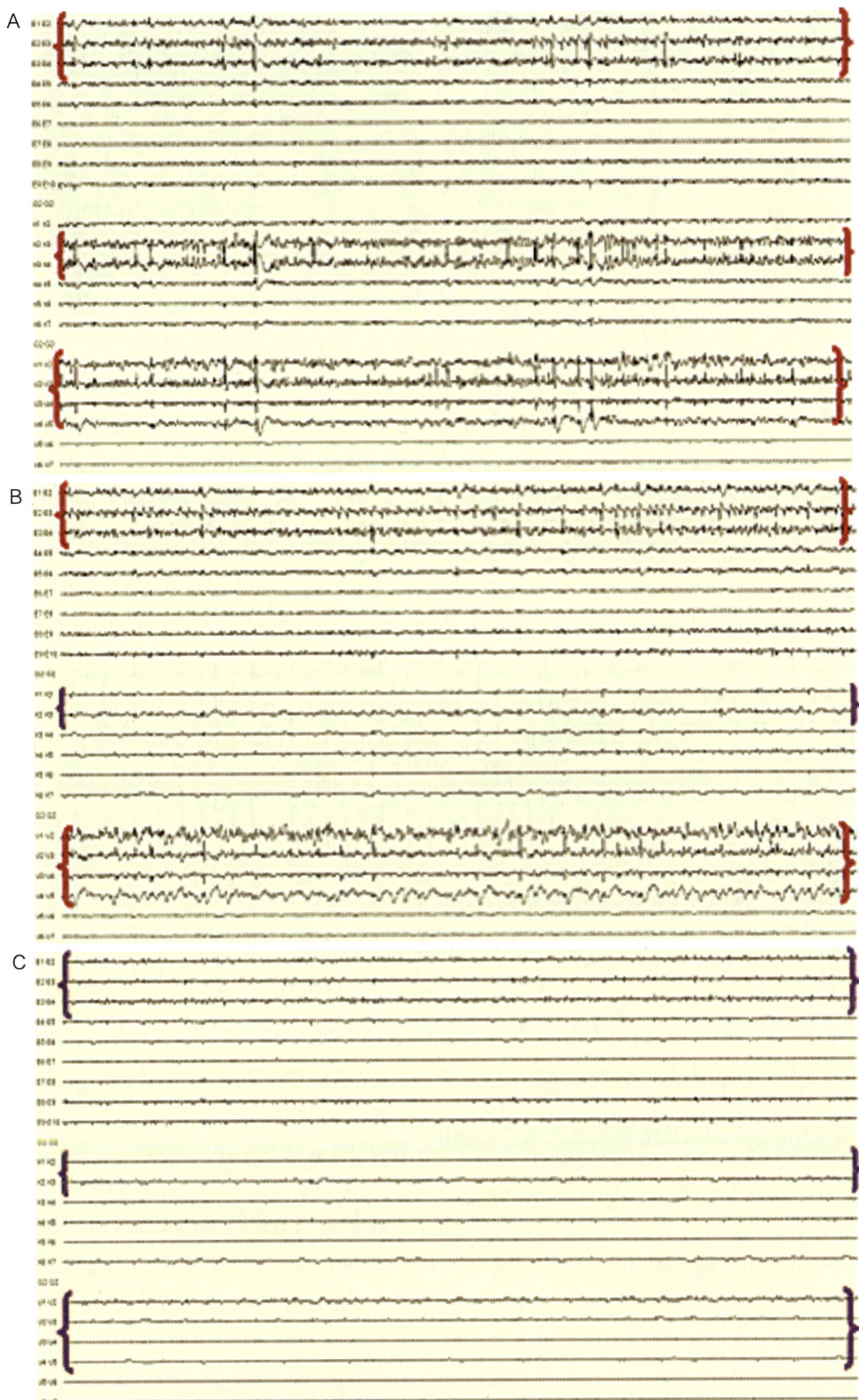

图 34-3　三根电极的触点位于皮质发育不良内（大括号 {…} 表示）的颅内 EEG 记录。红色大括号对应热凝 -SEEG 前的记录，紫色大括号对应于热凝 -SEEG 后的记录

A. 热凝 -SEEG 之前；B. 在 X 电极的前三个触点进行热凝 -SEEG 后；C. 所有计划的热凝 -SEEG 完成之后

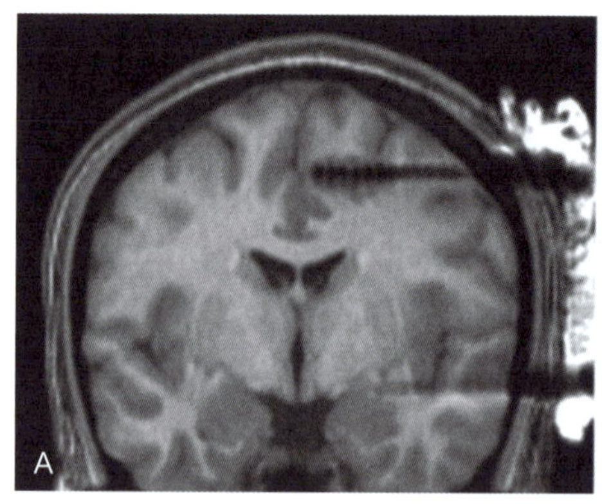

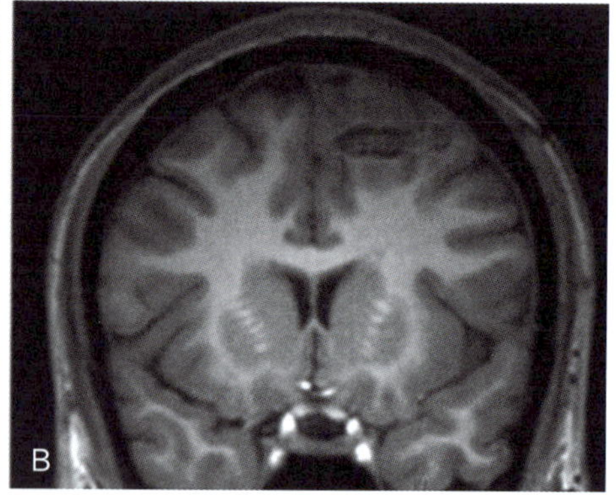

图 34-4　A.SEEG 后的冠状位 MRI；B. 同一电极上 6 个相邻触点的 RF 损毁

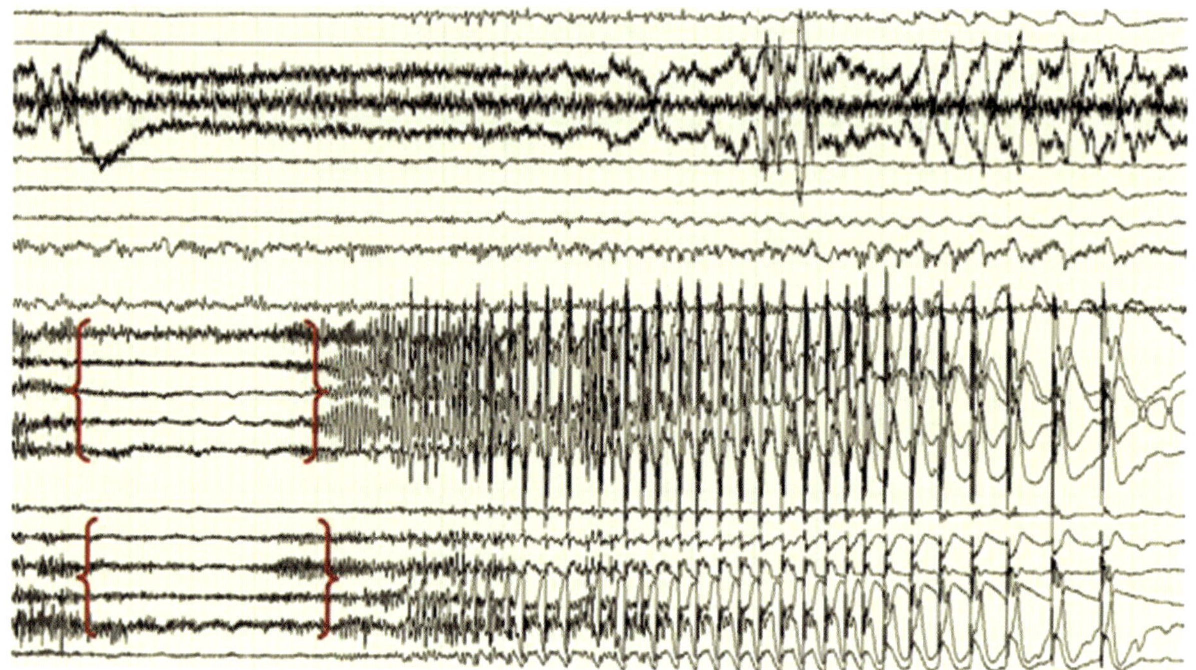

图 34-5　颅内 EEG 上的红色大括号 {…} 显示癫痫发作时低波幅快节律起始模式

表 34-1　162 例药物难治性部分性癫痫患者病因

隐源性	48
海马(颞叶内侧癫痫综合征)	26
皮质发育不良	44
灰质异位	5
胚胎发育不良性神经上皮肿瘤(DNET)/神经节细胞胶质瘤	6
结节	5
外伤后	3
脑血管病后	8
感染后	2
海绵状血管瘤	2
复杂畸形	6
病因不明	7

2/3 的患者在术后 2 个月时改善超过 50%，1/4 的患者无发作。即使术后 2 个月时的结果令人满意，我们通常也会注意到癫痫发作预后的进一步恶化。事实上，在术后 12 个月时，仅有 61% 的最初效果良好者(改善在 50% 以上)仍处于这种状态，而 50% 的无癫痫发作患者仍保持无发作。

术后 1 年时，11.9% 的患者无发作，45.6% 的患者被认为是反应良好者。

21.8% 的患者丝毫未从热凝 -SEEG 中获益，40.6% 的患者在 12 个月时恢复到先前状态。

(二) 安全性

热凝 -SEEG 的并发症和不良反应可根据其持续时间(暂时或永久)以及症状的可预期性(可预期或不可预期)进行分类。

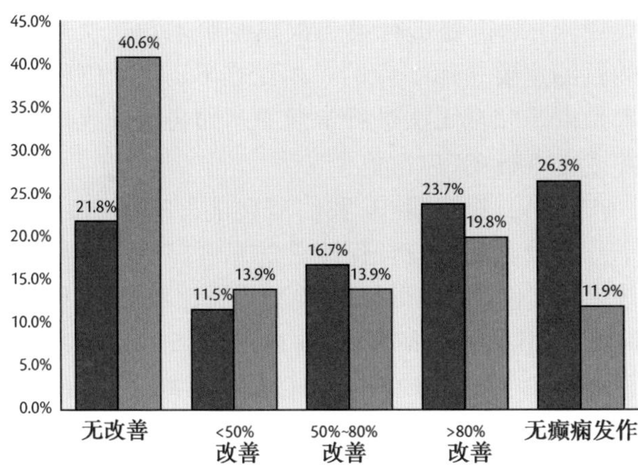

图 34-6 SEEG 引导下 RF 热凝（热凝 -SEEG）术后 2 个月和 12 个月的癫痫发作结果

186 次术中有 6 次手术（3.2%）出现不良反应（表 34-2）。其中 2 例患者（患者 1 和 2）视频 -SEEG 记录期间进行电刺激后出现短暂运动障碍。因此，运动障碍的发生符合预期，并告知了患者。尽管可能会出现可预期的运动并发症，这 2 例患者在经过讨论和思考后，仍要求接受热凝 -SEEG 治疗。

然而，也有出现意外不良反应的患者在视频 SEEG 记录期间进行了电刺激。

表 34-2 热凝 -SEEG 后的不良反应

	热凝部位	缺损性质	缺损持续时间	预期性
患者 1	中央区	臂面瘫痪	短暂	预期
患者 2	中央区	手部瘫痪	短暂	预期
患者 3	中央区上部	踝关节瘫痪	永久	非预期
患者 4	岛叶	口中有砂粒感	短暂	非预期
患者 5	辅助运动区	轻偏瘫	短暂	非预期
患者 6	左额盖	部分性失语	短暂	非预期

患者 3 实际上在术前就已出现神经功能缺失，不良反应表现为原有神经功能缺失症状的加重。电刺激中患者神经功能缺失加重，但由于相关电极触点完全位于发作起始区的中心，因此，仍进行了热凝。踝关节瘫痪是部分性的可能与白质（锥体束）损伤有关，而非皮质损伤。患者恢复良好，最终步态低于一般水平，足部提肌轻度运动障碍。

患者 4 在进行热凝 -SEEG 后的一段时间内发现口腔内有砂粒感。我们认为，在视频 -SEEG 记录期间进行的短暂电刺激会诱发这种不良反应，但当时患者并未留意。

患者 5 和患者 6 的神经功能缺失为部分性，与发生在联合皮质的毁损有关，即与功能相关但并非必不可少。另一种解释是热凝相关的局部暂时性水肿，其所涉及的范围比视频 -SEEG 记录期间电刺激所影响的范围更大。

除 1 例外，所有不良反应都是暂时性的，患者神经功能缺失均恢复。

由于仅有 0.6% 的可能性会出现永久神经功能缺失以及 2.6% 的可能性出现暂时性不良反应。因此，学界认为热凝 -SEEG 是治疗药物难治性部分性癫痫的一种安全的外科治疗方法。

六、影响有效性的因素

本节中的统计分析使用 MATLAB R2011a v7.12.0（MathWorks，Inc.，美国马萨诸塞州纳蒂克）。

（一）病因学

在没有等方差假设的情况下，通过对非等样本量进行双边 Student's t 检验（在 MATLAB R2011a 上实现）对病因学和有效性之间的关系进行评估。由于进行了多次比较，所以通过采用错误发现率（当无效假设为真时，断定为有意义 / 均断定为有意义）来进行修正。

就代表 70% 以上患者的三种主要病因而言，在术后 12 个月随访时，唯一显著的结果是隐源性药物难治性部分性癫痫患者的结果更差（表 34-3）。

表 34-3 三种主要病因与其他患者之间的差异

	术后 2 个月	术后 12 个月
隐源性	NS	p=0.03/t– 值 =–3
海马	NS	NS
发育不良	NS	NS
NS—不显著		

进一步比较皮质发育不良患者和隐源性癫痫患者预后显示有高度显著性差异（P=0.02），皮质发育不良患者在术后 12 个月时获得改善的可能性更高（t 值 =2.4）。

尽管对其他病因进行统计分析，由于样本量较小会导致对结果解读困难，但对原始数据的检查表明，在术后 12 个月时，胚胎发育不良性神经上皮肿瘤（DNET）/神经节细胞胶质瘤疗效很好，而对卒中后药物难治性部分性癫痫疗效较差。

（二）热凝点数量

在其他病理类型中，如基底节功能异常进行立体定向毁损或刺激的局限性之一是其所涉及的癫痫网络通常比单侧基底节范围大得多。即使存在一些非常局限的发作起始，通过常规手术进行更广泛的切除可能会带来比热凝术更好的结果也就不足为奇了。

基于上述考虑，我们尝试探索 SEEG 引导下 RF 热凝术的位点数量（与毁损体积呈线性相关，即每位点平均毁损容积为 51mm^3）与术后 2 个月和 12 个月随访结果之间是否存在联系。我们通过计算皮尔逊乘积矩相关系数来量化这些值之间的相互作用。术后 2 个月的损毁位点数与预后的相关系数为 0.07，即弱正相关，非常接近无相关性。对术后 12 个月的结果进行类似分析，发现相关系数为 0.13，相应于较高的相关性。

对这些结果的解释必须考虑到此组患者的病因异质性。如对一个非常局限的皮质发育不良的病例热凝 5 个位点，可能比对一个隐源性、涉及更大癫痫网络的病例热凝 25 个位点产生更好的效果。

（三）癫痫性疾病的病程

接受手术治疗的药物难治性部分性癫痫患者年龄范围较广（4—59 岁），因此，癫痫病程差异也较大。癫痫病程平均为 24 年（STD 11，范围 5~58）。

由于癫痫是一种进展性疾病，在不同的进展阶段，治疗效果可能不同，因此，我们探索癫痫病程是否会对热凝 -SEEG 疗效产生影响。我们计算了皮尔逊乘积矩相关系数（参见上文）。术后 2 个月的结果与癫痫病程无关（相关系数为 0.08），而术后 1 年的结果与病程呈弱正相关（相关系数为 0.28）。虽然该效应较弱，但令人惊讶的是，在有较长病理过程的患者疗效反而较好。对此可能的解释是，在癫痫病程较短、具有良好预后因素的患者中，在 1 年随访前进行手术的比率高。

（四）热凝 -SEEG 次数

在 25 例从多次热凝 -SEEG 术中获益的患者中，有 8 例是由于在第一次热凝术中对发作起始区热凝不充分（由于深部电极对病灶的空间采样范围太局限），而需要进行第二次热凝手术。二次热凝的目的主要是诊断性的。相比之下，其他 17 例患者是由于完全无法进行常规手术而再次置入电极并接受热凝 -SEEG 的。

在第二组患者中，我们对比了首次手术后 12 个月有改善和没有任何改善的患者二次手术后的效果。我们使用 Student *t* 检验进行比较后，发现了巨大的显著性差异（$P=1.2\times10^{-5}$，$t=7.5$）。在首次热凝 -SEEG 后 1 年内没有获益的患者中，第二次手术也未能产生更好效果（仅有 1 例患者出现了中等程度的改善）。此外，在另一组中（第一次手术后 12 个月有改善的患者），除 1 例患者外，其他患者在接受第二次手术后均有超过 80% 的改善。

七、适应证和展望

（一）热凝 -SEEG 作为姑息疗法

对于适合手术治疗的药物难治性部分性癫痫患者，有时颅内 EEG 需要进行大脑深部电极置入。遗憾的是，在完成术前评估的最后一步之后，这些患者中有一些并不适合切除性手术。可能的原因包括患者存在大范围多灶性癫痫网络，或局灶性发作起始于功能区。对于这些患者，热凝 -SEEG 可能成为解决方案。

1. 在大范围多灶性癫痫网络的病例中，电刺激后，可尝试对癫痫网络内进行多处损毁，从而破坏癫痫发作起始区和发作传播路径。

2. 对于发作起始区位于功能皮质的患者，可通过对相关电极的有关触点进行逐个电刺激测试，以确定其是否位于功能区的关键区域（即通过电刺激观察是否会引起神经功能缺失）。最终，常可能在功能区的某些部分进行毁损而不引起任何功能缺失。

即使热凝 -SEEG 的效果明显不如常规切除性手术，但对于无法进行手术切除的患者而言，热凝 -SEEG 可被视为是一种替代选择（Catenoix et al.，2008）。

（二）热凝 -SEEG 的预测价值

视频 -SEEG 记录结束时，做出手术切除的决定可能仍是一个艰难的选择。事实上，由于 SEEG 研究的特殊性和非排他性，有时可能对发作起始区的界定仍然存在一定的疑问。在这种情况下，热

凝 -SEEG 之后，即使是部分和短暂的发作频率改善似乎也预示着随后良好的（切除性）手术结果。因此，热凝 -SEEG 可被视为一项试验性治疗，尤其是当术前评估结束，出于某种原因，很难做出外科干预决定时。

（三）展望

考虑到上述适应证，目前可能被视为治疗药物难治性癫痫的治疗性医用设备的一部分，研究一些可能的补充性适应证是很有趣的。

1. 一方面，对于非有创性（Ⅰ期）评估明确提示不适合手术以及 SEEG 的患者，仍可从以热凝毁损为主要目标的 SEEG 探查中获益（Cossu et al.，2015）。

2. 另一方面，如果在 SEEG 记录后，当由于神经功能缺失的风险过高而无法完全切除致痫灶时，通过热凝 -SEEG 观察到部分或暂时性的发作缓解可能有助于做出部分切除病灶的决策，以期取得部分或显著的发作频率降低的效果。

八、结论

SEEG 最初只是一种专以诊断为目的的技术，但现在由于热凝 -SEEG 而具备了治疗能力。此外，这种治疗方法不会给患者带来任何额外风险，因为前期深部电极为了记录已经置入。

热凝 -SEEG 为立体定向损毁术提供了难得的机会，再加上之前的长期电生理记录和测试，以便更清楚地确定合适的靶点。此外，可在手术过程中对患者进行实时的临床与电生理监测。此外，由于电极数量众多，热凝 -SEEG 也是为数不多的可用于多靶点、必要时治疗性广泛性毁损的立体定向治疗手段之一。

虽然在可行情况下，常规手术切除发作起始区可以带来最好的疗效，但在某些药物难治性部分性癫痫病例中，热凝 -SEEG 仍然是一项有益的治疗选择。事实上，术后 1 年，45.6% 的患者有 50% 以上的改善，11.9% 的患者无发作。此外，热凝 -SEEG 比常规手术更为安全，不良反应的发生率只有 3.2%，且几乎都是暂时性的，包括可预期的不良反应。之所以热凝毁损的并发症发生率如此之低，原因在于热凝 -SEEG 类似于“清醒的立体定向手术”，此外，术前还会进行皮质电刺激确定功能区分布，后者比常规唤醒手术更加可靠。

局灶性皮质发育不良所引起的药物难治性部分性癫痫的热凝 -SEEG 疗效比隐源性病例更好。

应考虑热凝 -SEEG 的新适应证，而且热凝 -SEEG 可能会成为对先前一些被认为不适合手术的患者推荐 SEEG 的理由。这些患者由于功能性皮质区或其癫痫与大的及多灶网络有关，手术风险过大。与迷走神经电刺激、多处软膜下横切、胼胝体切开术或脑深部电刺激术等姑息性治疗方法相比，热凝 -SEEG 具有令人满意的获益 - 风险比。热凝 -SEEG 也可作为预测手术结果的积极预后因素。

（张凯　陈超　译，王海祥　审校）

参考文献

BIOMATECH (2006). Study 44607: Etude des effet tissulaires d'une electrode de microthermocoagulation encéphalique chez le lapin. Juillet 2006.

Bourdillon P, Isnard J, Catenoix H, et al. (2016). Stereo-electro-encephalography-guided radiofrequency thermocoagulation: from *in vitro* and *in vivo* data to technical guidelines. *World Neurosurg.* 94:73–79.

Bourdillon P, Apra C, Guénot M, Duffau H. (2017). Similarities and differences in neuroplasticity mechanisms between brain gliomas and nonlesional epilepsy. *Epilepsia.* 58(12):2038–2047.

Catenoix H, Mauguière F, Guénot M, et al. (2008). SEEG-guided thermocoagulations: a palliative treatment of nonoperable partial epilepsies. *Neurology.* 71(21):1719–1726.

Cosman ER Jr, Cosman ER Sr. (2005). Electric and thermal field effects in tissue around radiofrequency electrodes. *Pain Med.* 6(6):405–424.

Cossu M, Fuschillo D, Casaceli G, et al. (2015). Stereoelectroencephalography-guided radiofrequency thermocoagulation in the epileptogenic zone: a retrospective study on 89 cases. *J Neurosurg.* 123(6):1358–1367.

DiLorenzo DJ, Mangubat EZ, Rossi MA, Byrne RW. (2014) . Chronic unlimited recording electrocorticography-guided resective epilepsy surgery: technology-enabled enhanced fidelity in seizure focus localization with improved surgical efficacy. *J Neurosurg.* 120(6):1402–1414.

Guénot M, Isnard J, Ryvlin P, et al. (2002). Neurophysiological monitoring for epilepsy surgery: the Talairach SEEG method. *Stereotact Funct Neurosurg.* 73:84–87.

Guénot M, Isnard J, Ryvlin P, Fischer C, Mauguière F, Sindou M. (2004). SEEG-guided RF-thermocoagulation of epileptic foci: feasibility, safety, and preliminary results. *Epilepsia.* 45(11):1368–1374.

Oh MY, Hodaie M, Kim SH, Alkhani A, Lang AE, Lozano AM. (2001). Deep brain stimulator electrodes used for lesioning: proof of principle. *Neurosurgery.* 49(2):363–367; discussion 367–369.

Parrent AG, Blume WT. (1999). Stereotactic amygdalohippocampotomy for the treatment of medial temporal lobe epilepsy. *Epilepsia.* 40(10):1408–1416.

Schwab RS, Sweet WH, Mark VH, Kjellberg RN, Ervin FR. (1965). Treatment of intractable temporal lobe epilepsy by stereotactic amygdala lesions. *Trans Am Neurol Assoc.* 90:12–19.

Strickland BA, Jimenez-Shahed J, Jankovic J, Viswanathan A. (2013). Radiofrequency lesioning through deep brain stimulation electrodes: a pilot study of lesion geometry and temperature characteristics. *J Clin Neurosci.* 20(12):1709–1712.

Talairach J, Bancaud J. (1973). Stereotactic approach to epilepsy. Methodology of anatomo-functional stereotactic investigations. *Prog Neurol Surg.* 5:297–354.

第 35 章

发作起始区的治疗性刺激

Mathieu Sprengers，Sofie Carrette，Kristl Vonck，Paul Boon，著

一、前言

（一）癫痫有创性大脑刺激的历史背景

通过刺激大脑治疗癫痫并不是一个新概念。早在19世纪，Brown-Séquard（1856/57年）、Jackson（1868年）和Gowers（1885年）提出了“反刺激”作为一种潜在的减少癫痫活动的方法（Osorio et al., 2005）。20世纪中叶，动物研究和初步的急性人体实验为支持这一假设提供了进一步的证据（Cooke and Snider，1955；Heath，1963）。首次人体长期试验始于20世纪70年代（Cooper et al.，1973；Davis and Emmonds，1992）。这些和其他各种开放性试验（Cooper et al.，1973；Gilman et al.，1977；Levy et al.，1979；Cooper and Upton，1985；Velasco et al.，1987）取得的令人鼓舞的结果促使启动了三项随机对照试验（RCTs）（Van Buren et al.，1978；Wright et al.，1984；Fisher et al.，1992），但这些研究都未能证实最初试验报告中的可喜结果。然而，生物技术的进步和运动障碍患者脑深部刺激术（deep brain stimulation，DBS）经验的增多（Shah et al.，2010；Okun，2012）在过去的10年里，再次引起了对神经刺激治疗药物难治性癫痫的兴趣，也导致了有关此主题发表的文献呈指数级增长。

（二）有创性脑刺激的分类

DBS的确切作用机制以及理想的候选者目前尚未确定。哪些脑内结构应作为实现最佳临床疗效的靶点尚不清楚，但总体来说有两种主要方法。

一种方法是通过刺激皮质下结构（丘脑前核、丘脑中央中核、小脑刺激、尾状核、丘脑底核等）来调节所谓的癫痫源网络，这些结构远离发作起始区，但参与癫痫的临床症状表达、扩散、控制以及发作的起始。DBS的这一网络方法不属于本章范围，如要详细了解请参见Sprengers等（2013）。

第二种主要方法是发作起始区的直接刺激（新皮质、颞叶内侧癫痫的海马等），以期改变导致癫痫发作的局部超兴奋性。本章将详细讨论这种方法。

根据刺激时机的不同，应区分为开环和闭环刺激模式。

在开环或预设刺激中电脉冲是在预先设定的特定时间点连续或间断给予的，与正在进行的可变的神经元活动无关。

闭环或反应性神经刺激则是在检测到发作活动时发出电脉冲，在技术上更具挑战性，但与开环系统相比有几个潜在的优势：①在闭环系统中，置入的颅内电极具有双重功能：持续监测脑电活动和传递电脉冲。如前所述，电刺激仅在检测到癫痫样EEG活动时发出，目的是破坏正在进行的癫痫发作活动。此种反应性策略的潜在优点包括最大限度地减少不良影响、暂时应用更高的刺激设置、降低每日刺激剂量、延长电池寿命，并且获得更好的疗效（Osorio et al.，2001）。②由于大脑正常活动过程中没有电刺激，因此，通过闭环策略可以克服由于直接刺激功能皮质而造成的对正常皮质活动的不必要的干扰（Cohen-Gadol et al.，2003）。③由于单一的非适应性刺激策略不太可能在异质的受试者中均起到很好的效果，因此，使用灵活及个体适应性的反应性刺激参数可能有助于神经刺激的优化（Panuccio et al.，2013）。④除有效的刺激模式外，与开环刺激相比，闭环刺激的另一个挑战在于其适用性和成功与否在很大程度上取决于敏感、特异和快速的癫痫发作检测或预测算法的实施。从这个角度讲，与基于心动过速的反应性迷走神经电刺激等其他闭环治疗相比，癫痫发作颅内EEG发作起始和临床发作症状起始（例如颞叶癫痫）之间

可能出现的时间窗可能更有利于颅内闭环刺激系统。⑤与开环刺激治疗相比，反应性刺激治疗的另一个潜在缺点可能是产生长期的神经调控效应的可能性较小或需要时间较长，假设此类作用产生并且需要“一定量的刺激”才能出现。然而应当指出的是，时至今日，上述假设仍属推测。

二、发作起始区刺激靶点

(一) 海马

在颞叶内侧癫痫(middle temporal epilepsy，mTLE)中，海马在癫痫发作起始中起着至关重要的作用，这已经得到人体的各种(有创)电生理学和其他研究的证明(Spencer et al.，1992；Wilson et al.，1993；King and Spencer，1995；Swanson，1995)。该脑区通常显示代表发作起始的特定的起始 EEG 癫痫样放电。选择性杏仁核 - 海马切除术后观察到的癫痫发作显著减少与假定的在 mTLE 中海马的关键作用一致(Tanriverdi et al.，2008；Spencer and Burchiel，2012；Wendling et al.，2013)。近 40 年的动物实验已证明了海马 DBS 的潜力。这些实验大多在癫痫点燃模型中进行，在这些实验中通过电刺激反复诱发癫痫性发作，导致癫痫性网络逐渐增加，但无自发性癫痫性发作。大多数此类研究都使用与点燃刺激在时间上密切相关的低频 DBS，并在完全点燃的动物中显示出点燃进程的抑制以及癫痫发作的表达(综述参见 Wyckhuys et al.，2009)。Wyckhuys 等(2007)证明，即使 DBS 和点燃刺激之间没有密切的时间关系，持续的高频海马 DBS 也会改变完全点燃动物的癫痫发作参数。更近期的研究显示，在腹膜内注射海人酸大鼠模型(一种存在自发性癫痫发作的实验性颞叶癫痫模型)中也证明了海马电刺激能够显著减少发作频率，因此，可以更好地反映临床情况(Wyckhuys et al.，2010)。50% 的大鼠发作频率显著降低，降至基础频率的 33%~50%。Velasco 等(2000)率先在人体中使用诊断性深部电极，在切除术前的 2~3 周将电脉冲传送到内侧颞叶结构。对海马结构和脑回进行持续 1 周的直接电刺激，10 例患者中有 7 例癫痫完全无发作，并且发作间期的棘波数量也显著减少。2002 年，我们在 Ghent 大学医院的中心进行的一项慢性试点试验证实了这些初步发现，在 3~6 个月的高频海马电刺激后，3 例患者癫痫发作减少了 50%~95%(Vonck et al.，2002)，并且在这项开放性试验持续 6~10 年后，11 例患者中的 3 例已经 3 年多无癫痫发作，3 例发作减少了 90% 以上，3 例反应一般(发作减少 40%~70%)(Boon et al.，2007；Vonck et al.，2013)。2 例认为无反应。有趣的是，在一些单侧 mTLE 癫痫患者(3/5)中，只有在双侧海马刺激启动后癫痫发作频率才出现最大程度的降低。另外，两项长期随访的开放性试验发现了类似结果(Velasco et al.，2007；Boëx et al.，2011)(表 35-1)。Cukiert 等(2014)报道了 9 例成人难治性颞叶癫痫患者接受持续高频海马 DBS 后获得了有前景的结果。平均随访 30 个月后，9 例患者中有 7 例被认为是有反应者，发作频率减少了 66%~100%。即便仍有癫痫发作，全身性强直 - 阵挛发作也完全消失。与这些开放性试验相比，海马 DBS 的两个小规模 RCTs 获得的结果则明显不尽如人意(表 35-1)(Tellez Zenteno et al.，2006；McLachlan et al.，2010)。一项有关海马 DBS 的 RCTs 的 Meta 分析(Sprengers et al.，2014)汇集了这两个试验的数据，还包括 Velasco 及其同事 RCT 盲法评估期的未发表数据(Boon et al.，2007)。与假刺激相比，显示海马 DBS 1~3 个月与 28% 的发作频率减少相关，其 95% 可信区间[–34.1; –22.2%]，证实开放性试验的结果可能过于乐观，而且并不能完全归因于 DBS 本身。然而应注意的是，除丘脑前部 DBS 和反应性发作起始区电刺激外(参见下文)，海马是唯一可使癫痫发作在统计学上明显减少的 DBS 靶点，并且有报道显示其疗效随着时间不断提高(Boon et al.，2007)。至于每一个其他靶点，刺激 1~3 个月后，未能发现存在对 50% 反应率或无癫痫发作有明显影响的证据。

Velasco 等(2007)报道，与磁共振(MRI)阴性患者相比，海马硬化(hippocample sclerosis，HS)者癫痫发作减少缓慢(将 6~8 个月与 1~2 个月相比后)且更加不明显(50%~70% 与 95%~100% 对比)。Boëx 等(2011)将其归因于刺激参数不佳，并报道 HS 患者需要更强刺激[更高的刺激幅度或(和)多极配置]。此外，在其他使用不同刺激参数的研究中，在 HS 中未观察到海马 DBS 的疗效欠佳的情况(Boëx et al.，2011；Vonck et al.，2013；Cukiert et al.，2014)。然而，在既往 RCTs 中，由于 6 例患者中有 5 例(Tellez Zenteno et al.，2006；McLachlan et al.，2010)在 MRI 上显示出典型的 HS 表现，这可能会或不会干扰这些研究的结果。

表 35-1　评估海马 DBS 的研究结果

研究	患者数量	随访（月）	癫痫发作减少 %	反应率	无癫痫发作率
Tellez-Zenteno et al.(2006)*	4	3 × 1	26%†	25%	0%
McLachlan et al.(2007)*	2	3	33%‡	0%	0%
Velasco et al.(2007)	9	18~84	84%	100%	44%
Boëxet al(2011)	8	12~74	67%	75%	25%
Vonck et al.(2013)	11	66~120	67%	73%	27%
Cukiert et al.(2014)	9	15~38	60%	78%	11%

*. 随机对照试验。与假刺激相比，† 和 ‡ 分别为 20% 和 28%（Sprengers et al. 人，2014）。

为通过白质刺激影响更大的脑区，并基于比较有前景的动物实验数据（Kile et al.，2010；Rashid et al.，2012），Koubeissi 等（2013）发表了他们进行穹窿低频刺激的初步结果。11 例置入深部电极作为手术评估一部分的难治性癫痫患者进行 1~9 次持续 4h 的穹窿刺激。导致穹窿刺激期间发作间期棘波减少 63%，持续 4h 后恢复至基线水平。此外，在随后的 1~2 天，癫痫发作概率降低了 92%。目前尚无长期结果。

海马 DBS 的闭环系统已经在一些试验中进行了研究。Osorio 等（2005）对 4 例患者在自动化癫痫发作检测后进行海马高频电刺激的短期实验，证明了此装置的可行性和短期安全性，以及对癫痫可能的有益效果，癫痫发作平均减少 55.5%（-100%~+36.8%）。Panuccio 等（2013）对一个边缘叶癫痫发作的体外模型中的闭环海马 DBS 进行了评估，报道了与低频开环刺激相比，类似的发作性事件的抑制效果；然而，随着观察到的效率的提高，需要更少的电脉冲来获得类似的效果。Stypulkowski 等（2014）在研究癫痫 DBS 的绵羊模型中，报道了闭环海马刺激后网络兴奋性降低的证据。

由于长期癫痫无发作率为 50%~75%，切除性手术仍然是药物难治性 mTLE 患者的治疗选择（Wiebe et al.，2001；Engeletal，2003；de Tisietal，2011）。然而，对于不适合切除性手术（如由于存在独立的双侧颞叶病灶或切除术后记忆力下降风险较高）或不愿意接受切除脑部手术的患者而言，海马 DBS 似乎是一种替代方案。在这种情况下，值得一提的是，在恰当的刺激参数设置下，单侧或双侧海马刺激都不会造成神经心理功能恶化，而且实际上还与情绪健康的增强有关（Tellez Zenteno et al.，2006；Velasco et al.，2007；Boëx et al.，2011；Miatton et al.，2011；Vonck et al.，2013）。未来的研究和刺激方案的优化将会进一步提高海马 DBS 的疗效。

（二）大脑新皮质（皮质刺激）

由于皮质在发作起始中起着实质性的作用，因此，可将颅内电极置于皮质凸面上进行皮质刺激（cortical stimulation，CS）。对于起源于功能皮质且病灶边界清楚的局灶性癫痫患者而言，癫痫的切除性手术并不适用，原因是不言而喻的。电刺激致痫灶（epileptogenic focus，EF）可能是一个有价值的选择。

Buffel 等（2014）在大鼠运动皮质电刺激模型（MCSM）（一种抗发作治疗的筛选模型）中，研究了 CS 对皮质兴奋性的影响。他们发现，高频（130Hz）、高强度（低于运动阈值 100μA）的刺激可导致皮质兴奋性降低，并且在刺激结束后持续至少 1h。低强度（10μA）和（或）低频（5Hz）刺激对皮质兴奋性无影响。

也已经开展了临床试验。Elisevich 等（2006）对 1 例难治性部分性运动皮质起始的癫痫患者进行了长期的间歇性皮质亚阈值电刺激治疗（50Hz，3min 开 /10min 关），该患者的临床特征是极为频繁的单纯部分性发作，随后是无力性 Todd 氏瘫痪和（或）罕见的继发泛化。CS 能消除由于皮质兴奋性的 Jackson 扩散以及继泛化，同时使发作频率降低 90% 以上。癫痫发作强度也降低，发作后可立即恢复运动功能。在 5 年的刺激期间，局部刺激无明显不良反应。Velasco 等（2009）报道了 2 例慢性治疗性刺激的青少年癫痫病例，其致痫灶位于运动区［分别为右侧辅助运动区（SMA）和右侧手的运动皮质]。在本项研究中，CS 也使癫痫发作频率降低了 90% 以上。1 例患者甚至达到无发作。无不良事件，并且运动功能保留，初步证明 CS 是一种安全有效的运动性癫痫发作控制的手术替代方案。

（三）发作起始区的反应性神经刺激

闭环装置的最初理念源于 Lesser 等（1999）的实验，他们发现短暂脉冲刺激对电刺激诱发的后放电有终止效应。早期概念验证试验为致痫灶闭环刺激的可行性和安全性提供了依据，并描述了其对于局灶性癫痫发作减少的潜力（Kossoff et al.，2004；Fountas et al.，2005；Osorio et al.，2005；Anderson et al.，2008）。技术的进一步发展最终导致设计出置入式的反应性神经电刺激系统（responsive neurostimulation system，RNS 系统，NeuroPace，Mountain View，CA，USA）。

RNS 系统是一种可由颅骨置入的反应性神经电刺激器，可连接到一个或两个根据致痫灶的位置经手术置入大脑的电极（仅限于存在一个或两个致痫灶的患者）。电极可为 4 个触点深部电极或 4 个触点条状电极，电极可同时用于记录 EEG 活动以及提供治疗性电刺激（Morrell，2011）。三种检测工具用于实时检测癫痫发作活动。带通工具用于通过分析记录到的“半波”的波幅和持续时间来检测特定频率范围内的棘波和节律活动，“半波”是在局部最小值和最大值处划分的 EEG 信号片段。对于线性长度（line-length）和面积工具则通过比较短时滑动窗平均值（128ms 至 4s）与长时滑动窗平均值（4s 至 16min），以确定信号幅度和频率（线性长度算法）以及整体信号能量（面积特征）的变化。当短期测量值超过从长期测量值计算得出的绝对或相对阈值时就会 触发检测。检测参数可进行调整，并由医师程控以优化检测的敏感性、特异性和潜伏期（Sun and Morrell，2014）。

为评估 RNS 系统的有效性、安全性和耐受性，191 例成人难治性局灶性癫痫患者（年龄 18—66 岁）纳入多中心平行组 RCT。所有入组患者均有每月 3 次或 3 次以上的致残性癫痫发作（平均每日基线癫痫发作频率为 1.2 次），这些癫痫发作定位于一个（45%）或两个（55%）癫痫发作病灶。相当数量的患者已经接受有创性 EEG 监测（59%）、既往曾接受过癫痫手术（32%）和（或）迷走神经刺激术（34%）治疗。经过 12 周的基线期后，通过手术置入电极。但在术后刺激前在两项研究中均发现癫痫发作减少（Morrell，2011）（“置入效应”），其他 DBS 研究也对这一现象进行了报道（Fisher et al.，2010）。盲评期之前有 4 周的刺激优化期，在此期间研究者对随机分配到治疗组的患者的刺激参数进行优化。在整个盲评期间，刺激组癫痫发作率的平均百分比的变化显著（–37.9%）低于对照组（–17.3%）（P=0.012）。此外，在盲评期间，随着时间的推移，观察到疗效有提高的趋势（刺激组与对照组：第 1 个月为 34.2% vs 25.2%，第 2 个月为 38.1% vs 17.2%，第 3 个月为 41.5% vs 9.4%）。刺激组有 2 例患者癫痫发作消失（2.1%），而对照组则没有。虽然 50% 有效率在盲评期间无显著差异（29%vs 27%），但随着时间的推移，癫痫发作进一步减少，开放性随访 1 年和 2 年后，反应率分别为 44% 和 55%（Velasco et al.，2009）。由于电极和硬件置入为有创性，6 例患者出现术后颅内血肿（3.1%，无永久性神经后遗症），5.2% 的患者出现置入或切口部位感染（无脑实质感染），2.1% 的患者因感染需要取出置入的硬件。在随访的第 1 年中，最常见的不良反应可能与 RNS 系统脉冲发生器的颅内置入有关，包括置入部位疼痛（15.7%）、头痛（10.5%）、程序相关头痛（9.4%）和感觉障碍（6.3%）。与刺激相关的不良反应很少报道，并且在刺激组和对照组之间没有差异，在任何神经心理学测量或情绪调查中都未恶化（Morrell，2011；Heck et al.，2014）。盲评期间刺激组和对照组的生活质量（QoL）评分差异无统计学意义，临床上也未观察到有价值的差异（Sun and Morrell，2014；Springers et al.，2014），但与基线期相比，在开放性随访期间，患者的总体生活质量以及与健康问题、社会功能和认知有关的领域显著改善。对电刺激数据的回顾性分析表明，大多数患者每天进行 600~2 000 次的闭环刺激，导致 24h 内累计刺激时间不足 5min（Sun and Morrell，2014）。这说明与固定参数的开环刺激相比，反应性闭环刺激更具优势。这一 RCT 结果，使 RNS 系统在 2013 年 11 月获 FDA（Morrell，2011）批准。

Smith 等（2010）报道了 1 例起源于岛叶皮质的难治性部分性癫痫的闭环刺激病例。报道中，患者先接受了左额盖皮质及其下方岛叶的切除手术，术后癫痫发作减少了 50%。后续的深部电极监测显示，紧靠切除区后方有一残留的发作起始灶，该病灶位于语言区内。作为切除性手术的替代方案，患者置入了 RNS 系统，在左侧前岛和眶额回后部置入深部电极。在术后近 4 年时间里，闭环电刺激使癫痫发作频率进一步降低了 60%，因此，自首次手术以来患者癫痫发作共降低了 80%。

（四）下丘脑错构瘤

多个研究小组已对 DBS 治疗与下丘脑错构瘤（hipothalamic hamartomas，HH）相关的难治性癫痫发作的潜在应用价值进行了评估，HH 是一种罕见的发育畸形，通常与难治性癫痫、认知和精神疾病以及内分泌紊乱有关。已证实切除或离断术有益于 HH 相关癫痫的治疗，但可能会导致下丘脑功能紊乱、视野缺损、运动障碍和丘脑梗死。如先前提到的靶点一样，DBS 治疗 HH 相关癫痫假设是对致痫区的抑制作用。抑制作用可通过直接刺激 HH 或刺激乳头体 - 丘脑 - 扣带束来实现，据推测，癫痫活动是经该环路从 HH 扩散到皮质的（Kahane et al.，2003）。

Kahane 等（2003）已经证实，HH 慢性刺激可使 HH 记录到的以及通过头皮 EEG 记录到的发作间期棘波完全消失，但在刺激中断时棘波重新出现。然而，在 1 例进行 HH 慢性高频刺激的患者中发现，癫痫发作频率无明显降低和体重增加，而停止刺激后可以逆转。另一方面，Savard 等（2003）报道了 1 例同时进行丘脑（前核）和错构瘤内联合刺激的病例，此病例存在药物难治性发笑性和复杂部分性癫痫发作（complex partial seizures，CPS），伴或不伴继发全面性发作和跌倒发作。随访 1 年后，作者报道称发笑性发作完全控制，而 CPS 显著减少，但对跌倒发作无效果。Khan 等（2009）也报道了 2 例患者在开始单侧乳头体丘脑束电刺激后，发笑性发作和 CPS 均有显著改善，其中 1 例患者在过去的 10 个月内无癫痫发作。另 1 例患者癫痫发作频率降低了 80% 以上。2 例患者的生活质量均有改善。最后，Marras 等（2011）报道了 1 例 HH 慢性高频刺激的病例，在随访 18 个月时，显示 CPS 发作频率降低。但是总体癫痫发作频率（CPS 和发笑性发作）无显著降低（P=0.14，t 检验）。未出现任何行为、内分泌或神经功能的不良反应。

三、光遗传学

尽管上述结果表明电刺激是难治性癫痫的一种很有前景的治疗方法，但其细胞类型特异性的低精准性限制了它的潜能。光遗传学是一种通过其高度选择性的刺激或抑制神经元的一个子集可能克服上述问题的新技术。由于这一特征，目前正在探索应用光遗传学治疗难治性癫痫（Bentley et al.，2013；Ritter et al.，2014）。

在光遗传学中，神经元被携带光敏阳离子或阴离子通道（视蛋白）的病毒载体转染。用特定波长的光照射诱发离子通道的构造变化，导致引起发作起始或扩散的神经环路的选择性激活 / 抑制，从而引起癫痫发作的终止。由于对视蛋白表达细胞群、视蛋白表达类型和刺激时间的控制，因此，光遗传学方法是一项具有精细时空分辨率的高度特异性的技术。至于常规 DBS，其刺激部位可以在发作起始区，也可以在癫痫网络的远隔门控结构。光照也同样可以是开环或闭环设置。

在癫痫研究中，光遗传学仅用于临床前研究的探索，目前的努力是针对更为复杂的非人类灵长类动物模型（参见 Bentley 等的综述，2013 年）。Tonnesen 等（2009）在体外切片研究中发现，使用嗜盐菌紫红质（Cl^- 通道）的光遗传学方法能使海马和皮质谷氨酸能神经元超极化，从而抑制神经元的过度兴奋性和癫痫样活动。

目前已有四种不同的活体啮齿动物癫痫模型用于评估光遗传学对癫痫活动和发作的影响。Wykes 等（2012）评估了大鼠注射破伤风毒素制作的新皮质局灶性癫痫模型，在此模型中，癫痫病灶中的锥体细胞被嗜盐菌紫红质转染。光照之前，此类神经元表现出导致癫痫发作产生的内在高兴奋性。这些神经元的光遗传抑制使癫痫样活动减少，并足以使癫痫发作减轻。在皮质卒中大鼠模型中，Paz 等（2013）证明了丘脑，这个远离受损皮质但与之相连的结构，在癫痫发作维持中起着重要作用。作者利用光遗传学的方法干扰丘脑皮质环路，使高兴奋性丘脑皮质神经元受到抑制。对检测到的大脑皮质癫痫活动做出反应的闭环刺激装置能立即使癫痫发作终止。Krook Magnusen 等（2013）在小鼠颞叶癫痫模型中进行了活体实时闭环光遗传学研究。光遗传学的兴奋性主细胞的抑制和占海马神经元不到 5% 的 GABA 能细胞亚群的激活都可使癫痫发作终止。最后，Sukhotinsky 等（2013）将光遗传学应用于清醒大鼠的急性诱发癫痫发作的氯化锂 - 匹罗卡品模型中。海马锥体神经元的选择性抑制可引起 EEG 的显著延迟和癫痫持续状态的行为学起始，以及发作期活动进展的动态变化。

这些在不同癫痫大鼠模型中的临床前研究结果证明了在活体闭环阻断癫痫发作的可行性。在病毒转染和基因靶向方面尚需大量工作，在此项技术应用于患者之前，仍要克服许多技术性挑战。即便如此，光遗传学依然提供了一个强大的工具，这个迅速拓展的研究领域非常令人兴奋。

四、无创性发作起始区刺激

对于癫痫的治疗，除有创性脑刺激外，非有创性刺激的方法，如经颅磁刺激（transcranial magnetic stimulation，TMS）和经颅直流电刺激（transcranial direct current stimulation，tDCS）等正在蓬勃发展，因此值得适当的重视。这些技术中，刺激是以致痫灶为主要靶点的，因此，也可视为发作起始区的刺激。由于具有以低风险和相对较低的成本穿经颅骨来调节脑部活动的潜能，近年来已开展了对很多不同的无创性脑刺激方法的研究。

TMS 是基于电磁物理学的基本原理，根据该原理，电流通过导线（如头皮上方的线圈）能够产生磁场，反之，变化的磁场也可在电导体（如大脑皮质）中感应电流。与电刺激不同，磁场不受覆盖于皮质上的组织（皮肤、颅骨、硬脑膜、脑脊液）的衰减。然而，由于磁场强度随距离的增加呈指数下降，仅浅层皮质神经元受到充分刺激后才能诱发出动作电位。TMS 在临床上被认为是研究神经系统完整性和评估皮质兴奋性的诊断工具。最近，人们越来越关注重复经颅磁刺激（repetitive TMS，rTMS）在各种神经精神疾病中的治疗应用。研究表明，rTMS 对皮质兴奋性的调节作用超过了刺激串本身的持续时间（Pascual-Leon et al.，1994；Wassermann et al.，1996；Chen et al.，1997）。TMS 引起的诱导效应，兴奋还是抑制，取决于所应用的刺激参数。低频（ <1Hz）的 rTMS 方案已证明能够降低皮质兴奋性，此方法是癫痫相关研究的主要领域。对包括 164 例患者在内的 11 项研究进行的 meta 分析支持对于持续至少 2~4 周的对癫痫发作频率的有利影响，尤其是对于新皮质癫痫或皮质发育不良（Hsu et al.，2011）。迄今已进行了四项 RCT 研究。其中两项证实了癫痫发作频率和癫痫样放电（EDs）显著降低（Fregni et al.，2006a；Sun et al.，2012）。Fregni et al.（2006a）发现，在连续 5 天的 rTMS 治疗下，试验组的反应率为 83%，在治疗后 2 周、4 周和 8 周时，平均发作分别减少 72%、53%、58%。所有假刺激组的患者均无效。在 Sun 等（2012 年）应用 rTMS 进行的为期 2 周的治疗中发现试验组癫痫发作减少了 79.8%，而假治疗组癫痫发作减少 2.3%。在 rTMS 治疗后，首次癫痫发作的中位时间是大于 6 周，而假刺激组则在治疗后 1 周，在治疗组，31 例患者中有 11 例（35.5%）无癫痫发作。另一项 RCT 研究在头顶而不是在致痫灶本身施加刺激，结果显著降低了癫痫样放电，但没有降低癫痫发作频率（Cantell et al.，2007）。rTMS 的首个随机对照试验仅显示出癫痫减少的趋势，但结果并不显著（Theodore et al.，2002）。存在单一浅表致痫灶的局灶性发作患者被认为是最适合 rTMS 治疗（Sullivan et al.，2005）。然而，在头顶的刺激已成功应用于弥漫性或多灶性起始的患者，表明该存在网络效果。

此外，tDCS 能够通过相对较短的极化期诱导皮质活动水平的长期变化（Bindman et al.，1964）。tDCS 的主要优势是这种技术设备简单。一个电池驱动的直流电（DC）通过一对盐水浸泡过的表面海绵电极传输至大脑，在电极下方的皮肤上只产生刺痛感，并且只在开始时出现。对皮质兴奋性产生的诱发作用取决于电流极性，引起刺激区域神经元极化偏移。正极 tDCS（atDCS）使受刺激的脑组织去极化，因此增加皮质的兴奋性，而负极 tDCS（ctDCS）诱导超极化，降低皮质兴奋性（Nitsche and Paulus，2009）。在使用 tDCS 进行抗癫痫治疗中，需将负极电极置于致痫灶位置，将正极电极置于没有或出现 EDs 最少的“静止区”上。在多灶性癫痫情况下，应用 tDCS 治疗时，将负极电极置于顶区上方（Fregni et al.，2006b）。少数 ctDCS 临床疗效的研究显示出不同的结果。Fregni 等（2006b）的首个 RCT 研究发现 EDs 显著减少，与对照组（减少 5.8%）相比，试验组的 EDs 平均减少了 64.3%。发作频率呈降低趋势（P=0.06），与对照组（发作减少 11.1%）相比，试验组发作减少了 44%。一项针对儿童难治性癫痫的研究也报道了类似结果，显示在 4 周内恢复到基线 ED 频率（Auvichayapat et al.，2013）。Yook 等（2011）的个案报道指出，在 2 周内反复进行 ctDCS 后，癫痫发作减少 50% 持续长达 2 个月的时间。采取相同刺激方案实施了第二轮电刺激，之后癫痫发作频率几乎降至零。因此，学者提倡重复 tDCS 疗程。相反，Varga 等（2011）对 5 例慢波睡眠期间出现局灶难治性持续性棘慢波的患者进行 tDCS 的研究，显示在实验组和对照组中，所有患者的棘波指数均无降低。然而，tDCS 是在睡眠前进行的，此时无 EDs，这可能是未能观察到疗效的原因。Floël 等(2014)复习了 tDCS 的相关文献,得出的结论认为 tDCS 在癫痫中的疗效尚不清楚。更大规模的研究以及更长时间的随访尤其必要。

五、结论和未来展望

目前已有大量研究致力于评估有创性脑刺激在癫痫中的价值。在此过程中人们开发了不同的方法,或针对发作起始区,或调控癫痫网络的重要门控结构。由此催生了很多研究和报告,但由于患者群体、靶点和(或)刺激参数的差异,此类研究和报告往往很难进行比较。对于海马 DBS 和 RNS 系统都已经进行了 RCT 研究,显示了显著改善。然而,此类研究往往提示其具有中度疗效,比有创性神经电刺激的开放性试验报道的结果更加温和。最近发表的一篇科克伦综述指出,对(多灶)局灶性癫痫的反应性发作起始区刺激、对颞叶癫痫的海马 DBS 以及对(多)局灶性癫痫的丘脑前核 DBS (Sprengers et al.,2014)(是一种基于网络的 DBS)均显示出中度的发作减少。

更多尚处于实验阶段的针对癫痫起始区的刺激方式(如光遗传学)在临床转化方面正取得进展,此类刺激具有更高水平的靶向性,在提高疗效和减少不良反应方面具备潜在优势。除有创性刺激发作起始区外,多种无创性神经刺激方式似乎对不适合手术切除的难治性癫痫患者而言是一道曙光。在某些情况下,无创性神经电刺激甚至可能发展成一种在更有创的治疗手段前的试用疗法,以减少有创性方法失败的病例数量。

迄今为止,大多数试验的一个缺陷是可用的样本量较小。为充分评估有创性和无创性刺激发作起始区的有效性与安全性,以及确定最佳刺激靶点和参数,非常有必要进行更多的、更大规模的 RCT 研究。此外,对有创性脑刺激在癫痫中的作用机制的进一步了解可能会使未来的研究设计合理化。

六、致谢

M.Sprengers 博士和 S.Carrette 博士获 FWO-aspirant 基金的资助。K.Vonck 教授受 Ghent 大学医院的 BOF-ZAP 基金资助。P.Boon 教授受 FWO-Flanders 和 BOF 基金以及 Ghent 大学医院的临床癫痫基金资助。

(张凯 译,邵晓秋 审校)

参考文献

Anderson WS, Kossoff EH, Bergey GK, Jallo GI. (2008). Implantation of a responsive neurostimulator device in patients with refractory epilepsy. *Neurosurg Focus*. 25:E12.

Auvichayapat N, Rotenberg A, Gersner R, et al. (2013). Transcranial direct current stimulation for treatment of refractory childhood focal epilepsy. *Brain Stimul*. 6:696–700.

Bentley JN, Chestek C, Stacey WC, Patil PG. (2013). Optogenetics in epilepsy. *Neurosurg Focus*. 34:E4.

Bindman LJ, Lippold OC, Redfearn JW. (1964). The action of brief polarizing currents on the cerebral cortex of the rat (1) during current flow and (2) in the production of long-lasting after-effects. *J Physiol*. 172:369–382.

Boëx C, Seeck M, Vulliemoz S, et al. (2011). Chronic deep brain stimulation in mesial temporal lobe epilepsy. *Seizure*. 20:485–490.

Boon P, Vonck K, De Herdt V, et al. (2007). Deep brain stimulation in patients with refractory temporal lobe epilepsy. *Epilepsia*. 48:1551–1560.

Brown-Séquard CE. (1856/57). Research on epilepsy: its artificial production in animals, and its etiology, nature and treatment in man. Experimental and clinical researches applied to physiology and pathology. *Boston Med Surg J*. 1856/1857:55–57.

Buffel I, Meurs A, Raedt R, et al. (2014). The effect of high and low frequency cortical stimulation with a fixed or a Poisson distributed interpulse interval on cortical excitability in rats. *Int J Neural Syst*. 24:1430005.

Cantello R, Rossi S, Varrasi C, et al. (2007). Slow repetitive TMS for drug-resistant epilepsy: clinical and EEG findings of a placebo-controlled trial. *Epilepsia*. 48:366–374.

Chen R, Classen J, Gerloff C, et al. (1997). Depression of motor cortex excitability by low-frequency transcranial magnetic stimulation. *Neurology*. 48:1398–1403.

Cohen-Gadol AA, Stoffman MR, Spencer DD. (2003). Emerging surgical and radiotherapeutic techniques for treating epilepsy. *Curr Opin Neurol*. 6:213–219.

Cooke PM, Snider RS. (1955). Some cerebellar influences on electrically-induced cerebral seizures. *Epilepsia*. 4:19–28.

Cooper IS, Upton AR. (1985). Therapeutic implications of modulation of metabolism and functional activity of cerebral cortex by chronic stimulation of cerebellum and thalamus. *Biol Psychiatry*. 20:811–813.

Cooper IS, Amin I, Gilman S. (1973). The effect of chronic cerebellar stimulation upon epilepsy in man. *Trans Am Neurol Assoc*. 98:192–196.

Cukiert A, Cukiert CM, Burattini JA, Lima AM. (2014). Seizure outcome after hippocampal deep brain stimulation in a prospective cohort of patients with refractory temporal lobe epilepsy. *Seizure*. 23:6–9.

Davis R, Emmonds SE. (1992). Cerebellar stimulation for seizure control: 17-year study. *Stereotact Funct Neurosurg*. 58:200–208.

de Tisi J, Bell GS, Peacock JL, et al. (2011). The long–term outcome of adult epilepsy surgery, patterns of seizure remission, and relapse: a cohort study. *Lancet*. 378:1388–1395.

Elisevich K, Jenrow K, Schuh L, Smith B. (2006). Long-term electrical stimulation-induced inhibition of partial epilepsy—Case report. *J Neurosurg*. 105:894–897.

Engel J, Wiebe S, French J, et al. (2003). Practice parameter: Temporal lobe and localized neocortical resections for epilepsy—Report of the Quality Standards Subcommittee of the American Academy of Neurology, in association with the American Epilepsy Society and the American Association of Neurological Surgeons. *Neurology*. 60:538–547.

Fisher RS, Uematsu S, Krauss GL, et al. (1992). Placebo-controlled pilot study of centromedian thalamic stimulation in treatment of intractable seizures. *Epilepsia*. 33:841–851.

Fisher R, Salanova V, Witt T, et al. (2010). Electrical stimulation of the anterior nucleus of thalamus for treatment of refractory epilepsy. *Epilepsia*. 51:899–908.

Floël A. (2014). tDCS-enhanced motor and cognitive function in neurological diseases. *Neuroimage*. 85:934–947.

Fountas KN, Smith JR, Murro AM, Politsky J, Park YD, Jenkins PD. (2005). Implantation of a closed-loop stimulation in the management of medically refractory focal epilepsy: a technical note. *Stereotact Funct Neurosurg*. 83:153–158.

Fregni F, Otachi PT, Do Valle A, et al. (2006a). A randomized clinical trial of repetitive transcranial magnetic stimulation in patients with refractory epilepsy. *Ann Neurol*. 60:447–455.

Fregni F, Thome-Souza S, Nitsche MA, Freedman SD, Valente KD, Pascual-Leone A. (2006b). A controlled clinical trial of cathodal DC polarization in patients with refractory epilepsy. *Epilepsia*. 47:335–342.

Gilman S, Dauth G, Tennyson VM, Kremzner LT, Defendini R, Correll JW. (1977). Clinical, morphological, biochemical, and physiological effects of cerebellar stimulation. In: Hambrecht FT, Reswick JB, eds. *Functional Electrical Stimulation: Applications in Neural Prosthesis*. New York: Marcel Dekker: 191–226.

Gowers WR. (1885). Chapter 8: Treatment. In: Gowers WR. *Epilepsy and Other Chronic Convulsive Diseases: Their Causes, Symptoms and Treatment*. New York: William Wood: 235–236.

Heath RG. (1963). Electrical self–stimulation of brain in man. *Am J Psychiatry*. 120:571–577.

Heck CN, King-Stephens D, Massey AD, et al. (2014). Two-year seizure reduction in adults with medically intractable partial onset epilepsy treated with responsive neurostimulation: final results of the RNS System Pivotal trial. *Epilepsia*. 55:432–441.

Hsu WY, Cheng CH, Lin MW, Shih YH, Liao KK, Lin YY. (2011). Antiepileptic effects of low frequency repetitive transcranial magnetic stimulation: a meta-analysis. *Epilepsy Res*. 96:231–240.

Jackson H. (1868). National Hospital for the Epileptic and Paralysed: case of convulsive attacks arrested by stopping the aura. *Lancet*. 91:618–619.

Kahane P, Ryvlin P, Hoffmann D, Minotti L, Benabid AL. (2003). From hypothalamic hamartoma to cortex: What can be learnt from depth recordings and stimulation? *Epileptic Disord*. 5:205–217.

Khan S, Wright I, Javed S, et al. (2009). High frequency stimulation of the mamillothalamic tract for the treatment of resistant seizures associated with hypothalamic hamartoma. *Epilepsia*. 50:1608–1611.

Kile KB, Tian N, Durand DM. (2010). Low frequency stimulation decreases seizure activity in a mutation model of epilepsy. *Epilepsia*. 51:1745–1753.

King D, Spencer S. (1995). Invasive electroencephalography in mesial temporal lobe epilepsy. J *Clin Neurophysiol*. 12:32–45.

Kossoff EH, Ritzl EK, Politsky JM, et al. (2004). Effect of an external responsive neurostimulator on seizures and electrographic discharges during subdural electrode monitoring. *Epilepsia*. 45:1560–1567.

Koubeissi MZ, Kahriman E, Syed TU, Miller J, Durand DM. (2013). Low-frequency electrical stimulation of a fiber tract in temporal lobe epilepsy. *Ann Neurol*. 74:223–231.

Krook-Magnuson E, Armstrong C, Oijala M, Soltesz I. (2013). On-demand optogenetic control of spontaneous seizures in temporal lobe epilepsy. *Nat Commun*. 4:1376.

Lesser RP, Kim SH, Beyderman L, et al. (1999). Brief bursts of pulse stimulation terminate afterdischarges caused by cortical stimulation. *Neurology*. 53:2073–2081.

Levy LF, Auchterlonie WC. (1979). Chronic cerebellar stimulation in the treatment of epilepsy. *Epilepsia*. 20:235–245.

Marras CE, Rizzi M, Villani F, et al. (2011). Deep brain stimulation for the treatment of drug-refractory epilepsy in a patient with a hypothalamic hamartoma. Case report. *Neurosurg Focus*. 30:E4.

McLachlan RS, Pigott S, Tellez-Zenteno JF, Wiebe S, Parrent A. (2010). Bilateral hippocampal stimulation for intractable temporal lobe epilepsy: impact on seizures and memory. *Epilepsia*. 51:304–307.

Miatton M, Van Roost D, Thiery E, et al. (2011). The cognitive effects of amygdalohippocampal deep brain stimulation in patients with temporal lobe epilepsy. *Epilepsy Behav*. 22:759–764.

Morrell MJ; RNS Sstem in Epilepsy Study Group. (2011). Responsive cortical stimulation for the treatment of medically intractable partial epilepsy. Neurology 2011;77:1295–1304.

Nitsche MA, Paulus W. (2009). Noninvasive brain stimulation protocols in the treatment of epilepsy: current state and perspectives. *Neurotherapeutics*. 6:244–250.

Okun MS. (2012). Deep-brain stimulation for Parkinson's disease. *N Engl J Med*. 367:1529–1538.

Osorio I, Frei MG, Manly BF, Sunderam S, Bhavaraju NC, Wilkinson SB. (2001). An introduction to contingent (closed-loop) brain electrical stimulation for seizure blockage, to ultra-short-term clinical trials, and to multidimensional statistical analysis of therapeutic efficacy. *J Clinical Neurophysiol*. 18:533–544.

Osorio I, Frei MG, Sunderam S, et al. (2005). Automated seizure abatement in humans using electrical stimulation. *Ann Neurol*. 57:258–268.

Panuccio G, Guez A, Vincent R, Avoli M, Pineau J. (2013). Adaptive control of epileptiform excitability in an in vitro model of limbic seizures. *Exp Neurol*. 241:179–183.

Pascual-Leone A, Valls-Sole J, Wassermann EM, Hallett M. (1994). Responses to rapid-rate transcranial magnetic stimulation of the human motor cortex. *Brain*. 117:847–858.

Paz JT, Davidson TJ, Frechette ES, et al. (2013). Closed-loop optogenetic control of thalamus as a tool for interrupting seizures after cortical injury. *Nat Neurosci*. 16:64–70.

Rashid S, Pho G, Czigler M, Werz MA, Durand DM. (2012). Low frequency stimulation of ventral hippocampal commissures reduces seizures in a rat model of chronic temporal lobe epilepsy. *Epilepsia*. 53:147–156.

Ritter LM, Golshani P, Takahashi K, Dufour S, Valiante T, Kokaia M. (2014). WONOEP appraisal: optogenetic tools to suppress seizures and explore the mechanisms of epileptogenesis. *Epilepsia*. 55:1693–1702.

Savard G, Bhanji NH, Dubeau F, Andermann F, Sadikot A. (2003). Psychiatric aspects of patients with hypothalamic hamartoma and epilepsy. *Epileptic Disord*. 5:229–234.

Shah RS, Chang SY, Min HK, Cho ZH, Blaha CD, Lee KH. (2010). Deep brain stimulation: technology at the cutting edge. *J Clin Neurol*, 6:167–182.

Smith JR, Fountas KN, Murro AM, et al. (2010). Closed-loop stimulation in the control of focal epilepsy of insular origin. *Stereotact Funct Neurosurg*. 88:281–287.

Spencer D, Burchiel K. (2012). Selective amygdalohippocampectomy. *Epilepsy Res Treat*. 2012:382095.

Spencer SS, Guimaraes P, Katz A, Kim J, Spencer D. (1992). Morphological patterns of seizures recorded intracranially. *Epilepsia*. 33:537–545.

Sprengers M, Raedt R, Meurs A, et al. (2013). Invasive brain stimulation in the treatment of epilepsy. In: Tetzlaff R, Elger CE, Lehnertz K, eds. *Recent Advances in Predicting and Preventing Epileptic Seizures: Proceedings of the 5th International Workshop on Seizure Prevention*. Singapore: World Scientific: 42–59.

Sprengers M, Vonck K, Carrette E, Marson AG, Boon P. (2014). Deep brain and cortical stimulation for epilepsy. *Cochrane Database Syst Rev*. 6:CD008497.

Stypulkowski PH, Stanslaski SR, Jensen RM, Denison TJ, Giftakis JE. (2014). Brain stimulation for epilepsy—local and remote modulation of network excitability. *Brain Stimul*. 7:350–358.

Sukhotinsky I, Chan AM, Ahmed OJ, et al. (2013). Optogenetic delay of status epilepticus onset in an in vivo rodent epilepsy model. *PloS One*. 8:e62013.

Sullivan LR, Kull LL, Sweeney DB, Davis CP. (2005).Cortical dysplasia: zones of epileptogenesis. *Am J Electroneurodiagnostic Technol*. 45:49–60.

Sun FT, Morrell MJ. (2014). Closed-loop neurostimulation: the clinical experience. *Neurotherapeutics*. 11:553–563.

Sun W, Mao W, Meng X, et al. (2012). Low-frequency repetitive transcranial magnetic stimulation for the treatment of refractory partial epilepsy: a controlled clinical study. *Epilepsia*. 53:1782–1789.

Swanson TH. (1995). The pathophysiology of human mesial temporal lobe epilepsy. J *Clin Neurophysiol*. 12:2–22.

Tanriverdi T, Olivier A, Poulin N, Andermann F, Dubeau F. (2008). Long-term seizure outcome after mesial temporal lobe epilepsy surgery: corticalamygdalohippocampectomy versus selective amygdalohippocampectomy. *J Neurosurg*. 108:517–524.

Tellez-Zenteno JF, McLachlan RS, Parrent A, Kubu CS, Wiebe S. (2006). Hippocampal electrical stimulation in mesial temporal lobe epilepsy. *Neurology*. 66:1490–1494.

Theodore WH, Hunter K, Chen R, et al. (2002). Transcranial magnetic stimulation for the treatment of seizures: a controlled study. *Neurology*. 59:560–562.

Tonnesen J, Sorensen AT, Deisseroth K, Lundberg C, Kokaia M. (2009). Optogenetic control of epileptiform activity. *Proc Natl Acad Sci U S*

A. 106:12162–12167.
Van Buren JM, Wood JH, Oakley J, Hambrecht F. (1978). Preliminary evaluation of cerebellar stimulation by double-blind stimulation and biological criteria in the treatment of epilepsy. *J Neurosurg*. 48:407–416.
Varga ET, Terney D, Atkins MD, et al. (2011). Transcranial direct current stimulation in refractory continuous spikes and waves during slow sleep: a controlled study. *Epilepsy Res*. 97:142–145.
Velasco F, Velasco M, Ogarrio C, Fanghanel G. (1987). Electrical stimulation of the centromedian thalamic nucleus in the treatment of convulsive seizures: a preliminary report. *Epilepsia*. 28:421–430.
Velasco AL, Velasco M, Velasco F, et al. (2000). Subacute and chronic electrical stimulation of the hippocampus on intractable temporal lobe seizures: preliminary report. *Arch Med Res*. 31:316–328.
Velasco AL, Velasco F, Velasco M, Trejo D, Castro G, Carrillo-Ruiz JD. (2007). Electrical stimulation of the hippocampal epileptic foci for seizure control: a double-blind, long-term follow-up study. *Epilepsia*. 48:1895–1903.
Velasco AL, Velasco F, Velasco M, Maria Nunez J, Trejo D, Garcia I. (2009). Neuromodulation of epileptic foci in patients with non-lesional refractory motor epilepsy. *Int J Neural Syst*. 19:139–147.
Vonck K, Boon P, Achten E, De Reuck J, Caemaert J. (2002). Long-term amygdalohippocampal stimulation for refractory temporal lobe epilepsy. *Ann Neurol*. 52:556–565.
Vonck K, Sprengers M, Carrette E, et al. (2013). A decade of experience with deep brain stimulation for patients with refractory medial temporal lobe epilepsy. *Int J Neural Syst*. 23:1250034.
Wassermann EM, Grafman J, Berry C, et al. (1996). Use and safety of a new repetitive transcranial magnetic stimulator. *Electroencephalogr Clin Neurophysiol*. 101:412–417.
Wendling AS, Hirsch E, Wisniewski I, et al. (2013). Selective amygdalohippocampectomy versus standard temporal lobectomy in patients with mesial temporal lobe epilepsy and unilateral hippocampal sclerosis. *Epilepsy Res*. 104:94–104.
Wiebe S, Blume WT, Girvin JP, Eliasziw M; Effectiveness, Efficiency of Surgery for Temporal Lobe Epilepsy Study Group. (2001). A randomized, controlled trial of surgery for temporal-lobe epilepsy. *N Engl J Med*. 345:311–318.
Wilson CL, Engel J Jr. Electrical stimulation of the human epileptic limbic cortex. *Adv Neurol*. 63:103–113.
Wright GD, McLellan DL, Brice JG. (1984). A double-blind trial of chronic cerebellar stimulation in twelve patients with severe epilepsy. *J Neurol Neurosurg Psychiatry*. 47:769–774.
Wyckhuys T, De Smedt T, Claeys P, et al. (2007). High frequency deep brain stimulation in the hippocampus modifies seizure characteristics in kindled rats. *Epilepsia*. 48:1543–1550.
Wyckhuys T, Geerts PJ, Raedt R, Vonck K, Wadman W, Boon P. (2009). Deep brain stimulation for epilepsy: knowledge gained from experimental animal models. *Acta Neurol Belg*. 109:63–80.
Wyckhuys T, Boon P, Raedt R, Van Nieuwenhuyse B, Vonck K, Wadman W. (2010). Suppression of hippocampal epileptic seizures in the kainate rat by Poisson distributed stimulation. *Epilepsia*. 51:2297–2304.
Wykes RC, Heeroma JH, Mantoan L, et al. (2012). Optogenetic and potassium channel gene therapy in a rodent model of focal neocortical epilepsy. *Sci Transl Med*. 4:161ra152.
Yook SW, Park SH, Seo JH, Kim SJ, Ko MH. (2011). Suppression of seizure by cathodal transcranial direct current stimulation in an epileptic patient—a case report. *Ann Rehabil Med*. 35:579–582.

第六篇　6

特殊技术与未来前景

第 36 章

同步宏观与微观记录

Jonathan Edwards, Ekrem Kutluay, William A. Vandergrift, 著

有许多方法可以研究大脑内部工作及其彼此高度相连接的网络。可以使用正电子发射断层扫描(position enission tomogrphy, PET)或功能磁共振成像(functional magnetic resonance imaging, fMRI)等非有创性技术观察不同大脑结构中的整体活动,这些技术通过葡萄糖摄取或血流的变化测量生理变化。这些方法可以在毫米级别非常有效地定位大脑组织的活动,但是难以洞察这种级别以下的过程。大脑运作的核心依赖于神经元电活动的同步化神经元集合和广泛连接的脑网络,以上活动产生了可通过头皮脑电(electroencephalogram, EEG)记录的电活动、皮质脑电图(coortical field oscillations in the electroencephalogram, ECoG)中的皮质场电位振荡、局部场电位(local field potential, LFP)和动作电位。上述跨越大范围各种空间和时间尺度下的大脑电生理信号对探测神经网络活动的方法提出了重大的技术挑战。

一方面,记录动作电位和 LFP 可提供有关局部大脑网络活动的最详细信息。另一方面,广泛的相互连接的脑网络正如一个复杂的拼图,散布于不同脑区内和脑区之间,上述局部记录的方法,只关注了这一拼图中的一个片段,却失去了大局观。其他电生理技术,如 ECoG 和头皮 EEG,从更大的大脑表面区域采样,但仅仅采集了多个皮质网络活动的平均值。PET 和 fMRI 的情况同样如此,它们的采样体积最大,时间分辨率最低。因此,若想获取大脑网络活动的全貌,必然会损失掉观察某些特定神经起源的精确性,局部和宏观之间存在一个互相权衡的关系。

克服这些技术局限性的一种方法是使用高精度电生理技术从具有代表性的神经群体中进行记录。使用大量的电极从人脑中数十亿个神经元中进行采样是不可能的:这会造成极大的有创性,导致组织损伤,从而严重干扰生理功能。另一种选择是使用少量电极探针,其上装有多个几何排列的电极记录触点,以推断相互平行的 LFP 信号之间的时空关系(Buzsaki, 2004; Le Van Quyen 和 Bragin; 2007, Worrell et al., 2012)。这种多触点电极阵列已用于研究不同细胞层、区域和结构中神经元的网络振荡和动作电位活动,以及它们在认知、行为和癫痫中的作用。

不过,查看多个单独的片段并不能有助于整体了解大脑的动态变化。为了看清当前结果背后的模式,首先需要将多个部分聚在一起,并从更高的空间尺度上进行观察。通过共同记录各个神经元局部集合以及它们的集体网络活动,则有可能在宏观上确定它们的相对作用,因果相互作用以及病理和生理现象的机制。上述内容引出了以下问题,其同样是本章的关键:我们为什么要进行宏观和微观电极同步记录?

一、大尺度场电位的来源

大脑活动包括局部和远隔网络神经元之间广维度的时间相互作用。因此,正如图 36-1 LFP 记录所示,这种相互作用散在分布于多个数量级的时间尺度内。在最高的全局水平上(图 36-1A, B),通过记录数分钟至数小时,可以观察到电压或直流电流的变化。这些信号内埋藏着神经网络的振荡,这些振荡的频率包括从丘脑皮质回路(0.1~4Hz)产生的超慢,慢波和 δ 频率节律(如在深度睡眠阶段),也包括海马或新皮质内神经元局部同步化产生的 γ 频段快速振荡,涟波和快速涟波(30~600Hz)。最后,在 LFP 的毫秒级水平,可以检测到由特定单神经元产生的与单神经元动作电位相对应的 600~6 000Hz 单个波形(图 36-1D 中的不同颜色)。总而言之,LFP 承载着有关神经元相互作用的信

息，数据跨越三个不同时间量级，从数秒到毫秒以下纬度。

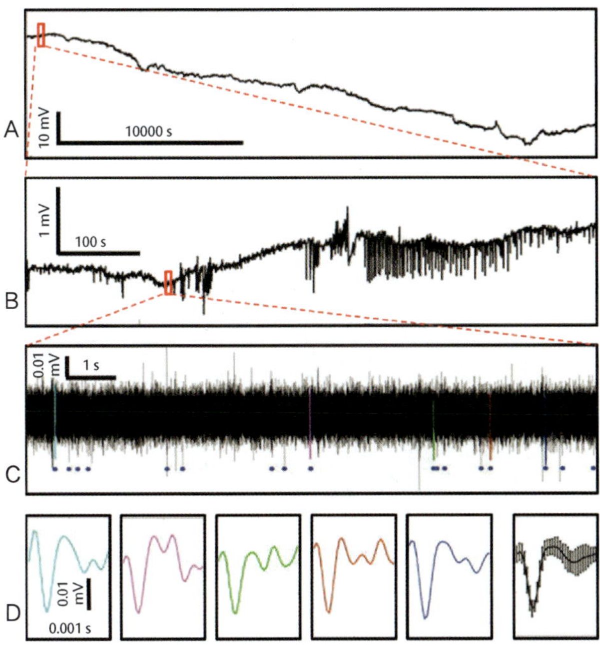

图 36-1　大脑场电位活动的时间谱。从深部微电极触点上记录的同一 LFP 信号在小时（A）、分钟（B）、秒（C）和毫秒（D）的四个不同的时间尺度上被逐步放大。红色矩形表示在下一尺度放大的部分，单神经元细胞外动作电位的波形以不同的颜色表示，并在（D）中放大。（D）中的最后一个部分显示了来自孤立的单个神经元的动作电位的平均波形（C 中的蓝点）。注意在整个时间谱上观察各种信号变化。*Adapted from Epilepsia，53（5），Bower MR，Stead SM，Meyer FB，et al.，Spatiotemporal neuronal correlates of seizure generation in focal epilepsy，pp.807-816，Copyright（2012），with permission from John Wiley and Sons*

时间交互作用的广维度特点也反映在空间维度上——大脑局部连接和远隔脑区之间连接的神经网络活动是产生在各种空间尺度上的。动作电位产生于单个神经元内突触相互作用的总和，而慢波是皮质神经元与丘脑和基底节等皮质下神经元之间相互投射的结果。局部和远端的脑区连接均可以调节神经网络的活动，因此，二者在全局角度均非常重要（Le Van Quyen and Bragin，2007）。可以使用不同的电生理技术以不同的时间和空间分辨率探测这些大尺度的脑网络活动（表 36-1）。

总的来说，可以用“小世界网络”从全局角度描述大脑，神经元集合在局部成为紧密连接的节点，其又与远隔部位节点形成相对较长，且稀疏的连接（Bassett and Bullmore，2006 年）。总之，互相连接的节点构成了一个具有微观和宏观结构的网络，二者存在协调的快活动和慢活动，反映出二者既局部分隔又全脑分布。当使用具有不同生物物理特性的电极分别记录时，可以同时捕获微观和宏观网络信号，可以设计杂交电极，将两类电极结合在一起，正如图 36-2 所示。该图显示了一个典型的深部杂交电极，该电极在 2 个标准的临床记录宏电极之间，排布了多个微电极触点。这两类电极触点在测量细胞外场电位时具有不同的物理特性。在动作电位的产生和传播过程中，每个神经元都会介导电流在细胞膜内部和外部之间流动，从而在细胞外基质中产生较弱的电压变化场。微电极可以通过以高阻抗传导细胞外电流来提取这些微小的电压波动，例如 LFP 可记录不受频率影响的交流电信号，并且可以检测到如图 36-1 所示单个动作电位。相比之下，宏电极的阻抗较低，因此，其可从较大神经元群体的复合电场中测量电压波动。这两个电场由以两种触点类型为中心的球体表示。请注意宏电极触点上记录的较大电场直径包含了相邻小的微电极电场（图 36-2）。因此，简单来讲，杂交电极可以同时“关注”局部节点的电活动和他们在更广阔网络内电场的平均值。

表 36-1　不同电生理方法的时空间分辨率

记录方法	空间分辨率	时间分辨率
空间滤波 EEG*	25mm	1ms
非滤波 EEG*	50mm	1~3ms
ECoG	7mm	1~5ms
LFP	0.1~2mm	<1ms
单神经元活动	40μm	<1ms

* 拉普拉斯滤波

Data from Nunez PL，Srinivasan N，Electric fields of the brain：The neurophysics of EEG，2nd Edition，Copyright（2006），Oxford University Press

在最局部的水平上，直径 10~40μm 的微电极可以探测其接触部位 100~200μm 范围的 LFP 变化和神经元动作电位。由单神经元脉冲引起的电压变化幅度随距离而迅速衰减，因此，仅能在距离电极约 50μm 半径附近，检测到比较可靠的神经元背

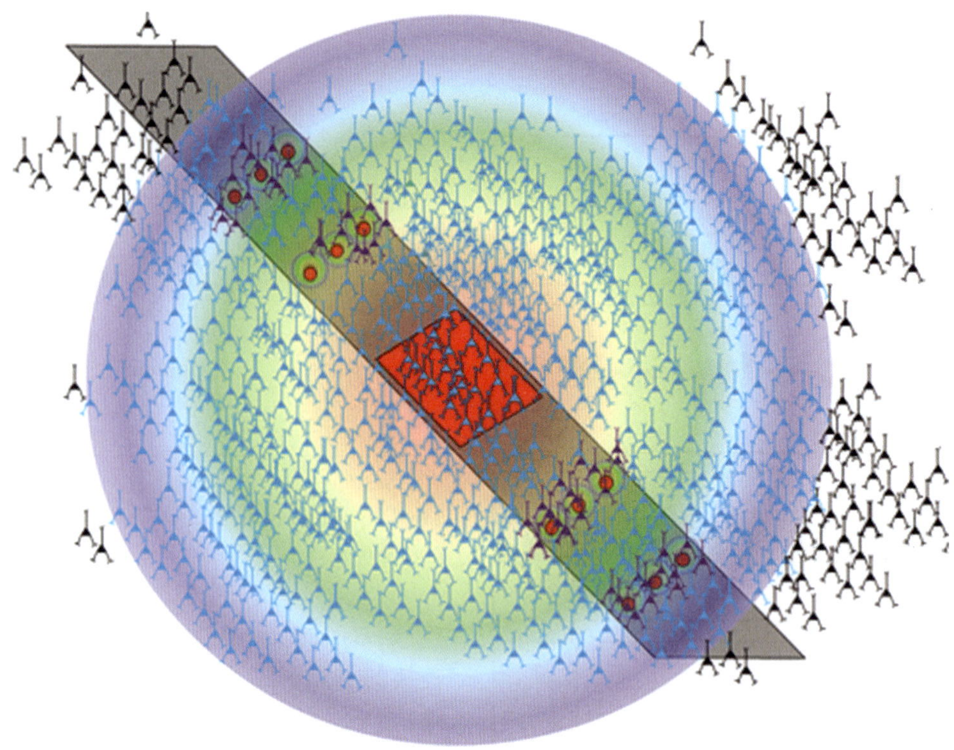

图 36-2 微电极和宏电极同时采样。深部杂交电极利用多个微电极触点(小红色圈)记录神经元集合近端的电活动,同时使用大的电极触点(红色矩形)聚集大量神经元群累积所得的局部场电位。彩虹球表示使用两种类型电极记录得到的电场扩散强度(色标表示场强度),不同强度由各自阻抗差异所致。产生微电场和宏电场的神经元分别被染成紫色和浅蓝色。微电极可提供特定神经元集合的高分辨率视图,但无法捕获更广泛网络活动的起源

景噪声水平之上的动作电位(Buzsaki,2004)。[1]

另一方面,LFP 受神经元脉冲短暂持续放电的影响不及与突触电流相关的更持久的细胞外电流的影响。这些跨膜电流在产生动作电位的神经元胞体和突触周围最强,并沿着树突传播,从而形成电场。当整个神经元群体的脉冲协同放电并以其神经投射的某一个轴分层排列时,沿神经元胞体树突轴平行的方向便形成了一个强大的跨膜电流复合场,电场源头位于细胞胞体层中(Nunez and Srinivasan,2006 年)。如树突的顶端与皮质层的方向平行,而轴突的方向随机,彼此之间抵消了电场,因此,树突相对于轴突对场电位的贡献更大。可以想象,神经元突触后树突膜中的电流会产生许多小的偶极子场,许多小偶极子构成一个更大的复合偶极子(局部场电位),这种现象尤其会出现在树突对齐排列且输入电流同步出现时。在记录电极 250μm 范围之内可以有效地估计出该偶极子的起源(Katzner et al.,2009)。然而,取决于神经网络结构的几何形状以及网络活动的强度和同步性,LFP 的范围及其在脑组织中的扩散程度可能更大(Kajikawa and Schroeder,2011)。

需要阐明 LFP 在空间上的扩散程度以及跨膜电流对场电位贡献等细节。除了驱动膜去极化的离子电流外,还有更多的生理过程可以塑造局部电场:如大量神经元同步释放动作电位,持续 10~100ms 的钙离子脉冲,膜电位波动,膜超极化(如动作电位后超极化),以及通过细胞间隙连接介导的其他电流来源(Nunez and Srinivasan,2006;Buzsaki et al.,2012)。这些不仅会影响 LFP,还会影响皮质表面 ECoG 和头皮 EEG 电场的“聚集”。综合上述所有因素,很明显,选择合适尺寸的观察窗观察脑电全局是一项具有挑战性的任务。

我们可采用简化主义的方法来解决这个问题,我们提出的问题其实就是满足神经元网络协调活动的最小脑组织体积是多少。高频振荡是已知协同网络放电最快的节律。它的频率跨越伽马(30~120Hz),

1 源电流和在电极上测得的电压之间的确切关系可通过静态麦克斯韦方程确定:Ñ·(σ ÑΦ)=Ñ·Jp,其中 Ñ( )是发散,sigma 是电导常数,ÑΦ 是每一点的标量电势梯度,Jp 是感应电流(离子流动导致的电流,即 Nernst 电池)

涟波(120~250Hz)和快速涟波(250~600Hz)频段,其在癫痫的颅内脑电记录中尤为重要(Worrell et al.,2012)。快速涟波振荡是发作期和发作间期癫痫样放电的特征性表现,其局限在毫米体积水平以下的脑组织中,并可在体外由1 000~2 000个神经元产生。这样的细胞数占据了大约200μm半径的区域(这为协调网络活动所需的临界体积),该区域大致对应于图36-2中微电极球的大小。这表明微电极至少可在快速涟波频率采样特定神经元集合的动作电位放电和LFP振荡。图36-2中宏电极的较大采样场可能会包含可以产生高频振荡中其他频段,如伽马和涟波的网络信号,但是这一假设有待检验。两种类型的电极均可在较低频段的LFP频谱中记录来自更广泛分布网络的振荡,通常可在几个相邻的宏电极触点上观察到这种现象。

神经元活动是在局部产生的,但是在广泛分布的网络连接中彼此交互联系,正如连接丘脑和皮质慢波这样的例子,这些联系在局部和整个大脑结构中形成。即使我们还不知道对广谱脑网络振荡进行采样的最佳策略,但人们普遍认为需要大规模的采样技术。如图36-2所示,通过排列在电极探针上的多微电极触点和宏电极触点并行高密度记录,这样的方法为探测局灶神经元集合及其网络提供了一种强大的工具(Buzsaki,2004; Le Van Quyen and Bragin,2007; Worrell et al.,2012)。如图36-2所示,可以置入单根深部杂交电极,该电极具有八个宏电极触点,每个相邻对触点之间被六个微电极触点隔开,这种电极可以从多种皮质和皮质下结构中记录LFP和单神经元脉冲。使用多个这样的探针可以在双侧覆盖整个皮质区域和边缘系统,从而阐明具有小世界属性的脑网络中的一些重要节点的功能。其他技术包括大型的微电极阵列,其可以对特定的皮质层和亚区进行包括LFP、ECoG和EEG的联合电信号记录(Le Van Quyen et al.,2010)。这种大规模的记录技术作为一种辅助技术,有助于从宏观角度阐明大脑网络振荡的具体机制。在本章的后续部分中,我们将会回顾一系列现有和未来即将出现的有利于解决人类颅内电信号大规模记录的技术。

二、微观联合宏观记录技术揭示脑生理功能

目前,癫痫患者所用的标准临床脑电使用窄带宽记录(0.1~100Hz),且不包括微电极数据。选择较窄的频率动态范围和散在分布的宏电极的原因可能是以往工程限制的遗留产物,如数据管理、大规模数据集分析、通道数限制、采样率限制、纸质记录的视觉审阅问题等,这些问题其实已经不再适用;另一个原因在于学界认为宏电极数据足以定位致痫性脑区,即癫痫起始区(seizure onset zone,SOZ),并据此做出可能的治疗决策。但是,某些发作间期癫痫样放电(interictal epileptiform discharges,IEDs),如病理性高频振荡仅限于毫米级以下水平的脑组织内,标准颅内宏电极无法探测(Worrell et al.,2012)。这些微小的IED通常位于单个微电极触点上,在周围电极上没有类似电活动痕迹,但当偶尔在几个相邻的微电极触点上观察到类似活动时,它们也便会呈现在宏IEDs水平上,此时临床可见(Schevon et al.,2009)。

类似微观水平的IED也被认为与临床发作有关,记录在单个微电极上的癫痫样放电,被称为"微发作"(Stead et al.,2010)。正如临床癫痫发作记录中所观察到现象,微发作也具有特征性的频谱演化,其频率逐渐降低,幅度逐渐增大。微发作会自发出现于痫性和正常大脑中,但在癫痫中其更常见且时间更长,特别是在SOZ内,在SOZ中微发作往往先于并导致临床发作。图36-3展示了一例置入皮质表面的硬膜下条状杂交电极采集到的癫痫发作前后的情况。与宏观电极触点记录到的ECoG信号相反,微电极触点上记录到的微发作放电在临床发作前数十秒就以非同步方式开始了(图中黑线标记了癫痫起始时间,此外标记了微发作与起始时间的相对时间)。请注意,在本示例中,微周期样的痫性棘波甚至早于微发作。通过行为学观察和标准的颅内电生理记录是无法记录到这些微观尺度现象的。

因此,杂交电极信号记录同时揭示了两个组织层次的大脑生理活动:微观水平局部的神经元集合活动和宏观网络大型神经元网络的协调活动。前者包括在脑中自发出现的,短暂且非常局部的高频放电,这类电活动没有明确的行为表现,而后者则涉及某些行为,其不常出现但与分布较广泛的神经元同盟相关。尽管这两个层次之间的因果关系暂定,其需要更多的研究,但一个合理的假设是,这些"微观区域"是大脑宏观生理活动的组成部分(Stead et al.,2010)。

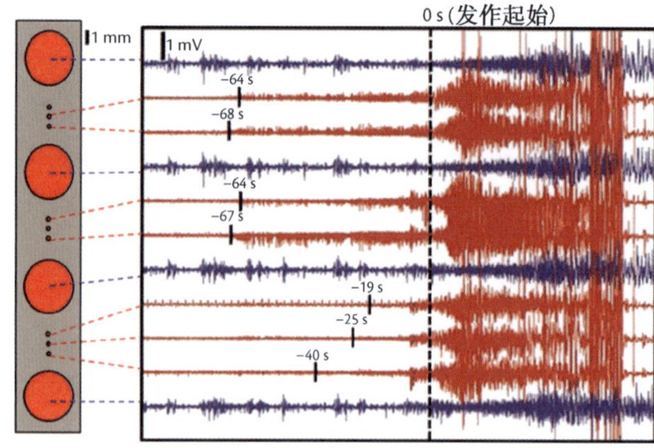

图 36-3　在宏电极上观察到临床发作之前，即可在微电极上检测到癫痫。图中显示发作起始时间前后微电极触点和宏电极触点记录电信号情况（红色和蓝色），虚线代表时间 0 点，信号选自硬膜下条状杂交电极。黑条表示单个"微发作"的开始，在某些微电极触点上微发作甚至早于临床发作 1min。*Adapted from Brain, 133(9), Stead M, Bower M, Brinkmann BH, et al., Microseizures and the spatiotemporal scales of human partial epilepsy, pp.2789-2797, Copyright (2010), with permission from Oxford University Press*

在微观和宏观水平上可以检测到许多 IED，如发作间期癫痫样棘波。作为痫性脑组织的重要标志之一，其表现为刻板的尖波波形，以高振幅反转于整个背景，其持续时间小于 70ms，常清楚地记录在 LFP、ECoG 和头皮 EEG 中。棘波在大脑中的广泛出现归因于 SOZ 内部和周围"激惹"区内大量神经元群的同步化活动。不同于微观水平的 IED，癫痫样棘波并不会出现在健康的大脑中，通过其他连接播散的癫痫网发生超同步化可以产生棘波，但其具体的神经机制不明。尽管如此我们已知棘波通常与高频振荡相关，最近发现一些棘波始终伴随提前出现的伽马振荡（Ren et al., 2015）。图 36-4 中显示了置入海马的深部杂交电极微电极丝和附近的宏电极同时记录到了 LFP 信号，可见伽马振荡合并棘波的例子。在这个例子中，在微观和宏观水平均可清楚看到伽马振荡和痫性棘波，场电位记录到的振荡出现于棘波前 200ms。但是请注意，微电极丝记录伽马振荡时间早于宏电极记录伽马振荡时间，大多数微小的棘波都是如此，且其之前的伽马振荡呈现出了更长的持续时间（Ren et al., 2015）。

事实证明，伽马振荡合并棘波仅位于 SOZ 中，这与不合并伽马振荡的棘波形成了鲜明对比。但是在所有癫痫样棘波的检测中，伽马振荡合并棘波的出现概率很低。鉴于这两个观察结果，伽马振荡

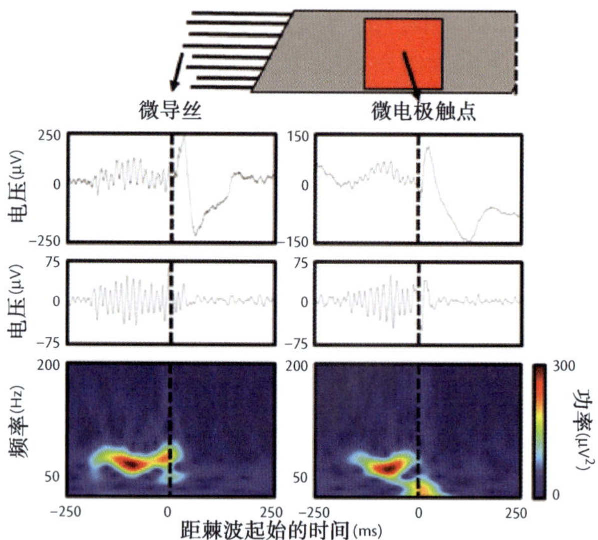

图 36-4　通过杂交电极记录可洞悉癫痫样活动的起源。如顶部示意图所示，在深部杂交电极的宏电极触点和微电极丝中都可检测到发作间期癫痫样棘波。下方的图显示了不同电极所记录得到的大约 60Hz 的伽马频率振荡，伽马振荡早于棘波并引导棘波形成，继续往下可见 30~100Hz 带通滤波后电信号，最下方为能量谱图，所有图都按照棘波开始对齐了时间。值得注意的是，伽马振荡在微电极丝上开始得较早，表明这种癫痫样放电为局部起源。*Adapted from Neurology, 84(6), Ren L, Kucewicz MT, Cimbalnik J, et al., Gamma oscillations precede interictal epileptiform spikes in the seizure onset zone, pp.602-608, Copyright (2015), with permission from Wolters Kluwer*

合并棘波很有可能是通过置入电极记录到的癫痫样活动的起源，而其余大部分棘波其实是致痫灶传播而来的结果。假设这是正确的，那么伽马频段的振荡一方面会引发癫痫棘波，此外也可用其来识别潜在的病理性网络活动。

实际上，有证据表明发作间期棘波的产生和传播涉及不同的空间模式和起源。Ulbert 等（2004）通过一种可垂直跨过皮质柱微电极探针的硬膜下条状电极，实现了每 150μm 空间距离同时采集皮质表面 ECoG、LFP 以及棘波活动（图 36-5）。这项技术使他们能够确定发作间期棘波 LFP 波形电流"来源"和"出处"，并将它们与特定皮质中的动作电位放电进行关联。研究发现第Ⅳ和Ⅴ层神经元自始至终参与棘波的产生，第Ⅳ层神经元同时参与初始阶段胞外电流内流所致的播散，第Ⅳ层神经元以上结构具有最高的神经元放电。因此，有学者认为发作间期的棘波起源于强致痫性皮质或丘脑向 SOZ 癫痫网络中第Ⅳ层神经元输入而来的异常信号，棘波而后扩散，并进一步

产生且向其上的细胞层中播散，使其成为激惹区（Ulbert et al.，2004）。在图 36-5 中，棘波播散的部位具有最高的多单位电活动，同时棘波自细胞膜外流出、流入的部位均位于颗粒层以上结构中，即第Ⅰ-Ⅲ层。其实覆盖于皮质的硬膜下网状电极和深部的杂交电极均难以解析棘波在皮质柱内的空间模式。其主要缺点在于探针的长度有限且没有宏电极触点，因此该细节图仅限于单个皮质柱。尽管如此，这项技术还是为标准颅内记录技术提供了有力的补充，其缩小了对癫痫病理活动的神经来源的搜索范围。

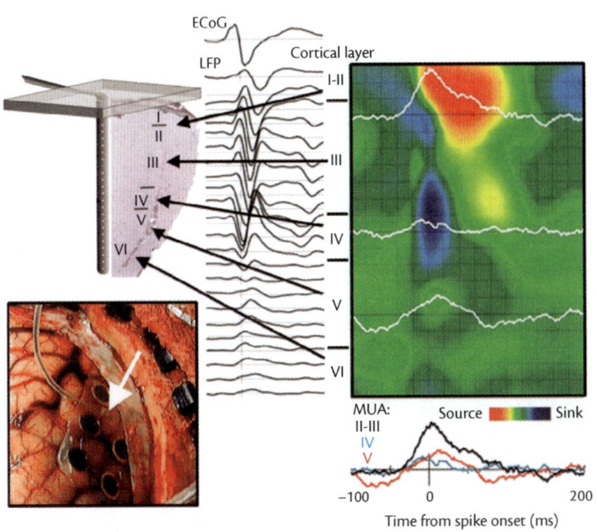

图 36-5　微电极探针揭示了皮质不同细胞层产生癫痫样棘波的过程。沿探针电极轴排列的微电极触点（左上图）和自其表面覆盖的硬脑膜下网状电极（左下方；白色箭头指向探针电极）分别同步记录 LFP 和 ECoG。这种记录方式实现了癫痫样棘波在不同区域的波形比较，如中间部分所示。使用电流密度源分析，可以在棘波开始时确定棘波在不同皮质层（黑色箭头指向）的起源和传播。如右图所示，细胞外电场中电流流入细胞膜的部位以深蓝色显示，电流流出细胞膜的部位以鲜红色显示。在叠加的白色迹线中总结了来自不同波段神经元的相对动作电位活动，并在下面的多单位活动图（MUA）中进行了比较。注意引起棘波场的皮质层同时增加了神经元的放电。*Adapted from Epilepsia，45（s4），Ulbert I，Heit G，Madsen J，et al.，Laminar analysis of human neocortical interictal spike generation and propagation：current source density and multiunit analysis in vivo，pp.48-56，Copyright（2004），with permission from John Wiley and Sons*

最终，需要在尚未解决的单神经元水平回答关于病理性脑活动起源和机制的问题。但是，观察一个小片段的细节会以失去全局为代价，这也是本章的主旨问题。如果我们首先克服如何将微观水平神经脉冲活动和宏观水平协调网络活动联系在一起的挑战，那么在宏观尺度观察电生理的问题也就迎刃而解，可是这个过程并非人们想象的那样简单。

即使是在经过充分研究的癫痫样棘波的例子中，将深部微电极记录到的单神经元放电与其上覆盖的硬膜下 ECoG 电极记录的棘波进行尝试性相关分析，也未在二者之间发现任何强相关性（Wyler et al.，1982）。尽管单纯的神经元放电与局部微电极上记录的 LFP 中的棘波波形具有很好的协调性，但其却无法与 ECoG 记录到的棘波很好地进行同步。鉴于微电极探针研究结果提示棘波可以起源于不同皮质层，这种非一致的相关结果也并不令人感到意外。最近的研究报道了痫性棘波下神经元放电速率的异质性，在棘波波形的某些特殊阶段某些神经元放电速率增加，而有些则出现下降（Keller et al.，2010；Alvarado-Rojas et al.，2013）。平均而言，一半局部记录到的神经元会在 LFP 癫痫样棘波出现的时候发生放电速率的改变，其中 20%~30% 的神经元在棘波发作前数百毫秒持续地增加或减少放电。这种效应特定于 SOZ 中的神经元（Keller et al.，2010），在这些研究中同时观察到了前述的伽马振荡合并棘波（Alvarado-Rojas et al.，2013）。几乎没有证据表明在棘波开始时出现任何同步的单神经元放电，这再次表明其他过程参与了棘波的启动，其可能与协调的网络振荡有关（Ren et al.，2015）。因此，归根结底，我们又回到了需要将微观水平神经放电与宏观水平下网络振荡结合在一起的起点。

因为癫痫发作本身比 IED 更加剧烈和广泛，因此，研究癫痫发作的机制绝对需要大尺度的观察角度。图 36-6 概述了另一种同时记录动作电位、LFP 和 ECoG 的方法，除了硬膜下皮质网状电极外，还使用一带有尖锐微电极的阵列。这些阵列由 10×10 的等间隔电极芯片组成，每个电极穿入新皮质，既可以记录由超过 100 个神经元产生的脉冲，也可以记录多个彼此邻近的皮质柱产生的 LFP。该技术的缺点是增加了组织损伤的风险，但权衡其非凡的单神经元记录优势，可以在选定的感兴趣区使用这种电极。因此，如图 36-6 所示，其并行显示了单个神经元脉冲信号、局部网络振荡的能量和 ECoG 信号。肉眼就可以看到这三个级别神经组织记录

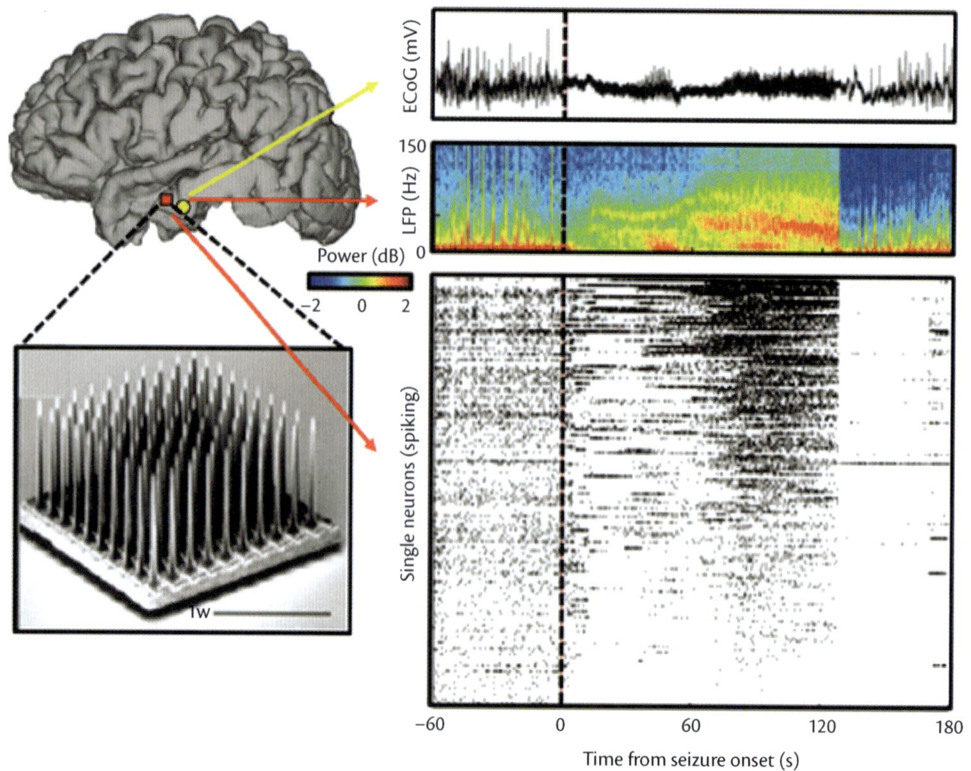

图 36-6 结合 ECoG、LFP 和单神经元放电的大尺度颅内电信号记录阐明了癫痫的发作机制。锋利的微电极阵列(左下图)能够记录超过 100 个单神经元的放电,同时也可记录来自其他皮质区域的场电位,图中红色标记(左上)。右图中间可见能量谱,右图底部可见动作电位的栅格图。图中的癫痫发作时间已(虚线)对齐,并将来自相邻硬膜下表面电极的 ECoG 标记为了黄色。频谱图中的颜色分别表示在冷色调和暖色调下的低功率和高功率,而光栅图中的黑点代表由单个神经元的动作电位放电,栅格图已按照放电率高低进行排序。*Adapted from Nature Neuroscience, 14, Truccolo W, Donoghue JA, Hochberg LR, et al., Single neuron dynamics in human epilepsy, pp.635-641, Copyright (2011), with permission from Springer Nature*

信号之间的关系。

正如痫性棘波一样,神经元在癫痫发作前和发作中表现出高度异质的放电特征(Truccolo et al., 2011; Bower et al., 2012)。尽管局部场振荡的频谱功率和 ECoG 信号的波动发生了巨大的变化,但相当惊人比例的神经元并没有改变它们的放电速率。场电位的变化可归因于剩余神经元放电率的增加和(或)降低,但这两种电活动之间的确切关系仍然难以捉摸。更重要的是,在癫痫发作之前 1min 以上,在 SOZ 内外,相当一部分神经元的平均放电率就发生了变化(Truccolo et al., 2011; Bower et al., 2012),在对应时刻,相关场电位是否可以预测癫痫的发生过程,目前尚不知晓。但是,越来越多的证据表明,在发作期和发作间期放电前即出现了广泛的、神经网络的协调活动,这种网络活动很可能引起了放电,且只能通过宏观尺度进行理解。所有回顾微电极和宏电极同步记录下所揭示的关于病理性脑电活动产生和传播神经过程的研究,通过标准的颅内电极记录均是无法实现的。

三、建立宏观视角的记录系统——未来的方向

在过去的 30 年中,神经科学领域见证了许多新的记录技术的兴起,首先是 20 世纪 90 年代脑研究的黄金 10 年,然后是许多正在进行的国际脑计划。在多种不同的分子、电生理和影像技术中,出现了一种可以在局部和全局范围内同时研究大脑的统一策略。究竟哪种范围和技术最适合采样大范围的脑部活动尚有待确定;无创成像和有创电生

理技术都有其局限性。与非有创性成像相比，癫痫患者的颅内记录可以对人脑进行广维度的时间动态信息研究，这是前所未有的。然而，其只能从选定的空间位置进行记录，且不可避免地将造成某些组织损伤作为其代价。尽管在方法上存在差异，但是这两种方法将人们对大脑的理解融合在了一起，大脑作为一个网络在局部呈现小世界属性，而在全局又广泛连接。

这意味着我们拥有了一组互补的工具，如果将我们迫切想要理解的大脑网络比喻成一个拼图，那么其实我们已经或多或少地知道了拼图的大小和基本构造。通过使用各种影像技术，我们可以知道拼图不同部分是如何连接以及网络连接的枢纽在哪里。当我们从微观 - 宏观相结合的角度出发研究，便在这一尺度下组装起了一些特定的片段，这些孤立的片段又能聚集成完整的部分，最后重新关联回到全局图片中。如图 36-7 所示，有创性电生理记录会以不同程度的分辨率揭示整体图片中的一些组成部分，最终拼凑出全部图片。在宏观尺度区域中研究微观尺度的精细细节为观察整个图片提供了完整的视图，这一过程就好比人类的视觉系统，如中央凹对应高分辨率焦点中心（微观角度）和视网膜周围更模糊的环境（宏观角度）。通过多次这样"观察分析"，我们即可以在整体图片的各个部分之间进行插值，填补视野的空白，从而构建完整的图像。当然，这种重建图片过程的成功与否取决于我们是否了解不同尺度下采样而来结果的相互关系。

因此，了解单个神经元放电与 LFP 的变化关系是十分重要的，同样重要的是如何利用非有创性影像技术去检测这种相关性。如前所述，目前尚不清楚单神经元放电速率的变化如何转换为 LFP 振荡的能量，但是这两种活动通常在 LFP 宽带频谱中具有相关性（Manning et al.，2009）。研究认为，宽频段的高频涟波振荡（120~600Hz）的能量可以对神经元棘波进行特别的预测，其在癫痫和健康大

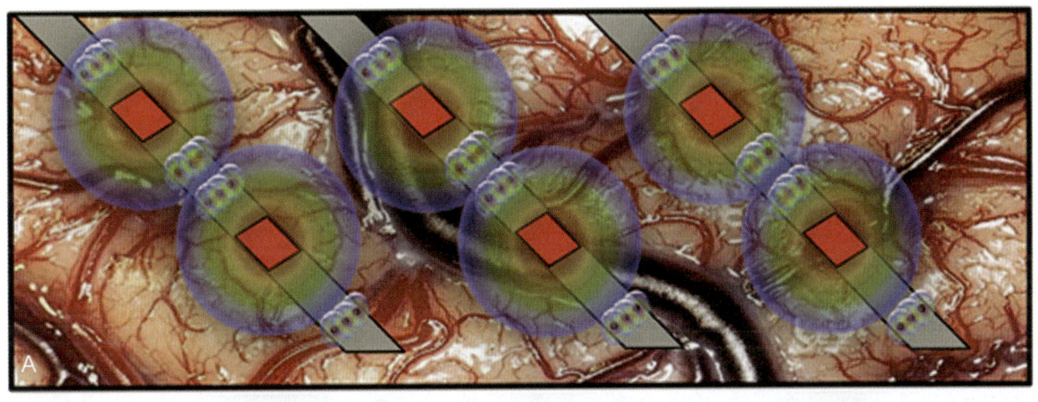

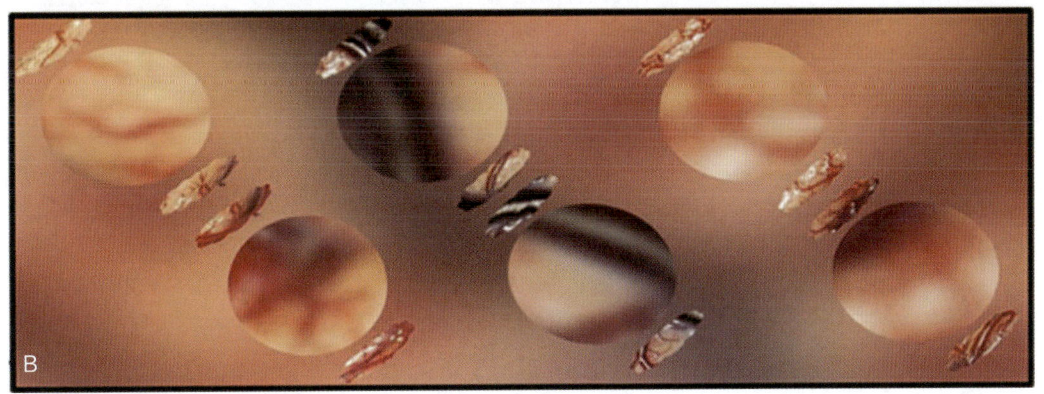

图 36-7　来自多个混合电极的高密度记录是了解大脑全貌的窗口。（A）三个混合深度电极，如图 36-2 所示，叠加在人脑组织的照片上。（B）微观和宏观接触的相应区域以两种不同的分辨率显示来自（A）的照片的特定部分。前者的精确细节和后者的更宽视野都是重建模糊图像所需要的。*Brain image supplied courtesy of ©UCLIONMedicalIllustrationQueenSquare2018*

脑生理学过程中均可作为潜在的神经元集合活动的生物标记(Kucewicz et al.,2014)。对于非有创性成像,用 fMRI 检测到的血流动力学信号也与神经元放电有关,并可用于预测较大脑区水平的神经元放电率的变化(Mukamel et al.,2005)。事实证明,如果将在亚毫米范围内以探测得到的单神经元脉冲在几毫米空间上进行平均,则它将与 fMRI 信号高度相关,此外,平均后的 LFP 能量也与 fMRI 信号具有高度相关性(Issa et al.,2013)。因此,一个新兴的主题是,成像技术提供了内在电生理过程在空间上的平均或"平滑"视图,这种视图既可以是单神经元放电,也可以是 LFP 振荡在一段时间内的平均视图。因此,为了更好地理解和结合不同的记录方法之间互为补充的优势,使用不同程度分辨率和采样的人类视觉比喻法是有用的。

如何将不同维度的记录方法结合在一起是一重要的问题,与其平行的尚待解决的问题在于如何在每个记录的维度获取更多的信息。如图 36-2 所示的微电极采样,在细胞外空间覆盖了 100~200μm 半径内的组织体积,可包含大约皮质内平均 1 000 个神经元。基于目前可用的单神经元脉冲记录方法,可以检测到距记录部位约 50μm 半径内的神经元动作电位,其中包含平均 100 个神经元发出的脉冲(Buzsaki,2004)。微电极上记录的单个神经元数量较少原因是,目前可用的脉冲检测和分类方法只能隔离波幅明显大于平均"噪声"水平的动作电位波形,如图 36-1 所示。从所谓"噪声"中可能会检索出更多的单神经元脉冲,但当前可用的脉冲分类算法无法应对大量神经元(Pedreira et al.,2012)。此外,当前始终没有可以比较、验证和改进各种分类算法的金标准模型。在未来,分类算法的金标准模型对于大量神经元的高密微电极记录,将是必不可少的(Einevoll et al.,2012)。新一代的杂交电极设计将提供更紧凑的解决方案,其能够从几何排列的微触点的整个阵列中采样,如使用又薄又轻的聚酰亚胺薄膜或纳米探针(框 36-1),这些新的杂交电极设计有望最大程度地减少组织损伤,并提高记录效率(Van Gompel et al.,2008),而这需要用足够高效的分析工具来配套使用。

框 36-1　新一代的杂交电极

新的脑电记录技术,尤其是同步宏电极和微电极记录引领了国际脑计划时代。这其中的一大挑战在于如何通过探究微观尺度下 LFP 对宏观尺度临床大电极记录的影响,而将两个尺度结合在一起。如图 36-8 所示,在标准临床网状电极中按照几何排列嵌入微电极阵列可用于确定产生 ECoG 或 EEG 信号的局部来源和机制(Van Gompel et al.,2008)。若要在个体神经元动作电位水平追踪这些宏观尺度的信号及其 LFPs,那么就需要在足够大的区域内对相互隔离的单元进行高密度微通道记录。混合了不同神经信号的杂交电极设计可以有效跨越大尺度的脑电生理学信号。

未来新的设计需要解决长期置入设备所面临的与长时间记录和电刺激相关的技术问题。当前的 BRAIN 计划预见了未来可以通过调控神经活动来治疗脑疾病的技术发展,这种技术甚至可以在患者体内持续终生。电极的设计需要调和记录和刺激能力与不同程度有创性之间的矛盾,这其中,电极腐蚀性、耐用性、机械性能和生物相容性只是部分重要问题。现代电极设计的重点是最小化大脑对电极的免疫反应,其可以触发小胶质细胞和星形胶质细胞,引起蛋白质表达、细胞形态和瘢痕形成的变化,从而导致电极的降解和分离以及胶质细胞触发的电极周围神经组织凋亡。图 36-8 中所示的电极嵌入在聚酰亚胺薄膜中,该薄膜已用作解决慢性记录和刺激的生物相容性问题的解决方案中。

新技术的最终挑战将是从选定的触点对特定的神经元集合活动进行调节(请参见与图 36-8 中的照片相匹配的电极示意图上的红色触点)。为了捕获单个神经元的动作电位,电极需要具备高阻抗并充分靠近电流源对信号进行采样。刺激电流通过小面积的电极触点会导致局部高电荷密度,从而损坏神经组织。因此,低阻抗和接近动作电位发射源是调节单神经元活动的关键。神经元集合的调控可能需要同时从数千个神经元中采样并对多个分布式的微电极触点进行刺激,如图 36-8 所示。

电极设计的未来方向旨在增强新技术的稳定性、效率和功率。当前的研究途径涵盖了大脑记录的方方面面,从置入方法(如气动插入小圆柱状电极)以最大程度地减少组织损伤,到电极涂有抗炎剂以防止免疫反应,通过应用整合材料来稳定电极的微小运动。通过将传统的有线连接替换为可置入设备的无线数据流,这可将大型运动最小化。此外,无线设备现在能够通过在线信号处理以及反馈刺激来对神经记录进行闭环控制,所有这些都在毫秒级的延迟内。这些有望为同时进行宏观和微观记录提供强大的工具。这让人不禁想象未来即将出现的神经技术用于神经网络层面的探索和大脑功能的恢复。

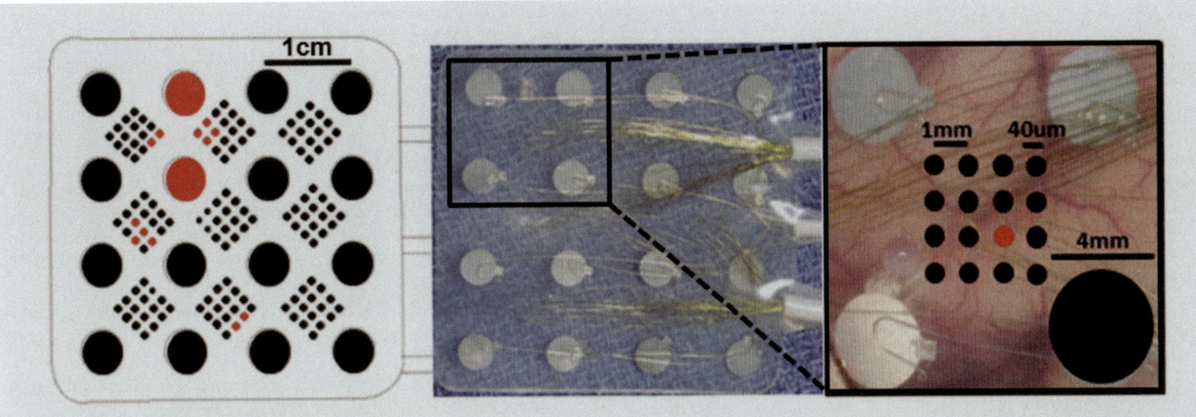

图 36-8　杂交电极用于探测大尺度神经网络活动。左图显示了一个硬膜下皮质表面网状电极的示例，其具有 16 个宏电极触点，这些电极由 9 个 4×4 的微电极触点簇隔开。红色表示假设的神经元集合活动分布模式。右边的照片描绘了杂交电极在皮质表面放大的示例

这需要更多地去与大尺度电信号记录进行联系。现在，技术领域已经可以实现容纳来自多达 1 000 个脑区的通道记录，而挑战在于如何为微电极和宏电极组合记录单神经元脉冲及更广泛的网络活动建立最佳的空间排布和组合。在最局部的水平上，这需要导出 LFP 的起源和传播，正如图 36-5 所示的电流源密度分析一样，另外还需要追踪不同神经集合之间的相互关系。之后，利用高密度记录采集高时空精准度的信号，使用频谱分析的方法来定位多种神经元集合的协调活动，类似方法已被用于研究认知过程中的高频振荡（Issa et al.，2013；Kucewicz et al.，2014）。从全脑水平广泛连接的神经网络来看，对多个脑区进行平行高密度信息采集后，可使用分析工具来推断其局部和远隔部位的功能连接以及因果关系。类似的分析工具既往已被用于神经科学相关研究，包括诸如相干、交叉频率耦合和格兰杰因果关系等，但现在将被用于数以百计且同时采集的海量数据之中（Le Van Quyen and Bragin，2007；Worrell et al.，2012）。可以预见，这类电生理数据的激增将会将刺激大尺度网络分析的数据挖掘和建模工具的开发，一个例子就是当前癫痫研究中的网络分析（Richardson，2012）。

所有这些前瞻性发展都与国际脑计划项目保持一致。欧洲人类脑计划（HBP）和美国脑创新神经技术促进研究（BRAIN）可以说是人类基因组计划之后最伟大的科学探索，项目建立的初衷是记录有关大脑活动的完整信息，并对其进行绘图，并剖析其机制和功能（Abbott，2013）。最终目标是将人脑的详细图片放在一起，从而了解其工作原理，最终治疗疾病。在 BRAIN 项目中，对癫痫患者进行同步的微观和宏观颅内记录是特别重要的，该项目致力于开发用于大规模脑网络活动全面采样的新技术。在其他技术中，已经提出了能够进行高密度记录和刺激特定神经元网络的多通道紧凑型神经探针。另一方面，基于大量涌现的微观和宏观尺度神经技术，HBP 将重点放在了针对巨大数据库的分析工具和建模上。人类颅内电信号记录将极大地受益于这些新的记录和分析工具，这对于从宏观角度理解大脑，这一重大科学谜题具有不可估量的价值。

新兴的结果提示神经元网络的复杂性，局部和远隔部位在不同时间尺度上均具有连接以及相互作用。现在越来越多地认识到，只有结合微观和宏观尺度的大脑记录，才能完全理解这些内容。在本章中，我们提供了一些生理现象的例子，这些例子只有在特定的尺度上才能检测到，但是其作用究竟为何只有将其放在另外一尺度进行观察才变得明显，例如微癫痫发作。同样，在微观和宏观记录中同时观察到的现象使得确定它们的起源和在大脑中的传播成为可能，如发作间期癫痫样棘波。将微电极记录局部电场与宏电极记录网络振荡结合在一起，已经对癫痫发作的机制以及包括记忆在内的生理功能产生了开创性的见解。同步的微电极和宏电极记录在开发创新的神经技术中处于最前沿，这些技术将用于在特定神经元集合水平上理解、调节和治疗脑部疾病。

（张詔　译，张凯　审校）

参考文献

Abbott A (2013). Neuroscience: solving the brain. Nature. 499:272.

Alvarado-Rojas C, Lehongre K, Bagdasaryan J, et al. (2013). Single-unit activities during epileptic discharges in the human hippocampal formation. Front Comput Neurosci. 7:140.

Bassett DS, Bullmore E. (2006). Small-world brain networks. Neuroscientist. 12:512.

Bower MR, Stead SM, Meyer FB, Marsh WR, Worrell GA. (2012). Spatiotemporal neuronal correlates of seizure generation in focal epilepsy. *Epilepsia.* 53:807.

Buzsáki G. (2004). Large-scale recording of neuronal ensembles. Nat Neurosci. 7:446.

Buzsáki G, Anastassiou CA, Koch C. (2012. The origin of extracellular fields and currents—EEG, ECoG, LFP and spikes. Nat Rev Neurosci. 13:407.

Einevoll GT, Franke F, Hagen E, Pouzat C, Harris KD (2012). Towards reliable spike-train recordings from thousands of neurons with multielectrodes. Curr Opin Neurobiol. 22:11.

Issa EB, Papanastassiou AM and DiCarlo JJ. (2013). Large-scale, high-resolution neurophysiological maps underlying fMRI of macaque temporal lobe. J Neurosci. 33:15207.

Kajikawa Y, Schroeder CE (2011). How local is the local field potential? Neuron. 72:847.

Keller CJ, Truccolo W, Gale JT, et al. (2010). Heterogeneous neuronal firing patterns during interictal epileptiform discharges in the human cortex. Brain. 133:1668.

Kucewicz MT, Cimbalnik J, Matsumoto JY, et al. (2014). High frequency oscillations are associated with cognitive processing in human recognition memory. Brain. 137:2231.

Le Van Quyen M, Bragin A. (2007). Analysis of dynamic brain oscillations: methodological advances. Trends Neurosci. 30:365.

Le Van Quyen M, Staba R, et al. (2010). Large-scale micro-electrode recordings of high-frequency gamma oscillations in human cortex during sleep. *J Neurosci.* 30:7770.

Ludlow R. (2012). Intracranial recording for epilepsy. Winner of 12th Wellcome Image Awards.

Manning JR., Jacobs J, Fried I, Kahana M. (2009). Broadband shifts in LFP power spectra are correlated with single-neuron spiking in humans. J Neurosci. 29:13613.

Mukamel R, Gelbard H, Arieli A, Hasson U, Fried I, Malach R. (2005). Coupling between neuronal firing, field potentials, and fMRI in human auditory cortex. Science 309:951.

Nunez PL, Srinivasan N. 2006. Electric Fields of the Brain: The Neurophysics of EEG, Oxford: Oxford University Press.

Pedreira C, Martinez J, Ison MJ, Quian Quiroga R (2012). How many neurons can we see with current spike sorting algorithms? J Neurosci. Methods. 211:58.

Ren L, Kucewicz MT, Cimbalnik J, et al. (2015). Gamma oscillations precede interictal epileptiform spikes in the seizure onset zone. *Neurology.* 84:602.

Richardson MP (2012). Large scale brain models of epilepsy: dynamics meets connectomics. *J Neurol Neurosurg Psychiatry.* 83:1238.

Schevon CA, Trevelyan AJ, Schroeder CE, Goodman RR, McKhann G Jr, Emerson RG. (2009). Spatial characterization of interictal high frequency oscillations in epileptic neocortex. *Brain.* 132:3047.

Stead M, Bower M, Brinkmann BH, et al. (2010). Microseizures and the spatiotemporal scales of human partial epilepsy. *Brain.* 133:2789.

Truccolo W, Donoghue JA, Hochberg LR, et al. (2011). Single neuron dynamics in human epilepsy. *Nat Neurosci.* 14:635.

Ulbert I, Heit G, Madsen J, Karmos G, Halgren E. (2004). Laminar analysis of human neocortical interictal spike generation and propagation: current source density and multiunit analysis *in vivo*. *Epilepsia.* 45:48.

Van Gompel JJ, Worrell GA, Bell ML, et al. (2008). Intracranial electrophysiology with subdural grid electrodes: techniques, complications, and outcomes. *Neurosurgery.* 63:498.

Worrell GA, Jerbi K, Kobayashi K, Lina JM, Zelmann R, Le Van Quyen, M. (2012). Recording and analysis techniques for high-frequency oscillations. Prog Neurobiol. 98:265.

Wyler AR, Ojemann GA, Ward AA. (1982). Neurons in human epileptic cortex: correlation between unit and EEG activity. Ann Neurol. 11:301.

第 37 章

快速分析探测技术：使用微电极记录哺乳动物大脑内强直性和相位性神经递质信号传导

Michelle L. Humeiden，Jorge E. Quintero，John T. Slevin，Greg A. Gerhardt，著

一、前言

长期以来，癫痫一直被认为是脑网络中兴奋性神经递质谷氨酸增强和抑制性神经递质γ-氨基丁酸（GABA）减弱所带来的结果（详细内容请参见综述，Hogan et al，2012）。对反复发作的癫痫患者进行微透析研究发现，在发作之前的数分钟内，细胞外谷氨酸和其他神经递质的水平就出现增加（During 和 Spencer，1993；Cavus et al.，2005）。微透析探针可以在中枢神经系统（CNS）中造成明显的神经胶质活化，并在插入轨迹周围形成相当大的细胞炎症和损伤区域（Clapp-Lilly et al.，1999；Borland et al.，2005）。相比之下，我们团队一直在研究微电极神经化学记录技术，在脑内动态监测谷氨酸和其他神经化学物质。我们制造的微电极阵列（microelctrode arrays，MEAs）尺寸小，边缘光滑，使用锥形设计和陶瓷基质材料。我们的产品损伤极小，在长达 6 个月的时间内不会造成细胞反应，因此，其具有极高的生物相容性（有关组织学和免疫染色，请参见 Hascup et al.，2007）。基于这些研究以及我们正在进行的癫痫发作模型的研究（Matveeva et al.，2012a，b；Stephens et al.，2014），我们相信谷氨酸强直性和相位性释放时，其胞外实时、每秒变化的特征会有助于预测致痫灶和（或）异常神经网络活动。我们研究的主要目标是开发用于每秒测量大脑胞外空间中神经递质浓度的技术。这项工作与 Lee 和他的同事在脑深部电刺激（deep brain stimulation，DBS）术中使用快速扫描环绕伏安测量法检测多巴胺和其他分子的目的和数据有些相似（Kasasbeh et al.，2013），但是我们的重点在于研究多个脑区，其中包括海马，海马是颞叶癫痫主要累及的结构。

在过去的 10 年中，我们的实验室致力于改进大规模制造 MEA（图 37-1）技术，该技术可以将电极置入哺乳动物 CNS 中，并进行神经递质强直性和相位性释放的电化学监测，体内记录时间长达 3 周（Burmeiser and Gerhardt，2001；Burmeister et al.，2000，2002，2013）。根据我们的经验，谷氨酸的细胞外波动并没有表现出类似异常放电神经元中所观察到的电生理学特性——即自发性和复杂性，而是更多地表现出时间平均下谷氨酸的“溢出”，这很可能代表了大脑结构总兴奋性活动（Stephens et al.，2014）。本章将会介绍通过酶基陶瓷 MEAs 安培法测量啮齿类和非人类灵长类动物脑中谷氨酸。此外，基于我们对多种癫痫动物模型的研究，还会试图解释我们当前对谷氨酸强直性和相位性神经递质传递的理解（Matveeva et al.，2012a，b；Stephens et al.，2014）。我们的目标是最终将这些技术应用于术前清醒状态下评估电生理特征的患者和术中进行手术的患者，以更好地辅助手术治疗难治性癫痫，并更好地去理解癫痫内在的神经化学机制。

二、微电极阵列记录脑组织内电化学的原理

对于了解和使用电生理记录的人来说，电化学记录神经递质所涉及的技术多少都有些独特。MEA 通过在设备表面进行化学反应来记录，设备表面通常涂有惰性金属，如铂（Pt）、金、铱或是碳。通常，这些生物传感器的表面具有交联的酶，可将给定的神经递质（如谷氨酸）转化为报告分子，当对设备表面和参考电极（通常是 MEA 中银 / 氯化银，即 Ag/AgCl 制的离子触点）施加电势时，该报告分子可以被氧化。带有定制的多输入记录软件的计算机系统，控制低噪声“膜片钳样”放大器处理信号，使我们能够在单个 MEA 上同时从多个微电极

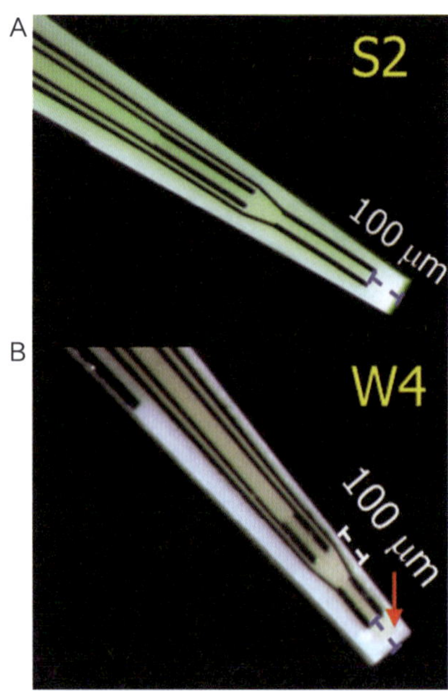

图 37-1　基于陶瓷的酶涂层微电极阵列，用于神经递质和神经化学物质的每秒记录

A. S2 构型用于大鼠和非人类灵长类动物的多种记录，铂电极垫的尺寸为 15μm × 333μm；B. W4 设计用于进行小鼠海马子区域记录，电极部位的尺寸为 20μm × 150μm

或多个记录表面进行测量。向微电极施加恒定的固定电位（安培法）是最古老，最直接的电化学技术之一（Bard and Faulkner，2001）。如果电势足够，则电极表面上的报告分子（通常为过氧化物）会提供电子（氧离子）。该过程称为法拉第化学反应，产生的电流与电极触点实际接触到的报告分子密度呈线性关系。需要特别注意的是，这些技术仅测量实际“触摸”到设备表面的分子（而不是对细胞外空间的广阔环境进行采样）。因此，才需要像皮质脑电（ECoG）中那样的微电极阵列，以更好地对脑区进行采样。实验中，可以基于以下原理对设备进行校准而后进行体内记录。将安培法记录与我们的“自参考记录”进行结合（Burmeister and Gerhardt，2001），将 MEA 测量的非法拉第背景电流降至最低，消除噪声并识别伪影，从而对电化学活性分子进行高度灵敏的测量。与微透析不同，这些记录可同时测量强直性（谷氨酸的静息水平）和相位性（谷氨酸的瞬时或低频变化）数据（Day et al.，2006；Hascup et al.，2007，2011）。

在胞外空间中我们所感兴趣的多种神经化学物质在 Pt 微电极表面具有电化学活性，其中著名的几种包括抗坏血酸、多巴胺、去甲肾上腺素、5- 羟色胺、一氧化氮、尿酸、高香草酸（HVA）和 3，4- 二羟基苯乙酸（DOPAC）分子。通过在 MEA 记录电极上添加选择性涂料，如全氟磺酸和间苯二胺，可以很容易地将上述分子与 Pt 隔绝开来（Friedemann and Gerhardt，1996；Burmeister et al.，2013）。为了扩大可测量分子的种类，我们将电极记录触点与各种氧化酶（如使用谷氨酸氧化酶来测量谷氨酸）进行交联，以将电化学惰性分子转化为过氧化氢“报告分子”。相对于 Ag/AgCl 的参考电极，施加 +0.7V 的电位足以氧化 Pt 部位的过氧化氢。在过氧化氢的氧化过程中，由电子的释放而产生的电流与接触 MEA 表面的谷氨酸的局部浓度呈线性关系（图 37-2）。

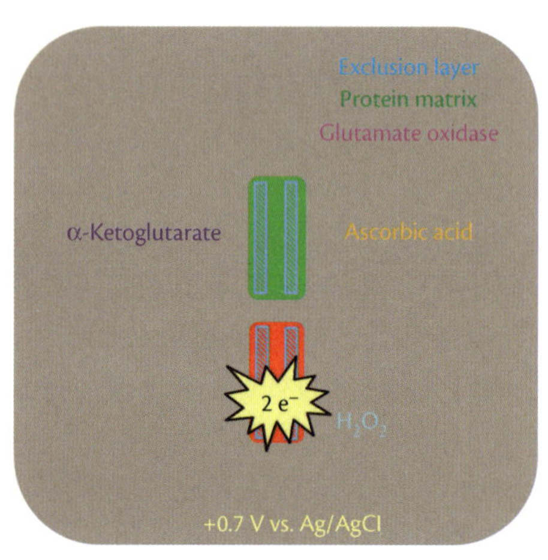

图 37-2　用于测量大脑中的神经化学物质 MEA 的示意图，带有电极涂层和自参考布局设计。成对的电极部位涂有谷氨酸氧化酶或蛋白质基质溶液，将全氟磺酸或间苯二胺的排除层应用于 MEA 以排除干扰分子（例如抗坏血酸）。一旦谷氨酸氧化酶催化了细胞外谷氨酸，便释放出 α- 酮戊二酸和过氧化氢。使用相对于 Ag/AgCl 参考电极的 +0.7V 电势，过氧化氢分子在 Pt 表面上被氧化，并通过 FAST-16 记录系统测量所得的电流

我们在使用谷氨酸氧化酶包被的 MEA 测量谷氨酸方面拥有最丰富的经验，本章对此进行了综述（Burmeister et al.，2000，2002；Burmeister and Gerhardt，2001；Pomerleau et al.，2003；Day et al.，2006），其实也可以通过改变 MEA 表面的酶来测量其他分子。我们已经探索了使用胆碱氧化酶用于胆碱测量和胆碱氧化酶与乙酰胆碱酯酶组合用于乙酰胆碱的记录（Bruno et al.，2006；Matinson et al.，2011）。此外，L- 乳酸氧化酶已在 MEAs 上交联用于乳酸检测（Burmeister，Palmer and Gerhardt，2005），而 L- 葡萄糖氧化酶可用于检测葡萄糖（Burmeister and Gerhardt，2001）。这种方法提供了一种可以检测其他神经化学物质快速动力学的机制，这种变化可能发生在癫痫活动前和（或）之后（During and Spencer，1993；Cavus et al.，2005）。将来，具有多分子检测功能的 MEA 可能将是对易发作组织进行神经化学鉴定的最佳方法。

三、酶涂陶瓷基质微电极阵列

（一）MEA 的制作

我们的 MEA 是与 Hybrid Circuits Incorporated（美国，加利福尼亚州，Fullerton）共同制造的，一些应用于人体的电极则是与 Ad-Tech Medical Instruments Corporation（美国，威斯康星州，Racine）合作制造。我们使用光刻方法大量制造多触点 MEA，这一技术可以重复制造具有微米级精度的记录探针，探针性能远超其他设备，如微透析探针。我们方法的一般细节可见之前发表的文章（Burmeister and Gerhardt，2001；Burmeister et al.，2013）。目前，我们在陶瓷基材［Coors Superstrate 996（氧化铝，Al2O3），Coors Ceramics，Golden，CO，美国］上使用 Pt 构建记录触点，电极表面坚硬且不易弯曲，可实现精确的立体定位，最大程度地减少了铂金记录位点之间的串扰。连接线通过约 1.5μm 的聚酰亚胺外层绝缘。晶片进行抛光后，以实现厚度仅为 50μm 的 MEA，并在慢性置入中表现出出色的生物相容性。在长达 6 个月的时间内，MEA 几乎没有表现出小胶质细胞激活或瘢痕形成的现象（Hascup et al.，2007）。有趣的是，与微透析探针相比，我们发现 MEAs 对组织的损害要少得多，因此，目前的数据表明，我们的 MEAs 保持了更好的组织完整性，可以更准确地采样大脑的胞外空间以及突触和神经膨体“溢出”神经递质。我们花费了大量时间和精力来完善 MEA 的制造、清洁和前期测试，以生产出可靠的微电极。我们只做出了 4~8 个触点的 MEA，且所有位电的误差均小于所有位点标准差的 20%。现在，这些电极由肯塔基大学的电极服务中心以 1 000 美元左右的价格出售。

制造 Pt 电极触点配置灵活，可以根据不同大脑结构制作符合不同生物形态的电极。这样的设计可以满足大鼠和猴子的海马结构，如 DG、CA1 和 CA3 区以及前额叶皮质区域进行记录。图 37-1B 显示了一种可以对大鼠海马 CA3 和 CA1 区域中的谷氨酸或其他神经递质进行局部测量的电极设计。

我们的 MEA 为单对或双对配置，这样一组记录可以用谷氨酸氧化酶包被以检测谷氨酸，而另一组可以用非活性蛋白或记录基质（白蛋白＋交联剂）进行自我参照（Burmeister 和 Gerhardt，2001 年）。谷氨酸属于非电活性分子，无法通过电化学方法进行测量。酶涂层法则提供了一种新颖的手段，可以将非电活性的分子（如谷氨酸）转化为报告分子（如过氧化物），该分子在我们的 MEA 的 Pt 记录表面具有活性。目前酶和排阻层是手工涂覆的，自动涂覆程序正在开发中，并显示出良好的前景：①减少所用酶的量；②改善生物传感器的整体性能，如图 37-3 所示，其中记录了新的自动涂层技术的性能。

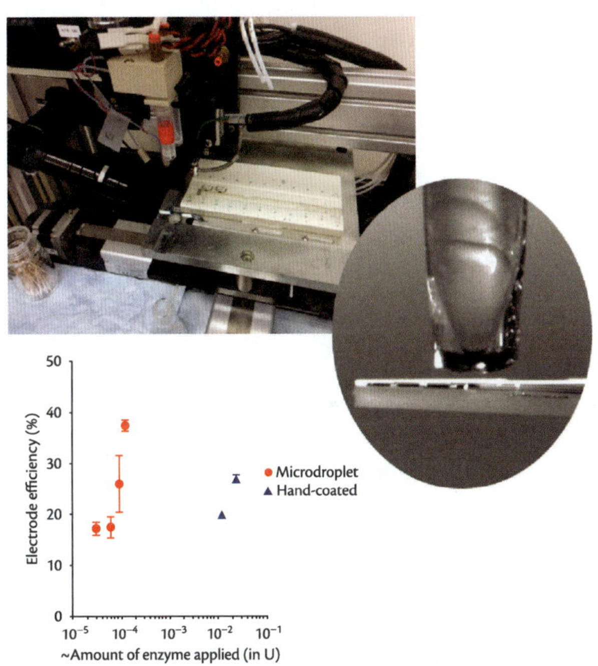

图 37-3　计算机控制的微涂层系统用于 MEA 的酶层“丝网印刷”。与手工涂层相比，酶的微涂层可以帮助减少酶的用量，同时提高 MEA 的整体灵敏度

我们对 MEAs 表面进行改进，增加一层阴离子聚合物全氟磺酸涂层，以实现在 Pt 记录触点排斥阴离子，如抗坏血酸和 DOPAC（Gerhardt et al.，1984；Gerhardt and Hoffman，2001）。或者也可以通过在酶包被后将间苯二胺电镀到 MEA 表面上来最小化有机小分子，以排斥所有小的有机物，如抗坏血酸、DOPAC、多巴胺和血清素。如果这些分子没有被阻断，则它们会引起高背景信号，从而干扰用 MEA 技术记录谷氨酸和其他分子的可靠性和敏感性。

我们MEA技术的下一阶段涉及开发符合人类生物形态的记录电极。初步结果支持MEA可承受灭菌，而酶活性没有重大损失。关于人类探针开发，最有希望的是调整当前Ad-Tech Medical Instrument Corporation的电极，如Epilepsy/LTM深部宏观-微观电极，这些电极已批准在癫痫外科手术计划中用于人体。我们目前的MEA的基础研究已经在啮齿动物模型和非人类灵长类动物中广泛开展(Quintero et al.,2007; Pomerleau et al.,2003; NIckell et al.,2005,2007; Day et al.,2006; Stephens et al.,2014)。

对于动物以及未来的人类中的电化学记录，功能性参考电极或半电池参考是绝对必要的。对于小动物实验，必须在每次实验开始时使用Ag丝(直径200μm，特氟隆涂层)和饱和NaCl的酸性溶液制作Ag/AgCl参考电极(Burmeister and Gerhardt,2001)。对于体内记录，实验对象必须与参考电极具有离子接触。在我们的动物研究中(麻醉和清醒)，Ag/AgCl参考电极被嵌入脑实质中或置于远离MEA的硬膜外位置。我们已经开始使用非有创性的“皮肤贴片”参考电极(EL204S, WPI，萨拉索塔，佛罗里达州，美国)对非人灵长类动物进行了初步研究，非有创性电极已成功用于人类脑电图记录，并且可能是未来人体MEA研究的理想选择。

(二) 自动记录系统

脑内自动记录谷氨酸仪器的基础包括微计算机控制电化学记录系统。该系统由稳压器组成，稳压器在半电池参考电极(通常为Ag/AgCl)和MEA之间产生电势差。对于电化学记录，我们使用一种商用的被称为快速分析传感技术(FAST)-16Mark Ⅲ系统的多通道电化学记录系统(美国肯塔基州尼古拉斯维尔的Quanteon LLC；图37-4A)，其基于计算机系统，结合了高分辨率的模拟/数字(A/D)、D/A和D/D控制实验数据，可自动记录MEA上4~8个记录位置的电化学信号(Hascup et al.,2007)。FAST-16文件被导出到基于MATLAB的分析程序，以便在PC和Mac计算机平台上进行详细的数据分析。仪器的一个新设计特征是可以使用接地的头部设计进行记录，这允许将电生理记录方法，如EEG、ECoG、场电位和单神经元电生理记录与电化学测量结合在一起。

(三) 校准

MEA技术的分析特性出色，但是由于光刻过程中Pt沉积的不一致以及所施加的酶，非活性蛋白和排阻层之间的厚度差异，MEA上的各个Pt记录位点可能对MEA的反应不同(Gerhardt GA, Burmeister J,2000)。在进行实验之前，有必要选择和校准MEA，以在不同生理温度、pH和离子强度下对已知分析物浓度产生标准的响应曲线。通过校准，过氧化物氧化引起的法拉第电流变化与分析物浓度成比例变化二者被联系了起来(Burmeister and Gerhardt,2001)。由于对谷氨酸敏感的MEA反应会随着分析物浓度的增加而呈线性关系(图37-4B)，因此，可以通过体外校准以进行体内测量。可以在校准过程中添加已知的干扰物，如抗坏血酸，以测试记录位点对谷氨酸相对于干扰物的选择性(见图37-2)。进行实验时，将调出MEA校准数据(在实验前即刻收集的)，并用于从体内测量的电流信号确定局部谷氨酸浓度。FAST-16自动计算的MEA功能参数包括标准校准曲线的斜率，谷氨酸检测极限值(LOD, μM)，选择性比和与标准曲线的线性相关性(R^2)。斜率或微电极位点的灵敏度是指MEA每微摩尔响应的实际电流，并用于计算LOD或谷氨酸的最低浓度。我们的MEA的LOD范围为0.2~1.0μM，我们确定这足以测量强直性和相位性谷氨酸信号(Stephens et al.,2014)。这使我们能够测量海马中生理相关的谷氨酸浓度，据报道其范围从细胞外空间中的1.0μM到突触中的5.0mmol/L(Grewer and Rauen,2005)，以及大于约0.2μM的谷氨酸浓度波动。选择性是指微电极对谷氨酸和对干扰物(例如抗坏血酸或多巴胺)的敏感度之比。我们发现，酶涂位点对谷氨酸的变化呈线性响应，并持续产生$R^2 \approx 0.99$的响应，并且对谷氨酸的阶跃变化响应速度最快为500~600ms。有关谷氨酸敏感MEA校准的更详细说明，请参见Hascup等(2007)以及Burmeister和Gerhardt(2001)相关文章。

(四) L-谷氨酸信号分析

动态电化学记录为神经化学数据的“动力学”分析开辟了新的科学领域，其远远超出了现代脑组织微透析测量的能力。神经化学记录能力提升，能够记录静息/紧张态的谷氨酸，也能记录瞬时变化/相位态的谷氨酸，这使得神经化学测量更类似

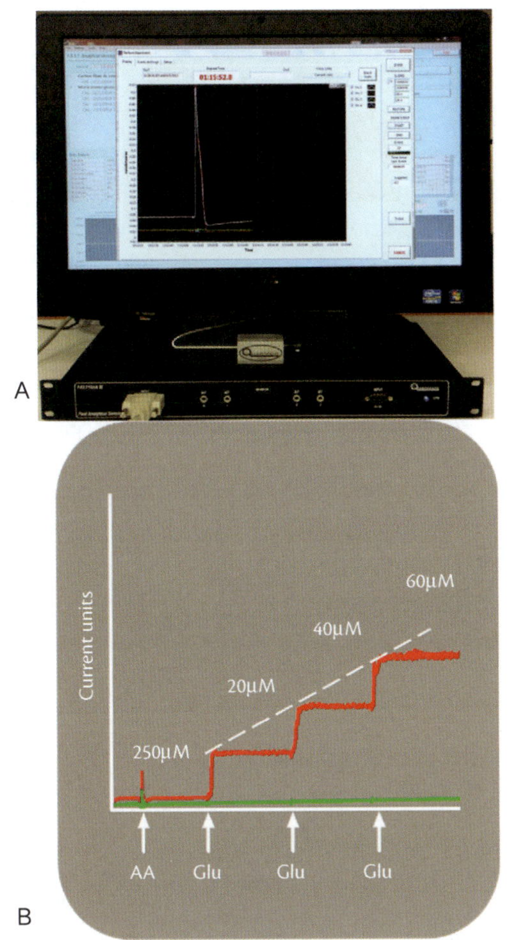

图 37-4　FAST-16Mark Ⅲ自动化计算机控制的记录系统，用于 CNS 中神经递质的逐秒测量

A. 电化学记录系统的照片，包括平板计算机 / 显示器，用于 A/D、D/A 和 D/D 数据传输的放大器控制盒以及用于 4-8 通道数据的低噪声高增益微型放大器；B. 使用 S2 型 MEA 校准示例，记录通道（红色）和前哨通道（绿色）迹线，红色迹线代表抗坏血酸（AA）和谷氨酸（Glu）相加之和

于使用脑电图 \ 场电位或单位神经元活动记录电生理。根据每个 MEA 校准期间确定的 Pt 记录位点的灵敏度，FAST-16 软件自动将过氧化氢分子氧化产生的电流转换为浓度，并在高速 A/D 分析后最终以频率 10~1 000Hz 范围进行显示。由于我们的 MEAs 可以配置自参考，因此，我们可以通过信号相减的方法，在噪声和伪迹中去除可能的干扰信号，最终得到谷氨酸静息状态测量值。信号相减指谷氨酸氧化酶涂层位点产生的信号减去非活性蛋白涂层位点（前哨）产生的信号（见图 37-2）。根据我们之前在动物模型中的研究（见下文），我们假设癫痫易发性组织在其基础状态和（或）向癫痫样活动发展时将显示出谷氨酸能信号传递的改变。通过监测癫痫发作之前细胞外谷氨酸强直性和相位性的实时信号波动，我们预测在发作前和发作中，谷氨酸活动的特点将提供有关脑组织“易发作”特性的信息。

四、哺乳动物中枢神经系统逐秒测量 L- 谷氨酸

谷氨酸是 CNS 中已知必不可少的兴奋性神经递质。但是，如果谷氨酸调节失调，可能会对神经系统造成伤害。过量的谷氨酸可引发级联事件，从而诱发兴奋性毒性（Choi，1988；Danbolt，2001）。研究谷氨酸调节的一种方法为观察其在静息水平下的波动。由于谷氨酸释放和清除的动力学性质，在不补偿谷氨酸的情况下，神经递质传递的任何一个部分改变都可能导致静息浓度的改变。我们认为谷氨酸神经递质传递可能在发作之前发生改变，并持续到实际发作期间。对我们来说，癫痫发作是神经系统代偿机制崩溃后可能出现后果的经典例子。我们已成功地在啮齿动物和非人灵长类动物中使用 MEA 技术监测细胞外谷氨酸，届时这一技术也可用于人类实验。我们对谷氨酸敏感 MEA 的广泛研究及先前的经验使我们相信，将来我们可以准确，安全地测量人脑中的谷氨酸。

在不具备癫痫活性的组织中，谷氨酸静息浓度的改变可能不会引起释放和摄取的改变。我们已经完成了许多实验，探索癫痫动物模型中谷氨酸神经递质传递的潜在破坏性，并通过用氯化钾刺激和使用外源性谷氨酸来挑战谷氨酸能系统，分别定量测定了谷氨酸释放和摄取参数（Nickell et al.，2005，2007；Day et al.，2006）。在这里，我们概述了近期进行体内快速谷氨酸测定的研究，并对将谷氨酸敏感 MEA 技术应用于啮齿动物和非人灵长类动物癫痫模型中各个脑区提出具体问题。我们进行了这些研究是想证明一个概念，即对于进行术前监测和癫痫外科手术的患者，我们能够在痫性大脑的脑实质中，在癫痫活动前、活动中和活动后探测谷氨酸神经递质的特征。

（一）MEA 技术在啮齿类癫痫模型中记录强直性和相位性谷氨酸信号

1. 癫痫点燃模型大鼠三突触回路中谷氨酸释放的特征是什么　相关研究关注了使用 MEA 进行谷氨酸盐记录，对大鼠海马的 DG、CA3 和 CA1 区直接记录谷氨酸的强直性（基础性）和相位性

（钾诱发的和快速的，自发瞬时的）释放。通过外科手术向实验动物置入点燃电极，然后接受非电刺激，或点燃至连续两个 5 期癫痫发作（Matveeva et al.，2012a）。经过 30 天的潜伏期后，将点燃电极移除，并将 MEA 置入异氟烷麻醉的大鼠脑中。有趣的是，无论是点燃的还是对照的动物，海马的 DG、CA3 或 CA1 区均未观察到强直性谷氨酸信号的差异。其他研究在局部使用钾盐，以产生最大的谷氨酸释放相位变化（Stephens，Quintero et al.，2011）。与强直性研究非常相似，在点燃动物和对照动物双侧海马任何亚区内，K^+ 引起的谷氨酸释放均没有显著差异。相比之下，我们能够测量自发的瞬时谷氨酸峰，我们将其称为"瞬时的谷氨酸活动"（Hascup et al.，2011），我们在点燃模型同侧 DG 进行强直性记录环节时记录到了这种现象。与对照组的 DG 相比，这些谷氨酸瞬变的幅度增加了近 400%（图 37-5）。相比之下，与对照组相比，在点燃动物的点燃电极同侧 CA3 中，谷氨酸瞬变的幅度显著降低。从同侧 CA1 收集的数据中，谷氨酸瞬变的幅度未见明显差异。此外，与从对照组的对侧采集的数据相比，点燃的大鼠对侧 DG、CA3 或 CA1 的谷氨酸瞬变幅度没有差异。有趣的是，点燃和对照动物的谷氨酸信号衰减指数速率（"下降斜率"或 k^{-1}）是谷氨酸转运蛋白（Nickell et al.，2005）再摄取活性的良好度量，表明进入胶质细胞和突触后膜再摄取的谷氨酸并不受到所观察到瞬时增幅的影响，也不是其成因（Danbolt，2001）。最后，与点燃同侧海马区的 DG 相比，CA1 中 5min 谷氨酸瞬变数量增加。在对照的双侧海马区或点燃动物受刺激杏仁核对侧的海马区中，5min 谷氨酸瞬变数量没有差异。综上所述，数据支持如下结论，即点燃的大鼠与未点燃的对照相比，在海马三突触谷氨酸通路中穿质通路部分中，谷氨酸信号的稳定性和（或）流动性受到影响。

2. 突触素 /VAMP2 表达降低对谷氨酸释放和点燃有何影响　许多人提出，海马谷氨酸的释放增加是由多个部位的电刺激引起点燃的主要结果，可能与癫痫发生有关（Geula et al.，1988；Ueda et al.，2000）。因此，我们检查了囊泡相关的膜蛋白 2（VAMP2）减少对小鼠海马中谷氨酸释放的影响。我们使用一种称为 W4 型的 MEA 在点燃的小鼠中进行了这些研究（图 37-1B），该 MEA 用于记录小鼠海马区的信号（Matveeva et al.，2012b）。我们利用这些技术来确定改变 VAMP2 水平是否影响

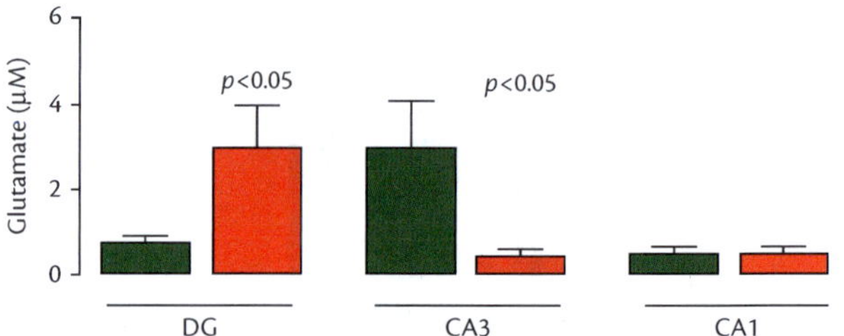

图 37-5　在对照（绿色）大鼠与点燃（红色）大鼠中测得的自发谷氨酸瞬变的平均幅度，通过 S2 型 MEAs 分别对大鼠海马 DG、CA3 和 CA1 子区域进行检测。*Adapted from Epilepsia，53（1），Matveeva EA，Davis VA，Whiteheart SW，et al.，Kindling-induced asymmetric accumulation of hippocampal 7S SNARE complexes correlates with enhanced glutamate release，pp.157-67，Copyright（2012），with permission from John Wiley and Sons*

海马特定亚区强直性（静息）和（或）KCl 刺激的相位性谷氨酸释放。有趣的是，VAMP2 +/– 动物的 DG、CA3 和 CA1 区域的平均静息谷氨酸水平出现适度且持续的降低。经 KCL 诱发谷氨酸释放的小鼠，DG 和 CA3 中谷氨酸释放出现下降，野生型小鼠谷氨酸峰幅度是实验小鼠的 2 倍（图 37-6）。这与在 VAMP2 +/– 动物中观察到的 VAMP2 表达的减少直接相关。这些数据表明，海马 VAMP2 减少与海马神经元谷氨酸释放减少有关。

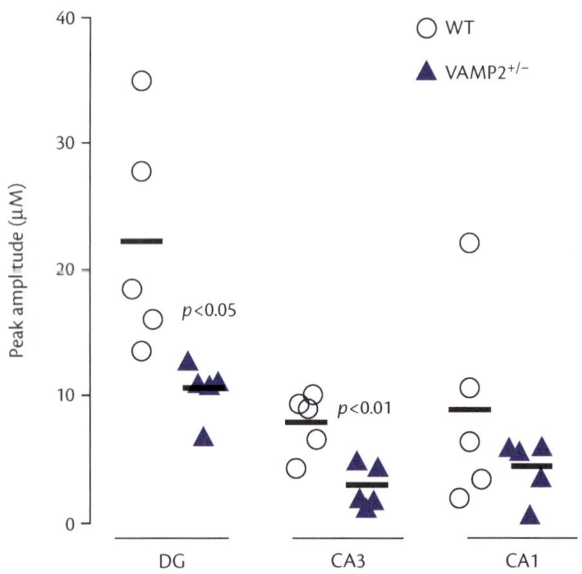

图 37-6　在野生型（WT）和 VAMP2 +/– 小鼠海马的 DG，CA3 和 CA1 子区域中 KCl 诱发的谷氨酸的平均释放。*Adapted from Neurosci，202，Matveeva EA，Price DA，Whiteheart SW，et al.，Reduction of VAMP2 expression leads to a kindling-resistant phenotype in a murine model of epilepsy，pp.77-86，Copyright（2012），with permission from Elsevier*

3. 4-AP 诱发癫痫发作后，年轻、中年和老年大鼠的 CA1 中的强直性谷氨酸水平以及年轻，中年和老年大鼠的 CA1 中的强直性和相位性谷氨酸水平如何　使用自参考 MEA 技术，在清醒的 F344 大鼠中记录的电化学测量结果显示，各年龄组中 CA1 胞外的强直性谷氨酸基线水平没有显著差异（Stephens et al.，2014）。4- 氨基嘌呤（4-AP）是一种已被证明可引起动物和人类癫痫发作的药物，将 4-AP 局部应用于海马 CA1 区后，除一只 3 个月大的动物外，所有实验动物都经历了几分钟的局灶性癫痫运动发作，具体表现为特征性的湿狗样抖动（wet dog shakes，WDS）。年龄并未显著改变癫痫发作活动的特征。这些实验中最令人惊讶的数据是癫痫发作期间观察到的谷氨酸快速瞬变，而任何微透析研究均未观察到这一现象（图 37-7）。自参考记录可确保电化学信号中的这些动态波动不是由于运动伪迹，基线漂移或噪声引起的。在一只年轻动物中通过使用河鲀毒素（tetrodotoxin，TTX），谷氨酸能的瞬变终止，证实了它们的神经元起源。我们之前已经证明了河鲀毒素对用 MEA 测量的谷氨酸信号的影响（Hascup et al.，2007）。谷氨酸瞬变的幅度没有随着年龄的改变而显著变化，并且是一致的，这表明不同发作年龄段的谷氨酸瞬变之间几乎没有差异。癫痫发作中谷氨酸瞬变的其他特征，如谷氨酸瞬变的发作潜伏期和瞬变间隔，在各个年龄段之间也没有显著差异。

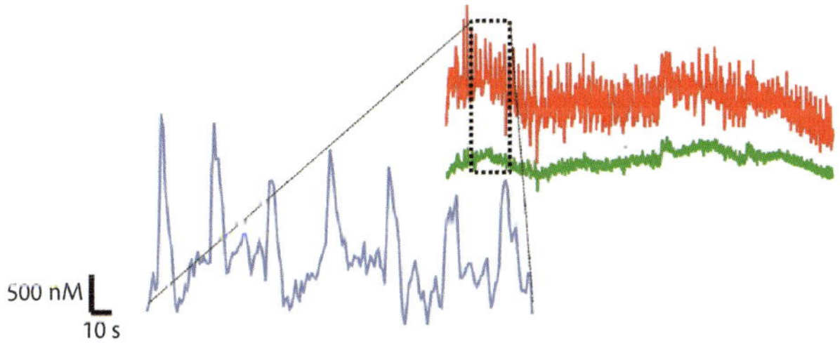

图 37-7　在 4-AP 诱发 Fischer 344 癫痫大鼠中，使用 MEA 在 CA 区记录发作中谷氨酸瞬变。在进行 4-AP 给药和特征性 WDS 出现后，记录到了这种重复的瞬时谷氨酸释放。红色的迹线是在覆盖谷氨酸氧化酶的电极位点之一上测得的电流，绿色的迹线是从蛋白基质涂覆的位点测得的电流（见图 37-2）。这些迹线之间的相减差用蓝色迹线表示

这项研究最重要的发现是 Spearman 相关分析，揭示了癫痫发作前强直性谷氨酸水平与癫痫发作严重程度之间的显著相关性。数据显示，在持续性局灶性癫痫发作中，动物的 CA1 基线谷氨酸水平显著预测了每 5min 内 WDS 的平均数量和每 5min 内 WDS 的最大数量。同样，癫痫发作前的强直性谷氨酸水平与癫痫发作期间记录的谷氨酸瞬变的平均大小相关。相反：①癫痫发作的总持续时间；②谷氨酸瞬变开始的潜伏期；③瞬态间隔与癫痫发作前强直性谷氨酸水平无关。瞬变间隔也与谷氨酸瞬变的幅度无关。

所有实验动物都具备行为和电化学数据，我们进一步检查了癫痫行为和谷氨酸能瞬变之间的联系，并发现高度相关。癫痫发作过程中记录的谷氨酸瞬变的绝对数量与大鼠表现出的 WDS 总数相关。同样，谷氨酸瞬变的大小与每 5minWDS 的平均数目相关。最后，通过配对比较发现。对于 4-AP 诱导的癫痫发作，发作前后的强直性谷氨酸水平在任何年龄段均不具有显著性差异。

（二）非人灵长类大脑中记录 L- 谷氨酸

微透析仍然是衡量啮齿动物和部分非人灵长类动物细胞外谷氨酸水平可选择的技术。有趣的是，微透析已显示出会对脑组织造成相当的伤害，且由于时间分辨率差（数分钟而不是数秒），该技术的实用性受到了限制。我们调整了 MEA 技术，以允许其在非人类灵长类动物 CNS 中进行记录（Quintero et al.，2007）。这为追求理解人类谷氨酸神经信号系统建立了前行的路线。

相关研究调查了在麻醉的非人灵长类动物中记录皮质谷氨酸信号的可行性，这种模型为在接受切除手术计划的麻醉病人中使用这种技术奠定了基础。我们的实验室使用 S2 型（见图 37-1A）谷氨酸敏感的 MEA 成功地测量了非人类灵长类动物运动前区和运动皮质中的静息（基础）谷氨酸水平。这项工作是在研究衰老对幼年（约 5 岁），中年（约 17 岁）和年长（约 26 岁）雌性恒河猴（猕猴）的谷氨酸神经传递影响的研究中完成的。简而言之，我们发现与年幼动物相比，老年动物运动皮质中的平均静息谷氨酸水平显著增加（图 37-8）。中年动物的谷氨酸平均静息水平在年轻和老年组记录值之间。与以前的衰老研究一致，中年和年老动物的均值变异性增加。我们的测量结果与其他关于非人类灵长类动物（Galvan et al.，2003；Kodama et al.，2002）和人类（Cavus et al.，2005）的谷氨酸细胞外强直性水平的报道一致。

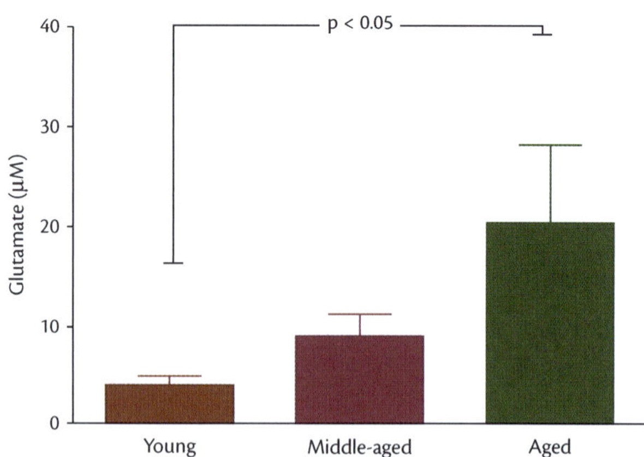

图 37-8　使用 MEA 技术在年轻、中年和老年的非人类灵长类动物的运动皮质中记录的谷氨酸的平均静息水平。*Quintero JE, Day BK, Zhang Z, et al.(2007).Rapid amperometric measof age-related changes in glutamate regulation in cortex of rhesus monkeys.Exp Neurol.208(2): 238-246.*

也有其他研究在清醒的非人类灵长类动物中进行(Stephens et al.,2010)。主要目的是使用 SG-2 人类原型 MEA(S2 设计,增加长度以达到灵长类的更深结构)来测量未麻醉的非人类灵长类动物壳核中的细胞外谷氨酸浓度。利用自参考记录技术,我们能够首次确定壳核中背侧位置的基础谷氨酸水平。随着 SG-2 MEA 在壳核中向腹侧位置前进 2mm,我们测量到细胞外谷氨酸的强劲增加,然后在大约 15min 后谷氨酸水平清除并达到稳定。在腹侧深部的基础谷氨酸水平为 11~34μM。这项研究是未来使用人型 MEA 进行人类探索研究和测量不同脑区谷氨酸水平差异能力的一项基本测试。

这些研究的其他发现与我们在啮齿动物工作中看到的发现相似(Stephens et al.,2014)。与微透析技术相比,我们能够使用 FAST-16 仪器的神经化学记录功能来记录壳核细胞外空间中谷氨酸的快速波动。定量分析显示,最年轻的非人类灵长类动物具有最自发的活动,其中一些暴发和快速清除事件导致细胞外谷氨酸达到 2μM 或更大的变化。最年轻动物的基础谷氨酸水平也最高。我们认为,由于自我参考记录技术(Burmeister and Gerhardt, 2001)可以消除背景噪声和伪影,因此,细胞外谷氨酸的这些动态变化并非伪迹。因此,我们在清醒的非人类灵长类动物中的经验支持:①我们可以使用 MEA 技术得到与微透析旗鼓相当的静息态谷氨酸结果,后者已在啮齿动物和人类中进行了相关研究;②我们看到证据表明谷氨酸的瞬时或相位变化可能是更好地理解正常大脑和癫痫脑异常谷氨酸系统的关键。

(三) 对人类进行逐秒的神经化学记录

1. 进入临床记录的原因　基于我们在啮齿动物和非人类灵长类动物上的经验,我们继续努力使 MEA 技术适应可能用于人类的研究(Stephens et al.,2010)。展望未来,术中研究是将先进技术应用于临床的重要平台。自从癫痫外科手术最初发展以来,术中研究在增进我们对癫痫认识方面的重要性已被承认(Engel,1998)。接受手术切除的难治性癫痫患者为基础科学家和临床医生进行癫痫进程相关潜在研究提供了宝贵的机会。几位研究人员已经抓住机会,在切除术中对人体进行了实验性的电生理学和微透析记录。各种宏电极可用于执行电生理记录或提供刺激。相关例子包括立体定位置入深部电极(Williamson et al.,1995)、脑电描记术(Oliveira et al.,2006)以及硬膜下条状电极等(Cohen-Gadol and Spencer,2003)。此外,在历史上微透析一直被认为是测量细胞外液化学成分的金标准。

研究人员和临床医生都特别感兴趣的观点是,可以使用不同和冗余的电和(或)化学模式来确定发作起始或癫痫发生的机制(Engle,1998)。如通过微透析,已表明胞外谷氨酸浓度的增加在癫痫发作之前以及整个发作事件中持续存在(During and Spencer,1993; Cavus et al.,2005)。通过定义人类癫痫和癫痫发生的基本机制,可以进一步发展合理和有效的治疗方法。正如 Engel(1998)指出的,在外科手术患者中进行实验可以为验证动物模型提供极其宝贵的价值,同时还可以为开发新疗法和动物模型提供人类癫痫大脑特有的现象。本章反复提到的主题是我们的一项假设,即细胞外谷氨酸动力学的变化将提供一个可以更好定义易发作区域的参数,这在我们最近的癫痫动物模型研究中已有报道(Matveeva et al.,2012a,b; Stephens et al.,2014)。

我们的研究为我们提供了许多新的变量,可将其视为异常谷氨酸信号的标志,包括静息态谷氨酸水平、自发谷氨酸"瞬变"或相位谷氨酸信号、强直性与相位性谷氨酸之间的相互关系(其中包括信号幅度,动力学(摄取率)和周期性指标(每次次数和瞬变间隔数))、诱发的释放幅度以及发作后的强直性和相位事件。谷氨酸信号的记录保真度远远超过了目前体内微透析的能力,后者是该领域的"黄金标准”。

2. 临床应用道路　尽管我们已经在动物实验中实现了神经化学物质记录，并且已经开发了一个可以逐秒记录神经化学物质的平台，但是在获得临床认可之前，我们还需要完成几个关键步骤。首先，我们的仪器需要经过批准才能供人使用。一个改良版本的 FAST-16 技术将会最终使用于人类，目前已由肯塔基大学的医学工程系进行组装和测试，并检查是否会出现电流泄漏。新的仪器设计由电池供电的 PC 控制，控制着一个微型前置放大器供人类使用。我们在 DBS 电生理记录方面的经验表明，该技术可以在手术室中以类似于微电极记录指导 DBS 电极适当放置位置的方式在患者身上使用。新仪器只有非常低的电流泄漏（<300μA），并且已经通过了人体使用的基本要求。其次，我们已经同 Ad-Tech 医疗器械公司就其癫痫 /LTM 宏 - 微深部电极（MMDEs）进行了初步工作。MMDEs 经谷氨酸氧化酶调整后，可记录谷氨酸信号，并在啮齿动物中进行了基本鉴定。此外，已经初步确定了设备灭菌和功能特性。我们将继续为表面修饰的 MMDE 向 FDA 填写 510（k）申请。

五、结论

我们对啮齿动物和非人灵长类动物的研究得出了许多研究成果，这些成果有利于将 MEA 技术用作人类癫痫手术工具。

1. 静息谷氨酸水平是可变的，其取决于 MEA 的确切位置和大脑的不同子区，且其还可以根据物种和物种遗传学而变化。大脑不存在唯一不变的谷氨酸盐值，而是随强直性和相位性状态不同而发生改变，也可能与脑区、物种、特定的神经环路、一天中的特定时间等其他因素相关（Quintero et al.，2007；Stephens et al.，2010，2011；Pomerleau et al.，2003；Hascup et al.，2005，2011；Nickell et al.，2005；Matveeva et al.，2012a，b；Burmeister et al.，2013；Stephens et al.，2014）。因此，我们现在建议电极设计可以对人脑的更大区域进行采样，类似于 ECoG 网状电极，以便对大脑的异质性及其在疾病状态下的可变功能进行采样。

2. 谷氨酸瞬变的数量和大小的变化，与平均水平相比的增减均可以预测癫痫组织的严重程度和发作的严重程度（Pomerleau et al.，2003；Hascup et al.，2011；Matveeva et al.，2012b；Stephens et al.，2014）。

3. 强直性和相位性谷氨酸事件之间似乎存在相互作用，这可能进一步有助于预测和表征化发作前和发作后事件以及致癫痫性（Matveeva et al.，2012b；Stephens et al.，2014）。

尽管我们在 MEA 技术的发展上取得了长足的进步，但在进行人类研究前仍然存在必须解决的问题。我们已经着手解决这些问题，希望能在未来为人类癫痫的治疗和研究添加新的神经化学维度。

六、声明

GAG 是 Quanteon LLC 的主要所有者。JEQ 是 Quanteon LLC 的顾问。

七、致谢

我们感谢 Peter Huettl，Francois Pomerleau，Verda Davis，Susanne Coates 和 Jason Burmeister 在动物护理、记录和撰写本章方面的帮助。这项工作得到了退伍军人功绩事务审查部的支持，以及下列课题的支持：DARPA（N66001-09-C-2080），USPHS（MH070840 和 AG13494）和 NSF（EEC-0310723）。

（张弨　译，张凯　审校）

参考文献

Bard AJ, Faulkner LR. (2001). *Electrochemical Methods: Fundamentals and Applications*. 2nd ed. Hoboken, NJ: Wiley.

Borland LM, Shi G, Yang H, Michael AC. (2005). Voltammetric study of extracellular dopamine near microdialysis probes acutely implanted in the striatum of the anesthetized rat. *J Neurosci Methods*. 146(2):149–158.

Bruno JP, Gash C, Martin B, et al. (2006). Second-by-second measurement of acetylcholine release in prefrontal cortex. *Eur J Neurosci*. 24(10):2749–2757.

Burmeister JJ, Gerhardt GA. (2001). Self-referencing ceramic-based multisite microelectrodes for the detection and elimination of interferences from the measurement of L-glutamate and other analytes. *Anal Chem.*, 73(5):1037–1042.

Burmeister JJ, Moxon K, Gerhardt GA. (2000). Ceramic-based multisite microelectrodes for electrochemical recordings. *Anal Chem.*72(1):187–192.

Burmeister JJ, Pomerleau F, Palmer M, Day BK, Huettl P, Gerhardt GA. (2002). Improved ceramic-based multisite microelectrode for rapid measurements of L-glutamate in the CNS. *J Neurosci Methods*. 119(2):163–71.

Burmeister JJ, Palmer M, Gerhardt GA. (2005). L-Lactate measures in brain tissue with ceramic-based multisite microelectrodes. *Biosens Bioelectron*. 20(9):1772–1779.

Burmeister JJ, Davis VA, Quintero JE, Pomerleau F, Huettl P, Gerhardt GA. (2013). Glutaraldehyde cross-linked glutamate oxidase coated microelectrode arrays: selectivity and resting levels of glutamate in the CNS. *ACS Chem Neurosci*. 4(5):721–728.

Cavus I, Kasoff WS, Cassaday MP, et al. (2005). Extracellular metabolites in the cortex and hippocampus of epileptic patients. *Ann Neurol.*57(2):226–235.

Choi DW. (1988). Glutamate neurotoxicity and diseases of the nervous system. *Neuron.* 1(8):623–634.

Clapp-Lilly KL, Roberts RC, Duffy LK, Irons KP, Hu Y, Drew KL. (1999). An ultrastructural analysis of tissue surrounding a microdialysis probe. *J Neurosci Methods.* 90(2):129–42.

Cohen-Gadol AA, Spencer DD. (2003). Use of an anteromedial subdural strip electrode in the evaluation of medial temporal lobe epilepsy. *J Neurosurg.* 99(5):1–3.

Danbolt NC. (2001). Glutamate uptake. *Prog Neurobiol.* 65(1):1–105.

Day BK, Pomerleau F, Burmeister JJ, Huettl P, Gerhardt GA. (2006). Microelectrode array studies of basal and potassium-evoked release of L-glutamate in the anaesthetized rat brain. *J Neurochem.* 96(6):1626–1635.

During MJ, Spencer DD. (1993). Extracellular hippocampal glutamate and spontaneous seizure in the conscious human brain. *Lancet.* 26:1607–1610.

Engel J Jr. (1998). Research on the human brain in an epilepsy surgery setting. *Epilepsy Res.* 32(1–2):1–11.

Friedemann MN, Gerhardt GA. (1996). *In vivo* electrochemical studies of the dynamic effects of locally applied excitatory amino acids in the striatum of the anaesthetized rat. *Exp Neurol.* 138(1):53–63.

Galvan A, Smith Y, Wichmann T. (2003). Continuous monitoring of intracerebral glutamate levels in awake monkeys using microdialysis and enzyme fluorometric detection. *Neurosci Methods.* 126(2):175–185.

Gerhardt GA, Burmeister J. (2000). *In vivo* voltammetry for chemical analysis of the nervous system. In: Meyers RA, ed. *Encyclopedia of Analytical Chemistry: Instrumentation and Applications.* Chichester: Wiley: 710–731.

Gerhardt GA, Hoffman AF. (2001). Effects of recording media composition on the responses of Nafion-coated carbon fiber microelectrodes measured using high-speed chronoamperometry. *J Neurosci Methods.* 109(1):13–21.

Gerhardt G, Oke A, Moghaddam B, Adams RN. (1984). Nafion-coated electrodes with high selectivity for CNS electrochemistry. *Brain Res,.* 290(2):390–395.

Geula C, Jarvie PA, Logan TC, Slevin JT. (1988). Long-term enhancement of K^+-evoked release of L-glutamate in entorhinal kindled rats. *Brain Res.* 442(2):368–372.

Grewer C, Rauen T. (2005). Electrogenic glutamate transporters in the CNS: molecular mechanism, pre-steady-state kinetics, and their impact on synaptic signaling. *J Membr Biol.* 203(1):1–20.

Hascup KN, Hascup ER, Stephens ML, et al. (2011). Resting glutamate levels and rapid glutamate transients in the prefrontal cortex of the Flinders Sensitive Line Rat: a genetic rodent model of depression. *Neuropsychopharmacology.* 36(8):1769–1777.

Hascup KN, Rutherford EC, Quintero JE, et al. (2007). Second-by-second measures of L-glutamate and other neurotransmitters using enzyme-based microelectrode arrays. In: Michael AC, Borland LM, eds. *Electrochemical Methods for Neuroscience.* Boca Raton, FL: CRC Press: 407–451.

Hogan E, Day BK, Eisenman L, Hogan E. (2012). Neurochemistry of epilepsy. In: Shorvon S, Guerrini R, Cook M, Lhatoo S, eds. *Oxford Textbook of Epilepsy and Epileptic Seizures.* Oxford: Oxford University Press: 27–38.

Kasasbeh A, Lee K, Bieber A, Bennet K, Chang SY. (2013). Wireless neurochemical monitoring in humans. *Stereotact Funct Neurosurg.*91(3):141–147.

Kodama T, Hikosaka K, Watanabe M. (2002). Differential changes in glutamate concentration in the primate prefrontal cortex during spatial delayed alternation and sensory-guided tasks. *Exp Brain Res.* 145(2):133–141.

Mattinson CE, Burmeister JJ, Quintero JE, Pomerleau F, Huettl P, Gerhardt GA. (2011). Tonic and phasic release of glutamate and acetylcholine neurotransmission in sub-regions of the rat prefrontal cortex using enzyme-based microelectrode arrays. *J Neurosci Methods.* 202(2):199–208.

Matveeva EA, Price DA, Whiteheart SW, Vanaman TC, Gerhardt GA, Slevin J. (2012a). Reduction of VAMP2 expression leads to a kindling-resistant phenotype in a murine model of epilepsy. *Neuroscience.* 202:77–86.

Matveeva EA, Davis VA, Whiteheart SW, Vanaman TC, Gerhardt GA, Slevin JT. (2012b). Kindling-induced asymmetric accumulation of hippocampal 7S SNARE complexes correlates with enhanced glutamate release. *Epilepsia.* 53(1):157–167,

Nickell J, Pomerleau F, Allen J, Gerhardt GA. (2005). Age-related changes in the dynamics of potassium-evoked L-glutamate release in the striatum of Fischer 344 rats. *J Neural Transm (Vienna).* 112(1):87–96.

Nickell J Salvatore M, Pomerleau F Apparsundaram S, Gerhardt GA. (2007). Reduced plasma membrane surface expression of GLAST mediates decreased glutamate regulation in the aged striatum. *Neurobiol Aging.* 28(11):1737–4178.

Oliveira PA, Garzon E, Caboclo LO, et al. (2006). Can intraoperative electrocorticography patterns predict surgical outcome in patients with temporal lobe epilepsy secondary to unilateral mesial temporal sclerosis? *Seizure.* 15(7):541–551.

Pomerleau F, Day BK, Huettl P, Burmeister JJ, Gerhardt GA. (2003). Real time *in vivo* measures of L-glutamate in the rat central nervous system using ceramic-based multisite microelectrode arrays. *Ann N Y Acad Sci.* 1003:454–7.

Quintero JE, Day BK, Zhang Z, et al. (2007). Rapid amperometric measures of age-related changes in glutamate regulation in cortex of rhesus monkeys. *Exp Neurol.* 208(2):238–246.

Stephens ML, Pomerleau F, Huettl P, Gerhardt GA, Zhang Z. (2010). Real-time glutamate measurements in the putamen of awake rhesus monkeys using an enzyme-based human microelectrode array prototype. *J Neursci Methods.* 185(2):264–272.

Stephens ML, Quintero JE, Pomerleau F, Huettl P, Gerhardt GA. (2011). Age-related changes in glutamate release in the CA3 and dentate gyrus of the rat hippocampus. *Neurobiol Aging.* 32(5):811–820.

Stephens ML, William A, Deel ME, et al. (2014). Tonic glutamate in CA1 of aging rats correlates with phasic glutamate dysregulation during seizure. *Epilepsia.* 55(11):1817–1825.

Ueda Y, Doi T, Tokumaru J, Mitsuyama Y, Willmore LJ. (2000). Kindling phenomena induced by the repeated short-term high potassium stimuli in the ventral hippocampus of rats: on-line monitoring of extracellular glutamate overflow. *Exp Brain Res.* 135(2):199–203.

Williamson A, Spencer SS, Spencer DD. (1995). Depth electrode studies and intracellular dentate granule cell recordings in temporal lobe epilepsy. *Ann Neurol.* 38(5):778–787.

第 38 章

描绘癫痫网络

Olivier David，著

一、前言

为了超越对颅内脑电图（intracranial electroencephalographic，iEEG）信号的视觉分析来识别癫痫发作网络，有必要开发一种方法来量化给定电极所提示数据以显示病理活动的可能性。这些方法可以是监督的，也可以是非监督的，即伴有或不伴有使用者的操作输入。尽管尚未对 iEEG 记录的所有类型的癫痫发作实现这一目标，但可以说，定量 iEEG（quantitative iEEG，qiEEG）是一种现代的方法，将在未来几年中得到进一步发展。当前学者们已经开发出多种 qiEEG 方法并用于研究软件中，其为神经科医生的外科手术决策过程提供了重要的新型信息（Andrzejak et al.，2015）。通常，这些方法试图将神经科医生视觉定位的指标转化为数字，如低波幅快节律，其可能伴随癫痫发作时的慢波瞬时极化漂移（Bartolomei et al.，2008；David et al.，2011；Gnatkovsky et al.，2014）。也有学者反其道行之，对发作间期脑电进行定量化的非线性动态性模式分析，以判定高兴奋性脑区（Andrzejak et al.，2012）。如今，可以提取许多信号特征以探测癫痫发作（有关综述，请参见 Ramgopal et al.，2014）。现有的机器学习技术，如支持向量机（Müller et al.，2001），可以用来寻找探测发作起始区（seizure onset zone，SOZ）的最佳组合。然而，本章并不会对各种癫痫网络生物标志的多元分析方法进行一一例举。在这里，为了阐明 qiEEG 绘制癫痫网络的潜力，我们更愿专注于致痫性图谱（David et al.，2011），该图谱利用了癫痫发作时高频振荡能量的相关统计数据。

除了对 iEEG 信号进行量化处理外，关于 qiEEG 的另一个重要问题是结果的可视化。通常，qiEEG 算法的直接输出结果是在每一个电极触点上对所关注现象进行定量分析并得出一个数字。神经内科医生在管理患者过程中清楚地了解每一个电极触点的位置，因此以上结果足以满足他们的需求。但是，当使用其他成像技术执行多模式检查（例如功能解剖和磁共振成像（MRI）和正电子发射断层扫描（PET））时，这种分析方式可能会受到限制。当进行受试者间组分析时，电极水平的 qiEEG 结果也会受到限制。为了克服这些局限性并在患者的神经解剖结构中实现轻松导航，我们提出了使用神经成像作为分析基础的方法（David et al.，2011）。在本章中，我们将展示如何对 qiEEG 数据进行空间插值，以生成显示癫痫发作网络的图像。

二、IEEG 描绘癫痫网络所需材料

绘制癫痫网络需要足够的空间采样以产生有意义的图像。为精准识别 SOZ 显然需要发作起源内部或其紧邻区域内电极的位置信息。图像的空间特性取决于电极的插入方式。我们在立体脑电图（stereo-EEG，SEEG）方面拥有丰富的经验，但是对于将 qiEEG 成像用于网状和条状硬膜下电极并没有理论上的限制。我们将在后续基于皮质脑电图（electrocorticography，ECoG）数据的致痫性绘图中再回到这一论点。

qiEEG 的采样率设置确定了可用于数据分析的最大频率范围。根据 Nyquist 定理，不可能对高于 50% 设备采样率的数据进行频谱分析。如果一个人对低于 120Hz 的频率感兴趣，那么采样率为 256Hz 就足够了。但是，如果要量化高频振荡（比如说高达 450Hz），则采样率必须设置为至少 900Hz。

qiEEG 地图只能由一次发作获得。但是，一次处理多个发作以识别在同一患者两次或更多次发作之间可重现的 qiEEG 特征可能也是有用的。一

段参考期，或者基线数据对进行统计获取特征也可能是有用的。

最后，为了在患者的解剖空间生成 qiEEG 图，那么就需要解剖 MRI 以及 MRI 坐标系中的电极触点坐标。如电极位置可以通过将解剖 MRI 与术后计算机断层扫描（CT）扫描配准融合来获得，或者通过结构 MRI 扫描电极位置来获得。

三、致痫性的统计参数绘图

图 38-1 总结了为获得致痫性统计参数图而需要执行的基本步骤（David et al.，2011）。这些方法可以在统计参数图（statistical parametric mapping，SPM）软件包（伦敦大学影像神经科学部门；https：//www.fil.ion.ucl.ac.uk/spm）中实现。致痫性地图假定高频振荡（high-frequency oscillations，HFO）会在癫痫开始时持续数秒，可将其作为 SOZ 良好的标志物（Worrell et al.，2004；Jirsch et al.，2006；Bartolomei et al.，2008）。在格勒诺布尔大学医院的临床设定中，致痫性的定量化方法为，与发作前 30s 内的间期基线活动相比，发作后 4s 内 60~100Hz 频段的信号能量增加。值得注意的是，可以针对每个患者优化这些频谱和时间窗口，这将在稍后第二个案例研究中进行。

在间期和发作期连续时间窗口中以大约 200ms 的时间间隔计算能量。然后为每个电极分别获得两个能量分布，并对其进行对数标准化（Kiebel et al.，2005）。使用两样本 t 检验比较发作期和间期基线的快速放电对数功率，计算得出其差异统计数据。类似于功能 MRI（fMRI）的时间序列分析，使用噪声协方差分量的自回归模型评价串行数据的相关性（Friston et al.，2002）。如 David et al.（2011）所述，可以分别在每个电极触点获得统计值，或在空间插值后经对数能量图获得统计值。在这两种情况下，都需进行多重比较校正来控制假阳性率。如果从图像中获得统计数据，则 SPM 可以使用高斯随机场理论在空间相关的成像数据中控制整体错误（Friston et al.，1996；Worsley et al.，1996）。这种方法要求图像数据具有与连续高斯场类似的晶格。因此，使用宽度为 3mm（等于连续 SEEG 电极之间的距离）的各向同性高斯核对对数功率图像进行平滑。致痫性地图定义为发作期和基线之间平滑后的对数功效差异 t 值图。经过 P 相关多重比较校正后即可得到具有显著意义的统计值。通过为 P 值设定阈值，便可确定癫痫发作时表现出明显快速放电的区域。

通过调整不同的发作起始时间值便可以得到相同的地图。然后，可以查看在发作期内 HFO 如何随着时间推移而产生，从而可以更全面地了解癫痫发作网络，而不仅仅是 SOZ。

四、IEEG 特征的空间插值

iEEG 图像的创建是绘制癫痫网络方法中关键的步骤，因为空间插值技术定义了图像的空间特性。根据电磁的生物物理定律，理想情况下应使用逆解来定位产生颅内记录数据的电信号源。尽管近来一些关于 SEEG 溯源模型的研究提示了一些有趣的研究路径，但是使用 iEEG 溯源并非简单，且很少见（Caune et al.，2014）。为了避免复杂的溯源模型，通常使用双极参考，其足以改善记录信号的空间分辨率，也因其也可极大地削弱远隔脑区传播而来的信号。此外，常规临床分析 SEEG 数据也使用双极参考模式，其为所探测脑区提供了局部的视野，iEEG 图像使用双极参考模式自然也会对使用相同模式的临床解读受益。

知道了要映射的 iEEG 电极位置和 iEEG 特征向量后，最简单的解决方案是使用三维高斯核对这些点进行空间卷积。但是，在 iEEG 电极数量有限的情况下，这种卷积的结果会呈现为一系列比较尴尬的在脑中分布的球体。为了避免这种不佳的空间渲染，我们使用了两步插值，以便在解剖精度和空间采样范围之间取得良好的平衡（David et al.，2011）：

1. 我们对以电极触点为中心半径 5mm 的球体空间中每一个体素都视为最近距离体素，对其进行插值，这确保了 iEEG 对数能量值会分布在靠近电极的体素中。

2. 在距任意电极触点最大距离 10mm 内的体素中进行了三维线性插值。

请注意，在 MATLAB 中实施线性插值时，我们只考虑电极触点位置所对应的体素值，这种各向同性的插值方法会是有效的，但原则上它会将 iEEG 活性分布在白质上。这是我们要避免的事情。

为了将图像限制在新皮质、海马和杏仁核等有意义的癫痫手术结构中，我们最近开发了另一种内插技术，其将 iEEG 投射到这些结构的网格上。插值算法的工作原理如下。

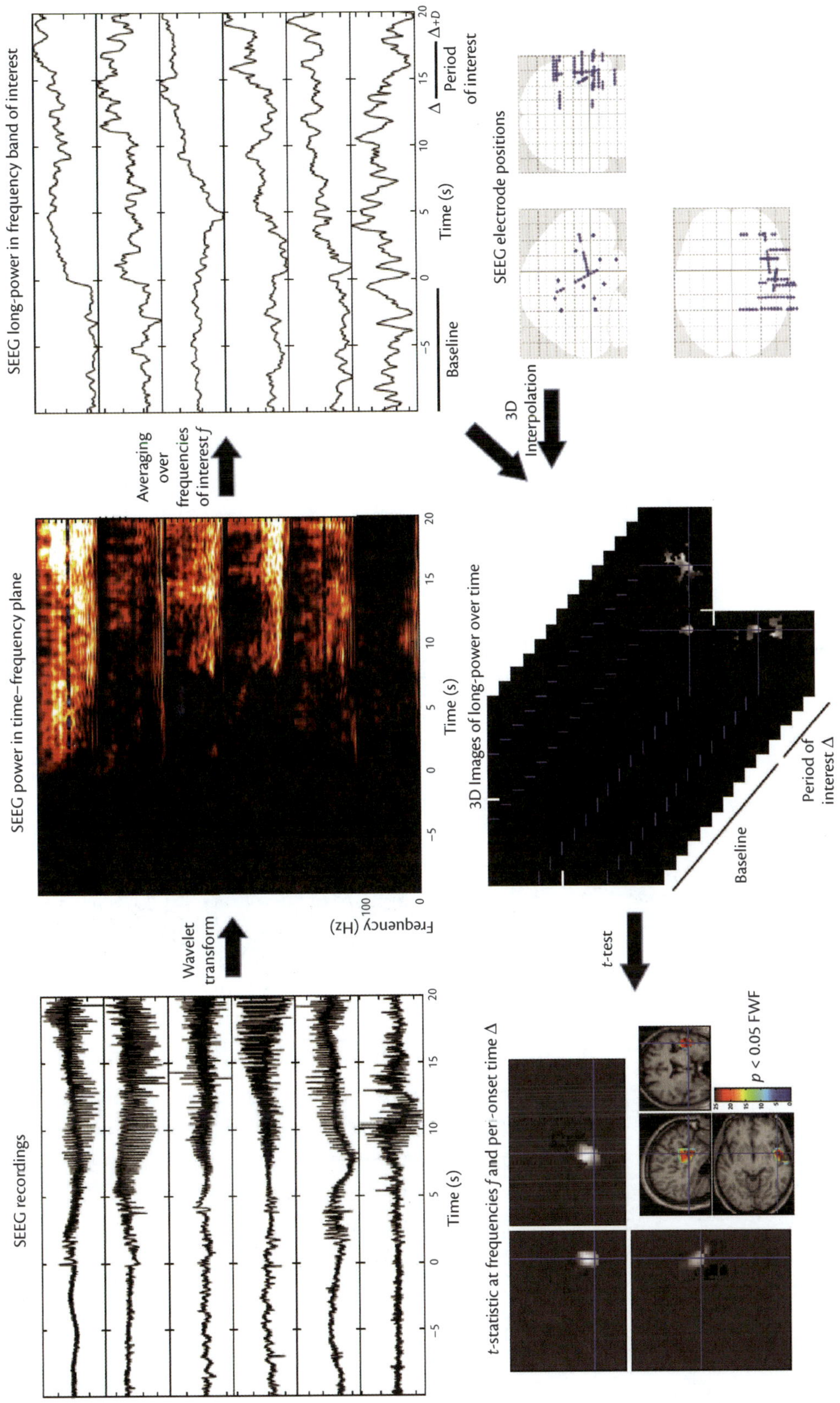

图 38-1　根据 SEEG/ECoG 数据和电极位置信息，发作时间 Δ 和频带 f 获得致痫性指数(EI)地图的摘要(有关方法的详细信息，请参见 David et al.，2011)。 ***Reproduced from Brain，134(10)，David O，Blauwblomme T，Job A-S，et al.，Imaging the seizure onset zone with stereo-electroencephalography，pp.2898-2911，Copyright(2011)，with permission from Oxford University Press***

1. 对于每个电极触点，检测距离<1cm的网格顶点。

2. 对于每个将被赋值的顶点检测其附近至少一个电极触点，顶点的值为附近qiEEG电极触点所代表的值的平均数，同时使用顶点距离触点距离的倒数进行权重（最接近电极的权重更大）。

在下面的案例研究中将说明由空间插值产生的图像中的差异。

五、案例分析

为了说明上面讨论的方法，我们现在使用格勒诺布尔大学医院使用SEEG方法研究的患者数据。该患者是David et al.（2011）中的患者C。他罹患有病变性局灶性癫痫（左枕叶内侧发育不良性病变），头皮脑电发作间期提示双侧异常，发作期对侧异常放电（右颞区上方）。SEEG记录（枕叶，顶叶，颞叶皮质和海马90个双极电极）显示病灶发作开始，迅速扩散到梭状回，随后出现以右颞叶为优势的双侧放电（图38-2）。该患者切除仅限于枕叶的发育性病变，3年随访，目前癫痫完全缓解。

（一）数据采集

患者完全了解临床程序，并在置入前签署知情同意。置入16根半刚性颅内电极。每个电极的直径为0.8mm，电极长2mm，间隔1.5mm（Dixi Microtechniques，Besançon，法国），依据靶区情况选择5~15个触点中具有合适触点数量的电极（图38-2A）。术前用MRI进行立体定位，并结合Talairach和Tournoux的立体定位图集（Talairach and Tournoux，1988）进行立体定位放射照相，以评估解剖学目标。电极的置入是在相同的立体定向条件下，借助计算机驱动的机器人（Neuromate，ISS）进行的。随后通过立体定位示意图报告电极触点位置，并通过它们相对于前后连合平面的坐标来定义。

使用音频视频EEG监控系统（Micromed，Treviso，意大利）进行SEEG记录。采样率为512Hz，采集带通滤波器在0.1~200Hz。数据采集时的参考电极选择白质中的触点。为了进行数据

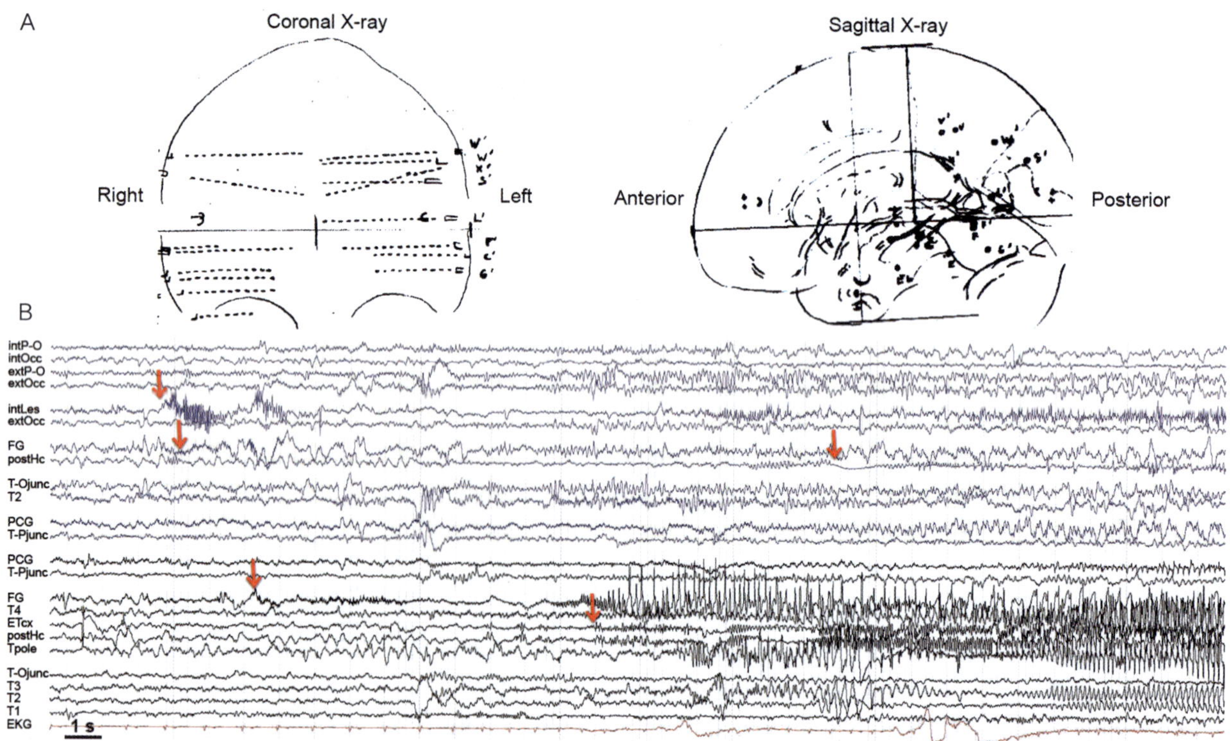

图38-2 （A）置入电极设计图主要针对枕叶病变和双侧颞叶传播途径。（B）SEEG信号显示发作开始。红色箭头表示可以通过视觉检测到的发作快速活动。从病变开始，一直到梭状回和海马（两侧）。蓝色信号来自病灶同侧的半球，黑色信号来自病灶对侧的半球

ETcx. 内嗅皮质；extOcc. 枕叶外侧；extP-O. 顶枕外侧；FG. 梭状回；intP-O. 颞顶叶内部；intocc. 枕叶内部；intLes. 病灶内部；PCG. 后扣带回；postHc. 后海马；T-Ojunc. 颞枕交界处；T-Pjunc. 颞顶交界处；T1. 颞上回；T2. 颞中回；T3. 颞下回；T4. 腹侧颞叶

分析，我们使用同一电极的相邻触点之间的双极参考，以提高对局部振荡的敏感性。选择两个触点的连线中点坐标作为最终呈现图像的虚拟坐标。

（二）发作起始区的视觉辨认

使用两段 SEEG 记录所得癫痫发作。在这里，我们仅对其中之一进行分析（有关组分析，请参阅 David et al.，2011）。首先对每段癫痫发作进行视觉分析，以确定基线期和癫痫发作起始，发作起始时间为在癫痫临床发作之前发生的第一个相关的电信号变化的确切时刻（图 38-2）。癫痫发作是根据 SEEG 记录所呈现的不同模式定义的：① 20Hz 以上的低波幅快节律；②棘波和多棘波募集而来的快速电活动（10Hz 或更高）；③低幅度的节律性活动（大约 10Hz）。在疑似癫痫发作发生之前，通过视觉分析确定每次癫痫发作的时间起点。基线的选择定义为在每次发作前 5min 内没有强烈伪迹或癫痫活动，至少 20s 的时间段。两次癫痫发作证实，HFO 起源于发育不良的病变，然后传播到双侧颞叶（图 38-2）。

（三）空间插值

为了评估不同空间插值方法对绘图体积的影响，我们首先为所有记录电极对（95 个电极对）赋值为 1，并创建了采样体积图像（图 38-3）。可以看出，皮质投影法的主要作用是避免体素在白质中的分布，其更好地反映了 SEEG 记录对灰质的特异性。它还可以更好地表示重建后的大脑网络的拓扑特性，如可以看到距状沟深部和外侧颞枕叶之间存在有一个间隙（图 38-3 中左半球轴位图像的比较）。

（四）发作起始和其后的致痫性地图

致痫性地图非常成功地提示了发育性病变的局灶性 HFO 起始，其晚期通过腹侧视觉通路扩散至颞叶的其余部分，且很少累及顶叶区域（图 38-4）。用于绘制致痫性地图的发作起始时间窗为发作开始后 2s 内；而晚期时间窗为发作开始后 20s，并持续 6s。此种有关 HFO 空间模式的精确动态信息协助了成功切除左枕叶皮质发育不良性病变，而无须考虑颞叶脑区的手术。

六、基于 ECOG 数据的致痫性地图

致痫性地图也可以应用于 ECoG 数据，或应用于深部 / 条状 / 网状组合电极。如图 38-5 中显示了伦敦大学学院皇后广场癫痫小组友情提供的数据分析结果。该患者（女，32 岁，发作时起病年龄 15 个月）患有右顶叶癫痫。切除手术后，MRI 阳性的顶叶病变被诊断为局灶性皮质发育不良Ⅱb 型，预后良好（无癫痫发作 2 年）。

该患者进行了覆盖于顶叶和额叶后部的硬膜下电极评估。另外，还置入了三根深部电极（病变中两根，外侧和下部一根）。视觉分析显示，在病变上方的两个 ECoG 触点首先出现发作起始，而后快速（ <500ms）传播至病变内的深部电极以及覆盖

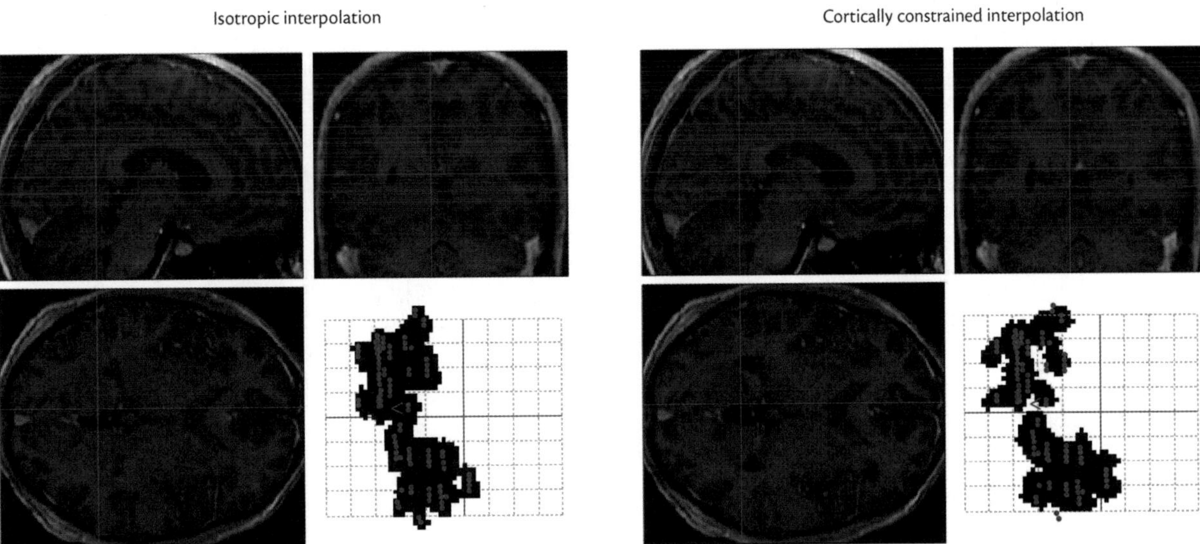

图 38-3　空间插值方法的比较。考虑到接近灰质的体素会在空间插值后创建新的空间模式，这对于将空间拓扑局限于神经解剖内是有益的。MRI 图像按照神经科惯例显示

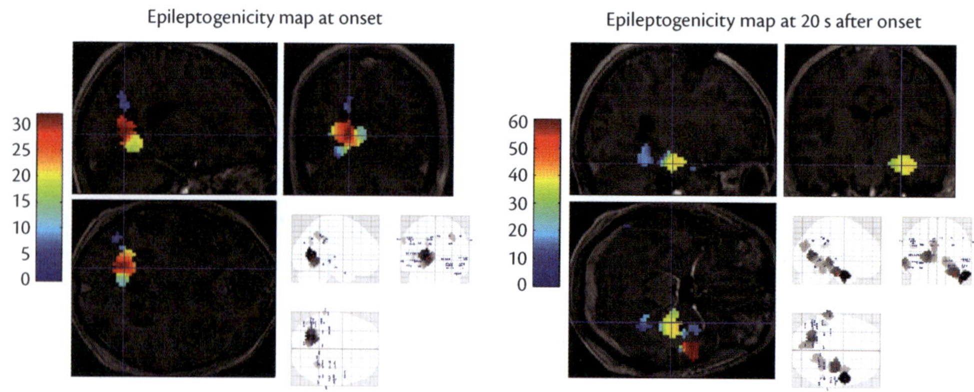

图 38-4 致痫性地图显示癫痫发作开始时和 20s 后显著的 HFO(60~100Hz,P <0.001 多重比较校正)的空间分布。应当注意左枕叶病变早期受累,而后经腹侧枕 - 颞通路直至颞极,MRI 图像按照神经科惯例显示

于额叶后部下方的 ECoG 电极上。对发作起始后 2s 内 100~200Hz 频率范围内 HFO 进行定量分析,证实网状电极和深部电极记录的顶叶病变位置均参与了癫痫起始(图 38-5)。

七、讨论

我们已经开发了一种映射 SOZ 和癫痫传播网络神经成像方法,该方法基于对癫痫患者颅内脑电数据的快速振荡进行量化分析(David et al.,2011)。显然,由于 iEEG 的固有局限性,只能在使用颅内电极实际探查的区域中观察获得的统计效果。因此,qiEEG 图像的空间采样仅限于大脑的某些部位,使用该技术获得的癫痫网络的推论可能仅是提供了全景结果的部分截短版本。但是,此方法对于单个案例精准、定量地辨认 SOZ 非常有帮助,也可与其他方法结合使用(Blauwblomme et al.,2011)。本章中讨论的方法也可以与目前正在开发的类似方法进行比较(Gnatkovsky et al.,2014; Andrzejak et al.,2015)。我们的方法也可用于进行组分析,如一组颞叶癫痫(David et al.,2011)和岛叶癫痫(Blauwblomme et al.,2013)病例所示。

从方法上讲,与仅基于信号分析的方法相比,神经成像方法的主要优点是使用方便且众所周知的 SPM 统计框架。特别地,假设图像是平滑的,SPM 可以通过控制整体错误率来进行多重比较校正。尽管 SEEG 信号可能会记录非常局部的动态特征,但 SEEG 信号的主要特征在同一结构内通常相对稳定,因此可以对结果图像依照 SPM 统计假设的参数进行一定程度的平滑。此外,方法学中定义了一段特殊频率中的能量以及具体的感兴趣的时间段,并将这二者作为研究感兴趣的特征。因此,可以说能量频谱信息和时间信息二者彼此独立。以上特点使得利用致痫性统计图重建各种条件下的致痫性网络成为可能,如围发作期时段,快速振荡缓慢播散的时段,以及 SOZ 最终变为静息态癫痫网络的时段。最后,通过 MNI 空间或任何其他立体定位空间中对患者大脑进行标准化,组分析变得十分简单。因此,这种方法对进行大量患者分析是非常有效的方法。

从临床角度来看,我们的方法非常有趣,因为一旦确定了发病前后的时间起点并选择了基线,就可以自动快速获得致痫性地图。对于复杂又难以进行视觉分析的数据,我们的方法轻松实现了对数据的总结,并且在统计框架下对其进行了量化。通过致痫性地图可以轻松地进行导航,并在必要时调整显著性水平。对 SEEG 信号进行计算机和视觉分析的交叉验证显然是有必要的,但是我们的方法还是极大地改善了待手术患者癫痫网络的空间表达。换句话说,尽管标准的临床流程功能强大,但是毕竟具有主观性,我们的方法对颅内脑电进行了客观的数据量化。此外,使用与大多数神经影像软件兼容的数据格式,可以将 SEEG 地图叠加在同一神经解剖空间中的其他神经影像模态上,以进行癫痫的多模态探索(Blauwblomme et al.,2011)。

在这里,我们利用两名患有病灶性癫痫(顶叶和枕叶)的患者说明了该方法在临床上进行 SOZ 定位的效用。HFO 图与病变的共定位确实是验证所提出方法的简便方式。还应注意,它可用于需要颅内评估的多种形式的癫痫。

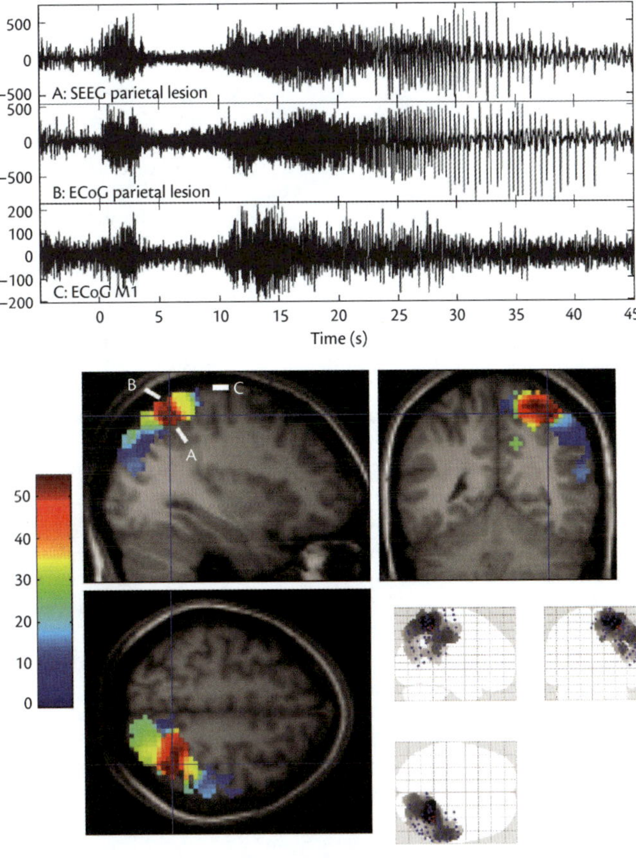

图 38-5 致痫性地图显示一例右顶叶癫痫患者发作时显著 HFO（100~200Hz，$P<0.001$ 多重比较校正）的空间分布。最显著的 HFO 共同位于顶叶病变处。SEEG 和 ECoG 信号在病变附近（信号 A 和 B）非常相似，并具有相似的致痫性值（图中红色区域）。病变前的 ECoG 电极（例如位于 M1 上方的信号 C）显示早期发作活动，但 HFO 活动的变化不大。MRI 按照神经科惯例显示

上述方法的一个主要要求是了解感兴趣的频段。在这里，我们将重点放在高伽马频段（第一个病例为 60~100Hz，第二个病例为 100~200Hz）所获得的结果，众所周知，伽马频段的放电通常在颞叶和岛叶颞叶癫痫发作中出现（Bartolomei et al.，2008，Bartolomei et al.，2010）。根据我们的经验，在一定范围内（如 40~250Hz），选择伽马频段内精确范围并非关键，因为致痫性地图的空间模式不会随频率变化而出现改变。显然，对于更高的频率可以获得更局部的脑图，但是癫痫发作网络的结构是稳定的。

另一个重点是插值算法，该算法可以从处理后的信号生成致痫性地图。在本章中，我们比较了原始的各向同性插值算法（David et al.，2011）和一种改进的算法，后者将 HFO 的活动投射向了灰质之中。这样一种更好地考虑了神经解剖和颅内信号源生物物理因素的方法确实会为癫痫网络提供更好的表现方式。最后，我们要强调的是，尽管到目前为止，已发表的关于致痫性地图的文献主要考虑 SEEG 数据，但它可以很好地应用于硬脑膜下网状电极的 ECoG 数据，如图 38-5 所示。

总之，除了提供识别 SOZ 和癫痫发作传播的关键信息之外，我们的方法学还可用于诊断目的，并或许有助于改善患者的预后。未来癫痫外科手术的最终结果将会告诉我们答案！

八、致谢

我感谢 Philippe Kahane，Lorella Minotti 和 Anne-Sophie Job（格勒诺布尔大学医院）的长期合作。我还要感谢 Beate Diehl，Tim Wehner 和 Matthew Walker（伦敦大学学院）分享 ECoG 数据。这项工作得到了 Inserm，欧洲研究委员会（F-TRACT

ERC-2013-CoG 616268 项目）和国家法新社（MLA ANR-2010-BLAN-1409-02 和 FORCE ANR-2013-TECS-0013-01 项目）的支持。

（张昭 译，王海祥 审校）

参考文献

Andrzejak RG, Schindler K, Rummel C. (2012). Nonrandomness, nonlinear dependence, and nonstationarity of electroencephalographic recordings from epilepsy patients. *Phys Rev E Stat Nonlin Soft Matter Phys*. 86:046206.

Andrzejak RG, David O, Gnatkovsky V, et al. (2015). Localization of epileptogenic zone on pre-surgical intracranial EEG recordings: toward a validation of quantitative signal analysis approaches. *Brain Topogr*. 28:832–837.

Bartolomei F, Chauvel P, Wendling F. (2008). Epileptogenicity of brain structures in human temporal lobe epilepsy: a quantified study from intracerebral EEG. *Brain*. 131:1818–1830.

Blauwblomme T, Kahane P, Minotti L, et al. (2011). Multimodal imaging reveals the role of γ activity in eating-reflex seizures. *J Neurol Neurosurg Psychiatry*. 82:1171–1173.

Blauwblomme T, David O, Minotti L, et al. (2013). Prognostic value of insular lobe involvement in temporal lobe epilepsy: a stereoelectroencephalographic study. *Epilepsia*. 54: 1658–1667.

Caune V, Ranta R, Le Cam S, et al. (2014). Evaluating dipolar source localization feasibility from intracerebral SEEG recordings. *Neuroimage*. 98:118–133.

David O, Blauwblomme T, Job AS, et al. (2011). Imaging the seizure onset zone with stereo-electroencephalography. *Brain*. 134:2898–2911.

Gnatkovsky V, de Curtis M, Pastori C, et al. (2014). Biomarkers of epileptogenic zone defined by quantified stereo-EEG analysis. *Epilepsia*. 55:296–305.

Müller KR, Mika S, Rätsch G, Tsuda K, Schölkopf B. (2001). An introduction to kernel-based learning algorithms. *IEEE Trans Neural Netw*. 12:181–201.

Ramgopal S, Thome-Souza S, Jackson M, et al. (2014). Seizure detection, seizure prediction, and closed-loop warning systems in epilepsy. *Epilepsy Behav*. 37:291–307.

第 39 章

立体脑电图记录：从信号处理到致痫性网络建模

Fabrice Wendling，Pascal Benquet，and Fabrice Bartolomei，著

一、前言

立体脑电图（stereo electroencephalographic，SEEG，带有脑内电极）在难治性癫痫的术前评估中仍然是金标准（Chauvel，1989；Engel，1997）。SEEG 记录的目的在于准确描绘致痫灶（epileptogenic zone，EZ），以便定义“最佳”手术策略。在过去的 10 年中，大量研究表明 EZ 更多地属于结构上和功能上相连的大脑结构网络，可称之为“致痫性网络”（Stefan and Lopes da Silva，2013；Bartolomei et al.，2013，Bartolomei et al.，2017）。

SEEG 利用采用多通道的时间序列信号进行数据记录，其具有出色时间分辨率。当颅内电极对 EZ 进行空间采样时，SEEG 信号便包含了所探查脑结构的（病理）生理活动的基本信息。因此，SEEG 信号分析中的一个关键问题是“提取”相关信息并“解码”该信息，以定义抑制癫痫发作的最佳外科手术策略，同时保证患者的认知、感觉和（或）运动功能完好无损。然而，考虑到通常要对患者进行数天（在某些癫痫中心进行 24/24 监测）的监测，且 SEEG 信号只能部分性代表癫痫网络内在的活动，因此对颅内 EEG 信号进行视觉分析是一项艰巨的任务。

在这种情况下，本章的目的旨在描述多种协助“解码 SEEG”的信号处理（signal processing，SP）和计算建模方法，以便提取 SEEG 记录所携带的相关信息。

SP 方法（请参阅下一节）构成了 SEEG 信号视觉分析的重要补充，其不仅可以提供有关信号的量化信息（如形态特征），而且可以计算出具有意义的，且视觉分析难以观察到的定量化数据（如波谱信息）。尽管“量化脑电图”的概念可以追溯到 1960 年代初，但对脑电信号处理的研究仍然非常活跃。SP 方法可有效解决诸如癫痫样事件的检测（Senhadji and Wendling，2002）、癫痫发作的检测和（或）预测（Gotman，1999；Lehnertz et al.，1999）、EEG 模式的识别和（或）分类，（Creutzfeldt et al.，1985；Wendling et al.，1997）、致痫性神经元定位（Ebersole and Hawes-Ebersole，2007）、神经同步性的表征（Uhlhaas and Singer，2006）、基于时频的癫痫发生指数评估分析（Wendlinget al，2009b）和功能连通性的确定（Stam et al.，2007）等问题。

最后两组方法对于识别致痫性网络特别感兴趣。确实，在 SEEG 记录分析中，评估所探查的脑部结构的致痫性程度以及识别脑部结构之间异常连接的能力至关重要。

另一方面（参见下面有关计算建模的部分），癫痫活动的计算模型也可能带来一些有关癫痫发生网络的基本信息。这个想法超出了使用 SP 方法对电生理信号进行定量描述的基础；对于观察到的癫痫事件，尤其是自发作间期向癫痫发作转换的事件而言，这种方法对发作产生的可能机制提出了假说。在过去的几十年中，对于在细胞、神经元群体或全脑水平观察到的癫痫样活动，已经提出了各种模型来解释其中电生理信号（有关综述，请参见 Wendling et al.，2016）。针对 SEEG 的数据内容（其实对应局部场电位，LFPs），自从 Wilson 和 Cowan（1972），Freeman（1963，1968，1973） 和 Lopes da Silva（Lopes da Silva et al.，1974，1976）等的开创性工作以来，生理相关的介观模型（神经集群和神经场）已经得到相当大的发展。通常，此类模型已被用来模拟和解释在发作间期（癫痫样棘波和突发放电）或发作（快速起始的放电）期记录到的发作性活动。除了这些介观模型外，也有一些其他已被详细阐述的模型用于研究高频振荡（high-frequency oscillations，HFO，30~600Hz）的内在机制。HFO 通常被定义为伽马频段活动（30~80Hz），高伽马频段

活动(80~120Hz),涟波(120~250Hz)还有快速涟波(250~600Hz)。事实上,在难治性部分癫痫的术前评估期间,很早就在SEEG信号中观察到“快速放电”(之后会被称作“快速起始活动”)(Bancaud et al.,1965)。它们在癫痫发作时出现且易播散(Allen et al.,1992;Alarcon et al.,1995;Wendling et al.,2003)。通常认为产生快速起始活动的脑区具有高度的致痫性。关于发作间期HFO,首先在癫痫的实验模型(大鼠海藻酸盐模型)(Bragin et al.,1999b)中报道了涟波和快速涟波,之后在人类癫痫的大脑中也发现了HFO(海马和内嗅皮质的颅内记录)(Bragin et al.,1999a)。后来在许多报道中证实了它们的临床价值(Urrestarazu et al.,2007;Jacobset al,2009),这些研究表明:①致痫灶的HFO发生率更高;②手术的良好效果与切除产生HFO的脑区相关(Jacobs et al.,2010;Cho et al.,2014)。在本章中,将会分别阐述介观模型和微观模型,并用其解释SEEG记录所得致痫性网络产生振荡的意义。

二、表征化致痫性网络的信号处理方法

准确识别致痫性网络的是药物难治性癫痫的一个主要问题。对SEEG数据特征的进一步理解有助于了解神经网络内在的病理学机制,这本身就是极高的诊断方法学需求(Rampp and Stefan,2006)。在这种情况下,自20世纪中叶以来,信号分析技术已经得到了很大的发展(Brazier and Casby,1952;Barlow and Brazier,1954)。在本节中,将会简要概述应用于SEEG信号的时频和网络连接的方法。我们会特别关注两种方法,即致痫性指数(epileptogenicity index,EI)和非线性相关性(h^2),因其已为局灶性癫痫SEEG记录提供了有意义的结果。

(一)SEEG信号的时频分析和致痫性指数

与大多数生物医学信号一样,SEEG信号也是非平稳信号,并且其中通常包含与潜在病理生理过程有关的重要信息。如果信号的统计属性(均值,方差,自相关等)不随时间而变,则认为该信号是稳定的。傅里叶变换非常适合描述稳定信号的频率信息。但是,在存在非平稳数据(瞬态事件,频率调制等)的情况下,需要其他方法来描述信号频谱随时间的变化。在这些方法中,时频分析的方法已被广泛应用于癫痫颅内脑电信号的分析中(有关综述,请参见Senhadji and Wendling,2002)。视频分析解决了非平稳信号的一些关键问题,为如下问题提供了新的见解:如发作开始时SEEG信号频谱在时间上的演变(这里称为chirps)(Schiff et al.,2000;Molaee-Ardekani et al.,2010)和癫痫发作过程中电生理信号的可重复性(从一次发作到另一次发作)(Wendling et al.,1999)。基于这些发现,已经开发出许多方法来评估由脑内电极可探测结构的致痫性程度(Bartolomei et al.,2008;David et al.,2011;Andrzejak et al.,2012;Gnatkovsky et al.,2014);相关比较研究结果请参阅Andrzejak等(2015)。尽管它们不是基于完全相同的原理,但是这些方法具有一些共同的特征,它们利用SEEG记录所得数据在围发作期向发作期转变的过程中进行了时频分析。作为示例,这里简要描述了Bartolomei等(2008)提出的方法。

EI方法已在许多研究中应用,其对下列研究中的致痫性网络进行了定量化的分析,包括颞叶癫痫(Bartolomei et al.,2008)、局灶性皮质发育不良和神经发育性肿瘤(Aubert et al.,2009)、累及颞叶的过度运动癫痫(Vaugier et al.,2009)、顶叶癫痫(Bartolomei et al.,2011)、运动前区/运动区癫痫(Bonini et al.,2013)、各种颞叶癫痫(Bartolomei et al.,2010)和与海绵状血管畸形相关的癫痫(Sevy et al.,2014)。该方法的新颖之处在于它不单纯考虑了信号的频率特征。基于对颅内脑电的长期临床实践,提出假设,致痫性指数(EI)利用①出现在高频带(beta,伽马和高伽马)中的信号振荡及同期衰弱的低频能量(δ,θ和α)以及②癫痫发作过程中HFO出现的时间。

前期研究结果提示将时间和能量这两个因素结合使用,可为探索脑区致痫性程度提供可靠的表征。正如下面有关计算建模部分所述,值得注意的是,许多癫痫相关计算模型(Wendling et al.,2012)和实验模型(Gnatkovsky et al.,2008)都证明了脑区的致痫性和其产生快速振荡之间存在着关系。有趣的是,EI的方法与基于同步性的算法不同,其将HFOs的出现以及其潜伏期定量化变换成为一个数,而同步性算法关注将发作间期向发作期转化过程中出现的功能耦连进行特征化描述,这将在而后的脑功能连接中进行描述。实际上,许多研究关注了SEEG信号之间彼此依赖的特性。

来自基于相干和非线性相关的方法提示，在发作中不同脑区之间会出现异常的相互作用。因此，与本节中描述的 EI 方法相比，此类方法可能会提供有关癫痫发生网络的不同信息，并可能提供补充信息。以下各节介绍了其中一些方法。

EI 的方法基于两个相关参数，这些参数在临床中会影响癫痫学家对多通道 SEEG 记录的视觉分析。

1. 给定脑区产生高频振荡的能力（通常在伽马或高伽马频段）。

2. 给定脑区在一次发作中相对于发作起始的时间（发作起始定义为在所有 SEEG 通道中首次出现“快速放电”的发生时间）。

如图 39-1 所示，EI 的计算方法包括两个步骤。第一步（图 39-1A，右）是在发作起始时或之后的过程中自动检测 HFO。自动检测是基于对信号中突然出现的快速振荡进行定量分析而实现的。能量比或可称之为 ER（energy ratio，ER）代表高频能量（通常为 β，γ 和高 γ）和低频能量（通常为 δ，θ 和 α）之间的比值。用于检测 ER 出现的最佳算法（第 1954 页；Hinkley，1970）适用于 SEEG 记录的所有通道（图 39-1B）。第二步运算则包括计算致痫指数 EI 本身。该计算过程考虑了在某一电极检测到快速放电的即刻时间。在时间上而后受累的结构被认为较之前受累组织的致痫性更弱，因此我们的想法是将 ER 值除以受累延迟 Δ：$EI_k = ER/(\Delta_k+1)$，其中“+1”是在 Δ_k 上加上的指定数值，以避免在特殊情况下（k 是第一个产生快速电活动的结构）分母可能为零。最后，为了使所有组织中得到从 0（无致痫性）到 1（最大致痫性）的标准化值，我们将所有 EI_k 值除以最大的 EI_k 值。这些被标准化的 EI_k 值在下文中简称为“EI 值”。

如图 39-1C 所示，该方法为 SEEG 记录的每个通道（即电极触点）生成了其各自的 EI 值。由于电极触点的三维位置是已知的，因此可以将 EI 值与相应触点所代表的结构进行关联。它们也可以直接在磁共振成像（MRI）数据上以不同颜色的值进行表示（蓝色 = 无致痫性，红色 = 高致痫性）。图 39-1D 提供了一个示例，该病例显示了一位局灶性癫痫患者位于前额叶背外侧（dysplasia located in the dorsolateral prefrongal cortex，DLPFC）的局灶性皮质发育不良相关的 EI 值。有趣的是，通过 SEEG 从该病灶区域记录到了最高的 EI 值（图 39-1D，左）。此外，值得一提的是，对该区域进行手术切除（图 39-1D，右）后，该患者实现了癫痫无发作（Engel，IA）。

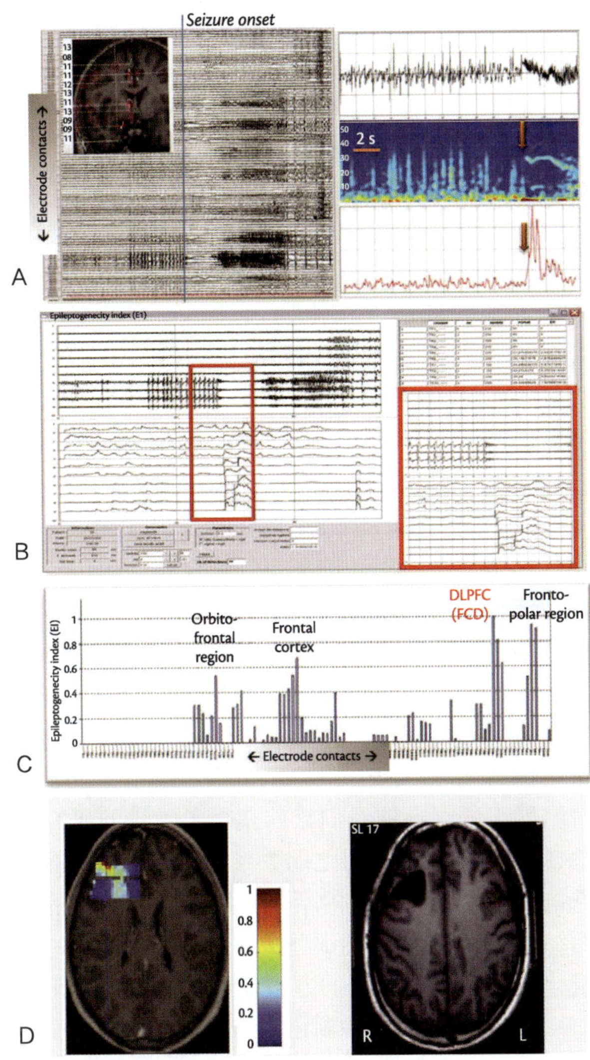

图 39-1　癫痫指数（EI）方法

A. 信号处理 EI 方法从检测 SEEG 中突然出现的快速振荡开始；B. 快速振荡的出现时间为自动检测同时经由专家通过图形用户界面进行验证；C. 根据快速振荡能量的估计及其发生时间，EI 可以对所有 SEEG 电极触点进行估算；D.EI 值可以按照色阶显示，同时于患者 MRI 中进行可视化，在所示病例中，手术切除部位与高 EI 脑区高度匹配

（二）SEEG 信号的功能性大脑连接性和非线性相关性分析

在认知（Stevens，2009）和临床（Uhlhaas and Singer，2006）研究中，大脑的连接性是许多神经科学研究的核心。这一领域的核心思想在于相互连接的不同脑区所组成的网络是正常脑功能（涉及学习，记忆，对刺激和情感的行为适应等）以及某些脑部疾病（如癫痫、孤独症和精神分裂症）的内在基础。长期以来，大脑连接一直是神经解剖学家

非常感兴趣的话题。S.Ramóny Cajal 在 19 世纪末进行了开创性研究，当时中枢神经系统不同部分之间的联系纯粹是推测性的（请参阅 Ramóny Cajal，1894）。从那以后，又历经数次尝试以对脑连接进行正式命名。现在通常公认的是，“大脑连接性”一词可指代位于大脑不同区域神经元集合之间的解剖学连接模型（“解剖”或“结构”连接性），统计依存关系（“功能连接性”）或因果相互作用（“有效连接性”）（Rubinov and Sporns，2010）。在过去的几年中，依靠影像学技术，其中包括结构影像（弥散张量成像，DTI）和功能影像（fMRI），以及头皮 EEG、SEEG 和脑磁图（magnetoencephalography，MEG）技术等带来的数据，为在神经科学领域中识别脑网络带来了崭新的契机。通过这些手段识别脑网络可以极大地提高我们对正常脑功能以及某些脑部疾病的理解（有关综述，请参见 Horovitz and Horwitz，2012）。因此，学术界投入了大量精力来开发能够呈现功能和（或）有效性脑连接性表征的方法（Friston，1994；Jirsa et al.，2007；Sporns，2010）。对脑网络的兴趣使我们目前获得了大量的研究方法，每种方法都对信号之间关系的内在模型存在特殊的假设。本节的目的不是对所有这些方法的全面综述，而是着重介绍那些旨在对 SEEG 信号进行量化功能性连接分析的方法。还将特别关注于在 EEG 信号处理领域一项已经建立起来的方法，即非线性回归分析。在过去的 10 年中，此方法已广泛用于临床癫痫病学中，用以从 SEEG 记录中识别出致癫痫的网络，并在发作间期和（或）发作期中呈现其动态表征，这些内容之后会进行详述。

Lopes da Silva 及其同事（Lopes da Silva et al.，1989）首先将非线性回归分析引入 EEG 分析中，将其作为一种非参数的方法来提取信号样本中 X 信号和 Y 信号之间相互依赖性的表征信息，非线性回归分析与两个信号之间的关系类型并无关系。读者可以参考 Pijn（1990）、Pijn 等（1992）、Pijn 和 Lopes Da Silva（1993）和 Kalitzin 等（2007）的文章研究该方法的理论，并可参考 Bartolomeietal（2001）、Wendling 和 Bartolomei（2001），以及 Wendling 等（2001b）的文章，来查看如何在 SEEG 信号分析中进行实际应用。简而言之，该方法通过一种标准化的非线性相关系数 h^2_{XY} 来衡量所要研究信号之间的相互依赖关系。

$$h^2_{XY}(\tau)=1-\frac{VAR[Y(t+\tau)/X(t)]}{VAR[Y(t+\tau)]}, \qquad (1)$$

而

$$VAR[Y(t+\tau)/X(t)]=argmin\{E[Y(t+\tau)-h(X(t))]^2\}, \qquad (2)$$

其中 h 是获得的非线性拟合曲线，实际上，h 来自两个时间样本的逐段线性近似值。从式（1）中可以看出，系数 h^2_{XY} 使用 X 信号预测 Y 信号并计算方差的减少值。当 $h^2_{XY}=0$ 的时候代表信号 X 和信号 Y 之间毫无关系（例如条件方差 $VAR[Y(t+\tau)/X(t)]$ 等于边际方差 $VAR[Y(t+\tau)]$）。与之相反，当 Y 信号完全由 X 信号决定的时候，那么条件方差 $VAR[Y(t+\tau)/X(t)]=0$，即 $h^2_{XY}=1$。

非线性相关系数是非对称性的（$h^2_{XY}\neq h^2_{YX}$）。这种不对称的性质是为了更好地显示因果关系（Arnhold et al.，1999）：如果信号 X 和 Y 具有相同的复杂度，并且如果 Y（至少部分地）由 X 驱动，则 $h^2_{XY}-h^2_{YX}$ 为正数。在式（2）中可以看到参数 τ 对应系数 h^2 取值最大时候的位移时间。由于系数本身的非对称性属性，因此，位移时间也可以是两个值（τ_{XY} 或 τ_{YX}），这取决于计算 h^2 的方式（是从 X 至 Y，抑或相反）。按照一般理解，信号 Y 延迟于 X 的情况下，我们定义 $\tau_{YX}>0$，若 Y 早于 X，则为 $\tau_{YX}<0$。时间延迟信息等同于神经生理学中经典的潜伏期概念。延迟的信号也可能与因果关系有关，延迟信号更可能是“果”而非“因”。

为了结束对非线性回归分析的讨论，值得一提的是，可将非对称信息和时间延迟信息合并为一个称为“方向指数”D 的单一数值（Wendling and Bartolomei，2001；Wendling et al.，2001a）。使用这一指数即可可靠地评估两个产生信号的神经集合之间的耦连方向，而再也不用分别考虑非对称信息和时间延迟。简而言之，当认为 Y 信号依赖于 X 信号，且 Y 信号延迟于 X 信号时，$\Delta h^2=h^2_{XY}-h^2_{YX}<0$，且 $\Delta\tau=\tau_{YX}-\tau_{XY}<0$，此为计算 D 值的基础。因此，计算 D 值得方法·为联合使用对 Δh 和 $\Delta\tau$ 的符号进行求和，以提供有关耦合方向的概率信息。一个可能的方程式为 $D=\frac{1}{2}[sgn(\Delta h^2)+sgn(\Delta\tau)]$，在这里对非对称性和延迟信息使用了相同的权重。这种情况下 D=+1（或 -1）代表 Y（或 X）依靠于 X（或 Y）且迟于 X（或 Y）。与之相反的是，D=0 时可以代表①非对称性（Δh^2）和时间延迟（$\Delta\tau$）信息之间始终存在差异，或者②在所考虑的时间范围内，Δh^2 的符号和 $\Delta\tau$ 的符号存在不断相互变化的情况。

图 39-2 显示了 1 例在颞叶癫痫中通过非线性回归分析获得的结果。使用了 SEEG 电极记录了发作前向发作转变的信号变化过程，SEEG 电极位于（图 39-2A）脑内 9 个不同的记录区域，这些结构既包括内侧颞叶结构（颞底皮质、海马前部、海马后部、杏仁核和颞极内侧）也包括颞叶外侧结构（颞极外侧、颞中回前部至后部）。通过不同脑区之间成对计算 h^2 值（在图 39-2D 中可以看到矩阵中上方和下方的结构，共有 81−9=72 对），得到的 h^2 值在发作各段时间内进行平均，时段包括 1，2 发作前，3，4，5 发作中以及 6 发作后。之后使用两种补充方式表示相关结果，其一为颜色编码的非线性相关值的矩阵（图 39-2C）和无向性的脑图（图 39-2D），其中节点表示探索的大脑结构，而线条的宽度代表 h^2 值（h^2 值越大，线越粗）。

与上方矩阵提供所有非线性相关值不同的是，图 39-2D 中仅显示具有统计意义的 h^2 值（具有统计意义定义为 h^2 大于发作间期 h^2 的平均值 + 其 2 倍标准差）。可以看出，从背景活动向癫痫发作活动的过渡期间，h^2 值发生了显著变化（通过功能耦连图可以得到这一结论）。通常，癫痫发作时可以在边缘系统相关结构观察到 h^2 值的急剧增加：杏仁核（AMY）、海马（HIP）和颞底皮质（TBCtx）（图 39-2B，时间段 3）。随着癫痫发作的进展（图 39-2B，时间段 4 和 5），发作活动也出现扩散，随之而来的是耦连值的显著增加，此外这种耦连不再局限于颞叶内侧结构中，而开始出现于边缘系统和颞叶外侧结构之间。连接矩阵中还显示出了非线性相关值的非对称性特点。如在时段 5 上从 e.TP 到 p.MTG 计算的 h^2 值高于其反向 h^2 值。该结果表明癫痫发作可能从颞极外部（e.TP）传播到颞中回后（p.MTG），从解剖功能的角度来看这是可行的。

这个例子说明了在癫痫发作之前和之中，使用脑电后处理探索 SEEG 所代表不同脑区之间功能连接的有用性。在这种情况下，非线性回归分析被证明可以提供各种相关性结果，其独特的优势是不需要对被分析信号之间的关系进行强力假设。但是，非线性回归分析不是唯一能够提供此类信息的方法。因此，研究者经常会遇到极其复杂的情况，即他们面临使用各种方法的选择，且使用各种方法亦会在结果中观察到差异。过去，经常会对两个重要的问题进行讨论：①非线性方法是否比线性方法表现更好；②是否应首选频率相关方法，因为经常在癫痫信号中观察到某些特定频段的振荡。我们在许多研究（Ansari-Asl et al.，2006；Wendling et al.，2009a）中回答了这些问题，在其中通过计算模型我们对三种计算连接的方法进行了评估（线性和非线性回归，相位同步和广义同步）。在这些模型中，生成输出信号的系统之间的内在关系是已知的，这使我们能够将通过各种连接方法测量得到的耦合值与模型中明确表示的耦合参数的实际值相关联。有趣的是，结果表明，某些方法可能对模型中的耦合参数不敏感。研究同时发现耦联的结果取决于信号特性（宽频带与窄频带），并且没有一种方法能在所有研究情况下优于其他方法。然而，回归的方法在所有测试的模型中均表现出对耦合参数的敏感性，且性能中等或良好。因此，当目的是根据 SEEG 信号表征大脑的连接性时，我们建议首先使用这种“稳定可靠”的方法，然后再根据信号之间内在关系的特殊假设使用更为复杂的方法。

三、计算建模解释致痫性网络记录所得 SEEG 信号

计算神经科学是神经科学、应用数学、物理学和计算机科学之间的一个多学科研究领域。该学科旨在详细阐述有助于我们对脑功能理解的神经生理学、神经生物学和（或）生物物理相关的计算机模型和模拟方法。尽管利用数学描述去研究和解释观察结果已在许多科学领域中长期使用，但是计算建模仍是一个相对年轻但发展迅速的领域。在癫痫研究中，开创性工作始于 20 世纪 70 年代。计算模型逐渐获得认可，现在被认为是解释实验数据的有效工具，在某些情况下，它们还可以用于提出有关致痫性网络中病理生理机制的假设。在过去的几十年中，已经开发出了两种互补的方法，见本节中后述。

第一种通常被称为宏观方法，其以聚集的方式考虑神经元群体，即并不考虑单个神经元的特征。实际上，这种神经建模的方法基于如下事实：①大多数皮质区域中的神经元都是群体组织的，它们本身也包括相互联系的亚群（如经典的锥体细胞和中间神经元）；②神经元亚群之间的突触连接引起的整体动力学，这些连接关系可以通过细胞外的电极按照局部场电位的方式呈现。有关神经群模型的开创性工作始于 20 世纪 70 年代初的 Wilson 和 Cowan（1972），他们从一个关键的假设开始，即所有神经过程都依赖于兴奋性和抑制性神经元的

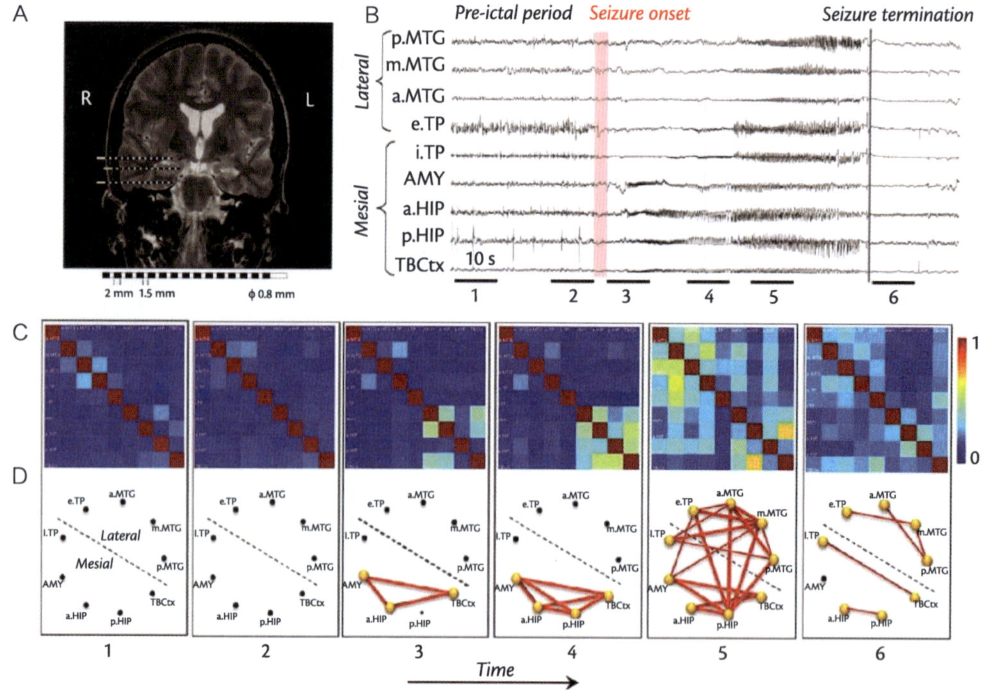

图 39-2 基于非线性回归分析的信号处理方法，旨在对从间期向发作期过渡的致痫性网络进行表征。(A,B)在该示例中，对一罹患颞叶内侧型癫痫的患者进行 SEEG 记录。(C)以 10s 为间隔在发作前(1 和 2)，发作期(3,4 和 5)以及发作终末(6)选择 6 个时段，各个时段内分别计算成对的非线性相关系数 h^2，最终数据以不同颜色显示于一相关矩阵之中。(D)相关矩阵的图形表示，其中以边表示具有显著性相关的高耦连(基于统计检验)，不同的节点表示所考虑的脑区，线条的宽度等比例于 h^2 的数值。请注意，癫痫发作时颞叶内侧结构中增加的耦连(3)，随着发作活动的进行同步化出现了扩展(5)

相互作用，依此建立了理论基础。遵循这种方法，Freeman 及其同事(Freeman，1973 年)开发了嗅觉系统模型，并表明模拟的 EEG 信号可以准确地接近实验记录的信号。Lopes da Silva 等(1974)同时提出了类似的想法，阐述了另外一种宏观模型，该模型能够解释 EEG 产生 α 节律的一些机制。有趣的是，自 21 世纪初以来，神经群模型一直是人们越来越感兴趣的话题，尤其是在癫痫领域。这可能是由于该类疾病通常涉及相对较大的网络(通常扩展到不同的大脑区域)而无法在亚细胞或细胞水平上表达。在本节中，我们将通过人类癫痫中一个基本但仍未完全了解的角度来介绍宏观建模的进展，即发作间期向发作期转变的建模。

第二种建模方法被称为“细节方法”，因为它从神经元的微观描述开始，包括其结构(树突，胞体和轴突)和功能(其可兴奋膜的被动和主动特性)特征。单细胞记录为这种方法的发展做出了重要贡献。如今，已有大量可用的神经元模型(Gerstner and Kistler，2002；Wendling，2015)。大多数模型基于多元素结构，并采用了 Hodgkin 和 Huxley(1952b)最初提出的用来描述离子通道电压依赖性的方程式。为了构建细节化网络模型，可以使用突触或非突触耦合来互联单细胞模型(神经元和中间神经元)。这些网络模型使用各种关键参数对神经元群的活动进行描述，具体包括细胞类型、网络规模和联通模式。Traub 及其同事(Traub，1979)在 1980 年代广泛地开发了这种方法。它提出了关于中间神经元作用于脑组织兴奋性的全新假设，以及同步化机制导致“癫痫样”活动的假说(van Drongelen et al.，2007)。利用细节化模型还可以分析一些阵发性事件，如通过颅内 EEG 在人类部分性癫痫发作时观察到非常快速的振荡(Traub et al.，1999)，并指出这种电活动潜在的产生机制可能与轴突之间的间隙连接有关。最近，如本节后面所述，对于利用 SEEG 进行术前评估的难治性癫痫，已经开发了细节化网络模型来解释发作间期 HFO 的潜在机制，如涟波(120~250Hz)和快速涟波(250~600Hz)。

(一) 癫痫网络的宏观模型以及发作间期至癫痫活动的过渡期

本小节旨在：①介绍一般神经元群模型的一般特征；②展示如何从多个耦连的神经群体中对该模型进行扩展并产生多元的 EEG 信号；③描述如何通过更改模型参数以重现在发作或发作期间记录的实际 SEEG 信号；④展示如何利用模拟信号辅助解释真实信号。

1. 神经元群模型　在神经元的最简单形式中，神经元群模型（也称为神经块模型）考虑一个神经元簇，其中包含两个子集（图 39-3A）。第一个子集包括谷氨酸能锥体细胞（pyramidal cells，PCs），而第二个子集由局部 GABA 能中间神经元（interneurons，INs）组成。PCs 从其他 PCs 接收兴奋性输入（附加刺激），并从 INs 接收抑制性输入，而 INs 则从 PC 接收唯一的兴奋性输入。如图 39-3B 所示，神经元的每个子集都具有两个数学函数 h（t）和 S（v），分别称为“脉冲到波功能”和“波到脉冲功能”（Freeman，1992 年）。h（t）是一个线性的变换函数，它将传入动作电位的突触前平均密度变为兴奋性（EPSP）或抑制性（IPSP）的突触后平均膜电位。S（v）是一个静态非线性函数，用于确定阈值和饱和度影响。它将所考虑的子集中的平均膜电位与神经元激发的动作电位的平均密度进行相关。如 Jansen 和 Rit（1995）所述，线性变换函数可以用一个二阶低通滤波器表示，该滤波器的脉冲响应近似于实际突触后电位的形状（van Rotterdam et al.，1982）。在兴奋情况下，此脉冲响应由 $h_e(t)=u(t)Aate^{-at}$ 给出；在抑制情况下，由 $h_i(t)=u(t)Bbte^{-bt}$ 给出，其中 u（t）为阶跃函数。静态非线性函数由 S 形函数 $S(v)=\dfrac{2e0}{1+e^{r(v_0-v)}}$ 表示，其中 $2e_0$ 是放电率的最大值，而 v_0 是对应放电率 e_0 的突出后电位，此外 r 是 S 型曲线的陡度。

图 39-3B 提供了图 39-3A 所示的神经元群体模型的方框图。如图所示，PCs 和 INs 之间的交互作用是由四个连接常数 C1，…，C4 进行建模的，它们代表突触接触的平均数量。最后，可以证明神经元种群模型由六个随机的常微分方程（每个“h 函数”两个微分方程）控制，可以通过数值积分方法（如欧拉或固定步长法）求解。尽管此模型最初是为了解释 Alpha 样节律而开发的，但我们证明了它具有更复杂的行为能力（Wendling et al.，2000）。如以下小节所示，通过更改某些关键的参数，该模型可以产生与利用 SEEG 在发作间期和发作期记录所得非常类似的信号。

2. 多耦合神经元群的扩展　正如在 SEEG 信号中经常观察到的，癫痫活动的产生和传播涉及多个脑区。为了考虑这些活动的空间特征，可以将神经块模型扩展到由耦合神经块网络组成的神经场模型。这种扩展从锥体神经元将其轴突投射到大脑其他区域这一事实开始。在模型中，可以通过将一个神经群中 PCs 发出动作电位的平均脉冲密度作为对另一神经元群体的兴奋性输入来复制这种组织关系。模型引入了新的参数，以说明神经群的不同连接方式以及与这些连接相关的传播延迟。如图 39-3C 所示，常数 K^{ij} 用于调整群体 i 和群体 j 之间的耦合程度，而脉冲响应 $h_d(t)$ 的滤波器用于设置与群体 i 连接相关的延迟。在图 39-3D 中，在一个简单的示例中说明了增加参数 K^{ij} 的效果，其中考虑了三个神经元群。在第一个神经元群中，激活 / 抑制比增加，导致自发性癫痫发作（ES）的产生。另外两个神经元群体的参数设置为标准值。有趣的是，当 K^{12} 和 K^{23} 的值（分别指从群体 1 至群体 2 和群体 2 至群体 3 的单向耦合）增加时，源自神经元群 1 的 ES 传播到神经元群 2 和神经元群 3。与预期一致的是神经元 2 和 3 中的 ES 相对于神经元群 1 中产生的 ES 有所延迟。此外，该模型还预测了循环耦合的影响，如图 39-3D 所示，其中神经元群 3 重新连接到神经元群 1。在这种情况下，在模型行为中观察到了分支，该分支发生了巨大变化。实际上，在模型中引入循环性连接是将散在棘波转变为涉及三个神经群持续棘波的充分条件。有趣的是，在这种情况下模拟的信号非常类似于 SEEG 记录到的颞叶癫痫中向新皮质扩散的发作信号（图 39-3D，底部）。这一结果证实了一些对循环性兴奋性回路的研究结果，这些研究表明环路在癫痫活动的产生中起到作用（有关综述，请参见 McNamara，1994）。

3. 从致痫性系统的一般模型到特定模型　有趣的是，当所考虑神经群内细胞类型和连接模式数据可知时，可对之前小节中介绍的一般模型进行调整以适应特殊大脑结构。在本小节中，我们将展示①如何调整一般模型以使其适应海马不同环路；②如何使用特定模型来解释导致颞叶癫痫发作的突触机制。一些研究表明，在海马 CA1 亚区中，两类分别具有慢速和快速动力学的 $GABA_A$ 抑制性

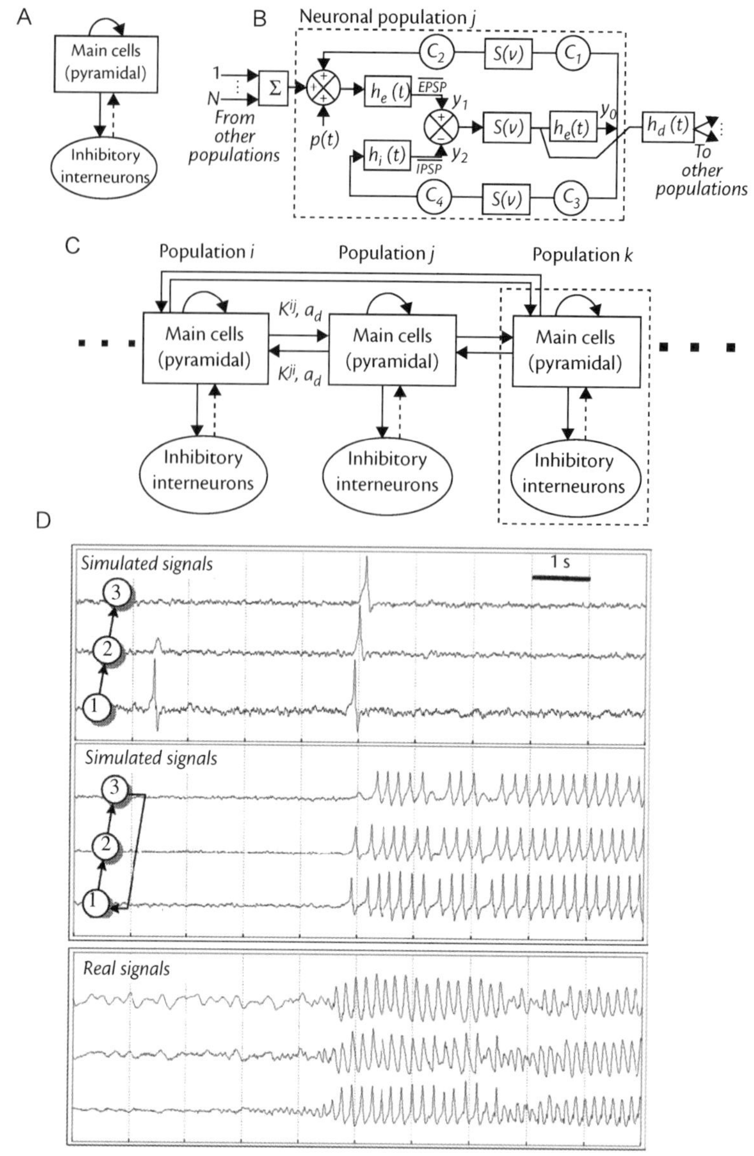

图 39-3　耦合神经元群模型的致痫性网络建模

A. 一般神经元群的示意图，该模型具有两个神经元亚群（锥体细胞和中间神经元）；B. 可以将神经元群模型视为具有兴奋性回路和抑制回路的非线性动力学系统；C. 兴奋性连接可以效仿短距离和长距离脑连接，以此为基础的耦连神经元模型用于构建脑网络；D. 使用耦连神经元群模拟的癫痫活动及其与实际 SEEG 信号进行比较。*Adapted from Biol Cybern, 83(4), Wendling F, Bellanger JJ, Bartolomei F, et al., Relevance of nonlinear lumped-parameter models in the analysis of depth-EEG epileptic signals, pp.367-378, Copyright (2000), with permission from Springer*

突触后电位（inhibitory postsynaptic current, IPSC）在产生累积 theta/γ 节律中扮演了重要的作用（White et al., 2000）。其他一些研究报道说，这两种抑制作用取决于 GABA 受体的位置（位于树突或胞体）。最后，在局灶性癫痫的实验模型中（海藻酸盐或毛果芸香碱诱导的癫痫大鼠），有关结果表明由于树突抑制减弱而胞体抑制保留，因此，GABA 能抑制并没有统一减弱（Houser and Esclapez, 1996; Cossart et al., 2001）。

从这些实验结果开始，Wendling 等（2002）对一般神经元群模型提出了修改，以解释神经元的三个子集：兴奋性 PCs、树突投射抑制性 INs（$GABA_{A,慢}$受体）和胞体投射抑制性 INs（$GABA_{A,快}$受体）。在这种新模型中，PCs 接受两种 GABA 能的输入，如慢速树突和快速胞体抑制性突出后电位（IPSPs）。正如 Miles 等（1996）、Banks 等（1998）和 White 等（2000）所报道的那样，这两个 IPSPs 是由两类独立的中间神经元产生的，可能是篮状细胞和

始层 - 网状分子层（OLM）细胞，为简单起见，分别将其称为 $GABA_{A,快}$ INs 和 $GABA_{A,慢}$ INs。此外，如 Banks 等（2000）所证明，$GABA_{A,慢}$ INs 不仅抑制 PCs，而且还会抑制 $GABA_{A,快}$ INs。通过这样的功能组织，可以基于一般神经元群模型图 39-4A（左）获得图 39-4A（右）中所示的特殊模型。如图 39-4 所示，该模型不同于先前提出的模型，因为 PCs 既接受慢树突抑制（slow dendritic inhibition，SDI）和快速胞体抑制（fast somatic inhibition，FSI），还接受来自其他 PCs 的兴奋性输入（excitatory，EXC）。

相应的 PSPs 通过三个线性变换函数建模，这三个线性变换函数分别确定 PCs 产生的兴奋性，树突抑制和胞体抑制性突触后平均电位（如下）。

$$h_{EXC}(t)=\frac{EXC}{\tau_E}\ te^{-t/\tau_E}$$

$$h_{SDI}(t)=\frac{SDI}{\tau_D}\ te^{-t/\tau_D}$$

$$h_{FSI}(t)=\frac{FSI}{\tau_S}\ te^{-t/\tau_S}$$

参数集 EXC、SDI 和 FSI 定义了 EPSP 和两类 IPSPs 的幅度，而参数 τ_E、τ_D 和 τ_S 确定它们上升和衰减的时间。正如先前的研究报道，EXC、SDI 和 FSI 这三个参数是模型行为的关键，与颞叶内侧癫痫的 SEEG 记录相比，其可以实现 LFPs 在发作间期向发作期过渡的可信的模拟（Wendling et al.，2005 年）。图 39-4 中 B-D 为一个示例。图 39-4B 展示了在癫痫发作的变化过程中，真实 SEEG 信号所反映的典型动态过渡信号。持续的背景活动①之后将是散在的棘波②和节律性的棘波③。癫痫发作的标志是出现快速电活动④并转变为节律性发作活动⑤。如图 39-4D 所示，当按如下方式调整激活和抑制相关的参数时，该模型能够重现观察到的活动。首先，参数 EXC 相对于其标准值增加，表明只有模型中的高兴奋性网络才可产生癫痫发作。前三个转变阶段（①→②、②→③、③→④）对应于参数 SDI 的三段下降，表明癫痫发作的发生是由于树突抑制作用的逐渐降低所导致的。最后一个转变阶段（④→⑤）对应快速胞体抑制的下降⑤。值得注意的是，模拟信号近似于实际 SEEG 信号，正如图 39-4E 所示每个阶段模拟信号和真实信号的功率谱都非常相似。另一个有趣的模型预测与发作中的快活动的潜在机制有关。如图 39-4C 所示，快速放电（阶段 4）对应 SDI 为低而 FSI 仍为高的转换周期。因此，该模型预测了快速抑制性反馈回路在高 β、低 γ（20~30Hz）频段电活动所具有的显著作用，这一结果可见量化的模拟 LFP（图 39-4E，第四个图）。这些建模结果至少在两项研究中得到了实验验证。Gnatkovsky 等（2008）对颞叶癫痫中豚鼠离体大脑组织进行研究，分析了记录所得 20~30Hz 振荡产生的细胞和网络机制。首先，通过短暂的小动脉灌注荷包牡丹碱，它们可以在内嗅皮质（entorhinal cortex，EC）中再现类似的癫痫发作模式，其特征是在约 25Hz 的窄带活动。EC 中同时进行的细胞内和细胞外记录表明，在快速电活动时期主神经元并无放电，但却可观察到“假定的”中间神经元在持续放电。有趣的是，在快速电活动过程中，主要神经元的膜电位的节律性振荡表明快速 IPSPs 的幅度逐渐减小，同时快速电活动逐渐变为较慢的阵挛性活动（如上述模型所预测）。这些实验结果最近证实，中间神经元导致了快速电活动的起始（Shiri et al.，2015）。

（二）海马 CA1 网络的细节化建模

按照细节化建模方法，在 Wendling 的实验室中开发了海马 CA1 子区的网络模型（Demont-Guignard et al.，2009）。该模型从 CA1 中锥体细胞（pyramidal cell，PC）双因素模型开始，与 Pinsky 和 Rinzel（1994）描述的“精简”CA3 PC 模型一致。开发简化模型（与非常详细的多因素型相比）的基本思想是在保持神经生理相关性的同时最大程度地减少计算时间。发达的 PC 模型基于 Hodgkin 和 Huxley 的 形 式（Hodgkin and Huxley，1952a；Hodgkin et al.，1952），并包括独特的体细胞和树突膜的特性。通过全面回顾文献选择不同胞体和树突成分中增加的跨膜电流（Demont-Guignard et al.，2009）。通常，在此 PC 模型中，动作电位（action potentials，APs）的形状受电压相关的钠，钾和钙离子电流，即 I_{Na}，I_{KDR} 和 I_{Ca}（低和高阈值）的控制。此外，增加了细胞内钙离子激活的钾通道（超极化后电流 I_{AHP}）以复制生理的放电速率。由于发现各种对应的电流在癫痫样活动的产生中具有潜在的影响，因此也纳入了快速去激活的钾离子电流 I_{KA}（树突因素）（Hoffman et al.，1997），超极化激活阳离子电流 I_h（树突因素）（Mayer and Westbrook，1983）和毒蕈碱钾电离子电流 I_m（Lancaster and Adams，1986；Lancaster and Nicoll，1987）。在细胞水平上，相关研究将计算机 PC 模型和器官型大鼠海马切片中的实际 CA1 PC 的放电模式进行了对比验证。

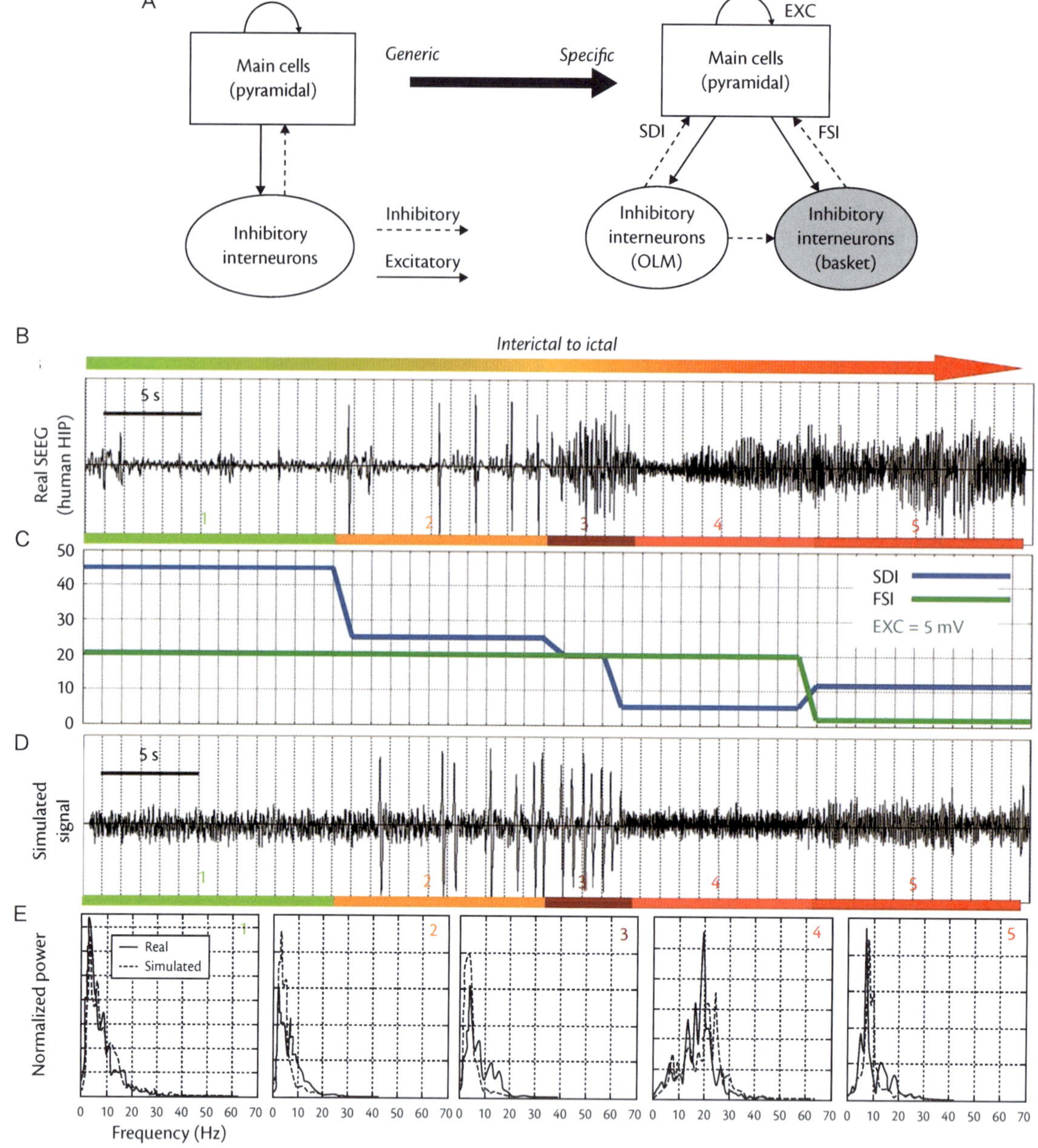

图 39-4　人类颞叶癫痫海马 SEEG 信号记录的建模

A. 一般神经元群模型调整适应海马回路。这些扩展包括了两类特殊的中间神经元；B. 在从背景活动(1)转变为癫痫发作活动(5)的过程中，从海马体前部记录的 SEEG 信号；C，D. 该模型预测，缓慢树突抑制作用的逐渐降低会导致电活动改变，其特征在于节律性棘波(2，3)，而后是快速电(4)活动，然后是发作活动(5)；E. 五个阶段的功率谱显示了真实信号和模拟信号之间的强烈相似之处

细节化网络模型还包括中间神经元(included interneurons，INs)，即篮状细胞和 OLM 细胞。对于这两种 INs，相关研究都在使用单因素模型(Hajos et al.，2004)。关于连通性模式，使用了谷氨酸能(AMPA 和 NMDA 受体)和 GABA 能突触(Andersen et al.，2007)来耦合 PC 和 IN 模型，如图 39-5A(右)所示。最后，通过模拟从 CA3 到 CA1 的兴奋性输入来获得网络活性。此输入是由“外部细胞阵列”产生的，由多 APs 同步输入组成[图 39-5A(左)]，并取决于两个主要参数：① CA1 中目标 PCs 的数量(随机或统一选择)；②传入 APs 的同步性。最后，关于模型输出，研究使用偶极子理论重建细胞外电极水平收集的 LFP 信号，并用其反映网络活动。这一理论假设①由于 PCs 在空间上呈“栅形”排布，因此其是 LFP 的主要贡献者；②每个 PC 均由一个电流偶极组成，该电流偶极位

于均质性导体内，由一个流入和一个流出部分组成；③在PC处产生的信号在细胞外记录电极的水平上瞬时求和；④每个PC对LFP的贡献取决于细胞-电极的距离以及相关的偶极矩和方向。

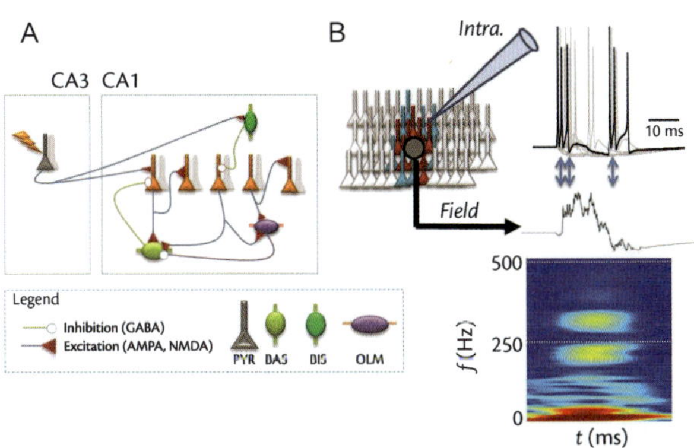

图 39-5 微观模型（细胞水平）可以产生快速涟波（>250Hz）
A. 海马CA1网络的细节化计算机模型。CA1子区域由相互连接的谷氨酸能锥体细胞组成，这些细胞又接受不同类型GABA能中间神经元的投射。具体包括胞体靶向（篮状细胞，BAS）和树突靶向（始层-网状分子层，OLM，和双分层细胞，BIS）中间神经元。来自CA3锥体神经元的动作电位触发了对CA1锥体细胞和BIS中间神经元的兴奋性输入。B. 由超极化神经元包围的小群高兴奋性CA1锥体细胞能够产生快速涟波，其可反应在模拟的局部场电势（LFP）中，并改变兴奋性条件。模拟的快速涟波对应于锥体细胞的"异相"激发模式，即锥体神经元放电连续但略微不同步的模式。下方的图显示了模拟LFP的时频分析

（三）来自高兴奋性网络的模拟HFO（快速涟波）

细节化模型用于研究产生HFO（快速涟波，256~600Hz）的条件。通常，会将PCs兴奋性的特征，其在三维网络中的拓扑划分以及其触发模式的同步进行详细分析。细节化模型的独特之处在于，它可以同时模拟细胞外LFP和数千个个体神经元和中间神经元的细胞内活性。如图39-5B所示，广泛的模拟使我们能够确定产生HFO的条件。尤其是，该模型预测，由超极化神经元包围的一小撮具有高兴奋性和略微非同步放电的PCs产生了快速涟波（图39-5B）。通过适度增加谷氨酸能电导（AMPA和NMDA），小幅降低与GABA能电流相关的电导，以及将$GABA_A$逆转电位移向更去极化的方向，便可在模型中产生高兴奋性。三项参数对于模拟产生250~500Hz附近的快速涟波至关重要，包括少量的高兴奋性神经元，改变突触传递，PC放电模式的弱同步化和群集的网络拓扑（Demont-Guignard et al.，2012）。最后，有趣且值得一提的是，可以通过实验验证一些模型预测。在刺激CA3区域的过程中，在CA1区域脑切片中同时进行了细胞内（膜片钳全细胞记录）和细胞外（电场记录）记录，重现了细节化计算模型中使用的条件。通过使用低浓度的$GABA_A$受体拮抗剂荷包牡丹碱和降低细胞外镁浓度（通过去除NMDA受体的镁基拮抗来稍微增加网络兴奋性）来调整突触传递。正如细节化计算模型所预测的那样（图39-5B，右），这些过程重现了LFP记录得到的快速涟波，并伴随细胞内同步记录得到的与AP产生相关的PC去极化。

四、结束语

癫痫的信号处理和计算模型研究特别活跃。在本章中，我们回顾了许多信号处理和计算机建模方法，这些方法旨在识别致癫痫网络并解释与产生癫痫样活动有关的一些机制。我们之所以选择本章所描述的这些方法，是因为其可以很好地阐明相关见解，这些见解来自使用电生理信号记录癫痫发生体系所要传递的信息。实际上，这些方法已被应用于SEEG记录，并被证明对如下方面是有用的：

1. 量化所探索脑区的致痫性程度。
2. 在从发作间期向发作期过渡过程中对功能网络和功能障碍网络进行表征化。
3. 对癫痫网络和相关SEEG信号建模，以解释导致颞叶内侧癫痫的一些机制。
4. 对致痫性网络和LFPs建模，以解释导致病理性HFO的一些机制。

这些例子表明，对电生理信号使用适当的处理/建模方法可以极大地改善对SEEG记录的解释，这在目前是一项艰巨的任务。未来的发展将包括大规模的建模，这些模型将在患者个体水平中整合神经元组间的实际意义以及人类的连接组数据（Wendlinget al，2016）。除了可以对SEEG数据可视化分析方面进行极大的补充，这些"全脑"模型还可以用于预测各种治疗策略的潜在影响（如切除或刺激）。

（张弨 译，张凯 审校）

参考文献

Alarcon G, Binnie CD, Elwes RD, Polkey CE. (1995). Power spectrum and intracranial EEG patterns at seizure onset in partial epilepsy. *Electroencephalogr Clin Neurophysiol.* 94:326–337.

Allen PJ, Fish DR, Smith SJ. (1992). Very high-frequency rhythmic activity during SEEG suppression in frontal lobe epilepsy. *Electroencephalogr Clin Neurophysiol.* 82:155–159.

Andersen P, Morris R, Amaral D, Bliss T, O'Keefe J, eds. (2007). *The Hippocampus Book*. New York: Oxford University Press.

Andrzejak RG, Schindler K, Rummel C. (2012). Nonrandomness, nonlinear dependence, and nonstationarity of electroencephalographic recordings from epilepsy patients. *Phys Rev E Stat Nonlin Soft Matter Phys.* 86:046206.

Andrzejak RG, David O, Gnatkovsky V, et al. (2015). Localization of epileptogenic zone on pre-surgical intracranial EEG recordings: toward a validation of quantitative signal analysis approaches. *Brain Topogr.* 28:832–837.

Ansari-Asl K, Senhadji L, Bellanger JJ, Wendling F. (2006). Quantitative evaluation of linear and nonlinear methods characterizing interdependencies between brain signals. *Phys Rev E Stat Nonlin Soft Matter Phys.* 74:031916.

Arnhold J, Grassberger P, Lenhertz K, Elger C. (1999). A robust method for detecting interdependences: application to intracranially recorded EEG. *Physica D.* 134:419–430.

Aubert S, Wendling F, Regis J, et al. (2009). Local and remote epileptogenicity in focal cortical dysplasias and neurodevelopmental tumours. *Brain.* 132:3072–3086.

BancaudJ,TalairachJ,BonisA,etal.(1965).*Lastéréoélectroencéphalographie dans l'épilepsie: informations neurophysiopathologiques apportées par l'investigation fonctionnelle stereotaxique*. Paris: Masson.

Banks MI, Li TB, Pearce RA. (1998). The synaptic basis of GABA$_{A,slow}$. *J Neurosci.* 18:1305–1317.

Banks MI, White JA, Pearce RA. (2000). Interactions between distinct GABA$_A$ circuits in hippocampus. *Neuron.* 25:449–457.

Barlow JS, Brazier MA. (1954). A note on a correlator for electroencephalographic work. *Electroencephalogr Clin Neurophysiol.* 6:321–325.

Bartolomei F, Wendling F, Bellanger JJ, Regis J, Chauvel P. (2001). Neural networks involving the medial temporal structures in temporal lobe epilepsy. *Clin Neurophysiol.* 112:1746–1760.

Bartolomei F, Chauvel P, Wendling F. (2008). Epileptogenicity of brain structures in human temporal lobe epilepsy: a quantified study from intracerebral EEG. *Brain.* 131:1818–1830.

Bartolomei F, Cosandier-Rimele D, McGonigal A, et al. (2010). From mesial temporal lobe to temporoperisylvian seizures: a quantified study of temporal lobe seizure networks. *Epilepsia.* 51:2147–2158.

Bartolomei F, Gavaret M, Hewett R, et al. (2011). Neural networks underlying parietal lobe seizures: a quantified study from intracerebral recordings. *Epilepsy Res.* 93:164–176.

Bartolomei F, Guye M, Wendling F. (2013). Abnormal binding and disruption in large scale networks involved in human partial seizures. *EPJ Nonlin Biomed Phys.* 1:4.

Bartolomei F, Lagarde S, Wendlin, F, et al. (2017). Defining epileptogenic networks: contribution of SEEG and signal analysis. *Epilepsia.* 58:1131–1147.

Bonini F, McGonigal A, Wendling F, et al. (2013). Epileptogenic networks in seizures arising from motor systems. *Epilepsy Res.* 106:92–102.

Bragin A, Engel J Jr, Wilson CL, Fried I, Buzsaki G. (1999a). High-frequency oscillations in human brain. *Hippocampus.* 9:137–142.

Bragin A, Engel J Jr, Wilson CL, Vizentin E, Mathern GW. (1999b). Electrophysiologic analysis of a chronic seizure model after unilateral hippocampal KA injection. *Epilepsia* 40:1210–1221.

Brazier MA, Casby JU. (1952). Cross-correlation and autocorrelation studies of electroencephalographic potentials. *Electroencephalogr Clin Neurophysiol.* 4:201–211.

Cho JR, Koo DL, Joo EY, et al. (2014). Resection of individually identified high-rate high-frequency oscillations region is associated with favorable outcome in neocortical epilepsy. *Epilepsia.* 55:1872–1883.

Cossart R, Dinocourt C, Hirsch JC, et al. (2001). Dendritic but not somatic GABAergic inhibition is decreased in experimental epilepsy. *Nat Neurosci.* 4:52–62.

Creutzfeldt OD, Bodenstein G, Barlow JS. (1985). Computerized EEG pattern classification by adaptive segmentation and probability density function classification. Clinical evaluation. *Electroencephalogr Clin Neurophysiol.* 60:373–393.

David O, Blauwblomme T, Job AS, et al. (2011). Imaging the seizure onset zone with stereo-electroencephalography. *Brain.* 134:2898–2911.

Demont-Guignard S, Benquet P, Gerber U, Biraben A, Martin B, Wendling F. (2012). Distinct hyperexcitability mechanisms underlie fast ripples and epileptic spikes. *Ann Neurol.* 71:342–352.

Demont-Guignard S, Benquet P, Gerber U, Wendling F. (2009). Analysis of intracerebral EEG recordings of epileptic spikes: insights from a neural network model. *IEEE Trans Biomed Eng.* 56:2782–2795.

Ebersole JS, Hawes-Ebersole S. (2007). Clinical application of dipole models in the localization of epileptiform activity. *J Clin Neurophysiol.* 24:120–129.

Freeman WJ. (1963). The electrical activity of a primary sensory cortex: analysis of EEG waves. *Int Rev Neurobiol.* 5:53–119.

Freeman WJ. (1968). Patterns of variation in waveform of averaged evoked potentials from prepyriform cortex of cats. *J Neurophysiol.* 31:1–13.

Freeman WJ. (1973). A model of the olfactory system. In: Brazier MAB, Walter DO, Schneider D, eds. Neural Modeling. Los Angeles: University of California: 41–62.

Freeman WJ. (1992). Tutorial on neurobiology: from single neurons to brain chaos. *Int J Bifurcation Chaos.* 2:451–482.

Friston K. (1994). Functional and effective connectivity in neuroimaging: a synthesis. *Hum Brain Mapping.* 2:56–78.

Gerstner W Kistler W. (2002). *Spiking Neuron Models: Single Neurons, Populations, Plasticity*. Cambridge: Cambridge University Press.

Gnatkovsky V, Librizzi L, Trombin F, de Curtis M. (2008). Fast activity at seizure onset is mediated by inhibitory circuits in the entorhinal cortex *in vitro*. *Ann Neurol.* 64:674–686.

Gnatkovsky V, de Curtis M, Pastori C, et al. (2014). Biomarkers of epileptogenic zone defined by quantified stereo-EEG analysis. *Epilepsia.* 55:296–305.

Gotman J. (1999). Automatic detection of seizures and spikes. *J Clin Neurophysiol.* 16:130–140.

Hajos M, Hoffmann WE, Orban G, Kiss T, Erdi P. (2004). Modulation of septo-hippocampal θ activity by GABA$_A$ receptors: an experimental and computational approach. *Neuroscience* 126, 599–610.

Hodgkin AL, Huxley AF. (1952a). The components of membrane conductance in the giant axon of *Loligo*. *J Physiol* 116, 473–496.

Hodgkin AL, Huxley AF. (1952b). A quantitative description of membrane current and its application to conduction and excitation in nerve. *J Physiol.* 117:500–544.

Hodgkin AL, Huxley AF., Katz B. (1952). Measurement of current–voltage relations in the membrane of the giant axon of *Loligo*. *J Physiol.* 116:424–448

Hoffman DA, Magee JC, Colbert CM, Johnston D. (1997). K^+ channel regulation of signal propagation in dendrites of hippocampal pyramidal neurons. *Nature.* 387:869–875.

Horovitz SG, Horwitz B. (2012). Introduction to research topic—brain connectivity analysis: investigating brain disorders. Part 2: original research articles. *Front Syst Neurosci.* 6:4.

Houser CR, Esclapez M. (1996). Vulnerability and plasticity of the GABA system in the pilocarpine model of spontaneous recurrent seizures. *Epilepsy Res.* 26:207–218.

Jacobs J, Levan P, Chatillon CE, Olivier A, Dubeau F, Gotman J. (2009). High frequency oscillations in intracranial EEGs mark epileptogenicity rather than lesion type. *Brain.* 132:1022–1037.

Jacobs J, Zijlmans M, Zelmann R, et al. (2010). High-frequency electroencephalographic oscillations correlate with outcome of epilepsy surgery. *Ann Neurol.* 67:209–220.

Jansen BH, Rit VG. (1995). Electroencephalogram and visual evoked potential generation in a mathematical model of coupled cortical columns. *Biol Cybern.* 73:357–366.

Jirsa V, McIntosh A, eds. (2007). *Handbook of Brain Connectivity*. Berlin: Springer.

Kalitzin SN, Parra J, Velis DN, Lopes da Silva FH. (2007). Quantification of unidirectional nonlinear associations between multidimensional signals. *IEEE Trans Biomed Eng.* 54:454–461.

Lancaster B, Adams PR. (1986). Calcium-dependent current generating the afterhyperpolarization of hippocampal neurons. *J Neurophysiol.* 55:1268–1282.

Lancaster B, Nicoll RA. (1987). Properties of two calcium-activated hyperpolarizations in rat hippocampal neurones. *J Physiol.* 389:187–203.

Lehnertz K, Widman G, Andrzejak R, Arnhold J, Elger CE. (1999). Is it possible to anticipate seizure onset by non-linear analysis of intracerebral EEG in human partial epilepsies? *Rev Neurol (Paris).* 155:454–456.

Lopes da Silva FH, Hoeks A, Smits H, Zetterberg LH. (1974). Model of brain rhythmic activity. The alpha-rhythm of the thalamus. *Kybernetik.* 15:27–37.

Lopes da Silva FH, van Rotterdam A, Barts P, van Heusden E, Burr W. (1976). Models of neuronal populations: the basic mechanisms of rhythmicity. *Prog Brain Res.* 45:281–308.

Lopes da Silva F, Pijn JP, Boeijinga P. (1989). Interdependence of EEG signals: linear vs. nonlinear associations and the significance of time delays and phase shifts. *Brain Topogr.* 2:9–18.

Mayer ML, Westbrook GL. (1983). A voltage-clamp analysis of inward (anomalous) rectification in mouse spinal sensory ganglion neurones. *J Physiol.* 340:19–45.

McNamara JO. (1994). Cellular and molecular basis of epilepsy. *J Neurosci.* 14:3413–3425.

Miles R, Toth K, Gulyas AI, Hajos N, Freund TF. (1996). Differences between somatic and dendritic inhibition in the hippocampus. *Neuron.* 16:815–823.

Molaee-Ardekani B, Benquet P, Bartolomei F, Wendling F. (2010). Computational modeling of high-frequency oscillations at the onset of neocortical partial seizures: from 'altered structure' to 'dysfunction'. *Neuroimage.* 52:1109–1122.

Pijn J. (1990). *Quantitative Evaluation of EEG Signals in Epilepsy, Nonlinear Associations, Time Delays and Nonlinear Dynamics* [PhD thesis]. University of Amsterdam.

Pijn J, Lopes Da Silva F. (1993). Propagation of electrical activity: nonlinear associations and time delays between EEG signals. In: Zschocke S, Speckmann EJ, eds. *Basic Mechanisms of the EEG.* Boston: Birkhäuser: 41–61.

Pijn J, Velis DN, Lopes da Silva F. (1992). Measurement of interhemispheric time differences in generalised spike-and-wave. *Electroencephalogr Clin Neurophysiol.* 83:169–171.

Pinsky PF, Rinzel J. (1994). Intrinsic and network rhythmogenesis in a reduced Traub model for CA3 neurons. *J Comput Neurosci.* 1:39–60.

Ramón y Cajal S. (1894). Les nouvelles idées sur la structure du système nerveux chez l'homme et chez les vertébrés. Paris: C Reinwald.

Rampp S, Stefan H. (2006). Fast activity as a surrogate marker of epileptic network function? *Clin Neurophysiol.* 117:2111–2117.

Rubinov M, Sporns O. (2010). Complex network measures of brain connectivity: uses and interpretations. *Neuroimage.* 52:1059–1069.

Schiff SJ, Colella D, Jacyna GM, et al. (2000). Brain chirps: spectrographic signatures of epileptic seizures. *Clin Neurophysiol.* 111, 953–958.

Senhadji L, Wendling F. (2002). Epileptic transient detection: wavelets and time-frequency approaches. *Neurophysiol Clin.* 32:175–192.

Sevy A, Gavaret M, Trebuchon A, et al. (2014). Beyond the lesion: the epileptogenic networks around cavernous angiomas. *Epilepsy Res.* 108:701–708.

Shiri Z, Manseau F, Levesque M, Williams S, Avoli M. (2015). Interneuron activity leads to initiation of low-voltage fast-onset seizures. *Ann Neurol* 77:541–546.

Sporns O. (2010). *Networks of the Brain.* Cambridge, MA: MIT Press.

Stam CJ, Nolte G, Daffertshofer A. (2007). Phase lag index: assessment of functional connectivity from multi channel EEG and MEG with diminished bias from common sources. *Hum Brain Mapp.* 28:1178–1193.

Stefan H, Lopes da Silva FH. (2013). Epileptic neuronal networks: methods of identification and clinical relevance. *Front Neurol.* 4:8.

Stevens MC. (2009). The developmental cognitive neuroscience of functional connectivity. *Brain Cogn.* 70:1–12.

Traub RD. (1979). Neocortical pyramidal cells: a model with dendritic calcium conductance reproduces repetitive firing and epileptic behavior. *Brain Res.* 173:243–257.

Traub RD, Jefferys JG, Whittington MA. (1999). *Fast Oscillations in Cortical Circuits.* Cambridge, MA: MIT Press.

Uhlhaas PJ, Singer W. (2006). Neural synchrony in brain disorders: relevance for cognitive dysfunctions and pathophysiology. *Neuron.* 52:155–168.

Urrestarazu, E., Chander, R., Dubeau, F., and Gotman, J. (2007). Interictal high-frequency oscillations (100–500 Hz) in the intracerebral EEG of epileptic patients. *Brain.* 130:2354–2366.

van Drongelen W, Lee HC, Stevens RL, Hereld M. (2007). Propagation of seizure-like activity in a model of neocortex. *J Clin Neurophysiol.* 24:182–188.

van Rotterdam A, Lopes da Silva FH, van den Ende J, Viergever MA, Hermans AJ. (1982). A model of the spatial–temporal characteristics of the alpha rhythm. *Bull Math Biol.* 44:283–305.

Vaugier L, Aubert S, McGonigal A, et al. (2009). Neural networks underlying hyperkinetic seizures of 'temporal lobe' origin. *Epilepsy Res.* 86:200–208.

Wendling F, Bartolomei F. (2001). Modeling EEG signals and interpreting measures of relationship during temporal-lobe seizures: an approach to the study of epileptogenic networks. *Epileptic Disord* Spec Issue:67–78.

Wendling F, Badier J, Chauvel P, Coatrieux J. (1997). A method to quantify invariant information in depth-recorded epileptic seizures. *Electroencephalogr Clin Neurophysiol.* 102:472–485.

Wendling F, Shamsollahi MB, Badier JM, Bellanger JJ. (1999). Time–frequency matching of warped depth-EEG seizure observations. *IEEE Trans Biomed Eng.* 46:601–605.

Wendling F, Bellanger JJ, Bartolomei F, Chauvel P. (2000). Relevance of nonlinear lumped–parameter models in the analysis of depth-EEG epileptic signals. *Biol Cybern.* 83:367–378.

Wendling F, Bartolomei F, Bellanger JJ, Chauvel P. (2001a). [Identification of epileptogenic networks from modeling and nonlinear analysis of SEEG signals]. *Neurophysiol Clin.* 31:139–151.

Wendling F, Bartolomei F, Bellanger JJ, Chauvel P. (2001b). Interpretation of interdependencies in epileptic signals using a macroscopic physiological model of the EEG. *Clin Neurophysiol.* 112:1201–1218.

Wendling F, Bartolomei F, Bellanger JJ, Chauvel P. (2002). Epileptic fast activity can be explained by a model of impaired GABAergic dendritic inhibition. *Eur J Neurosci.* 15:1499–1508.

Wendling F, Bartolomei F, Bellanger JJ, Bourien J, Chauvel P. (2003). Epileptic fast intracerebral EEG activity: evidence for spatial decorrelation at seizure onset. *Brain.* 126:1449–1459.

Wendling F, Hernandez A, Bellanger JJ, Chauvel P, Bartolomei F. (2005). Interictal to ictal transition in human temporal lobe epilepsy: insights from a computational model of intracerebral EEG. *J Clin Neurophysiol.* 22:343–356.

Wendling F, Ansari-Asl K, Bartolomei F, Senhadji L. (2009a). From EEG signals to brain connectivity: a model-based evaluation of interdependence measures. *J Neurosci Methods.* 183: 9–18.

Wendling F, Bartolomei F, Senhadji L. (2009b). Spatial analysis of intracerebral electroencephalographic signals in the time and frequency domain: identification of epileptogenic networks in partial epilepsy. *Philos Trans A Math Phys Eng Sci.* 367:297–316.

Wendling F, Bartolomei F, Mina F, Huneau C, Benquet P. (2012). Interictal spikes, fast ripples and seizures in partial epilepsies—combining multi-level computational models with experimental data. *Eur J Neurosci.* 36:2164–2177.

Wendling F, Benquet P, Bartolomei F, Jirsa V. (2016). Computational models of epileptiform activity. *J Neurosci Methods.* 260:233–51.

White JA, Banks MI, Pearce RA, Kopell NJ. (2000). Networks of interneurons with fast and slow γ-aminobutyric acid type A ($GABA_A$) kinetics provide substrate for mixed gamma–theta rhythm. *Proc Natl Acad Sci U S A.* 97:8128–8133.

Wilson HR, Cowan JD. (1972). Excitatory and inhibitory interactions in localized populations of model neurons. *Biophys J.* 12:1–24.